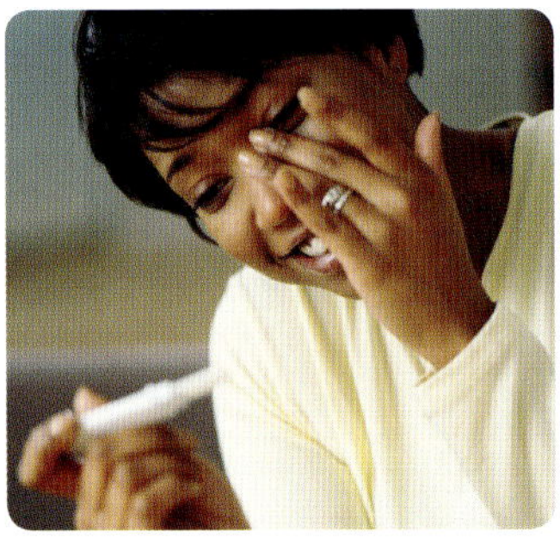
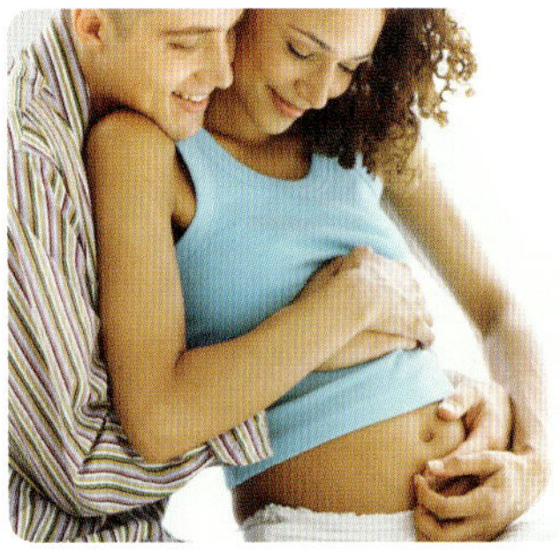
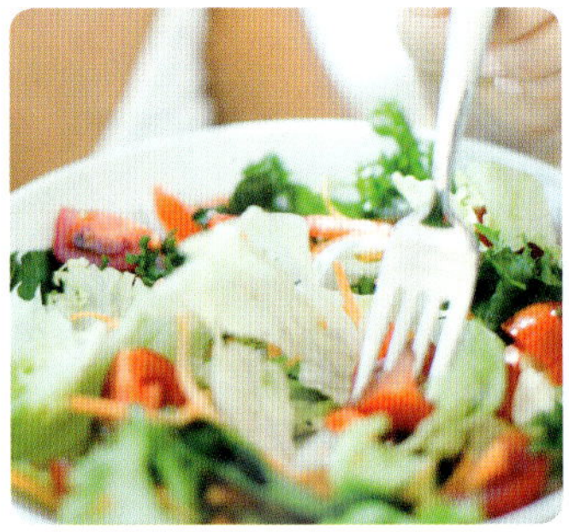
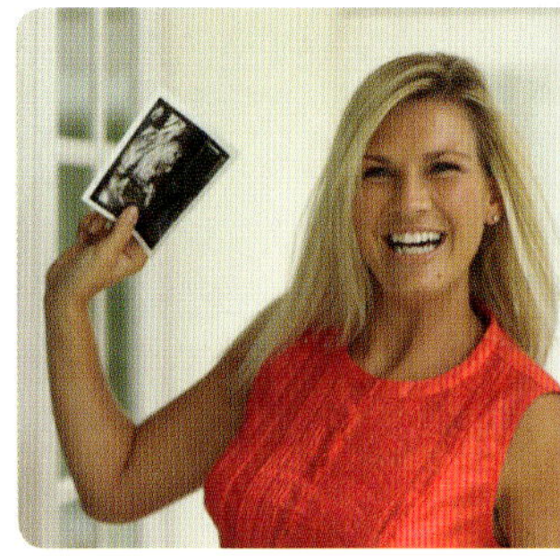
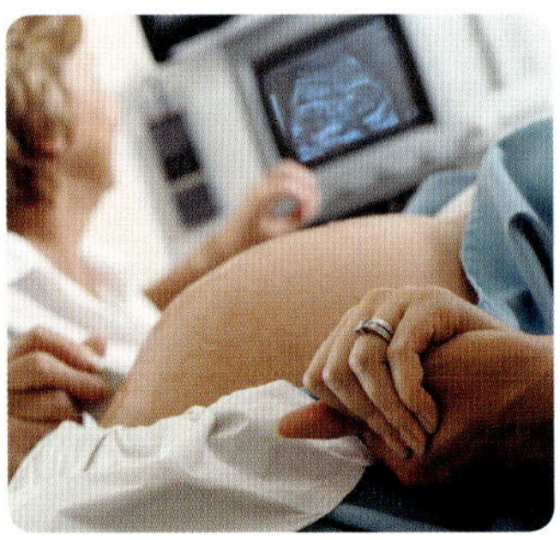
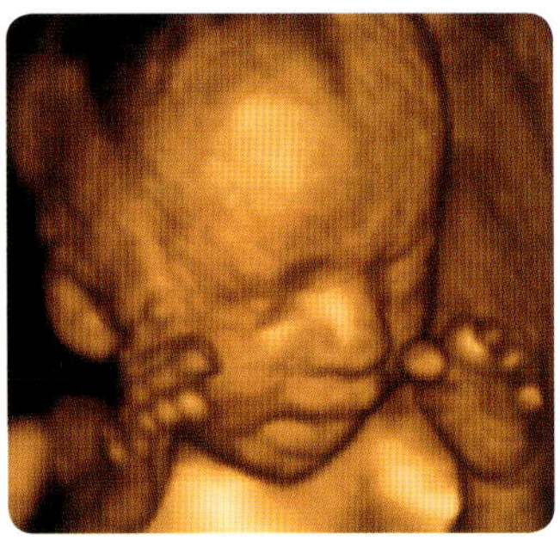
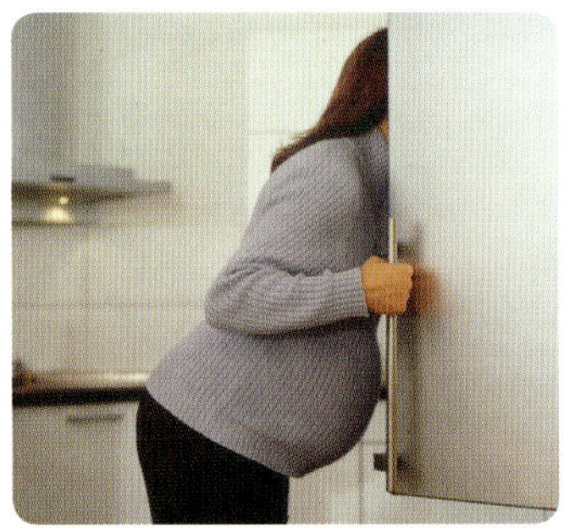
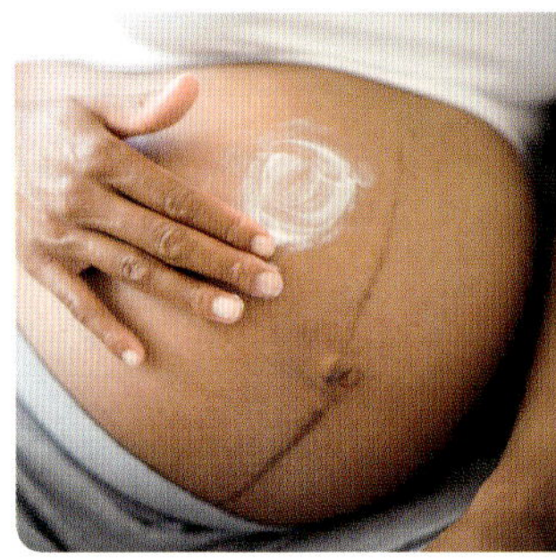

Suivez votre grossesse au jour le jour et profitez des conseils d'une équipe d'experts. Vous découvrirez également d'étonnantes images de votre bébé à chaque stade de son développement.

VOTRE Grossesse JOUR APRÈS JOUR

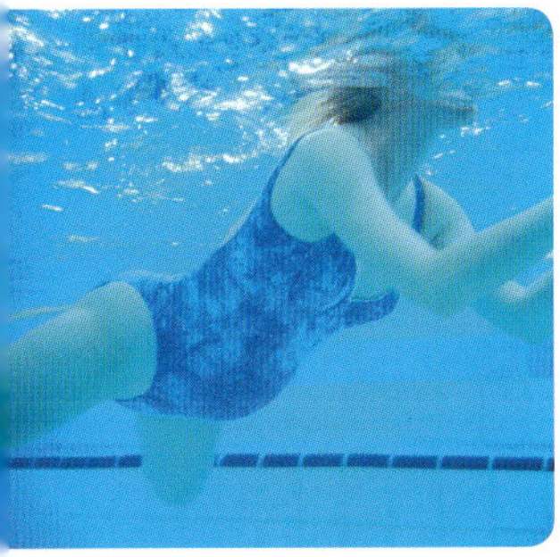
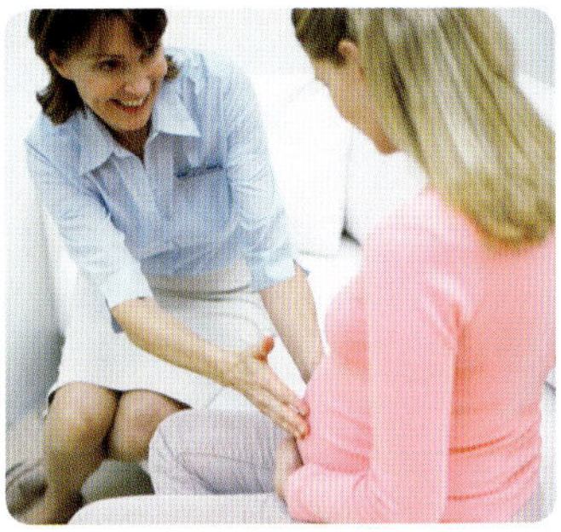
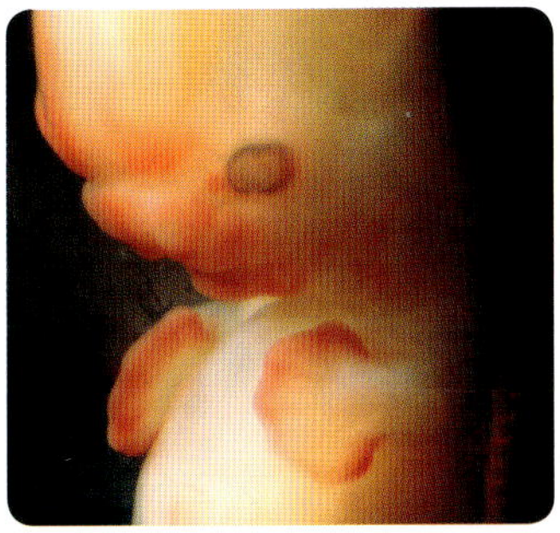
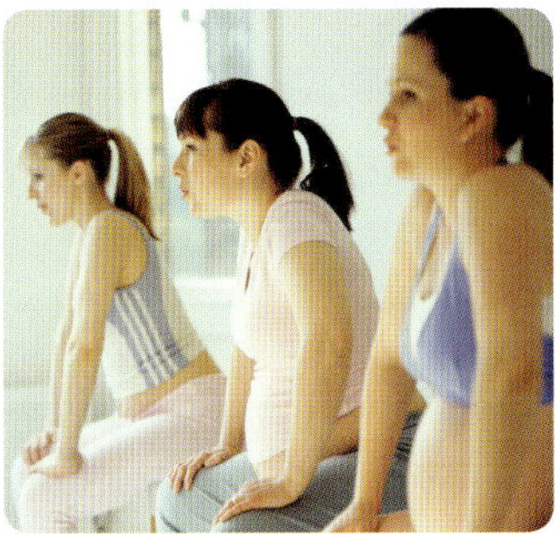
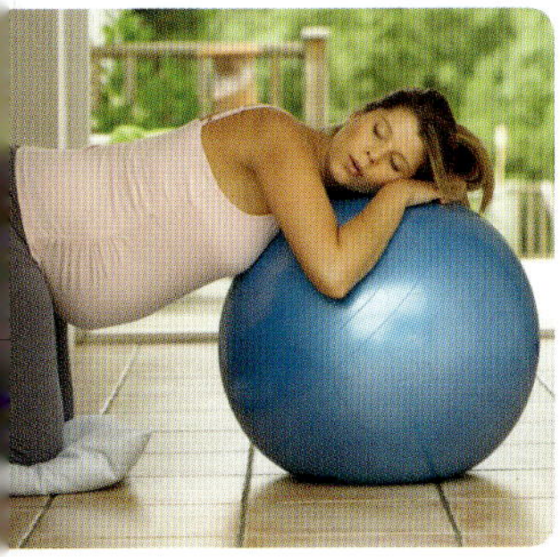
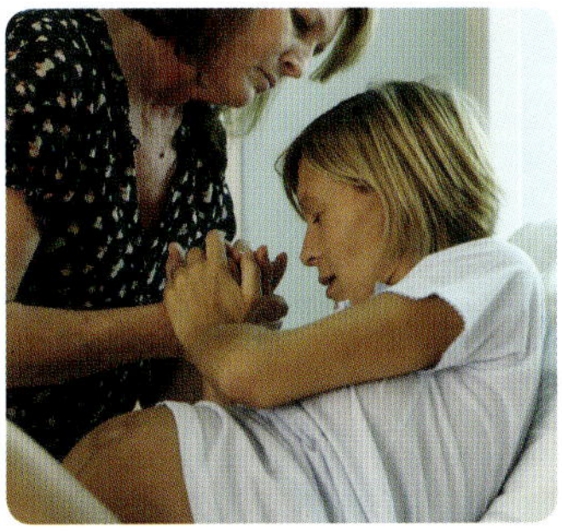
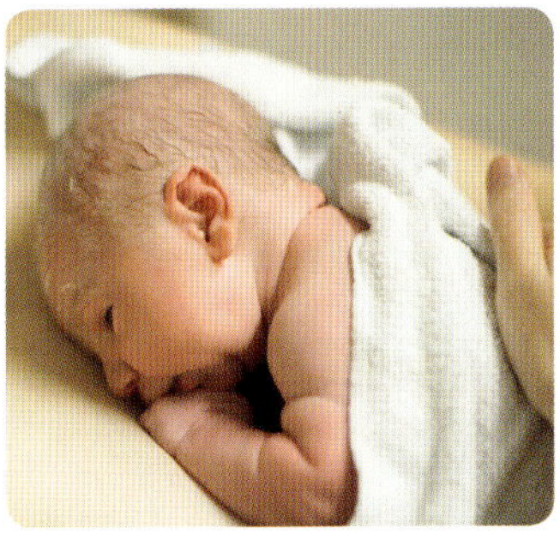
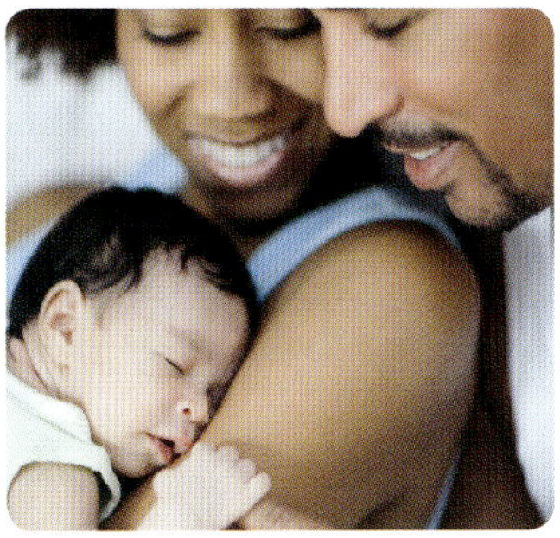

Rédactrice en chef : **Dr Maggie Blott**
Obstétricienne au University College Hospital de Londres

LAROUSSE

Titre original
The Day-by-Day Pregnancy Book

80 Strand, Londres WC2R 0RL Royaume-Uni
A Penguin Random House Company

ISBN : 978-2-03-595926-3

Tous les efforts ont été mis en œuvre pour que les informations contenues dans ce livre soient aussi précises que complètes. Toutefois, elles ne doivent en aucune manière être interprétées comme des conseils individuels au lecteur. Les idées, procédures et suggestions proposées ne peuvent en aucun cas remplacer la consultation d'un médecin. La santé de la maman et de son bébé doivent faire l'objet d'un suivi médical. L'éditeur et l'auteur déclinent toute responsabilité pour tout problème ou dommage dont la cause pourrait être attribuée aux informations ou suggestions de ce livre.

Direction de la publication : Isabelle Jeuge-Maynart et Ghislaine Stora
Directrice éditoriale : Véronique de Finance-Cordonnier
Coordination éditoriale : Nathalie Cornellana
Avec la collaboration de Ladane Azernour-Bonnefoy
Réalisation : Belle Page
Traduction française : Dominique Piolet-Françoise, Hélène Nicolas et Thierry Robert pour la première édition ; Nathalie Renevier pour la présente édition
Consultante : Dr Martine Bergé, gynécologue
Couverture : Sandra Personnelli

Dépôt légal : janvier 2019
Imprimé et relié en Chine
322090/01 – 11038783 – juin 2018

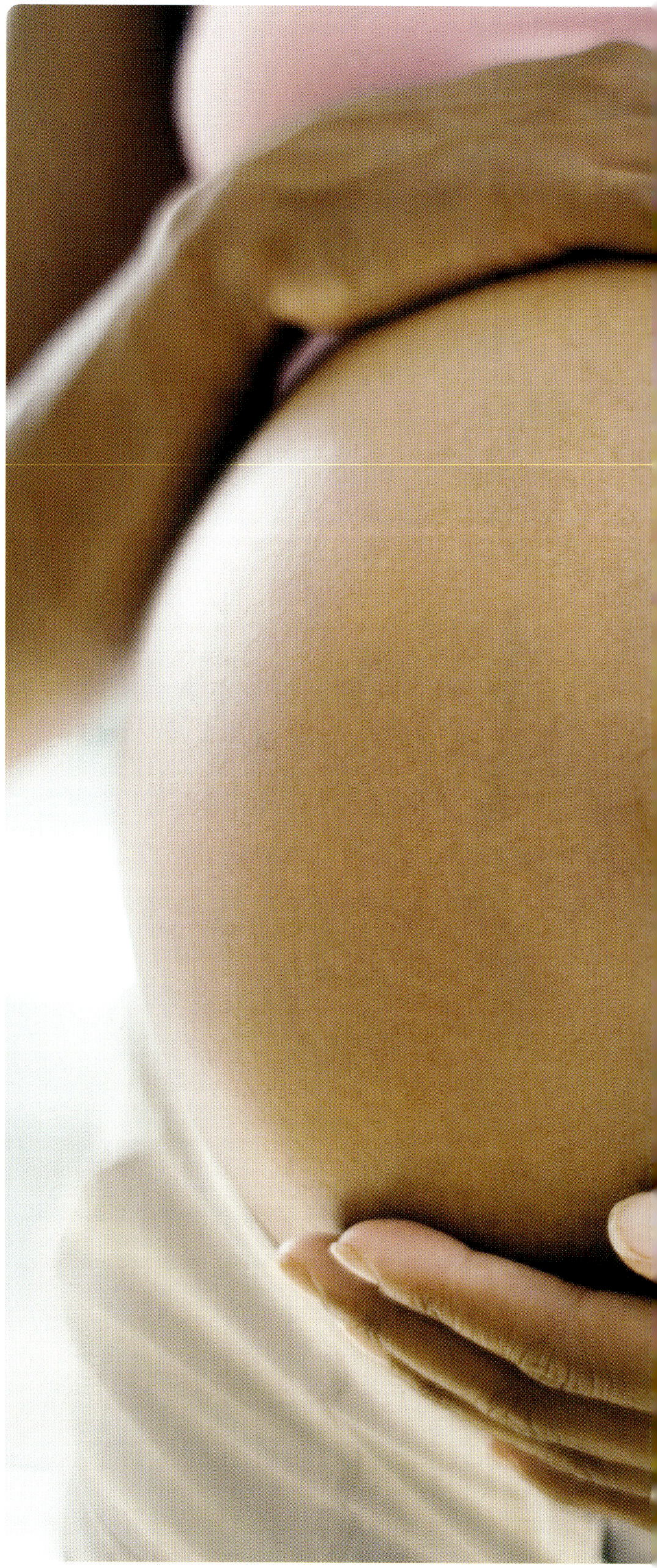

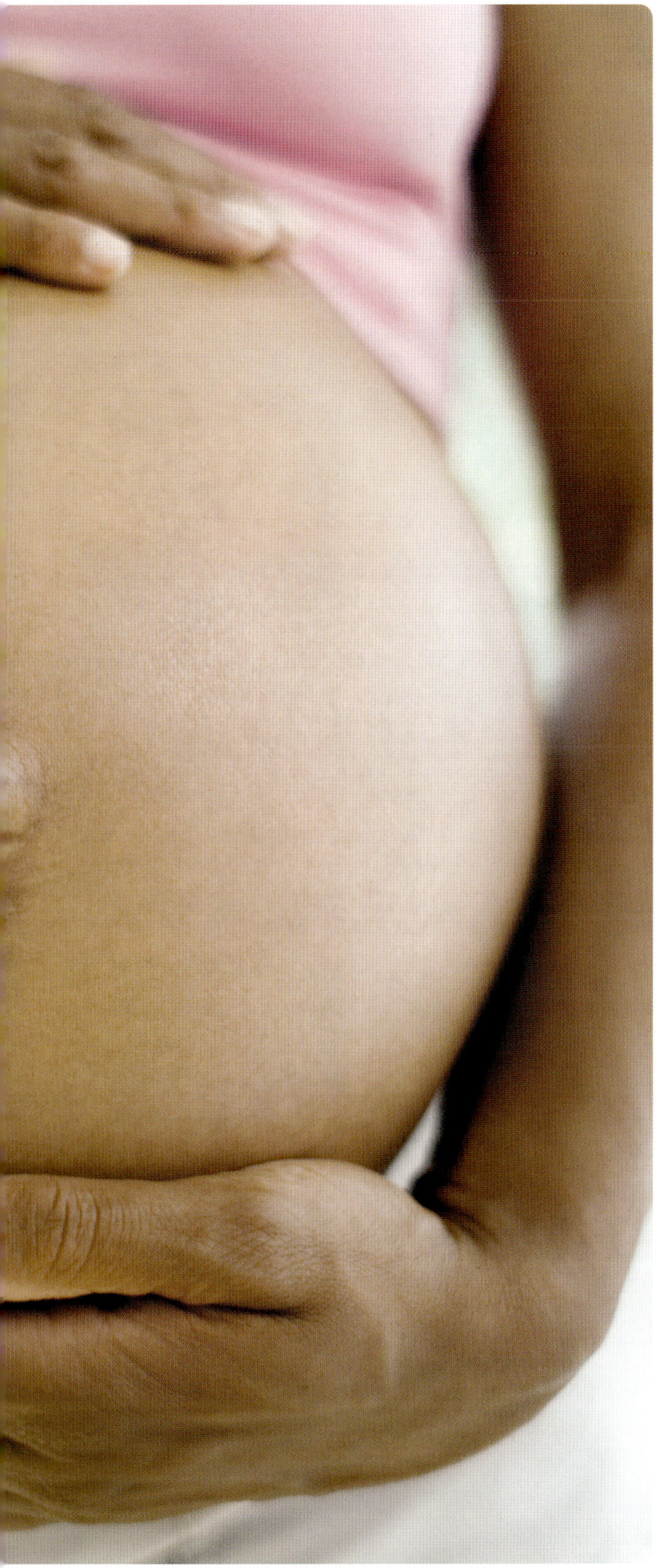

Rédactrice en chef

Dr Maggie Blott

Bachelor of Medicine and Bachelor of Surgery, Membre du *Royal College of Obstetricians and Gynaecologists*
Le Dr Maggie Blott est consultante, directrice universitaire et obstétricienne-conseil au *Corniche Hospital* d'Abu Dhabi. Pendant 15 ans, elle a été médecin consultant au Royaume-Uni, intervenant également à l'*University College Hospital*, tout en gérant la salle de travail ainsi qu'un centre multidisciplinaire de consultation prénatale pour les grossesses à haut risque.

Ont contribué à cet ouvrage

Dr Carol Cooper MA, MB, BChir (Cantab), MRCP Médecin généraliste ; Directrice d'études de l'*Imperial College School of Medicine*, Londres.

Mme Friedericke Eben Gynécologue obstétricienne, Whittington NHS Trust et Portland Hospitals, Londres.

Dr Katrina Erskine Gynécologue obstétricienne, Homerton Hospital, Londres

Dr Laura Goetzl Maître de conférence, département de Gynécologie obstétrique, division de médecine materno-fœtale, Université médicale de Charleston, Caroline du sud

Dr Belinda Green Sage-femme, University College hospital, NHS Foundation Trust, Londres

Dr Deirdre Guerin Directeur médical du Resident Obstetric Services et anesthésiste, Portland Hospital for Women and Children, Londres

Amanda Hutcherson Sage-femme, Londres

Phillipa Kaye MD Médecin généraliste

Dr Su Laurent Pédiatre, Barnet Hospital, Londres

M. Andrew Loughney Obstétricien, Royal Victoria Infirmary, Newcastle upon Tyne

Dr Paul Moran Obstétricien, chef du service de médecine fœtale, Royal Victoria Infirmary, Newcastle upon Tyne

Melinda Nicci Titulaire d'une maîtrise en sport et psychologie du sport et fondatrice de baby2body : santé et forme pendant et après la grossesse

Catharine Parker-Littler Sage-femme fondatrice et directrice de midwivesonline.com, un site web pour les sages-femmes, les professionnels de la santé, et les futurs parents

Dr Hope Ricciotti Maître de conference en obstétrique, gynécologie, et biologie reproductive, Harvard Medical School, Beth Israel Deaconess Medical center, Boston, Massachussetts

Dr Vincent M. Reid Conférencier en psychologie du développement, Université de Durham

Dr Salem El-Shawarby *Bachelor of Medicine, Bachelor of Surgery, Master of science, Medical degree*, Membre du *Royal College of Obstetricians and Gynaecologists*, *Certificate of Completion of Training* en médecine de la reproduction, directeur du *Corniche Fertility Centre*, *Corniche Hospital* d'Abu Dhabi.

Dr Mary Steen Chargée de cours pour sages-femmes et sur la reproduction, Université de Chester

Karen Sullivan Psychologie du développement, experte en santé infantile et auteur

Sally Watkin Auteur sur la grossesse et l'éducation

Fiona Wilcock Nutritionniste agréée qui s'intéresse à l'alimentation de la mère et du nourrisson.

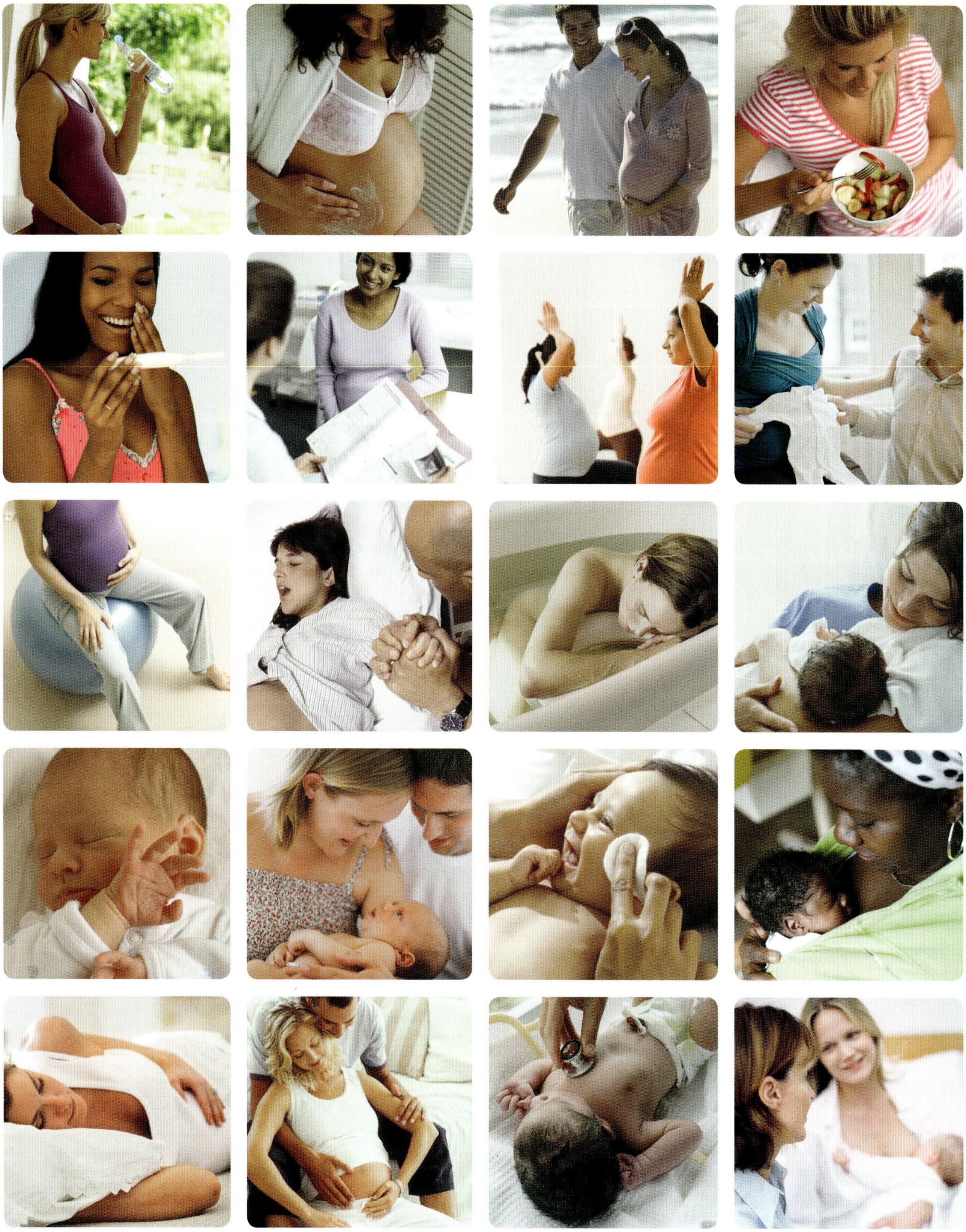

Sommaire

Enceinte et en pleine santé

La grossesse jour après jour

Premier trimestre : le début de l'aventure

Deuxième trimestre : un nouveau cap

Troisième trimestre : la dernière ligne droite

Le travail et l'accouchement

La vie avec votre bébé

Troubles et complications

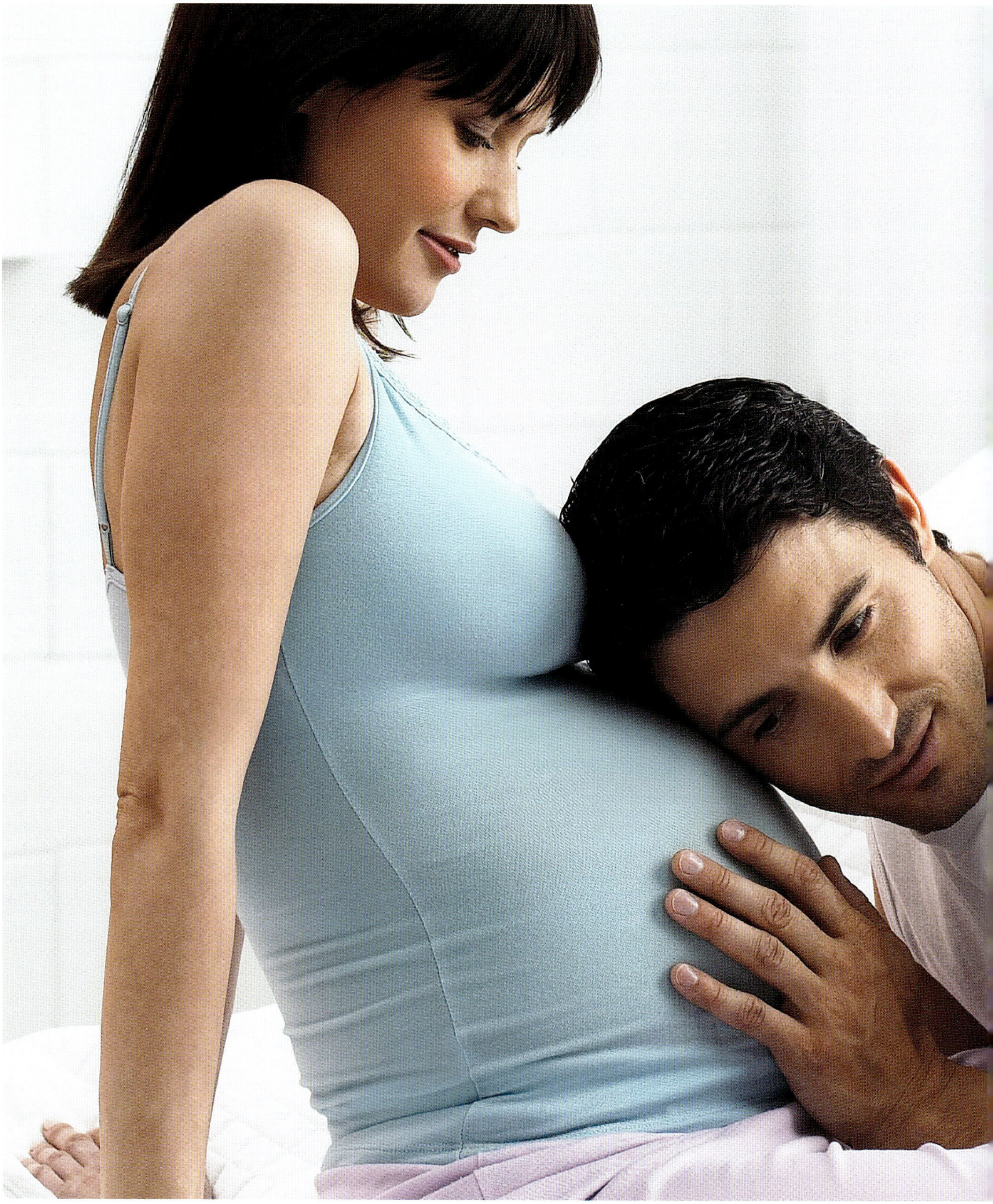

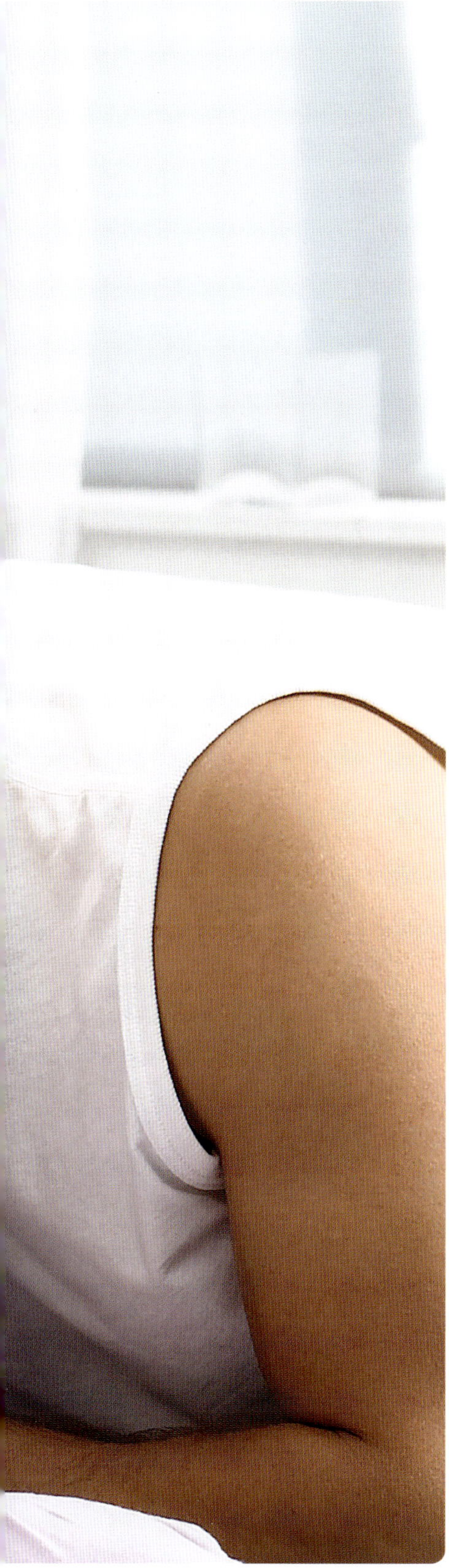

Introduction

Lorsque vous découvrez que vous êtes enceinte, vous ressentez différentes émotions, de l'excitation à l'idée de devenir mère, à l'appréhension générée par la grossesse et l'accouchement. Être bien informée peut faire toute la différence et vous aider à rester en bonne santé pendant toute votre grossesse, mais aussi à comprendre les changements physiologiques et émotionnels qui surviennent au cours de cette période.

Autrefois, les femmes recherchaient du réconfort auprès de leurs parentes, qui les soutenaient pendant leur grossesse, voire lors de l'accouchement qui avait souvent lieu à domicile. Elles étaient ainsi familiarisées avec ces événements bien avant de les vivre elles-mêmes, ce qui est plus rare désormais. En effet, de nos jours, lorsqu'elles découvrent qu'elles sont enceintes, les femmes ne savent pas vraiment à quoi s'attendre, c'est pourquoi des conseils avisés sont si importants. En étant bien informés, les futurs parents prennent les bonnes décisions en matière de mode de vie, de suivi prénatal, ou de rédaction d'un projet de naissance.

Dans *Votre grossesse jour après jour*, les informations ont été collectées auprès de nombreux professionnels : des sages-femmes, des médecins, des obstétriciens et des pédiatres ; tous se sont occupés de milliers de femmes à tous les stades de la grossesse et du travail, ont mis au monde des milliers de bébés et ont apporté soins et réconfort à d'innombrables jeunes mamans et nouveau-nés. Dans cette nouvelle édition, les connaissances des spécialistes sur l'alimentation, la pratique d'exercices physiques pendant la grossesse, l'évolution des tests de dépistage prénataux et les conseils en matière de fertilité viennent s'ajouter à une description complète de la grossesse, de l'accouchement et de la période postnatale.

Les informations présentées ici, à la fois pratiques et émaillées d'innombrables explications, fournissent aux femmes des outils pour planifier leur grossesse, se préparer aux changements à venir et établir un projet de naissance. Les futurs pères, souvent négligés, y trouveront des conseils pour soutenir la future maman et se préparer à leur nouveau rôle.

J'espère de tout cœur que l'expertise et les informations réunies dans *Votre grossesse jour après jour* contribueront au bon déroulement de votre grossesse, et de l'accouchement ainsi qu'à la naissance d'un bébé en bonne santé.

Margaret J. Blott

Dr Maggie Blott

L'organisation du livre

L'ouvrage est organisé en cinq chapitres thématiques qui abordent les questions que vous vous posez tout au long de la grossesse, depuis la période précédant la conception jusqu'aux premiers jours du nouveau-né. La partie centrale détaille l'évolution de la grossesse jour après jour, et s'accompagne d'explications claires sur les changements physiques et émotionnels ; une présentation du développement du fœtus dans l'utérus ouvre chaque nouvelle journée. Un chapitre consacré à la naissance vous guidera au-delà de l'accouchement, pour que les deux premières semaines avec votre bébé se passent sans problème. Le chapitre final traite des préoccupations et des éventuelles complications pour la mère et l'enfant durant la grossesse, l'accouchement et la période postnatale.

Enceinte et en pleine santé

Ce chapitre vous aide à adopter le mode de vie le plus bénéfique à votre santé, en vous apportant toutes les informations indispensables et des conseils pour exercer une activité physique sans danger, avoir une alimentation saine, prévenir les risques du quotidien et faire face aux maladies. Il aborde aussi les répercussions éventuelles de votre modification physique et émotionnelle dans vos relations avec vos proches.

La grossesse jour après jour

Laissez-vous transporter dans le merveilleux voyage de la grossesse, de la conception à la mise au monde du bébé, quelque 280 jours plus tard. Chaque jour, vous découvrez comment il se développe et quels sont les changements subis par votre corps. Le temps de la grossesse, soit 40 semaines environ, se divise en trois trimestres, qui ne correspondent pas simplement à des durées déterminées, mais aussi à des phases distinctes du développement du bébé et de la grossesse.

Le premier trimestre correspond aux 12 premières semaines. Il inclut la période du début des dernières règles jusqu'à la conception, soit environ deux semaines. Le moment exact de la conception restant inconnu, il est d'usage de compter en semaines d'aménorrhée, à partir du début du cycle menstruel. Bien que, techniquement parlant, votre grossesse commence après l'ovulation, soit deux semaines après le début du cycle, cette période prépare normalement votre corps à une grossesse. Les deux premières semaines sont donc consacrées à voir, jour après jour, comment votre utérus se prépare à l'implantation d'un embryon. Vous trouverez dans ces pages des conseils diététiques d'experts en fertilité afin d'optimiser vos chances de concevoir.

Au cours du premier trimestre, les principaux organes de votre bébé se forment, et il grandit plus vite qu'à toute autre période de son existence. Les changements que vous subissez avec votre bébé, faits d'une multitude d'infimes détails, sont recensés et expliqués. Vous apprendrez aussi toutes les astuces sur la manière de faire face à la fatigue du début de la grossesse. Vous trouverez également une évaluation objective des états émotionnels que vous allez certainement être amenée à traverser, afin de vous rassurer sur la normalité des émotions aussi bien négatives que positives qui peuvent vous envahir. Des informations pratiques et détaillées vous

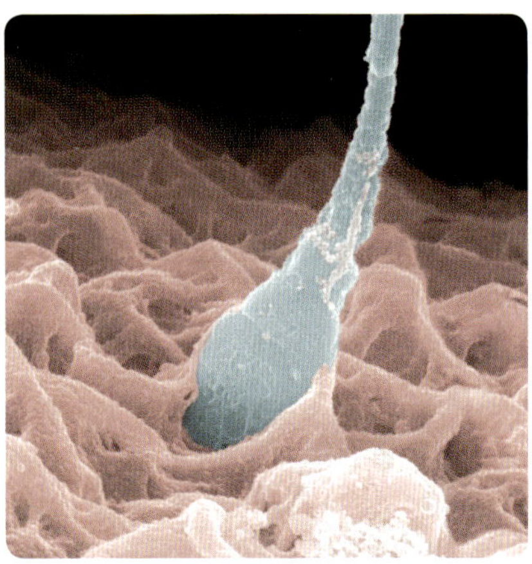

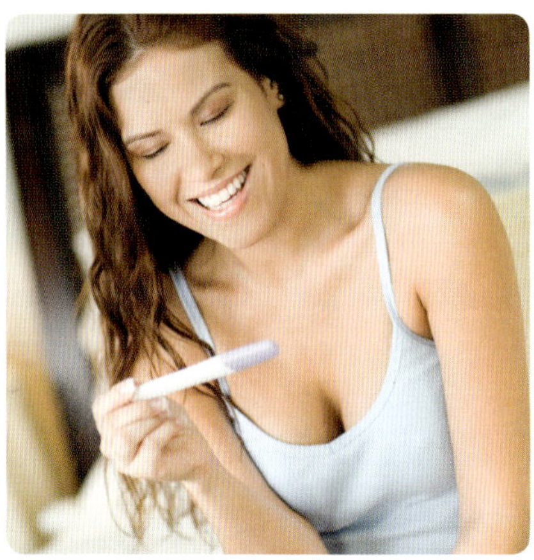

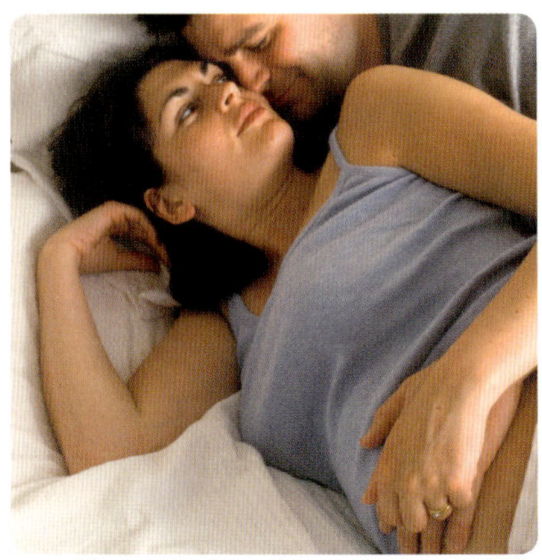

renseigneront sur les options qui s'offrent à vous pour votre suivi médical : sages-femmes ou médecin, et sur les différents types de maternité.

Le second trimestre, de la 13e à la 25e semaine, est la période où les organes de votre bébé se développent plus complètement. Votre morphologie se modifie avec la prise de poids du bébé, que vous sentez bouger pour la première fois. C'est également une période où des symptômes, souvent imputables à des changements normaux, sont susceptibles d'entraîner des troubles occasionnels. Par exemple, des douleurs abdominales peuvent être la conséquence de l'étirement de ligaments ou d'une constipation passagère, ou encore indiquer un problème de placenta. Ces symptômes seront évoqués plus loin, avec les conseils destinés à vous rassurer ou à vous inciter à en parler à votre médecin.

Le troisième trimestre correspond aux semaines 26 à 40, où votre bébé continue de se développer et serait désormais capable de survivre à l'extérieur de l'utérus en cas d'accouchement prématuré. Votre corps commence à se préparer à l'accouchement, avec des changements précis, qui sont expliqués – explications accompagnées d'indications sur les symptômes normaux et sur ceux qui doivent être portés à l'attention de votre médecin. Des femmes témoignent et partagent leur expérience ; des spécialistes répondent aux questions que vous vous posez certainement. Des réponses pratiques de tout type, depuis les différentes méthodes d'accouchement jusqu'aux rapports sexuels sans danger pour bébé, vous permettront de mener à bien votre grossesse à son terme.

Le travail et l'accouchement

Le meilleur moyen d'appréhender sereinement l'accouchement est d'en connaître les étapes. Dans ce chapitre, des professionnels vous parlent de l'évolution du travail. Une sage-femme décrit un accouchement normal et évoque les moyens naturels pour soulager la douleur. Un anesthésiste présente les solutions médicales possibles et détaille la pose d'une péridurale, ses avantages et ses inconvénients. Si la plupart des femmes accouchent sans complications, environ 25 % ont une césarienne et la ventouse ou les forceps sont nécessaires dans 10 à 12 % des cas. Enfin un obstétricien évoque les naissances plus difficiles et décrit les actes médicaux parfois indispensables pour votre santé et celle de votre bébé.

La vie avec votre bébé

Les tout premiers jours d'adaptation à votre nouvelle vie avec votre bébé sont décrits pas à pas. Un pédiatre y aborde l'aspect pratique des soins, tandis qu'une sage-femme met l'accent sur votre état émotionnel et sur les transformations physiques de votre corps, qui se rétablit et se prépare à sa nouvelle tâche : l'allaitement du bébé.

Inquiétudes et complications

Cette partie s'arrête sur la santé de la mère et du bébé pendant la grossesse et l'accouchement, puis après la naissance. Grâce à des explications claires, vous vous familiariserez avec les informations médicales et les symptômes bénins et découvrirez comment les problèmes plus sérieux sont pris en charge pendant cette période.

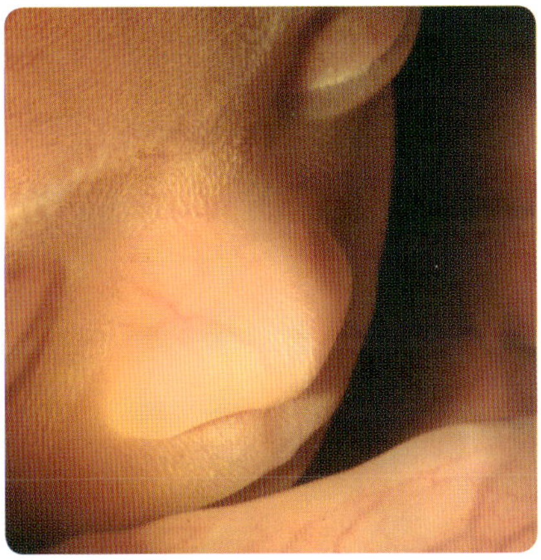

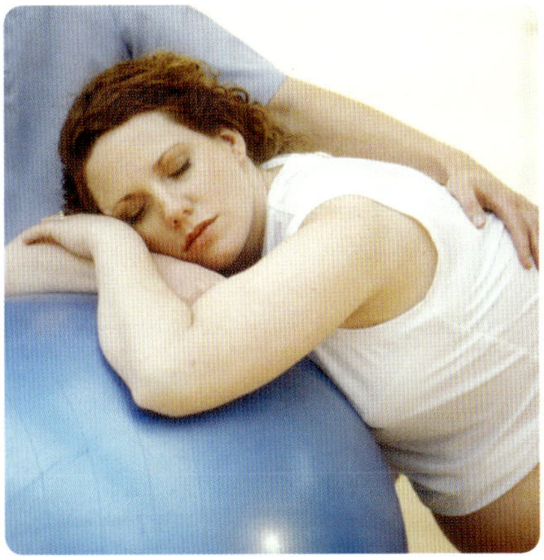

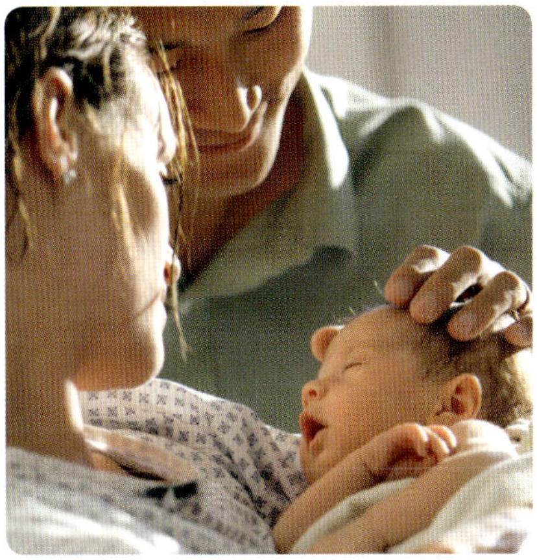

Enceinte et en pleine santé

Les sentiments d'émerveillement et d'excitation que vous éprouvez enceinte peuvent être troublés par des inquiétudes concernant votre bien-être et celui de votre bébé. Connaître l'influence de votre comportement sur la santé de l'enfant est une étape essentielle de la prise de conscience de votre état. Une alimentation saine, une activité physique régulière et quelques précautions vous permettront de donner à votre bébé le meilleur départ possible dans la vie.

Grossesse et alimentation

Optimisez votre santé et celle de votre bébé en mangeant équilibré tout au long de votre grossesse.

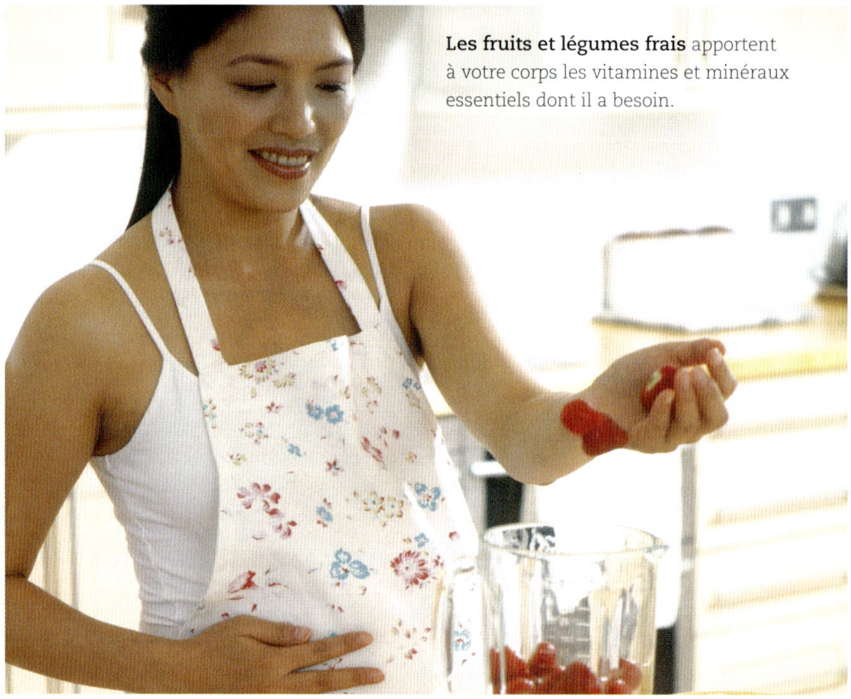

Les fruits et légumes frais apportent à votre corps les vitamines et minéraux essentiels dont il a besoin.

Comme de nombreuses femmes enceintes, vous vous dites peut-être que votre grossesse est l'occasion de revoir votre alimentation et d'oublier vos mauvaises habitudes.

Cela ne signifie pas pour autant de suivre un régime spécial ou manger pour deux. Cependant, une alimentation équilibrée composée de différents groupes d'aliments répondra aux besoins supplémentaires de votre organisme alors que votre bébé grandit et vous aidera à rester tous les deux en bonne santé.

Une alimentation saine

Pour que votre alimentation contienne des glucides, des protéines, des graisses, des fibres, des vitamines et des minéraux, une seule solution : varier les aliments.

Les glucides apportent de l'énergie sous la forme de calories et sont donc indispensables à chaque repas.

Les féculents et les aliments qui contiennent des fibres alimentaires sont des glucides complexes (voir p. 92). Les céréales comme le blé, le riz, le millet, ainsi que les tubercules comme la pomme de terre, contiennent de l'amidon, riche en énergie. Moins les céréales subissent de traitement, plus elles contiennent de fibres, de vitamine B et de minéraux.

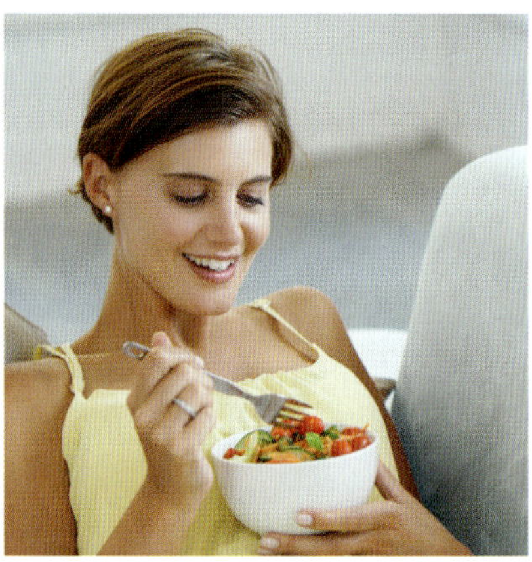

Manger des aliments nutritifs est essentiel pendant la grossesse afin de garder toute votre énergie et d'apporter à votre bébé tout ce dont il a besoin pour bien se développer.

Les sucres, ou glucides, sont naturellement présents dans les fruits, les légumes et le lait. Le problème se pose lorsque le sucre, plutôt qu'être naturel, est ajouté à la nourriture. Il est essentiel de limiter ces sucres dits *libres* car ils peuvent induire une prise de poids indésirable. De plus, les aliments riches en sucre sont généralement pauvres en nutriments importants, en particulier en vitamines et minéraux.

Les protéines permettent de construire et de renouveler les tissus du corps assurant le développement des cellules fœtales et l'entretien de votre organisme. Elles sont présentes dans de nombreux aliments, chacun contenant un ensemble différent de vitamines et de minéraux, d'où l'importance de consommer un large éventail d'aliments riches en protéines. Les protéines animales sont présentes dans la viande, la volaille, le poisson, les coquillages, les œufs, le lait et le fromage ; les légumineuses, les alternatives à la viande (soja ou mycoprotéines), les fruits à coque et les graines sont de bonnes sources de protéines végétales.

Les fruits et légumes sont indispensables à une alimentation saine. Essayez de manger au moins cinq portions de 80 g par jour ou 30 g de fruits secs. Lors des repas, les légumes doivent couvrir le tiers, voire la moitié de votre assiette. Les

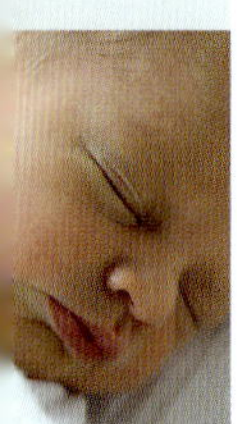

fruits et les légumes apportent des phytonutriments essentiels qui vous protègent ainsi que votre bébé grâce aux antioxydants qu'ils contiennent, qui stimulent votre système immunitaire et empêchent les lésions de l'ADN. Il n'y a pas de recommandations pour les phytonutriments, mais en mangeant des fruits et légumes de différentes couleurs, vous obtiendrez un mélange d'éléments protecteurs.

Le besoin en potassium, minéral qui offre une protection contre l'hypertension en contrecarrant l'action du sodium (sel) est couvert si vous mangez cinq fruits et légumes quotidiens. Les fruits et légumes sont aussi une source de vitamine C, malheureusement détruite par la cuisson. Consommez des légumes crus bien lavés et des légumes cuisinés.

Les fruits et légumes vous apportent également des fibres essentielles pour le système digestif, la gestion de la glycémie et la régulation de l'appétit.

Les folates, forme naturelle de l'acide folique (voir p. 35), sont naturellement présents dans les asperges, les choux de Bruxelles, la betterave, les épinards, les choux brocolis violets et les blettes. Cuisinez ces légumes à la vapeur.

Les légumes orange, rouges et vert foncé contiennent des caroténoïdes, le plus connu étant le bêtacarotène, antioxydant aussi appelé vitamine A. Patate douce, carotte, chou frisé ou épinards, ainsi que mangue, papaye et melon apportent de la vitamine A, élément essentiel pour la croissance.

Les produits laitiers fournissent calcium, magnésium et phosphore, indispensables au développement du squelette, des dents et du système nerveux du fœtus. Le lait est également une source importante de riboflavine et d'iode (voir p. 80). Allégés, le lait, les yaourts et le fromage réduisent l'apport en calories et graisses saturées, mais les versions à 0 %, ne contiennent pas de vitamine A, retirée lors de l'écrémage.

Si vous achetez des alternatives aux produits laitiers, assurez-vous qu'elles sont au minimum enrichies en calcium. Attention, il est interdit d'enrichir les

APPORTS JOURNALIERS RECOMMANDÉS

Mangez des aliments appartenant aux différents groupes et prévoyez vos repas en avance afin d'être sûre que vous et votre bébé êtes bien nourris. Buvez beaucoup d'eau et prenez chaque jour 10 µg de vitamine D (voir p. 79). Les premiers mois, une supplémentation en acide folique est nécessaire (voir p. 35).

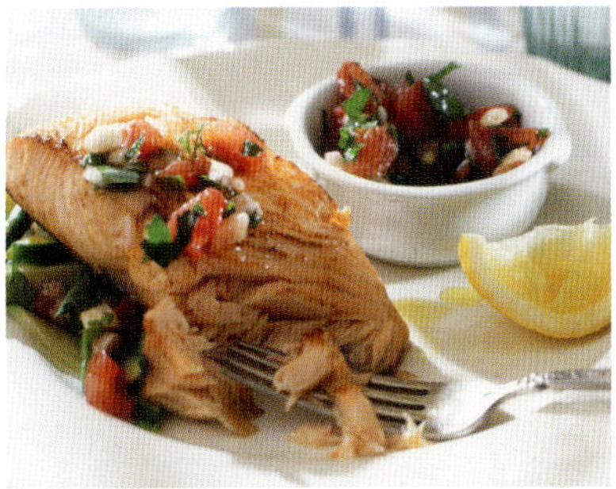

Mangez des aliments riches en protéines deux fois par jour : œufs, viande maigre, volaille, légumineuses, alternatives à la viande, tofu, ou fruits à coque. Mangez du poisson deux fois par semaine (voir p. 96).

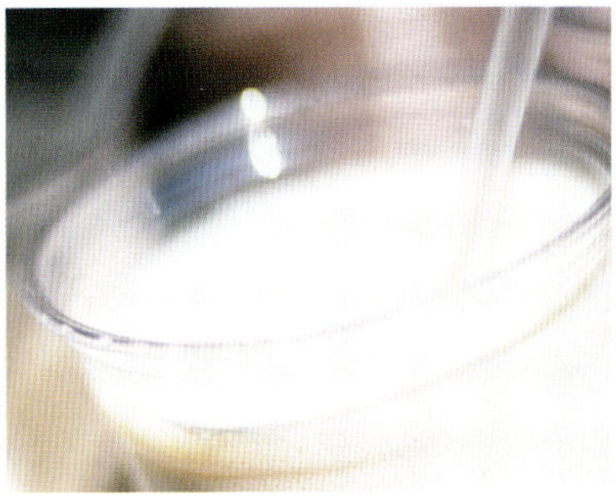

Consommez chaque jour trois portions de produits laitiers ou d'alternative enrichie. Une portion est égale à 30 cl de lait, 30 g de fromage ou 125 g de yaourt. Choisissez-les allégés, sauf en cas d'insuffisance pondérale.

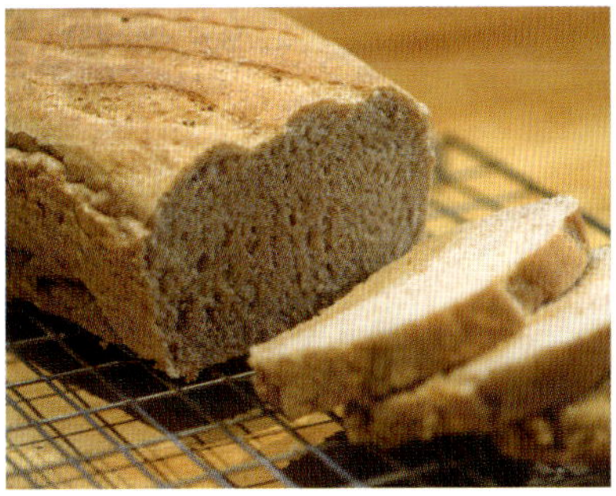

Les glucides complexes, comme le riz complet, l'avoine, la pomme de terre, l'igname, le pain complet, les céréales pour petit-déjeuner non sucrées et les pâtes doivent constituer la base de chaque repas et en-cas.

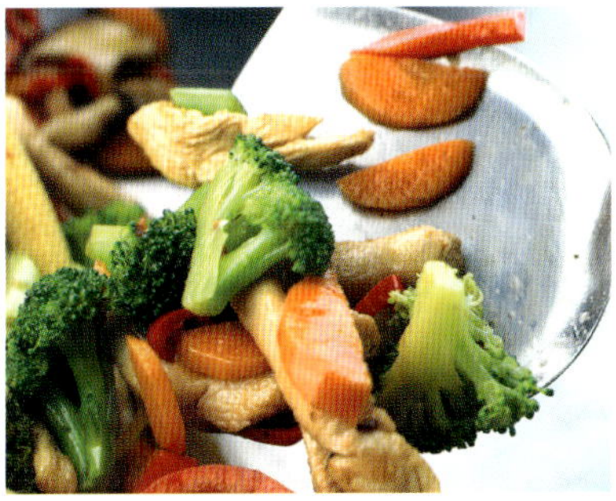

Mangez quotidiennement des légumes de différentes couleurs, y compris des salades ou des légumes cuisinés. Un sauté de légumes est un bon moyen d'otenir un arc-en-ciel riche en nutriments variés.

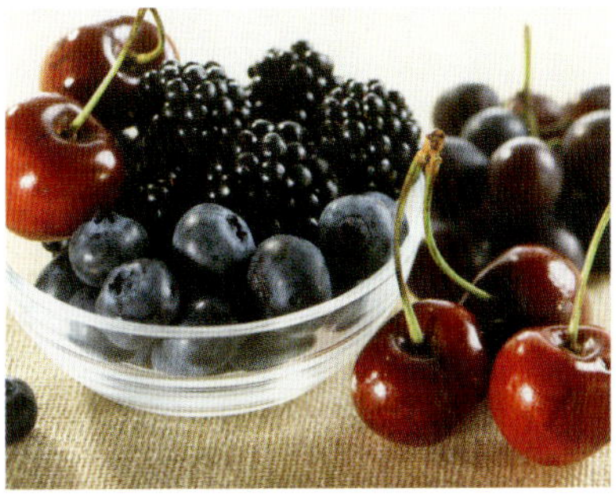

Mangez des fruits chaque jour, frais, congelés, séchés ou en conserve. Vous pouvez remplacer une portion par 15 cl de jus de fruits ou de smoothie sans sucre ajouté.

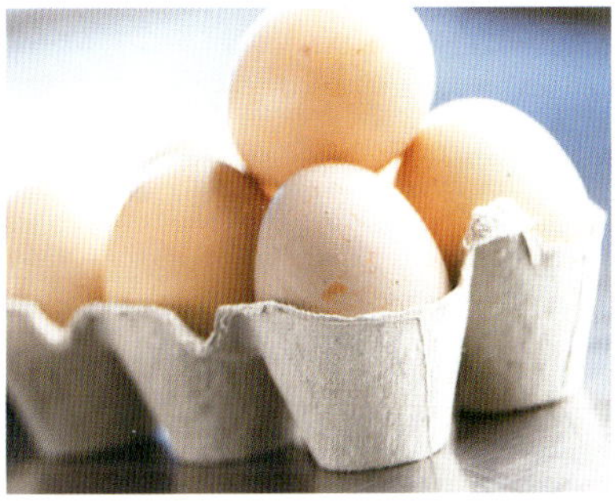

Consommez de nombreux aliments riches en fer, comme la viande rouge, les parties plus foncées de la volaille, les œufs, ou les légumineuses et les fruits secs.

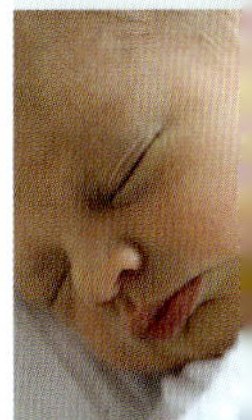

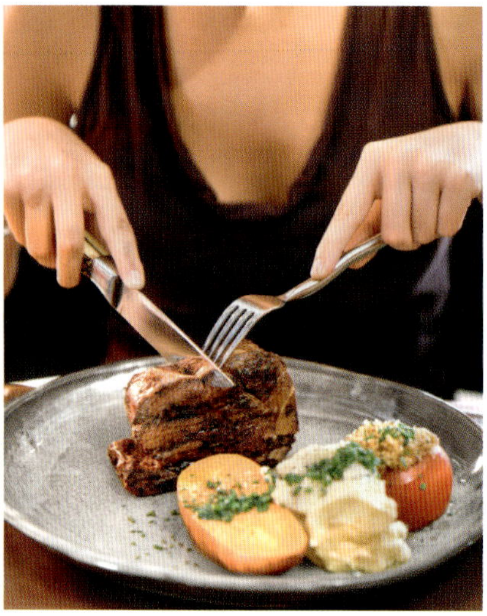

Si vous suivez un régime hypocalorique ou minceur, ajoutez une ou deux portions de viande rouge maigre par semaine pour augmenter vos réserves en fer.

alternatives bio au sens juridique du terme, qui ne contiendront donc pas de calcium.

Les huiles et graisses constituent une part petite mais essentielle d'une alimentation équilibrée. Elles représentent la deuxième source de calories et apportent acides gras essentiels et vitamines A, D, E et K. Elles se composent d'acides gras saturés et insaturés. Il est important que votre alimentation contienne plus de graisses insaturées que saturées (voir p. 204). Les acides gras oméga-3, en particulier la DHA et l'EPA, sont indispensables au bon développement du cerveau, des yeux et du système nerveux du fœtus (voir p. 126 et p. 169).

Buvez beaucoup pour prévenir la déshydratation. Même si vous avez des nausées, sirotez de l'eau. Pour une bonne hydratation, il est conseillé d'en boire 6 à 8 verres par jour. Vous pouvez également boire 15 cl de jus de fruits ou de smoothie, des soupes ou des bouillons, ainsi que du thé déthéiné ou du café décaféiné à volonté. Il est possible que les boissons gazeuses engendrent quelques troubles digestifs.

Votre indice de masse corporelle

En calculant votre indice de masse corporelle (IMC), votre médecin vérifie si vous avez un poids normal par rapport à votre taille ou si votre poids risque de poser problème pendant la grossesse.

Un IMC compris entre 18,5 et 24,9 est normal. De 25 à 29, on parle de surpoids, de 30 à 39 d'obésité et, au-delà de 39, d'obésité morbide. Cependant, l'IMC ne tient pas compte de la répartition de la graisse dans le corps ni de la forme physique. En dessous de 18,5, vous souffrez d'insuffisance pondérale, ce qui augmente le risque de prématurité ou de retard de croissance du fœtus.

Le surpoids augmente le risque de fausse couche, d'hypertension artérielle, de pré-éclampsie (voir p. 474), de diabète gestationnel (voir p. 473) et de gros poids de naissance. Autant de facteurs qui aggravent le risque de complication lors de l'accouchement. Cependant, si vous êtes en surpoids, vous pouvez gérer votre prise de poids pendant la grossesse en travaillant avec une sage-femme, en restant active et en mangeant sainement.

QUELLE QUANTITÉ DE CAFÉINE ?

Votre apport en caféine doit rester inférieur à 200 mg par jour, car des taux élevés augmentent le risque de fausse couche ou de faible poids de naissance : Le chocolat et certaines boissons contiennent de la caféine :

- 200 ml de café soluble : 75 mg
- 200 ml de café filtre : 140 mg
- 225 ml de café au lait : 75 mg
- 225 ml de café au lait : 150 mg
- 200 ml de thé noir : 33 à 50 mg
- 330 ml de soda au cola normal : 32 mg
- 330 ml de soda au cola *light* : 42 mg
- 250 ml de boisson énergisante : 80 mg
- 50 g de chocolat noir : moins de 25 mg
- 50 g de chocolat au lait : moins de 10 mg

ALIMENTS À ÉVITER

Les précautions alimentaires

Prenez soin d'éviter les aliments qui pourraient être dangereux pour votre bébé, soyez intransigeante sur l'hygiène et respectez les règles de sécurité alimentaire. Voir aussi p. 101 et p. 104.

Le fromage est un aliment nutritif pour la grossesse. N'arrêtez pas d'en manger mais évitez les fromages au lait cru, à croûte lavée ou à pâte persillée. Voir aussi p. 114.

Le foie et le pâté de foie contiennent trop de rétinol (vitamine A) et ne doivent pas être consommés pendant la grossesse.

Riche en acides gras essentiels, **le poisson** peut parfois contenir des substances nocives. Voir aussi p. 96 et p. 191.

Les viandes crues ou peu cuites peuvent exposer votre bébé à la toxoplasmose, provoquée par parasite. Veillez donc à toujours manger de la viande bien cuite. Ne mangez jamais de saucisses ni de burgers saignants ou crus.

Les produits de salaison de sont pas cuits et présentent donc des risques de toxoplasmose. Si vous cuisinez ou congelez les viandes avant de les consommer, les parasites seront détruits.

Les coquillages doivent provenir d'une source sûre et ne pas être consommés crus.

Cuisez les œufs jusqu'à ce que le jaune ne soit plus liquide afin de réduire le risque d'intoxication alimentaire par salmonelle. Hors de chez vous, demandez toujours si les soufflés, mayonnaises ou glaces maison contiennent des œufs crus. Les crèmes glacées et mayonnaises achetées dans le commerce peuvent être consommées sans risques.

Vitamines et minéraux

Ce tableau explique pourquoi vous et votre bébé avez besoin de vitamines et de minéraux et vous indique les meilleures sources alimentaires.

VITAMINE	BÉNÉFICES SUR LA SANTÉ	BONNES SOURCES ALIMENTAIRES	VOIR AUSSI
Vitamine A	Développement des cellules et des différents organes ; système immunitaire.	Œuf, poisson gras, fromage, carottes, épinards.	p. 46, 131
Vitamine B1	Libération de l'énergie contenue dans les aliments pour votre bébé.	Viande de porc, petits pois, riz complet.	p. 288
Vitamine B2	Libération de l'énergie, protection de l'ADN, métabolisassions du fer.	Lait, volaille, viande de bœuf.	p. 131
Vitamine B3	Libération de l'énergie, réduction de la fatigue ; peut également contribuer à réduire le risque de fente palatine.	Pommes de terre, dinde, légumineuses.	
Vitamine B6	Développement du système nerveux central et du cerveau ; défenses immunitaires.	Légumineuses, germes de blé, céréales pour petit-déjeuner.	
Folates (acide folique) (vitamine B9)	Protègent contre les anomalies du tube neural.	Choux de Bruxelles, betteraves, oranges, asperges.	p. 35
Vitamine B12	Protègent contre les anomalies du tube neural.	Lait, viande, poisson, œufs, algues.	p. 66, 121
Vitamine C	Antioxydante ; contribue au bon fonctionnement du placenta ; augmente l'absorption du fer.	Tomates, poivron, agrumes, kiwi, pommes de terre.	p. 135, 164
Vitamine D	Développement des os et des dents ; agit comme une hormone pour la métabolisation du calcium.	Poissons gras, viande rouge, produits laitiers, céréales.	p. 40,79, 332
Vitamine K	Participe à la coagulation sanguine.	Légumes à feuilles vert foncé.	

MINÉRAUX	BÉNÉFICES SUR LA SANTÉ	BONNES SOURCES ALIMENTAIRES	VOIR AUSSI
Fer	Renouvellement des cellules sanguines, formation du placenta, cellules et organes du fœtus.	Viande rouge, volaille, haricots blancs, tofu, lentilles	p. 84, 126, 154, 191
Calcium	Développement des os, des muscles, des dents et du cœur.	Lait, yaourts, fromage, tofu.	p. 114, 131, 332
Magnésium	Développement des protéines, y compris de l'ADN ; constitue une partie des os du bébé.	Pain, pommes de terre, légumes verts feuillus, graines.	
Zinc	Développement de la cellule ; contribue à limiter les risques d'accouchement prématuré.	Viande rouge, céréales, légumineuses.	p. 44
Iode	Développement de la cellule ; contribue à limiter les risques d'accouchement prématuré.	Lait, poisson.	p. 80, 131
Sélénium	Antioxydant, protège des dommages cellulaires ; aide à prévenir la pré-éclampsie.	Poisson, lentilles, graines de tournesol, noix du Brésil.	p. 44, 165
Cuivre	Développement du cerveau ; cœur et système immunitaire ; cellules	Fruits à coque, lentilles, coquillages.	p. 165
Potassium	L'équilibre des fluides du sang et de la lymphe réduit le risque d'hypertension artérielle.	Légumes, prunes, fruits secs, bananes, pommes de terre.	

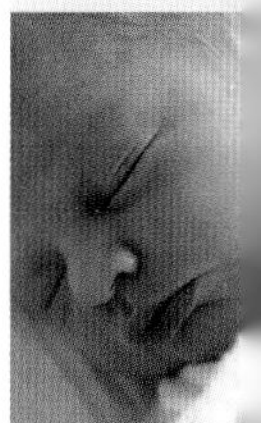

Faire du sport

Pratiquer une activité physique vous aide à garder la forme et à vous préparer à l'accouchement.

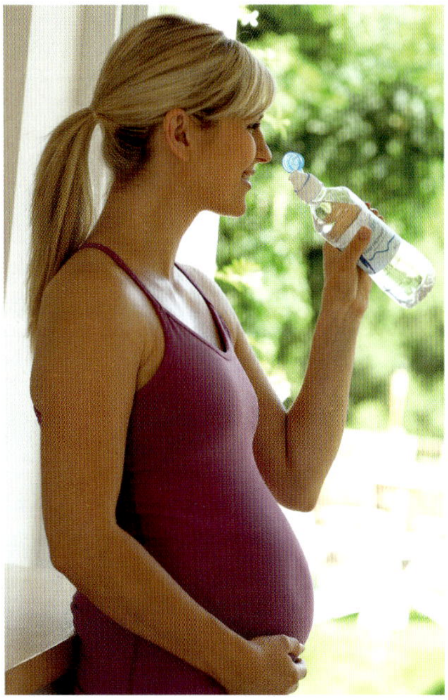

Restez hydratée en buvant beaucoup d'eau avant, pendant et après l'effort.

Si vous pratiquiez régulièrement un sport avant d'être enceinte, vous pouvez continuer pendant le premier trimestre avec l'accord de votre médecin. Vous devrez sans doute adapter votre activité au fil de votre grossesse.

Sinon, c'est le moment idéal pour adopter un mode de vie plus sain dont vous récolterez les bénéfices pendant des années. Si vous débutez, procédez par étapes, écoutez votre corps et ne forcez pas.

Les bienfaits de l'exercice physique...

L'activité physique vous donne de l'énergie, vous aide à garder un corps tonique et à vous sentir plus sûre de vous pour assumer vos transformations physiques. Elle aide à soulager les petits désagréments de la grossesse comme les nausées, les crampes musculaires, laitiers gonflés, les insomnies, le mal de dos et la constipation. En vous aidant à garder des muscles forts et toniques, l'activité physique facilitera vos mouvements pendant la grossesse. Il a également été démontré qu'une bonne condition physique réduit la durée du travail et le temps de récupération, et contribue à atténuer l'angoisse face à l'accouchement.

...et d'une alimentation saine

Essentiel pendant la grossesse, un régime nutritif et équilibré est encore plus important si vous pratiquez une activité physique. En buvant de l'eau et en mangeant des fruits à coque, des fruits frais ou des yaourts pendant l'effort, vous éviterez d'être tentée par des en-cas sucrés très caloriques.

À FAIRE ET À NE PAS FAIRE

Voici quelques conseils pour pratiquer une activité physique sans risque.

À faire :

- Prenez le temps de vous échauffer et, après l'effort, de récupérer au moins 5 à 7 minutes.
- Buvez de l'eau avant, pendant et après l'effort.
- Portez des vêtements amples et confortables.
- Faites de l'exercice régulièrement, au moins 30 min, 3 à 4 fois par semaine.
- N'essayez pas de battre des records.
- Allez-y progressivement.
- Faites des exercices pour muscler votre périnée (voir p. 69).
- Pensez à bien respirer pendant l'effort.
- Évitez les exercices inconfortables ou lors desquels vous êtes instable sur vos pieds.
- Faites attention à votre posture.
- En cas de douleur, de saignements vaginaux, de vertiges ou de malaises, arrêtez immédiatement et demandez conseil.
- Prenez régulièrement de légers repas ou des en-cas afin d'éviter les coups de fatigue ou les crises d'hypoglycémie.

À ne pas faire :

- Ne faites pas d'exercice s'il fait chaud ou humide.
- Évitez les gestes saccadés, les étirements ou les rotations de l'abdomen.
- Ne soulevez pas de poids trop lourds. Vous devez être capable de faire au moins 10 répétitions facilement.
- Ne pratiquez pas de sport à risque comme le ski ou l'équitation sollicitant les articulations, fragilisées par la grossesse, ou qui impliquent des mouvements brusques.
- Ne vous étirez pas trop. Avec la relaxine, une hormone secrétée durant la grossesse, vous pourriez vous sentir plus souple que vous l'êtes.
- Ne vous épuisez pas. Réduisez l'intensité ou la durée et accordez-vous une heure de repos par heure d'effort.

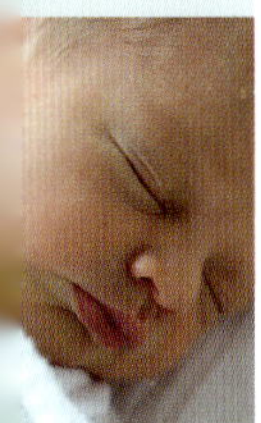

Les relations sexuelles

Vous et votre partenaire allez devoir vous adapter aux changements physiques et émotionnels liés à la grossesse.

Lorsque la grossesse se déroule normalement, les relations sexuelles sont sans danger. La libido des femmes est en général la même au cours du premier trimestre, elle varie au second et a tendance à chuter au troisième.

Les relations sexuelles en cours de grossesse

Les changements hormonaux du premier trimestre provoquent souvent des nausées et accentuent la fatigue, ce qui risque de ne pas vous inciter à faire l'amour. En même temps, le volume sanguin plus important, provoquant le gonflement du clitoris et des lèvres ainsi que l'augmentation des sécrétions vaginales, peut accroître votre libido. Au deuxième trimestre en particulier, la lubrification vaginale et l'intensité des orgasmes peuvent augmenter, parfois accompagnées d'agréables contractions de l'abdomen. Tout ceci est parfaitement normal. La libido chute en général en fin de grossesse, où un ventre plus arrondi rend les rapports plus délicats, et où les femmes peuvent ressentir une anxiété croissante à l'approche de la naissance.

Le point de vue du partenaire Les hommes ont tous une vision différente des relations sexuelles pendant la grossesse. Leur sentiment varie entre leur attirance à l'égard des nouvelles formes de la femme et leur appréhension de faire du mal au bébé. Sauf cas particuliers (voir encadré ci-contre), les relations sexuelles en cours de grossesse ne nuisent pas au bébé, qui est d'une part protégé par le liquide amniotique et d'autre part par l'utérus, dont le col est scellé par un bouchon muqueux qui le protège de toute contamination.

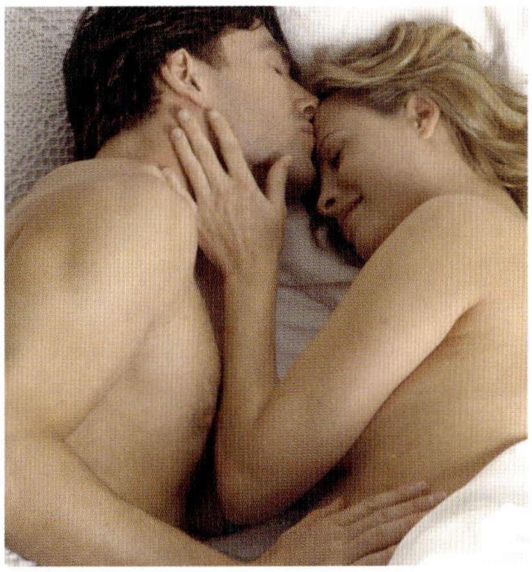

Accepter les changements qui accompagnent la grossesse resserre les liens du couple pendant et après la grossesse.

Quand consulter

Certains saignements vaginaux peuvent se produire après les relations sexuelles. Il est très probable qu'ils soient sans danger et la conséquence de l'apport sanguin au col de l'utérus, provoquant un saignement au contact du pénis du partenaire. Dans ce cas, ils disparaîtront après l'accouchement. Par précaution, Vous pouvez les signaler à votre médecin.

Outre la taille de leur ventre qui peut être gênante, certaines femmes ressentent également des douleurs pendant les relations sexuelles vers la fin de leur grossesse, du fait que le bébé descend davantage dans le bassin, et que les contractions qui accompagnent l'orgasme peuvent devenir douloureuses. Ces symptômes ne sont pas alarmants, mais n'hésitez pas à en faire part à votre sage-femme si cela peut vous rassurer. En fin de grossesse, évitez d'avoir des relations sexuelles si vous avez déjà fait un accouchement prématuré ou si vous présentez des facteurs de risque d'un tel accouchement, comme un col de l'utérus effacé, un placenta prævia (voir p. 212), ou des pertes de liquide amniotique indiquant la rupture de la poche des eaux. En cas de doute, n'hésitez pas à demander conseil à votre médecin.

Des relations sexuelles agréables en cours de grossesse vous aideront à être plus proche de votre partenaire au cours de cette période transitoire. Les psychologues ont en effet découvert que le plaisir sexuel en cours de grossesse favorise la tendresse à l'égard de l'autre et améliore la communication après la naissance.

QUE FAIRE ?

Dans l'intimité

La fatigue, un manque de confiance dû à votre apparence physique et vos inquiétudes quant à la sécurité des relations sexuelles peuvent affecter votre relation amoureuse. Accordez-vous un temps d'adaptation tout en restant ouverte à la communication, afin que vous et votre partenaire appréciiez cette étape de votre relation.

Exprimez mutuellement vos sentiments et soyez conscients que vos niveaux d'intérêt peuvent fluctuer.

Si votre ventre rend certaines positions inconfortables, essayez-en de nouvelles ! Prenez celles où votre ventre n'est pas comprimé, allongés côte à côte, la pénétration par l'arrière, ou bien en restant au-dessus de votre partenaire.

Découvrez des manières de préserver l'intimité autres que la relation sexuelle, les caresses, mais aussi les massages.

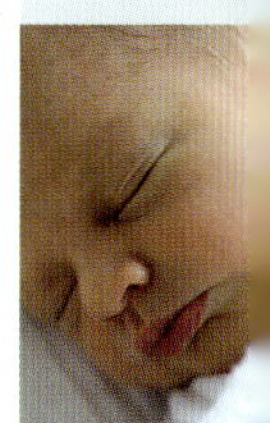

Se soigner

La maladie et les traitements influent sur votre santé et celle de votre bébé. Ne recourez pas à l'automédication.

Si vous souffrez d'une maladie, rapprochez-vous de votre médecin avant de faire un bébé. En effet, il sera peut-être nécessaire de changer certains médicaments avant votre grossesse.

Maladies préexistantes

Si, avant d'être enceinte, vous êtes atteinte d'hypertension ou de diabète, vous serez considérée comme étant à haut risque et votre suivi sera renforcé. Si vous découvrez votre grossesse alors que vous êtes encore sous traitement, ne l'arrêtez pas mais consultez immédiatement votre médecin. En effet, une adaptation peut être nécessaire. Afin de réduire les risques pour vous et votre bébé, il est indispensable de gérer votre maladie pendant la grossesse, ce qui suppose généralement de continuer votre traitement.

Diabète Si vous êtes diabétique et prévoyez de faire un bébé, vous devez apprendre à gérer votre maladie pendant la grossesse. De nombreux hôpitaux ont des services spécialisés dans la préconception destinée aux diabétiques. Vous apprendrez comment gérer au mieux votre glycémie et votre diabète au cours des neuf mois à venir. En général, il est conseillé aux femmes diabétiques de prendre chaque jour un supplément de 5 mg d'acide folique dans les trois mois qui précèdent la conception, et au cours des trois premiers mois de grossesse. Cette dose, nettement supérieure à celle de 0,4 mg au quotidien recommandée aux femmes non diabétiques (voir p. 16), est due au fait que le diabète augmente les risques de *spina-bifida*, palliés par l'acide folique. Les bébés nés de mères diabétiques présentent également plus de risques de troubles respiratoires, de jaunisse, d'hypoglycémie ou encore de gros poids de naissance.

Vous passerez donc plus de visites prénatales, d'échographies et d'examens sanguins pour vérifier votre glycémie. Vous aurez sans doute besoin chaque jour de quatre injections d'insuline, dont la dose augmentera régulièrement jusqu'au terme de la grossesse ou presque. Mieux vous gérerez votre glycémie, moins vous serez susceptible d'avoir des problèmes.

En fin de grossesse, les femmes diabétiques présentent plus de risques de pré-éclampsie (voir p. 474) et d'accouchement d'un enfant *mort-né. C'est pourquoi, l'accouchement est souvent déclenché environ une* semaine avant le terme prévu (voir p. 432).

Lors de l'accouchement, votre glycémie sera sous étroite surveillance. Vous serez probablement placée sous perfusion d'insuline et de sucre. Dans les 24 heures qui suivent sa naissance, la glycémie de votre bébé sera également surveillée. Après l'accouchement, votre dose d'insuline sera ramenée au niveau de celle nécessaire avant la grossesse et pourra être réduite encore plus si vous allaitez.

Si votre état s'aggrave pendant la grossesse, consultez votre médecin.

L'épilepsie Si vous êtes épileptique, il est impératif de parler de votre projet de maternité avec votre médecin avant d'être enceinte car les médicaments antiépileptiques peuvent entraîner des malformations fœtales. Néanmoins, il est également important que votre épilepsie soit contrôlée, et votre médecin fera en sorte de vous placer sous le traitement le plus léger possible dès que vous aurez émis le désir d'être enceinte.

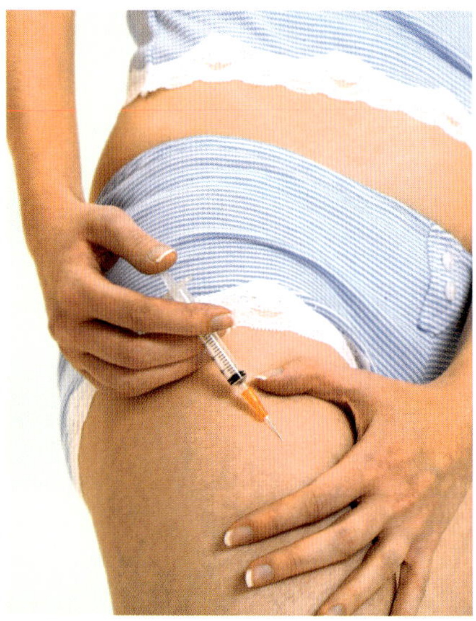

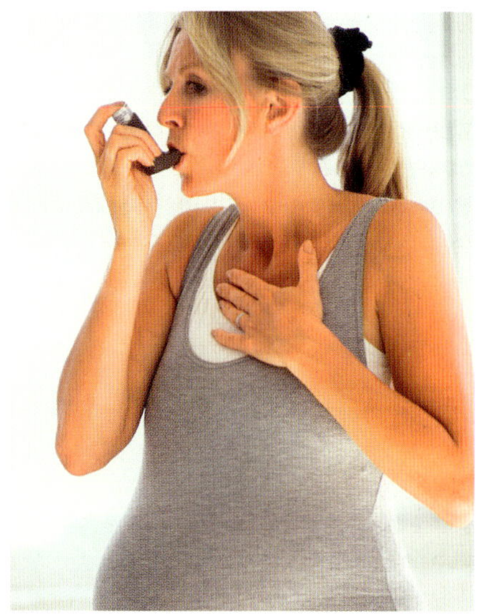

Le diabète est traité par des injections quotidiennes d'insuline. Faites-les dans le gras de la cuisse (à gauche), plutôt que sur le ventre, dont la peau est de plus en plus tendue. **Si vous êtes asthmatique, continuez votre traitement** pour éviter les crises (à droite).

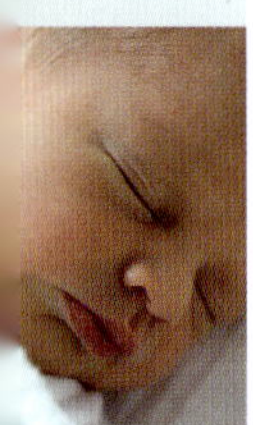

L'échographie du deuxième trimestre (voir p. 214) sert entre autres à dépister des problèmes légèrement plus fréquents en présence de médicaments traitant l'épilepsie tels que la fente labiopalatine. Quoi qu'il en soit, si votre état empire au cours de la grossesse, contactez votre médecin.

Le lupus érythémateux systémique est une maladie auto-immune susceptible d'affecter d'autres parties du corps comme les reins, les articulations, la peau, le système nerveux, le cœur et les poumons. Lors d'une grossesse, les symptômes peuvent s'atténuer ou au contraire s'aggraver. Il est important de surveiller son évolution pendant la grossesse car elle peut affecter le développement du fœtus et augmenter le risque de fausse couche, de retard de croissance, de prématurité ou d'accouchement d'un enfant mort-né. Même si la plupart des médicaments contre le lupus ne présentent pas de risque en cas de grossesse, consultez votre médecin pour savoir si votre traitement doit être changé. À partir de la 32e semaine, la croissance et le bien-être de votre bébé seront étroitement surveillés. En cas de problème, l'accouchement sera déclenché. Une césarienne peut aussi être programmée.

L'hypertension Si vous êtes sous traitement contre l'hypertension, vérifiez auprès de votre médecin qu'il est compatible avec votre grossesse. Il est important de continuer le traitement afin de réguler votre tension artérielle pendant cette période, car une tension trop forte pourrait être dangereuse pour vous et votre bébé. Votre médecin, ou une sage-femme, va fréquemment contrôler que votre tension n'est pas trop élevée ainsi que la présence de protéines dans vos urines, car l'un et l'autre constituent les symptômes d'une prééclampsie (voir p. 474). Votre médecin peut aussi demander des échographies supplémentaires pour vérifier le bon développement du bébé.

QUESTIONS/RÉPONSES

Je suis asthmatique. Puis-je utiliser mon aérosol pendant ma grossesse ?

Il est absolument impératif de contrôler votre asthme pendant la grossesse, et donc continuer à utiliser votre inhalateur. En effet, les conséquences d'une crise d'asthme sont plus dangereuses que celles liées à la prise de médicaments. Une crise d'asthme peut entraîner un manque d'oxygène pour le bébé, conduisant à un faible poids de naissance et augmentant les risques d'un accouchement prématuré (voir p. 431). Évitez les facteurs déclencheurs comme les poils d'animaux et les acariens. N'hésitez pas à utiliser des filtres à air, des couvres-duvets et des oreillers adaptés, et éliminez régulièrement la poussière. La grossesse peut dans certains cas réduire la sévérité de l'asthme, mais si vous respirez plus bruyamment que d'ordinaire, parlez-en à votre médecin qui adaptera votre traitement.

L'homéopathie est très populaire. Est-elle vraiment efficace et sans danger ?

L'homéopathie stimule les mécanismes de défense du corps. D'un point de vue scientifique, il n'existe pas de preuves suffisantes pour conclure d'une efficacité homéopathique autre que l'effet placebo. Cependant, elle est sans danger, et demeure un remède fréquemment utilisé pendant la grossesse et l'accouchement. L'homéopathie a la réputation de donner de bons résultats sur les nausées et les brûlures d'estomac. Il existe des kits homéopathiques spécialement conçus pour l'accouchement (voir p. 401). Si vous souhaitez utiliser l'homéopathie, consultez un praticien spécialisé.

Que penser des plantes médicinales et des tisanes pendant la grossesse ?

Si vous souhaitez prendre des remèdes à base de plantes, parlez-en d'abord à votre médecin. En effet, si certains peuvent être pris sans risque, d'autres pourraient nuire à votre bébé s'ils traversent le placenta. Vérifiez toujours les étiquettes avant de boire du thé ou une tisane. La camomille, la menthe poivrée et la réglisse peuvent être consommées en quantités limitées. Il est conseillé de ne pas boire plus de quatre tasses de tisane par jour. En outre, évitez les infusions de feuilles de framboisier qui semblent avoir la propriété d'accélérer le travail. Il est donc préférable d'en consommer uniquement en toute fin de grossesse.

Les problèmes thyroïdiens Si vous souffrez d'hypothyroïdie pour laquelle vous prenez des comprimés de thyroxine, il vous faudra passer un test sanguin pour vérifier que votre thyroïde fonctionne correctement et que vous prenez la bonne dose, car il arrive que les besoins en thyroxine augmentent en cours de grossesse. Il est important que vous ne manquiez pas de cette hormone, car cela pourrait affecter le bébé. Si vous êtes traitée pour une hyperthyroïdie, vérifiez auprès de votre médecin que votre médicament est sans danger pour la grossesse. Le fonctionnement de votre thyroïde sera contrôlé afin de vérifier que votre traitement ne nécessite pas d'être adapté.

Les maladies intestinales En règle générale, les troubles intestinaux comme la rectocolite hémorragique ou la maladie de Crohn régressent pendant la grossesse, même si une rechute est possible après l'accouchement. Les maladies intestinales provoquent rarement des problèmes graves durant la grossesse, mais vérifiez que vous n'êtes pas anémique, un des effets secondaires de certains problèmes intestinaux. Votre médecin vous prescrira probablement des échographies supplémentaires afin de s'assurer du bon développement du fœtus.

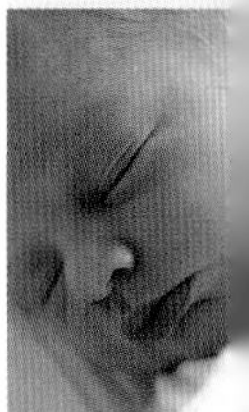

QUE FAIRE ?

La varicelle et la rubéole

La varicelle contractée pendant la grossesse peut entraîner des complications sévères. La rubéole contractée en début de grossesse est susceptible de provoquer une fausse couche ou des problèmes graves pour le fœtus.

En cas d'exposition à la varicelle, votre médecin contrôlera votre immunité. Si vous n'êtes pas immunisée, une injection vous protégera d'une forte varicelle.

Vous allez subir un test de dépistage de la rubéole en début de grossesse. Si vous n'êtes pas immunisée, soyez très vigilante. Vous pourrez vous faire vacciner après l'accouchement.

Si vous suspectez d'être atteinte de la varicelle ou de la rubéole, contactez immédiatement votre médecin, mais ne vous déplacez pas pour éviter de transmettre l'infection à d'autres femmes.

Les infections pendant la grossesse

Votre système immunitaire est légèrement inhibé pour éviter le rejet du fœtus, dont le patrimoine génétique est composé pour moitié de celui hérité du papa ! Vous êtes plus sensible aux affections classiques comme les rhumes, la toux, les maux de gorge ou les empoisonnements alimentaires ; celles-ci peuvent durer plus longtemps qu'à l'ordinaire.

Les rhumes et la toux Il est difficile d'y échapper pendant la grossesse. Évitez les médicaments contre le rhume qui peuvent contenir des composants peu fiables, en particulier les trois premiers mois (voir page 23). Cependant, vous pouvez prendre du paracétamol en cas de nécessité. Les inhalations de vapeur permettent de calmer les congestions et les boissons chaudes avec du miel apaisent les maux de gorge.

La grippe Si vous êtes contaminée, buvez beaucoup d'eau et reposez-vous le plus possible. Ne prenez du paracétamol que si nécessaire (voyez avec votre médecin les doses à ne pas dépasser). Le premier trimestre, faites baisser rapidement les fortes fièvres. Une fièvre élevée persistante augmente le risque de fausse couche et de prématurité. Consultez votre médecin si la température n'est pas tombée au bout de 24 heures. À ce jour, les vaccins antigrippes ne sont recommandés que pour les personnes à haut risque, c'est-à-dire celles atteintes de diabète, de problèmes cardiaques ou d'asthme.

Les intoxications alimentaires et troubles digestifs Il est essentiel de respecter les règles de sécurité alimentaires (voir p. 104). En cas d'intoxication ou de troubles digestifs, buvez beaucoup d'eau. Si le problème persiste plus de 24 heures, consultez votre médecin (voir aussi gastro-entérite, p. 468).

La candidose Si vous souffrez de pertes blanches et épaisses à l'origine de démangeaisons, vous avez sans doute une candidose. Même si elle est fréquemment observée pendant la grossesse et sans danger, n'hésitez pas à consulter votre médecin. Il confirmera le diagnostic au moyen d'un prélèvement et vous prescrira un antifongique (voir p. 23). La consommation de yaourts nature peut contribuer à la restauration de la flore vaginale. Portez des vêtements amples et des sous-vêtements en coton.

Les infections urinaires Elles sont fréquentes car le taux élevé de progestérone relâche tous les muscles lisses, en laissant les bactéries présentes naturellement dans le vagin remonter dans l'urètre où elles provoquent une infection. Les symptômes peuvent varier d'une femme à l'autre et en cours de grossesse : brûlure classique au moment de l'émission d'urine et fréquents besoins d'aller aux toilettes, mal de dos, douleurs au bas ventre, nausées et vomissements. Ces troubles peuvent être traités par des antibiotiques, pour la plupart inoffensifs durant la grossesse.

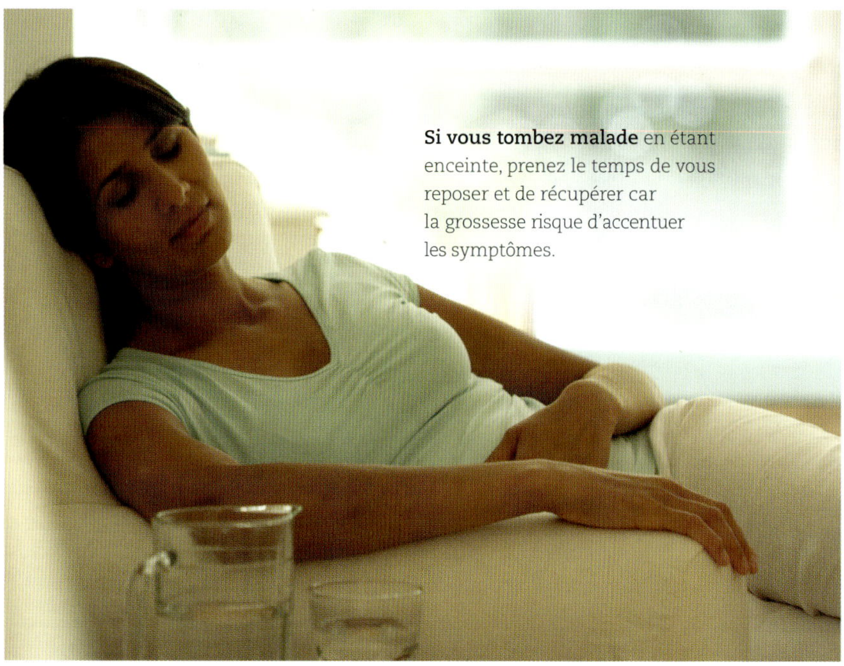

Si vous tombez malade en étant enceinte, prenez le temps de vous reposer et de récupérer car la grossesse risque d'accentuer les symptômes.

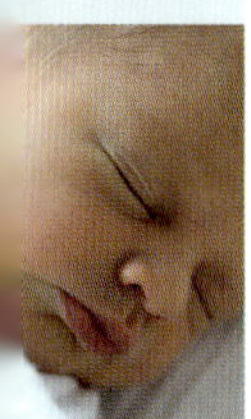

LES MÉDICAMENTS

Les traitements possibles pendant la grossesse

Au cours des trois premiers mois de grossesse, le seul médicament sans ordonnance qui soit sans danger est le paracétamol. Après le premier trimestre, d'autres produits sont considérés sans danger, mais demandez conseil à votre médecin en cas de doute. Vous trouverez ci-après des directives générales pour les médicaments utilisés dans le traitement de problèmes courants lors de la grossesse.

Les anti-acides Les brûlures d'estomac et les indigestions sont fréquentes, en particulier au troisième trimestre où le bébé comprime votre estomac. La plupart des anti-acides peuvent être utilisés sans danger, bien qu'il soit conseillé d'éviter le bicarbonate de sodium car il passe dans le sang. Consultez votre médecin ou votre pharmacien.

Les antibiotiques Beaucoup d'antibiotiques utilisés pour les infections sont sans danger, y compris ceux contenant de la pénicilline, mais il existe des alternatives si vous êtes allergique à celle-ci. Les antibiotiques suivants devront être évités pendant la grossesse :

- La streptomycine, qui risque d'affecter le développement des oreilles du fœtus et d'entraîner des troubles de l'audition du bébé.
- Les sulfamides, qui peuvent provoquer la jaunisse des bébés naissants.
- Les tétracyclines, qui peuvent affecter le développement des os et des dents du bébé, dont ils risquent de provoquer également la décoloration.

Les antiémétiques Si vous souffrez de nausées sévères et de vomissements, vous limiterez ces désagréments en buvant beaucoup, et en mangeant peu à la fois, mais souvent. Le matin, levez-vous en douceur. Par ailleurs, votre médecin vous conseillera un remède antiémétique adapté à votre état.

Les antifongiques Évitez les antifongiques sans ordonnance, y compris par absorption orale, pour traiter la candidose. Consultez votre médecin pour obtenir une crème ou un ovule adapté.

Les médicaments contre les rhumes Les remèdes contre les rhumes et la toux contiennent souvent des ingrédients tels que la caféine, des antihistaminiques et des décongestifs dont beaucoup peuvent être nocifs. Ne décidez jamais par vous-même de prendre des médicaments, même ceux qui ne nécessitent pas d'ordonnance et parlez-en à votre médecin ou au pharmacien. Idéalement, évitez tous les remèdes contre le rhume en les remplaçant par des inhalations de vapeur et des boissons chaudes. Si nécessaire, prenez un peu de paracétamol, sur une courte période.

Les diurétiques Il est tout à fait normal d'avoir les mains et les pieds qui gonflent pendant la grossesse. N'essayez pas de lutter contre ces effets à l'aide de diurétiques, pas même à base de plantes. Si vous constatez un gonflement soudain du visage, des mains ou des pieds, consultez rapidement votre médecin ou une sage-femme, car il peut être le signe d'une prééclampsie (voir p. 474).

Les laxatifs La première chose à faire en cas de constipation est de prendre des mesures alimentaires en augmentant votre apport de fibres (salade, légumes verts) et en buvant beaucoup d'eau. Une marche quotidienne d'une demi-heure facilitera votre transit. Éventuellement, le médecin vous prescrira des suppositoires de glycérine ou de l'huile de paraffine. Évitez ceux qui contiennent du séné, qui irrite l'intestin.

Les antalgiques De manière générale, évitez tous les antidouleurs, en particulier le premier trimestre. Avant de prendre un antalgique pour un trouble courant comme une migraine ou un mal de dos, essayez d'abord les méthodes naturelles : les massages et les bains chauds sont souvent efficaces sur les douleurs. S'ils ne suffisent pas, essayez le paracétamol sur une courte période. L'aspirine et les anti-inflammatoires tels que l'ibuprofène sont de toutes les manières à proscrire. La codéine, qui entre dans la composition de beaucoup d'antitussifs, est à éviter.

Les solutions de réhydratation Si vous avez des problèmes digestifs qui provoquent d'importantes crises de diarrhée persistantes, votre médecin vous conseillera vraisemblablement des solutions de réhydratation sans danger.

Les stéroïdes Si vous souffrez d'eczéma ou si votre état s'aggrave en cours de grossesse, votre médecin vous prescrira un stéroïde comme l'hydrocortisone. Bien que ces derniers soient considérés inoffensifs, évitez de les utiliser sur des surfaces étendues ou de longues périodes. Votre médecin vous indiquera la manière adaptée d'utiliser les crèmes stéroïdiennes sans danger pendant la grossesse. Si vous êtes asthmatique et que vous prenez des stéroïdes en aérosol, continuez votre traitement car il est important de contrôler votre asthme pendant cette période. Des stéroïdes oraux peuvent également vous être prescrits pour d'autres types de problèmes, à condition de suivre le traitement sous la surveillance de votre médecin. Les stéroïdes anabolisants doivent absolument être évités en cours de grossesse.

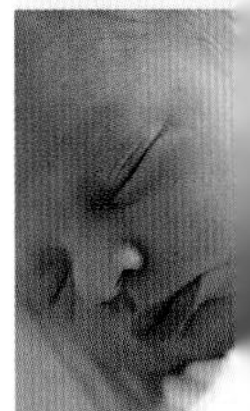

Les risques courants

Vos habitudes de vie, votre maison et votre lieu de travail peuvent induire des risques, dont vous devez vous prémunir.

La période de la grossesse est le moment idéal pour passer en revue vos habitudes et pour réfléchir à votre environnement professionnel et familial. Tout ce qui peut vous affecter risque également d'affecter votre bébé, particulièrement au cours du premier trimestre. Mais restez sereine car vous pouvez vous préserver d'un certain nombre de risques en adoptant les bons réflexes.

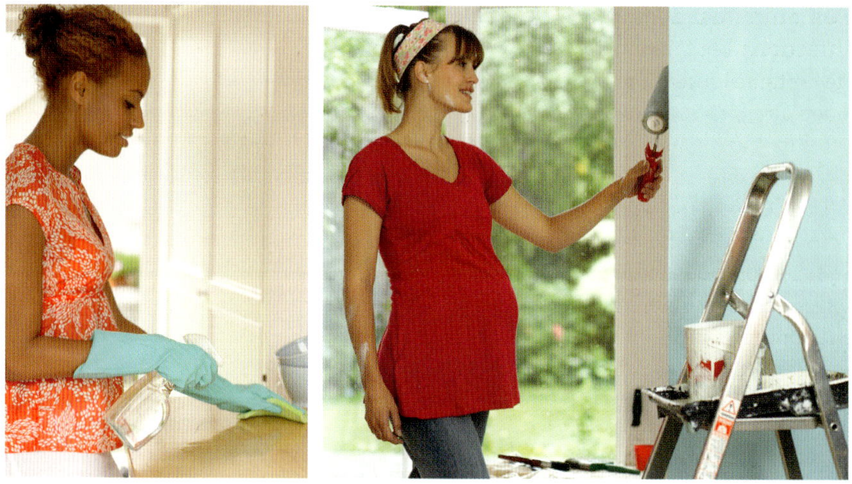

Faites le ménage avec des gants pour éviter le contact avec les produits chimiques (à gauche). Pour la décoration, préférez les peintures écologiques et aérez les pièces (à droite).

Vos habitudes de vie

N'éludez pas les dangers sanitaires inhérents à certaines habitudes.

La consommation d'alcool L'alcool peut provoquer des dommages au fœtus. Il est donc vivement conseillé de ne pas en consommer pendant la grossesse. Si vous avez eu une consommation excessive avant de savoir que vous étiez enceinte, ne vous inquiétez pas, mais arrêtez immédiatement. Afin d'augmenter leurs chances de concevoir, certaines femmes décident de ne plus boire d'alcool dès qu'elles essayent de faire un enfant.

La consommation d'alcool peut provoquer des malformations chez le fœtus, surtout au 1er trimestre ; à long terme, cela peut aboutir au syndrome d'alcoolisation fœtale. Boire de l'alcool pendant les trois premiers mois augmente le risque de fausse couche.

La cigarette Dans l'idéal, cessez de fumer avant même d'être enceinte, ou dès que vous l'apprenez. Si votre entourage fume, demandez de ne pas le faire chez vous ni en votre présence. L'inhalation de la fumée de cigarette gêne l'alimentation en oxygène du bébé, ce qui le prédispose à un faible poids à la naissance et augmente les risques d'accouchement d'un enfant mort-né, voire de mort subite du nourrisson au cours du premier mois d'existence.

Les drogues Elles sont dangereuses pour votre santé et celle du fœtus. C'est le cas par exemple de l'héroïne et de la cocaïne qui retardent la croissance intra-utérine, affectent le placenta, provoquent des fausses couches et des accouchements prématurés, et causent ainsi des problèmes de santé chez les nouveau-nés. Les enfants nés de consommatrices d'héroïne présentent régulièrement le syndrome de sevrage, qui nécessite de prescrire à l'enfant des drogues de substitution. Un rapport sur l'ecstasy révèle qu'il augmente les risques de mort fœtale in utero et d'anomalies congénitales (cœur, muscles, squelette). Les effets précis des amphétamines et du LSD sur le fœtus ne sont pas clairement identifiés, mais il est plus sûr de les éviter. Il en va de même des substances actives de la marijuana, dont la consommation comporte en outre les mêmes risques que le tabac.

Les risques ménagers

Outre les produits d'hygiène personnelle comme les huiles de bain, les déodorants et les laques, la plupart d'entre nous conservons également chez nous nombre de produits d'entretien, de détergents, d'eau de javel et de désodorisants. Employés selon les instructions des fabricants, il est peu probable qu'ils soient nocifs en cours de grossesse. Toutefois, des quantités infimes sont susceptibles de pénétrer dans le sang à travers la peau ou par inhalation, et de traverser le placenta. Évitez les risques de contact du bébé avec les produits chimiques : pendant leur utilisation, portez des gants de caoutchouc et aérez bien la pièce. Épargnez-vous les aérosols pour ne pas inhaler les vapeurs. Préférez les produits reconnus pour leur faible impact environnemental, qui contiennent moins de produits chimiques. Dans la mesure du possible, servez-vous de produits naturels.

La peinture et la décoration Pour effectuer vos travaux en sécurité, ne montez pas

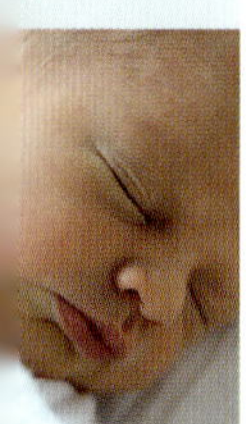

sur une l'échelle ni sur les meubles. Si vous employez une peinture à l'huile, en aérosol, un décapant ou un vernis, évitez l'inhalation et le contact avec la peau. Assurez-vous que les pièces sont bien aérées pendant les travaux et, dans l'idéal, déchargez-vous de ce genre de tâches.

Les animaux de compagnie et les infections Les animaux sont à l'origine de certaines infections susceptibles de nuire au fœtus. La toxoplasmose est une infection parasitaire transmise par contact avec les excréments de chats. Elle peut produire des symptômes semblables à ceux de la grippe ; beaucoup de femmes sont immunisées sans le savoir suite à une exposition antérieure. Attraper la toxoplasmose pour la première fois en cours de grossesse peut avoir des conséquences graves telles qu'une fausse couche ou des troubles neurologiques ou sensoriels.

D'autres animaux, comme le chien, les oiseaux et la tortue, peuvent véhiculer la bactérie salmonelle dont l'infection n'est pas nuisible au bébé mais à la mère. Veillez à une hygiène scrupuleuse : portez des gants de caoutchouc en changeant la litière du chat, en nettoyant les cages des animaux ou les excréments du chien, puis lavez vos mains et les gants. Portez également des gants pour travailler au jardin, afin de vous protéger des déjections animales éventuelles. L'idéal est bien entendu de confier tous ces travaux à quelqu'un. La toxoplasmose et la salmonelle se retrouvent aussi dans les viandes et les œufs crus ou insuffisamment cuits, veillez donc à l'hygiène de la cuisine et des préparations culinaires (voir p. 17).

Les risques sur le lieu de travail

Votre employeur est légalement responsable de la sécurité dans votre environnement de travail ; connaître vos droits en cours de grossesse vous permet de vous protéger, vous et votre bébé. Ces dernières années, les femmes se sont inquiétées de savoir si le travail devant un écran d'ordinateur pouvait mettre leur bébé en danger. On sait désormais que le travail à l'écran (mais aussi l'emploi de photocopieurs ou d'imprimantes) est sans danger. En revanche, d'autres équipements peuvent présenter un certain risque. Si vous travaillez dans un service hospitalier où sont manipulés des appareils à rayons X et des scanners, informez le chef de service que vous êtes enceinte. En effet, la réglementation prévoit qu'en cas de nécessité, vous soyez affectée à d'autres tâches. Par ailleurs, les femmes exerçant des professions telles que coiffeuse, manucure, employée de laboratoire ou artiste, peuvent être exposées à des produits chimiques. L'inhalation de solvants pour le nettoyage à sec peut provoquer des fausses couches. Il est de la responsabilité des employeurs d'assurer une ventilation suffisante et de vous protéger des risques. Le fait d'être en position debout toute la journée ou de soulever des poids lourds peut s'avérer plus épuisant pendant la grossesse. Si c'est le cas, demandez à être affectée à des tâches moins pénibles. Si vous n'êtes pas satisfaite de vos conditions de travail, parlez-en à votre responsable ou aux ressources humaines.

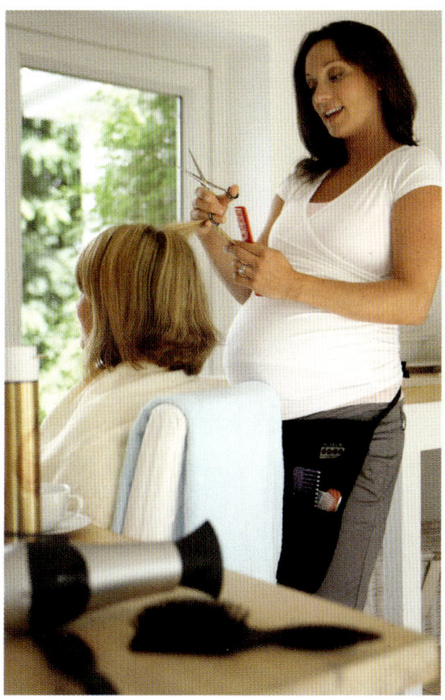

Si vous manipulez des produits chimiques dans votre travail, assurez-vous d'éviter les substances dangereuses.

VOS QUESTIONS

Peut-on utiliser son téléphone portable sans danger pendant la grossesse ? On a beaucoup entendu qu'ils pourraient émettre des ondes nocives.

Le rayonnement des téléphones portables est non ionisant, à la différence des rayons X qui peuvent être nocifs à forte dose. Rien ne démontre scientifiquement aujourd'hui que l'utilisation d'un téléphone portable présente un risque pour votre santé ou celle de votre bébé.

J'adore aller nager deux fois par semaine, mais le chlore est-il mauvais pour mon bébé ?

Le sujet a longtemps fait débat, mais aujourd'hui les experts sont d'accord pour dire que nager dans l'eau chlorée ne présente aucun risque pour la future maman et son bébé, même si l'odeur du chlore peut aggraver les nausées matinales. Le problème se pose moins pour les piscines extérieures. Essayez de ne pas avaler d'eau en nageant, et si cela se produit, buvez un grand verre d'eau fraîche après la séance. Prenez aussi une bonne douche en sortant du bassin. Nager pendant la grossesse est très bénéfique, sans risque, améliore le tonus musculaire et fait travailler le cœur. Alors ne vous inquiétez pas et profitez de ces moments de détente.

Pour éviter de fumer, puis-je utiliser des patchs ou des gommes à la nicotine ?

La nicotine limite l'alimentation en oxygène du fœtus, ce qui peut affecter son développement, en particulier en début de grossesse. Bien que les substituts de tabac comme les patchs, les gommes et les pastilles distillent moins de nicotine dans l'organisme que n'en apporte la cigarette, ne les utilisez jamais sans avis médical. Demandez à votre médecin les moyens les moins risqués de combattre votre addiction au tabac.

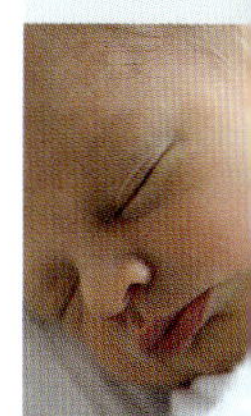

Un corps qui change

Les changements hormonaux de la grossesse se manifestent également sur la peau, les cheveux et les dents.

Beaucoup de femmes sont plus belles que jamais pendant leur grossesse, alors que d'autres subissent ses effets. Quoi qu'il en soit, ces changements sont temporaires et vous retrouverez votre apparence habituelle peu après la naissance.

La peau

L'état de votre peau va sans doute s'améliorer en raison des changements hormonaux, mais aussi d'une faible rétention des fluides et d'une meilleure circulation sanguine, qui contribuent à un grain plus fin et à un teint particulièrement éclatant. En revanche, vous risquez également de constater que vous avez une peau plus sèche et vous pourrez constater l'apparition de taches, réclamant une attention particulière. La peau a également tendance à s'assombrir pendant la grossesse. Cela serait dû à l'augmentation du taux d'œstrogène et des hormones de stimulation des mélanocytes, à l'origine de la pigmentation de la peau.

Les vergetures En cours de grossesse, beaucoup de femmes constatent l'apparition de vergetures sur le ventre, la poitrine, les hanches ou les jambes. Elles sont visibles sous la forme de stries roses ou violettes qui peuvent démanger. Après la grossesse, elles deviennent plus pâles et prennent une teinte blanc nacré. Personne n'en connaît vraiment l'origine, mais elles sont probablement le résultat d'une combinaison des hormones de grossesse et de la dilatation de la peau. Vous êtes plus susceptible d'avoir des vergetures si vous êtes très jeune, si vous prenez beaucoup de poids au cours de votre grossesse ou si vous donnez naissance à un gros bébé. Les autres facteurs parfois évoqués, comme les antécédents familiaux, un surpoids avant la grossesse ou l'appartenance à un groupe ethnique, semblent plus incertains. Il existe de nombreux traitements censés prévenir ou traiter les vergetures, mais leur efficacité n'est pas démontrée. Les produits contenant de la vitamine E ont la réputation d'aider à prévenir leur apparition même si les études menées sont peu probantes. Les crèmes et les huiles commercialisées sont sans danger et peuvent limiter les vergetures en préservant l'élasticité de la peau, mais sans aucune garantie de succès. Le mieux est d'éviter de prendre trop de poids et de boire beaucoup d'eau pour garder la peau bien hydratée. Appliquez quotidiennement sur le corps une crème hydratante.

Le chloasma Il s'agit d'une augmentation de la pigmentation des joues, du nez et du menton, qui touche entre 50 et 70 % des femmes enceintes. Vous pouvez le prévenir à l'aide d'une crème solaire ayant un indice de protection élevé, et en évitant l'utilisation de produits photosensibilisants qui contiennent des composants augmentant vos réactions au rayonnement solaire comme la quinoléine ou l'huile de bergamote. Prenez conseil auprès de votre pharmacien qui vous indiquera les produits à proscrire.

Les cheveux et les ongles

Les cheveux connaissent une croissance accélérée pendant la grossesse : votre chevelure va davantage pousser et s'épaissir. Il en va de même des poils du visage et du corps, ce qui est moins enthousiasmant ! Après la naissance, de nombreuses femmes constatent qu'elles perdent soudain beaucoup de cheveux, ce qui est normal car la phase de croissance s'arrête.

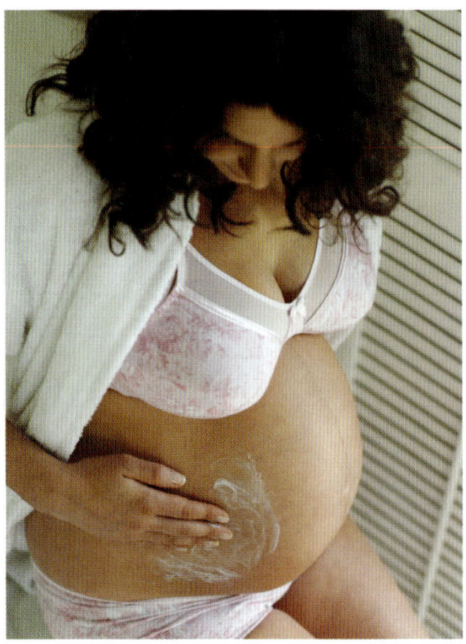

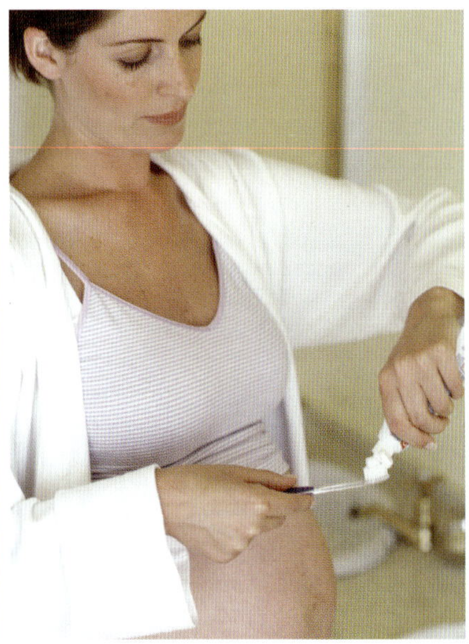

Les crèmes hydratantes et les crèmes contre les vergetures sont sans danger pendant la grossesse (à gauche). **Prendre soin de vos dents et de vos gencives** est important, car vous êtes plus sensible aux problèmes dentaires (à droite).

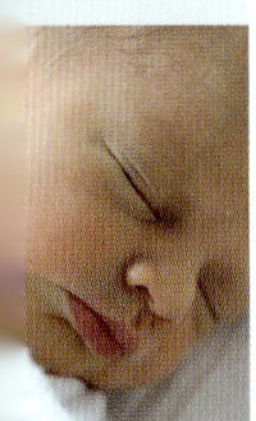

QUESTIONS/RÉPONSES

Je suis enceinte de 18 semaines et je voudrais partir au bord de la mer. Puis-je m'épiler ?

Vous pouvez vous épiler à la cire, à l'aide d'un épilateur électrique ou vous raser sans danger. En revanche, l'état actuel des recherches ne permet pas de certifier que les crèmes de blanchissement de la peau et les crèmes dépilatoires ne sont pas absorbées par la peau, et leurs effets éventuels sur le bébé sont inconnus. Les techniques d'épilation définitive au laser ou par électrolyse sont considérées sans danger en cours de grossesse, car il semble improbable que leur action de quelques millimètres sous la peau puisse affecter le bébé.

Je soigne mon acné à l'aide d'une crème et j'apprends que je suis enceinte. Y a-t-il un risque pour mon bébé ?

La trétinoïne appartient au groupe des rétinoïdes dont la relation avec certaines malformations fœtales a été établie. Si les études sur les effets des crèmes à la trétinoïne en cours de grossesse ont conclu qu'elles ne présentaient pas de risque aggravé de malformations, les médecins préconisent toutefois de les éviter pendant cette période. L'isotrétinoïne, un produit similaire pris sous forme de comprimés, est susceptible d'aggraver le risque de malformations fœtales et, de ce fait, est contre-indiqué.

Au cours du premier trimestre de ma grossesse, puis-je me faire faire des mèches chez le coiffeur pour assister au mariage de ma sœur ?

Les études menées sur les dangers des teintures pour cheveux sont contradictoires, mais la quantité de produits chimiques employée est si faible qu'il est improbable qu'elles soient nocives. De plus, si votre coiffeur utilise du papier d'aluminium, la teinture ne touche pas la peau.

J'ai entendu dire que le vernis à ongles doit être retiré en cas d'accouchement par césarienne. Pourquoi ?

L'oxymètre de pouls est un instrument de mesure fixé à un doigt qui est destiné à rendre compte de la quantité d'oxygène présente dans le sang en cours d'intervention chirurgicale ; il pourrait donner des valeurs inexactes s'il était posé sur du vernis, mais comme il suffit de l'installer sur le côté du doigt pour qu'il fonctionne correctement, il n'y a aucune raison de retirer votre vernis.

Vous devriez retrouver votre chevelure habituelle dans les six mois. Les ongles quant à eux deviennent souvent plus résistants, ou plus fins et cassants chez certaines femmes. Ils peuvent présenter des points blancs ou des rainures transversales, mais il n'y a généralement là rien d'inquiétant et cela ne signifie pas que vous manquiez de vitamines.

Les dents

Les femmes enceintes sont plus sujettes aux caries dentaires, aux saignements des gencives et aux parodontites. Une mauvaise santé dentaire peut également avoir une influence sur votre bébé : des études ont montré la relation entre l'infection des gencives des femmes enceintes et les accouchements prématurés. De plus, si la femme développe des caries après la naissance, son bébé risque d'absorber des bactéries directement de sa salive, entraînant plus tard des caries chez l'enfant. Les traitements classiques et les anesthésies locales sont sans danger pendant la grossesse, mais il est conseillé de reporter le remplacement d'amalgames à une date postérieure à l'accouchement. Une radio dentaire au cours de votre grossesse ne présente aucun danger, car l'exposition aux rayons X est minime et le risque pour le bébé négligeable. Cependant, vous ne passerez cet examen que s'il est inévitable, dans le cas d'un traitement de canal par exemple.

Y A-T-IL UN DANGER ?

Les produits pour cheveux et ongles Les shampoings, les après-shampoings sont sans danger, ainsi que les produits chimiques défrisants et pour permanentes. Quant à la teinture, rien n'indique qu'elle puisse affecter le bébé. Pour les ongles, attention à certains vernis (voir p. 191).

Les piercings Les risques d'infection sont élevés. Si vous avez déjà un piercing, troquez le métal contre du plastique flexible PTFE (polytétrafluoroéthylène). Avant la naissance, retirez les anneaux des mamelons qui gênent l'allaitement au sein pour laisser aux chairs le temps de se refermer. Faites de même avec les piercings vaginaux pour éviter des problèmes à la naissance.

Le bronzage Les rayons UV des cabines de bronzage sont nocifs. Ils risquent d'augmenter votre température corporelle avec un effet néfaste sur le bébé, et de détruire l'acide folique. Les lotions autobronzantes sont sans danger, mais effectuez au préalable un test localisé pour vérifier que vous n'y êtes pas allergique.

Les enveloppements du corps et les spas Ils provoquent l'élévation de la température du corps, ce qui peut être dangereux, notamment au cours du premier mois, car cela augmente les risques de spina-bifida. À proscrire.

Les cosmétiques pour le visage Ils sont considérés sans danger.

Le botox Il est sujet à débats car il contient un poison naturel. Les injections localisées laissent penser qu'il est sans danger, et une étude montre que les femmes qui ont reçu des injections avant d'être enceintes n'ont pas ressenti d'effets secondaires, pas plus que leur bébé. Cependant, par mesure de précaution, les médecins le déconseillent pendant la grossesse.

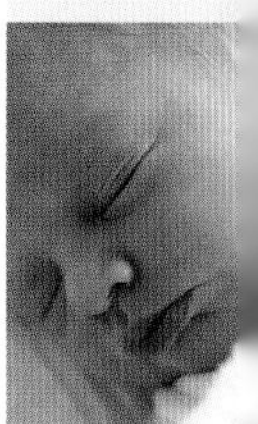

Voyager lors de la grossesse

Ne vous privez pas de voyager, mais préparez soigneusement vos vacances pour qu'elles se passent sereinement.

AIDE-MÉMOIRE

Guide de voyage par trimestre

Cette liste doit vous aider à évaluer les implications d'un voyage aux différentes étapes de votre grossesse.

- Porter des bas de contention lors d'un voyage en avion diminue les risques de thrombose.

Premier trimestre (1re à 12e semaine)

- Les risques de fausse couche et de problèmes de développement de l'embryon sont élevés lors des premiers mois. Éviter les températures extrêmes et une activité trop intense.
- Le mal des transports risque d'aggraver les nausées matinales.
- Les déplacements par air sont sans danger en l'absence de complications.

Deuxième trimestre (13e à 25e semaine)

- Vous vous sentez en forme. Les risques de fausse couche et de problèmes de développement du fœtus sont très réduits.
- L'avion est autorisé, mais prévoyez un certificat médical précisant la date d'accouchement prévue.
- Vérifiez les périodes de grossesse couvertes par votre assurance de voyage.

Troisième trimestre (26e à 40e semaine)

- La taille de votre ventre pourrait rendre vos déplacements difficiles.
- La plupart des compagnies aériennes ne vous accepteront pas au-delà de 36 semaines.
- Les assurances ne vous couvriront sûrement pas pendant les 8 dernières semaines de grossesse.

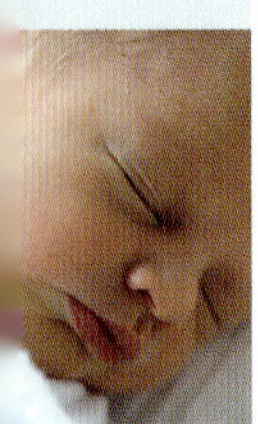

Sous réserve d'une grossesse normale, les déplacements, même lointains, sont possibles. Toutefois, prévoyez certaines difficultés d'adaptation à la chaleur ou à la haute altitude, qui pourraient dans certains cas compromettre la sécurité de votre bébé.

Le meilleur moment pour voyager

Durant le premier trimestre, les nausées matinales et la fatigue peuvent affecter votre envie de bouger. Le meilleur moment pour partir est le deuxième trimestre, où vous serez sûrement au mieux de votre forme, avec de faibles risques de fausse couche, plus d'énergie, encore loin de la date prévue d'accouchement. Au-delà de la 28e semaine, la taille de votre ventre, la fatigue et l'approche de la naissance font probablement de votre maison l'endroit qui vous conviendra le mieux.

SE PRÉPARER À L'AVANCE

Le passeport et les billets sont dans le sac, mais vous pourriez également avoir besoin des éléments suivants :

- Un certificat médical mentionnant la date d'accouchement prévue et le feu vert de votre médecin pour voyager (indispensable au-delà de la 28e semaine).
- Des informations médicales particulières sur votre grossesse ou votre santé (diabète, etc.).
- Une liste des centres de soins de votre destination.
- Des médicaments pour les petits problèmes courants : brûlures d'estomac, hémorroïdes, etc. Vous ne trouverez peut-être pas vos produits habituels à l'étranger.

Les projets

Une bonne préparation est la clé des voyages réussis en période de grossesse. Réfléchissez bien avant de réserver un voyage. Quel est le moyen de déplacement et combien de temps le voyage va-t-il durer ? La grossesse rend les déplacements plus difficiles. Si vous prenez l'avion, vérifiez que vous pouvez embarquer. Les règles varient selon les compagnies, mais la plupart ne vous accepteront pas au-delà de la 36e semaine en raison du risque d'accouchement pendant le voyage.

Prenez vos précautions Renseignez-vous sur les infrastructures médicales au cas où vous auriez des problèmes

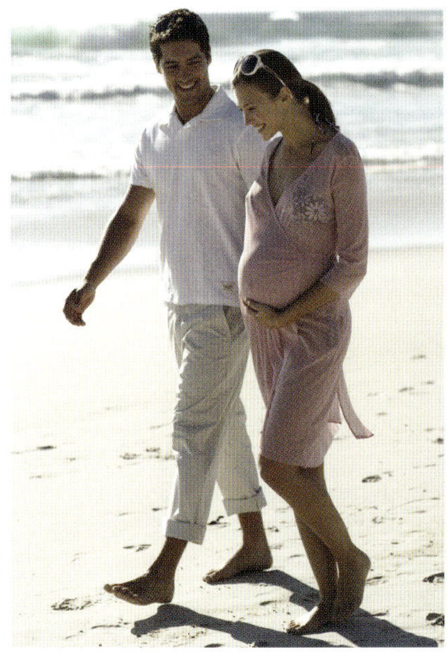

La meilleure période pour voyager est le deuxième trimestre où les nausées se sont calmées et votre ventre n'est pas trop important.

de santé pendant votre séjour. Évitez les pays à risque pour la malaria. Les antipaludéens sont déconseillés en période de grossesse ou si vous essayez de concevoir un enfant. Cependant, si vous devez vous rendre dans un de ces pays, il est préférable de prendre les médicaments plutôt que risquer une infection. Informez-vous sur les risques sanitaires et les hôpitaux locaux. Si vous souffrez d'une maladie comme le diabète, assurez-vous que vous pourrez être prise en charge sur place.

Dans tous les cas, prenez une assurance voyage, Mais sachez que la plupart des compagnies refuseront de vous couvrir au cours des huit dernières semaines.

Hygiène, les précautions d'usage

La grossesse affaiblit votre système immunitaire. Pendant les voyages, vous êtes plus sensible aux gastro-entérites provoquées par l'eau et les aliments contaminés. En cas de doute sur la qualité de l'eau, consommez de l'eau en bouteille cachetée, y compris pour vous laver les dents. Évitez les cubes de glace, les salades, les fruits que vous n'avez pas pelés vous-même et qui pourraient avoir été rincés dans de l'eau contaminée, et les fruits comme les melons dans lequel de l'eau peut avoir été injectée pour en augmenter le poids. Fuyez les étals et les cafés où la nourriture manque de fraîcheur. Recherchez les restaurants dont le niveau d'hygiène alimentaire vous paraît élevé. Munissez-vous de lingettes humidifiées en cas d'absence de commodités pour vous laver les mains.

En voyage

Si vous voyagez en voiture, arrêtez-vous régulièrement pour étirer vos jambes, prendre un en-cas ou aller aux toilettes. En train ou en avion, bougez vos jambes et mobilisez vos chevilles et, de temps en temps, marchez dans l'allée. Restez hydratée en buvant de l'eau régulièrement. Pensez à prendre des fruits secs, et pour plus de confort, un coussin pour le dos et un vaporisateur d'eau rendront le déplacement plus supportable.

QUESTIONS/RÉPONSES

Je suis enceinte de cinq mois et je pars en vacances au bord de la mer.
Les bains de soleil sont-ils dangereux pour mon bébé ?

Vous pouvez profiter un peu du soleil lorsque vous êtes enceinte. Cependant il est important d'éviter d'avoir trop chaud, au risque de vous sentir vraiment mal. Renoncez aux expositions prolongées et installez-vous plutôt à l'ombre, avec des boissons fraîches à portée de main pour éviter de vous déshydrater. Pensez à utiliser une crème solaire à fort indice car la peau d'une femme enceinte est plus sensible et portez un chapeau pour vous protéger.

J'ai peur de prendre l'avion car on m'a dit qu'il existe un risque élevé de thrombose en cours de grossesse. Est-ce exact ?

La thrombose correspond à la présence d'un caillot sanguin dans une veine, provoqué par une longue période d'immobilité comme la position assise dans un avion (voir p. 186). Ce risque est légèrement plus élevé chez la femme enceinte du fait que le sang a tendance à former plus facilement des caillots. Pour le minimiser, portez des bas de contention qui facilitent la circulation du sang dans les jambes.

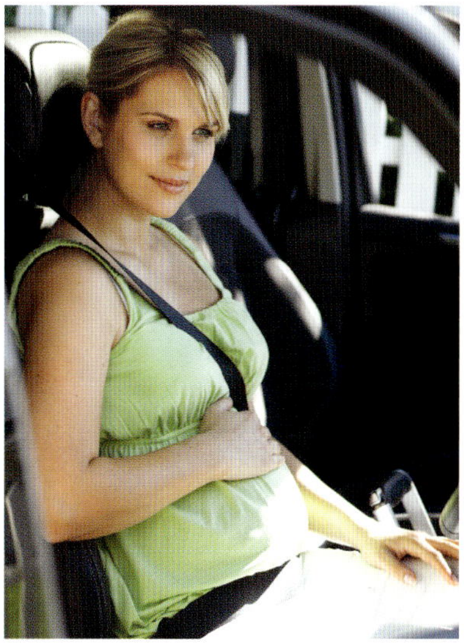

Adaptez le réglage de votre ceinture de sécurité à votre ventre.

Les ceintures de sécurité et les airbags sont-ils dangereux à utiliser pendant la grossesse ?

En cas d'accident, ils vous protégeront : ne voyagez jamais sans votre ceinture de sécurité. Placez les lanières de part et d'autre de votre ventre, plutôt que dessus. Le déclenchement de l'airbag ne vous blessera pas, pas plus que votre bébé, mais pour réduire l'impact, reculez votre siège le plus possible.

Les activités de vacances

Renoncez aux activités à risques comme le ski nautique ou le cheval. La plongée sous-marine est particulièrement déconseillée, car outre le fait que des bulles d'air peuvent se former dans le sang, vous risquez de manquer d'oxygène. Ne vous laissez pas non plus tenter par les manèges à sensations fortes.

En revanche, si vous y êtes habituée, ne renoncez pas à la natation ou à la marche, sans excès toutefois. Gravir du dénivelé sous un soleil de plomb pourrait faire monter votre température. Et au cours du premier trimestre en particulier, une chaleur extrême peut avoir un effet néfaste sur le développement du fœtus. Vous risquez également d'être déshydratée, ce qui à terme augmente les risques de prématurité.

Au risque de vous sentir mal à cause de la chaleur, évitez également les jacuzzis et les saunas, qui peuvent aussi nuire au fœtus. Si un massage aux huiles essentielles semble séduisant, sachez que certaines sont toxiques pour le bébé, en particulier au cours du premier trimestre. Pour vous faire dorloter, choisissez un spa qui propose des soins réservés aux femmes enceintes.

Enfin, pendant la grossesse, la peau est plus sensible au soleil, il est donc essentiel de ne pas vous (sur) exposer.

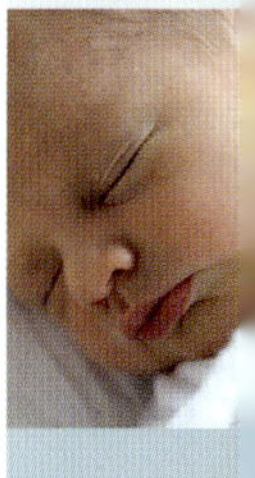

La grossesse jour après jour

La grossesse est une période de changements : le corps doit s'adapter en permanence à la vie qui grandit en lui. Ce chapitre décrit les divers changements physiques et émotionnels en vous apportant réconfort, conseils et astuces pratiques. Des clichés d'échographies vous montrent au jour le jour le développement d'un embryon puis d'un fœtus, vous permettant d'imaginer ce qu'il se passe à l'intérieur de votre utérus.

Premier trimestre : le début de l'aventure

SEMAINE	1	2	3	4	5

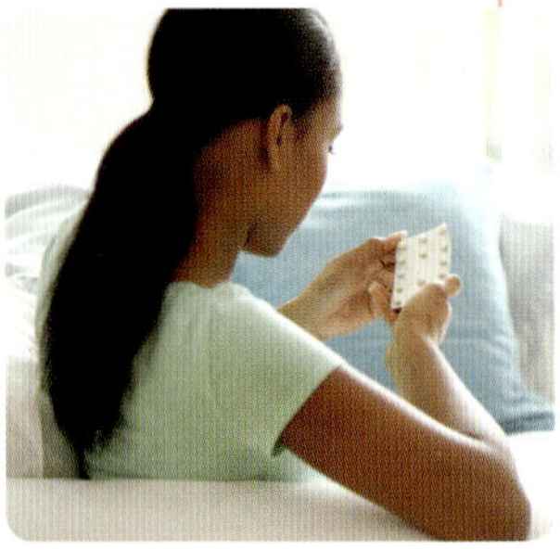

Avant la conception Une prise quotidienne d'acide folique avant et au début de la grossesse limite les risques d'anomalie du tube neural.

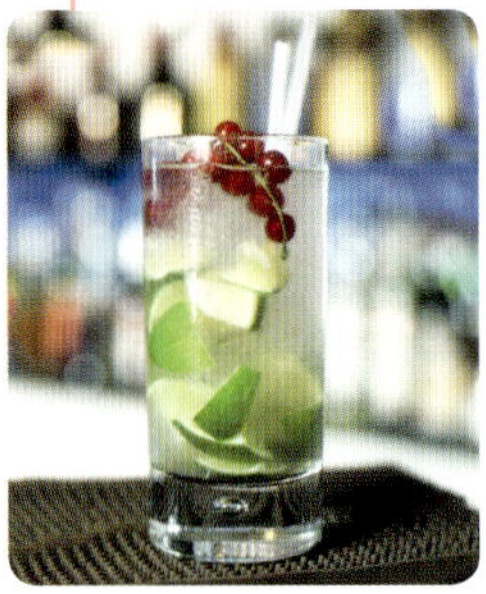

Alcool Ne buvez pas d'alcool ou limitez votre consommation si vous essayez de faire un bébé. Optez pour des jus de fruits.

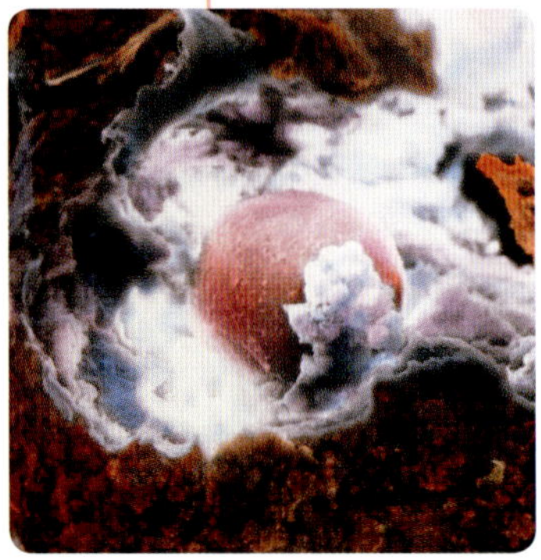

L'ovulation Un follicule mature, situé dans un ovaire, se rompt et libère un ovule mûr dans l'une des trompes de Fallope, prêt à être fécondé par le sperme de votre partenaire.

C'est officiel! Quand vous êtes sûre d'être enceinte, votre bébé est déjà un embryon. Ses organes et son cerveau commencent à se former.

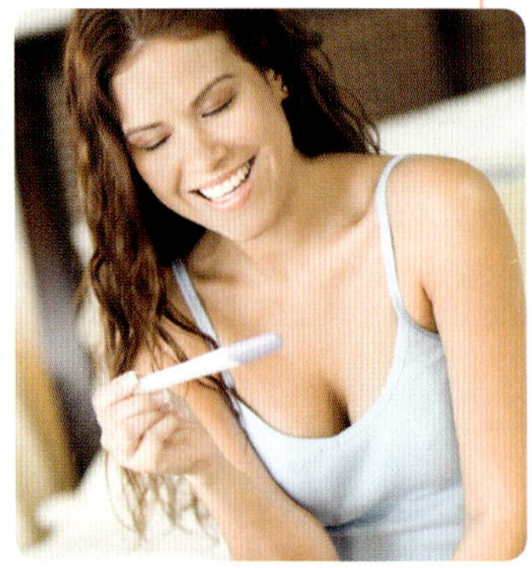

Jusqu'à trois mois de grossesse, vous seule remarquerez que votre corps change.

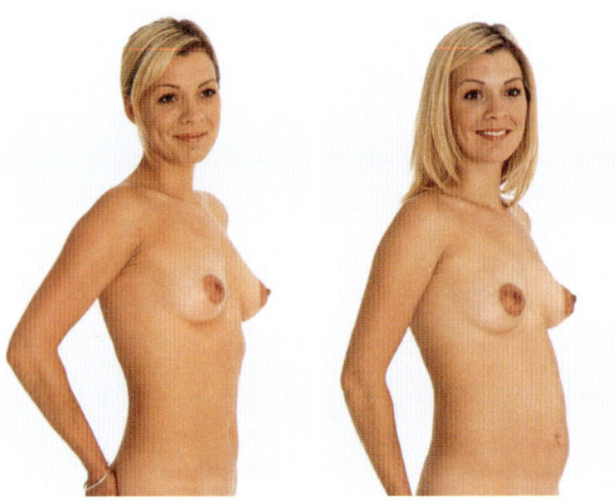

Premier trimestre Votre bébé se développe rapidement ; vous pouvez éprouver ressentir les premiers signes, mais votre grossesse se voit peu.
Premiers signes extérieurs Votre taille peut commencer à s'élargir à la fin de ce trimestre.

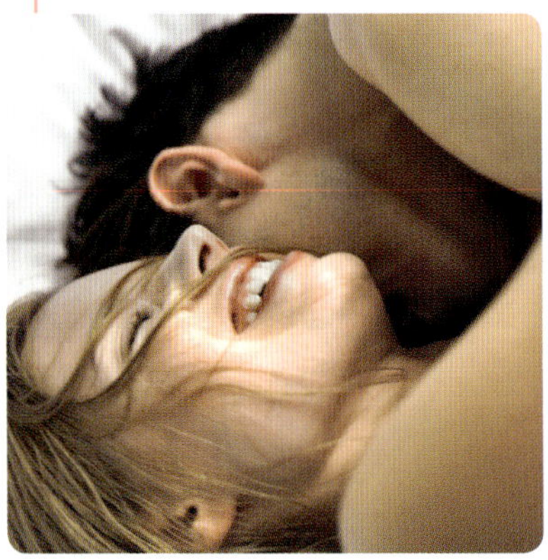

Conception Faire l'amour 2 ou 3 fois par semaine, en particulier au moment de l'ovulation, augmente les chances de conception.

Le saviez-vous? Vous avez 0,003 % de chances d'avoir de vrais jumeaux.

Les premières semaines sont cruciales. Les organes vitaux et le tube neural, prémices du cerveau et de la moelle épinière, se développent.

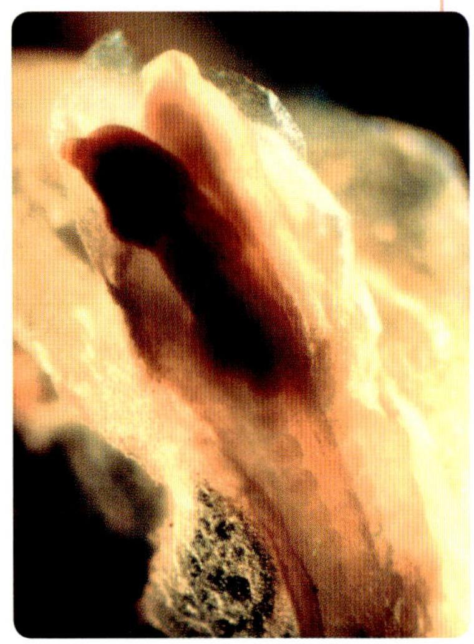

Vous abordez une étape de votre vie au cours de laquelle votre corps va connaître des changements spectaculaires.

6	7	8	9	10	11	12

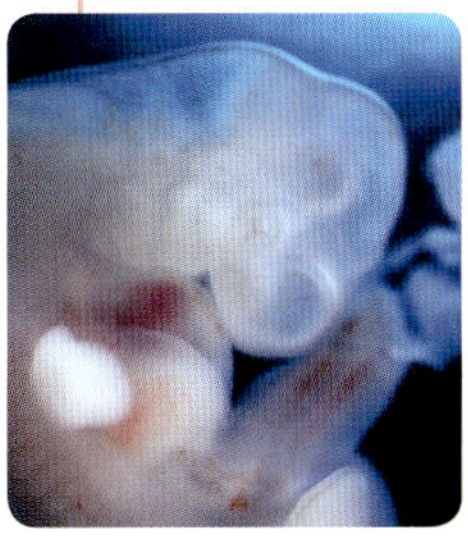

À la 6e semaine, l'embryon présente les bourgeons des futurs membres du bébé.

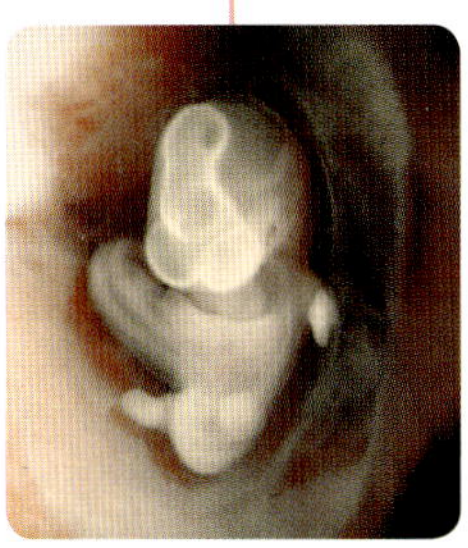

À la 8e semaine, la tête grandit vite et semble disproportionnée par rapport au corps. Les membres s'allongent.

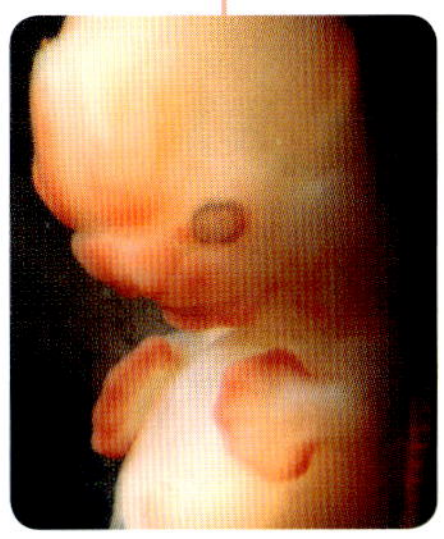

À la 9e semaine, l'embryon prend une forme reconnaissable. Les traits du visage s'ébauchent.

Le saviez-vous ? À 7 semaines d'aménorrhée, le bébé mesure 10 mm.

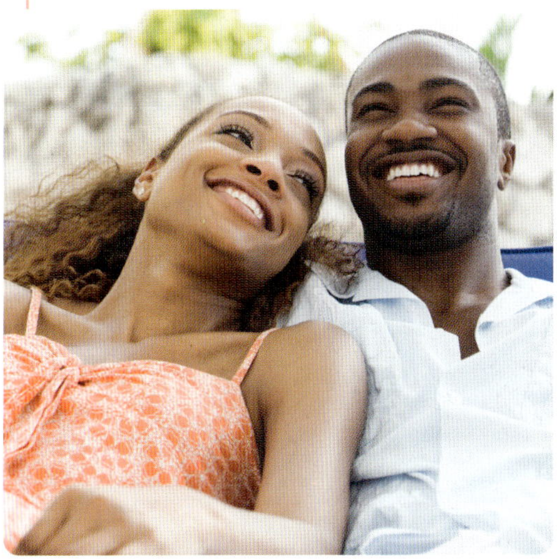

Bientôt parents En prenant conscience qu'ils vont devenir parents, certains couples voient se renforcer les liens qui les unissent.

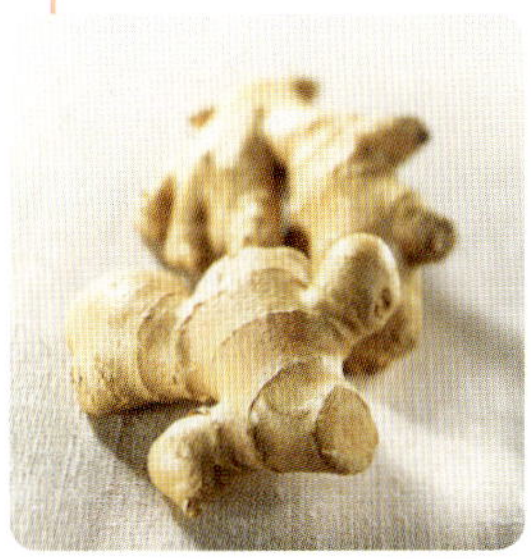

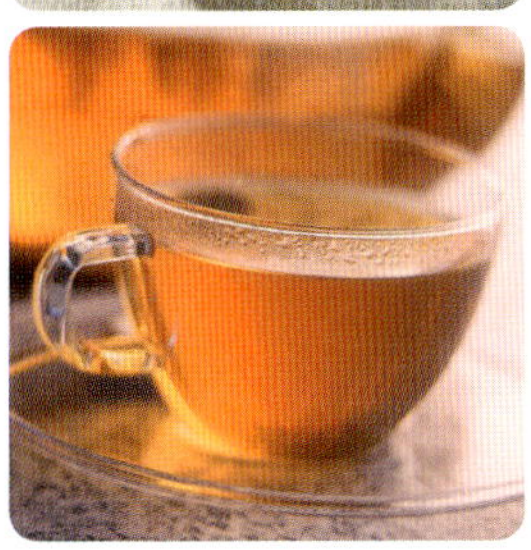

Des aliments apaisants Le début de grossesse s'accompagne souvent de nausées et de vomissements. Consommer des aliments à base de gingembre ou des tisanes contribue à atténuer les symptômes.

La fatigue L'un des symptômes les plus courants du début de la grossesse est une fatigue intense, due à l'élévation du taux d'hormones et aux changements physiologiques que le corps subit lors de la croissance de bébé.

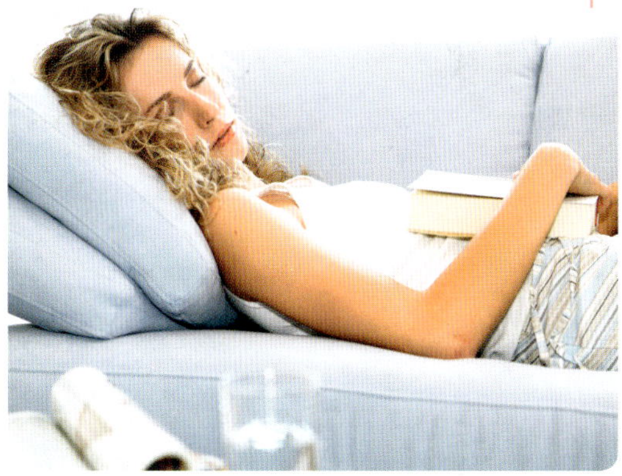

La datation Entre la 12e et la 13e semaine d'aménorrhée, la première échographie permet de dater le début de la grossesse et d'estimer la date prévue pour l'accouchement. Elle sert également à planifier les dates des examens suivants.

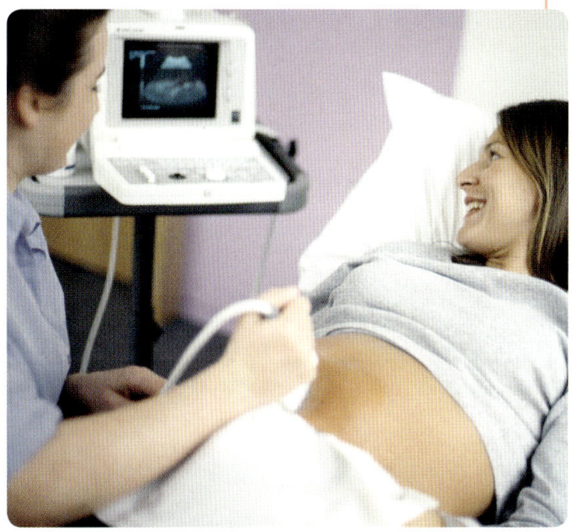

La 1re semaine

LE COMPTE À REBOURS DE 280 JOURS COMMENCE AVANT MÊME LA CONCEPTION DU BÉBÉ.

Cette semaine, votre corps ne subit aucun changement. Vous savez que vous n'êtes pas enceinte car vous avez vos règles. Mais si vous concevez un bébé au cours de ce cycle, le premier jour de vos dernières règles sera considéré comme le premier jour de votre grossesse. Il est temps de revoir votre hygiène de vie et de vous documenter sur le fonctionnement du système reproducteur afin d'augmenter vos chances de faire un bébé.

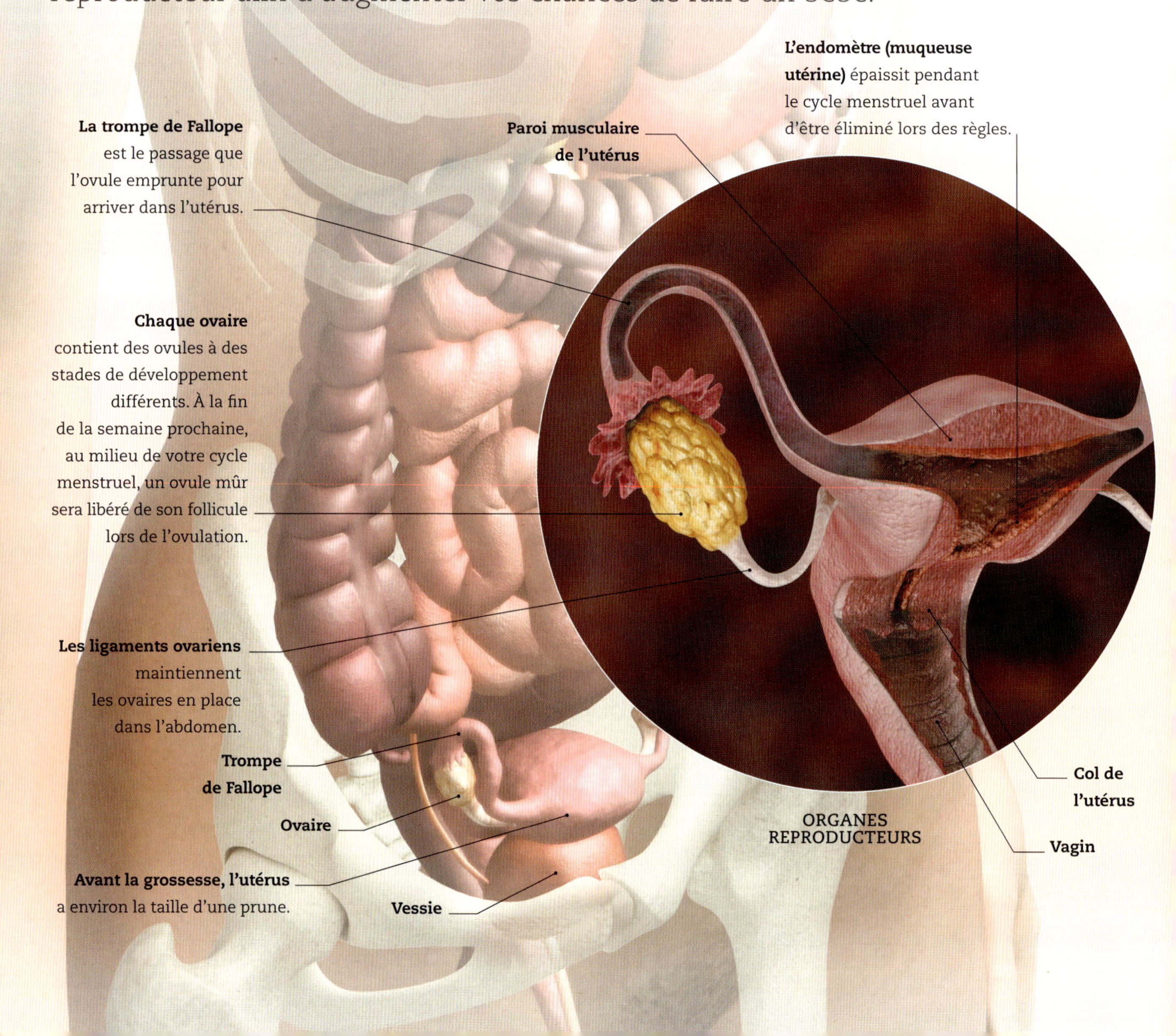

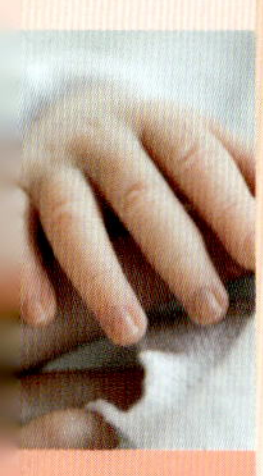

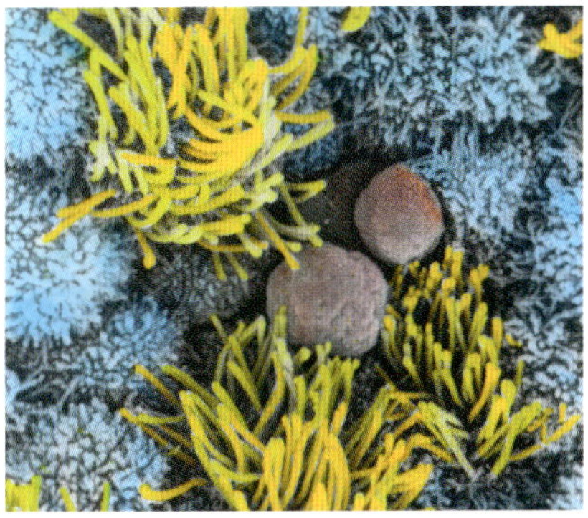

VOUS ÊTES AU 1er JOUR DE VOTRE CYCLE MENSTRUEL

Encore 279 jours…

CE QU'IL SE PASSE

Au cours des deux premières semaines du cycle menstruel, la muqueuse utérine épaissit pour se préparer à une grossesse. Ici, les cellules sont colorées en jaune et en bleu et les sécrétions en rose. En l'absence de fécondation, la muqueuse se nécrose et les règles apparaissent.

C'est le premier jour de vos règles. Si vous essayez de concevoir un enfant, notez soigneusement cette date.

Bien qu'aujourd'hui soit officiellement le premier jour de votre grossesse, vous ne concevrez votre bébé que dans 2 semaines environ. En effet, la datation de la grossesse part du premier jour des dernières règles qui précèdent l'ovulation et l'on parle alors de 1re semaine d'aménorrhée (SA) et non de grossesse. Il serait plus logique de faire débuter la grossesse du jour de l'ovulation ou de la conception, mais la plupart des femmes ignorent leurs dates exactes. Il est plus facile de vous souvenir du premier jour de vos dernières règles, surtout si vous essayez d'être enceinte : notez donc soigneusement les dates de vos règles.

Dater la grossesse de cette manière est une convention pratique et, dans les faits, votre corps se prépare effectivement à la grossesse à partir de cette date. Dans environ 280 jours, soit 9 mois, vous pourrez tenir votre nouveau-né dans vos bras.

GROS PLAN SUR… LA NUTRITION

L'acide folique

L'acide folique est un complément essentiel au développement du fœtus en début de grossesse, à prendre dès le premier jour (si possible dès le projet de grossesse). La dose conseillée est de 0,4 mg par jour. Chez les femmes en surpoids (voir p. 99), diabétiques, ou ayant accouché d'un enfant avec une anomalie du tube neural (voir p. 83), la posologie quotidienne recommandée est de 5 mg. Elle peut être modifiée en cas de grossesse gémellaire. Mangez des aliments riches en acide folique (oranges, brocolis, choux de Bruxelles, betteraves ou cornilles) et des aliments enrichis (céréales pour petit-déjeuner non sucrées extrait de levure).

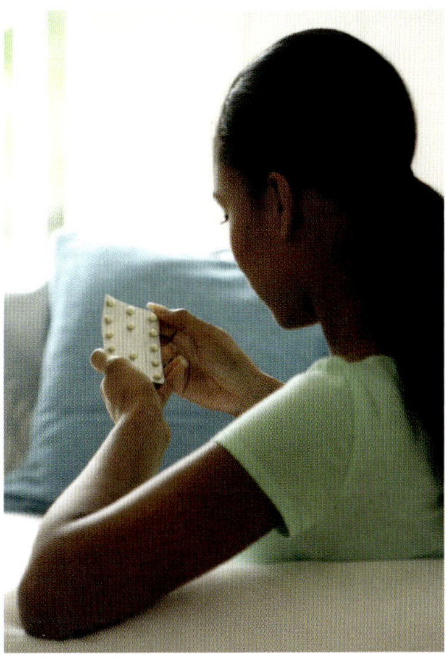

NE PAS OUBLIER

Bien réfléchir

Il n'y a pas vraiment de période idéale pour devenir parents, mais les conseils suivants pourront vous aider à vous décider :

- **Votre niveau de vie** (état de vos finances, taille de votre logement, etc.) est à prendre en compte mais n'oubliez pas que le rôle de parents ne se limite pas au strict matériel.
- **La décision** de faire un enfant doit venir de votre couple. Ne vous laissez pas influencer par votre entourage.
- **La conception** peut être rapide ou prendre plusieurs mois. Ne vous fixez pas de date précise.

BON À SAVOIR

Seuls 20 % des couples qui essayent activement de faire un enfant y parviennent au cours d'un cycle menstruel.

Environ 80 % des couples mettent plus d'un an à concevoir un bébé. Alors soyez patients et ne stressez pas si cela ne marche pas du premier coup.

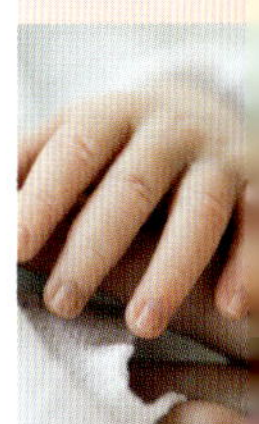

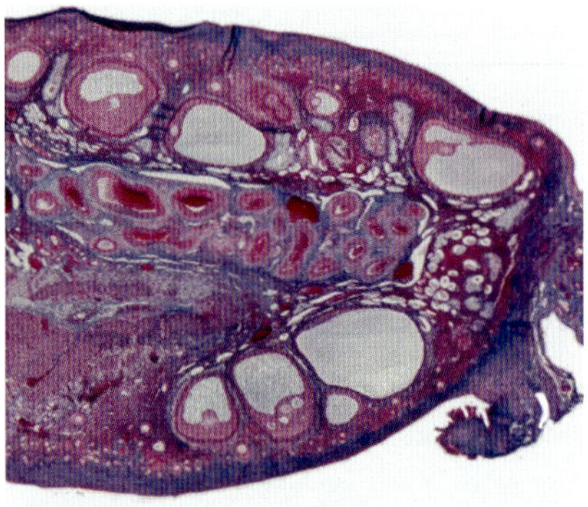

VOUS ÊTES AU 2e JOUR DE VOTRE CYCLE MENSTRUEL

Encore 278 jours…

CE QU'IL SE PASSE

Ci-contre, sur une vue en coupe d'un ovaire, on peut voir des follicules immatures (en blanc) qui contiennent des ovules à différents stades de développement. Une fois qu'un follicule sera arrivé à maturité, il expulsera un ovule vers les trompes de Fallope.

Apprenez à vous connaître : suivre l'évolution de votre cycle menstruel et en comprendre le fonctionnement vous aideront à être enceinte.

C'est le deuxième jour de vos règles et de votre cycle menstruel, qui va s'achever la veille des règles suivantes. Les cycles menstruels durent en moyenne 28 jours mais beaucoup de femmes ont des cycles plus ou moins longs.

C'est peut-être le moment où vos règles seront les plus abondantes, car elles évacuent le sang et les cellules de la muqueuse utérine, l'endomètre. La quantité moyenne de sang éliminée par les règles est d'environ 30 ml (soit seulement 2 cuillères à soupe !). Pendant que la muqueuse se détache, les vaisseaux sanguins de l'utérus se contractent, ce qui peut entraîner des crampes abdominales. Dès la fin des règles, un nouvel ovule commence à mûrir dans l'un des ovaires, à l'intérieur d'un follicule, afin d'être prêt à être expulsé vers la moitié du cycle, lors de l'ovulation (voir p. 49).

Simultanément, l'endomètre épaissit de nouveau sous l'influence de deux hormones : la progestérone et l'œstrogène, afin de se préparer à accueillir un ovule fécondé. Si la fécondation n'a pas lieu, le taux d'hormones diminue, la muqueuse se désagrège et le cycle recommence.

BON À SAVOIR

Les règles peuvent se synchroniser chez des femmes qui sont souvent ensemble.

Les scientifiques pensent que les phéromones qui flottent d'une femme à l'autre sont détectées par des récepteurs situés dans le nez, et déclenchent chez les réceptrices un processus biologique qui modifie la date de leurs règles.

LE CYCLE MENSTRUEL

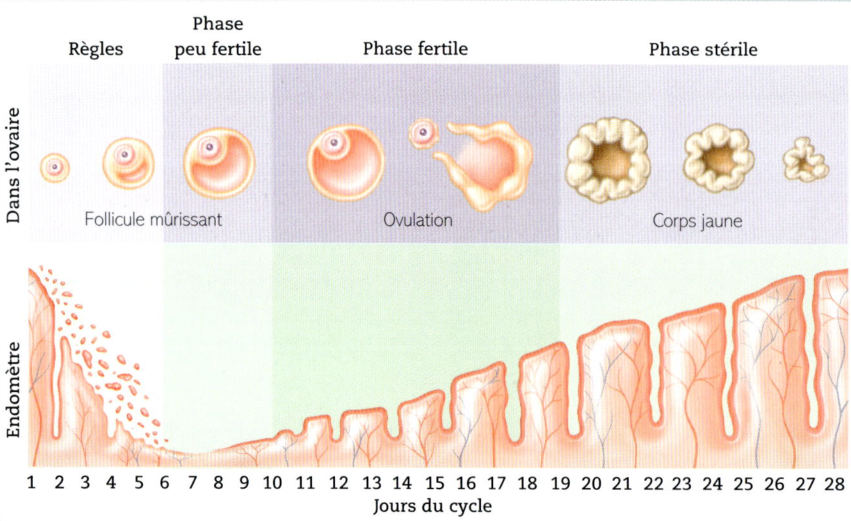

Ce schéma montre le déroulement d'un cycle menstruel de 28 jours. Un ovule mûrit, puis est expulsé de son follicule au bout de 14 jours. En parallèle, la muqueuse utérine se désagrège au début des règles, avant de se reconstituer et d'épaissir de nouveau pour être prête à accueillir un ovule fécondé.

Une fois vide, le follicule se transforme en corps jaune et sécrète de la progestérone, une hormone qui aide l'endomètre à atteindre environ 6 mm d'épaisseur dans les derniers jours du cycle menstruel, pour qu'il soit prêt à recevoir un ovule fécondé.

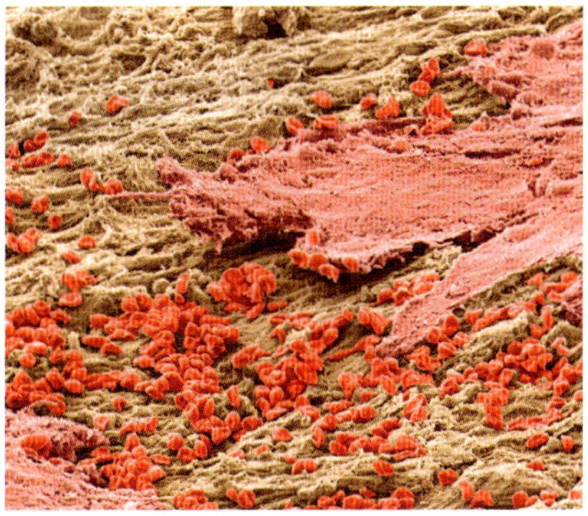

VOUS ÊTES AU 3e JOUR DE VOTRE CYCLE MENSTRUEL

Encore 277 jours...

CE QU'IL SE PASSE

Si un ovule fécondé ne s'y implante pas, la muqueuse utérine, ou endomètre (ici en rose), est éliminée au cours des règles. Ci-contre, les points rouges correspondent aux globules rouges libérés par la rupture des vaisseaux sanguins.

Certaines conditions, comme le stress, peuvent affecter votre cycle menstruel. Les connaître, c'est accroître vos chances de concevoir.

Vous avez peut-être remarqué que la régularité, la fréquence et le volume de vos règles changent. Le cycle menstruel est sensible à différents facteurs tels que le stress ou l'hyperthyroïdie par exemple. Dans un cas comme dans l'autre, les règles peuvent être moins abondantes ou irrégulières. Or, il est difficile de prévoir la date de l'ovulation quand les règles sont anarchiques, voire absentes, car cela peut signifier que vous n'ovulez pas et que vous souffrez par exemple d'un syndrome des ovaires polykystiques. Si vous constatez que c'est le cas, grâce à un test d'ovulation (voir p. 43) ou parce que vous surveillez les symptômes, demandez conseil à votre médecin.

Il est possible d'être enceinte naturellement malgré des règles irrégulières, mais certaines maladies, à l'origine de règles longues, irrégulières ou très abondantes, sont souvent associées à une baisse de la fertilité. Des pertes très abondantes peuvent être provoquées par un fibrome (voir p. 218), et entraîner une anémie, ce qui n'est pas le meilleur moyen de commencer une grossesse et nécessite alors une supplémentation en fer (voir p. 154).

Les maladies à l'origine de règles douloureuses peuvent également diminuer la fertilité. Ainsi outre, des douleurs menstruelles, l'endométriose peut provoquer un inconfort lors des rapports sexuels. Si vous souffrez de ces symptômes, consultez un spécialiste. Dans l'endométriose, des cellules ressemblant à celles qui tapissent l'utérus viennent se fixer sur des structures comme les ovaires, les trompes de Fallope ou la paroi pelvienne. Dans les cas les plus graves, cette maladie peut être traitée par chirurgie au laser, ce qui augmente les chances de conception.

L'AVIS... DU MÉDECIN

Faut-il que je surveille mon cycle menstruel ? Oui bien sûr ! Cela vous aidera à planifier votre grossesse, à connaître le plus précisément possible la date d'ovulation (voir p. 49) et augmentera vos chances de concevoir en ayant des rapports sexuels au bon moment.

Si vos règles sont régulières, il y a de fortes chances pour que vous ovuliez normalement. Il est également utile de noter la durée de votre cycle, qui peut varier. Sachez que l'ovulation survient environ 14 jours avant le début du cycle suivant, donc à vos prochaines règles, il vous sera facile de calculer approximativement la date de l'ovulation.

GROS PLAN SUR... LA FÉCONDATION IN VITRO

Stimuler les follicules

En cas de problème de procréation, **la fécondation in vitro (FIV)** peut être une aide à la conception. La première étape consiste à stimuler les ovaires à partir du deuxième jour du cycle, afin qu'ils produisent plusieurs follicules pour avoir plusieurs ovules à féconder hors du corps. Pour cela vous devrez vous injecter (voir photo) ou inhaler un inhibiteur du cycle menstruel, puis avoir des injections d'une hormone stimulante et parfois lutéinisante. Les ovules pourront alors être prélevés (voir p. 57).

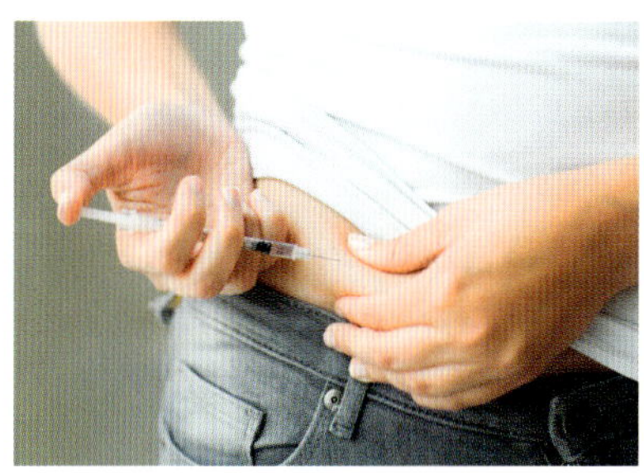

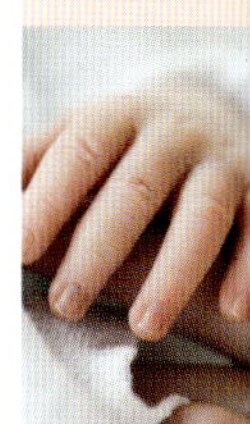

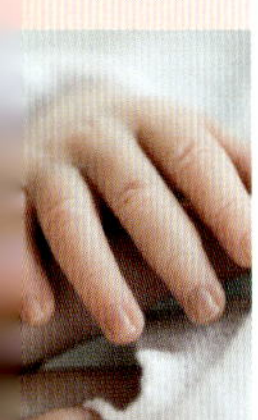

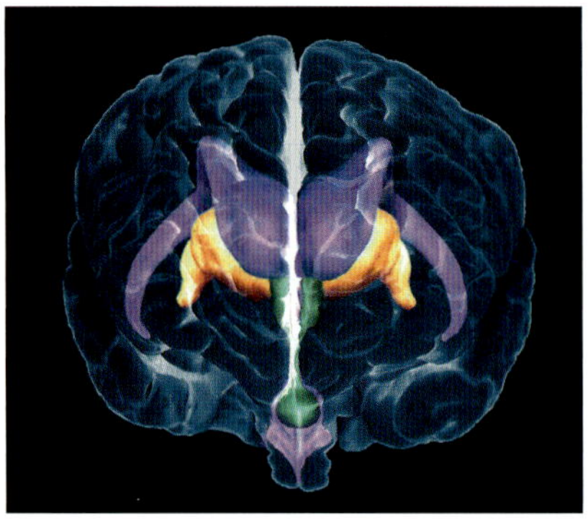

VOUS ÊTES AU 4e JOUR DE VOTRE CYCLE MENSTRUEL

Encore 276 jours…

CE QU'IL SE PASSE

Ce scanner d'un cerveau humain montre l'hypothalamus (en vert, au centre), qui, en présence d'œstrogène, libère des substances chimiques qui incitent l'hypophyse (en vert, en bas) à libérer les hormones qui déclenchent l'ovulation.

Les menstruations sont l'occasion de changements hormonaux auxquels les femmes sont parfois très sensibles.

La montée d'hormones qui déclenche l'ovulation commence dès la première semaine du cycle menstruel. L'hypophyse, située à la base du cerveau, produit la FSH, ou hormone folliculostimulante. Le taux de FSH augmente régulièrement pendant les règles et stimule le développement de quinze à vingt follicules dans chaque ovaire. En plus de contenir un ovule, chaque follicule produit une hormone appelée œstrogène.

L'œstrogène présent dans le sang incite l'hypophyse à sécréter l'hormone lutéinisante (LH), qui a son tour provoque l'ovulation (voir p. 49). Cette semaine, votre taux d'œstrogène est encore bas, mais il ne va pas tarder à augmenter de manière spectaculaire.

Le taux d'œstrogène, assez bas au début du cycle, commence à augmenter quelques jours après la fin des règles et reste élevé pendant la seconde moitié du cycle. Sous son influence, les muscles de l'utérus se relâchent, entraînant l'ouverture du col de l'utérus, la glaire devient plus fluide, ce qui facilite la progression des spermatozoïdes, et la muqueuse utérine épaissit pour se préparer à recevoir un ovule fécondé.

BON À SAVOIR

Les hommes sont également sensibles à leurs hormones !

La version masculine du syndrome prémenstruel se manifeste par des sautes d'humeur, des colères et une baisse de la libido dues à une chute du taux de testostérone, provoquée par le stress.

L'AVIS… DU MÉDECIN

Mon partenaire a une hypercholestérolémie et un surpoids important. Cela peut-il réduire nos chances de concevoir ? Oui, ces deux états, ainsi qu'une résistance à l'insuline, une augmentation des triglycérides et une hypertension, peuvent réduire la fertilité.

Si vous avez des difficultés à faire un enfant, votre partenaire devrait consulter son médecin et passer quelques examens.

Il devrait également revoir son alimentation. En effet, consommer plus de glucides complexes, de protéines maigres et de fruits et légumes serait un excellent moyen de s'attaquer à ces deux problèmes.

LE CYCLE MENSTRUEL

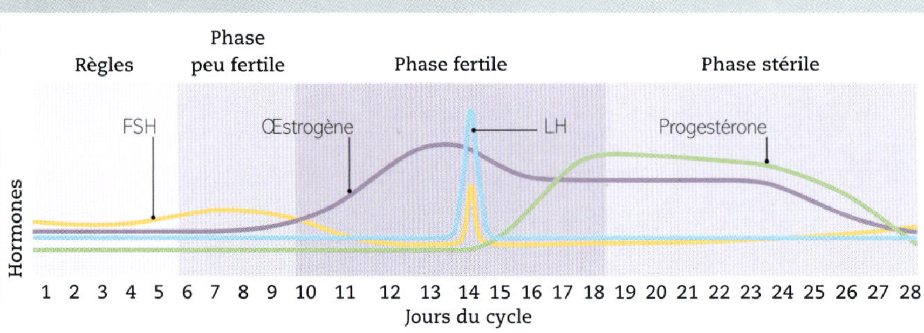

Le cycle menstruel est contrôlé par quatre hormones : la FSH (hormone folliculostimulante) stimule le développement de follicules dans l'ovaire ; l'œstrogène, sécrété par l'ovule qui mûrit, augmente jusqu'à l'ovulation ; l'hormone lutéinisante déclenche l'ovulation ; la progestérone provoque l'épaississement de la muqueuse utérine.

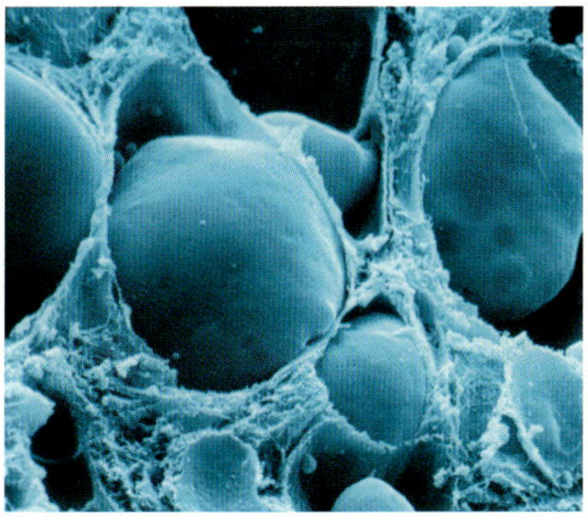

VOUS ÊTES AU 5e JOUR DE VOTRE CYCLE MENSTRUEL

Encore 275 jours…

CE QU'IL SE PASSE

Cette coupe d'ovaire montre plusieurs follicules ovariens reliés par du tissu conjonctif. Environ 15 à 20 follicules se développent chaque mois mais, en général, seul le plus mature éjecte un ovule.

Pour concevoir un enfant, il est indispensable d'avoir une bonne hygiène de vie. Arrêter l'alcool est un bon début.

Vos règles ne sont pas terminées, et vous n'ovulerez pas avant quelques jours, mais pour augmenter vos chances d'être enceinte, vous devez tout faire pour être en bonne santé. Commencez donc par réduire votre consommation d'alcool, voire arrêtez complètement d'en boire.

En grande quantité, l'alcool réduit les chances de conception et son influence néfaste sur le développement du fœtus ne fait plus aucun doute. En revanche, les effets d'une consommation d'alcool occasionnelle (un ou deux verres de vin une ou deux fois par semaine) sur la conception restent méconnus. Nombre de femmes préfèrent à raison choisir la prudence et arrêtent complètement l'alcool en période de préconception.

L'alcool a également une incidence sur la fertilité masculine car il réduit la quantité et la qualité du sperme produit. Une grande consommation d'alcool peut même entraîner une impuissance.

Cependant, un verre peut favoriser la détente et vous mettre d'humeur coquine, augmentant ainsi vos chances de concevoir. Alors ne culpabilisez pas si de temps à autre vous craquez pour votre cocktail favori.

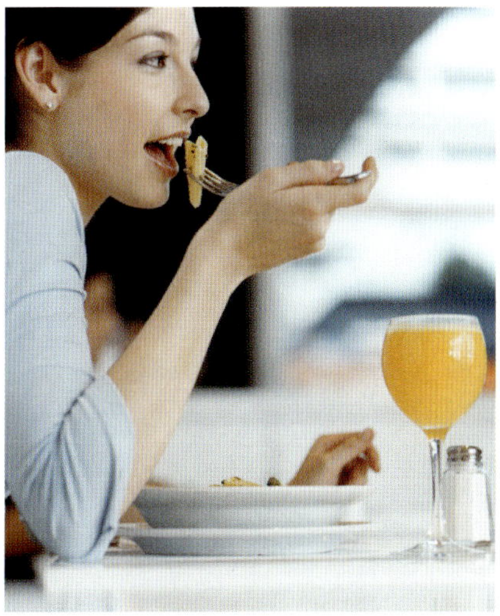

Préférez des boissons non alcoolisées. Une consommation d'alcool excessive réduirait vos chances de concevoir.

À SAVOIR

Les drogues sont nuisibles pour les bébés à naître.

Si vous consommez des drogues, « dures » ou « douces », même occasionnellement, arrêtez avant la conception. Si vous n'y parvenez pas, contactez les organismes spécialisés, hospitaliers ou associatifs (voir p. 480). Ils pourront vous aider et vous mettre en rapport avec un groupe de soutien.

NE PAS OUBLIER

La première visite médicale

Avant de concevoir, il est recommandé de faire le point avec votre médecin :

- **La rubéole** : il vous prescrira un test sanguin pour vérifier la présence d'anticorps de la rubéole. Attraper la rubéole en début de grossesse augmente le risque de fausse couche et d'anomalies fœtales. Si vous avez été vaccinée contre la rubéole quand vous étiez enfant, votre taux d'anticorps est peut-être encore assez élevé pour protéger votre bébé. S'il est bas, votre médecin vous prescrira un vaccin R.O.R (rougeole, oreillons et rubéole) et vous conseillera de ne pas concevoir avant trois mois.
- **Les maladies sexuellement transmissibles** : il est fortement conseillé de passer des tests pour détecter les infections comme la chlamydia, les verrues génitales et l'herpès génital. Vous pouvez aussi passer le test du sida. Les femmes séropositives peuvent être enceintes mais doivent prendre des médicaments afin de réduire les risques d'infecter leur enfant. Une césarienne peut être envisagée.

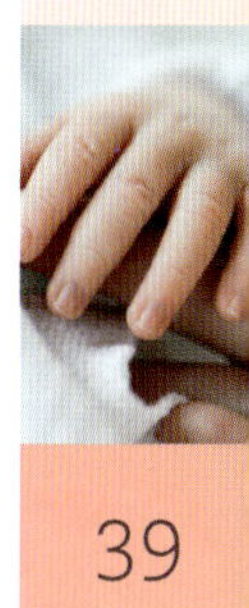

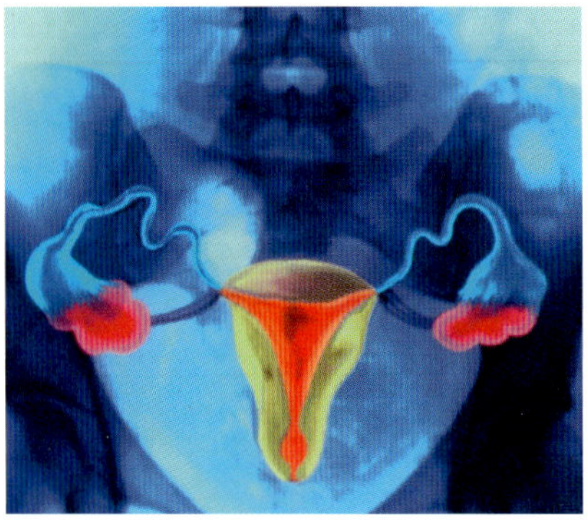

VOUS ÊTES AU 6e JOUR DE VOTRE CYCLE MENSTRUEL

Encore 274 jours...

CE QU'IL SE PASSE

Cette image montre l'utérus, en forme de poire, en vert et au centre, qui entoure la cavité utérine, en rouge. Les éléments bleus situés de chaque côté sont les trompes de Fallope, reliées chacune à un ovaire, en rose.

L'alimentation est primordiale lors de la grossesse : vous et votre partenaire devez dès aujourd'hui adopter de bonnes habitudes.

GROS PLAN SUR... LA NUTRITION

Les nutriments essentiels

En préparation de votre grossesse, vous aurez peut-être besoin de refaire vos réserves de certains nutriments. Ainsi, le fer, le calcium, et les vitamines A et D sont stockés par l'organisme, mais, en cas de régime hypocalorique, il se peut qu'au moment où vous serez enceinte vos réserves soient trop basses. Si vous ne consommez pas de lait, optez pour des solutions de remplacement enrichies (voir p. 16) et vérifiez votre apport en iode (voir p. 80).

Au cours des deux premières semaines de votre cycle, avant l'ovulation, prenez le temps de revoir votre régime alimentaire. Des changements simples dans vos habitudes alimentaires et celles de votre partenaire (voir p. 44) peuvent améliorer vos chances de concevoir.

Profitez-en pour vérifier votre poids et votre indice de masse corporelle (IMC) (voir p. 16), sachant qu'un IMC inférieur à 19 ou supérieurs à 30 réduit la fertilité.

Si vous êtes en surpoids, vos réserves de graisse peuvent affecter votre métabolisme et votre système hormonal, et stopper vos ovulations ou les rendre irrégulières. Si vous avez besoin d'un traitement pour la fertilité, vos chances de succès seront moins élevées si vous êtes en surpoids car votre organisme risque de mal répondre aux médicaments qui stimulent l'ovulation. Une fois enceinte, une surcharge pondérale peut aussi augmenter les risques de complications et diminuer vos chances de mener votre grossesse à terme.

Une masse corporelle trop faible n'est pas non plus conseillée. La grossesse puise dans les réserves de la femme et un peu de graisse est bénéfique, pour la mère comme pour l'enfant. Une maigreur extrême peut affecter l'ovulation, faire disparaître les règles ou les rendre irrégulières et réduire considérablement les chances de concevoir.

Votre IMC avant la grossesse est aussi un bon indicateur du poids que vous devriez prendre au cours des prochains mois (voir p. 99).

ÊTRE EN FORME POUR ÊTRE FERTILE !

Faire régulièrement de l'exercice physique augmente les chances de concevoir en aidant le corps à fonctionner de façon optimale. Si vous êtes en forme et avez un mode de vie sain, vous limiterez le taux de toxines dans votre organisme et serez moins stressée, ce qui favorisera la conception. L'activité physique régule l'énergie et la glycémie, ce qui facilite le contrôle du cycle hormonal, élément clé du processus de reproduction. À l'inverse, trop d'activité physique peut nuire à l'ovulation et rendre la conception plus difficile.

À cette étape cruciale de la conception, une activité dynamique comme la marche ou le jogging avec une intensité modérée, cinq fois par semaine pendant au moins 30 minutes, est bénéfique. Écoutez votre corps. Une intensité modérée signifie que vous devez rester dans votre zone de confort, tout en ressentant les bienfaits de vos efforts. Après votre séance, vous ne devez pas vous sentir fatiguée mais pleine d'énergie.

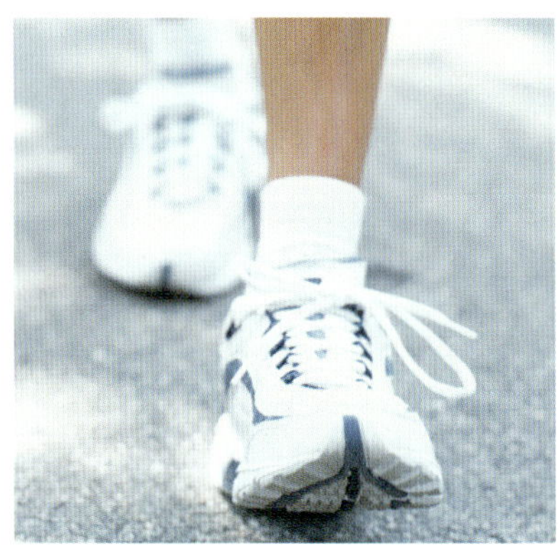

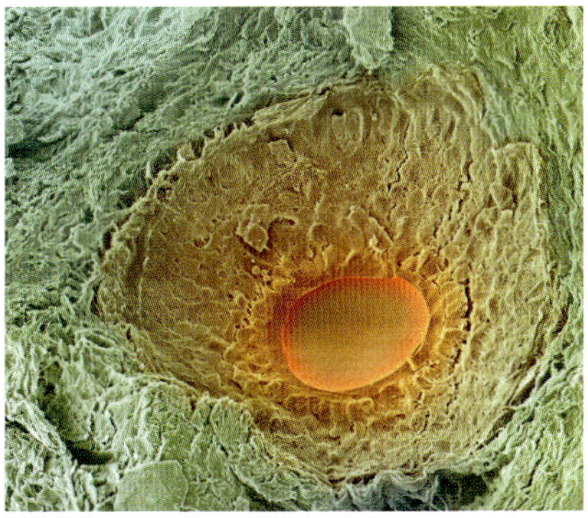

VOUS ÊTES AU 7e JOUR DE VOTRE CYCLE MENSTRUEL

Encore 273 jours…

CE QU'IL SE PASSE

Cette image montre un ovule (en orange) en cours de développement dans un ovaire. Les cellules du follicule dans lequel il se trouve sont visibles autour de lui. À la naissance, les petites filles ont des millions de follicules dans les ovaires.

Lorsque vous essayez de faire un bébé, n'oubliez pas que l'âge influe sur la fécondité, qui diminue avec les années.

Vous devriez ovuler dans environ une semaine. Les ovaires sont pleins de follicules – structures remplies de liquide dans lesquelles les ovules arrivent à maturité. Une petite fille naît avec environ 1 million d'ovules, sa réserve pour la vie. Elle ne peut pas en fabriquer de nouveaux et ce nombre diminue progressivement chaque mois. À la puberté, il en reste environ 300 000 dont 300 à 500 pourront être fécondés au cours des 30 ou 40 années où une femme est en âge de procréer. La conception est possible de la puberté à la ménopause. Il est généralement conseillé aux femmes ménopausées d'utiliser un moyen de contraception pendant les deux ans qui suivent leurs dernières règles.

La majorité des femmes ont un pic de fertilité entre 20 et 24 ans. La plupart ont leurs règles jusqu'à plus de 50 ans, mais le taux de fertilité diminue progressivement à partir de 30 ans, alors que le risque d'anomalies chromosomiques et de fausses couches augmente. Malgré tout, chaque année, des milliers de femmes âgées de 40 à 50 ans mettent un enfant au monde.

La fertilité chute brutalement après 35 ans. L'âge affecte également la qualité des ovules. À 20 ans, environ 17 % des ovules comportent une anomalie chromosomique, contre 75 % au-delà de 40 ans. Les problèmes chromosomiques augmentent les risques d'avoir un enfant atteint par exemple de trisomie 21 (voir p. 476). Il est possible de connaître l'état de la réserve ovarienne afin de définir le temps qu'il reste pour concevoir grâce à un examen sanguin. Alors que les tests classiques analysent le taux de FSH (voir p. 38) et d'œstrogènes, d'autres utilisent les marqueurs sériques comme l'hormone antimüllérienne (AMH). Autre possibilité, faire une numération des follicules antraux au moyen d'une échographie endovaginale.

Mais la conception n'est pas qu'une histoire d'ovulation. L'ovule doit être fécondé, s'implanter dans l'utérus, et s'y développer.

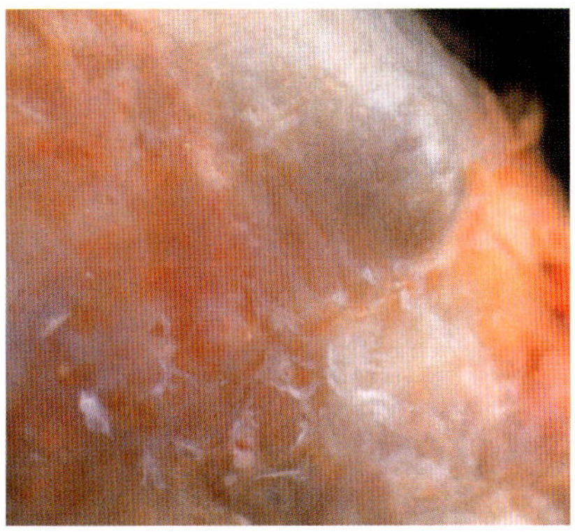

Le follicule se trouve sous la paroi ovarienne, qu'il rompt juste avant l'ovulation. L'ovulation a généralement lieu vers le milieu du cycle, soit le 13e ou 14e jour d'un cycle de 28 jours.

DU CÔTÉ DES HOMMES

Les hommes produisent du sperme tout au long de leur vie, ce qui explique qu'ils puissent procréer jusqu'à un âge avancé.

Des études récentes menées en France ont toutefois démontré que les hommes de plus de 45 ans mettaient plus longtemps à féconder leur partenaire et que les risques de fausse couche associés à ces grossesses étaient légèrement accrus. En effet, au fur et à mesure que l'homme vieillit, ses spermatozoïdes risquent davantage de présenter des anomalies chromosomiques. Les hommes ont donc, comme les femmes, un pic de fertilité.

BON À SAVOIR

Le sperme doit effectuer un parcours périlleux de 30 à 40 cm pour atteindre l'ovule.

C'est pourquoi la nature est si généreuse en spermatozoïdes. Chaque éjaculation produit entre 1,5 et 8 ml de sperme, et chaque ml contient au minimum 15 millions de spermatozoïdes.

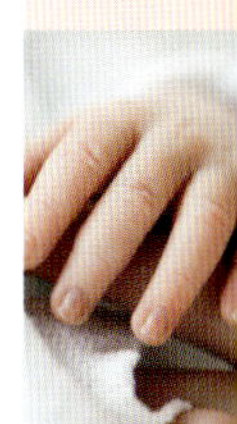

La 2e semaine

LA FENÊTRE DE FERTILITÉ AU COURS DE LAQUELLE VOUS POUVEZ CONCEVOIR UN ENFANT APPROCHE.

L'un des ovules contenus dans vos ovaires devrait arriver à maturité vers la fin de cette semaine. Une fois mûr, il jaillira hors de son follicule sous l'influence d'hormones : c'est l'ovulation. Vous aurez alors une chance d'être enceinte, si l'ovule est fécondé par un spermatozoïde. C'est le moment de multiplier les rapports sexuels. Même si vous avez des doutes sur votre fertilité, un état d'esprit serein est important.

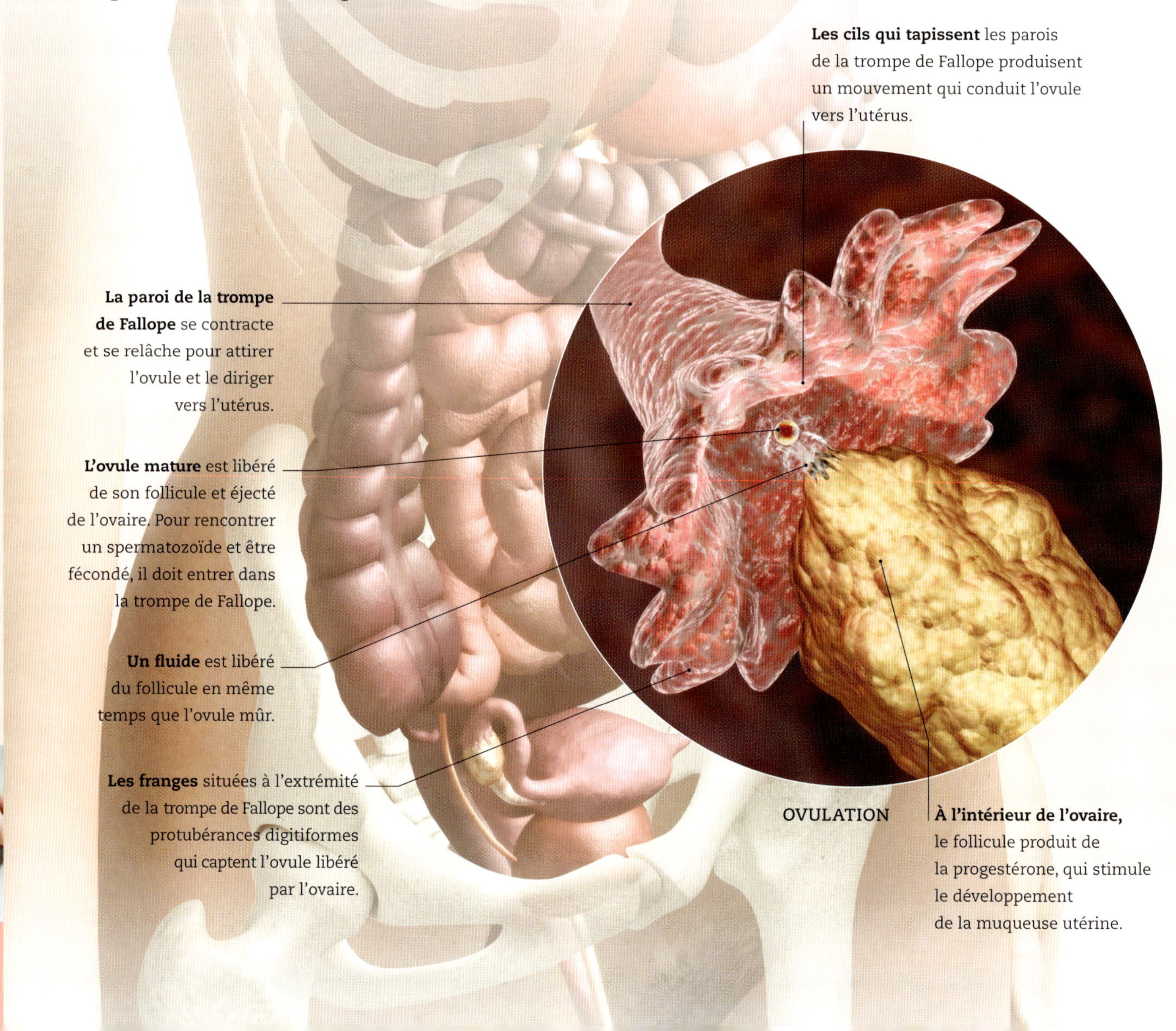

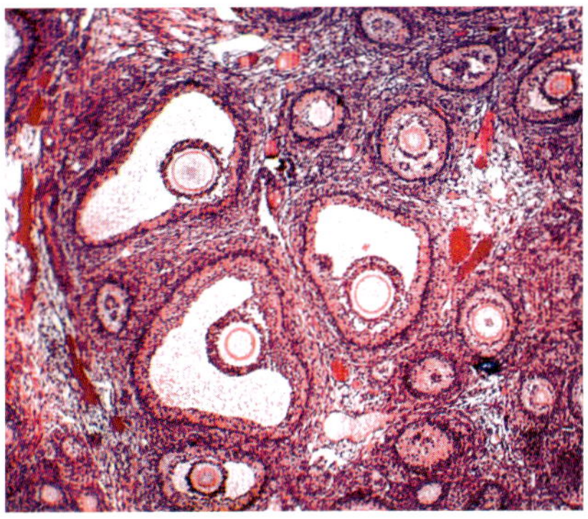

VOUS ÊTES AU 8e JOUR DE VOTRE CYCLE MENSTRUEL

Encore 272 jours...

CE QU'IL SE PASSE

Cette image montre, en blanc, trois follicules ovariens en cours de développement. Le cercle interne visible dans chaque follicule est un ovule. Il est probable qu'un seul de ces follicules parvienne à maturité et libère un ovule lors de l'ovulation (voir p. 49).

L'ovulation devrait se produire cette semaine. Mais quels sont les signes indicateurs de votre pic de fertilité ?

C'est la deuxième semaine de votre cycle. Vous ovulerez sans doute à la fin de la semaine et serez alors fertile. Une fois en vous, un spermatozoïde peut survivre 3 jours et un ovule 12 à 24 heures après l'ovulation. La fenêtre de fertilité est donc de 6 jours. Cependant, le jour de l'ovulation peut varier entre le 12e et le 16e jour (environ le 14e jour d'un cycle de 28), la période de fertilité est d'à peu près 8 jours. Si vos règles sont régulières, vous n'aurez aucun mal à savoir quand vous ovulez. Dans le cas contraire, il existe d'autres méthodes comme l'observation des signes naturels (voir ci-contre) ou encore les tests d'ovulation, qui consistent à détecter, dans les urines, une augmentation du taux de LH, hormone qui déclenche la libération de l'ovule. Suivez les indications qui figurent sur la notice. L'ovulation survient généralement 12 à 36 heures après un test positif. Le résultat est fiable à 99 %, même si dans certains cas il peut être faussement positif ou faussement négatif. Si le test est négatif, recommencez le jour suivant. S'il est positif, inutile de le refaire pour le mois en cours.

Même si les tests d'ovulation sont utiles, ils sont chers et peuvent être contre-productifs car ils rendent l'acte sexuel mécanique. La meilleure façon de concevoir et encore de faire l'amour régulièrement.

ÊTES-VOUS EN TRAIN D'OVULER ?

Cette semaine, guettez les signes suivants :

- **Des douleurs dans le bas-ventre** également appelées syndrome prémenstruel. Seules certaines femmes en souffrent.
- **Une élévation de votre température** (prise le matin au réveil).
- **La glaire cervicale,** sécrétée par le col de l'utérus, devient plus humide, voire liquide, rappelant un peu le blanc d'œuf. Ce changement indique le début de la période de fertilité.

CHANGEMENTS AU COURS DU CYCLE MENSTRUEL

La température corporelle, indiquée en haut du graphique, monte brusquement d'environ 0,5° C juste après l'ovulation.

Illustrée en dessous, la glaire cervicale, humide et collante dans les jours précèdant l'ovulation, devient humide et filante pendant le pic de fertilité.

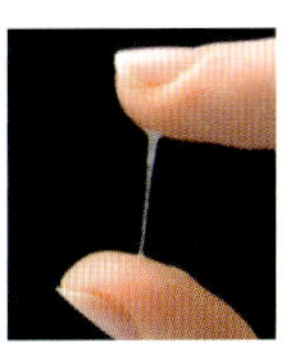

Si vous pouvez étirer la glaire cervicale entre deux doigts, c'est que vous êtes sur le point d'ovuler.

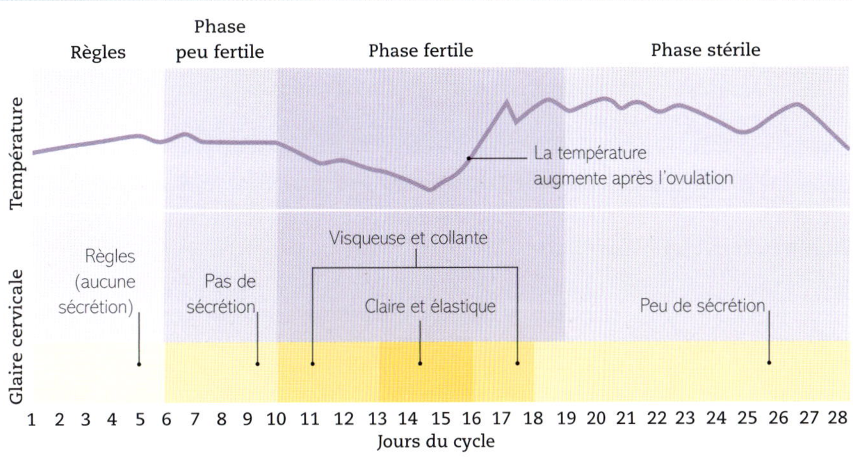

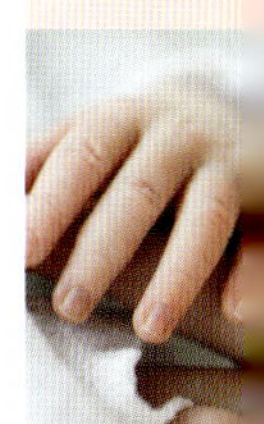

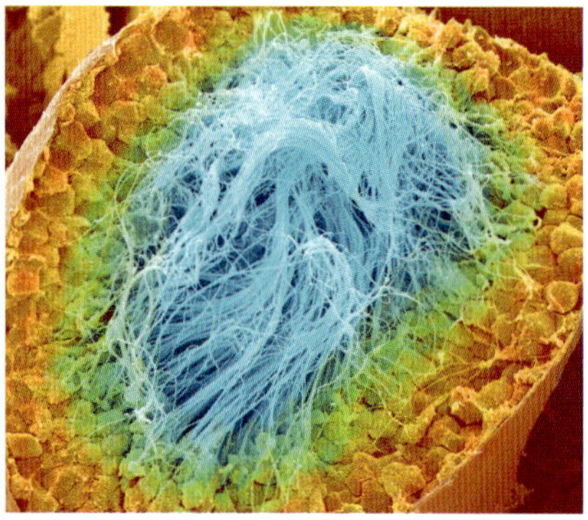

VOUS ÊTES AU 9e JOUR DE VOTRE CYCLE MENSTRUEL

Encore 271 jours…

CE QU'IL SE PASSE

La production de spermatozoïdes est continue. Cette image montre un tube séminifère contenant des spermatozoïdes : ils sont composés d'une tête (en vert), qui contient le matériel génétique et féconde l'ovule, et d'un flagelle (en bleu), qui permet au spermatozoïde de se déplacer.

Avant l'ovulation, des changements importants se produisent dans les ovaires, où des follicules mûrissent afin de libérer un ovule.

À l'approche de l'ovulation qui doit se produire en fin de semaine, le follicule le plus mature remonte à la surface de l'ovaire pour être libéré. Jusqu'aux règles, 15 à 20 follicules ont mûri dans les ovaires.

Les follicules se développent dans les deux ovaires, mais l'ovule n'est libéré que par un seul et de façon aléatoire car l'alternance entre les deux n'est pas strictement respectée. Pendant sa croissance, le follicule dominant grossit énormément et se remplit de liquide. Environ 1 % des femmes libèrent occasionnellement deux ovules (voir p. 49). Si les deux sont fécondés, ils donneront alors naissance à des faux jumeaux.

Au moment de l'ovulation, le follicule mûr mesure environ 2 cm de diamètre et l'ovule est à peine visible au microscope.

Pour arriver à maturité, les follicules ont besoin de FSH (hormone folliculostimulante), produite par l'hypophyse (voir p. 38) mais le déclenchement de leur croissance ne semble pas dépendre de cette hormone en particulier, bien qu'il soit certainement hormonal.

GROS PLAN SUR… LES PAPAS

Votre régime alimentaire compte aussi

Les spermatozoïdes mettent plusieurs semaines pour arriver à maturité. Si vous voulez être papa, mangez sainement au moins 3 mois avant la conception. Le surpoids peut altérer la fertilité, alors ayez une activité physique et revoyez votre régime alimentaire.

- **Les antioxydants,** notamment les vitamines A, C et E, le sélénium et le zinc préviennent les lésions de l'ADN du sperme.
- **Le sélénium** améliore la mobilité du sperme et le protège contre les lésions d'ADN. Consommez des poissons gras, comme le maquereau et le saumon, et des noix du Brésil, riches en sélénium.
- **Le zinc** est présent en grande quantité dans le sperme. Mangez du poisson, de la viande maigre, des coquillages, de la dinde, du poulet, des œufs, des céréales complètes, du seigle et de l'avoine.
- **Les acides gras essentiels** améliorent la mobilité du sperme. Privilégiez les poissons gras, les graines et les fruits à coque.
- **Attention avec le soja,** riche en isoflavones, composés chimiques végétaux imitant les œstrogènes et qui, en grande quantité, peuvent réduire la concentration de sperme.

L'AVIS… DU MÉDECIN

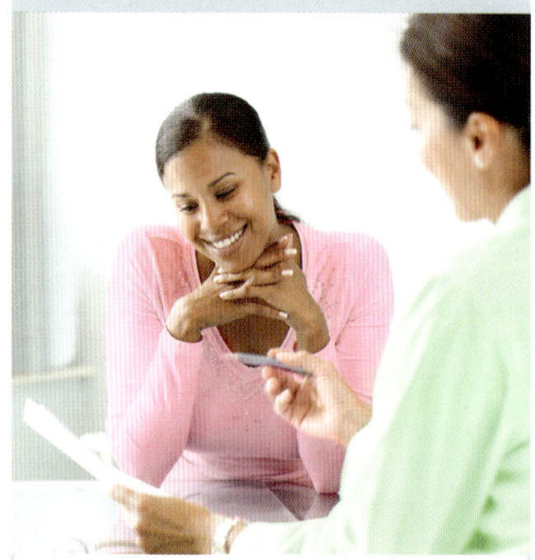

Si vous souffrez d'une maladie, elle peut avoir des conséquences sur votre grossesse.

Si vous êtes sous traitement pour du diabète, de l'asthme, de l'hypertension artérielle, des problèmes cardiaques, une thrombose veineuse profonde (voir p. 186), un dérèglement de la thyroïde, une drépanocytose, de l'épilepsie, ou toute autre maladie chronique, consultez votre médecin avant de concevoir.

Si vous êtes enceinte et que vous êtes encore sous traitement, ne l'arrêtez pas et prenez immédiatement rendez-vous avec votre médecin.

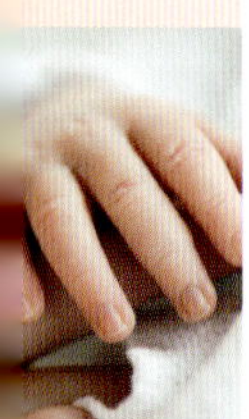

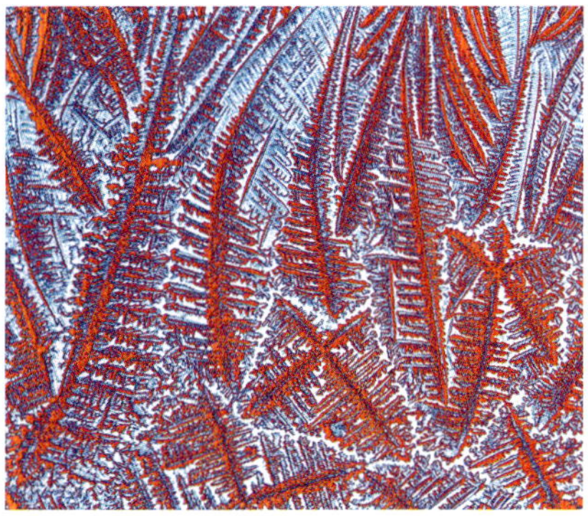

VOUS ÊTES AU 10e JOUR DE VOTRE CYCLE MENSTRUEL

Encore 270 jours...

CE QU'IL SE PASSE

La glaire cervicale (ici cristallisée en feuille de fougère) augmente au cours des jours qui précèdent l'ovulation. À l'approche de l'ovulation, elle devient plus claire, filante et élastique, ce qui facilite la progression des spermatozoïdes.

Vous n'avez peut-être pas de préférence entre fille et garçon, mais il serait possible d'influencer le sexe du bébé.

S'il est important d'avoir des rapports sexuels au bon moment pour concevoir un enfant, le timing est encore plus important si vous souhaitez influencer le sexe du bébé. En effet, certains spécialistes disent qu'il y aurait un lien entre le moment où a lieu le rapport sexuel et le sexe du bébé (voir ci-dessous).

Selon des recherches récentes, les femmes qui ont un apport calorique élevé (en particulier si elles mangent des bananes !) auraient plus de chances d'avoir un garçon, alors que celles qui ont un régime hypocalorique auraient plus de chances d'avoir une fille. Les calories supplémentaires modifieraient les sécrétions vaginales et apporteraient un regain de vitalité aux spermatozoïdes porteurs du chromosome Y.

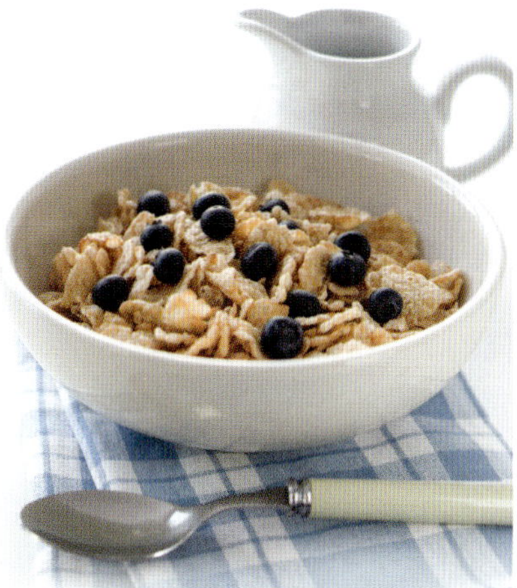

Les femmes qui ont un taux de glucose élevé, obtenu en mangeant normalement et en prenant un petit déjeuner, auraient plus de chances d'avoir un garçon.

BON À SAVOIR

Si vous avez déjà deux enfants du même sexe, vous avez 75 % de chances d'avoir un autre enfant du même sexe.

Le sexe du bébé est dû au hasard, mais le fait d'avoir plusieurs enfants du même sexe pourrait venir du fait que certains hommes produisent des spermatozoïdes X (pour les filles) et Y (pour les garçons) de qualités inégales.

D'un point de vue statistique, les couples qui ont deux enfants de sexe différent sont moins désireux d'en avoir un troisième.

CHOISIR... LE SEXE DU BÉBÉ ?

La méthode du docteur Shettles s'appuie sur le fait que les spermatozoïdes Y sont plus rapides, plus fragiles et supportent assez mal un environnement acide dans le vagin.

Pour avoir un garçon, la méthode Shettles préconise :

- Des rapports sexuels le plus près possible de l'ovulation, avec pénétration par l'arrière pour déposer le sperme près du col de l'utérus.
- Des orgasmes féminin et masculin simultanés, pour rendre le pH du vagin moins acide et favoriser les spermatozoïdes Y.
- La prise de café fort juste avant le rapport pour stimuler les spermatozoïdes Y.

La méthode Whelan préconise en revanche des rapports sexuels assez tôt dans le cycle, 4 à 6 jours avant l'ovulation, pour obtenir un garçon et des rapports plus proches de l'ovulation pour une fille. On voit que les conseils du docteur Whelan sont plus ou moins à l'opposé de ceux du docteur Shettles...

Qu'est-ce qui fonctionne vraiment? La théorie qui prédomine chez les médecins, étayée par des articles parus dans la presse spécialisée, est que le moment du rapport a peu, voire pas, de lien avec le sexe du bébé. Seule exception, avoir des rapports 2 jours avant l'ovulation pourrait augmenter légèrement les chances d'avoir une fille.

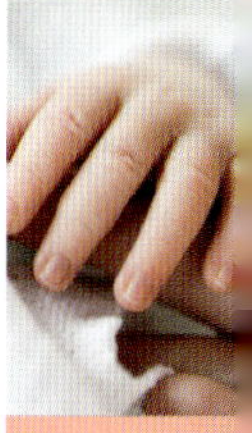

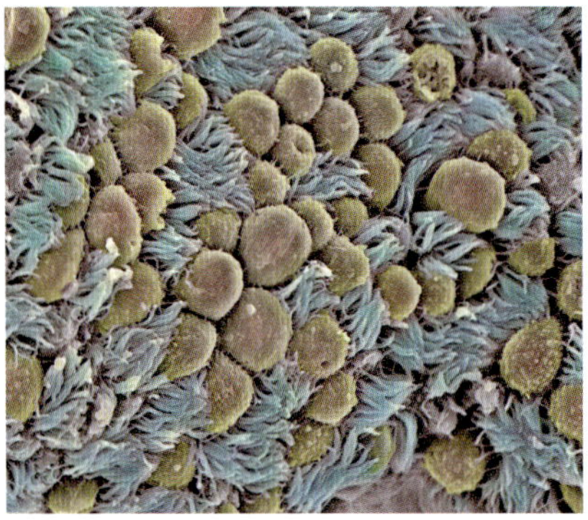

VOUS ÊTES AU 11e JOUR DE VOTRE CYCLE MENSTRUEL

Encore 269 jours…

CE QU'IL SE PASSE

L'intérieur des trompes de Fallope, photographié ci-contre, est tapissé d'une muqueuse humide composée de cellules qui protègent leur paroi (en brun) et de cellules ciliées (en bleu) qui font progresser l'ovule dans la trompe après l'ovulation.

Si vous essayez en vain de concevoir depuis quelques mois, ne soyez pas déçue, c'est le lot d'une majorité de femmes.

Vous essayez peut-être de faire un bébé depuis un certain temps. Il n'est pas toujours facile d'accepter de ne pas réussir à concevoir quand on le désire.

Le hasard occupe une place importante dans la reproduction. Même une femme jeune, qui a atteint son pic de fertilité, n'a que 20 à 30 % de chances d'être enceinte à chaque cycle. Il n'est pas inhabituel d'essayer en vain 6 mois voire 1 an. Environ 10 à 15 % des couples mettront plus d'un an à démarrer une grossesse ou seront confrontés à des difficultés de conception. Mieux vaut donc vous préparer à attendre disons 12 à 18 mois, à moins que vous n'ayez déjà des raisons de vous inquiéter pour votre fertilité ou votre état de santé général.

La principale exception à cette règle concerne les femmes de plus 35 ans, celles dont les problèmes gynécologiques ou de fertilités sont connus. Le cas échéant, consultez votre médecin après avoir essayé pendant six mois. Il vous prescrira un bilan sanguin et un spermogramme pour votre partenaire. Sachez que vous pouvez encore être enceinte naturellement, mais il vous faudra être plus proactive si vous êtes dans cette tranche d'âge. Malheureusement, si vous devez faire appel à la fécondation assistée, le délai risque encore de s'allonger.

L'AVIS… DU NUTRITIONNISTE

Pourquoi les compléments qui contiennent de la vitamine A sont-ils interdits ? Il existe deux sorte de vitamine A. Sous forme de plante, on parle de *bêtacarotène*. On en trouve dans les oranges, les légumes jaunes, rouges et verts foncés, et dans les fruits, elle peut être consommée sans risque. La forme animale, le rétinol, présente dans les œufs, le beurre et la viande, est six fois plus puissante. Certains compléments contiennent des quantités importantes de rétinol et doivent être évités.

L'ARRÊT DE LA CONTRACEPTION

Vous pouvez être enceinte dès que vous arrêtez votre contraception.

- **Le stérilet en cuivre :** vous pouvez être enceinte si vous avez des rapports au cours de la semaine qui précède son retrait car le sperme peut vivre 3 à 5 jours dans votre corps.
- **La pilule :** partez du principe que vous redevenez fertile dès son arrêt. Certaines femmes ont même alors un regain de fertilité.
- **Les implants contraceptifs :** vos règles peuvent mettre 3 à 9 mois à redevenir régulières car les hormones de l'implant sont encore présentes dans votre organisme mais vous pouvez quand même concevoir.
- **Les injections contraceptives :** vous pouvez avoir des saignements irréguliers et ne pas être en mesure de concevoir pendant plusieurs mois mais, comme avec un implant, vous pouvez aussi être enceinte avant d'avoir retrouvé des règles régulières.
- **Le stérilet à la progestérone :** vous pouvez être enceinte si vous avez des rapports au cours de la semaine qui précède son retrait mais c'est assez rare.

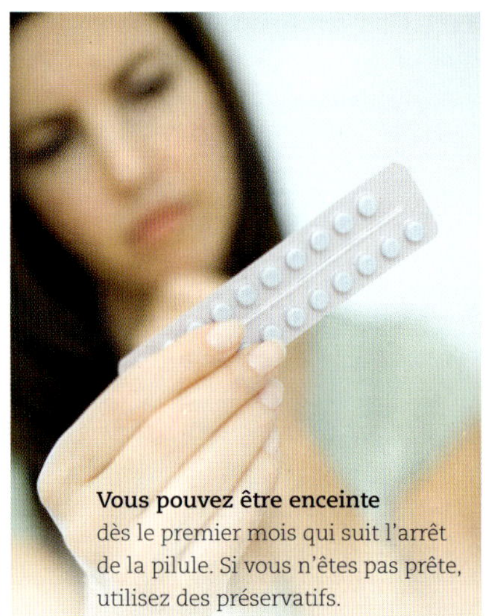

Vous pouvez être enceinte dès le premier mois qui suit l'arrêt de la pilule. Si vous n'êtes pas prête, utilisez des préservatifs.

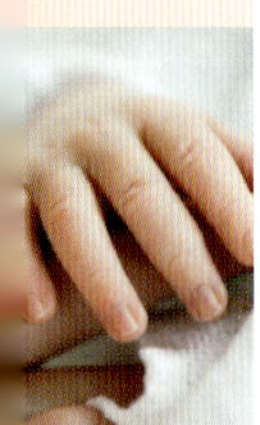

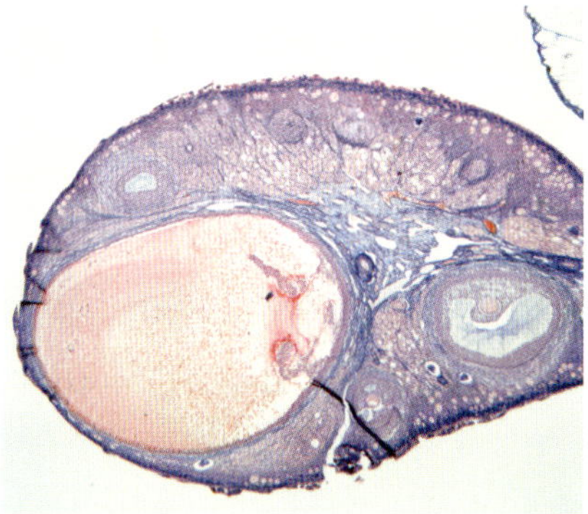

VOUS ÊTES AU 12e JOUR DE VOTRE CYCLE MENSTRUEL

Encore 268 jours...

CE QU'IL SE PASSE

Ce follicule ovarien mûr contient une cavité remplie de fluide (ici en rose pâle) appelée antrum folliculaire. À cette étape du cycle, l'un des follicules est devenu beaucoup plus gros que les autres. C'est lui qui va rompre et libérer un ovule.

À cette étape du cycle, votre taux d'hormones augmente, ainsi que votre libido, car tout est fait pour faciliter la conception.

Votre taux d'œstrogène atteint son apogée aujourd'hui (si votre cycle est de vingt-huit jours). L'élévation du taux d'œstrogène folliculaire stimule la production de LH (voir p. 38), qui augmente environ 24 heures avant l'ovulation. La FSH (voir p. 38), sécrétée par l'hypophyse, augmente plus tard dans la semaine. Votre taux de progestérone est bas, mais cette hormone n'est pas nécessaire avant que la muqueuse utérine ait besoin d'épaissir. À cette étape, un taux de progestérone élevé rendrait la glaire cervicale hostile aux spermatozoïdes, qui auraient du mal à remonter jusqu'aux trompes de Fallope pour fertiliser l'ovule.

Les femmes produisent aussi de la testostérone, hormone mâle qui atteint un pic au moment de l'ovulation. La testostérone est responsable de la libido pour les deux sexes, et il est probable que vous et votre partenaire serez d'humeur à faire l'amour à ce moment du cycle.

L'AVIS... DU MÉDECIN

J'ai fait une fausse couche il y a un mois. Est-ce trop tôt pour réessayer de faire un bébé ? En général, il vaut mieux attendre d'avoir eu vos règles. Cela vous aidera à dater la grossesse si elle survient rapidement. Votre médecin peut aussi vous conseiller d'attendre plus longtemps, en particulier si votre fausse couche était due à une infection ou si ce n'était pas la première. Le cas échéant, il est préférable de faire quelques examens.

Votre partenaire et vous aurez peut-être besoin de temps pour faire votre deuil. La plupart des femmes qui font une fausse couche parviennent ensuite à avoir un enfant.

Une étude écossaise a récemment montré que les femmes qui concevaient un enfant dans les six mois suivant une fausse couche avaient moins de risque d'en faire une nouvelle.

BON À SAVOIR

Le stress altère les chances de conception.

Cela ne vous étonnera peut-être pas, mais il est plus difficile de concevoir un enfant en période de stress, sans doute parce que cela entraîne une baisse de la réponse des ovaires au pic d'hormone lutéinisante en milieu de cycle. Il existe aussi un lien encore mal expliqué entre le stress et l'échec des traitements pour la fertilité.

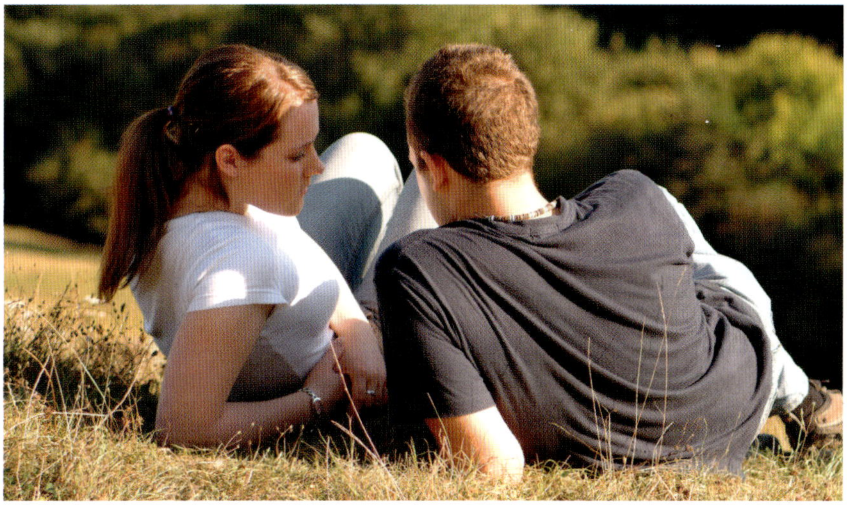

Faire une fausse couche peut être extrêmement difficile à supporter et faire peser un poids sur votre relation. Mieux vaut prendre le temps d'en parler avant d'envisager un autre bébé.

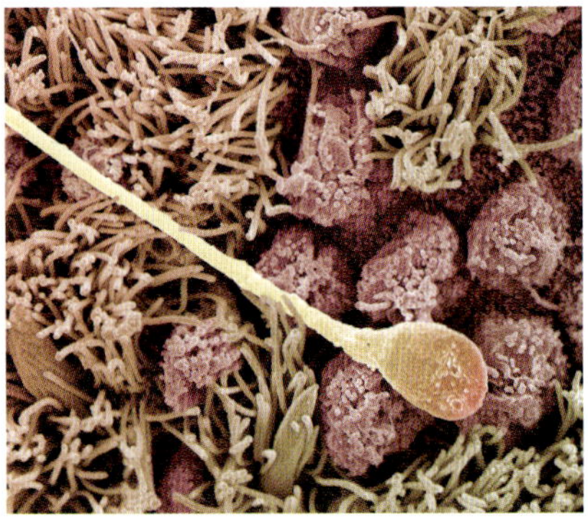

VOUS ÊTES AU 13e JOUR DE VOTRE CYCLE MENSTRUEL

Encore 267 jours…

CE QU'IL SE PASSE

Cette image montre un spermatozoïde à l'intérieur d'une trompe de Fallope. Vous pouvez être enceinte en ayant eu un rapport 2 ou 3 jours avant l'ovulation car les spermatozoïdes peuvent rester vivants et actifs dans votre corps jusqu'à 72 heures.

C'est le meilleur moment pour concevoir un bébé ! Oubliez votre date d'ovulation et faites l'amour en toute liberté d'esprit.

BON À SAVOIR

Avoir un orgasme augmente vos chances de concevoir.

Selon une théorie, l'orgasme féminin, garant de la reproduction de l'espèce, servirait à attirer le sperme dans le col de l'utérus lorsque celui-ci se contracte. Si la femme jouit avant son partenaire, ou si elle n'a pas d'orgasme, elle retiendra moins de sperme que si elle en a un après ou si les deux partenaires sont synchrones.

Profitez de votre période d'ovulation pour pimenter votre vie sexuelle. Les recommandations destinées à optimiser vos chances de concevoir ne doivent pas vous faire oublier que l'acte sexuel est aussi un plaisir. Si vous êtes obsédée par l'idée de faire un bébé, vous risquez d'oublier l'aspect agréable de l'acte. Pourquoi ne pas tester différentes positions et/ou changer d'heure ou d'endroit ? Si vous n'êtes généralement pas très aventureux, c'est une bonne occasion de varier les plaisirs.

Essayez d'avoir des rapports toutes les 48 à 72 heures. Éjaculer régulièrement améliorera la qualité du sperme de votre partenaire. Les avantages de l'abstinence ont été nettement surévalués dans le passé. S'il est vrai que le fait de ne pas avoir de rapport pendant une période pouvant aller jusqu'à 7 jours augmente le nombre de spermatozoïdes, il a été prouvé que l'abstinence pouvait nuire à leur mobilité, en particulier s'ils n'étaient pas au départ particulièrement mobiles. Plus l'abstinence est longue, plus l'effet est marqué. Mieux vaut donc mettre l'accent sur le plaisir et considérer la grossesse comme un bonus !

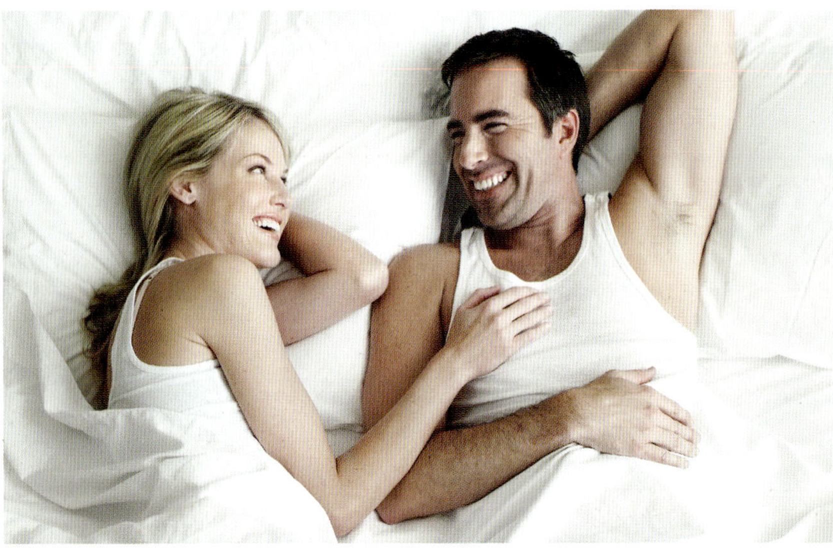

Même si votre objectif est de faire un enfant, restez détendus. Le sexe doit rester un plaisir avant tout et non devenir une corvée.

LES POSITIONS SEXUELLES

Lors des rapports sexuels, la position pourrait influer sur les chances de concevoir. Dans les positions où la pénétration est maximale, comme la levrette, le sperme est déposé le plus près possible du col de l'utérus. Si l'homme est dessus, la femme peut placer un oreiller sous ses fesses pour soulever son bassin et accentuer le mouvement des spermatozoïdes vers le col.

En revanche, les positions où la femme est au-dessus peuvent entraîner un écoulement du sperme. Évitez les lubrifiants, qui peuvent avoir un effet nocif sur les spermatozoïdes.

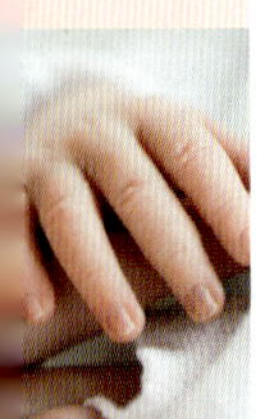

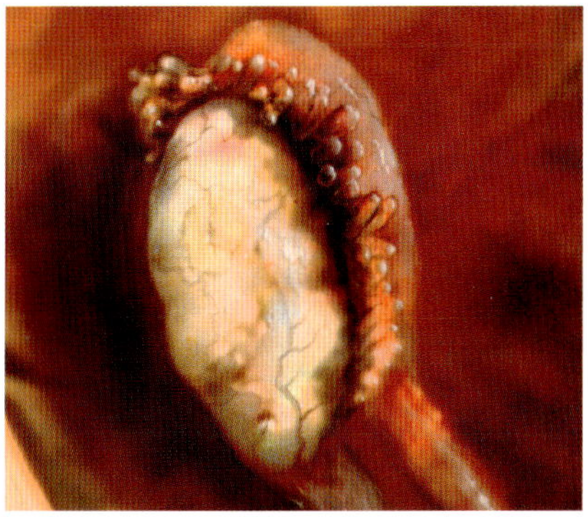

VOUS ÊTES AU 14e JOUR DE VOTRE CYCLE MENSTRUEL

Encore 266 jours…

CE QU'IL SE PASSE

Cette image montre un ovaire à l'extrémité d'une trompe de Fallope. Vers le milieu du cycle, un follicule situé à la surface de l'ovaire libère un ovule, qui est entraîné dans la trompe de Fallope par les protubérances de sa frange.

Vous allez sûrement ovuler aujourd'hui, si ce n'est déjà fait, et si l'ovule rencontre un spermatozoïde, vous serez peut-être bientôt enceinte.

L'ovulation se produit généralement le 14e jour du cycle mais peut avoir lieu un peu plus tôt ou un peu plus tard. Le terme ovulation désigne le moment où les ovaires expulsent un ou plusieurs ovules. L'œstrogène produit par les follicules en cours de développement (voir p. 47) entraîne une élévation de la LH, qui provoque à son tour une série de modifications au niveau du follicule dominant. La LH fait parvenir à maturité l'ovule qui se trouve dans le follicule afin qu'il soit prêt à être libéré et fécondé. À cette étape de sa maturation s'opère la méiose, où le nombre de chromosomes de l'ovule passe de 46 à 23 (voir p. 54). Le follicule est désormais rempli de fluide. Juste avant l'ovulation, il mesure au moins 2 cm de diamètre et se trouve juste sous la surface de l'ovaire où il ressemble à une grosse ampoule. Le follicule produit alors des enzymes qui attaquent sa couche externe, libérant l'ovule qu'il contient à la surface de l'ovaire.

Une fois sorti du follicule, l'ovule est rapidement entraîné dans la trompe de Fallope la plus proche par la frange de cette dernière afin d'y être fécondé.

BON À SAVOIR

Si vous avez déjà eu de faux jumeaux, vos chances d'en avoir d'autres sont multipliées par quatre.

Les faux jumeaux résultent de la fécondation de deux ovules, éjectés par deux follicules arrivés à maturité lors de l'ovulation. Les chances d'avoir plusieurs fois des jumeaux augmentent chez les mères de faux jumeaux (conçus naturellement) car la plupart ont tendance à libérer deux ovules lors de l'ovulation. Les chances d'avoir deux fois des faux jumeaux sont d'environ 1 sur 3000.

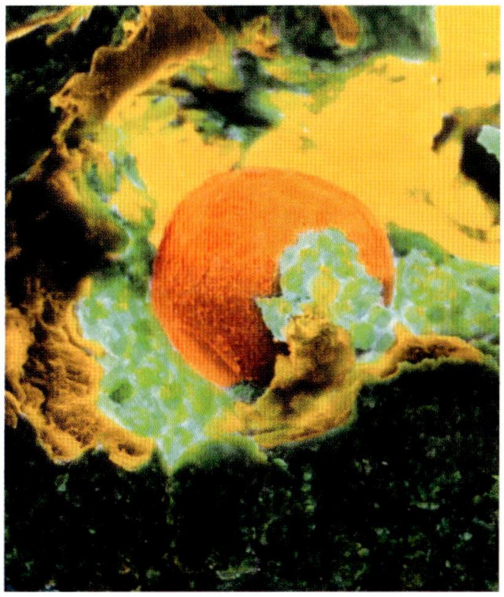

Lors de l'ovulation, l'enveloppe du follicule rompt et l'ovule est éjecté de l'ovaire. Il arrive que deux follicules mûrs libèrent chacun un ovule.

GROS PLAN SUR… VOTRE COUPLE

La pression

L'envie de faire un bébé peut tourner à l'obsession, au détriment de la vie de couple. Le désir de grossesse peut facilement réduire le sexe à un acte médical et vous et votre partenaire risquez de passer du stade d'amants à celui de « machines à fabriquer des bébés ».

Il serait compréhensible que votre partenaire soit contrarié s'il subit une pression en vue de procréer. Le stress peut avoir un effet inverse à celui recherché sur son enthousiasme, voire sur sa capacité à faire l'amour. Si tel est le cas, cela peut déclencher un cercle vicieux qui peut réduire vos chances de concevoir et qui risque de créer des tensions entre vous.

Faites l'effort de rester attentifs l'un à l'autre et soutenez-vous mutuellement. Partez en week-end et profitez de votre temps libre pour vous faire plaisir. Il est avéré que de nombreux couples parviennent à concevoir pendant les vacances, quand ils sont détendus. Veillez aussi à avoir des rapports sexuels, sans stress, même en dehors de votre phase fertile.

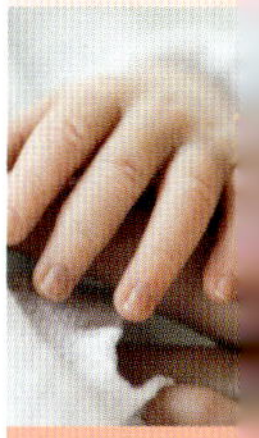

La conception

La grossesse commence par la conception, opération complexe au cours de laquelle un ou plusieurs ovules sont éjectés d'un ovaire et fécondés dans une trompe utérine par un spermatozoïde avant de s'implanter dans l'utérus.

L'ovulation

Chaque petite fille naît avec environ 1 million d'ovules, sa réserve pour la vie, dont certains pourront être fécondés lorsqu'elle sera en âge de procréer. Chaque mois, l'hypophyse, située à la base du cerveau, produit la FSH, ou hormone folliculostimulante, qui déclenche la maturation de plusieurs ovules. Ces follicules produisent à leur tour de l'œstrogène, hormone qui fait épaissir la muqueuse utérine pour la préparer à l'implantation d'un ovule fécondé. À mesure que l'ovule mûrit, le taux d'œstrogène s'élève, incitant l'hypophyse à sécréter une hormone appelée lutéinisante (LH). À chaque cycle, un pic d'hormones lutéinisante conduit un ou plusieurs follicules à libérer un ovule arrivé à maturité : c'est l'ovulation.

Une fois l'ovule sorti de l'ovaire, il entre dans la trompe de Fallope, située à proximité, et la parcourt en direction de l'utérus. Chaque trompe de Fallope mesure 10 cm et est tapissée de cils microscopiques qui poussent littéralement l'ovule vers l'utérus. Le trajet prend au moins 5 jours, au cours desquels l'ovule est fécondé.

Le parcours des spermatozoïdes

Au cours de l'acte sexuel, l'homme libère dans le vagin une quantité phénoménale de spermatozoïdes (environ 250 millions par éjaculation). Chaque spermatozoïde possède un flagelle qui lui permet de se propulser. Les spermatozoïdes peuvent traverser le vagin et l'utérus et pénétrer dans les trompes de Fallope en quelques heures. Ils peuvent aussi survivre dans le vagin ou dans l'utérus pendant 24 à 48 heures, ce qui permet d'avoir une

ANATOMIE

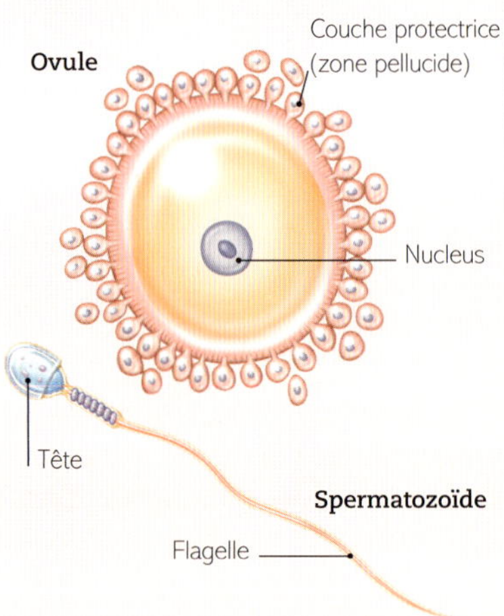

L'œuf mûr mesure 0,1 mm de diamètre et est entouré d'une couche protectrice appelée zone pellucide. Le spermatozoïde, bien plus petit, est composé d'une tête, qui contient les gènes venant du père et des enzymes destinés à attaquer la surface de l'œuf, et d'un flagelle, qui lui permet de remonter le vagin, l'utérus et la trompe de Fallope.

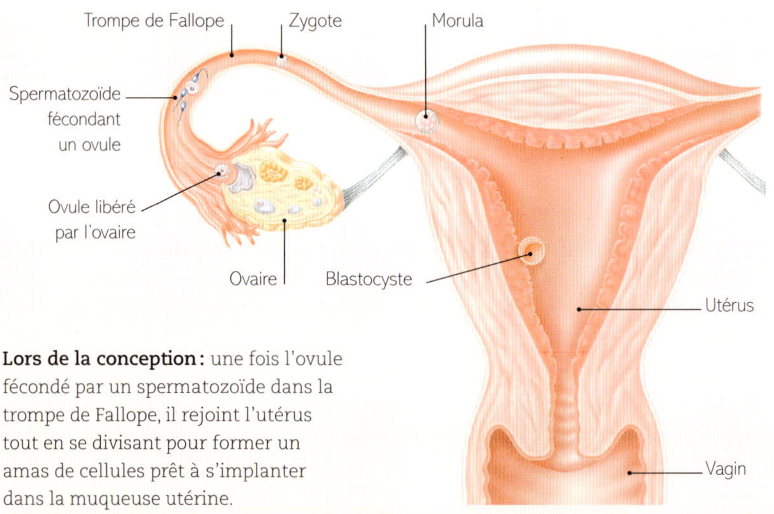

Lors de la conception : une fois l'ovule fécondé par un spermatozoïde dans la trompe de Fallope, il rejoint l'utérus tout en se divisant pour former un amas de cellules prêt à s'implanter dans la muqueuse utérine.

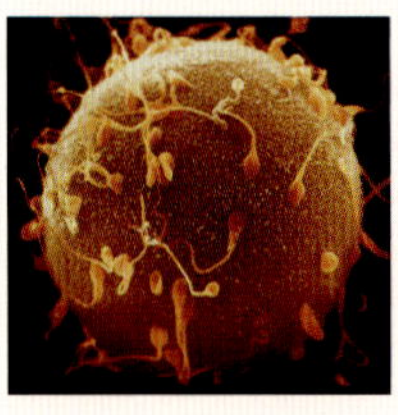

Lors de la fécondation, un spermatozoïde pénètre dans l'ovule puis ils fusionnent et forment une cellule appelée zygote, ou œuf.

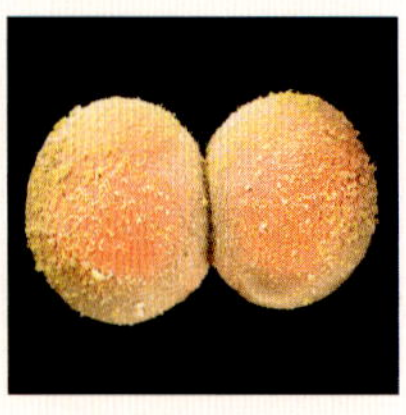

Le zygote se divise en 2 cellules identiques, puis continue à se diviser, tout en parcourant la trompe de Fallope.

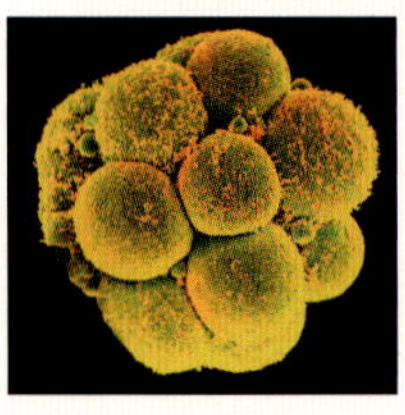

La morula (composée d'environ 16 cellules) est le nom donné à l'œuf environ 3 ou 4 jours après la fécondation.

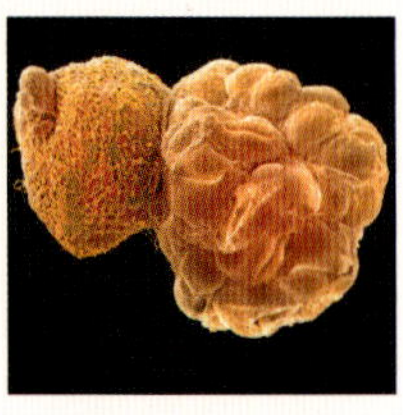

Le blastocyste, amas pouvant contenir 100 cellules, sort de sa couche protectrice et va s'implanter dans l'utérus.

fenêtre de fertilité d'environ 5 jours dans la mesure où un ovule survit 12 à 24 heures après l'ovulation.

Tous les spermatozoïdes n'atteignent pas les trompes de Fallope. La plupart meurent, s'égarent ou ressortent du vagin. Seuls 300 environ arrivent jusqu'à l'ovule.

La fécondation De nombreux spermatozoïdes s'agglutinent autour de l'ovule en essayant de pénétrer à l'intérieur mais un seul y parviendra et pourra le féconder. Dès que cela s'est produit, la couche externe de l'ovule épaissit pour bloquer le passage aux autres spermatozoïdes. C'est pourquoi un seul spermatozoïde peut féconder l'ovule. Si par hasard plusieurs spermatozoïdes parvenaient à pénétrer dans l'ovule, le résultat ne serait pas viable. La fusion entre l'ovule et le spermatozoïde donne une cellule appelée zygote, ou œuf. La division cellulaire commence alors, et, après 3 ou 4 jours, le zygote prend le nom de morula et est composé de 16 cellules environ.

L'implantation dans l'utérus

L'œuf continue à se diviser dans la trompe de Fallope et, 5 à 7 jours après la fécondation, il atteint l'utérus sous la forme d'un amas de cellules : le blastocyste. C'est un stade intermédiaire entre l'œuf et l'embryon. Le sexe de l'enfant est déjà déterminé mais les cellules n'ont pas encore la forme d'un bébé. Le blastocyste produit des enzymes qui attaquent la muqueuse utérine pour lui permettre de se nicher sous sa surface.

La procréation médicalement assistée (PMA)

Si vous n'êtes pas enceinte après un an de tentatives, votre médecin vous prescrira des examens avant de commencer un traitement contre l'infertilité, le plus connu étant la fécondation in vitro (FIV), qui implique de stimuler la production d'ovocytes à l'aide de médicaments. Ensuite, les ovocytes sont fécondés en laboratoire avec le sperme de votre partenaire. Vous devrez prendre un traitement hormonal afin de préparer l'utérus à recevoir les embryons 2 à 5 jours plus tard. Si le sperme est de mauvaise qualité, il est possible de recourir à l'injection intracytoplasmique d'un spermatozoïde lors de laquelle un seul spermatozoïde est injecté dans un ovule avant implantation dans l'utérus. L'insémination artificielle intra-utérine avec le sperme du conjoint, consiste quant à elle à injecter dans l'utérus des spermatozoïdes sélectionnés pour leur vitalité. Cette technique est utilisée lorsque l'analyse du sperme révèle des anomalies ou en cas de problèmes d'ovulation ou lors des rapports sexuels.

Avant de commencer le traitement pour la PMA, sachez que vos ovaires peuvent surréagir (ou sous-réagir) et que le risque de grossesse multiple est élevé.

LES JUMEAUX

La conception des jumeaux

Environ 1 % des grossesses donnent naissance à des jumeaux. On distingue les jumeaux monozygotes (ou vrais jumeaux) des jumeaux dizygotes (ou faux jumeaux).

Les vrais jumeaux sont issus d'un œuf qui s'est divisé en deux cellules distinctes au moment où l'œuf se transforme en blastocyste. Deux fois moins fréquents que les faux jumeaux, ils ont les mêmes gènes, sont du même sexe et se ressemblent beaucoup, bien que de légères différences environnementales puissent les empêcher d'être parfaitement identiques.

Les vrais jumeaux sont appelés monozygotes car ils sont issus d'un seul œuf, ou zygote. Les triplés (quadruplés, etc.) peuvent être monozygotes ou résulter de combinaisons complexes. Par exemple, des triplés peuvent provenir de deux zygotes dont l'un s'est divisé en deux.

Les faux jumeaux sont issus de deux œufs différents. Ils ne reçoivent pas les mêmes gènes de leurs parents et peuvent être de sexes différents. Ils sont aussi appelés jumeaux dizygotes car ils proviennent de deux zygotes, ou encore jumeaux fraternels, car ils ne se ressemblent pas davantage que des frères et sœurs ordinaires.

Les faux triplés peuvent être issus de trois ovules libérés en même temps. Sachez que les ovulations multiples sont plus fréquentes chez les femmes qui prennent des médicaments contre la stérilité.

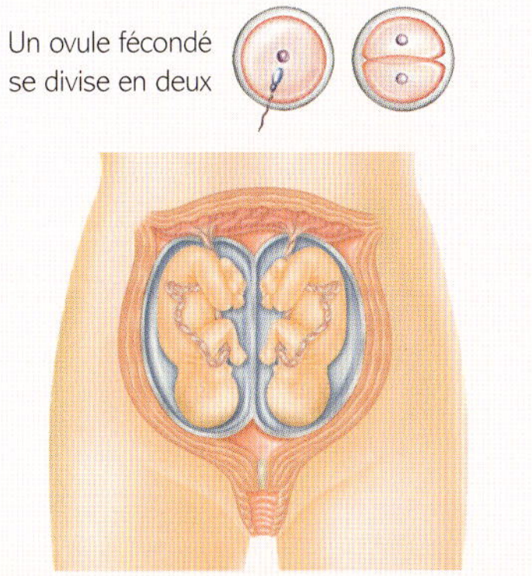

Les vrais jumeaux sont issus de la division d'un œuf. Ils partagent le même placenta et, plus rarement, le même sac amniotique.

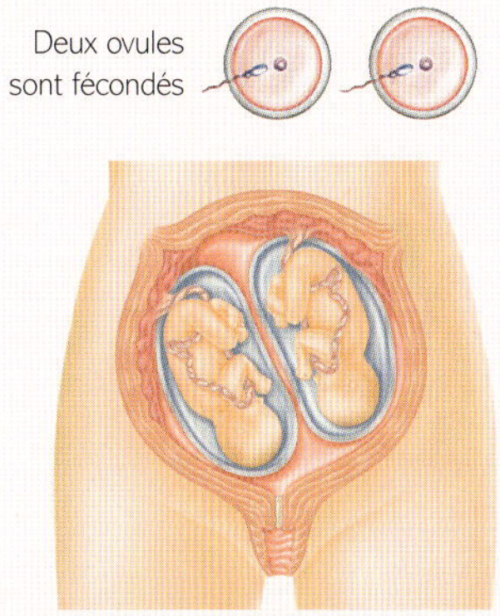

Deux ovules fécondés simultanément donneront naissance à de faux jumeaux, qui ont chacun leur placenta et leur sac amniotique.

La 3e semaine

C'EST LA SEMAINE OÙ CE QUE VOUS ATTENDIEZ TANT SE PRODUIT : LA CONCEPTION DE VOTRE BÉBÉ.

Une fois l'ovule fécondé, des changements extraordinaires se produisent rapidement. En seulement 4 jours, l'œuf va se diviser et passer d'une simple cellule à une masse de 58 cellules appelée blastocyste. À la fin de la semaine, le blastocyste atteint l'utérus et commence à s'y implanter. Dans 2 semaines, vous aurez la certitude que vous êtes enceinte mais votre corps produit déjà des hormones indispensables.

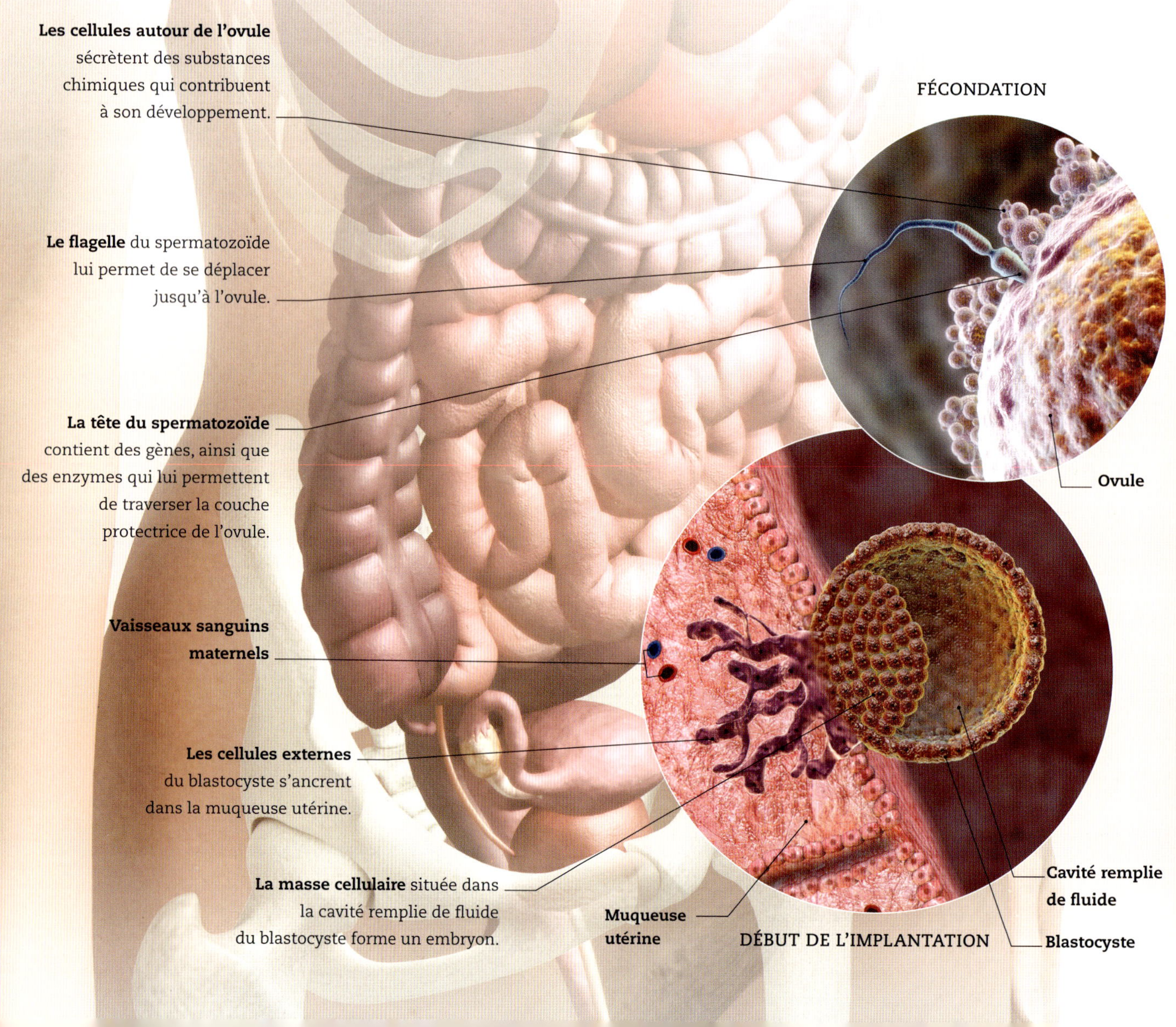

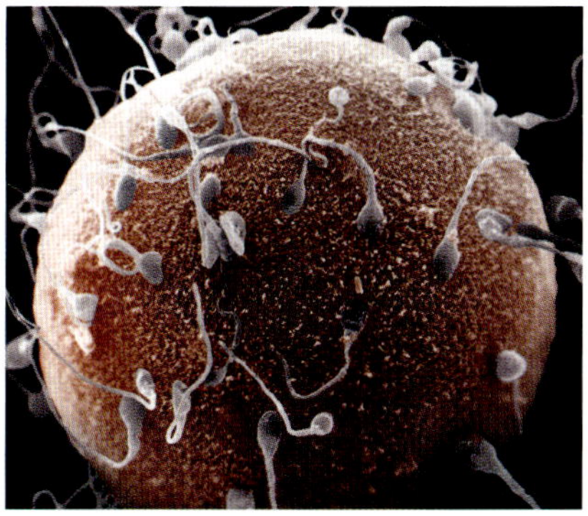

VOUS ÊTES À 2 SEMAINES ET 1 JOUR

Encore 265 jours...

CE QU'IL SE PASSE

Cet ovule est entouré de spermatozoïdes. Bien que l'ovule ne puisse être fécondé que par un seul d'entre eux, on pense que plusieurs centaines de spermatozoïdes sont nécessaires pour réduire les défenses externes de l'ovule et permettre la fécondation.

Après l'ovulation, l'ovule ne survit que 24 heures s'il n'est pas fécondé par un spermatozoïde. Le cas échéant, il dégénère en corps jaune.

Sans doute avez-vous ovulé : un ovule est en route vers votre utérus. Une fois libéré par l'ovaire, l'ovule est entraîné dans l'une des trompes de Fallope et se dirige vers l'utérus, en s'arrêtant dans la portion la plus large de la trompe dans l'attente d'être fécondé.

Chaque spermatozoïde a environ une chance sur un million d'atteindre la trompe de Fallope. Environ 300 atteignent l'ovule, mais un seul le fécondera. Une fois dans l'ovule, ce spermatozoïde déclenche une réaction qui rend la zone pellucide (qui entoure l'ovule) impénétrable. Chaque spermatozoïde, comme l'ovule, contient 23 chromosomes, soit la moitié du nombre requis pour fabriquer un être humain. Parmi ceux-ci, l'ovule porte toujours un chromosome X alors que le spermatozoïde peut avoir un chromosome X ou Y. C'est donc ce dernier qui détermine le sexe du bébé. Lors de la fécondation, les chromosomes du spermatozoïde et de l'ovule s'associent par paires pour former un zygote.

Quelques centaines de spermatozoïdes atteignent l'ovule dans la trompe de Fallope, mais seul l'un d'entre eux le fécondera.

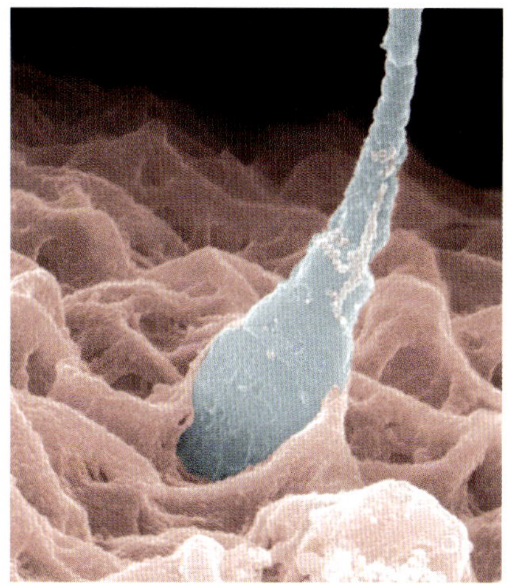

GROS PLAN SUR... LES PAPAS

En forme mais stérile ?

Si vous souhaitez devenir papa, vous avez plusieurs raisons de veiller à être en forme, ne serait-ce que pour soutenir votre partenaire pendant qu'elle se prépare à la grossesse. Cependant, s'il est déconseillé aux hommes qui souhaitent devenir père de passer leur temps affalé devant un écran, faire trop de sport n'est pas non plus recommandé.

Lors d'une étude, des hommes jeunes et en forme ont fait de l'exercice physique de façon intensive 4 fois par semaine pendant 2 semaines.

L'analyse de leur sperme a ensuite révélé qu'il contenait moins de spermatozoïdes et d'hormones essentielles à la conception. Ces changements hormonaux n'étaient que provisoires et les taux sont redevenus normaux quelques jours après.

Cependant, rien ne dit qu'il en serait de même chez des hommes plus âgés ou chez ceux dont le nombre de spermatozoïdes ou le taux d'hormones est inférieur à la normale. Alors maintenez-vous en forme, mais sans excès !

BON À SAVOIR

Les hommes produisent des spermatozoïdes constamment car les hormones responsables de leur production sont libérées toutes les 60 à 90 minutes.

En théorie, les hommes sont donc toujours fertiles mais, comme les spermatozoïdes mettent 72 jours à se développer, une mauvaise hygiène de vie peut affecter leur qualité. Votre partenaire devra avoir une bonne hygiène de vie pendant 3 mois pour produire des spermatozoïdes de qualité et mettre toutes les chances de son côté pour concevoir.

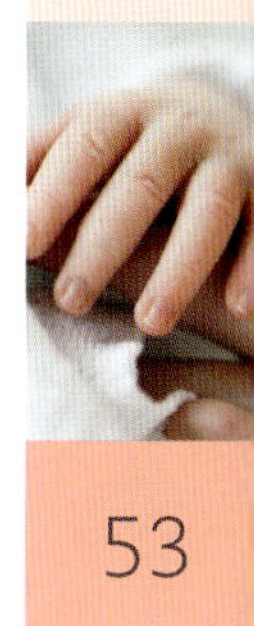

Les gènes et l'hérédité

Les gènes que les parents transmettent à leurs enfants déterminent en partie les caractéristiques mentales et physiques de ces derniers. Il arrive qu'un gène anormal soit transmis, donnant lieu à une maladie génétique héréditaire.

LA TRANSMISSION DES GÈNES

De génération en génération

Les gènes sont brassés à chaque nouvelle génération. La moitié de nos gènes vient de notre père et l'autre moitié vient de notre mère. Nos parents ont eux-mêmes hérité de la moitié des gènes de chacun de leurs parents. Un quart de nos gènes vient donc de nos grands-parents. L'être humain a 46 chromosomes. L'ovule et le spermatozoïde en possèdent la moitié, soient 23 chacun. Lorsqu'ils fusionnent pour former une seule et unique cellule, le zygote, leurs chromosomes se regroupent par paires pour former l'empreinte génétique d'un nouvel individu. L'une de ces paires de chromosomes, la 23e, est constituée de chromosomes sexuels. Chaque ovule porte un chromosome X et chaque spermatozoïde un chromosome X ou Y. Lorsque la paire obtenue est formée de deux chromosomes X, le bébé est une fille. Lorsqu'elle est formée d'un chromosome X et d'un chromosome Y, c'est un garçon (voir ci-contre à droite). L'ensemble des 23 paires de chromosomes est appelé caryotype.

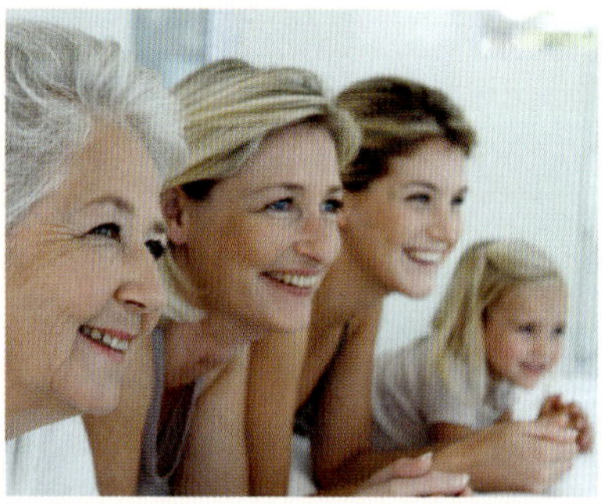

L'héritage génétique explique que des générations successives puissent partager certaines caractéristiques.

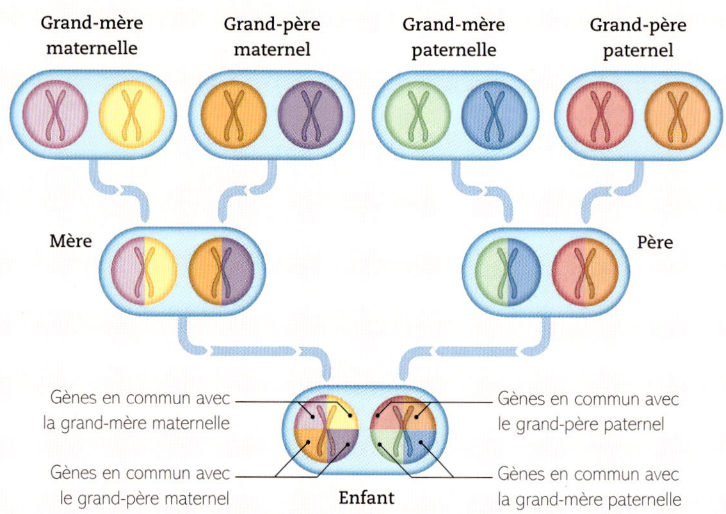

Qu'est-ce qu'un gène ?

Les gènes sont situés sur des structures en forme de bâtonnet appelées chromosomes, présentes dans le noyau de chaque cellule de notre corps. Chaque gène occupe une place spécifique au sein d'un chromosome. Les gènes sont responsables de toutes les caractéristiques dont nous héritons, car leur rôle est d'indiquer aux cellules comment fabriquer les protéines qui déterminent leur structure et leur fonction.

L'empreinte génétique complète, ou génome, de chaque individu, est transmise par 23 paires de chromosomes et constituée d'environ 20 000 à 25 000 gènes.

Comment fonctionne l'hérédité

L'embryon reçoit 23 chromosomes de l'ovule de sa mère et 23 chromosomes du spermatozoïde de son père. Ses 46 chromosomes forment 23 paires. Les 22 premières paires sont composées de chromosomes identiques ou presque et la 23e est composée de chromosomes sexuels, X ou Y. Au moment de la fusion de l'ovule et du spermatozoïde, les chromosomes se combinent et échangent leurs gènes de manière aléatoire. C'est pourquoi, à l'exception des vrais jumeaux (voir p. 51), chaque individu possède des caractéristiques uniques.

Qui détermine le sexe de l'enfant? Le sexe de l'enfant dépend d'une paire de chromosomes sexuels composée de deux chromosomes X (quand c'est une fille) ou d'un chromosome X et d'un chromosome Y (quand c'est un garçon).

L'ovule possède toujours un chromosome X mais le spermatozoïde peut être porteur d'un chromosome X ou Y. Le sexe de l'enfant dépend donc du père. Si l'ovule est fécondé par un spermatozoïde porteur d'un chromosome X, l'embryon sera féminin. S'il est fécondé par un spermatozoïde porteur d'un chromosome Y, l'embryon sera masculin. Chez les garçons, les chromosomes X et Y sont tous les deux actifs. En revanche, chez les filles, l'un des deux chromosomes X (du père ou de la mère) est désactivé au début du développement de l'embryon pour éviter que la cellule ne reçoive certaines instructions en double.

Les variantes génétiques Chaque cellule contient deux versions de chaque gène, héritées de chacun des parents. Ces versions sont souvent identiques mais peuvent aussi être légèrement différentes. On appelle « allèle » les variantes d'un même gène. Un gène peut avoir plusieurs centaines d'allèles, bien que chaque individu ne puisse en recevoir que deux. Les différences entre allèles expliquent les différences entre les individus, comme la couleur des yeux ou la forme des oreilles. Un allèle peut être dominant ou récessif (voir ci-contre).

D'où viennent les maladies génétiques ?

Les gènes sont généralement sains mais il existe des cas particuliers. Les maladies génétiques sont dues à des gènes défectueux, hérités ou qui ont muté. Les gènes concernés peuvent être dominants ou récessifs (voir ci-contre). Les maladies génétiques transmises par le chromosome X sont le plus souvent récessives, ce qui signifie qu'une femme peut être porteuse d'un gène défectueux sans en être affectée car son chromosome X sain compense l'anomalie du chromosome X défectueux. Par conséquent, un garçon qui reçoit un chromosome X porteur d'un gène défectueux en sera affecté alors qu'une fille sera une porteuse saine, comme sa mère. En revanche, le garçon pourra transmettre le gène défectueux à ses filles.

LA TRANSMISSION DES GÈNES

Gènes dominants et récessifs

Les gènes de chaque paire de chromosomes peuvent être légèrement différents l'un de l'autre. Un gène dominant l'emporte sur un gène récessif et un gène récessif ne se manifeste que s'il est associé à un autre gène récessif. L'exemple qui suit illustre la transmission de la couleur des yeux.

LÉGENDE

Gène récessif des yeux bleus

Gène dominant des yeux bruns

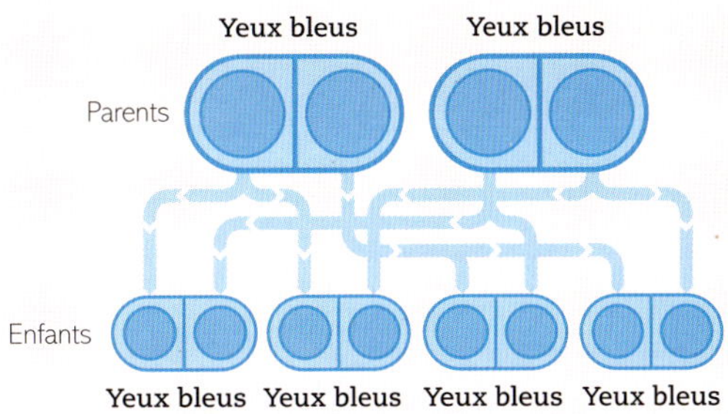

Deux paires de gènes récessifs Si les deux parents ont les yeux bleus, ils sont tous deux porteurs du gène récessif des yeux bleus. Tous leurs enfants auront les yeux bleus car aucun gène dominant ne viendra l'emporter sur ce gène récessif.

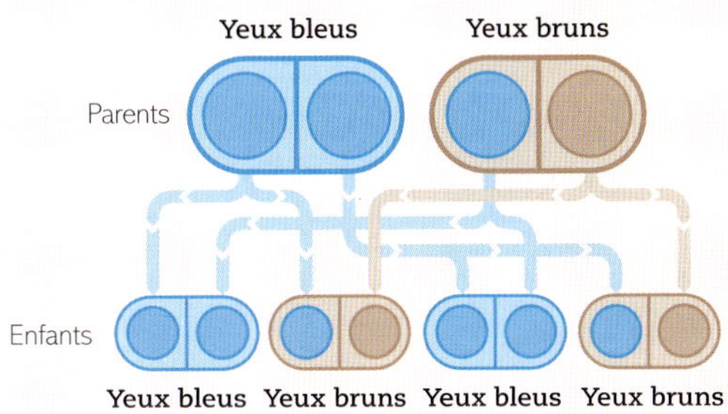

Gènes récessifs et mixtes Ici, chaque enfant va hériter d'au moins un gène récessif des yeux bleus. En fonction du caractère dominant ou récessif de l'autre gène dont il héritera, chaque enfant a 1 chance sur 2 d'avoir les yeux bleus et 1 chance sur 2 d'avoir les yeux bruns.

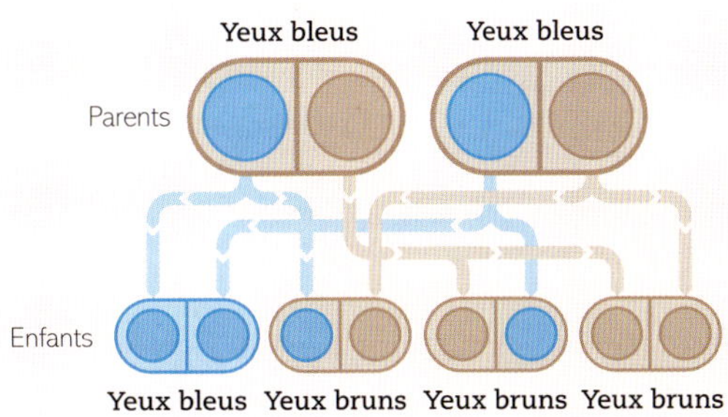

Deux paires de gènes mixtes Ici, chaque enfant à 1 chance sur 4 d'hériter de deux gènes récessifs et d'avoir les yeux bleus et 3 chances sur 4 d'hériter d'un gène dominant des yeux bruns. Les enfants aux yeux bruns peuvent avoir deux gènes dominants ou des gènes mixtes.

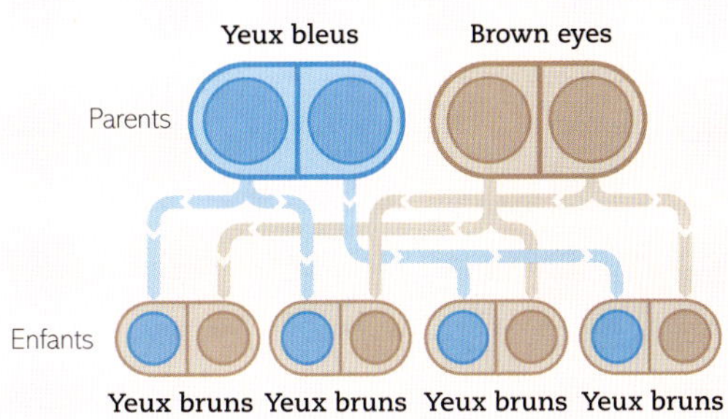

Gènes récessifs et dominants Ici, tous les enfants auront les yeux bruns car tous recevront un gène récessif d'un des parents et un gène dominant de l'autre parent. Le gène dominant l'emporte toujours sur le gène récessif.

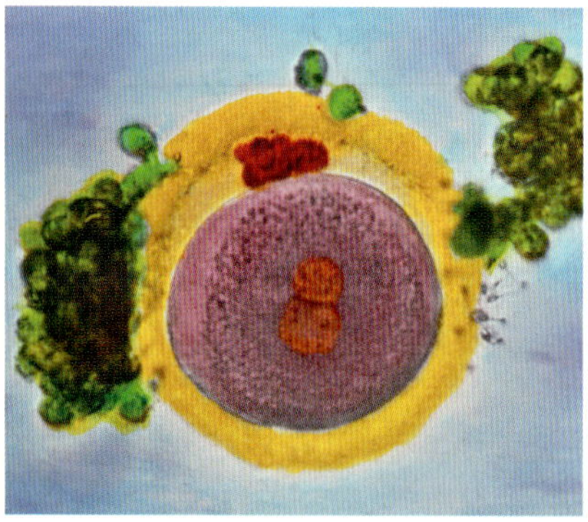

VOUS ÊTES À 2 SEMAINES ET 2 JOURS

Encore 264 jours…

CE QU'IL SE PASSE

Cet œuf (en violet) a été photographié 24 heures après la fécondation. Il est entouré d'une épaisse membrane (en jaune) désormais impénétrable. Les zones rouges sont les pronucléus mâle et femelle, qui contiennent les gènes des parents avant leur fusion.

Une fois l'ovule fécondé, votre corps va produire des hormones destinées à interrompre votre cycle menstruel.

Peu de temps après la fécondation, les cellules périphériques du futur embryon formant le trophoblaste produisent une hormone spécifique : l'hormone chorionique gonadotrophique (HCG), qui sera ensuite produite par le placenta, quand ce dernier sera apte à remplir ses fonctions, vers la 8e semaine d'aménorrhée. L'HCG stoppe le déroulement du cycle menstruel en maintenant élevé le taux de progestérone (voir p. 38). Cette dernière est une hormone essentielle à la nidation de l'œuf dans l'utérus puis à la gestation de l'embryon : elle est donc indispensable au bien-être et au développement du bébé.

Vers la 4e ou 5e semaine, l'embryon produira lui-même toutes les hormones nécessaires à sa survie. Bien sûr, vous lui fournirez les nutriments et l'abri dont il a besoin mais, en ce qui concerne ses gènes et ses hormones, il se comportera comme un individu indépendant dès les premières semaines de la grossesse !

L'AVIS… DU MÉDECIN

J'ai fait des tests d'ovulation mais tous sont négatifs. Cela veut-il dire que je n'ai pas ovulé ce mois-ci ? Des tests négatifs ne signifient pas toujours que vous n'avez pas ovulé. Le pic de LH peut passer inaperçu, en particulier si vous ne faites pas le test à la même heure tous les jours ou si vous buvez beaucoup d'eau.

Si vous avez noté des signes d'ovulation, comme des douleurs abdominales ou un changement de l'aspect de la glaire cervicale (voir p. 43), vous avez sans doute ovulé. Si vous obtenez des tests négatifs pendant 2 ou 3 mois, il est possible que votre ovulation ne soit pas régulière et il est préférable de consulter un médecin. En effet, les tests d'ovulation sont fiables à 99 % et donnent rarement des faux négatifs.

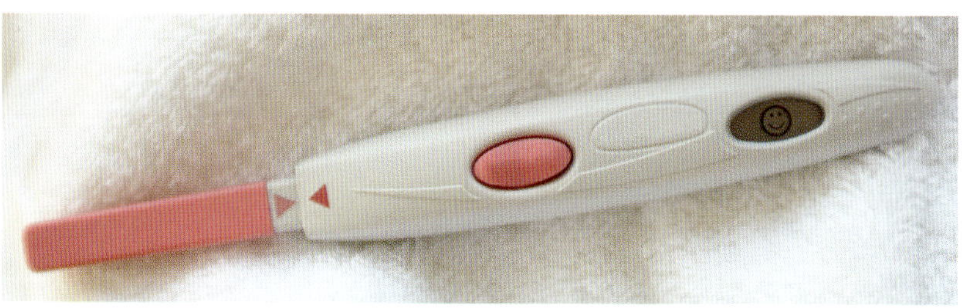

SURVEILLEZ VOTRE SANTÉ

Les femmes qui essaient d'être enceintes sont souvent particulièrement attentives à leur santé. Les infections courantes comme les rhumes ou la grippe sont généralement sans conséquence sur la fertilité et la grossesse mais ce n'est pas le cas de tous les problèmes de santé :

- **Le virus du zona et de la varicelle** est à surveiller de près au moment de la conception si vous n'avez jamais été touchée auparavant.
- **Les intoxications alimentaires,** dues aux bactéries comme la salmonelle ou la *Listeria*, peuvent être dangereuses (voir p. 17).
- **La toxoplasmose** qui s'attrape en nettoyant les litières des chats (voir p. 17 et p. 101) est aussi à surveiller.

BON À SAVOIR

Un taux trop élevé de testostérone réduit la fertilité féminine.

Les glandes surrénales et les ovaires sécrètent un peu de testostérone. Un taux bas augmente la fertilité mais un taux élevé peut affecter le cycle menstruel et entraîner une stérilité.

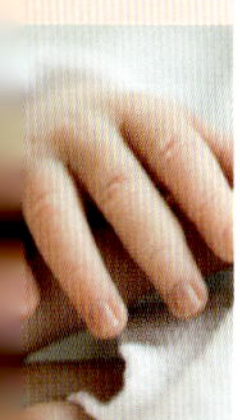

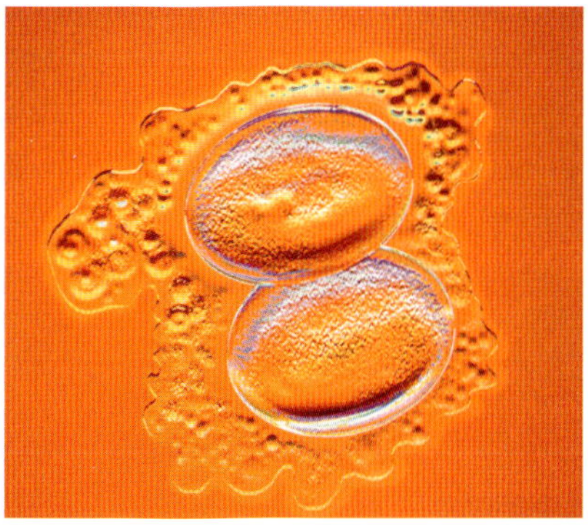

VOUS ÊTES À 2 SEMAINES ET 3 JOURS

Encore 263 jours...

CE QU'IL SE PASSE

Une fois que les pronucléus ont uni leur matériel génétique, ils forment une cellule qui possède 46 chromosomes. Cette dernière peut alors commencer à se diviser. L'image montre la première division cellulaire, qui donne naissance à deux cellules.

L'œuf se dirige vers l'utérus pour s'y implanter, tout en entamant une division cellulaire vitale pour son développement.

Les chromosomes du spermatozoïde et de l'ovule se sont combinés il y a plus de 24 heures pour former un zygote. Ce dernier va mettre environ 30 heures à accomplir sa première division cellulaire. Il mesure 0,1 mm de diamètre et va se diviser jusqu'à former une petite masse compacte composée de 16 cellules appelée morula (« petite mûre » en latin), à peine plus grosse que le zygote de départ.

La morula atteint l'utérus 3 ou 4 jours après la fécondation. Chacune de ses cellules est totipotente, ce qui signifie qu'elle peut donner naissance à n'importe quel type de cellule. À ce stade, les cellules vont perdre cette caractéristique et commencer à se spécialiser.

GROS PLAN SUR... LA FÉCONDATION IN VITRO

De l'ovule à l'embryon

L'ovule est prélevé après la première étape de la FIV (voir p. 37). Tous les follicules stimulés ne contiennent pas d'ovules. Deux jours après le prélèvement, vous devrez prendre de la progestérone afin de provoquer l'épaississement de l'endomètre. Puis, 2 à 5 jours après la fécondation, les embryons les plus prometteurs sont implantés dans l'utérus. Afin de vérifier si la nidation a eu lieu, un test de grossesse est effectué environ deux semaines plus tard.

Si vous avez moins de 40 ans, vous recevrez un ou deux embryons. Au-delà de 40 ans, jusqu'à trois embryons peuvent être implantés. Les embryons restants de bonne qualité peuvent être congelés pour une implantation ultérieure. Des recherches montrent que les résultats obtenus avec des embryons congelés sont supérieurs sans doute parce que seuls les meilleurs sont sélectionnés pour survivre au processus de congélation et décongélation.

Le taux moyen de réussite des FIV varie de 20 à 40 % par cycle. Il dépend en grande partie de l'âge de la mère.

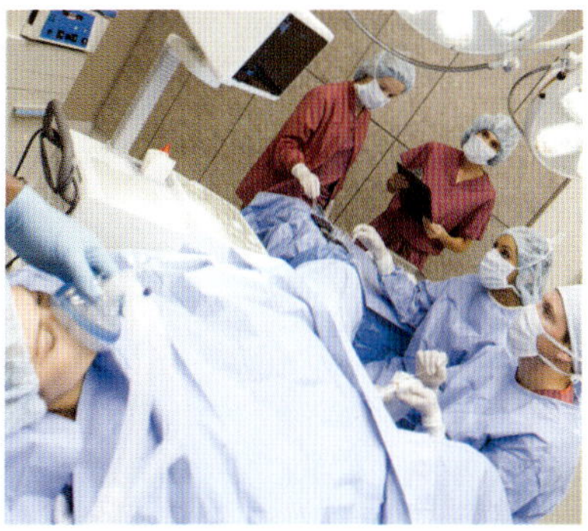

L'AVIS... DU MÉDECIN

J'ai fait des tests d'ovulation et obtenu un résultat positif. Pour augmenter nos chances de conception, faut-il continuer à avoir des rapports sexuels? Vous n'avez aucun moyen d'être sûre que la conception a eu lieu. Mieux vaut donc continuer à avoir des relations sexuelles. Par ailleurs, que vous repériez votre période d'ovulation en prenant votre température, en surveillant votre glaire cervicale ou à l'aide de tests d'ovulation, aucune méthode ne permet de connaître avec exactitude le moment précis de l'ovulation.

La fenêtre de fertilité durant plusieurs jours, il est préférable de continuer à avoir des rapports sexuels pendant au moins 2 jours après la période pendant laquelle vous pensez être la plus fertile.

De plus, l'acte sexuel étant l'un des meilleurs moyens de se dire « je t'aime », faire l'amour vous aidera par ailleurs à rester proche l'un de l'autre pendant les périodes où vous n'essayez pas de concevoir un enfant.

Contrairement à une idée reçue, l'abstention ne permet pas d'augmenter le nombre et la qualité des spermatozoïdes et pourrait même avoir l'effet inverse (voir p. 48).

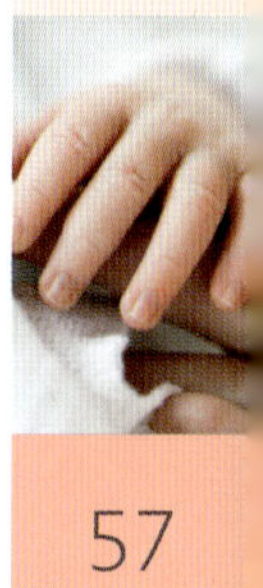

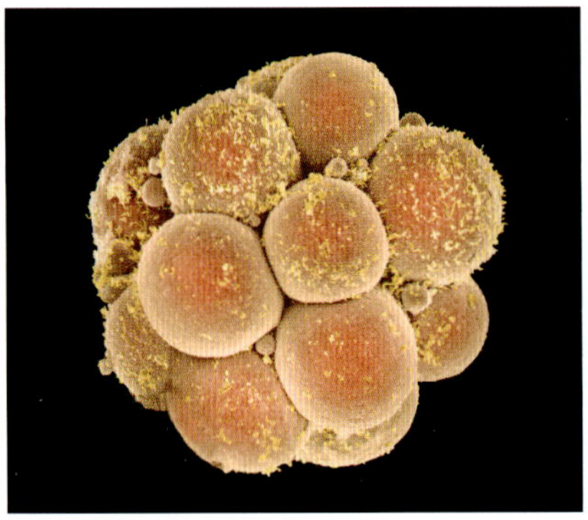

VOUS ÊTES À 2 SEMAINES ET 4 JOURS

Encore 262 jours…

CE QU'IL SE PASSE

Cet embryon composé de 16 cellules est passé du stade de zygote à celui de morula. Le processus de division cellulaire va le transformer en blastocyste, masse creuse composée de cellules susceptible de s'implanter dans l'utérus.

Votre utérus subit chaque jour des changements importants et dans 72 heures, l'ovule fécondé s'y implantera.

Environ quatre jours après la fécondation, la morula commence à sécréter un fluide qui remplit une cavité séparant ses cellules périphériques, qui forment une couche externe, et une masse de cellules interne : c'est le blastocyste. Cette masse interne donnera naissance à l'embryon et la couche externe au placenta (voir p. 76). L'embryon est désormais composé d'environ 58 cellules.

Le blastocyste passe plusieurs jours à l'intérieur de la cavité utérine avant de s'y implanter. La membrane impénétrable qui protégeait la morula pendant son trajet vers l'utérus disparaît quand le blastocyste se prépare à s'implanter.

L'AVIS… D'UNE MAMAN

Pourquoi tout le monde veut-il savoir si je suis enceinte? Une fois annoncée mon intention d'avoir un bébé, beaucoup de gens se sont mis à s'intéresser de manière disproportionnée à mon état. Leur curiosité était difficile à supporter, en particulier pendant l'attente du résultat de mon test de grossesse.

Le mieux est de leur dire que vous les préviendrez en cas de changement. Mentionner le fait que vous avez du mal à être enceinte aide aussi à limiter les questions.

GROS PLAN SUR… VOTRE SANTÉ

Fertilité : l'approche des médecines douces

Que vous ayez du mal à concevoir un bébé ou souhaitiez seulement augmenter vos chances, pensez aux médecines douces. Signalez toujours au praticien que vous êtes peut-être déjà enceinte.

■ **La réflexologie** consiste à masser des points de pression situés sous les pieds pour améliorer la circulation de l'énergie dans des zones spécifiques du corps. De nombreux témoignages attestent de son effet sur la fertilité, mais ce dernier n'a pas à ce jour été étayé par des études scientifiques. La réflexologie peut aider à réduire le stress, qui peut engendrer des problèmes de fertilité.

L'acupuncture (voir photo) part du principe que les problèmes comme l'infertilité sont provoqués par un blocage du Qi, le flux d'énergie qui parcourt le corps. Planter de fines aiguilles sur les points reliés aux organes reproducteurs aiderait à restaurer ce flux. Les récentes preuves scientifiques sont discutables, certaines suggérant un effet bénéfique, d'autres non. Mais si cela vous détend alors que vous suivez un traitement contre l'infertilité, cela ne peut pas vous faire de mal.

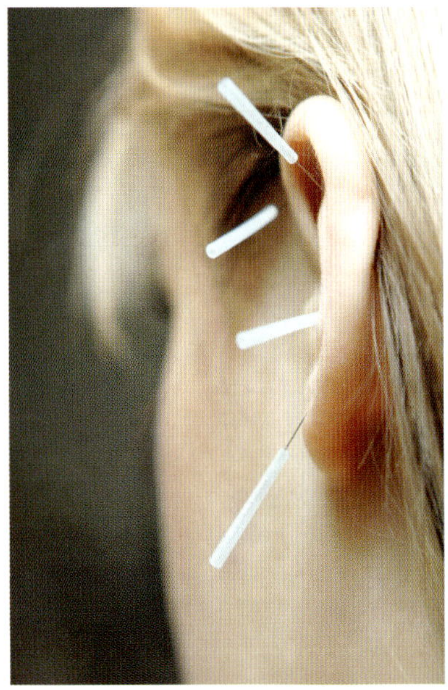

De même, on ignore si l'acupuncture influe de façon positive sur la fertilité des couples qui ne suivent pas de traitement. Cependant, elle pourrait augmenter la fertilité masculine en améliorant la qualité du sperme et surtout en réduisant le stress, facteur qui altère les chances de concevoir.

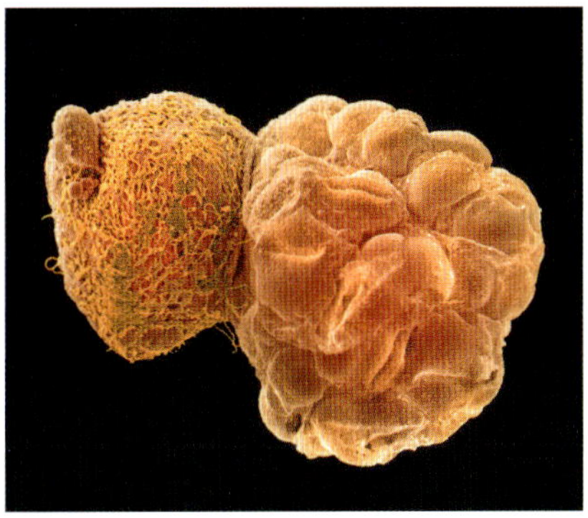

VOUS ÊTES À 2 SEMAINES ET 5 JOURS

Encore 261 jours…

CE QU'IL SE PASSE

Cet embryon a atteint le stade de blastocyste, 5 jours après la fécondation. On le voit ici sortir de la membrane qui entourait l'ovule avant la fécondation. À cette étape, le blastocyste se trouve dans l'utérus et se prépare à s'y implanter.

En attendant l'implantation, songez à ce que vous ressentirez si votre utérus contient deux œufs prêts à s'y implanter !

Êtes-vous enceinte et si oui, comment réagirez-vous si vous attendez des jumeaux ? Ceux-ci, selon qu'ils sont issus d'un ovule ou de deux, sont appelés monozygotes ou dizygotes (voir p. 51).

Les faux jumeaux (dizygotes) sont issus de deux ovules fécondés par deux spermatozoïdes. C'est souvent le cas à la suite d'une FIV (voir p. 37) lorsque deux embryons sont placés dans l'utérus.

Les vrais jumeaux (monozygotes) sont issus d'un seul ovule fécondé par un seul spermatozoïde, qui s'est divisé pour donner deux embryons. La division peut avoir lieu jusqu'à 9 jours après la fécondation. Si le zygote (voir p. 57) se divise au cours des 3 premiers jours, les cellules donneront naissance à deux placentas et deux sacs amniotiques. Si la division se produit à l'étape du blastocyste (voir ci-contre), 4 à 9 jours après la fécondation, les fœtus partageront le même placenta mais auront chacun un sac amniotique. Si la division se produit après le 10e jour, les fœtus auront le même placenta et le même sac amniotique.

Vos chances de mettre au monde de faux jumeaux, issus de deux ovules fécondés séparément, dépendent beaucoup de vos antécédents familiaux. On dit souvent que les jumeaux sautent une génération mais ce n'est pas toujours le cas. En réalité, vos chances d'avoir des jumeaux sont simplement plus élevées s'il y a déjà des jumeaux dans votre famille proche.

Les antécédents familiaux comptent davantage quand il s'agit de faux jumeaux nés du côté de la mère. En effet, la naissance de ce type de jumeaux dépend de la tendance de la mère à produire deux ovules par cycle (voir p. 49), tendance qui peut être héréditaire. Toutefois, et bien que les raisons en soient moins connues, les antécédents de jumeaux du côté du père entrent également en ligne de compte. Il est possible que l'homme transmette à ses filles un gène qui leur fasse libérer plusieurs ovules par cycle.

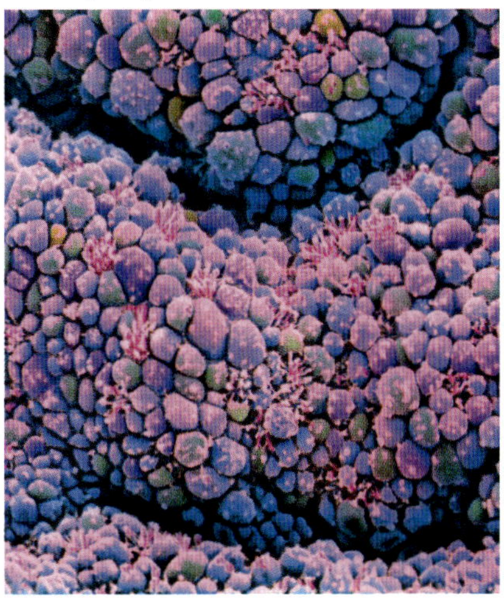

Lors de la fécondation, l'endomètre sécrète des nutriments destinés à l'embryon. Il se prépare de la même manière quel que soit le nombre d'embryons qui s'y implantent.

LE JUMEAU PERDU

La conception de jumeaux pourrait être plus fréquente qu'il n'y paraît. Sans le savoir, certaines femmes perdent un fœtus au tout début de la grossesse. Il est possible d'avoir les symptômes d'une fausse couche et de mener sa grossesse à terme en mettant au monde un bébé en bonne santé.

On connaît mal la fréquence et les causes de ce phénomène. Alors qu'environ 1 % des grossesses donne naissance à des jumeaux, des études fondées sur des échographies faites au tout début de la grossesse montrent que les chiffres sont alors beaucoup plus élevés. Certains experts pensent qu'à l'origine, 15 % des grossesses pourraient être gémellaires. La perte d'un des jumeaux pourrait être la manière qu'à la nature d'éliminer les imperfections.

BON À SAVOIR

Il y a 0,003 % de chances d'avoir de vrais jumeaux.

Les vrais jumeaux représentent un quart des grossesses gémellaires. Il naît un peu plus de jumelles que de jumeaux.

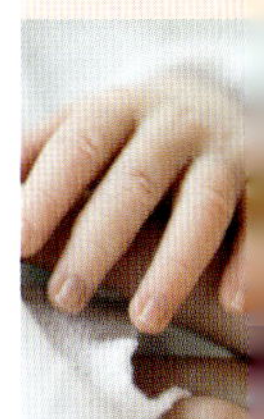

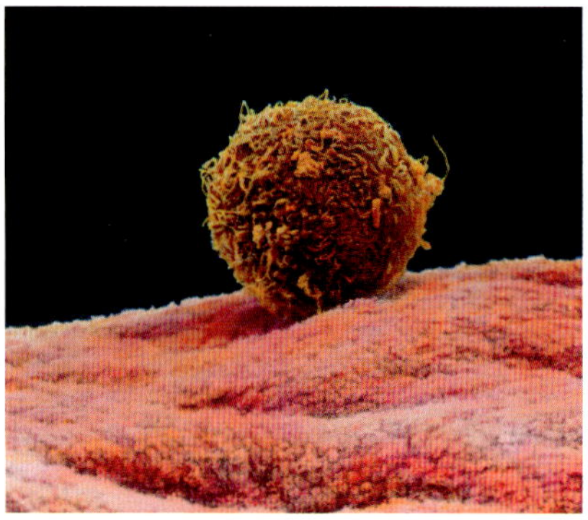

VOUS ÊTES À 2 SEMAINES ET 6 JOURS

Encore 260 jours…

CE QU'IL SE PASSE

Le blastocyste se prépare à s'implanter dans la muqueuse utérine, qui est également appelée endomètre. Une fois l'implantation achevée, environ une semaine après la fécondation, la grossesse sera établie.

Vos organes reproducteurs s'adaptent pour permettre à votre corps de maintenir la grossesse.

Si la conception a eu lieu, le blastocyste, masse de cellules qui est à l'origine du fœtus, va se préparer à s'implanter dans la muqueuse de votre utérus et le placenta va commencer à se former.

Néanmoins, avant que ceci se produise, un autre changement important doit avoir lieu. Dans cette deuxième phase du cycle ovarien, appelée phase lutéale, le follicule qui a libéré l'ovule se transforme en corps jaune (*corpus luteum*). Le petit sac rempli de liquide se vascularise rapidement et, sous le contrôle de la LH, se met à produire de la progestérone, hormone qui entraîne la production d'un mucus indispensable à la survie de l'œuf, qui fait épaissir la muqueuse dans laquelle il va bientôt s'implanter (voir ci-dessous).

Le corps jaune produit aussi un peu d'œstrogène. À environ 8 à 12 semaines de grossesse, le placenta prendra la relève et produira la progestérone nécessaire à la grossesse. Le corps jaune continuera à jouer un petit rôle dans la production d'hormones de grossesse, jusqu'au 6e mois de grossesse environ, avant de régresser.

LE MIRACLE DE LA CONCEPTION

Quand on songe à tous les événements qui doivent s'enchaîner pour qu'un enfant soit conçu, le fait d'être enceinte relève quasiment du miracle ! Il n'est pas étonnant alors que l'on parle du « miracle » de la vie !

Pour que vous soyez enceinte :

- **Votre équilibre hormonal** doit être propice au développement d'un ovule.
- **L'ovulation doit avoir lieu** Si vous ne libérez pas d'ovule, la fécondation ne pourra pas se produire.
- **Vous devez avoir des relations sexuelles** au bon moment de votre cycle menstruel. Les spermatozoïdes peuvent survivre environ 3 jours dans une glaire cervicale saine mais si le timing est mauvais, l'ovule et le spermatozoïde ont peu de chances de se rencontrer. Certaines femmes ne peuvent concevoir que 2 ou 3 jours par mois.
- **Votre partenaire doit produire des spermatozoïdes** en grand nombre et de bonne qualité, capables de remonter la glaire cervicale pour atteindre l'ovule.
- **Une fois l'ovule fécondé,** le blastocyste doit s'implanter solidement dans la muqueuse utérine.
- **Le corps jaune** doit sécréter assez de progestérone pour maintenir la grossesse.

L'AVIS… DU MÉDECIN

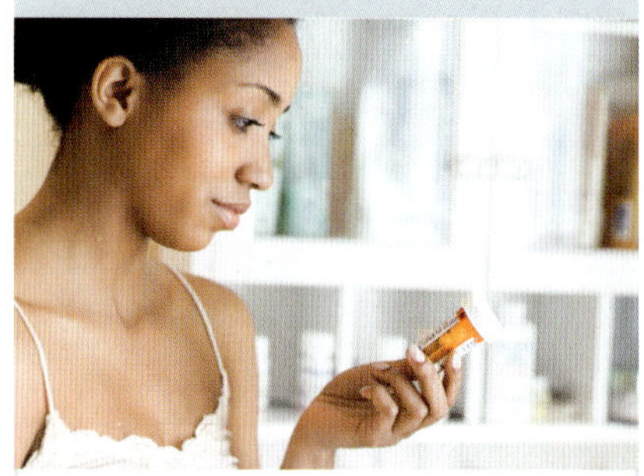

Dois-je arrêter mes médicaments au cas où je serais enceinte ? Certains médicaments sont sans danger au cours de la grossesse. Toutefois, les somnifères et de nombreux antalgiques et antihistaminiques (voir p. 23), par exemple, présentent des risques.

Si par mégarde vous avez pris un médicament en automédication, il y a peu de chance qu'une seule prise occasionne un danger. Néanmoins, en cas de doute, mieux vaut demander l'avis d'un spécialiste.

Si vous suivez un traitement, assurez-vous qu'il peut être poursuivi en cas de grossesse. Les pharmaciens pourront vous renseigner sur tous les médicaments mais votre médecin est le mieux placé en ce qui concerne les médicaments vendus sur ordonnance.

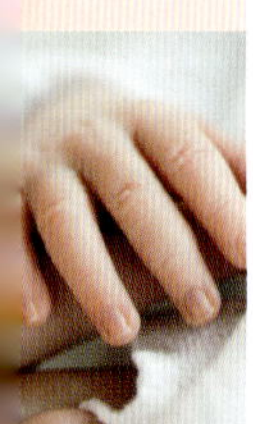

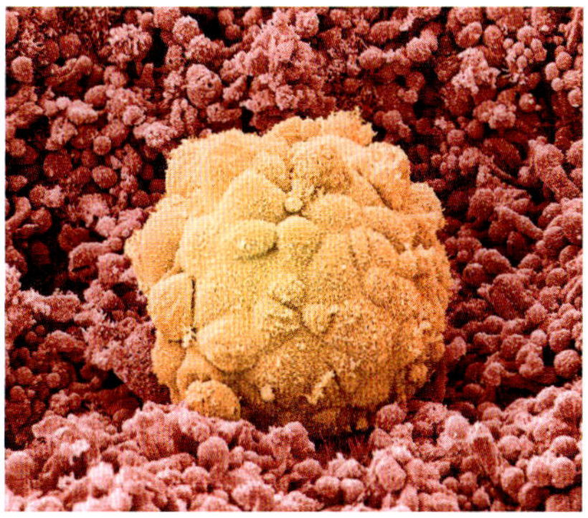

VOUS ÊTES À 3 SEMAINES EXACTEMENT

Encore 259 jours…

CE QU'IL SE PASSE

Le blastocyste est maintenant solidement implanté dans la muqueuse utérine. Une fois l'implantation achevée, le placenta, qui fournit à l'embryon l'oxygène et les nutriments dont il a besoin, va commencer à se développer.

Fécondé il y a une semaine, l'œuf s'implante à présent solidement dans votre utérus, où il va bientôt se transformer en embryon.

Environ 7 jours après la fécondation, le blastocyste s'implante dans l'endomètre. La zone pellucide a disparu et le blastocyste est désormais capable de s'accrocher à la muqueuse. L'endomètre est à présent plus réceptif et est devenu plus collant afin d'aider le blastocyste à s'y fixer : il érode des cellules de la muqueuse pour s'enfoncer sous sa surface.

La couche cellulaire externe du blastocyste se divise pour former deux couches. La couche externe creuse la muqueuse et sécrète des hormones qui informent votre corps que vous êtes enceinte, afin d'inciter l'utérus à accepter le blastocyste au lieu de perdre sa muqueuse et de l'évacuer lors de règles.

La couche interne va donner naissance au placenta et au sac amniotique, qui contiendront l'embryon. À l'intérieur du blastocyste se trouve une masse cellulaire interne qui va se transformer en embryon.

ÉTIREMENT ET DÉROULEMENT DU DOS

Détendez-vous Avant de faire votre test de grossesse, prenez le temps de faire ces étirements simples. Prendre dès maintenant l'habitude de faire ces exercices aidera votre corps à supporter les modifications importantes de la grossesse si vous êtes enceinte. Étirez-vous avant et après tout exercice pour éviter de vous froisser un muscle.

Pour étirer le dos, mettez-vous à quatre pattes et posez les fesses sur les pieds en étirant les bras devant vous, paumes sur le sol. Baissez le front le plus possible en gardant le cou dans l'alignement du dos et tendez les bras le plus loin possible. Inspirez lentement puis relâchez le dos et les bras en expirant. Répétez 10 fois.

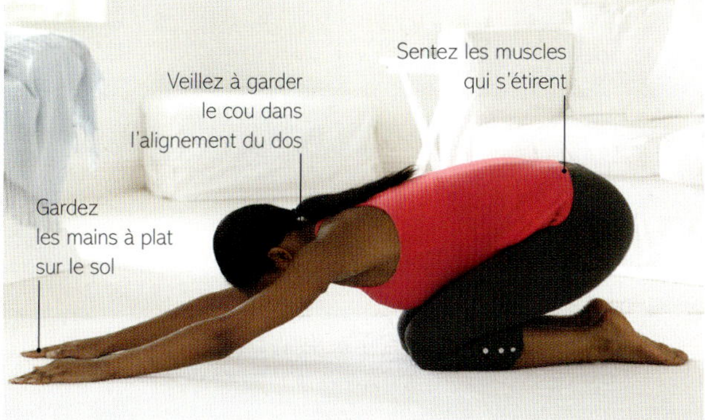
Sentez les muscles qui s'étirent
Veillez à garder le cou dans l'alignement du dos
Gardez les mains à plat sur le sol

Pour étirer les jambes, asseyez-vous sur le sol et tendez une jambe devant vous. Tenez votre pied ou votre cheville avec la main pendant quelques secondes. Commencez en inspirant et expirez pendant l'étirement. Répétez avec l'autre jambe.

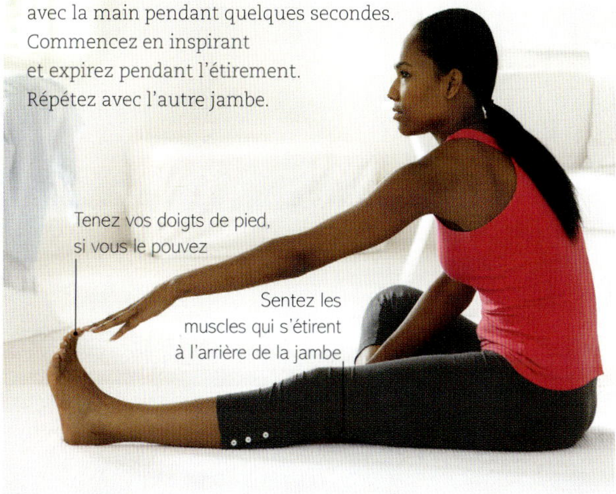
Tenez vos doigts de pied, si vous le pouvez
Sentez les muscles qui s'étirent à l'arrière de la jambe

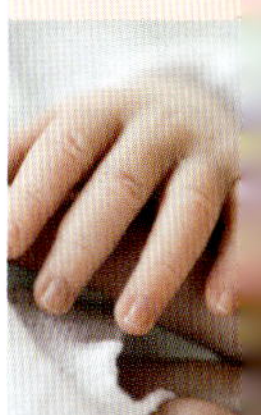

La 4e semaine

VOUS ALLEZ DEVOIR FAIRE PREUVE DE PATIENCE POUR SAVOIR SI VOUS ÊTES ENCEINTE.

Le futur embryon est à présent bien implanté dans l'endomètre et commence à se développer. Vous pouvez faire un test de grossesse, mais vous risquez d'être déçue ou incertaine du résultat car à cette étape un résultat définitif est peu probable. Si l'inquiétude vous gagne, ou la peur de voir vos espoirs réduits à néant, partagez vos doutes avec votre compagnon. Peut-être est-il aussi anxieux que vous.

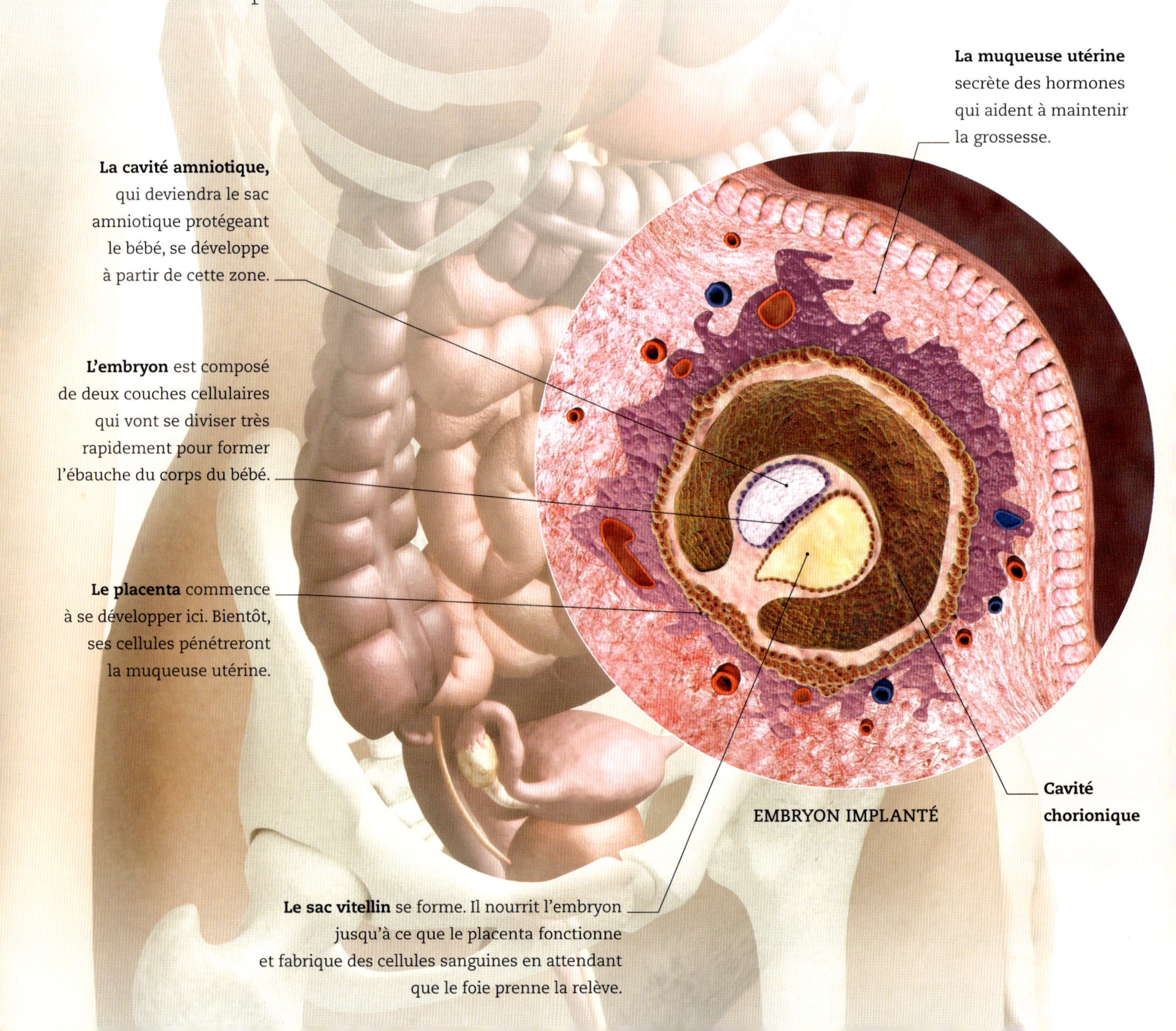

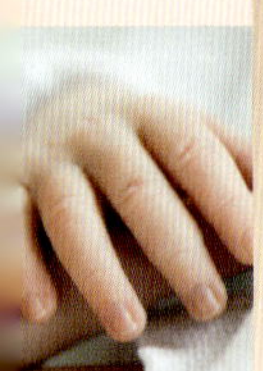

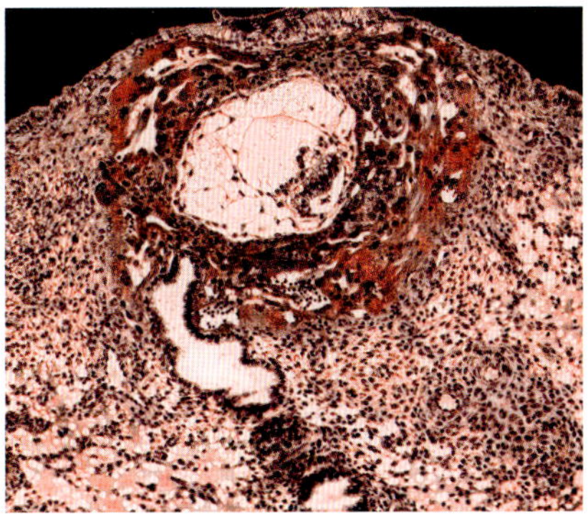

VOUS ÊTES À 3 SEMAINES ET 1 JOUR

Encore 258 jours…

BÉBÉ AUJOURD'HUI

Cette coupe d'un blastocyste implanté dans un utérus montre, à cette étape de la grossesse, un fluide (au centre) et deux zones de cellules blanches séparées par des cellules sombres, qui formeront l'embryon (qui mesure actuellement moins de 0,5 mm).

Les hormones de grossesse sont déjà secrétées, mais peuvent être difficiles à détecter. Mieux vaut donc attendre avant de faire un test.

Peut-être êtes-vous tentée de faire un test de grossesse au moment d'entamer la 4e semaine de votre cycle. La plupart des femmes utilisent un test de grossesse à faire à domicile, vendu sans ordonnance (voir p. 71). Ce type de test est facile à utiliser et détecte le niveau d'HCG (l'hormone chorionique gonadotrophique) dans l'urine, produite dès que l'embryon s'implante dans l'endomètre.

Certains tests affirment pouvoir détecter une grossesse dès 6 jours avant la date prévue pour le retour des règles, mais si vous faites un test aussi tôt dans le cycle, votre taux d'HCG peut ne pas être assez élevé pour donner un résultat positif, même si vous êtes enceinte.

L'AVIS… D'UNE SAGE-FEMME

J'ai peur de faire un test de grossesse car mon compagnon sera déçu si je ne suis pas enceinte. Cela risque-t-il d'affecter mes chances de concevoir? Ressentir une pression pour concevoir est source de stress et peut affecter l'hypothalamus (voir p. 38), zone du cerveau qui contrôle le cycle menstruel. L'enthousiasme de votre compagnon peut donc en réalité s'avérer contre-productif.

Expliquez à votre compagnon qu'un même espoir est partagé, mais que vous vous sentez sous pression et que, par conséquent, vous craignez que cela affecte votre capacité à concevoir. À l'inverse, si vous n'êtes pas convaincue d'être prête à avoir un enfant, c'est également le moment d'en discuter. La grossesse est un événement qui change une vie. Vous et votre compagnon devez être totalement investis dans ce projet et conscients que cela peut, en soi, être stressant.

Amusez-vous ensemble et veillez à ce que la pression n'enlève pas le plaisir et la spontanéité de vos relations sexuelles (voir p. 49).

LE JOURNAL DE VOTRE GROSSESSE

La procréation est une expérience passionnante. Pourquoi ne pas la mettre par écrit ? C'est un bon moyen de passer le temps en attendant de faire un test de grossesse. En plus des dates de vos règles et de vos signes d'ovulation, notez les joies et les déceptions que vous avez connues à ce jour.

Une fois enceinte, vous noterez dans votre journal tout ce que vous ressentez : votre émotion à la vue du symbole positif sur le test de grossesse, comment vous avez annoncé la nouvelle à votre compagnon et sa réaction, à quoi ressemblait le premier coup de pied de votre bébé, les meilleurs et les pires aspects de la grossesse. Vous découvrirez que donner libre cours à vos pensées concernant les petits défauts de votre compagnon ou de votre belle-mère a un effet thérapeutique étonnant !

En plus de constituer un compte rendu unique de votre grossesse, votre journal vous sera d'un précieux secours lors des grossesses suivantes. Par exemple, vous serez sans doute ravie d'y découvrir que les nausées et les vomissements ne durent pas !

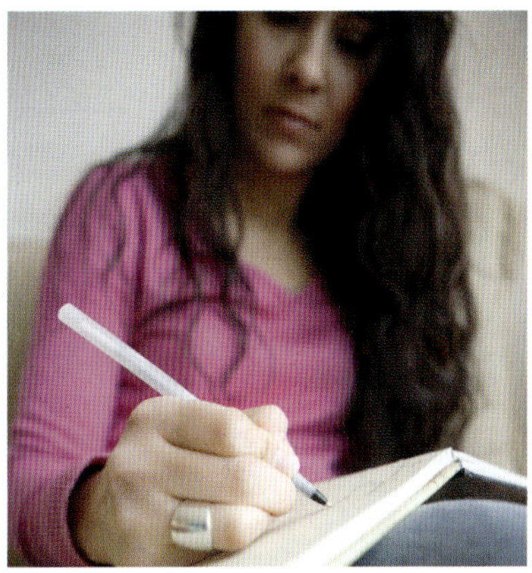

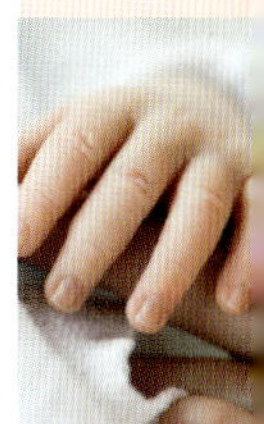

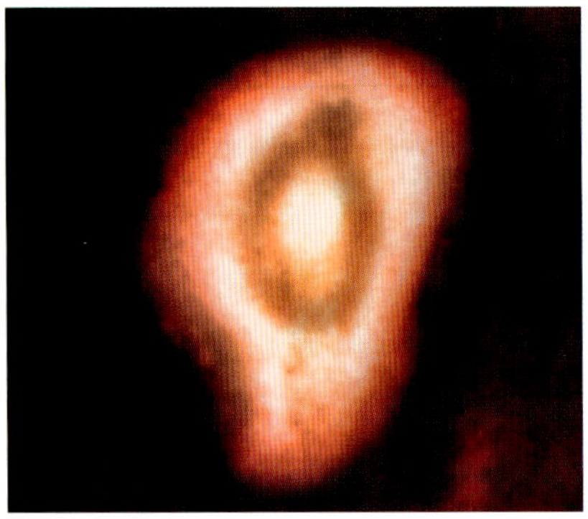

VOUS ÊTES À 3 SEMAINES ET 2 JOURS

Encore 257 jours…

BÉBÉ AUJOURD'HUI

Cette image de synthèse montre un blastocyste entièrement implanté dans l'endomètre. Les cellules sombres, en haut sous le premier halo clair, sont celles qui donneront naissance à l'embryon.

À présent que vous êtes peut-être enceinte, veillez à adopter une hygiène de vie saine pour être en pleine forme.

PETITS SECRETS DE FEMMES

Les croyances culturelles

- **Les futurs pères hindous** divisent les cheveux de leur compagne trois fois vers le haut, d'avant en arrière, pour stimuler le développement du bébé.
- **Dans certains pays,** l'accent est mis sur la protection du bébé à naître. En Thaïlande, le ventre des femmes enceintes peut être peint pour éloigner les mauvais esprits. Par ailleurs, faire des cadeaux avant la naissance est réputé attirer les mauvais esprits.

À SAVOIR

La cigarette contient au moins 30 produits chimiques susceptibles d'affecter la fertilité.

Fumer ralentit la multiplication des cellules et est donc néfaste au cours des premières semaines de la grossesse. La cigarette réduit la fertilité féminine, affecte la qualité du sperme et peut diminuer le taux de testostérone des hommes.

Une fois votre grossesse confirmée, la semaine prochaine, vous recevrez plus d'informations sur la santé que jamais auparavant en particulier au sujet de votre alimentation. Mangez-vous équilibré ? Devez-vous réduire la quantité de sucre, de sel ou de fast-food que vous consommez ? Avez-vous commencé à prendre un complément en acide folique (voir p. 35) et en vitamine D (voir p. 79) ? Faites-vous assez d'exercice ? Le pratiquez-vous en toute sécurité ? Même si vous n'êtes pas encore certaine d'être enceinte, adaptez votre mode de vie dès à présent. Reportez-vous aux p. 14 à 29 pour prendre connaissance des informations principales. En outre, il est important de connaître les premiers signes de grossesse afin de distinguer ce qui est normal de ce qui ne l'est pas. Si vous souffrez d'une maladie chronique ou si vous êtes sous traitement, demandez conseil à votre médecin.

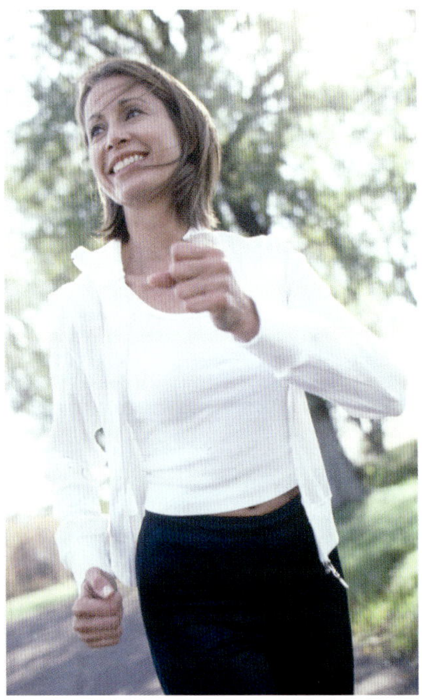

Faites un exercice doux comme la marche ou la natation, parfait avant, pendant et après la grossesse.

GROS PLAN SUR… VOTRE SANTÉ

L'hygiène de vie

Si vous fumez (ou si votre compagnon fume), vous devriez arrêter. Vous réduirez ainsi le risque de fausse couche, d'accouchement d'un enfant mort-né, de prématurité, de faible poids de naissance ou de mort subite du nourrisson.

Attention aussi à l'alcool : quand vous buvez, l'alcool présent dans votre sang passe dans le placenta et atteint votre futur bébé. Plus vous en buvez, plus il y a de risque pour le fœtus. Le mieux est donc de ne pas consommer d'alcool pendant toute votre grossesse.

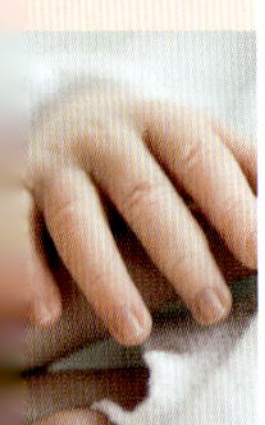

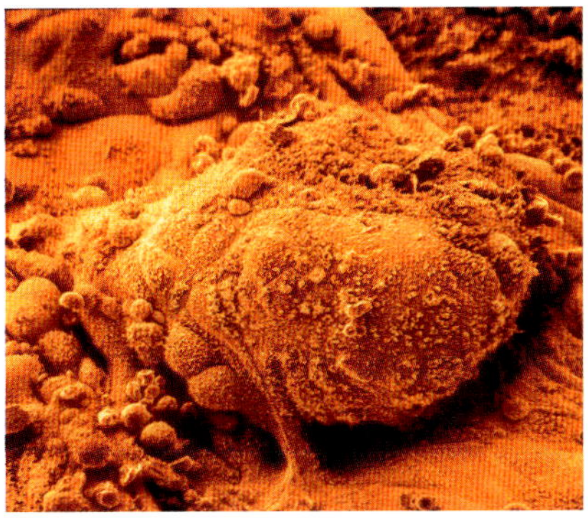

VOUS ÊTES À 3 SEMAINES ET 3 JOURS

Encore 256 jours...

BÉBÉ AUJOURD'HUI

L'embryon s'est implanté dans l'utérus et son point d'entrée dans l'endomètre est à présent bouché par un caillot de sang. C'est ce qui est visible ici : le caillot qui empêche tout saignement et protège l'embryon.

Soyez positive et tâchez de vous occuper l'esprit pour éviter de vous demander constamment si vous êtes enceinte.

L'AVIS... DU MÉDECIN

J'ai fait un test de grossesse et je ne suis toujours pas enceinte après 6 mois d'essai. Mes règles irrégulières pourraient-elles en être la cause? Les cycles menstruels qui varient de plus de quelques jours d'un mois sur l'autre sont considérés comme irréguliers. Avoir un cycle irrégulier peut être gênant lorsque l'on essaie de faire un bébé, mais surveiller vos signes d'ovulation (voir p. 43) peut vous aider à prévoir quand se produira votre courte fenêtre de fertilité.

Une ovulation et des règles irrégulières sont à l'origine de 30 à 40 % des problèmes de fertilité. De nombreux facteurs déterminent le taux de fertilité d'une femme : son âge, l'acidité de sa glaire cervicale, l'ouverture de ses trompes de Fallope, etc. Mais le facteur le plus important est le fait qu'elle ovule régulièrement. L'anovulation est un trouble caractérisé par des règles irrégulières et une absence d'ovule. Moins vous libérez d'ovules, moins vous aurez de chances de concevoir. Mais vous pourrez avoir un traitement qui stimule la production d'ovules et l'ovulation.

Attendre l'arrivée de vos règles, ou mieux, espérer leur retard, peut être assez stressant si vous essayez de concevoir un bébé. Si votre cycle menstruel est irrégulier, il est possible que vous ignoriez la date de vos prochaines règles et que vous ne sachiez donc pas si vous avez du retard. L'incertitude risque de vous rendre anxieuse et chaque fois que vous irez aux toilettes, vous aurez peur de constater l'arrivée de vos règles.

Que vous pensiez ou non avoir des problèmes de fertilité, l'attente peut être pénible et, si vous avez vos règles, la déception peut être difficile à supporter. Avoir vos règles, attendre l'ovulation, espérer être enceinte et découvrir que vous ne l'êtes pas peut, mois après mois, devenir épuisant.

Mieux vaut consulter un médecin si vous essayez de concevoir sans succès depuis un an, voire depuis 6 mois si vous avez plus de 35 ans ou soupçonnez un problème de fertilité, comme des trompes de Fallope bouchées. Essayez de vous confier à une amie, en veillant à ce que votre problème ne tourne pas à l'obsession et ne domine pas votre relation.

Si vous commencez tout juste à essayer de concevoir, sachez que vous avez seulement 1 chance sur 4 ou 5 de tomber enceinte chaque mois. Les probabilités que vous soyez déjà enceinte sont donc faibles !

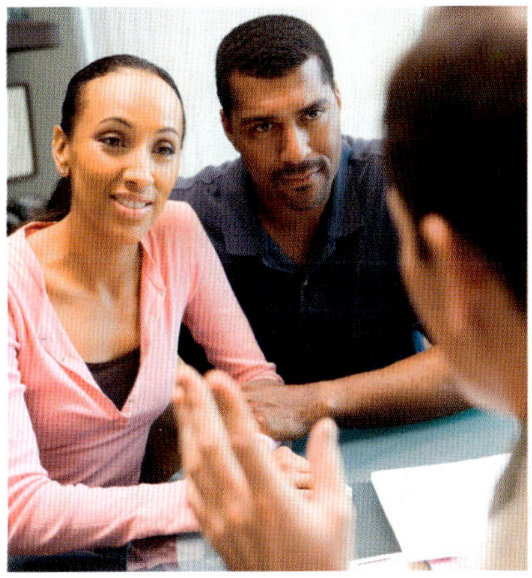

Si vous avez plus de 35 ans et essayez de concevoir depuis plus de 6 mois, votre médecin vous fera un bilan de fertilité (composé d'un bilan sanguin, pour vous, et d'un spermogramme pour votre compagnon).

BON À SAVOIR

En France, environ 1 grossesse sur 3 serait accidentelle.

Selon un rapport de l'OMS, il y aurait dans le monde à peu près 87 millions de grossesses accidentelles par an. Lors d'une étude réalisée au Royaume-Uni, 31 % des femmes interrogées ont répondu que leur grossesse n'était pas prévue (sans compter celles qui ont interrompu leur grossesse).

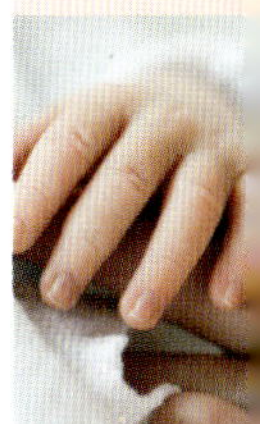

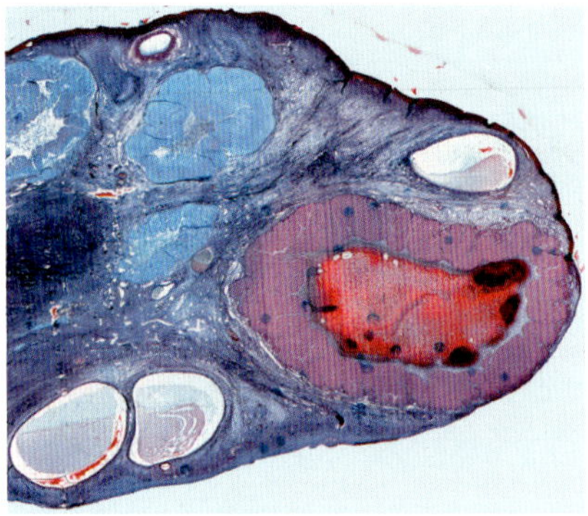

VOUS ÊTES À 3 SEMAINES ET 4 JOURS

Encore 255 jours…

BÉBÉ AUJOURD'HUI

Pour s'implanter dans l'utérus, le futur embryon a besoin que ce qui reste du follicule, ou corps jaune (coloré en rose sur cette coupe transversale d'un ovaire), produise de la progestérone afin de faire épaissir l'endomètre.

Vous sentez-vous différente ? Sans doute êtes-vous à l'affût du moindre signe qui pourrait indiquer que vous êtes enceinte.

GROS PLAN SUR… LA NUTRITION

Interdits alimentaires

Ne faites pas de régime ! Limiter vos apports alimentaires pendant la grossesse peut entraîner des carences pour le bébé et augmenter le risque de complications. Votre poids sera surveillé du premier au dernier jour.

Si vous espériez perdre du poids avant d'être enceinte, mais n'avez pas réussi, n'entamez pas de régime maintenant. Des recherches ont montré que vous pouviez gérer la prise de poids pendant la grossesse en toute sécurité, et ainsi réduire le risque de complications : pré-éclampsie, diabète gestationnel, hypertension et accouchement prématuré.

Si vous suivez déjà un régime hypocalorique sur les conseils d'un médecin, adaptez-le pendant la grossesse.

Si vous présentez une insuffisance pondérale, votre médecin vous aidera à retrouver une alimentation équilibrée.

Si vous suivez la tendance qui consiste à supprimer certains aliments ou groupes d'aliments comme les produits laitiers ou le gluten (voir ci-contre), assurez-vous que votre alimentation ne manque pas de nutriments essentiels.

Il est sans doute encore trop tôt pour que vous ressentiez des symptômes de la grossesse, bien que vous puissiez avoir un léger saignement (voir p. 67). Néanmoins, certaines femmes affirment « sentir » et « savoir » qu'elles sont enceintes avant que leurs seins subissent de changement et avant d'éprouver la moindre nausée. Vous pouvez effectivement connaître votre corps au point de remarquer qu'il change avant même de faire un test de grossesse. Malheureusement, il arrive aussi que notre imagination nous joue des tours et la simple envie d'être enceinte peut créer l'illusion. Si vous ne ressentez aucune différence, ne vous inquiétez pas, à ce stade c'est plutôt normal !

La seule façon d'être certaine que vous êtes enceinte est de faire un test de grossesse (voir p. 71). Vous n'avez pas besoin d'aller consulter votre médecin car le test qu'il vous ferait passer est identique à ceux que vous pouvez acheter en vente libre. Si le test est positif, vous êtes enceinte !

L'AVIS… DU NUTRITIONNISTE

Puis-je conserver un régime sans gluten pendant ma grossesse ? Si vous souffrez de maladie cœliaque, il est important de continuer votre régime sans gluten afin de réduire les risques de complications. Il en va de même si vous êtes intolérante au gluten. Dans un cas comme dans l'autre, une supplémentation en calcium, fer et vitamine B12 peut être nécessaire.

Consommez au moins trois portions de produits laitiers ou équivalents par jour. Mangez de la viande rouge pour le fer et la vitamine B12, ou prenez des compléments.

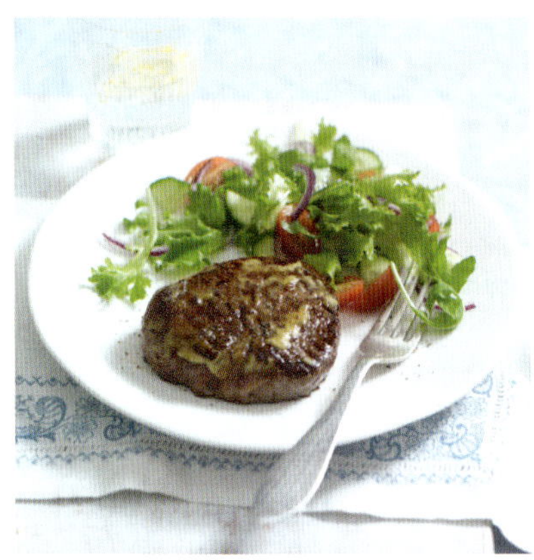

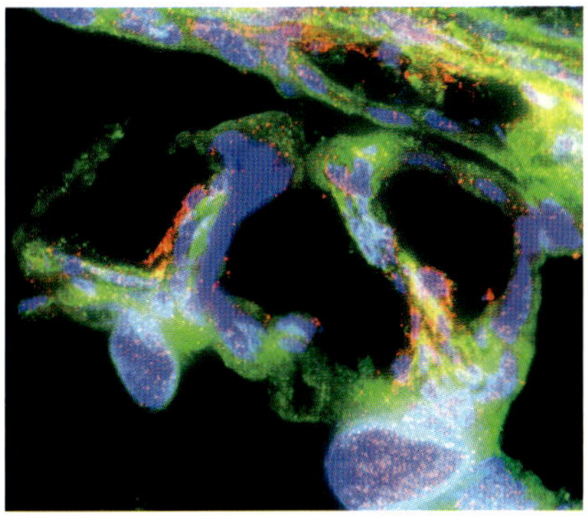

VOUS ÊTES À 3 SEMAINES ET 5 JOURS

Encore 254 jours...

BÉBÉ AUJOURD'HUI

Cette image montre la première étape du développement du placenta. On y voit un nucleus (en bleu) à l'intérieur du réseau de cellules d'où sortiront les villosités choriales. D'abord pleines, les villosités contiendront par la suite des vaisseaux sanguins.

Lors de son implantation dans l'utérus, l'œuf peut provoquer un léger saignement.

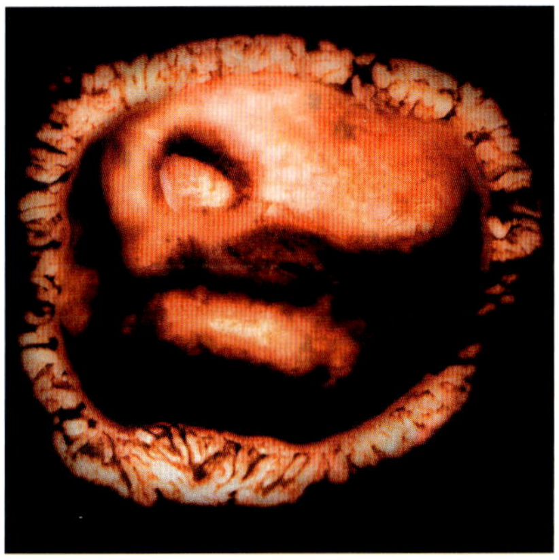

Cette image de synthèse montre le blastocyste à l'intérieur de l'utérus. La couche externe de cellules imbriquées qui l'entoure, clairement visible, donnera naissance au placenta.

BON À SAVOIR

On pense qu'environ 50 % des grossesses pourraient avorter spontanément avant l'implantation.

Jusqu'à un tiers des grossesses avortent spontanément jusqu'à la 5e SA et environ un quart finissent par une fausse couche entre la 5e et la 7e SA (voir p. 94). Heureusement, le risque de fausse couche diminue avec le temps et chute de manière spectaculaire après la 12e SA.

La masse de cellules, ou blastocyste, qui va donner naissance à l'embryon, est désormais complètement implantée dans l'endomètre et ce dernier s'est régénéré en la recouvrant.

Lors du processus complexe de la conception, environ la moitié seulement des œufs fécondés atteignent le stade de blastocyste et seule la moitié de ceux qui y parviennent arrivent à s'implanter dans l'utérus.

En s'implantant dans l'endomètre, le blastocyste provoque parfois un léger saignement. Ce saignement peut entraîner un doute concernant la datation de la grossesse, car il se produit à peu près à la date prévue pour vos règles suivantes.

La couleur du sang peut varier. Dans la plupart des cas, il est rosâtre, mais il peut aussi être rouge vif ou brunâtre. Tant que le saignement n'est pas trop abondant, sa couleur n'a pas vraiment d'importance. S'il dure peu de temps et que vous ne ressentez aucune gêne, il est probable que tout se passe bien mais il est plus prudent de le vérifier auprès de votre médecin.

Si environ 25 % des femmes ont des saignements en début de grossesse, la plupart arriveront à terme. Cependant, un saignement peut indiquer une fausse couche, en particulier s'il est accompagné de douleurs rappelant les règles. Le cas échéant, consultez votre médecin.

LES GROSSESSES RAPPROCHÉES

Vous avez sans doute mûrement réfléchi à l'idée d'avoir un second enfant. Il n'y a pas d'écart d'âge idéal mais les éléments suivants peuvent entrer en ligne de compte :

Les pour

- **Vous êtes en « mode bébé »** Vous avez l'habitude de vous occuper d'un nourrisson et vous avez déjà tout l'équipement requis.
- **Un enfant de 2 ans** aura peut-être moins de mal à accepter un frère ou une sœur qu'un enfant de 4 ans, plus conscient de partager l'attention de ses parents.
- **Il y aura toujours des querelles** mais les enfants d'âge proche ont tendance à mieux jouer ensemble.

Les contre

- **Il est fatiguant** de s'occuper d'un jeune enfant quand on est enceinte.
- **Des grossesses proches** peuvent mettre le corps à rude épreuve.
- **Si vous avez un second bébé** avant que le premier sache marcher, vous devrez beaucoup les porter et risquez davantage d'avoir mal au dos.
- **Vous n'aurez pas beaucoup de temps** pour apprendre à connaître votre premier enfant avant que le second entre en scène.

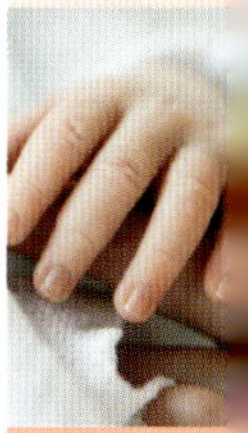

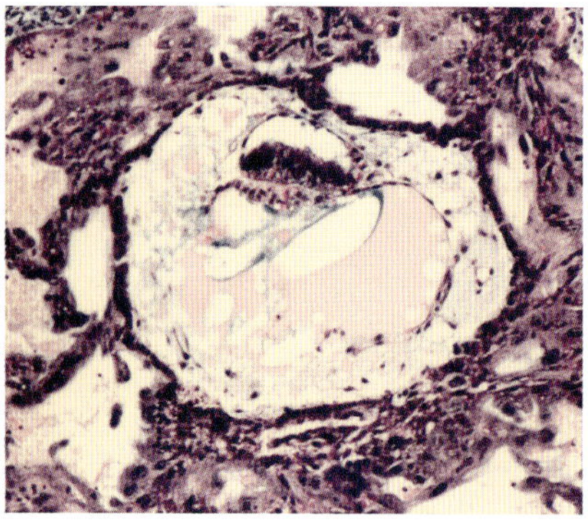

VOUS ÊTES À 3 SEMAINES ET 6 JOURS

Encore 253 jours…

BÉBÉ AUJOURD'HUI

Cette vue au microscope d'un blastocyste implanté montre la cavité amniotique (zone blanche semi-circulaire, en haut), les cellules du futur bébé, juste en dessous (zone ovale sombre, en haut) et le sac vitellin (zone rose située en bas).

Des changements complexes ont lieu dans l'utérus pour créer un environnement sûr et apporter les éléments nutritifs à l'embryon.

La masse de cellules implantées dans votre utérus pose déjà les fondations de sa future vie en tant qu'embryon. La cellule germinale est constituée de deux couches et forme un disque plat qui divise en deux chambres l'intérieur du blastocyste, rempli de liquide. La plus petite des deux chambres donnera naissance au sac amniotique et la plus grande, plus proche du futur placenta, au sac vitellin, qui nourrira l'embryon au début de son développement. Le cordon ombilical va se développer près de la chambre la plus petite. Les cellules germinales internes se développent plus lentement que les cellules des couches externes, qui s'étendent rapidement.

Au début, le cordon ombilical est une simple tige non vascularisée, qui sert seulement à relier l'embryon au futur placenta (voir p. 76), dont le rôle sera vital pour le développement du bébé.

L'AVIS… DU NUTRITIONNISTE

J'espère être enceinte mais je suis inquiète à propos du poids que je risque de prendre et j'ai peur de ne plus jamais être mince ! De nos jours, il est presque impossible de passer devant un kiosque à journaux sans voir la photo d'une célébrité qui a retrouvé la ligne immédiatement après son accouchement… Ce phénomène inquiète les professionnels de la santé, car une perte de poids importante après la naissance n'est bonne ni pour la mère ni pour l'enfant.

La prise de poids moyenne au cours de la grossesse est de 11 à 14,5 kg pour une femme dont l'indice de masse corporelle est normal (voir p. 17). Le bébé et le placenta représentent une bonne partie de ce poids auquel viennent s'ajouter le liquide amniotique et l'utérus, de plus en plus importants au fil des semaines, et les réserves en graisse (voir p. 99). Une grande partie sera par conséquent perdue lors de l'accouchement. Par ailleurs, après la naissance, certains des kilos pris fourniront les nutriments nécessaires à l'allaitement, qui consomme jusqu'à 500 calories par jour.

Le meilleur moyen de limiter votre prise de poids pendant la grossesse est de manger sainement et de faire régulièrement de l'exercice en douceur.

Vous aurez besoin de calories supplémentaires seulement au dernier trimestre, dans la limite de 200 calories par jour, soit l'équivalent d'une banane et d'un verre de lait.

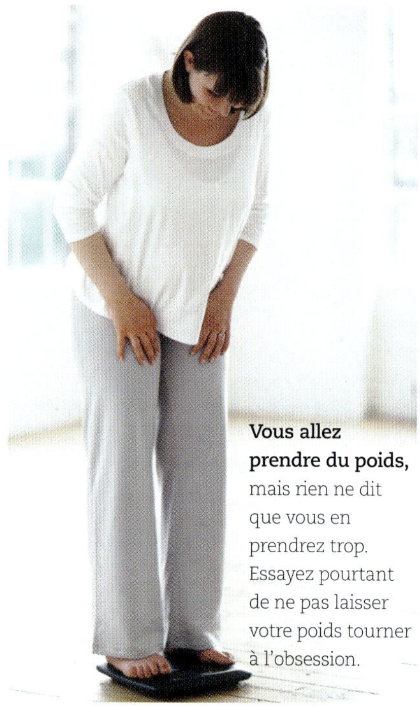

Vous allez prendre du poids, mais rien ne dit que vous en prendrez trop. Essayez pourtant de ne pas laisser votre poids tourner à l'obsession.

BON À SAVOIR

Les bébés sont plus gros.

Cela est dû principalement à l'amélioration de l'alimentation et des conditions de vie. Néanmoins, les mères en surpoids risquent davantage de souffrir de diabète, ce qui peut augmenter le poids du bébé.

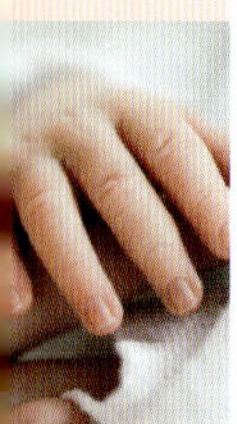

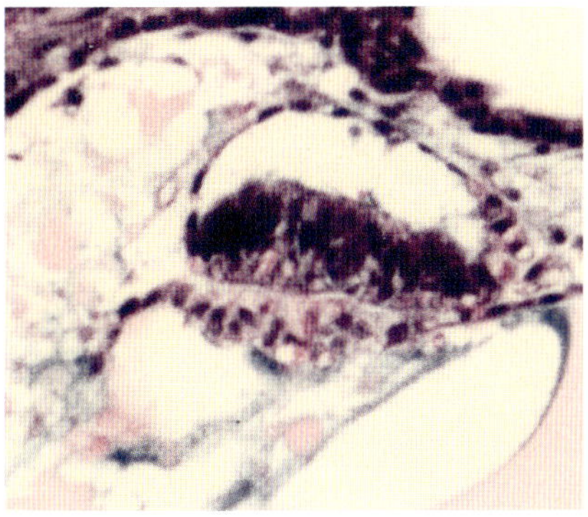

VOUS ÊTES À 4 SEMAINES EXACTEMENT

Encore 252 jours…

BÉBÉ AUJOURD'HUI

Cette image montre les deux couches de cellules qui constituent l'embryon : celles de la couche supérieure, plus sombres et plus rectangulaires, se trouvent du côté de la cavité amniotique. Celles de la couche inférieure se trouvent du côté du sac vitellin.

Vous êtes irritable et fatiguée et vos seins sont sensibles ? Peut-être êtes-vous bel et bien enceinte !

La nature est étrange. Vous pouvez vous sentir mal et déprimée comme lorsque vous souffrez du syndrome prémenstruel et en conclure que vous n'êtes pas enceinte, alors qu'en réalité, il y a de nombreux points communs entre les symptômes du syndrome prémenstruel et ceux du début de la grossesse. Ces similarités sont dues au fait que les hormones à l'origine du syndrome prémenstruel augmentent également pendant la grossesse. Vous pouvez aussi être irritable et émotive en dehors de tout syndrome prémenstruel, simplement à cause de l'anxiété qu'engendrent le désir d'être enceinte et l'attente pour savoir si vous avez ou non vos règles.

Il est difficile de conserver son calme au milieu de cette tempête d'hormones et d'émotions. Le simple fait d'exprimer vos émotions et vos angoisses pourra vous aider à traverser cette période de tensions. Confiez-vous à votre compagnon, à une parente ou à une amie, qui peuvent comprendre ce que vous ressentez.

Malgré la frustration occasionnée, vous devrez attendre jusqu'à ce que vous puissiez faire un test de grossesse. Si le retour de vos règles était prévu pour aujourd'hui (28e jour de votre cycle) et que vous ne les aviez pas, vous pouvez faire un test dès aujourd'hui ou patienter jusqu'à demain. Bonne chance !

GROS PLAN SUR… VOTRE CORPS

Commencez à vous entraîner !

Il n'est jamais trop tôt pour tonifier votre plancher pelvien et vous serez heureuse de vous y être prise tôt quand vous serez enceinte. Le plancher pelvien est constitué de l'ensemble des muscles qui s'étirent entre vos jambes et s'étend du pubis, sur l'avant, à la colonne vertébrale, sur l'arrière. Il maintient et soutient la vessie, l'utérus et les intestins et contrôle les muscles qui ferment l'anus, l'urètre et le vagin.

Comment tonifier votre plancher pelvien :

- **Localisez-le :** fermez les yeux et essayer de visualiser les muscles qui s'étirent entre vos jambes et soutiennent votre utérus et votre vessie.
- **Contractez** les muscles de votre plancher pelvien en les ramenant vers le haut et l'intérieur, comptez jusqu'à 5 et relâchez. Répétez cet exercice au moins 10 fois par jour.
- **Test :** si vous avez du mal à identifier les muscles de votre plancher pelvien, imaginez que vous essayez d'arrêter d'uriner. Les muscles que vous contractez sont ceux du plancher pelvien.

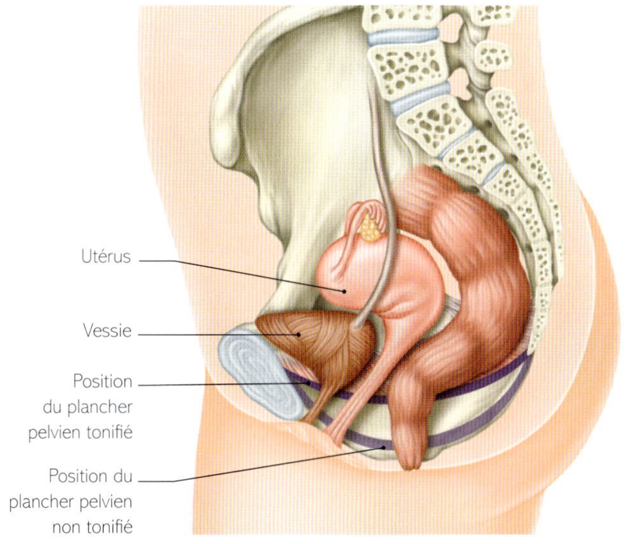

La 5e semaine

SI VOUS N'AVEZ PAS VOS RÈGLES ET SI VOTRE TEST EST POSITIF, VOUS ÊTES ENCEINTE !

Si votre grossesse est confirmée, il est normal que vous ressentiez des émotions contradictoires : excitation, incrédulité, joie et anxiété. Votre vie et celle de votre compagnon sont sur le point de changer du tout au tout. Prenez le temps de digérer la grande nouvelle. Peut-être n'avez-vous pas encore l'impression d'être enceinte, mais des changements importants se produisent dans votre utérus. Petit à petit, la vie grandit en vous.

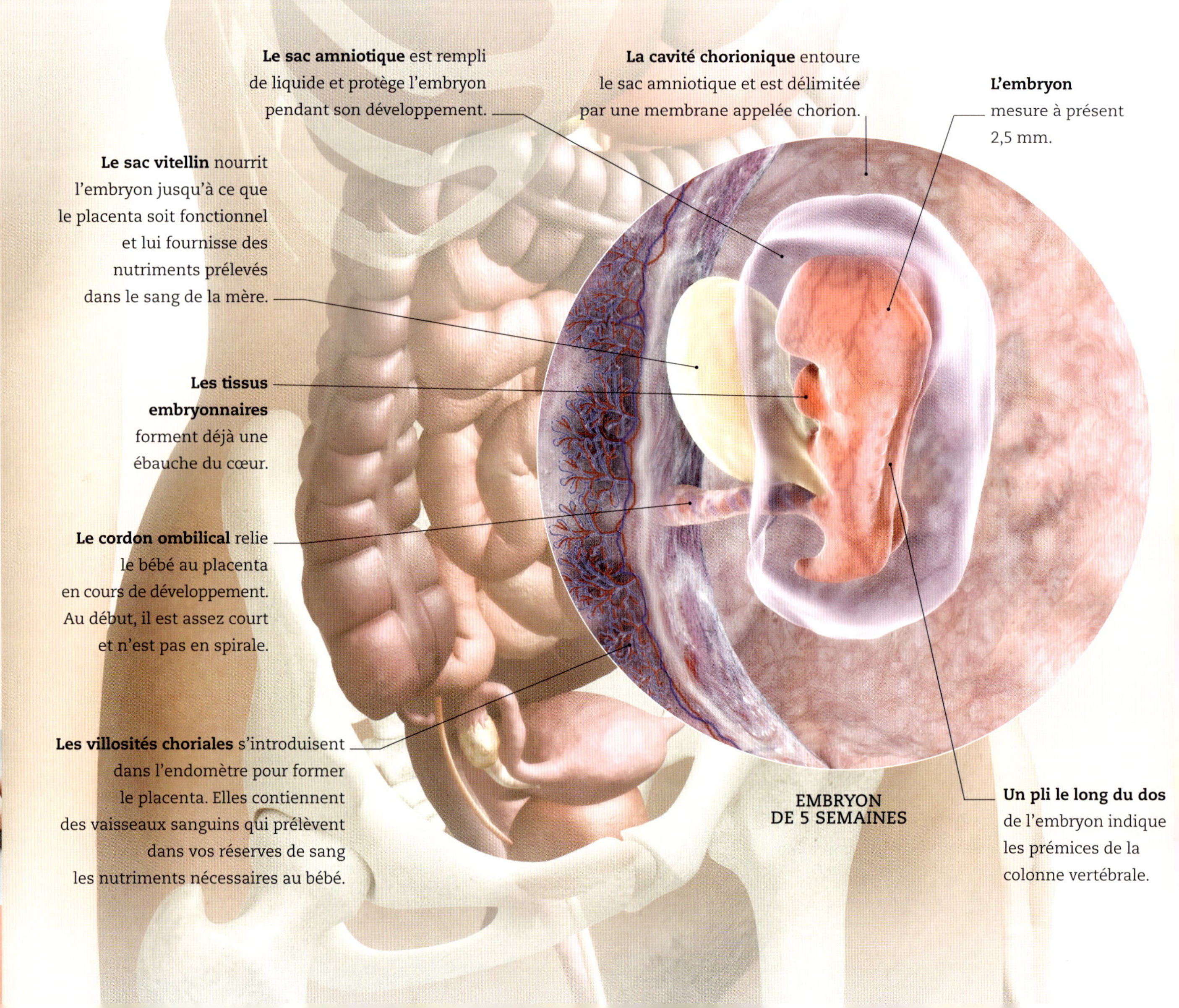

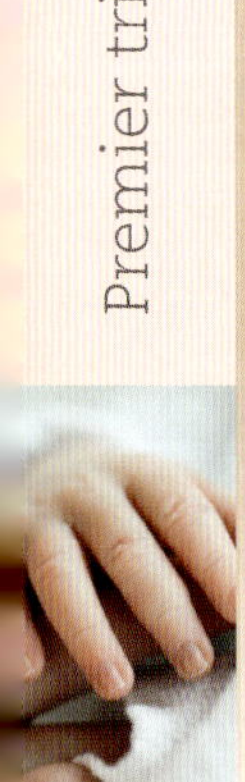

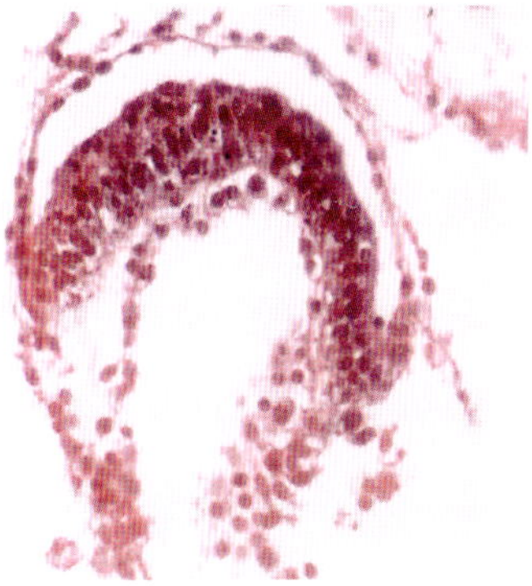

VOUS ÊTES À 4 SEMAINES ET 1 JOUR

Encore 251 jours…

BÉBÉ AUJOURD'HUI

Cette vue au microscope montre en gros plan des cellules embryonnaires (zone sombre incurvée). Ces cellules vont se diviser et se multiplier à plusieurs reprises, en se spécialisant un peu plus à chaque étape de leur développement.

L'attente est terminée. Si vos règles n'ont pas commencé, faites un test de grossesse pour découvrir si vous êtes ou non enceinte.

Si vous n'avez pas vos règles (en partant du principe que votre cycle menstruel ne dépasse pas 28 jours et que vos règles ont du retard), vous pouvez faire un test de grossesse aujourd'hui.

Les tests de grossesse en vente libre dans les pharmacies contiennent un produit chimique qui réagit à la présence d'HCG dans l'urine. L'HCG (hormone chorionique gonadotrophique) est produite par l'embryon lors de son implantation. Si vous êtes enceinte, votre taux d'HCG dans les urines devrait avoisiner les 50mUI/ml le jour présumé de vos règles. La majorité des tests détecte ce taux avec une fiabilité de 97 à 99 % ; ils peuvent donc être employés dès le premier jour de retard des règles. Certains tests peuvent même être utilisés plus tôt (voir p. 63) mais leur résultat est moins certain.

Les tests de grossesse ne sont positifs que si l'urine contient un certain taux d'HCG. Si vous faites le test trop tôt, le résultat peut être négatif même si vous êtes enceinte. Si vous n'avez pas vos règles et si le test est négatif, refaites-en un dans 2 ou 3 jours. Si vous êtes enceinte, votre taux d'HCG aura augmenté et vous obtiendrez un résultat positif.

Si le test est positif mais que vos règles commencent quand même, il est possible que vous ayez fait une fausse couche très précoce.

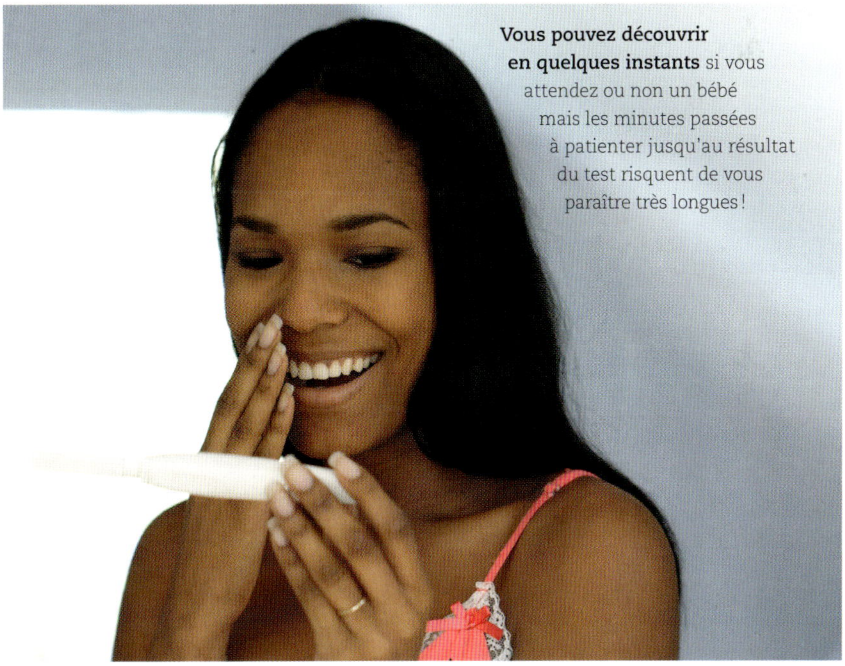

Vous pouvez découvrir en quelques instants si vous attendez ou non un bébé mais les minutes passées à patienter jusqu'au résultat du test risquent de vous paraître très longues !

COMMENT UTILISER UN TEST DE GROSSESSE

La plupart fonctionnent de la manière suivante :

- **Vous urinez sur le bâtonnet** et attendez un nombre de minutes précis.
- **Un symbole témoin** indique que le test est en cours (si rien ne s'affiche, le test est défectueux). Quelques minutes plus tard, le résultat s'affiche (code couleur).
- **Il est conseillé de faire le test** au réveil, quand l'urine est la plus concentrée, afin que son taux d'HCG soit plus facile à détecter.
- **Le symbole qui indique le résultat** du test s'efface progressivement. Lisez-le au bout du temps indiqué et, en cas de doute, refaites un test le lendemain.

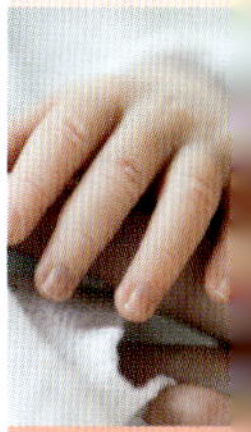

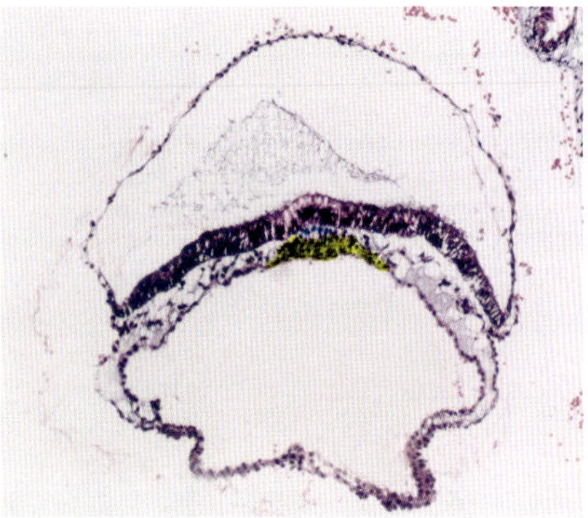

VOUS ÊTES À 4 SEMAINES ET 2 JOURS

Encore 250 jours…

BÉBÉ AUJOURD'HUI

Avant ce stade de son développement, l'embryon était composé de deux couches de cellules. À présent, une troisième couche commence à apparaître sous forme de renflement (visible ici au centre de l'image), entre les deux premières couches.

Cette semaine, 3e semaine depuis la conception, les prémices du cerveau et du système nerveux central commencent à se former.

Pendant que vous cherchez à savoir si vous êtes enceinte, les cellules embryonnaires, qui forment un disque composé de deux couches, subissent une importante transformation. Une gouttière étroite apparaît au centre du disque. Cette gouttière est légèrement plus large et forme un « nœud » circulaire du côté de la tête. Les bords du nœud et de la gouttière se soulèvent légèrement pour former des bourrelets et des cellules migrent des bourrelets vers la gouttière pour se placer entre les deux couches de cellules précédentes. Cette modification donne naissance à trois couches de cellules, les premières situées de chaque côté du disque, et la troisième prise en sandwich entre les deux. Le nœud et la gouttière ne s'étendent pas sur toute la longueur du disque.

Du côté de la tête se forme une gouttière distincte appelée gouttière neurale qui donnera naissance au système nerveux central (cerveau et moelle épinière). Dans 4 jours, le disque se sera allongé et élargi du côté de la tête. Dans 6 jours, la gouttière neurale aura sur les côtés des plis qui se rejoindront par la suite pour former le tube neural.

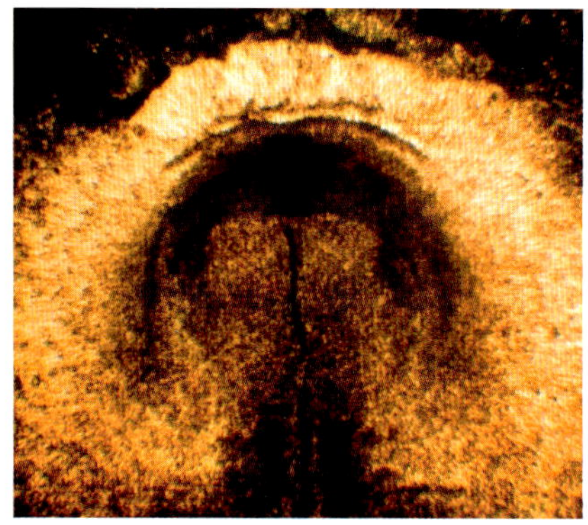

Cette image montre le tube neural d'un embryon au début de la grossesse, à partir duquel se construiront le cerveau et la moelle épinière du bébé. Un défaut de fermeture du tube neural peut entraîner des anomalies congénitales comme le spina-bifida.

L'AVIS… D'UN MÉDECIN

J'ai du mal à être enceinte et je viens d'apprendre que je souffre d'un syndrome des ovaires polykystiques (SOPK). De quoi s'agit-il? Le SOPK se caractérise par des ovaires plus gros que la normale, qui produisent de nombreux petits follicules qui n'arrivent pas à maturité. Ceci entraîne une absence d'ovulation et des règles très irrégulières.

C'est une des causes les plus fréquentes des problèmes de fertilité. Le traitement consiste à stimuler l'ovulation et à atténuer certains symptômes qui lui sont associés, comme l'acné et une pilosité excessive. L'origine héréditaire du SOPK semble être confirmée.

GROS PLAN SUR… LES RELATIONS DE COUPLE

Tu vas être papa !

Vous avez entre les mains le test positif que vous espériez et ignorez comment annoncer la nouvelle à votre compagnon ? Vous pouvez lui tendre une enveloppe contenant votre test ou lui dire que vous avez un cadeau spécial pour lui, mais qu'il ne sera pas prêt avant… neuf mois. Il ne devrait pas mettre longtemps à comprendre de quoi vous parlez ! Dans l'idéal, choisissez un moment où vous êtes seuls et tous les deux détendus. Vous pouvez aussi refaire un test avec votre compagnon, pour vérifier le résultat et l'impliquer dans l'opération.

Même si vous êtes surexcitée et ne pouvez pas joindre votre compagnon dans la journée, résistez à l'envie d'annoncer la nouvelle en premier à votre mère ou à des amies. Il pourrait à juste titre être contrarié si d'autres apprennent avant lui qu'il va devenir papa.

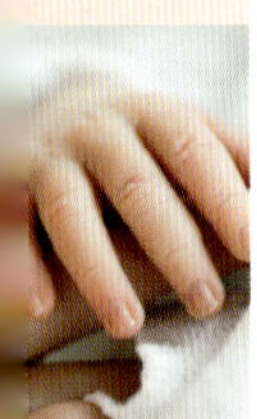

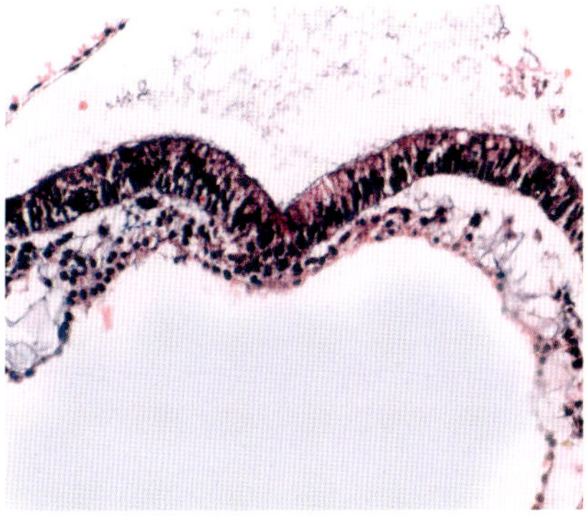

VOUS ÊTES À 4 SEMAINES ET 3 JOURS

Encore 249 jours…

BÉBÉ AUJOURD'HUI

Alors que les cellules de l'embryon passent de deux à trois couches, une gouttière se développe sur son dos (zone sombre au centre de l'image), qui donnera naissance au tube neural du bébé (prémices de son cerveau et de sa moelle épinière).

Vous êtes heureuse mais un peu nerveuse ? Il n'existe pas d'événement plus bouleversant que de découvrir que l'on va devenir parent.

ÉTONNÉE D'ÊTRE ENCEINTE ?

Si vous êtes enceinte malgré l'utilisation d'un contraceptif, rassurez-vous, il est peu probable que cela ait nui à votre bébé. Voici quelques conseils :

- **Pilule contraceptive :** arrêtez-la.
- **Patch contraceptif :** ôtez-le.
- **Implant contraceptif :** faites-le enlever par votre médecin.
- **Dispositif intra-utérin (stérilet) :** le risque de grossesse extra-utérine est d'environ 6 % (voir p. 93). Il est donc essentiel de consulter votre médecin sans tarder. Même si l'échographie confirme que la grossesse est intra-utérine, il faut enlever le stérilet car il augmente le risque de fausse couche de 50 à 60 %. Après 12 semaines, il est préférable de le laisser au risque de provoquer une fausse couche en le retirant.
- **Diaphragme et cape cervicale :** ôtez-les.
- **Progestatifs injectables :** consultez votre médecin. Des recherches indiquent que ce type de contraceptif n'affecte pas le bébé mais vous devez arrêter les injections.
- **Pilule du lendemain :** une fois l'œuf implanté, elle n'a plus d'effet sur lui. En cas d'inquiétude, consultez votre médecin.

Au cours des jours qui se sont écoulés depuis la conception, vous avez pu expérimenter différentes émotions. Même si vous avez souhaité cette grossesse, il est parfaitement normal que la joie du début fasse place à une certaine anxiété quand vous réaliserez que vous allez devenir maman. Par ailleurs, peut-être douterez-vous du résultat de votre test de grossesse tant que vous ne ressentirez pas les premiers symptômes de la grossesse.

Votre compagnon peut réagir différemment. S'il n'a pas l'air excité par la nouvelle, n'en concluez pas qu'il n'est pas heureux de cette grossesse. Tout le monde ne réagit pas de la même façon aux grands événements et il peut mettre un certain temps à comprendre qu'il va devenir papa. Garder ses sentiments pour lui peut être sa manière de digérer l'information. À l'inverse, votre compagnon peut aussi être encore plus enthousiasmé que vous !

Pour le moment, maîtriser vos émotions peut s'avérer plus difficile que de tenir secrète votre grossesse. La plupart des couples préfèrent ne pas annoncer la nouvelle avant l'échographie du 3e mois, quand le risque de fausse couche diminue nettement, mais vous pouvez aussi trouver du réconfort en parlant de vos sentiments à des parents ou à des amies proches.

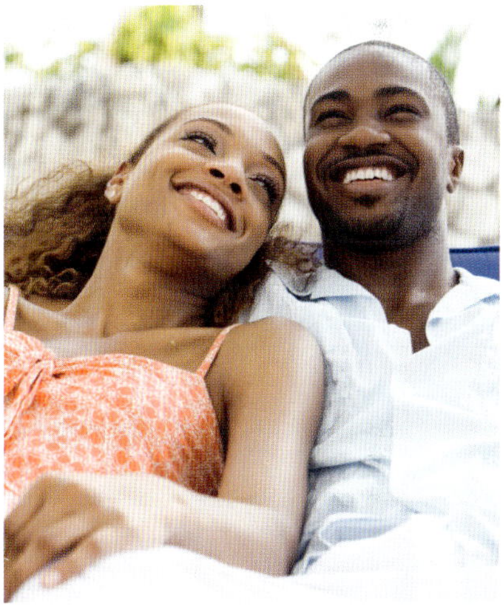

Découvrir que vous allez être parents est un événement important, qui peut vous rapprocher encore davantage, vous et votre compagnon.

BON À SAVOIR

Les femmes enceintes essaient souvent d'entrer en contact avec leur bébé à travers leurs rêves.

Certaines femmes ont du mal à créer un lien avec leur bébé et à croire qu'elles sont enceintes. Rêvez que l'on nage est courant pendant la grossesse. Il pourrait s'agit d'un moyen d'essayer « d'atteindre » le bébé, qui « nagera » bientôt dans le liquide amniotique.

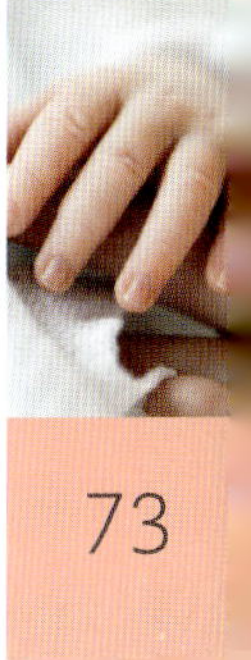

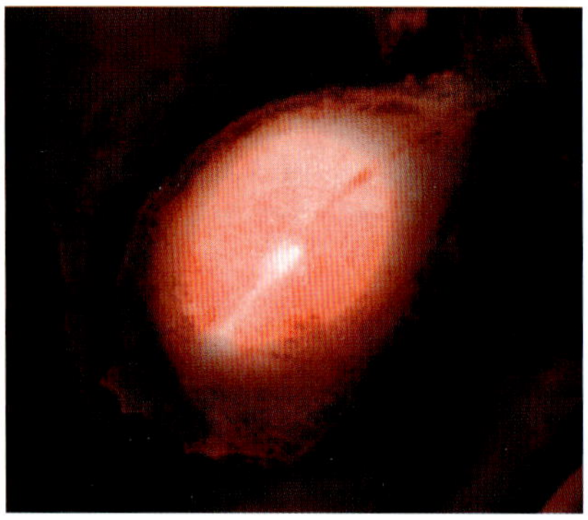

VOUS ÊTES À 4 SEMAINES ET 4 JOURS

Encore 248 jours…

BÉBÉ AUJOURD'HUI

Cette vue du dessus de l'embryon montre un léger sillon (gouttière primitive) et une petite dépression (nœud primitif), visibles ici en blanc. Ces changements commencent à la base de l'épine dorsale et progressent vers la tête.

Vous êtes sans doute impatiente de savoir quand votre bébé naîtra. Le tableau qui suit vous aidera à prévoir la date de l'accouchement.

Jusqu'à la première échographie, la date de votre accouchement est calculée en comptant 280 jours à partir du premier jour de vos dernières règles (voir ci-dessous). Lors de la première échographie, dite de datation (voir p. 138), le praticien va mesurer votre bébé et calculer son âge. La date d'accouchement qu'il vous indiquera est considérée comme fiable.

Essayez de ne pas vous focaliser sur une date précise. La plupart des bébés naissent dans les deux semaines qui entourent la date indiquée et votre bébé sera considéré comme né à terme si vous accouchez entre la 37e et la 42e semaine. La date prévue pour l'accouchement n'est donc qu'une estimation et votre bébé peut naître plus tôt ou plus tard.

QUAND VOTRE BÉBÉ NAÎTRA-T-IL ?

Pour calculer la date prévue pour l'accouchement (DPA), vous devez connaître la date de vos dernières règles (DDR). Trouvez votre DDR sur la première ligne du tableau présenté ci-dessous pour découvrir la DPA de votre bébé (en dessous, sur la deuxième ligne). Par exemple, si vos dernières règles ont commencé le 13 janvier, votre bébé devrait naître vers le 20 octobre.

Janvier	**1**	**2**	**3**	**4**	**5**	**6**	**7**	**8**	**9**	**10**	**11**	**12**	**13**	**14**	**15**	**16**	**17**	**18**	**19**	**20**	**21**	**22**	**23**	**24**	**25**	**26**	**27**	**28**	**29**	**30**	**31**
Oct/Nov	8	9	10	11	12	13	14	15	16	17	18	19	20	21	22	23	24	25	26	27	28	29	30	31	1	2	3	4	5	6	7
Février	**1**	**2**	**3**	**4**	**5**	**6**	**7**	**8**	**9**	**10**	**11**	**12**	**13**	**14**	**15**	**16**	**17**	**18**	**19**	**20**	**21**	**22**	**23**	**24**	**25**	**26**	**27**	**28**			
Nov/Déc	8	9	10	11	12	13	14	15	16	17	18	19	20	21	22	23	24	25	26	27	28	29	30	1	2	3	4	5			
Mars	**1**	**2**	**3**	**4**	**5**	**6**	**7**	**8**	**9**	**10**	**11**	**12**	**13**	**14**	**15**	**16**	**17**	**18**	**19**	**20**	**21**	**22**	**23**	**24**	**25**	**26**	**27**	**28**	**29**	**30**	**31**
Déc/Jan	6	7	8	9	10	11	12	13	14	15	16	17	18	19	20	21	22	23	24	25	26	27	28	29	30	31	1	2	3	4	5
Avril	**1**	**2**	**3**	**4**	**5**	**6**	**7**	**8**	**9**	**10**	**11**	**12**	**13**	**14**	**15**	**16**	**17**	**18**	**19**	**20**	**21**	**22**	**23**	**24**	**25**	**26**	**27**	**28**	**29**	**30**	
Jan/Fév	6	7	8	9	10	11	12	13	14	15	16	17	18	19	20	21	22	23	24	25	26	27	28	29	30	31	1	2	3	4	
Mai	**1**	**2**	**3**	**4**	**5**	**6**	**7**	**8**	**9**	**10**	**11**	**12**	**13**	**14**	**15**	**16**	**17**	**18**	**19**	**20**	**21**	**22**	**23**	**24**	**25**	**26**	**27**	**28**	**29**	**30**	**31**
Fév/Mar	5	6	7	8	9	10	11	12	13	14	15	16	17	18	19	20	21	22	23	24	25	26	27	28	1	2	3	4	5	6	7
Juin	**1**	**2**	**3**	**4**	**5**	**6**	**7**	**8**	**9**	**10**	**11**	**12**	**13**	**14**	**15**	**16**	**17**	**18**	**19**	**20**	**21**	**22**	**23**	**24**	**25**	**26**	**27**	**28**	**29**	**30**	
Mar/Avr	8	9	10	11	12	13	14	15	16	17	18	19	20	21	22	23	24	25	26	27	28	29	30	31	1	2	3	4	5	6	
Juillet	**1**	**2**	**3**	**4**	**5**	**6**	**7**	**8**	**9**	**10**	**11**	**12**	**13**	**14**	**15**	**16**	**17**	**18**	**19**	**20**	**21**	**22**	**23**	**24**	**25**	**26**	**27**	**28**	**29**	**30**	**31**
Avr/Mai	7	8	9	10	11	12	13	14	15	16	17	18	19	20	21	22	23	24	25	26	27	28	29	30	1	2	3	4	5	6	7
Août	**1**	**2**	**3**	**4**	**5**	**6**	**7**	**8**	**9**	**10**	**11**	**12**	**13**	**14**	**15**	**16**	**17**	**18**	**19**	**20**	**21**	**22**	**23**	**24**	**25**	**26**	**27**	**28**	**29**	**30**	**31**
Mai/Juin	8	9	10	11	12	13	14	15	16	17	18	19	20	21	22	23	24	25	26	27	28	29	30	31	1	2	3	4	5	6	7
Septembre	**1**	**2**	**3**	**4**	**5**	**6**	**7**	**8**	**9**	**10**	**11**	**12**	**13**	**14**	**15**	**16**	**17**	**18**	**19**	**20**	**21**	**22**	**23**	**24**	**25**	**26**	**27**	**28**	**29**	**30**	
Juin/Juil	8	9	10	11	12	13	14	15	16	17	18	19	20	21	22	23	24	25	26	27	28	29	30	1	2	3	4	5	6	7	
Octobre	**1**	**2**	**3**	**4**	**5**	**6**	**7**	**8**	**9**	**10**	**11**	**12**	**13**	**14**	**15**	**16**	**17**	**18**	**19**	**20**	**21**	**22**	**23**	**24**	**25**	**26**	**27**	**28**	**29**	**30**	**31**
Juil/Août	8	9	10	11	12	13	14	15	16	17	18	19	20	21	22	23	24	25	26	27	28	29	30	31	1	2	3	4	5	6	7
Novembre	**1**	**2**	**3**	**4**	**5**	**6**	**7**	**8**	**9**	**10**	**11**	**12**	**13**	**14**	**15**	**16**	**17**	**18**	**19**	**20**	**21**	**22**	**23**	**24**	**25**	**26**	**27**	**28**	**29**	**30**	
Août/Sept	8	9	10	11	12	13	14	15	16	17	18	19	20	21	22	23	24	25	26	27	28	29	30	31	1	2	3	4	5	6	
Décembre	**1**	**2**	**3**	**4**	**5**	**6**	**7**	**8**	**9**	**10**	**11**	**12**	**13**	**14**	**15**	**16**	**17**	**18**	**19**	**20**	**21**	**22**	**23**	**24**	**25**	**26**	**27**	**28**	**29**	**30**	**31**
Sept/Oct	7	8	9	10	11	12	13	14	15	16	17	18	19	20	21	22	23	24	25	26	27	28	29	30	1	2	3	4	5	6	7

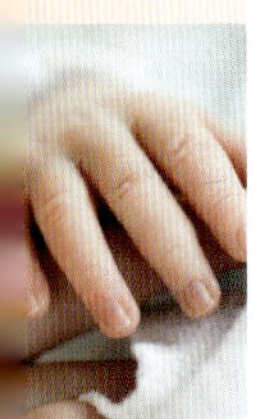

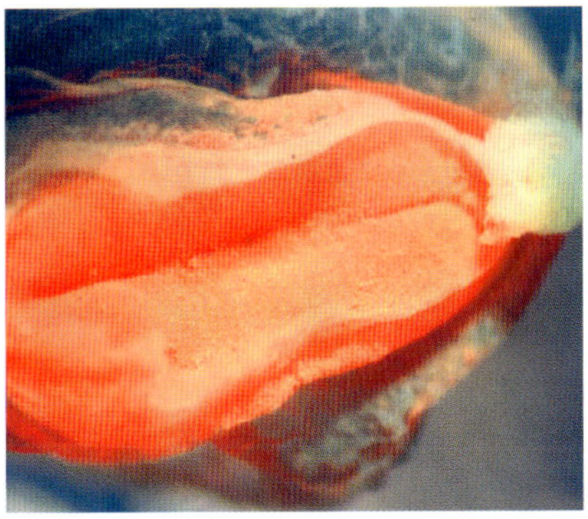

VOUS ÊTES À 4 SEMAINES ET 5 JOURS

Encore 247 jours…

BÉBÉ AUJOURD'HUI

L'embryon mesure moins de 3 mm et présente désormais une dépression profonde et étroite sur toute sa longueur. Cette dépression va bientôt s'accentuer et ses bords vont s'enrouler pour former un tube sur toute la longueur de l'embryon.

Bien que vous soyez assaillie d'informations, essayez d'apprécier votre grossesse et souvenez-vous que c'est un processus naturel.

L'AVIS… D'UN MÉDECIN

J'ai 40 ans et je suis en pleine forme. Ma grossesse est-elle considérée à haut risque ? Oui, toutes les femmes de plus de 35 ans voient leur grossesse classée à risque, quel que soit leur état de santé. Cela peut être frustrant, mais un suivi rapproché est justifié car, d'un point de vue statistique, les femmes de plus de 35 ans ont davantage de risques de souffrir de complications comme l'hypertension, un diabète gestationnel ou de faire une fausse couche. Les risques sont aussi plus élevés d'avoir un enfant souffrant d'une anomalie génétique comme la trisomie 21.

Votre médecin ou votre sage-femme suivront simplement votre grossesse de près pour s'assurer qu'elle se déroule normalement et que vous et le bébé allez bien. Un suivi régulier permet de détecter et d'essayer de rectifier au plus tôt d'éventuels problèmes.

Essayez de ne pas voir ce suivi comme une intrusion. Le fait que vous soyez en forme est un atout et si vous continuez à prendre soin de vous et à faire régulièrement de l'exercice, vous réduirez les risques de complications.

Lorsque vous avez appris que vous étiez enceinte, vous vous êtes sans doute demandé, comme la plupart des femmes dans ce cas, si votre mode de vie risquait d'affecter le bébé. Pour mettre les choses en perspective, n'oubliez pas que les générations passées considéraient la grossesse comme un événement naturel et qu'auparavant peu de femmes modifiaient leurs habitudes lorsqu'elles étaient enceintes : elles continuaient souvent à manger des aliments mauvais pour la santé (notamment trop gras), à boire de l'alcool et à fumer.

Par ailleurs, les tests de grossesse étant moins précis qu'aujourd'hui, de nombreuses grossesses s'achevaient par une fausse couche précoce sans que la femme ait conscience d'avoir été enceinte. Beaucoup de problèmes qui sont désormais identifiés comme des facteurs de risque pour la grossesse n'étaient ni analysés ni soignés ni même, en toute logique, redoutés !

De nos jours, grâce aux progrès de la recherche et du suivi médical de la grossesse, les femmes savent ce qui se passe dans leur corps et sont informées des risques. Cette situation n'a pas que des avantages : s'il est important d'éviter tout ce qui peut nuire au bébé, il est aussi important de vous détendre et de profiter de votre grossesse, car le stress n'est bon ni pour vous, ni pour votre bébé.

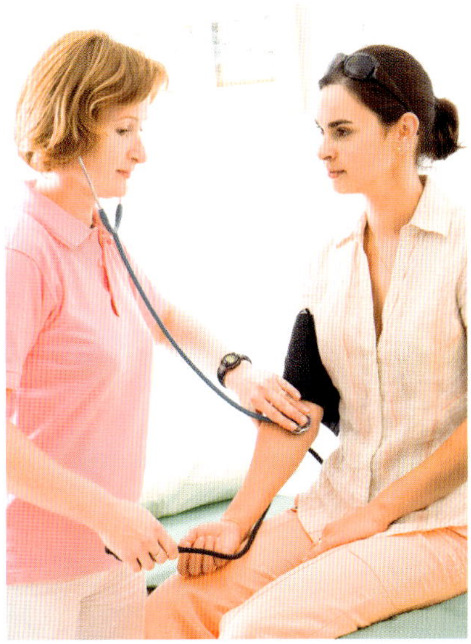

Les grossesses tardives bénéficient d'un suivi rapproché. Une hypertension peut indiquer une prééclampsie (voir p. 474), nettement plus fréquente chez les femmes primipares après 40 ans.

BON À SAVOIR

La loi interdit d'« enrichir » les aliments bio.

Même s'il est préférable d'opter pour le bio, ce n'est pas forcément le cas pour les substituts aux produits laitiers comme le lait de soja. En effet, il est illégal d'ajouter des minéraux comme le calcium et l'iode contenus dans le lait de vache.

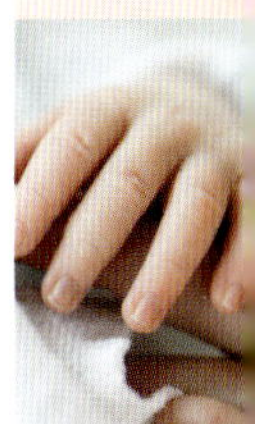

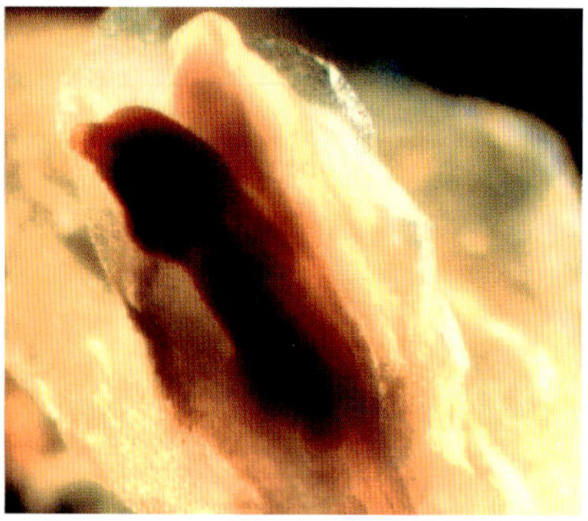

VOUS ÊTES À 4 SEMAINES ET 6 JOURS

Encore 246 jours…

BÉBÉ AUJOURD'HUI

Cette image montre la partie supérieure de l'embryon. L'ouverture située le long du dos de l'embryon est encore large, mais va se refermer progressivement au cours des jours qui viennent, en terminant par la tête et l'extrémité caudale.

Le placenta, organe vital pour le développement et la survie du bébé, commence à se former.

Votre test de grossesse est peut-être le seul signe extérieur de votre état mais de nombreux changements ont lieu à l'intérieur de votre corps. Les structures de base du placenta (voir p. 127) sont désormais en place. La couche externe de cellules, implantée dans la muqueuse utérine lors de l'implantation, est désormais envahie d'éléments de tissu placentaire appelés villosités choriales, qui sont en contact direct avec de petites poches de votre sang. Certaines villosités ancrent l'embryon dans vos tissus puis développent des villosités secondaires libres, plus petites. Par la suite, des villosités tertiaires vont apparaître, donnant au tout un aspect ramifié, comme des feuilles de fougère. Les villosités sont encore immatures et n'ont pas leur propre réserve de sang. Il faudra encore plusieurs semaines avant que le placenta soit assez mûr pour fournir au bébé tout l'oxygène et les nutriments dont il a besoin pour se développer.

L'AVIS… D'UNE MAMAN

Je voulais vraiment un bébé, mais maintenant que je suis enceinte, je n'en suis plus aussi sûre. Est-ce normal? J'ai ressenti exactement la même chose et, après en avoir parlé avec des amies, j'ai réalisé que beaucoup avaient eu des sentiments mitigés, en particulier au début de leur grossesse. Pour surmonter cela, j'ai noté par écrit toutes les raisons pour lesquelles je voulais ce bébé et essayé de comprendre ce qui m'inquiétait dans le fait d'être enceinte. Était-ce la crainte d'être moins libre? D'avoir des problèmes d'argent? De ne pas être un bon parent? Cela m'a aidé à y voir clair et à prendre conscience que je souhaitais réellement ce bébé.

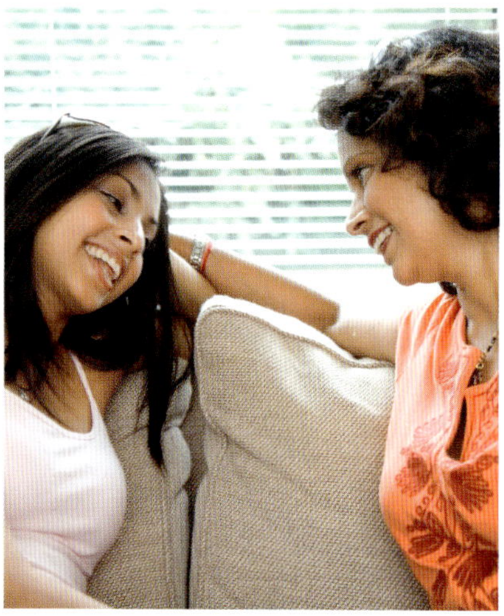

Si vous avez des doutes pendant votre grossesse, essayez d'en parler avec une parente proche ou une amie. Vous découvrirez sans doute qu'elles ont eu par moments les mêmes doutes que vous, mais ont quand même apprécié leur grossesse et le fait d'être mère.

NE PAS OUBLIER

La 1re visite médicale

Dès que vous savez que vous êtes enceinte, consultez votre médecin traitant qui vous prescrira différentes analyses, vous expliquera le suivi médical de votre grossesse, et vous conseillera sur votre hygiène de vie. Il vous adressera à un gynécologue ou à une sage-femme pour la première visite obligatoire, qui doit avoir lieu avant la fin du 1er trimestre (voir p. 122). Vous pouvez, si vous le souhaitez, être suivie dans la maternité dans laquelle vous voulez accoucher.

- **Même si les tests de grossesse** vendus dans le commerce sont fiables et précis (voir p. 71), la plupart des médecins vous feront faire un test sanguin en laboratoire. Vous pouvez aussi faire ce test de votre propre chef, au risque de ne pas être remboursée.
- **Les médecins** prescrivent aussi en général une analyse d'urine pour détecter notamment la présence d'une infection urinaire.
- **Vos antécédents médicaux** et ceux de votre famille vont être consignés, y compris vos précédentes grossesses.
- **Vous serez éventuellement pesée** et le médecin va vérifier votre tension.

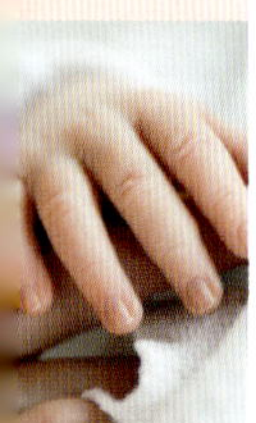

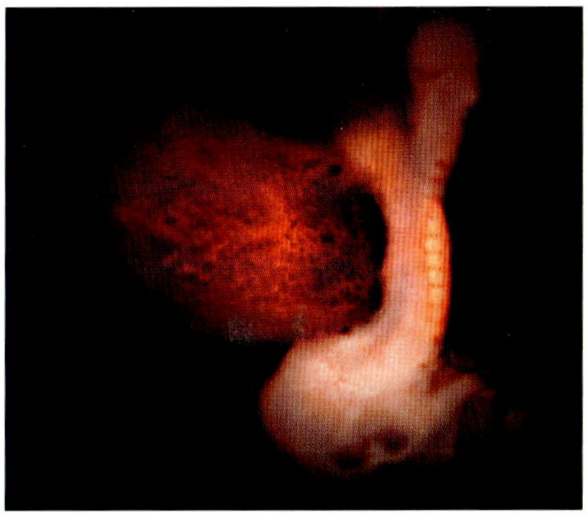

VOUS ÊTES À 5 SEMAINES EXACTEMENT

Encore 245 jours…

BÉBÉ AUJOURD'HUI

L'embryon présente désormais une gouttière profonde et étroite qui s'étend sur toute sa longueur (d'environ 2,5 mm aujourd'hui). Le renflement visible sur cette image dans sa partie inférieure deviendra la tête du bébé.

À cette étape de son développement, les éléments qui composent la moelle épinière du bébé se mettent en place.

À la fin de la 5e semaine, les bourgeons des membres de l'embryon auront commencé à se développer.

Des segments appelés somites se forment, en commençant du côté de la tête. Environ trois nouvelles paires de somites apparaissent chaque jour et chacune forme une partie de la moelle épinière et des muscles des segments du corps du bébé. À la fin, l'embryon aura quatre paires de somites au niveau de la tête, huit dans la région du cou, douze au niveau de la poitrine, cinq dans la région lombaire et cinq dans la zone du bassin.

D'autres somites se développent sous le bassin, qui forment une queue chez d'autres mammifères, mais la plupart régressent.

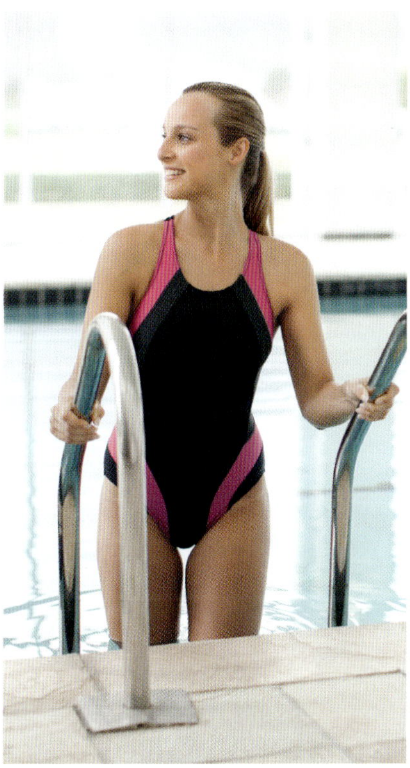

Faire régulièrement de l'exercice avec une intensité modérée – comme de la marche ou de la natation est bénéfique aussi bien pour vous que pour votre bébé.

GROS PLAN SUR… VOTRE CORPS

Votre métabolisme

Le métabolisme de base, vitesse à laquelle le corps brûle les calories, augmente avec la pratique régulière d'un sport. Lors de la grossesse, il est légèrement plus élevé. Lorsque vous faites de l'exercice physique, votre organisme puise dans l'énergie stockée dans vos organes et vos muscles, mais en garde suffisamment pour faciliter la croissance du fœtus. L'exercice aide aussi l'organisme à réguler la glycémie (voir p. 92) et les niveaux d'énergie.

L'AVIS… D'UN NUTRITIONNISTE

L'insuffisance pondérale peut-elle avoir une influence néfaste sur ma grossesse? Avoir un IMC inférieur à 18,5 (voir p. 16) augmente le risque de carences nutritionnelles pendant la grossesse. Cela peut entraîner un accouchement prématuré, un faible poids de naissance et une santé fragile de votre bébé toute la vie durant. Pour une prise de poids adaptée à vos besoins, prenez des repas et des en-cas réguliers qui contiennent des protéines, des glucides complexes et des graisses insaturées (voir p. 14 à 16). Optez pour des aliments riches en nutriments comme les avocats et les produits laitiers; mangez de la viande rouge maigre, des poissons gras, des fruits à coque et des graines. Buvez du lait et des smoothies à base de produits laitiers. Si vous avez des troubles du comportement alimentaire, parlez-en à votre médecin.

TAILLE ACTUELLE DE VOTRE BÉBÉ

À 5 SA, l'embryon mesure 2,5 mm de long.

5 semaines

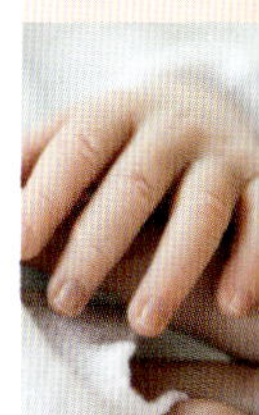

La 6e semaine

CETTE SEMAINE, VOUS ALLEZ PEUT-ÊTRE REMARQUER LES PREMIERS SYMPTÔMES DE LA GROSSESSE.

À ce stade, certaines femmes ressentent de légères nausées ou une sensibilité des seins alors que d'autres ne remarquent aucun changement. Il est normal que vous soyez impatiente d'avoir une « preuve » que votre grossesse progresse, même si elle prend la forme de nausées, mais une absence de symptôme n'indique pas pour autant un problème. Votre grossesse poursuit son cours et le bébé traverse des étapes cruciales de son développement.

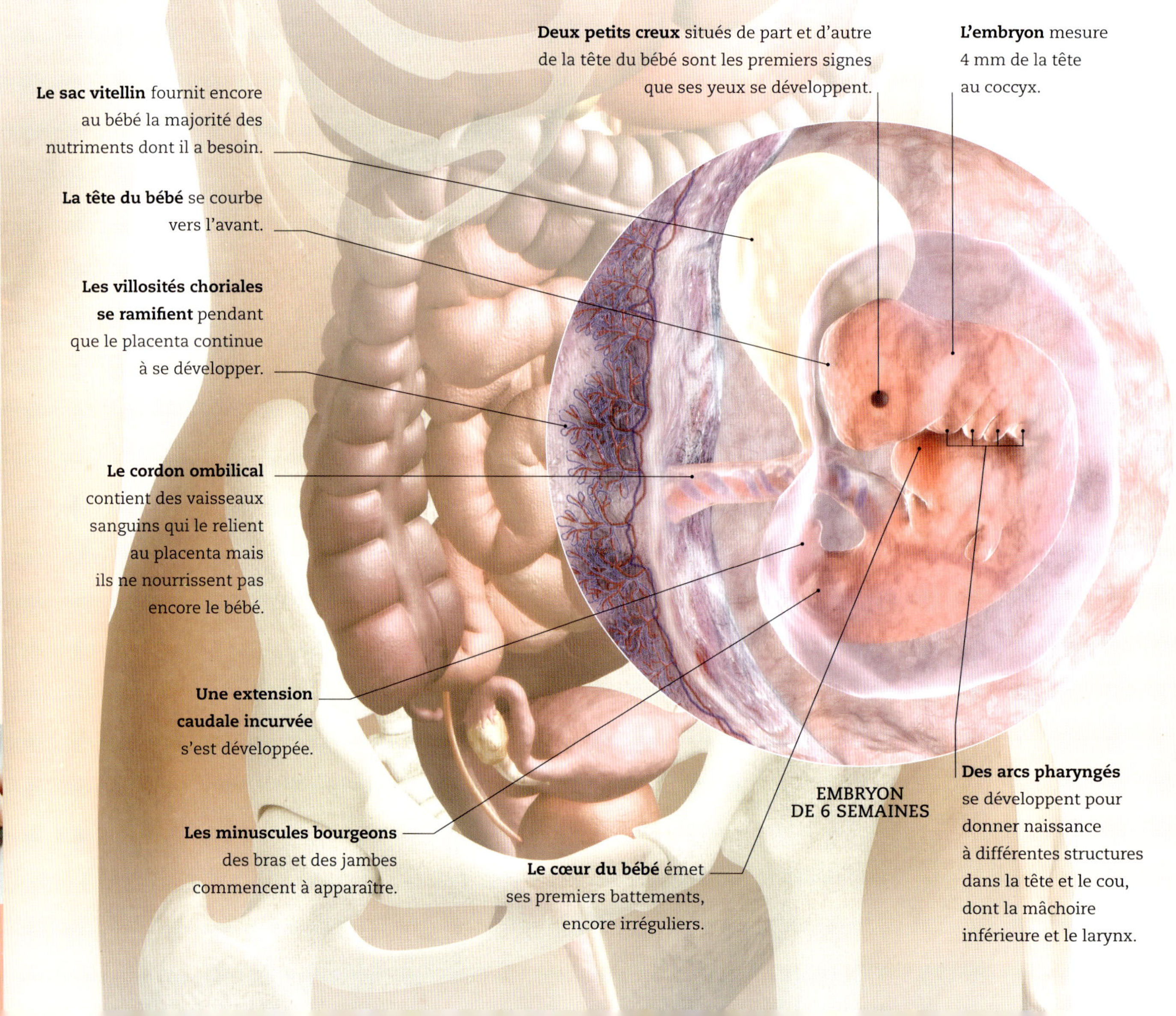

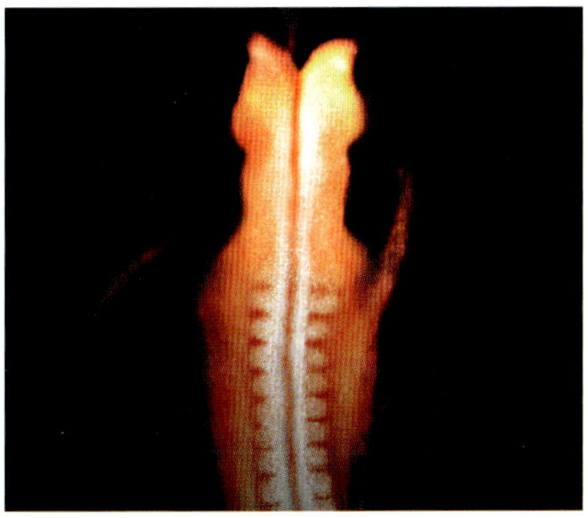

VOUS ÊTES À 5 SEMAINES ET 1 JOUR

Encore 244 jours…

BÉBÉ AUJOURD'HUI

L'embryon a désormais quatorze paires de somites (éléments de base du système musculo-squelettique). Les neuf premières sont visibles ici. La partie supérieure de l'image montre l'extrémité du tube neural qui, à présent, est pratiquement refermé.

Si vous n'avez aucun symptôme en débutant cette semaine, vous guettez sans doute des preuves de votre grossesse.

Vous et votre compagnon êtes probablement les seuls à savoir que vous êtes enceinte et vous doutez peut-être encore de cette réalité. À cette étape de la grossesse, vous n'avez pas forcément encore de symptômes, bien que l'embryon grandisse rapidement en vous.

Cette absence de symptôme est parfaitement normale et ne doit pas vous inquiéter. N'oubliez pas que la majorité des grossesses se déroule sans complication. Il est aussi courant pour une femme enceinte en bonne santé d'avoir des effets secondaires que de ne pas en avoir. Si vous vous sentez bien, considérez que vous faites partie des femmes chanceuses !

L'AVIS… D'UN NUTRITIONNISTE

Depuis que je suis enceinte, j'ai peu d'appétit. Est-ce normal ? Il est fréquent de moins manger, en particulier si vous souffrez de nausées matinales (voir p. 81). Il est également possible que vous ne digériez plus vos aliments préférés, mais il est important de manger quand vous le pouvez. Faites des petits repas, mangez froid si l'odeur de cuisine vous dégoûte. Les smoothies à base de yaourts et les soupes épaisses sont nutritifs. Buvez toujours beaucoup d'eau.

BON À SAVOIR

Jusqu'à 90 % de votre apport en vitamine D dépend du temps que vous passez au soleil.

La vitamine D aide votre organisme à fixer le calcium, élément essentiel pour le bon développement du squelette du bébé. Pour augmenter votre taux de vitamine D, exposez-vous raisonnablement au soleil, et mangez des œufs, des poissons gras et de la viande rouge. Votre médecin ou sage-femme vous prescriront probablement de la vitamine D en complément.

LES ÉCHOGRAPHIES PRÉCOCES

La plupart des femmes passent leur première échographie vers la 12e SA (voir p. 137) mais une échographie de contrôle peut être réalisée avant cela. Les échographies précoces sont généralement faites en introduisant une sonde dans le vagin. On les pratique pour les raisons suivantes :

- **En cas de naissances multiples** dans votre famille ou si vous êtes enceinte grâce à une méthode de procréation médicalement assistée ; l'échographie vérifie le nombre d'embryons.
- **Si vous avez déjà fait une fausse couche** ou avez des crampes ou des saignements ; l'échographie permettra de vérifier la présence d'un cœur qui bat.
- **Pour établir les raisons d'un saignement vaginal** Votre bébé peut être en bonne santé mais un fibrome, ou un autre problème de santé, peut entraîner un saignement.

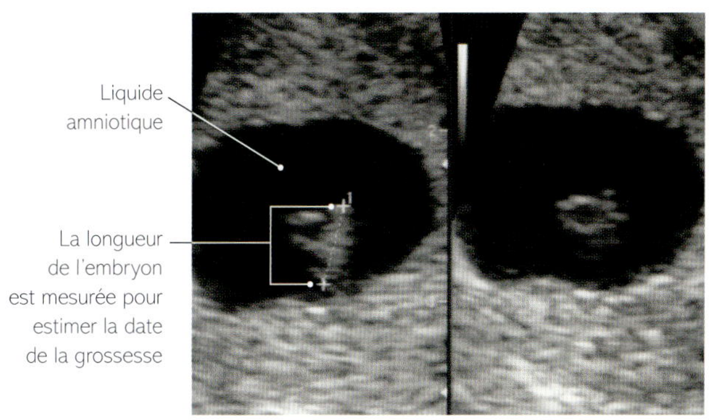

Les échographies précoces ne montrent pas de détail. Le praticien attend que l'embryon soit dans la bonne position (à gauche) pour le mesurer.

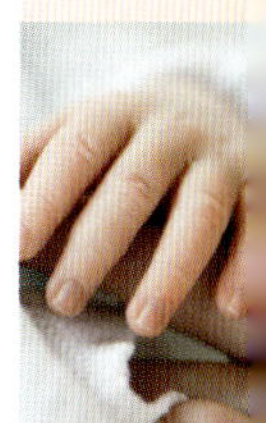

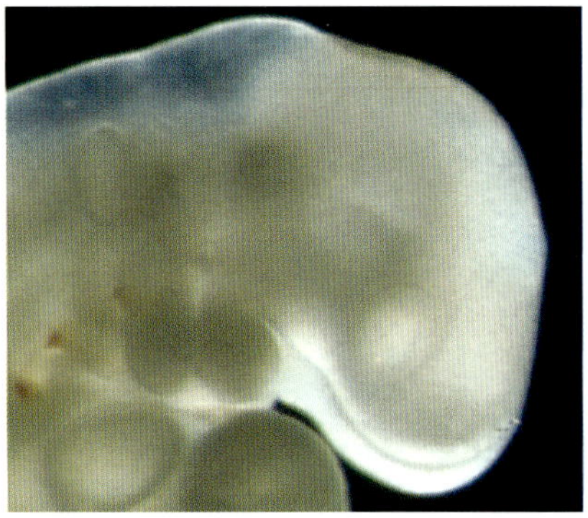

VOUS ÊTES À 5 SEMAINES ET 2 JOURS

Encore 243 jours…

BÉBÉ AUJOURD'HUI

Le centre de cette image montre la structure primitive du cœur du bébé (en gris foncé). La tête de l'embryon est située à droite sur l'image. L'embryon est presque complètement transparent.

Votre grossesse ne sera pas visible avant un certain temps, mais votre corps est le siège de nombreux changements.

À cette étape de la grossesse, le sac vitellin fournit à l'embryon tout ce dont il a besoin. Relié à ce dernier par une tige, cet organe essentiel en forme de ballon indique l'emplacement de l'embryon et peut généralement être observé au microscope dès la 6e semaine, sous la forme d'une sphère de 3 ou 4 mm de diamètre. Au début, le sac vitellin est aussi gros que la masse de cellules embryonnaires à l'origine du bébé.

Le sac vitellin contient des cellules qui remplissent la même fonction que le foie. Il sécrète plusieurs hormones de grossesse et produit les premiers globules rouges de l'embryon. Après la 9e semaine, le foie remplit ses fonctions et le sac vitellin régresse progressivement puis est remplacé par le placenta, vers la 10e semaine.

Au cours des 5 prochains jours, un système circulatoire primitif va se développer, bien avant que le sang circule dans le placenta, à la 10e semaine. À la fin de la semaine, grâce aux progrès réalisés en imagerie médicale, les échographies permettront de voir battre le cœur du bébé, qui n'est encore qu'un simple tube.

BON À SAVOIR

L'iode est indispensable au développement du fœtus et à vos hormones thyroïdiennes.

On le trouve en quantité variable dans le lait et les produits laitiers, mais les substituts comme le lait de soja n'en contiennent pas. Il est naturellement présent dans les fruits de mer, le poisson et certaines algues, mais ne consommez pas de varech, qui en contient trop.

Si vous ne pouvez pas manger en grande quantité, essayez de faire des petits repas et des collations.

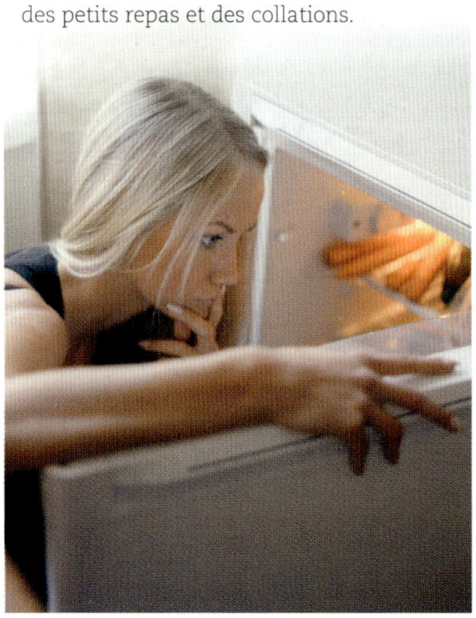

L'AVIS… D'UN NUTRITIONNISTE

Dois-je manger pour deux? Non, la grossesse n'est pas une raison pour manger tout et n'importe quoi ! « Manger pour deux » est un mythe, et, ce faisant, vous absorberez beaucoup trop de calories et prendrez trop de poids. Alors faites preuve de bon sens. Des études montrent que les femmes enceintes qui mangent selon leur appétit ingèrent la quantité suffisante de nourriture et prennent du poids dans des limites raisonnables.

Chez les femmes enceintes, les besoins caloriques varient en fonction du poids avant la grossesse et de l'activité physique. Vous aurez besoin de calories supplémentaires seulement au dernier trimestre, ou avant, surtout en cas de grossesse multiple.

Au cours du premier trimestre, environ 80 % des femmes souffrent de nausées ou de vomissements. Manger peut alors être un véritable défi. Comme beaucoup de femmes enceintes, vous pouvez être nauséeuse si vous avez l'estomac vide. Prenez alors un en-cas. Faire cinq petits repas plutôt que trois gros peut soulager les nausées tout en vous apportant l'énergie et les nutriments dont vous avez besoin.

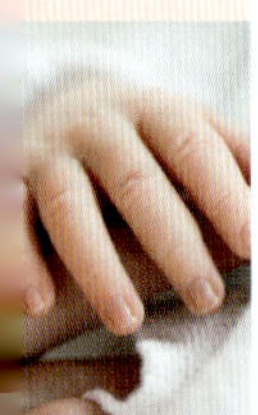

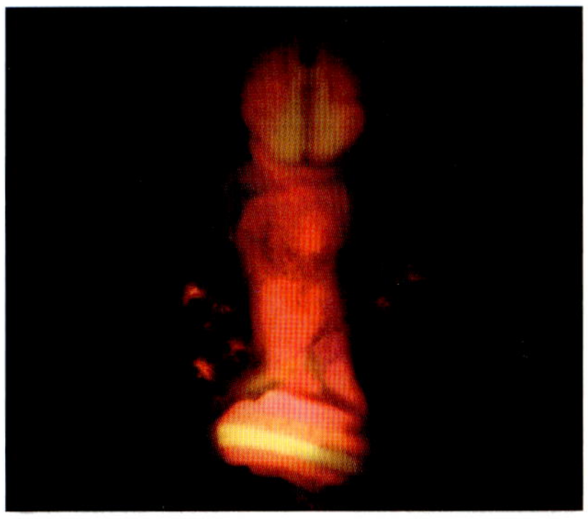

VOUS ÊTES À 5 SEMAINES ET 3 JOURS

Encore 242 jours…

BÉBÉ AUJOURD'HUI

Cette image montre un embryon de face, dont la tête, courbée vers le bas, permet de voir l'ébauche du système nerveux central. La structure tubulaire située sur la tête correspond à la future moelle épinière. La queue de l'embryon est courbée vers le haut.

Les nausées matinales sont l'un des symptômes les plus courants et les plus désagréables du début de la grossesse.

GROS PLAN SUR… VOTRE SANTÉ

Remèdes antinausées

Il n'existe malheureusement pas de remède infaillible contre les nausées matinales dues à la grossesse, mais certaines astuces peuvent vous aider :

- **Mangez peu, mais souvent** – une faible glycémie accentue les nausées. Prendre des en-cas même quand vous n'êtes pas bien aide à les soulager.
- **Mangez un biscuit sec** au réveil.
- **Adoptez un régime léger** en privilégiant les céréales et en évitant les aliments gras et huileux.
- **Mangez des aliments au goût peu prononcé** comme les céréales, les pâtes et les pommes de terre à l'eau. Évitez les aliments gras et épicés.
- **Consommez des aliments et des boissons qui contiennent du gingembre** ou de la menthe poivrée.
- **Si vous vomissez,** buvez beaucoup pour éviter la déshydratation. Ayez toujours une bouteille d'eau à portée de main et sirotez-la toute la journée. Si vous sentez que vous êtes déshydratée, par exemple si vos urines sont très concentrées, consultez un médecin. Si les nausées ou les vomissements sont insupportables, il pourra vous prescrire des antinauséeux.

Les nausées et les vomissements touchent beaucoup de femmes en début de grossesse. Il existe différentes théories pour expliquer leur apparition. Selon l'une d'elles, ils seraient dus à l'élévation du taux d'HCG (hormone chorionique gonadotrophique) au cours du premier trimestre. Les nausées, plus fréquentes le matin, peuvent malheureusement se produire à n'importe quel moment de la journée, et plus d'une fois par jour.

Cacher votre état à vos collègues constitue l'un des plus grands défis du début de votre grossesse. Si vous vous précipitez aux toilettes pour vomir toutes les 5 minutes, vous risquez d'éveiller leurs soupçons. Certains peuvent aussi remarquer que vous êtes pâle ou fatiguée. Pour vous faciliter la tâche, vous pouvez annoncer la nouvelle à un ou deux collègues ou à votre employeur, en leur demandant de garder le secret. Mieux vaut aussi conserver dans un tiroir des lingettes pour le visage, une brosse à dents et du dentifrice ainsi que des en-cas qui apaisent vos nausées.

Si vos vomissements sont difficiles à contrôler ou sont trop importants, consultez votre médecin. Dans de rares cas, les nausées peuvent devenir plus sérieuses et nécessiter un traitement médical (voir p. 111).

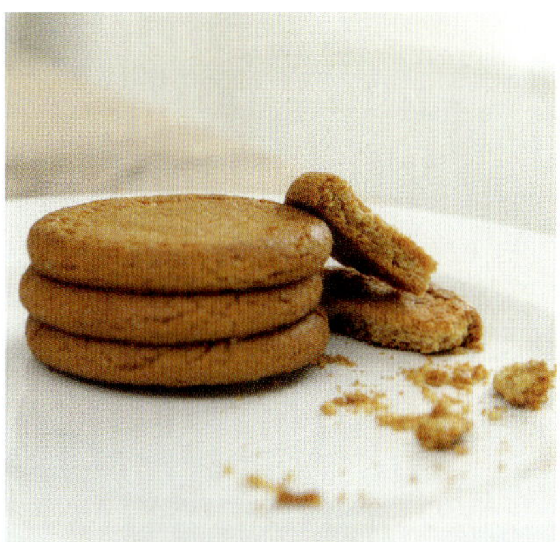

Le gingembre peut aider à apaiser les nausées. Laissez quelques biscuits au gingembre sur votre table de nuit et grignotez-en un avant de vous lever le matin.

BON À SAVOIR

Des études ont montré que le gingembre contribue à réduire les nausées dues à la grossesse.

En effet, les nausées diminuent quatre jours après son introduction dans l'alimentation quotidienne. Continuez si vous ne sentez pas de soulagement immédiat. Buvez des tisanes de gingembre frais ou grignotez-le en version confite ou sous forme de biscuit. Évitez les bières au gingembre qui n'en contiennent pas vraiment et dont vous pourriez ne pas supporter le pétillement.

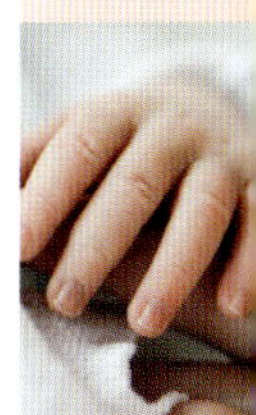

L'évolution de la famille

La famille est en perpétuelle évolution et a subi des bouleversements majeurs au cours des deux dernières décennies. Les temps ont changé, mais le rôle des parents reste le même : apporter à l'enfant soins, amour et loyauté.

STATISTIQUES

La vie de famille

- **En France, en 2013, 57,1 % des bébés** sont nés hors mariage, contre 50,5 % en 2006.
- **En 2009, 78 % des mères** avec au moins un enfant de moins de 3 ans travaillaient ou étaient à la recherche d'un emploi, contre 43 % en 1975.
- **En 2014, on estime que 7 % des grands-parents** gardent leurs petits-enfants tous les jours.
- **En 2014, 17,7 % des enfants** de moins de 25 ans vivent dans une famille monoparentale (contre 7,7 % en 1968) et 85 % de ces enfants vivent avec leur mère.
- **Les couples qui travaillent** confient en général leurs enfants à une assistante maternelle. Les femmes qui élèvent seules leurs enfants s'appuient davantage sur la famille et les amis ou ont recours à un mode de garde collectif (crèche, garderie ou centre d'accueil).
- **En France, en 2010, 13,3 % des enfants** naissent de couples mixtes.
- **En 2013, 1 femme en couple sur 5 était au foyer** contre 1 sur 3 en 1993.
- **En France, 4 % des bénéficiaires du congé parental** sont des hommes.
- **En France, en 2013, 10000 enfants** vivaient dans une famille homoparentale.

RATIO ENTRE LES SEXES

Garçons/filles

Historiquement, le sex-ratio de l'espèce humaine est de 106 garçons pour 100 filles. Il faut peut-être y voir une façon pour la nature de compenser le fait que les hommes avaient plus de risques d'être tués au combat. Mais aujourd'hui, les filles sont plus nombreuses que les garçons. Ce changement peut être causé par le stress car les femmes stressées font plus de filles que de garçons. Mais cela peut aussi être dû aux produits chimiques présents dans l'environnement, comme les œstrogènes synthétiques, les PCB (polychlorobiphényls) et les pesticides.

La famille aujourd'hui

De nos jours, il existe de nombreux modèles de familles et les enfants connaissent et tolèrent des pratiques culturelles et des modes de vie variés.

Les grossesses tardives Les femmes de plus de 35 ans sont chaque année plus nombreuses à devenir mamans. Le taux de grossesse au-delà de 40 ans a augmenté plus rapidement que dans toutes les autres tranches d'âge.

Les familles monoparentales En 2014, 17,7 % des enfants de moins de 25 ans vivaient avec un seul parent, contre 7,7 % en 1968. Les enfants issus de familles monoparentales semblent désavantagés lorsque leur situation entraîne des contraintes financières, contrairement à ceux qui bénéficient d'un bon statut socio-économique.

Les familles recomposées La famille recomposée est le type de famille qui augmente le plus vite. On pense qu'au moins 1 enfant sur 3 en fera l'expérience au cours de sa vie.

Les pères modernes

Les pères sont aujourd'hui davantage impliqués dans la vie de famille que leurs prédécesseurs. Environ 96 % assistent à l'accouchement (contre 5 % en 1965) et plus de 60 % prennent un congé après la naissance. Dans les années 1970, les pères d'enfants de moins de 5 ans consacraient moins de 15 minutes par jour à leur enfant comparé à plus de deux heures dans les années 1990. Il semble que les enfants auxquels leur père consacre beaucoup de temps réussissent mieux dans leurs études et leur travail.

La garde des enfants

Des études montrent qu'un bon système de garde en dehors de la famille a un effet positif sur la socialisation, le développement cognitif et le langage. De bonnes relations avec les grands-parents, souvent impliqués dans la garde des petits-enfants, apporte de la stabilité, améliore le développement cognitif et renforce les valeurs familiales.

Une société multiculturelle

Vivre dans une société multiculturelle a une influence sur l'éducation et les amitiés qui se nouent. Par ailleurs, il y a de fortes chances pour que votre bébé soit confié à un moment ou un autre à une personne d'une autre culture.

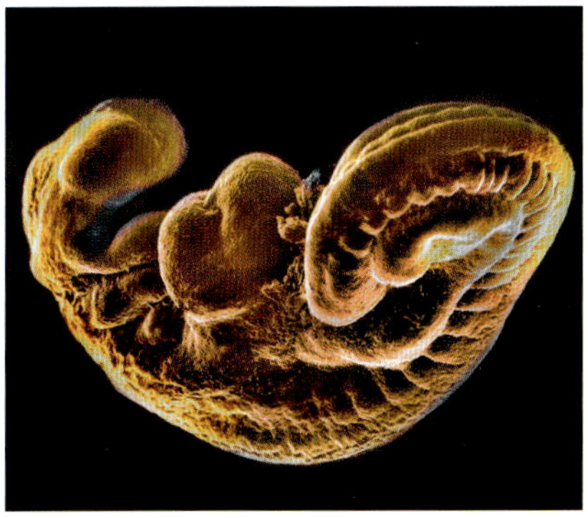

VOUS ÊTES À 5 SEMAINES ET 4 JOURS

Encore 241 jours…

BÉBÉ AUJOURD'HUI

Cette image montre l'embryon, désormais enroulé sur lui-même. La tête se trouve à gauche. L'embryon a désormais 22 paires de somites (éléments de base du système musculo-squelettique) le long du dos.

Cette période est cruciale car le tube neural du bébé, qui deviendra son cerveau et sa moelle épinière, est en train de se former.

NE PAS OUBLIER

En parler ou pas

La grossesse est au centre de vos préoccupations et de celles de votre conjoint depuis quelques semaines, mais faut-il l'annoncer dès à présent ?

■ La plupart des futurs parents attendent la 12e semaine pour annoncer la nouvelle, quand le risque de fausse couche est moindre. Vous pouvez vous confier avant à votre famille et à vos meilleurs amis, à condition qu'ils soient en mesure d'entendre une mauvaise nouvelle en cas de fausse couche.

■ Légalement, vous n'avez pas de délai pour annoncer votre grossesse à votre employeur mais il est préférable de le prévenir assez tôt pour organiser votre congé de maternité et pouvoir vous absenter en cas de visites médicales.

■ Prévenir votre employeur lui permettra aussi d'aménager vos conditions de travail si elles présentent un danger pour votre santé ou votre sécurité, par exemple si vous portez des charges ou manipulez des produits toxiques. Il est également préférable que votre employeur apprenne la nouvelle de votre bouche plutôt que par le biais de bruits de couloir.

Cette semaine, l'embryon va se mettre à grandir rapidement, et au cours des 5 prochaines semaines, il ressemblera de plus en plus à un bébé. Il est actuellement composé de trois types de cellules, dévolues à des fonctions différentes. La première va former le système nerveux, la seconde les vaisseaux sanguins, les muscles et les os et la troisième le système digestif.

À cette étape, ce sont les cellules de l'épine dorsale et du système nerveux qui se développent. L'embryon, qui avait auparavant la forme d'un disque plat, commence à s'enrouler sur lui-même. Les bords de la gouttière dorsale commencent à se rejoindre et fusionnent pour former le tube neural, étape primitive du cerveau et de la moelle épinière. Les dernières parties du tube à se fermer sont le sommet de la tête puis la base de la moelle, 2 jours plus tard.

Il est essentiel que vous receviez suffisamment d'acide folique au début de la grossesse (voir p. 35) pour que le tube neural se ferme complètement.

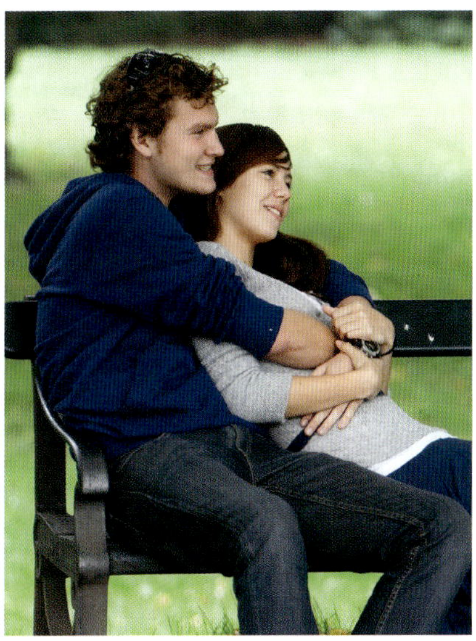

Ne rien dire ou prévenir peu de gens pendant les premières semaines vous donnera le temps de vous faire à la situation.

GROS PLAN SUR… LES PAPAS

Garder le secret

Votre première réaction en découvrant que votre compagnon est enceinte a peut-être été d'annoncer la nouvelle au monde entier. Vous pouvez très bien être excité et nerveux et souhaiter en parler avec des personnes de confiance. Réfléchissez avant de répandre la nouvelle (voir ci-contre) et ne le faites pas sans en parler à votre compagne, même si elle-même a du mal à dissimuler certains aspects de la grossesse.

Le plus important est de vous entendre sur le meilleur moment pour annoncer la nouvelle.

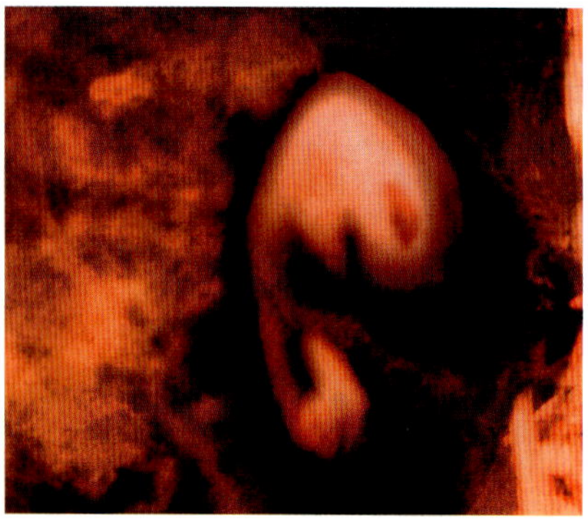

VOUS ÊTES À 5 SEMAINES ET 5 JOURS

Encore 240 jours…

BÉBÉ AUJOURD'HUI

Cette image montre le côté droit d'un embryon et les ramifications des villosités choriales, à l'arrière-plan. La forme incurvée de l'embryon est nettement dessinée. Le cordon ombilical, relié à l'ébauche du placenta, est tout juste visible.

Vous vous sentez bien une minute et mal la suivante ? C'est une réaction parfaitement normale due aux hormones de la grossesse.

Peut-être n'est-ce pas encore le cas, mais vous risquez de devenir bientôt très émotive ou irrationnelle et d'avoir des sautes d'humeur. Il est aussi possible que vous pleuriez sans raison. Ces réactions sont dues aux fluctuations hormonales que votre corps subit et au changement majeur que constitue la grossesse dans votre vie.

Cela peut être difficile à supporter, pour vous comme pour votre partenaire. Veillez à communiquer ensemble et expliquez-lui ce que vous ressentez, aussi irrationnel que cela puisse paraître.

PLUS DE LÉGUMES S'IL VOUS PLAÎT !

Stimulez votre appétit et mangez des fibres, des vitamines et des minéraux :

- **Préparez facilement des soupes** avec des légumes prêts à l'emploi.
- **Incorporez quelques légumes** dans un smoothie (voir p. 135). Concombres, céleri, poivrons et carottes sont très nutritifs.
- **Râpez des courgettes et des carottes** dans les soupes, les sauces et ragoûts, ou jetez une poignée de petits pois, de brocolis, d'asperges ou de haricots verts dans un risotto.
- **Faites des tagliatelles de légume**, avec de la courge butternut par exemple. Complétez avec des pâtes.
- **Garnissez vos pizzas** avec des poivrons croustillants, colorés, nutritifs et riches en vitamines C.
- **La choucroute, le kimchi** (pas trop épicé) et tous les légumes fermentés sont bons pour le microbiote intestinal.

GROS PLAN SUR… VOTRE SANTÉ

La fatigue

En début de grossesse, vous risquez de vous sentir sans énergie, le temps que votre corps s'adapte. Vous devriez retrouver tout votre allant à partir de la 13e semaine.

Une des causes de cette fatigue peut être l'anémie. Si avant votre grossesse, vous suiviez un régime hypocalorique, votre stock de fer est sans doute bas. Si nécessaire, votre médecin vous prescrira un bilan sanguin et un complément ferrique.

Mangez plus d'aliments riches en fer. Il existe deux types de fer : celui présent dans les aliments d'origine animale est facilement assimilé. Celui d'origine végétale est moins bien absorbé. La vitamine C favorise l'assimilation du fer, alors mangez des tomates ou buvez du jus d'oranges fraîchement pressées pendant les repas. Limitez la théine et la caféine qui, à l'inverse, en bloquent l'absorption.

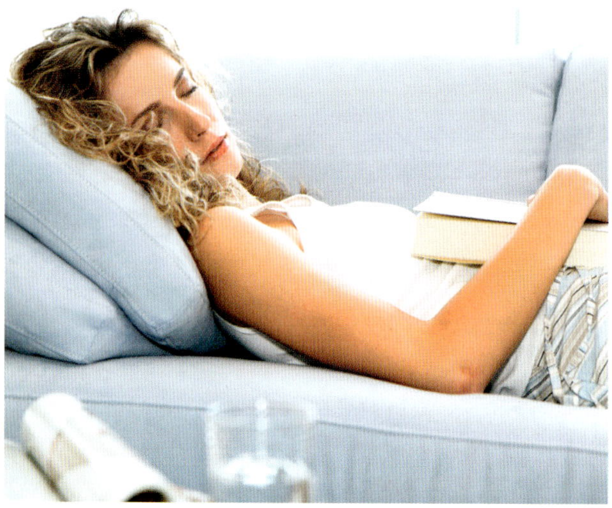

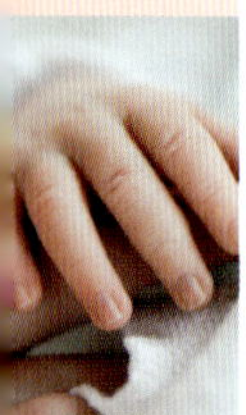

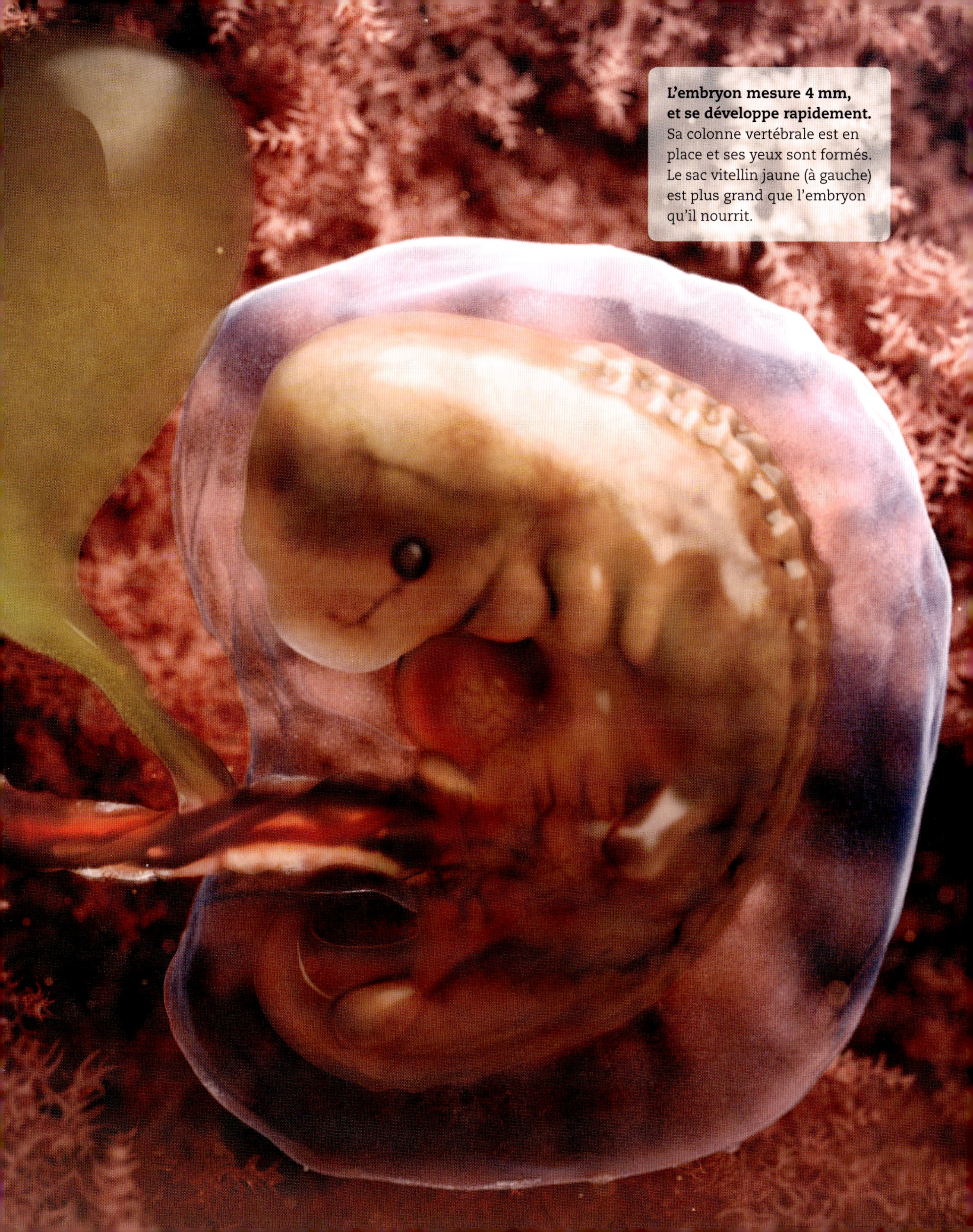

L’embryon mesure 4 mm, et se développe rapidement. Sa colonne vertébrale est en place et ses yeux sont formés. Le sac vitellin jaune (à gauche) est plus grand que l’embryon qu’il nourrit.

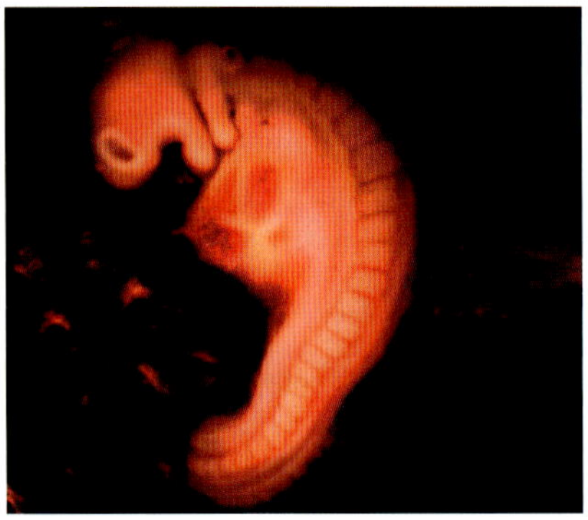

VOUS ÊTES À 5 SEMAINES ET 6 JOURS

Encore 239 jours…

BÉBÉ AUJOURD'HUI

Le haut du corps se développe généralement avant le bas. On voit ici le renflement qui contient le cœur et le foie, ainsi que les tout premiers signes des bourgeons des membres supérieurs. Il n'y a encore aucun signe des bourgeons des membres inférieurs.

Le premier changement physique que vous pouvez remarquer dès à présent est l'augmentation de la taille de vos seins.

La première partie de votre corps à changer d'apparence sera sans doute votre poitrine. Vos seins peuvent augmenter de volume assez rapidement et sembler plus gros et plus lourds. Ils peuvent aussi devenir assez sensibles au toucher.

Vos mamelons vont changer : l'aréole peut devenir plus sombre et les mamelons peuvent picoter. Vous pouvez aussi remarquer l'apparition de veines bleues. Tous ces changements sont dus à la présence d'œstrogène.

BON À SAVOIR

Vos seins vont augmenter en moyenne de 5 cm et de 1,4 kg chacun pendant la grossesse.

C'est pourquoi il est important de porter un bon soutien-gorge dès le début de la grossesse.

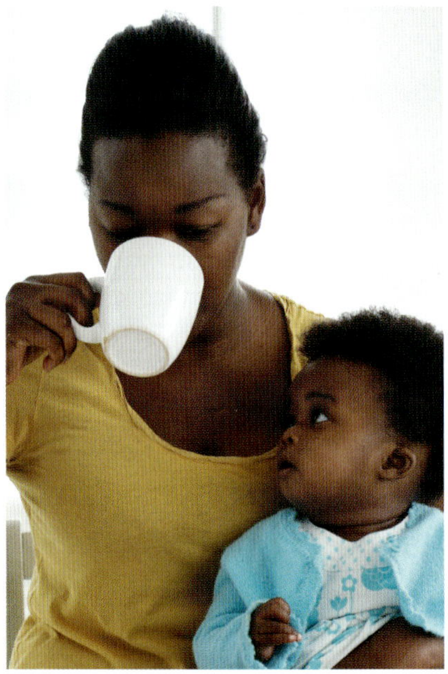

Il peut être difficile d'arrêter le café, en particulier si vous êtes déjà une maman occupée et fatiguée. Faites alors attention de ne pas dépasser un apport de 200 mg de caféine par jour (voir p. 16).

L'AVIS… D'UNE SAGE-FEMME

Comme puis-je atténuer la sensibilité de mes seins? Porter un soutien-gorge qui offre un bon maintien peut aider à soulager la sensation de poids et la douleur, fréquentes pendant la grossesse. Si vos seins sont très sensibles la nuit, dormir avec un soutien-gorge pourra vous aider. Évitez de dormir sur le ventre car cette position est inconfortable. Vous masser les seins avec une crème contenant de l'aloe vera ou de la camomille peut également vous soulager.

GROS PLAN SUR… LA SÉCURITÉ

Désintoxiquez-vous !

Je suis un peu accro au café ! Dois-je l'arrêter maintenant que je suis enceinte? Il est conseillé de ne pas dépasser 200 mg de caféine par jour durant la grossesse. La caféine est présente dans le café, le thé, le chocolat et les boissons au cola (voir p. 16).

Si vous buvez beaucoup de café, optez plutôt pour du décaféiné. Il existe plusieurs méthodes de décaféination et, contrairement à ce qu'affirme la croyance populaire, il n'y a pas de preuve que le processus utilisé pour enlever la caféine ait des conséquences négatives sur la santé.

De nombreuses femmes enceintes ne supportent plus ni le goût ni l'odeur du café. C'est d'ailleurs l'un des premiers signes qui doit faire suspecter une grossesse. Même si ce n'est pas votre cas, remplacez quelques tasses de café (ou de thé si vous en buvez plus de 3 ou 4 mugs par jour) par de l'eau chaude ou froide avec du gingembre ou du citron, ou des infusions de fruits. N'oubliez pas non plus que le lait, les soupes et les bouillons apportent à la fois des liquides et des nutriments.

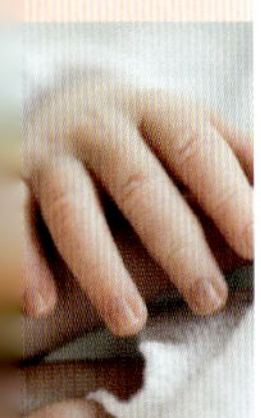

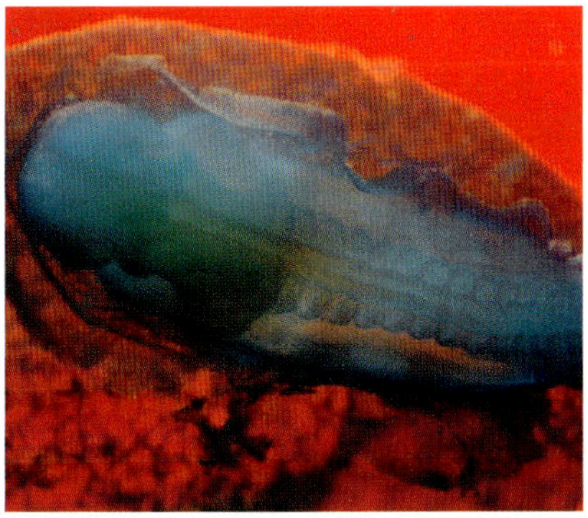

VOUS ÊTES À 6 SEMAINES EXACTEMENT

Encore 238 jours…

BÉBÉ AUJOURD'HUI

Cette image montre l'embryon de dos, sur le sac vitellin. Le tube neural s'est fermé du côté du cerveau en développement (à gauche de l'image) et se refermera dans 2 jours à la base de la colonne vertébrale (hors image).

À la fin de la 6e semaine, le cœur, l'un des principaux organes du bébé, se développe rapidement et fait circuler son sang.

L'embryon est encore minuscule mais il subit un développement rapide et complexe.

Les battements cardiaques sont à présent plus faciles à identifier à l'échographie. Le cœur n'est encore qu'un simple tube lisse, mais il continue à se développer. Il va se muscler, former des boucles et des plis et se diviser en quatre cavités. Le sang en provenance des poumons entre dans la cavité supérieure du côté gauche (oreillette gauche) et traverse une valve antiretour (valve mitrale) pour entrer dans la cavité de pompage principale gauche (ventricule gauche), qui l'envoie dans le corps par le biais de l'artère principale (aorte). Il reviendra ensuite dans la cavité supérieure du côté droit (oreillette droite) et passera à travers une autre valve antiretour (valve tricuspide) pour entrer dans la cavité de pompage principale droite (ventricule droit), qui le renverra vers les poumons pour relancer la circulation.

À cette étape, la circulation sanguine de l'embryon est très basique dans la mesure où le cœur est un simple tube qui envoie le sang dans le corps du bébé. Aucun échange sanguin n'a encore lieu entre le bébé et le placenta (voir p. 127).

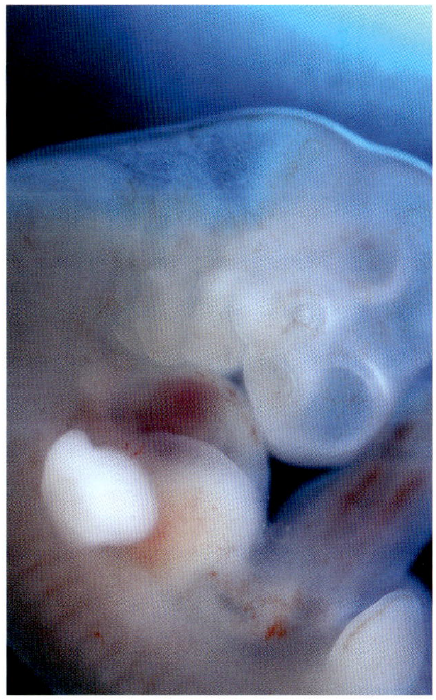

Le cœur est encore au début de son développement, mais on peut déjà le voir (ici en rouge sombre). Il est situé juste au-dessus du foie, plus grand, en rouge pâle. Sous le foie se trouve le cordon ombilical.

LES FAUSSES COUCHES

Quel que soit le moment où elle se produit, une fausse couche peut être dévastatrice. Il est normal d'éprouver une grande tristesse, voire un sentiment d'échec, de colère et d'injustice, en particulier si vos proches ont vécu des grossesses sans problème. Pour vous consoler, certains vous diront peut-être que mieux valait que cette fausse couche ait lieu maintenant ou que c'est un événement naturel. C'est d'un piètre réconfort.

Exprimez votre chagrin auprès de vos amies et de vos proches. Même si vous n'avez pas envie de parler, analyser vos émotions vous soulagera.

Votre compagnon peut être aussi affligé que vous mais exprimer son chagrin différemment. Il peut ne pas avoir l'air affecté, mais aura également besoin de soutien. Ne perdez pas espoir, de nombreuses femmes ont un bébé en bonne santé après une ou plusieurs fausses couches.

Si vous faites une fausse couche, ne culpabilisez pas, vous ne l'avez pas provoquée et ne pouviez pas la prévoir. En effet, 80 % sont dues à des anomalies chromosomiques. Les 20 % restants sont la conséquence de problèmes intrinsèquement liés à la grossesse.

TAILLE ACTUELLE DE VOTRE BÉBÉ

À 6 semaines, l'embryon mesure 4 mm de la tête au coccyx.

5 semaines

6 semaines

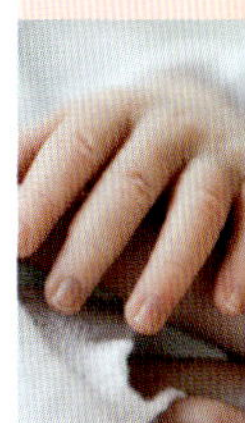

La 7e semaine

PRÉVOYEZ DE POURSUIVRE VOTRE ACTIVITÉ PHYSIQUE TOUT AU LONG DE VOTRE GROSSESSE.

L'état de forme physique conditionne en grande partie la santé de la femme enceinte. Aussi est-il important de rester active : entraînez-vous au quotidien afin de renforcer vos muscles et d'augmenter votre résistance à la fatigue. Cette semaine, les organes vitaux du bébé commencent à se développer. Sa tête semble disproportionnée par rapport à son corps car son cerveau se développe.

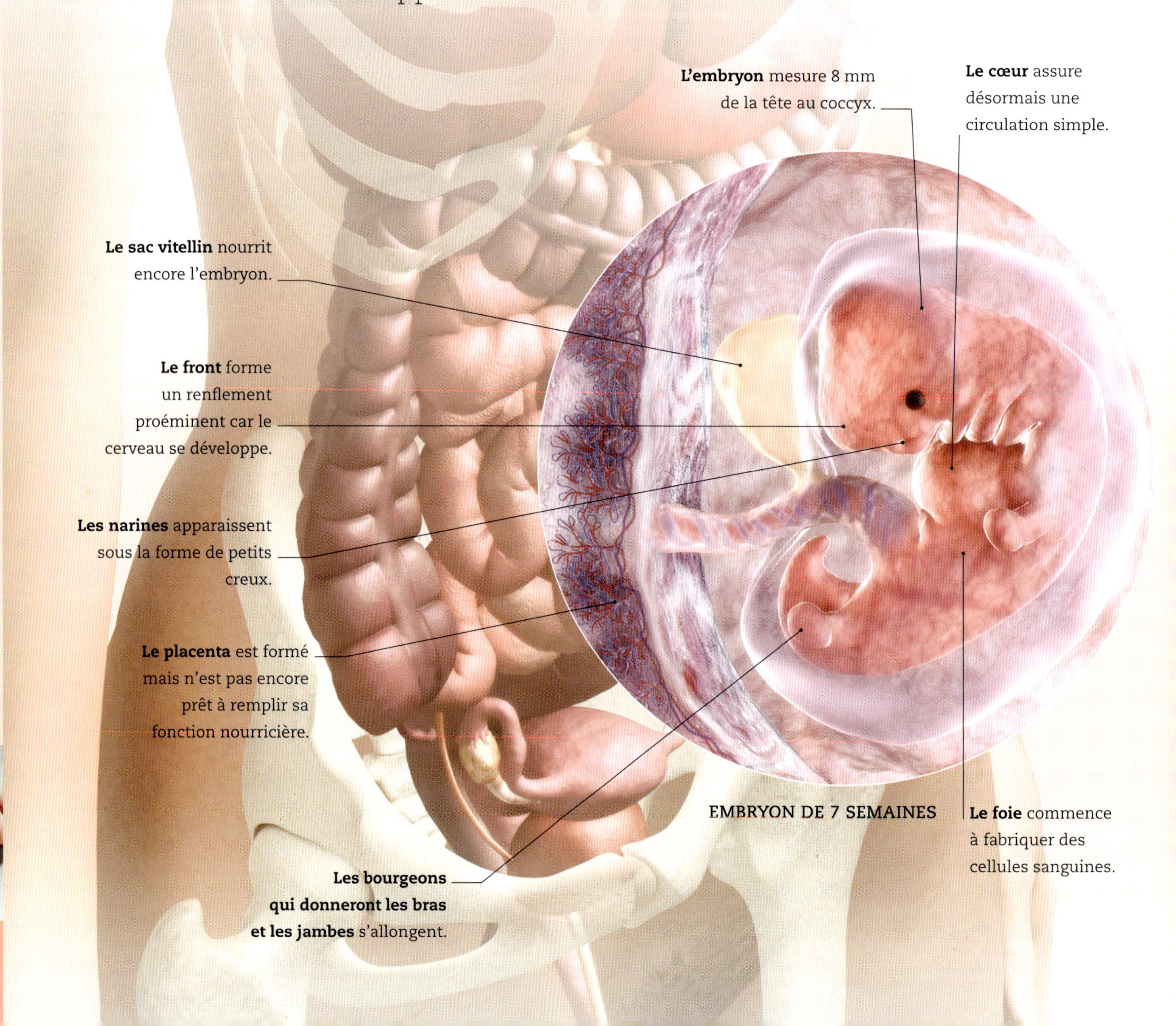

EMBRYON DE 7 SEMAINES

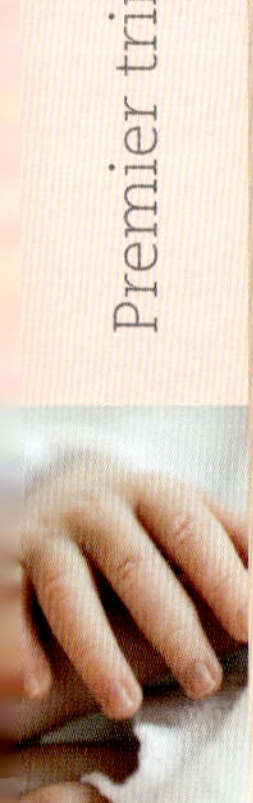

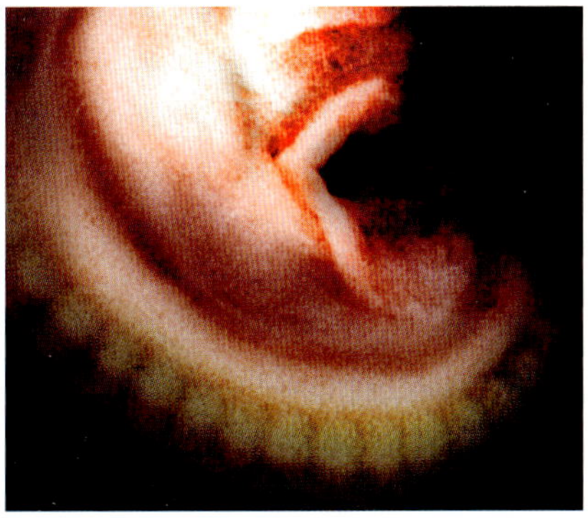

VOUS ÊTES À 6 SEMAINES ET 1 JOUR

Encore 237 jours…

BÉBÉ AUJOURD'HUI

Cette vue latérale montre la moelle épinière de l'embryon, nettement incurvée, au début de son développement. Les crêtes jaune pâle situées le long du dos sont les somites, bases du système musculo-squelettique du bébé.

Même en observant attentivement votre ventre, votre grossesse ne sera pas visible avant plusieurs semaines.

Comme la plupart des femmes enceintes depuis peu, vous guettez sans doute avec impatience le moment où votre ventre va commencer à s'arrondir. Mais il est peu probable que cela arrive tout de suite. C'est plutôt au 4e mois, période de croissance la plus importante du fœtus.

Si ce n'est pas votre première grossesse, votre ventre pourrait s'arrondir dès la 8e ou la 10e semaine, car vos muscles abdominaux sont déjà distendus. De même, si vous attendez des jumeaux ou des triplés. Au contraire, si vous avez des abdominaux fermes, votre ventre risque de s'arrondir encore plus tard.

L'AVIS… DU MÉDECIN

Faire l'amour pendant la grossesse est-il dangereux pour le bébé ? À moins d'une contre-indication médicale, comme un antécédent de fausse couche ou un saignement inexpliqué, vous pouvez faire l'amour pendant toute la grossesse. Continuer d'avoir des relations intimes avec votre partenaire est même important.

Le bébé flotte dans le liquide amniotique, à l'intérieur de l'utérus, dont le col est fermé par un bouchon muqueux. Même une pénétration profonde ne peut pas le blesser.

RENFORCER SES ABDOMINAUX

Vous pouvez sans danger faire des abdominaux allongée sur le dos pendant le premier trimestre. En revanche, vers la fin du premier trimestre ou lorsque votre grossesse commencera à se voir, vous devrez les remplacer par d'autres exercices (voir p. 250).

Quand vous faites des abdominaux, il est important de respirer correctement : commencez par inspirer puis expirez pendant l'effort.

Le but de l'exercice est de renforcer la sangle abdominale. Le muscle transverse, le plus profond des muscles abdominaux, s'étend horizontalement en travers du tronc et joue un rôle essentiel dans la stabilité et la musculature de ce dernier pendant le développement du bébé. Le grand droit, situé verticalement, est celui qui va s'étirer et se détendre pendant la grossesse. Il est donc important de renforcer le transverse et les muscles du dos pour avoir une bonne posture et soutenir la colonne vertébrale. Cela vous permettra par ailleurs de diminuer les risques de mal de dos, fréquents dès le 2e trimestre (voir p. 218).

Commencez dès maintenant à le renforcer. Au 1er trimestre, l'exercice présenté ci-dessous vous y aidera.

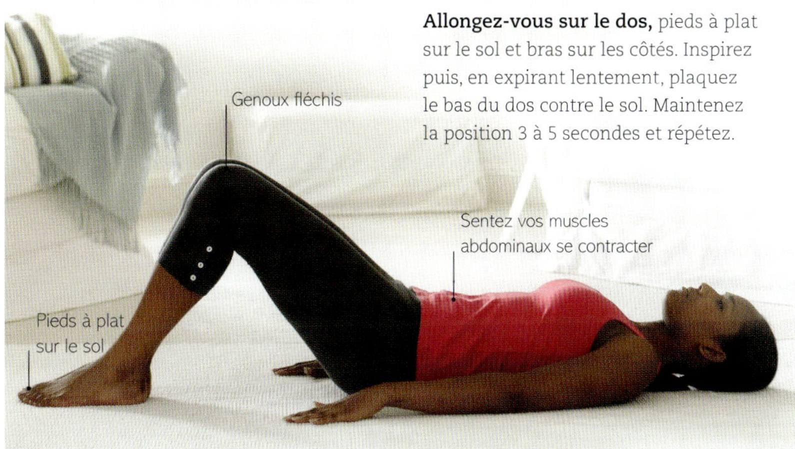
Genoux fléchis
Sentez vos muscles abdominaux se contracter
Pieds à plat sur le sol

Allongez-vous sur le dos, pieds à plat sur le sol et bras sur les côtés. Inspirez puis, en expirant lentement, plaquez le bas du dos contre le sol. Maintenez la position 3 à 5 secondes et répétez.

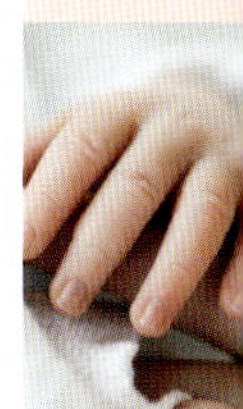

Les bienfaits de la gymnastique

Les exercices qui renforcent les muscles vous aideront à supporter les changements dus à la grossesse, et à vous préparer à l'accouchement.

Ces exercices sont parfois qualifiés de fonctionnels car ils renforcent des muscles employés dans des activités quotidiennes comme la marche, le fait de soulever des objets ou de rester debout. Ils peuvent compléter des exercices cardio-vasculaires comme la natation et peuvent être faits trois ou quatre fois par semaine.

Échauffement Marchez sur place en balançant les bras d'avant en arrière pendant 3 à 5 minutes, jusqu'à ce que vos muscles soient chauds.

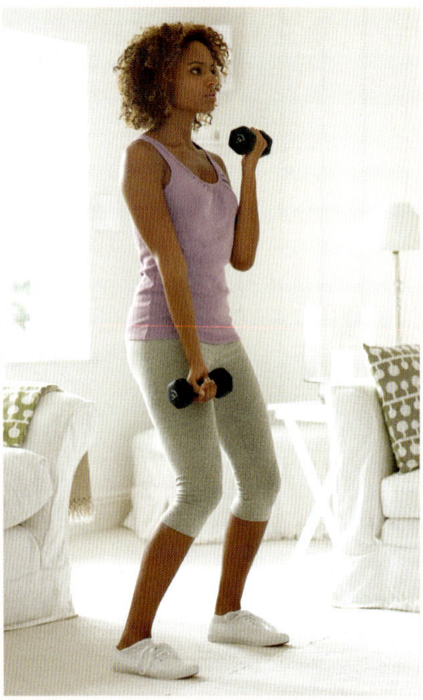

Flexion des biceps Vous pouvez utiliser des haltères de 2 kg si vous vous entraînez régulièrement. Debout, pieds écartés de la largeur du bassin, genoux légèrement pliés, dos droit et bras sur les côtés, inspirez, puis expirez en pliant le coude pour amener la main à hauteur de l'épaule. Faites 20 mouvements de chaque côté, en alternant les bras. Si vous trouvez cela facile, faites 60 mouvements en tout.

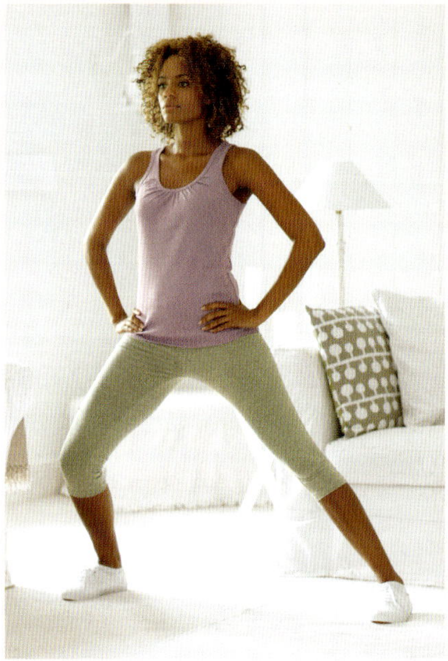

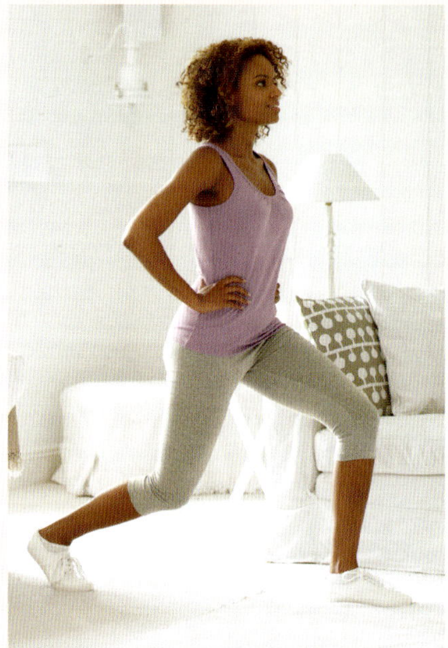

Fentes latérales (à gauche) Les fentes renforcent les abdominaux et les muscles des cuisses. Mains sur les hanches, jambes écartées de la largeur du bassin, faites un pas de côté en pliant le genou et en gardant l'autre jambe tendue. Revenez à la position de départ, en gardant le ventre rentré et le dos droit. Faites dix fentes de chaque côté. **Fentes avant** (à droite) À partir de la même position de départ, avancez une jambe en pliant le genou opposé et en soulevant le talon du sol. Revenez à la position de départ. Faites 10 fentes avec chaque jambe.

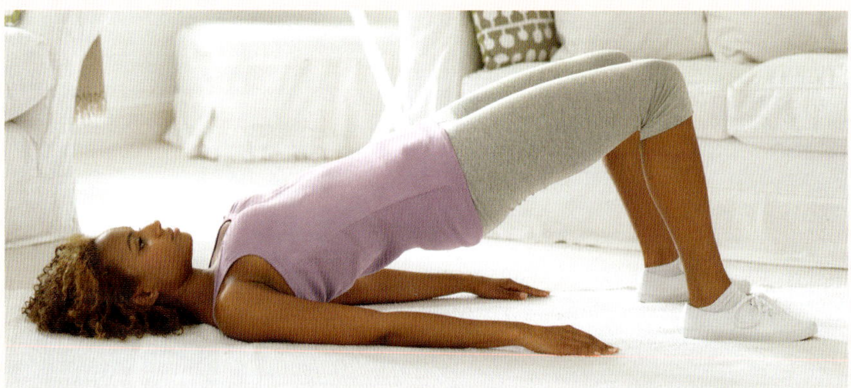

Le pont Cet exercice fait travailler les muscles des fesses, des mollets et de l'intérieur des cuisses et renforce le bas du corps pour l'aider à soutenir le ventre. Allongée sur le dos, jambes pliées, pieds à plat sur le sol et genoux légèrement écartés, soulevez le bassin (cette position soulage le dos et est sans danger pendant le premier trimestre). Gardez les mains sur le sol, bras tendus et rapprochez lentement les genoux en contractant les fesses. Ouvrez et fermez les genoux 10 fois. Reposez doucement le bassin au sol et roulez sur le côté pour vous relever.

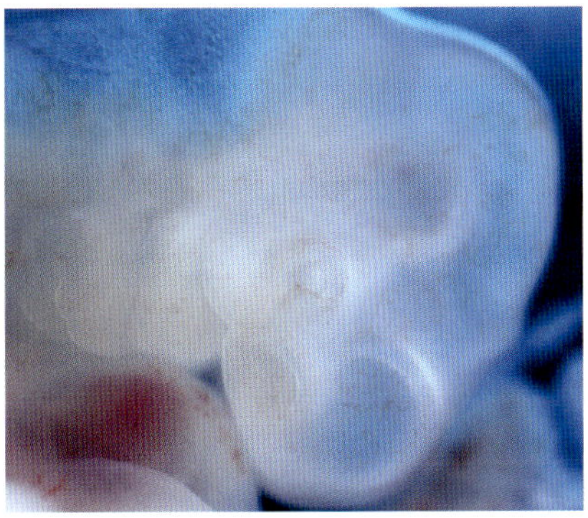

VOUS ÊTES À 6 SEMAINES ET 2 JOURS

Encore 236 jours…

BÉBÉ AUJOURD'HUI

Les premiers éléments reconnaissables du visage sont les yeux, visibles ici sous la forme de petits cercles à l'intérieur de cercles plus grands. Les zones grises plus grandes sont les cavités remplies de liquide du cerveau.

Quel qu'ait été votre mode de vie, si vous apprenez que vous êtes enceinte, soyez attentive à votre hygiène de vie.

Venez-vous seulement de découvrir votre grossesse? Toutes les femmes ne réalisent pas immédiatement qu'elles sont enceintes, en particulier quand la grossesse n'était pas prévue. Si vous venez juste de l'apprendre, il est normal que vous repensiez à votre hygiène de vie de ces derniers mois et craigniez que quelque chose ait pu nuire au bébé. Profitez de votre grossesse pour revoir votre mode de vie et améliorer votre santé.

Votre grossesse a six semaines mais votre bébé, lui, n'en a que quatre (voir p. 35). Si vous n'avez pas pris d'acide folique (voir p. 35), prenez-en en complément à partir d'aujourd'hui.

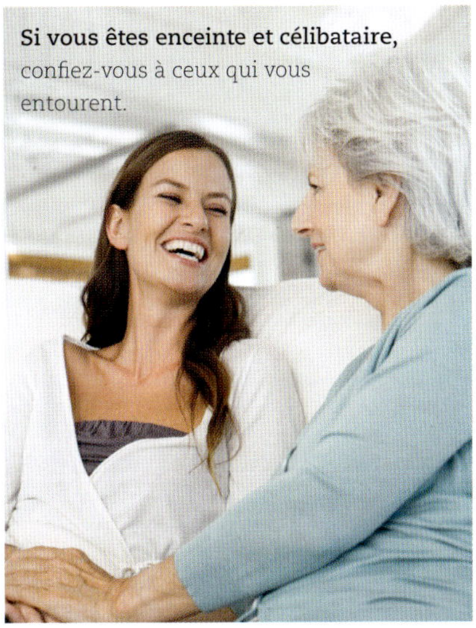

Si vous êtes enceinte et célibataire, confiez-vous à ceux qui vous entourent.

NE PAS OUBLIER

Le choix d'un praticien

En France, le suivi prénatal peut être assuré par différents professionnels de la santé (voir p. 102). Les examens et bilans se font en cabinet, en laboratoire, à l'hôpital ou en clinique. Vous aurez le choix entre ces options :

- Médecin généraliste
- Gynécologue-obstétricien
- Sage-femme, qui exerce en libéral ou en milieu hospitalier

GROSSESSE EN CÉLIBATAIRE

Veillez à :

- **Prendre soin de vous.** Planifiez un régime équilibré et un programme d'exercices régulier. Reposez-vous le plus possible et veillez à avoir un sommeil réparateur. Demandez à une amie de vous soutenir ou rejoignez un réseau de soutien, dont vous profiterez aussi après la naissance.
- **Demander de l'aide** à votre famille et à vos amis. Ils seront sans doute ravis d'être impliqués dans votre grossesse et de vous accompagner aux visites prénatales et aux cours de préparation à l'accouchement. Vous pouvez aussi leur demander d'être à vos côtés pendant l'accouchement.
- **Si vous êtes en train de vous séparer,** essayez de régler les problèmes de la pension alimentaire et de la garde de l'enfant. Si vous n'êtes pas d'accord, consultez un avocat. Vous et le bébé avez tout intérêt à trouver un arrangement à l'amiable et plus vous aborderez le sujet tôt, plus la vie sera facile après la naissance.
- **Vous organiser d'ores et déjà** pour après la naissance. Une étude a montré que les grands-parents qui sont présents auprès de leurs petits-enfants contribuent positivement à leur bien-être. Si vous n'avez pas de famille proche, essayez de mettre en place un réseau de soutien pour les premières semaines.
- **Réfléchir à la suite de votre carrière.** Rien ne presse mais il est toujours bon de savoir quels choix vous pouvez être amenée à faire.

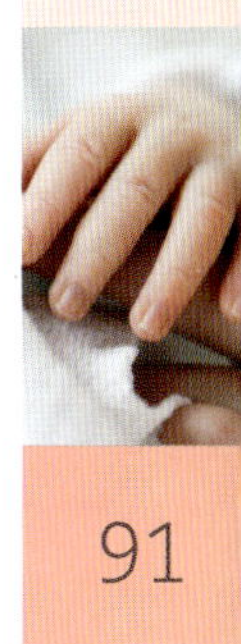

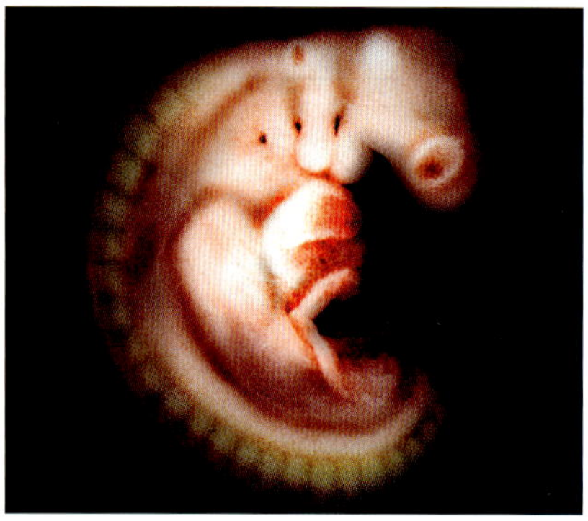

VOUS ÊTES À 6 SEMAINES ET 3 JOURS

Encore 235 jours…

BÉBÉ AUJOURD'HUI

Les yeux apparaissent sous la forme de petits creux de chaque côté du visage. Cette image montre un œil (zone circulaire plus foncée au centre), ainsi que la courbe des somites en jaune pâle, base du futur système musculo-squelettique.

L'envie d'uriner fréquemment fait malheureusement partie des effets secondaires désagréables de la grossesse.

L'AVIS… DU MÉDECIN

Pourquoi ai-je autant de salive depuis que je suis enceinte ? Le ptyalisme, ou salivation excessive, est dû à l'augmentation des hormones. Ne gardez pas la salive dans votre bouche. Si besoin, crachez dans un mouchoir ou une tasse. Mettez une serviette de toilette sur votre oreiller et essayez de sucer des quartiers de citron ou des glaçons. Le ptyalisme s'atténue en fin de grossesse.

Passez-vous beaucoup de temps aux toilettes ? En plus d'avoir des nausées et des vomissements (voir p. 81), si vous êtes comme la majorité des femmes enceintes, vous devez aussi avoir besoin d'uriner plus souvent, ce qui implique qu'il est préférable d'être toujours assez près de toilettes.

Vous avez peut-être l'impression d'avoir une toute petite vessie et de devoir aller aux toilettes sans arrêt, de jour comme de nuit. Le volume de votre sang ayant augmenté, vos reins filtrent plus de sang et produisent plus d'urine que d'habitude. D'autre part, au fur et à mesure qu'il grossit, votre utérus appuie sur la vessie, qui ne peut pas se dilater autant que d'habitude et se remplit plus vite. Cet effet secondaire peut durer pendant toute la grossesse mais est généralement plus marqué pendant les premier et troisième trimestres.

Si vous êtes inquiète de la quantité d'urine que vous éliminez et/ou ressentez une douleur ou un picotement quand vous urinez, il est possible que vous ayez une infection urinaire ; il vous faut consulter votre médecin sans tarder.

GROS PLAN SUR… LA NUTRITION

Votre index glycémique

Adoptez un régime équilibré à base de glucides, mais choisissez les bons ! Les glucides complexes, comme les céréales complètes apportent des fibres que votre organisme dégrade lentement, libérant ainsi progressivement le glucose. Leur index glycémique (IG) est faible. Les autres glucides, métabolisés rapidement, ont un IG élevé. Ainsi, le pain blanc, le riz, la purée de pommes de terre et les produits à teneur élevée en sucre obligent l'organisme à libérer plus d'insuline pour gérer la glycémie. Ce n'est bon ni pour vous, ni pour votre bébé. Cette fluctuation du taux de glucose et d'insuline peut engendrer un diabète gestationnel et avoir des conséquences néfastes sur la croissance du placenta et du fœtus. Ne limitez pas votre apport en aliments riches en glucides comme les pâtes, le riz, les céréales ou le pain. En effet, votre bébé pompe constamment du glucose dans votre circulation et en avoir une réserve vous permettra de garder de l'énergie. Choisissez plutôt des céréales complètes comme le quinoa, le millet et l'orge, préférez les pâtes au blé complet et le riz brun, et prenez du muesli au petit-déjeuner. En plus de vous donner de l'énergie, les fibres facilitent le transit intestinal.

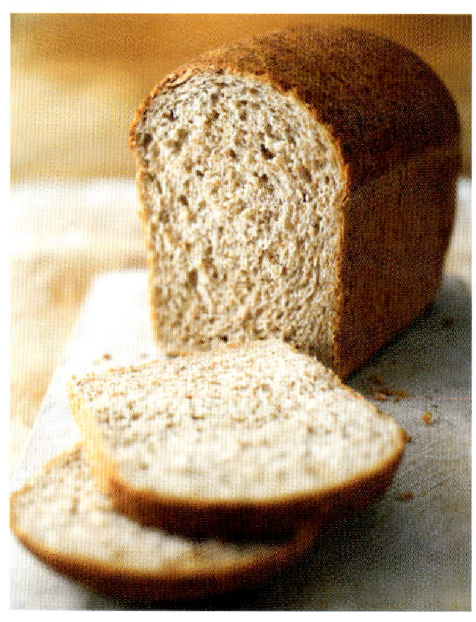

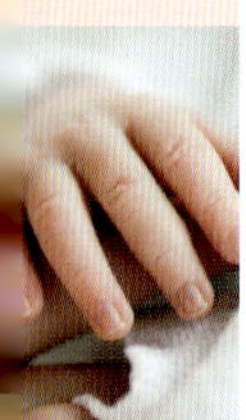

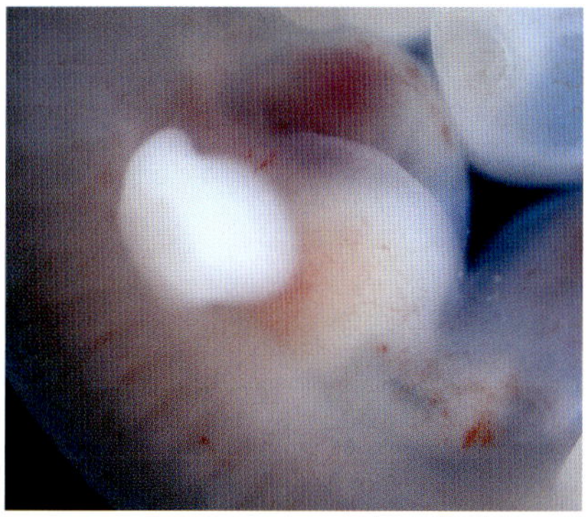

VOUS ÊTES À 6 SEMAINES ET 4 JOURS

Encore 234 jours…

BÉBÉ AUJOURD'HUI

Cette image montre le bourgeon d'un des bras du bébé (en blanc). Les bourgeons des membres supérieurs apparaissent avant ceux des membres inférieurs. À cette étape, les mains et les doigts ne sont pas encore développés.

Les poumons du bébé sont en cours d'ébauche, mais ne seront pas terminés avant la fin de la grossesse.

LA GROSSESSE EXTRA-UTÉRINE

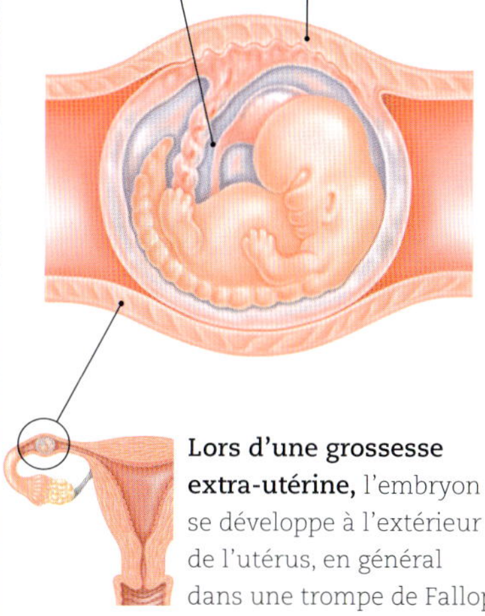

Lors d'une grossesse extra-utérine, l'embryon se développe à l'extérieur de l'utérus, en général dans une trompe de Fallope.

Une grossesse extra-utérine peut provoquer des douleurs abdominales d'un côté, des saignements vaginaux irréguliers, voire une douleur irradiant vers l'épaule, due à une hémorragie interne. La trompe de Fallope peu éclater et provoquer des douleurs et une hémorragie. Il s'agit d'une urgence médicale. S'il suspecte une grossesse extra-utérine, votre médecin vous prescrira une échographie. Il arrive que la grossesse régresse naturellement. Sinon, un traitement médicamenteux ou chirurgical sera nécessaire.

Au cours de la 7e semaine de la grossesse, les poumons du bébé commencent à se développer. Un petit bourgeon pulmonaire apparaît sur la partie supérieure du tube qui deviendra l'œsophage situé entre la bouche et l'estomac. Ce bourgeon forme un conduit (trachée) qui se divise en deux bronches principales (bronches), qui formeront les poumons droit et gauche du bébé. Ces bronches se ramifient à plusieurs reprises pour donner naissance à des bronches de plus en plus petites.

L'intestin du bébé commence aussi à se développer, en partant de la bouche. Au début de cette semaine, le futur système digestif était composé d'un simple tube placé dans le sens de la longueur de l'embryon et fermé à chaque extrémité. Le tube reste fermé mais l'œsophage commence à se séparer de la trachée et se connecte à l'estomac. Le renflement qui deviendra l'estomac du bébé se forme vers le centre du corps de l'embryon et subit une rotation à 90 degrés pour se placer davantage sur la gauche.

Des bourgeons poussent sur le duodénum (début de l'intestin, situé à la sortie de l'estomac), qui formeront le pancréas et le canal qui mène à la vésicule biliaire.

Dans seulement 2 semaines, le bébé aura tous ses organes et systèmes principaux en place.

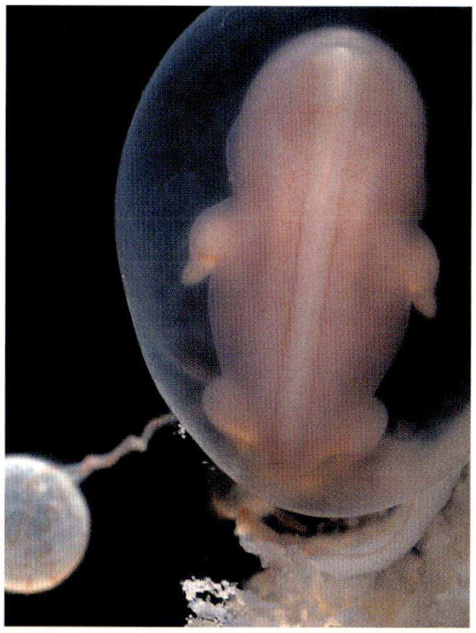

L'embryon est à l'abri dans le liquide contenu dans le sac amniotique. Le sac vitellin, visible en bas à gauche, n'est plus relié à lui que par un cordon très fin et est progressivement remplacé dans ses fonctions par le placenta.

BON À SAVOIR

La musicothérapie est très efficace pour réduire le stress.

Une étude a montré que les femmes enceintes qui écoutaient une musique qui imite les battements du cœur humain étaient moins stressées que les autres.

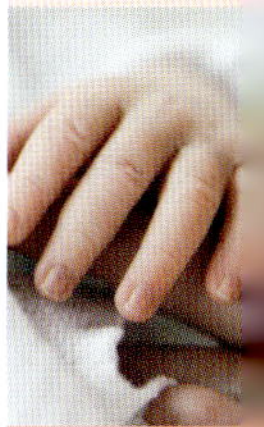

Les fausses couches

La fausse couche est une interruption spontanée de la grossesse qui intervient avant que le fœtus soit viable ; 20 % des fausses couches se produisent pendant le 1er trimestre.

DIAGNOSTIC

Les types de fausses couches

Il existe différents termes pour qualifier une fausse couche, qui dépendent du résultat de l'échographie ou de l'examen interne.

- **Le risque de fausse couche** Un saignement se produit mais le col de l'utérus reste fermé. Le saignement s'arrête après quelques jours et la grossesse a des chances de se poursuivre.
- **La fausse couche inévitable** Il y a un saignement, le col de l'utérus est ouvert et le fœtus est perdu. Avant 8 semaines de grossesse, le saignement peut ressembler à des règles abondantes et douloureuses. Après 8 semaines, il est nettement plus abondant.
- **La fausse couche incomplète** Il y a saignement, le col de l'utérus est ouvert mais l'utérus n'expulse pas entièrement son contenu et des tissus fœtaux restent à l'intérieur.
- **La fausse couche complète** Il y a saignement, le col de l'utérus est ouvert et l'utérus expulse tous les tissus fœtaux.
- **La grossesse arrêtée** Plus rarement, le fœtus arrête son développement et meurt sans aucun signe extérieur de fausse couche. La fausse couche est diagnostiquée lors de l'échographie de datation, vers 12 ou 13 semaines d'aménorrhée.

Les causes des fausses couches

Une fausse couche précoce est généralement la conséquence d'une anomalie chromosomique structurelle du fœtus. Elle peut également être provoquée par un fibrome (tumeur bénigne qui se développe dans l'utérus), une infection ou un trouble du système immunitaire. L'âge de la mère, le tabagisme et les grossesses multiples augmentent le risque. Si vous faites une fausse couche, il est important de savoir que vous ne l'avez pas provoquée. En outre, il n'a pas été démontré que le repos limite le risque qu'une menace de fausse couche évolue en fausse couche avérée (voir ci-contre).

La prise en charge

Si vous saignez en début de grossesse, votre médecin vous prescrira une échographie de viabilité. Si elle montre que le cœur fœtal est sain, alors le risque de fausse couche sera réduit.

En cas d'absence de rythme cardiaque, si le bébé ne se développe pas, le médecin conclura à un arrêt précoce de la grossesse, même si les douleurs et les saignements n'ont pas commencé. Une fausse couche complète ne nécessite aucun traitement. Si elle est incomplète, votre médecin vous prescrira des médicaments ou une intervention chirurgicale pour éliminer les tissus restants. Le traitement médicamenteux vous évitera une anesthésie générale et limitera les risques d'infection et, plus rarement, de lésion de l'utérus. En contrepartie, les saignements seront plus abondants et plus longs. Vous pouvez aussi attendre que la fausse couche survienne naturellement. Si vous avez fait trois fausses couches consécutives, votre médecin vous prescrira des examens. Il est rare d'en découvrir la cause, mais certains troubles de la coagulation sont des facteurs de risque.

Après une fausse couche

Vous saignerez pendant quelques jours, un peu comme à la fin de vos règles. Utilisez des serviettes hygiéniques et non des tampons, et évitez les rapports sexuels jusqu'à la fin des saignements. Vous pouvez être à nouveau enceinte avant le retour de vos règles, qui surviennent quatre à six semaines après et sont souvent plus importantes. Médicalement, vous n'avez aucune raison d'éviter d'être enceinte, mais il est conseillé de prendre le temps de faire le deuil. En outre, si vous concevez au cycle suivant, vous pourrez ainsi dater précisément le début de votre grossesse.

LES FAUSSES COUCHES TARDIVES

Les risques de fausses couches après le 1er trimestre

Heureusement, le risque de fausse couche diminue beaucoup après le 1er trimestre. Au-delà de 24 semaines d'aménorrhée, le fœtus perdu est considéré comme un enfant mort-né. Plusieurs raisons peuvent expliquer une fausse couche tardive dont une infection, une anomalie de l'utérus ou du fœtus et un col de l'utérus déficient. En cas de fausse couche tardive, votre médecin en cherchera la cause et, si elle est identifiée, vous aidera à prendre les mesures qui s'imposent pour éviter une récidive.

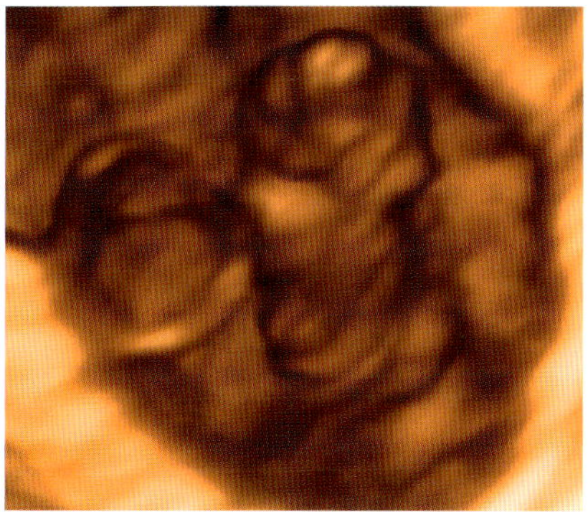

VOUS ÊTES À 6 SEMAINES ET 5 JOURS

Encore 233 jours…

BÉBÉ AUJOURD'HUI

Cette échographie en 3D montre l'embryon et le sac vitellin, relié à l'utérus. Le sac vitellin nourrit l'embryon jusqu'à ce que le placenta soit complètement fonctionnel, et produit les cellules sanguines jusqu'à ce que le foie prenne la relève.

À cette étape, il est possible que vous soyez sujette aux vertiges, qui indiquent que votre corps et votre cerveau s'adaptent à la grossesse.

Si vous avez la tête qui tourne, en particulier quand vous vous levez depuis une position allongée, soyez prudente. Les vertiges sont courants au cours de la grossesse car le cœur doit fournir plus d'efforts pour lutter contre la gravité et amener le sang jusqu'au cerveau.

Levez-vous par étapes, en vous asseyant avant de vous mettre debout. Vous pouvez aussi avoir un vertige si vous restez longtemps debout et que le sang s'accumule dans vos pieds. Veillez à rester en mouvement pour renvoyer mécaniquement le sang vers le cœur.

Les vertiges peuvent aussi être dus à l'hypoglycémie. Les symptômes d'un taux de sucre bas sont, entre autres, une sueur odorante, des tremblements et une sensation de faim. Même si vous êtes nauséeuse, essayez de manger souvent mais en petites quantités pour stabiliser votre glycémie.

Si vous avez régulièrement des vertiges, parlez-en à votre médecin qui vous fera passer quelques examens de base.

L'AVIS… DU MÉDECIN

Est-ce que l'activité physique augmente le risque de fausse couche ? Rien ne le prouve. Tant que vous êtes en forme et que vous respectez les consignes de votre médecin, l'activité physique n'augmente pas le risque de fausse couche. Au contraire, le bénéfice apporté par un exercice modéré l'emporte largement sur le risque.

À ce stade de votre grossesse, il est important de respecter le niveau d'activité physique que vous aviez auparavant, sans le dépasser. Ne commencez pas un nouveau sport à fort impact physique. Suivez les conseils dispensés p. 18.

BON À SAVOIR

Pratiquer un sport régulièrement favorise le sommeil profond.

L'anxiété ou une gêne physique peuvent entraîner des troubles du sommeil. Faire de l'exercice vous fatigue naturellement, vous détend et augmente vos chances de faire une bonne nuit.

RESTER EN MOUVEMENT

Vous n'avez peut-être pas envie de faire de l'exercice mais s'activer peut soulager et prévenir les symptômes courants en début de grossesse. Un jogging dans le parc ou une virée shopping dynamique sont plus profitables qu'une sieste sur le canapé et leurs effets sont durables. Pensez que vous êtes active et non que vous faites « de l'exercice ».

Si vous vous sentez encore plus fatiguée après un exercice, diminuez-en l'intensité et la durée. Écoutez toujours votre corps. Au fur et à mesure que votre forme s'améliore et que vous avancez dans votre grossesse, la fatigue devrait diminuer, généralement vers la 12e ou la 14e semaine.

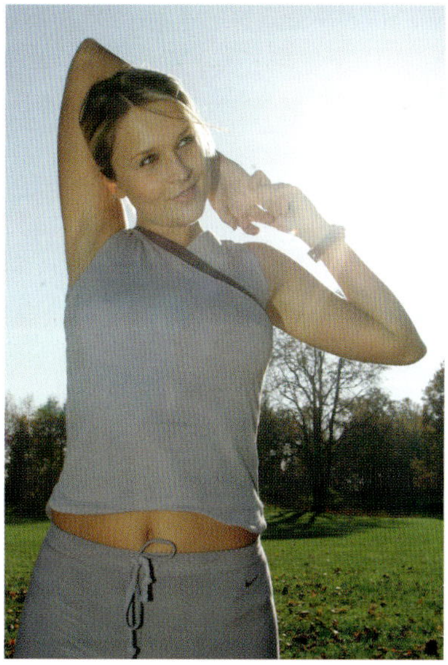

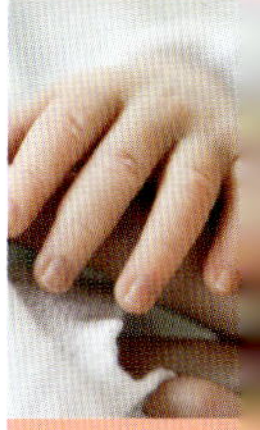

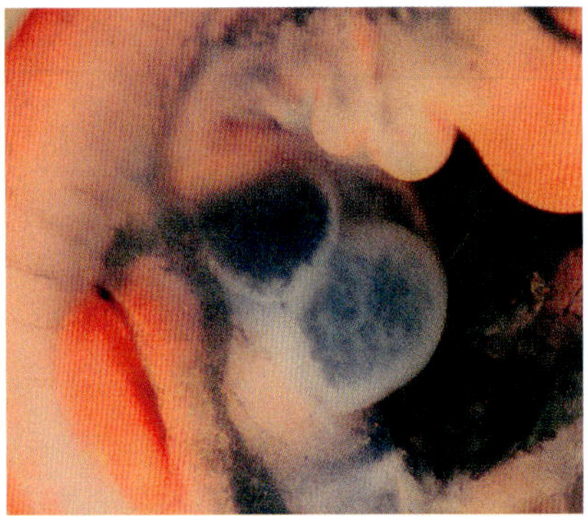

VOUS ÊTES À 6 SEMAINES ET 6 JOURS

Encore 232 jours…

BÉBÉ AUJOURD'HUI

À cette étape de son développement, l'embryon a un cœur tubulaire (visible ici au centre de l'image). Malgré sa structure basique, ce cœur embryonnaire fournit déjà au bébé une circulation très simple.

Les bras et les jambes de votre bébé commencent à se développer au cours de la 7e semaine d'aménorrhée.

Il s'écoulera quelques semaines avant que l'embryon ressemble à un fœtus humain. Mais, à la fin de la 7e semaine, il possède quatre bourgeons de membres, légèrement aplatis aux extrémités où les mains et les pieds se développeront au cours des deux prochaines semaines.

Toutes les étapes du développement des membres supérieurs du bébé précèdent celles de ses membres inférieurs. Cependant, le tonus musculaire apparaîtra bien plus tard.

Les yeux sont les premiers éléments reconnaissables du visage à apparaître. À cette étape, ils forment deux simples creux. Par la suite, un second creux se formera à l'intérieur du premier. Le creux interne donnera naissance au cristallin et le creux externe au globe oculaire. Les yeux sont très espacés. Les oreilles et le nez se formeront ultérieurement.

GROS PLAN SUR… LA NUTRITION

Mangez les bons poissons

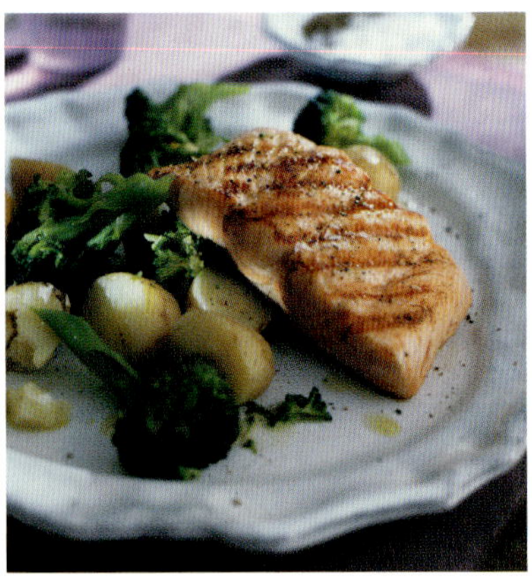

Le poisson est une excellente source de protéines et d'acides gras oméga 3, essentiels au développement du fœtus (voir p. 169).
Mangez-en deux portions par semaine, dont une de poissons gras. Consommez des poissons blancs dont vous connaissez la provenance, comme le haddock, le cabillaud, le lieu noir ou le merlu, qui sont sources de vitamine B et d'iode.
Attention, certains poissons sont davantage sujets à la pollution. Ne mangez pas plus de deux portions par semaine de poissons d'eau douce comme les anguilles, les barbeaux, les lottes, les brèmes et les brochets. Pour les poissons de mer, attention au saumon, bar…
Les gros poissons gras contiennent plus de mercure, alors ne consommez pas de requin, de marlin ou d'espadon.
Pour les mêmes raisons, il est préférable de limiter votre consommation de thon (thon rouge et thon albacore) à deux boîtes de 140 g (égouttés) ou à 170 g de thon frais cru, soit environ 140 g après cuisson.

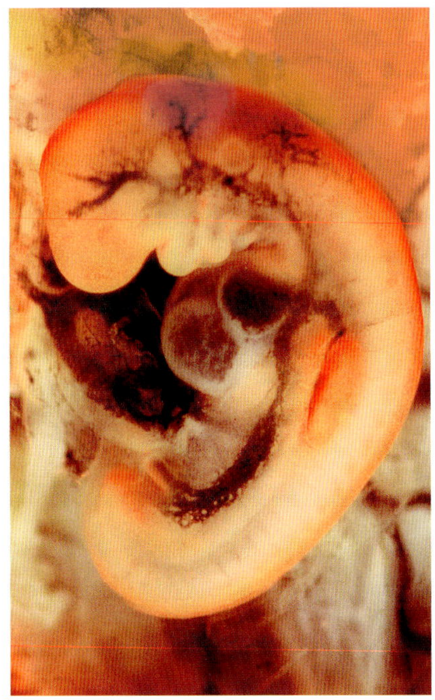

À cette étape de son développement, le bébé a un système circulatoire primitif. Ici, le renflement foncé visible en haut est le cœur, situé au-dessus du foie, qui commence à produire des cellules sanguines.

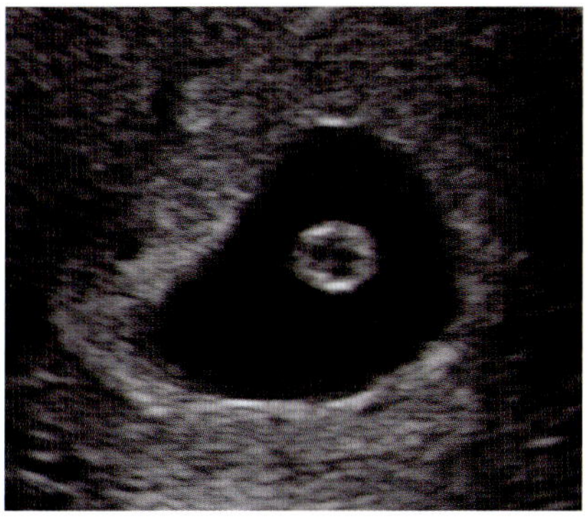

VOUS ÊTES À 7 SEMAINES EXACTEMENT

Encore 231 jours...

BÉBÉ AUJOURD'HUI

Cette échographie vaginale montre les premiers signes de la grossesse : la zone centrale noire est la cavité remplie de fluide dans laquelle le bébé (non visible) se développe. Le petit cercle qui se trouve dedans est le sac vitellin

Le corps du bébé continue à se développer. Bientôt, de minuscules mouvements seront visibles à l'échographie.

Pendant que vous ressentez les premiers symptômes de la grossesse, l'embryon est enroulé sur lui-même dans votre utérus. Chez certaines espèces, la base de la colonne vertébrale se développe pour former une queue. Chez l'homme, elle va bientôt commencer à régresser en même temps qu'apparaîtront des traits humains.

Les extrémités des bourgeons des membres se sont aplaties, comme des nageoires. La semaine prochaine, les doigts commenceront à se former. Ils sont d'abord soudés puis, ils se développent autour d'une structure en cartilage qui va progressivement durcir pour former les os. Pendant que les bourgeons des bras s'allongent, les coudes commencent à se former.

Les yeux continuent à se développer mais ne seront pas terminés avant la 20e semaine. Les narines apparaissent sous la forme de deux petits creux.

L'AVIS... DE LA SAGE-FEMME

Au secours ! Je suis de nouveau enceinte et mon petit garçon n'a que 12 mois. Comment vais-je m'en sortir? La grossesse peut être épuisante, en particulier au cours du 1er trimestre, quand le corps s'ajuste à son nouvel état. Devoir s'occuper d'un tout-petit rend les choses encore plus difficiles.

Faites des activités calmes avec votre enfant et laissez à d'autres les activités qui demandent davantage d'énergie. Prenez le temps de vous occuper de vous. Dormez pendant qu'il fait la sieste ou installez-vous sur le canapé pendant qu'il regarde un DVD. Ne vous sentez pas coupable de lever le pied. Il faut vous reposer. N'oubliez pas que votre tâche la plus importante en ce moment est de « faire pousser » votre bébé.

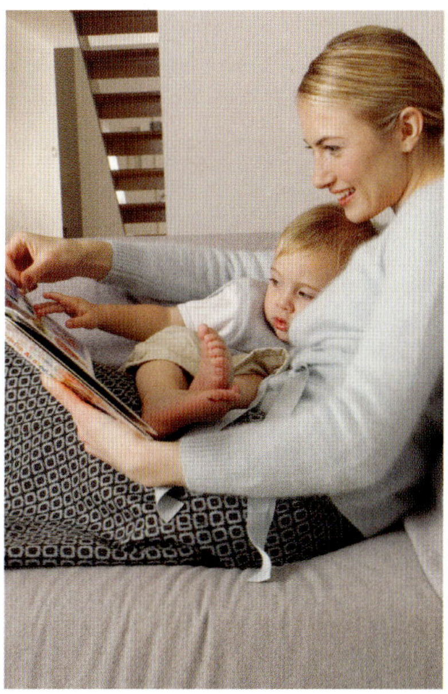

PETITS SECRETS DE FEMMES

Les amies

Garder votre grossesse secrète pendant les premières semaines peut s'avérer difficile. L'annoncer est une question de choix personnel mais il y a de bonnes raisons de se taire, même si vous mourez d'envie d'en parler (voir p. 83).

Si vous éprouvez le besoin de parler de votre grossesse à quelqu'un d'autre que votre compagnon, choisissez une personne compréhensive et discrète, et si possible une amie qui a déjà vécu une grossesse et qui saisira toute la pertinence de la discrétion que vous souhaitez garder quant à votre état.

Elle pourra vous apporter des conseils et vous épauler si vous vous sentez inquiète face aux responsabilités qui seront bientôt les vôtres.

TAILLE ACTUELLE DE VOTRE BÉBÉ

À 7 semaines, votre bébé mesure 8 mm de la tête au coccyx.

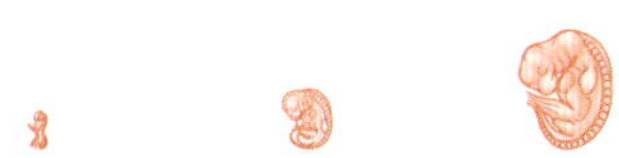

5 semaines 6 semaines 7 semaines

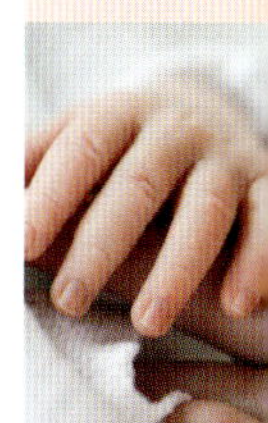

La 8e semaine

PLUSIEURS FACTEURS, DONT LES HORMONES, PEUVENT VOUS RENDRE D'HUMEUR CHANGEANTE.

Vous commencez sans doute à vous sentir différente, même si vous ne paraissez pas encore enceinte. À cause des changements hormonaux, vous pouvez vous sentir, par moments, déprimée et irritable et avoir des sentiments mitigés quant à votre grossesse, quel qu'ait été votre désir d'enfant. Si vous souhaitez partir en vacances, optez pour des séjours courts, sous des climats doux, et prenez bien soin de vous.

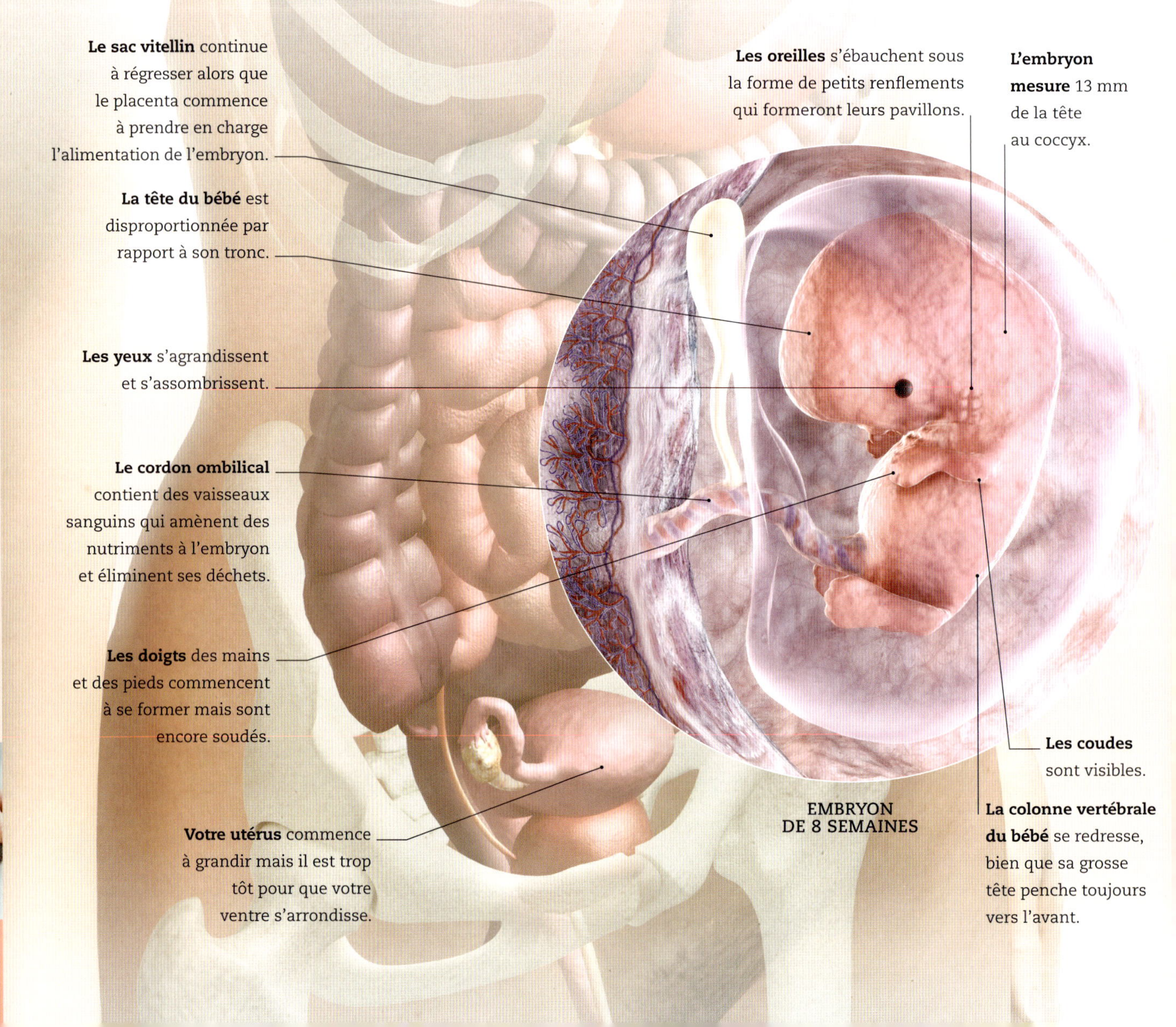

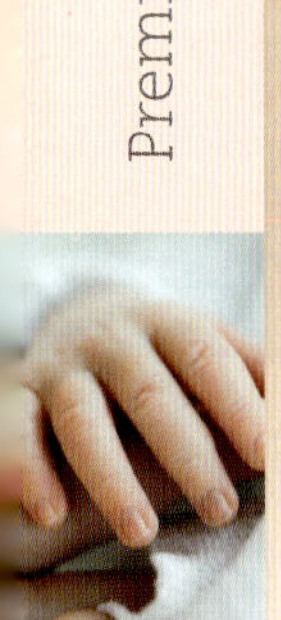

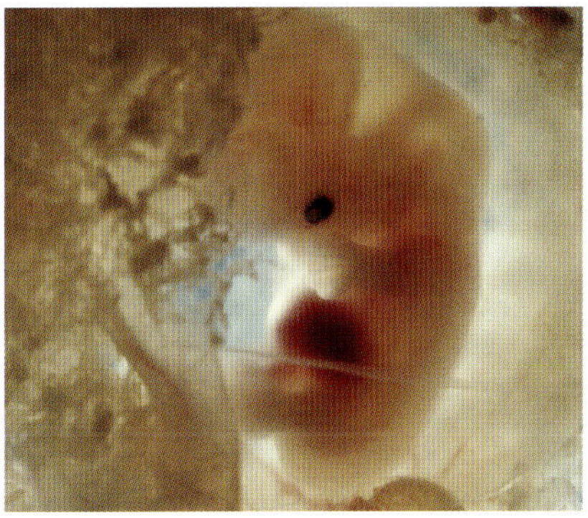

VOUS ÊTES À 7 SEMAINES ET 1 JOUR

Encore 230 jours…

BÉBÉ AUJOURD'HUI

Les ramifications du futur placenta sont clairement visibles (à droite). Le sac vitellin, ici sous l'embryon, devient de plus en plus petit à mesure que son rôle est pris en charge par le placenta.

Votre ventre commence à s'arrondir et vous craignez peut-être de prendre trop de poids.

Pendant la grossesse, vous êtes supposée prendre du poids, mais s'il est déconseillé de trop manger, ce n'est pas non plus le moment de vous imposer des restrictions alimentaires. Si vous mangez convenablement et faites un minimum d'exercice, votre prise de poids restera raisonnable.

Le poids que vous devez prendre pendant la grossesse dépend de votre poids habituel. Si vous étiez en insuffisance pondérale, vous devrez prendre plus de poids qu'une personne d'un poids supérieur. Votre poids de départ est évalué en calculant votre IMC (voir p. 16), en divisant le poids (en kilos) au carré par la taille (en centimètres).

Si vous êtes trop maigre (IMC inférieur à 18,5), vous devriez prendre entre 12,5 et 18 kg. Si vous êtes à votre poids de forme (IMC compris entre 18,5 et 24,9), votre prise de poids devrait se situer entre 11,5 et 16 kg. Si vous êtes en surpoids (IMC entre 25 et 30), vous devriez prendre entre 7 et 11, 5 kg. Enfin si vous êtes obèse, (IMC supérieur à 30), vous devriez prendre entre 5 et 9 kg.

Une étude récente a montré que, s'il est déconseillé aux femmes enceintes en surpoids et obèses de faire un régime, il est tout à fait possible de gérer la prise de poids en faisant de l'exercice et en ayant une alimentation équilibrée.

En cas de grossesse multiple, la prise de poids sera naturellement plus importante.

LA PRISE DE POIDS AU COURS DE LA GROSSESSE

La prise de poids d'une femme durant sa grossesse dépend beaucoup de son poids en début de grossesse. Ne vous focalisez pas sur les kilos que vous prenez. En moyenne, une future maman prend entre 10 et 12 kg, dont la répartition au cours des neuf mois varie d'une femme à l'autre.

N'essayez pas de prendre volontairement du poids en mangeant pour deux (ne faites pas non plus de régime). Mangez raisonnablement, ayez une alimentation équilibrée (voir p. 14 à 17) et faites régulièrement de l'exercice pendant toute votre grossesse. Si vous êtes inquiète, consultez votre médecin. Il saura vous conseiller pour que votre prise de poids soit saine et régulière.

Composants de la prise de poids

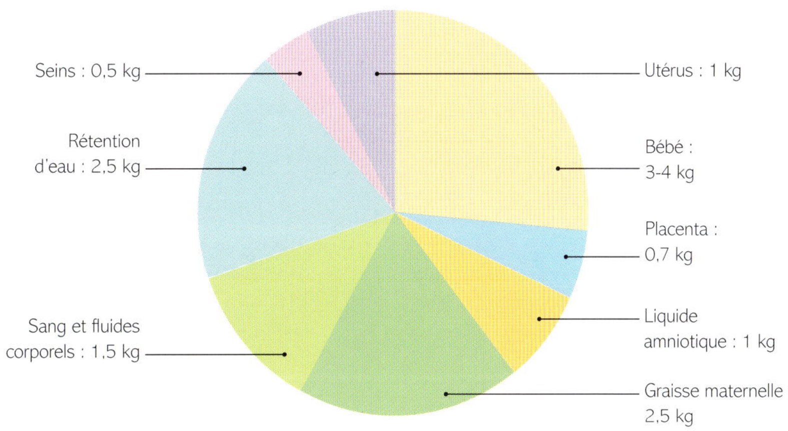

Le poids pris pendant la grossesse vient du bébé, du placenta, du volume des seins et de l'utérus, des réserves de graisse et de l'augmentation des fluides corporels et du sang.

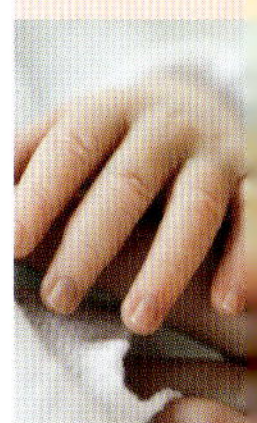

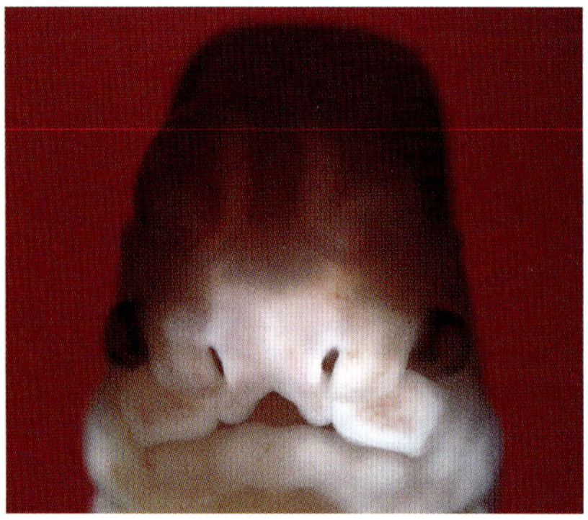

VOUS ÊTES À 7 SEMAINES ET 2 JOURS

Encore 229 jours…

BÉBÉ AUJOURD'HUI

Le bébé n'a pas encore un visage humain mais sa lèvre inférieure et sa mâchoire sont formées. Sa lèvre supérieure n'est pas terminée et sa bouche est très large. Ses oreilles se développent au niveau du menton et ses yeux sont écartés.

Le cerveau de votre bébé est encore très sommaire mais subit des changements spectaculaires.

Cette étape du développement du bébé est très importante. Actuellement, le cerveau de l'embryon est une structure creuse reliée à la moelle épinière, mais il commence à se plier pour former cinq zones distinctes.

Sa partie inférieure (cerveau postérieur) est la première à grossir rapidement et formera le pont de Varole, le bulbe rachidien et le cervelet, zones les plus primitives du cerveau, qui contrôlent de nombreuses fonctions réflexes comme la respiration ou le fait de garder l'équilibre.

Au-dessus se trouve le cerveau moyen (mésencéphale), qui transmet au cerveau antérieur (prosencéphale) des signaux venus du cerveau postérieur, des nerfs périphériques et de la moelle épinière. Cette partie du cerveau est constituée du thalamus (impliqué dans les émotions et les perceptions sensorielles) et des deux hémisphères cérébraux, actuellement assez lisses. Chaque hémisphère contient une chambre remplie de liquide et produit du liquide cérébro-spinal.

Lors de l'échographie de la fin du premier trimestre (voir p. 137), le praticien vérifiera que le cerveau du bébé se développe normalement.

BON À SAVOIR

Le poisson, c'est bon pour le cerveau !

Le poisson contient de l'iode (voir p. 80) ainsi que des acides gras oméga 3, essentiels au développement du cerveau de votre bébé. Mangez-en toutes les semaines, mais méfiez-vous de certaines variétés (voir p. 96).

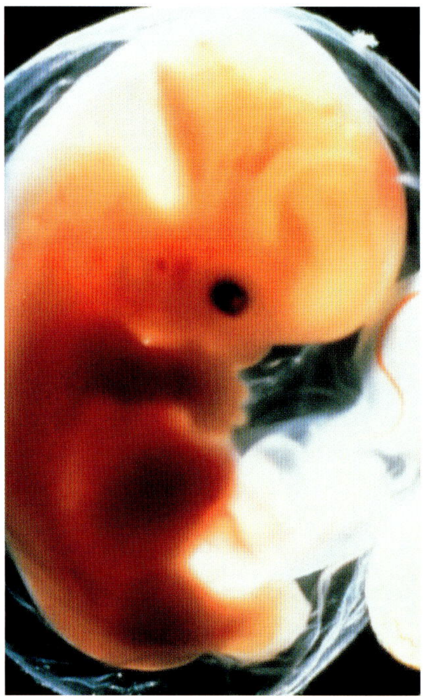

Les points à l'origine les yeux sont à présent clairement visibles. Sur le côté de la tête, une fente profonde est visible entre l'avant et l'arrière du cerveau.

L'AVIS… DU MÉDECIN

Je suis enceinte de 8 semaines et j'ai eu des saignements. Dois-je m'inquiéter ? Il est fréquent de saigner en début de grossesse. En cas de saignements légers, sans douleur ni crampes abdominales, il n'y a généralement rien d'anormal.

Cependant, quel que soit le stade de la grossesse, si vous saignez, consultez votre médecin pour écarter tout risque de complications.

En début de grossesse, les saignements peuvent être dus à un ectropion cervical, qui se produit lorsque la surface du col devient plus vulnérable. L'origine est alors hormonale et ne présente pas de risques pour le bébé. Les rapports sexuels peuvent aggraver un ectropion cervical et provoquer une hémorragie.

Des saignements en fin de grossesse peuvent être plus graves s'ils sont provoqués par un décollement total ou partiel du placenta ou par un placenta prævia (insertion basse du placenta) (voir p. 212). À l'approche du terme, des glaires teintées de sang peuvent être indicatrices de la perte du bouchon muqueux (voir p. 391 et p. 411).

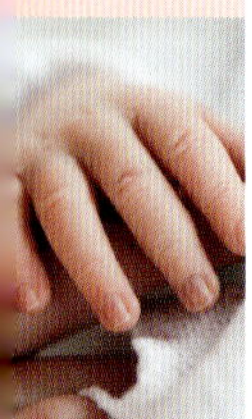

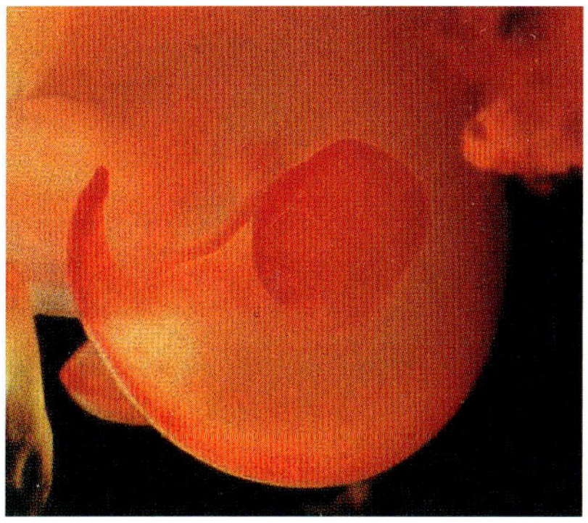

VOUS ÊTES À 7 SEMAINES ET 3 JOURS

Encore 228 jours…

BÉBÉ AUJOURD'HUI

À cette étape, l'extrémité caudale de l'embryon, ici courbée vers la gauche, commence à disparaître. Les somites de cette zone formeront par la suite les quatre os soudés du coccyx du bébé, à la base de sa colonne vertébrale.

Vous pouvez être excitée et enthousiasmée par votre grossesse, et ressentir par moments des émotions mitigées.

Vos émotions peuvent fluctuer. Vous riez et, la minute suivante, vous êtes irritable et criez ou pleurez. Peut-être êtes-vous surprise d'être aussi tendue et de pleurer autant à un moment où vous devriez être heureuse. Rassurez-vous, c'est un effet secondaire normal de la grossesse et cela ne dure pas.

Ne soyez pas trop dure avec vous-même. Ces changements d'humeur sont dus principalement aux hormones de la grossesse, qui échappent à votre contrôle. Ce sont les mêmes hormones qui entraînent le syndrome prémenstruel (sautes d'humeur, pleurs et irritabilité) que vous avez peut-être déjà expérimenté.

Quand vous déprimez, faites le nécessaire pour vous remonter le moral, que ce soit vous isoler, partager vos sentiments avec d'autres personnes…

BON À SAVOIR

Une femme enceinte sur 10 a parfois des symptômes de dépression.

Votre humeur peut être stable, mais vous pouvez aussi souffrir de sautes d'humeur, particulièrement au cours du premier trimestre.

GROS PLAN SUR… LA SÉCURITÉ

La toxoplasmose est une maladie rare, potentiellement dangereuse pour le fœtus. Elle est provoquée par un parasite qui vit dans certains animaux. Ses symptômes ressemblent à ceux de la mononucléose infectieuse : forte fièvre et gonflement des ganglions du cou.

Le parasite est présent notamment dans les déjections félines. Si vous devez changer la litière du chat, mettez des gants. Soyez irréprochable au niveau de l'hygiène de la cuisine ; lavez bien les fruits et les légumes et cuisez bien la viande. Préférez les charcuteries artisanales cuites. Le salage et le séchage ne suffisent pas toujours à détruire le parasite. En revanche, il ne résiste pas à la congélation.

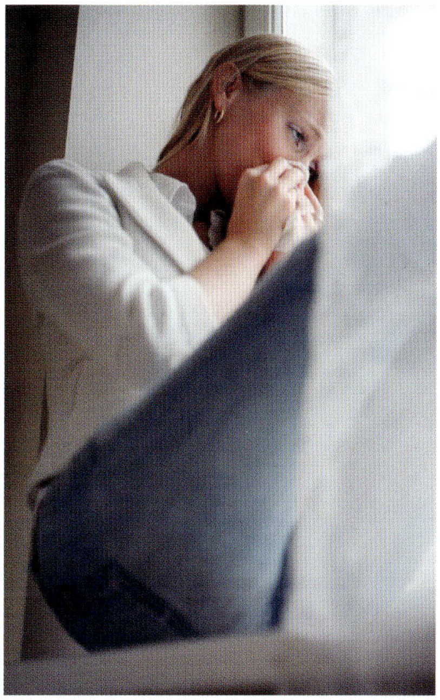

En cas de coup de blues, sachez que les sautes d'humeur sont normales pendant la grossesse. Ces sentiments négatifs vont disparaître.

L'AVIS… DE LA SAGE-FEMME

J'ai du mal à supporter les fréquentes sautes d'humeur de ma femme. Sont-elles normales ? Oui, votre compagne est émotive et tout ce que vous pouvez faire est la soutenir et être le plus patient et compréhensif possible.

À cette étape de la grossesse, les fluctuations hormonales peuvent entraîner des sautes d'humeur et des réactions imprévisibles. Un rien peut la faire pleurer, et vous pouvez être l'objet de reproches qui vous paraîtront injustes. Ses émotions étant déréglées, elle en sera sans doute aussi frustrée et surprise que vous. Jusqu'à ce que cela passe, prenez votre mal en patience, gardez vos réflexions pour vous et prenez-la dans vos bras.

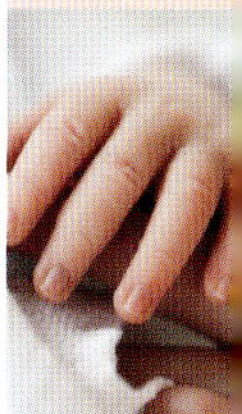

Le suivi médical de la grossesse

Votre grossesse va être suivie par un ou plusieurs professionnels de la santé qui surveilleront votre santé et celle du bébé afin de détecter et de prendre en charge d'éventuels problèmes.

Le suivi de la grossesse

Dès le début de la grossesse, vous devrez choisir le ou les professionnels de la santé qui vont vous accompagner pendant la grossesse jusqu'à l'accouchement. Vous devrez aussi choisir le lieu de l'accouchement, qui est déterminant pour le choix du praticien. Les principales options qui s'offrent à vous sont présentées ci-contre, mais peuvent varier en fonction de l'endroit où vous vivez. Lors de la première visite médicale, qui a généralement lieu vers la 7e semaine, et de la première visite obligatoire, vers la 12e semaine (voir p. 122-123), vous recevrez des informations concernant les services anténataux de votre région. La première visite obligatoire permettra d'évaluer les facteurs de risque de votre grossesse et vous aidera à choisir le meilleur mode de suivi.

Savoir ce qui vous correspond Chaque femme est différente et n'envisage pas son accouchement de la même manière. De même, une femme peut choisir un mode de suivi et d'accouchement différent d'une grossesse à l'autre. Souvent elles choisissent ce qui est le plus sécurisant pour elles pour un premier accouchement (grande structure avec beaucoup de personnel de garde toujours disponible) et s'orientent vers de plus petites unités ensuite.

Le suivi par un médecin Le médecin généraliste peut suivre une grossesse jusqu'à son terme si elle ne présente pas de risque de complications. Cependant, il est d'usage qu'il vous oriente vers un obstétricien vers la 30e semaine d'aménorrhée.

Le gynécologue-obstétricien est un gynécologue spécialisé en obstétrique qui assure le suivi des grossesses et des accouchements, alors que le gynécologue ne pourra pas vous accoucher. Il est possible que vous soyez déjà suivie par un gynécologue ou par un gynécologue-obstétricien. Dans ce cas, si l'établissement dans lequel il pratique vous convient (clinique ou hôpital), il peut prendre en charge le suivi de votre grossesse. Sinon, vous pouvez choisir votre maternité en fonction des praticiens qui y exercent. Sachez cependant qu'ils travaillent souvent en équipe et qu'il se peut que ce ne soit pas le médecin qui vous a suivie qui vous accouche.

Si votre grossesse est à risque, par exemple si vous avez un problème de santé ou si vous attendez plusieurs bébés, vous serez obligatoirement suivie par un gynécologue-obstétricien.

Les sages-femmes Cette profession est encore presque exclusivement féminine. Elles prennent aujourd'hui en charge nombre de grossesses et assurent les consultations obligatoires dans les mêmes conditions qu'un obstétricien, sauf la première visite médicale, où un bilan général de votre état de santé est établi. Toutefois, elles peuvent effectuer des échographies et faire des prescriptions de médicaments. Elles sont aptes à suivre le déroulement de votre accouchement, et il est tout à fait possible que l'obstétricien n'ait pas à intervenir. Après la naissance, elles s'occupent du suivi postnatal, notamment en ce qui concerne l'allaitement. Les sages-femmes exercent en libéral ou en milieu hospitalier, public ou privé. Après la naissance, elles assurent le suivi médical de la mère et de l'enfant soit directement, soit par l'intrermédiaire d'une PMI (Protection maternelle et infantile).

Le lieu de l'accouchement

Choisir le lieu de l'accouchement est une décision importante. La sage-femme ou le médecin abordera la question lors du premier rendez-vous. Il faut s'inscrire assez tôt, surtout quand la maternité est réputée. Si vous ne vivez pas en ville, tenez compte de la proximité de l'établissement avec votre domicile. En France, seulement 1 % des femmes accouchent à domicile, car non seulement les professionnels n'encouragent pas ce choix, mais peu de sages-femmes acceptent de pratiquer des accouchements à domicile car elles ne sont pas assurées pour cela.

VOS OPTIONS

Peut-on choisir ?

Le suivi médical est l'un des aspects les plus importants de la grossesse et de l'accouchement. Votre suivi doit être adapté à votre cas : par exemple, vous serez orientée vers un obstétricien si vous avez déjà connu une grossesse ou un accouchement difficiles.

Vos préférences seront prises en compte, dans la mesure des possibilités offertes par la région dans laquelle vous vivez. Certaines femmes se tournent volontiers vers les sages-femmes, qui prodiguent davantage de conseils sur la vie quotidienne. Dans les maternités, le personnel médical travaille en équipe : vous aurez donc affaire à plusieurs interlocuteurs.

L'hôpital Il n'existe pas de sectorisation des maternités en France, vous pouvez donc accoucher dans l'établissement de votre choix. Cependant, il peut être plus judicieux d'en choisir un près de chez vous pour éviter un long trajet le jour J, mais aussi lors des visites prénatales et des cours de préparation à l'accouchement. La taille de l'établissement influe sur la disponibilité du personnel médical. Dans une grande structure, qui pratique plus de 1 500 accouchements par an, vous avez la certitude qu'une équipe au complet (obstétricien, anesthésiste, pédiatre) est toujours présente. En revanche, leur disponibilité sera sûrement réduite. La durée du séjour sera en moyenne de trois jours si vous et le bébé êtes en bonne santé.

La clinique Vous pouvez préférer accoucher en clinique privée car vous avez davantage de chance d'être accouchée par l'obstétricien qui a suivi votre grossesse. En effet, en clinique privée, le gynécologue-obstétricien est toujours appelé pour suivre l'accouchement alors que dans une maternité publique il ne sera appelé qu'en cas d'intervention médicale (forceps ou césarienne par exemple). La durée du séjour sera plus souvent de quatre jours dans les petites structures.

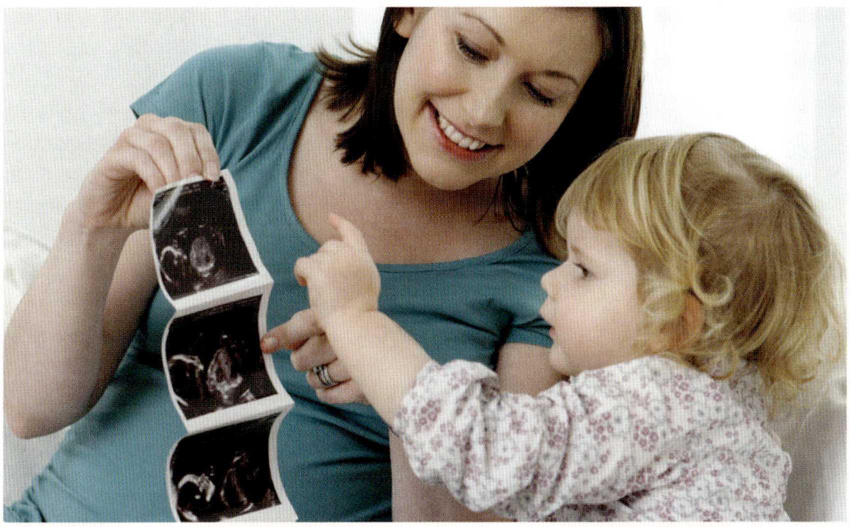

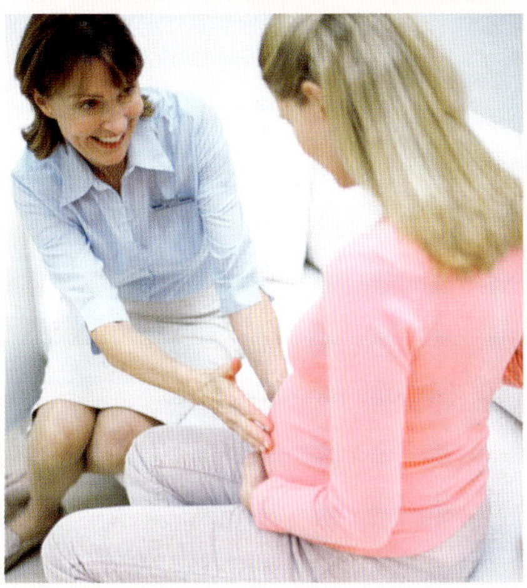

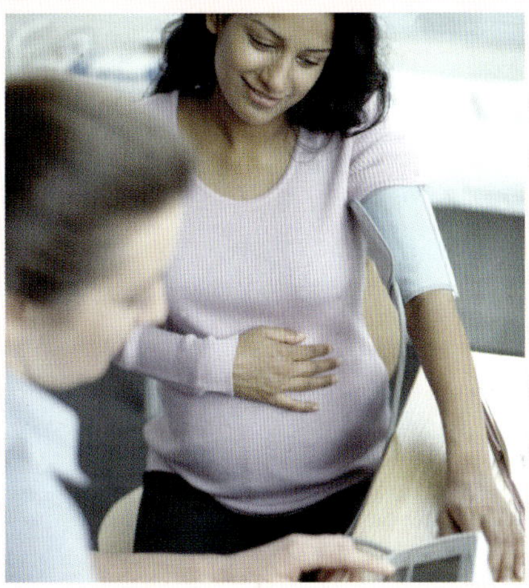

Les échographies peuvent être faites à l'hôpital. Les grossesses à risque bénéficient d'un suivi rapproché (en haut). **Les sages-femmes libérales** offrent un suivi à domicile ou en cabinet (en bas à gauche). Le suivi peut être fait par plusieurs praticiens (en bas à droite).

BON À SAVOIR

Les maternités

Les maternités françaises sont classées en trois niveaux selon qu'elles disposent d'un service de néonatalogie.

Comment choisir? Selon vos antécédents médicaux et le déroulement de votre grossesse, vous serez orientée par un gynécologue-obstétricien ou une sage-femme. Dans les maternités de niveau II et III, l'obstétricien travaille avec une équipe de spécialistes qui peuvent intervenir si vous souffrez de diabète ou de problèmes cardiaques, par exemple.

Les maternités de niveau I sont recommandées pour les accouchements simples. Ce sont en général de petites structures.

Les maternités de niveau II disposent d'une unité de néonatalogie et sont destinées aux grossesses à risque, comme les grossesses multiples.

Les maternités de niveau III disposent d'une unité de réanimation néonatale, pour gérer les suites des accouchements prématurés. Elles accueillent les nouveau-nés présentant des détresses graves. Elles proposent aussi des unités « kangourous », qui évitent la séparation de la mère et de l'enfant prématuré (voir p. 452).

Les coûts Les frais des soins dispensés dans les maternités du secteur public sont pris en charge par la Sécurité sociale. Dans le secteur privé ; si l'établissement est conventionné, les frais sont partiellement pris en charge ; en revanche, dans les cliniques agréées, vous devrez avancer le paiement des actes et serez remboursée ultérieurement à hauteur de 80 % par la Sécurité sociale, les 20 % restants étant à la charge de votre mutuelle, si vous en avez une.

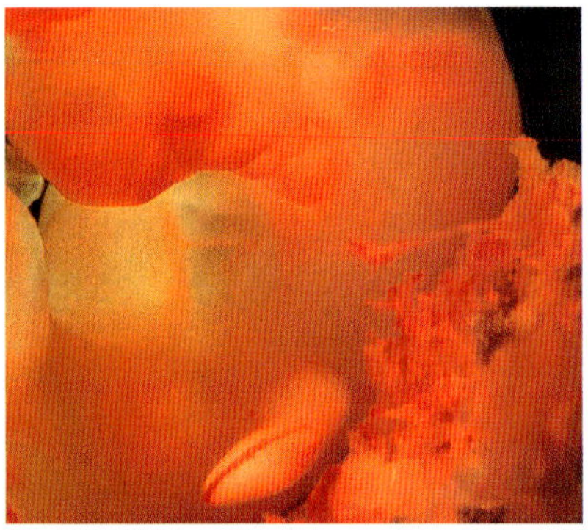

VOUS ÊTES À 7 SEMAINES ET 4 JOURS

Encore 227 jours…

BÉBÉ AUJOURD'HUI

Les bourgeons qui donneront les bras et les jambes sont désormais clairement visibles. La tête du bébé est encore penchée vers l'avant et ses futures oreilles apparaissent sous la forme de petits reliefs situés à la base de la tête.

Les traits du visage du bébé commencent à se développer et seront beaucoup mieux dessinés d'ici quelques semaines.

BON À SAVOIR

Une étude récente a montré qu'éviter les allergènes les plus courants ne réduisait pas le risque d'avoir des allergies.

Ainsi, des femmes enceintes et allaitantes ont évité les allergènes comme la cacahuète et ont retardé l'introduction de certains aliments dans la nourriture de leur bébé. Cela n'a pas réduit pour autant les allergies chez les bébés et jeunes enfants concernés.

Votre bébé a des oreilles ! Les pavillons s'ébauchent près de la mâchoire, sous la forme de 6 petits monticules qui vont fusionner pour donner aux oreilles leur forme unique. Pendant que le visage et la mâchoire se forment et que le cou s'allonge et se redresse, les oreilles vont migrer vers le haut. Elles seront au même niveau que les yeux dans environ 12 ou 13 semaines.

Les lèvres et le nez commencent à prendre forme. Pour former la lèvre supérieure, deux crêtes poussent de part et d'autre du visage puis fusionnent en formant une petite dépression sous le nez.

À peu près au même moment, l'intestin grêle et le gros intestin du bébé s'allongent. N'ayant pas assez de place pour se développer à l'intérieur de l'embryon, qui est encore très enroulé sur lui-même, ils forment un renflement à la surface de la paroi abdominale. Ce renflement est couvert par une membrane dans laquelle vient s'implanter le cordon ombilical.

L'intestin va grandir dans le sac amniotique jusqu'à la 11e ou la 12e semaine d'aménorrhée avant de rentrer dans la cavité abdominale, ne restant relié à la surface du ventre qu'au niveau du cordon.

GROS PLAN SUR… LA SÉCURITÉ

Cuisinez en toute sécurité

Pendant la grossesse, votre système immunitaire est affaibli, vous rendant plus sensible aux maladies alimentaires qui peuvent nuire au bébé. Faites attention aux points suivants :

- **Lavez-vous les mains** à l'eau chaude et au savon avant de cuisiner. Séchez-les bien car les bactéries se propagent facilement sur une peau humide. Nettoyez vos ustensiles et le plan de travail.
- **Maintenez la température de votre** réfrigérateur en dessous de 5°C. Gardez-y les aliments jusqu'à leur préparation.
- **Cuisez bien les aliments** et servez-les chauds. La viande doit atteindre 70°C à cœur et doit ne plus contenir de jus à la découpe.
- **Mettez les restes au réfrigérateur** et réchauffez-les une fois seulement.
- **Chauffez bien les plats cuisinés** du commerce, surtout s'ils contiennent de la volaille.
- **Respectez les dates de consommation.**
- **Privilégiez les fruits et légumes bio.**
- **Ne mélangez pas les aliments crus et cuits.**

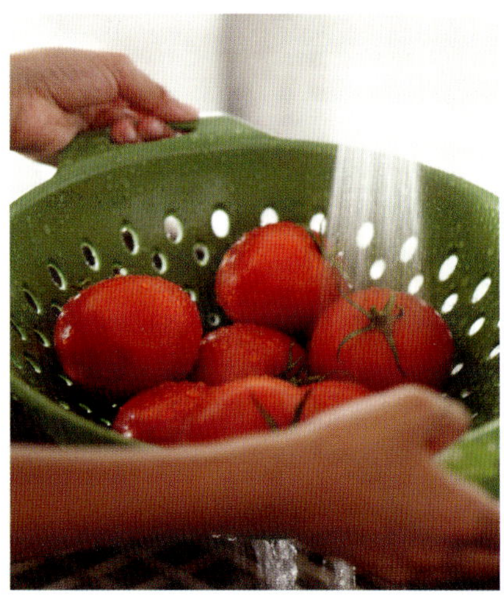

Prenez le temps de cuisiner et lavez soigneusement les fruits et légumes s'ils ne sont pas bio.

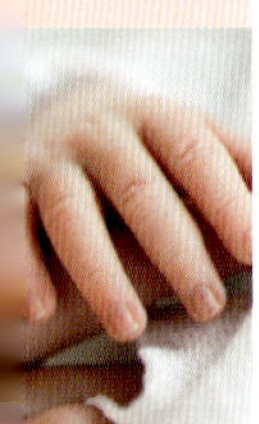

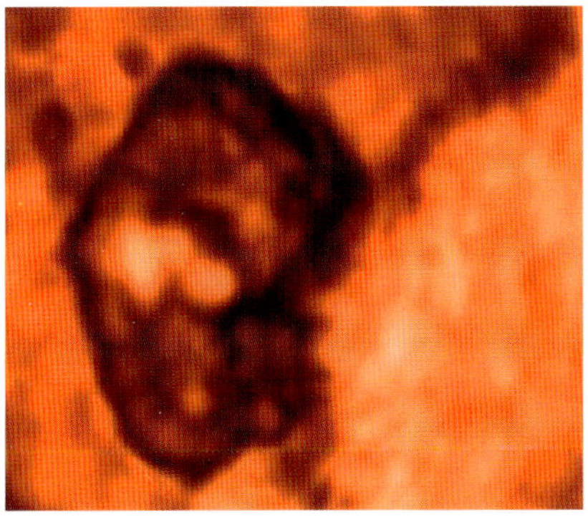

VOUS ÊTES À 7 SEMAINES ET 5 JOURS

Encore 226 jours…

BÉBÉ AUJOURD'HUI

Cette échographie montre que la tête du bébé (en haut) est relativement grosse par rapport au reste du corps. La zone allongée plus claire au centre du corps correspond au bourgeon d'un des bras.

La vie continue, bien que vous soyez enceinte. N'hésitez pas à faire appel aux autres pour obtenir de l'aide si vous êtes trop fatiguée.

L'AVIS… DU MÉDECIN

Je pars en vacances dans un pays tropical. Puis-je me faire vacciner maintenant que je suis enceinte? En principe, il est préférable d'éviter de vous rendre dans un pays ou vous courez un risque important de tomber malade, à moins d'y être vraiment obligée. Le système de santé local peut être insuffisant et l'eau et la nourriture peuvent être contaminées et entraîner des risques pour le fœtus.

S'il est impossible de changer de destination ou de reporter votre voyage, sachez que :

- **Les vaccins** qui protègent de la fièvre jaune, de la typhoïde et de la polio sont contre-indiqués pendant la grossesse mais votre médecin peut décider que le risque associé au vaccin est moins important que celui encouru si vous contractez la maladie.
- **Certains vaccins** (polio par exemple) sont inoffensifs, inactivés, sous forme injectable. Les comprimés de méfloquine prescrits contre la malaria sont considérés comme inoffensifs après la 7e semaine.
- **Le vaccin contre le tétanos est inoffensif.** Faites-le si vous n'êtes pas à jour.

Si votre travail vous fatigue et que vous n'ayez pas encore dit à vos collègues que vous étiez enceinte, vos journées de travail risquent d'être stressantes et pénibles. Annoncer la nouvelle à quelques collègues et à votre employeur peut améliorer la situation, sauf si vous avez l'impression de devoir prouver que vous êtes toujours aussi efficace.

Renseignez-vous sur la possibilité d'avoir des horaires flexibles afin d'éviter les trajets pendant les heures de pointe. Rassurez-vous, même si vous ne vous sentez pas au mieux de votre forme, le bébé a peu de risque d'en être affecté. Veillez toutefois à prendre soin de vous et à ne pas dépasser vos limites.

Si vous avez du mal à supporter votre charge de travail, envisagez de demander à votre employeur ou à un responsable du service du personnel un peu de temps pour souffler (en lui demandant de garder le secret). Si vous avez mis certains collègues au courant, appuyez-vous sur eux pour vous soutenir au cours des premières semaines.

LE SYNDROME DE NIDIFICATION

Rien de tel que l'arrivée d'un bébé pour vous inciter à finir tous les petits travaux en attente. Le syndrome de nidification survient généralement à la fin de la grossesse mais si vous avez envie de ranger votre maison dès à présent, veillez simplement à le faire en prenant quelques précautions.

Tout d'abord, évitez de vous mettre en danger. Ne montez pas sur une échelle et ne restez pas longtemps penchée ou accroupie car cela pourrait affecter votre circulation. Évitez tout contact avec des peintures à l'huile, polyuréthanes (utilisées pour les sols) ou en aérosol, des diluants comme le white-spirit et des poussières de plâtre.

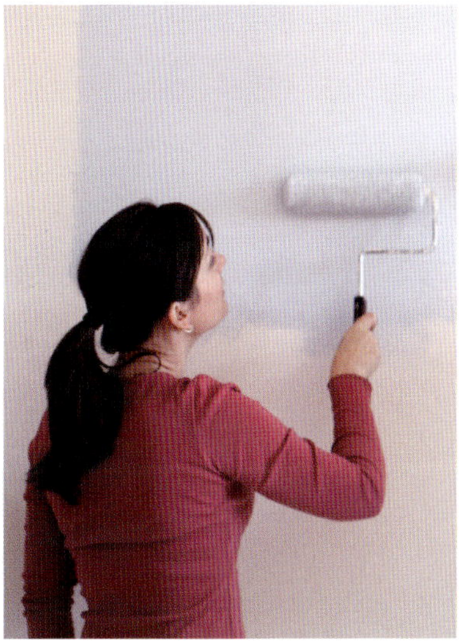

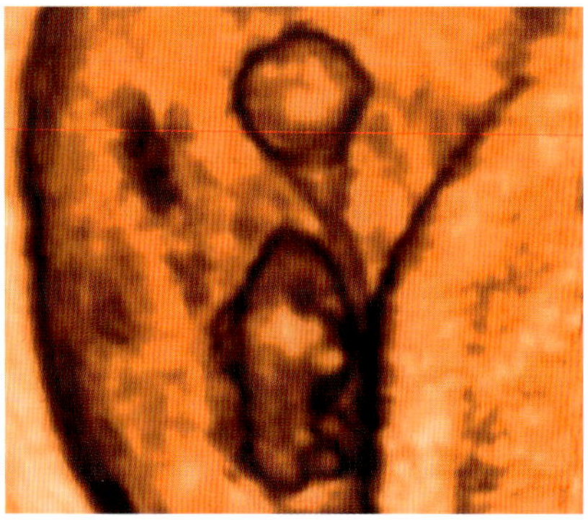

VOUS ÊTES À 7 SEMAINES ET 6 JOURS

Encore 225 jours…

BÉBÉ AUJOURD'HUI

Cette image montre le sac vitellin, qui flotte comme un ballon au bout d'une fine tige dans la cavité amniotique. Le sac vitellin, qui nourrit l'embryon, voit sa taille et son importance diminuer à mesure que le placenta (à droite) se développe.

Si vous planifiez des vacances, considérez toujours la distance qu'il vous faudra parcourir.

BIEN RESPIRER

L'exercice contribuera à accroître votre résistance et à augmenter l'efficacité du système cardio-vasculaire (cœur et poumons), ce qui vous aidera à supporter les changements imposés par la grossesse, aujourd'hui et dans les mois qui viennent.

Tout entraînement cardio-vasculaire doit augmenter le rythme cardiaque pendant au moins 20 à 30 minutes. Contentez-vous d'une activité d'intensité moyenne. Un bon moyen de l'évaluer consiste à parler pendant l'effort (voir p. 161). Si cela vous est impossible, alors diminuez l'intensité de l'exercice.

Alternez 5 minutes d'exercice cardiovasculaire et 5 minutes de musculation du haut du corps (voir p. 196). Commencez par respirer, puis soufflez lorsque vous soulevez les poids.

Respirer profondément facilite l'apport d'oxygène jusqu'aux organes vitaux et aide le système cardiovasculaire à fonctionner efficacement. Pendant la grossesse, évitez les respirations courtes et superficielles. Respirez profondément, en dilatant votre cage thoracique et en remplissant vos poumons d'air.

Que vous ayez prévu des vacances avant de savoir que vous étiez enceinte ou ayez seulement envie de changer d'air, si vous êtes fatiguée et souffrez de nausées et de vomissements, vous n'aurez peut-être pas le courage de voyager loin.

Un voyage aura l'avantage de vous permettre de passer du temps avec votre compagnon et de vous aider à réaliser que vous allez devenir parents.

Quelle que soit votre destination, prévenez la compagnie qui vous assure que vous êtes enceinte et renseignez-vous sur les établissements médicaux de votre lieu de destination. Si vous avez un dossier de suivi prénatal, emmenez-le. Certaines compagnies aériennes refusent d'embarquer les femmes enceintes de plus de 34 semaines, mais ce délai peut varier en fonction des compagnies (voir p. 28).

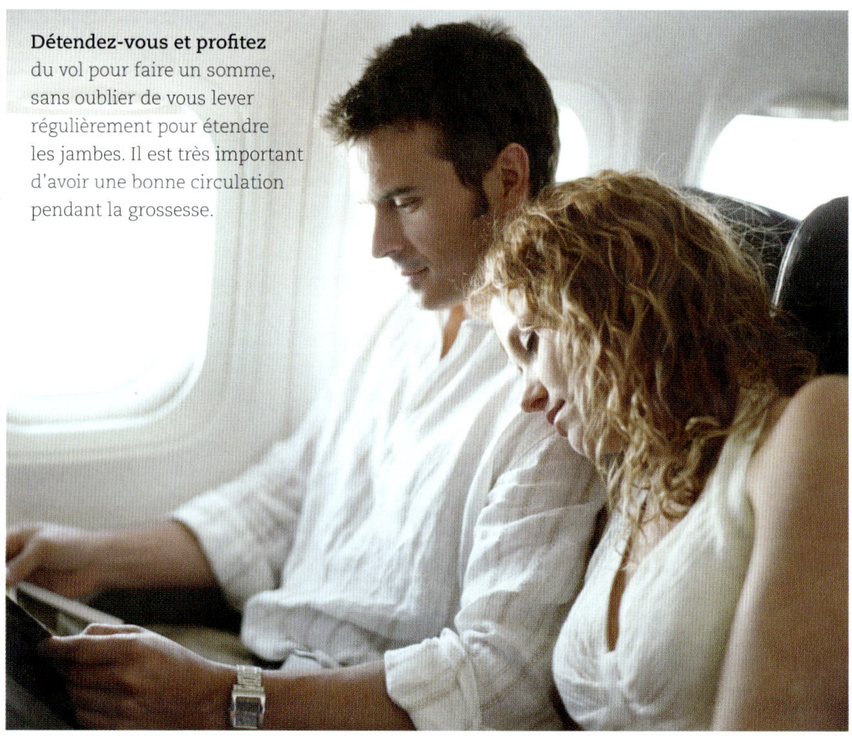

Détendez-vous et profitez du vol pour faire un somme, sans oublier de vous lever régulièrement pour étendre les jambes. Il est très important d'avoir une bonne circulation pendant la grossesse.

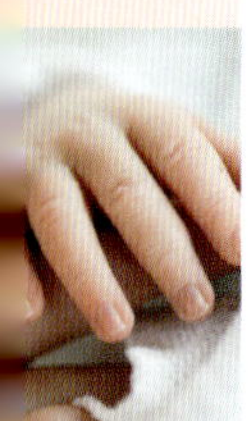

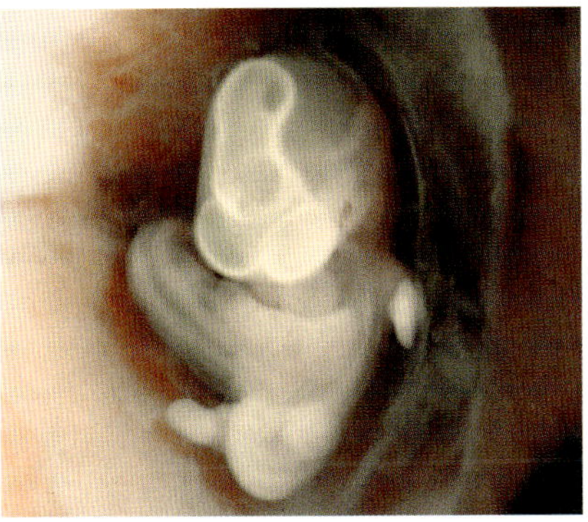

VOUS ÊTES À 8 SEMAINES EXACTEMENT

Encore 224 jours…

BÉBÉ AUJOURD'HUI

À cette étape, la tête est grosse et disproportionnée par rapport au corps. Ici, les structures sous-jacentes du cerveau sont visibles. Le cerveau antérieur s'est divisé en deux moitiés, qui formeront les deux hémisphères cérébraux du bébé.

Vous vous demandez sûrement si vous attendez un garçon ou une fille, mais ce n'est pas encore visible à l'échographie.

Le sexe du bébé, déterminé au moment de la fécondation, n'est pas encore visible, que l'embryon soit mâle ou femelle.

À ce stade, les organes génitaux externes sont pratiquement inexistants et ont exactement le même aspect à l'échographie. Chez la fille, l'utérus et les trompes de Fallope ne sont pas encore formés. Les ovaires des filles et les testicules des garçons sont de simples crêtes de tissu qui n'ont aucune des caractéristiques des organes reproducteurs. Sauf à faire une amniocentèse (voir p. 152), il est donc impossible de trancher.

En revanche, le cœur du bébé est déjà développé et possède quatre chambres qui battent environ 160 fois par minute. Le tube qui sort du cœur s'est divisé en deux vaisseaux principaux : l'aorte, qui amène le sang chargé en oxygène dans le corps du bébé, et le tronc pulmonaire, qui amène le sang aux poumons. Les valves cardiaques obligent le sang à se déplacer uniquement dans un sens et les principaux vaisseaux sanguins sont en place.

Les yeux du bébé semblent ouverts car ses paupières commencent juste à se former et doivent encore fusionner. En réalité, ils ne seront pas réellement ouverts avant la 26e semaine. Des pigments commencent à s'accumuler dans les rétines. Le cristallin se développe, alimenté par un simple vaisseau sanguin situé dans le nerf optique, qui disparaîtra par la suite.

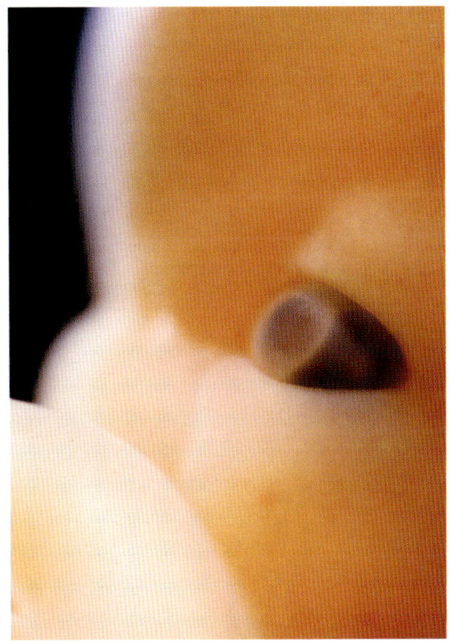

La tête du bébé est assez grande à cette étape de son développement car le cerveau, qui grandit rapidement, fait saillir son front. La tête est penchée en avant, le menton posé sur la poitrine.

L'AVIS… DU MÉDECIN

Je suis enceinte de 8 semaines et j'ai une infection des oreilles et de la gorge. Puis-je prendre des antibiotiques ? Ne prenez pas d'antibiotiques sans avis médical car certains sont à éviter pendant la grossesse. Votre médecin vous prescrira sans doute un antibiotique à base de pénicilline ou, si vous y êtes allergique, un autre médicament sans danger pour le bébé.

Ne prenez jamais un antibiotique qui ne vous a pas été prescrit personnellement par votre médecin ou votre pharmacien habituel. Les antibiotiques suivants sont à proscrire absolument pendant la grossesse :

- **Tétracyline** Prise pendant la grossesse, la tétracyline peut nuire au développement des os du bébé et entraîner une décoloration de l'émail de ses dents.
- **Streptomycine** Cet antibiotique peut entraîner des problèmes aux oreilles et une surdité.
- **Sulphamide** Ce médicament peut entraîner une jaunisse chez le bébé.

TAILLE ACTUELLE DE VOTRE BÉBÉ

À 8 semaines, votre bébé mesure 13 mm de la tête au coccyx.

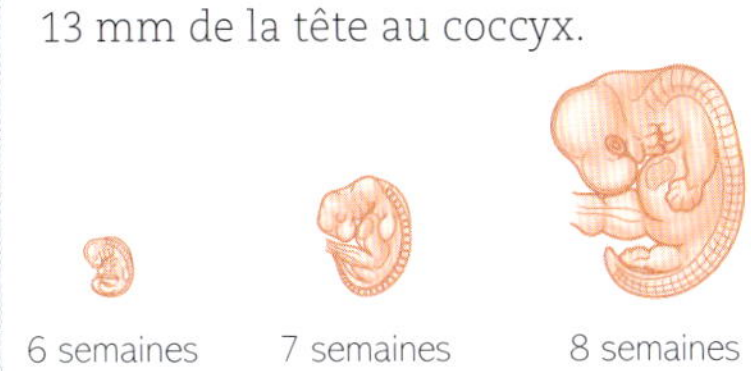

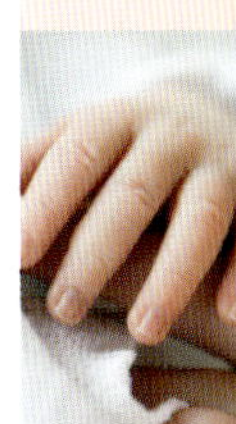

La 9e semaine

SES MAINS ET SES PIEDS SONT EN COURS DE FORMATION ET SES OS SONT EN CONSTRUCTION.

Cette semaine, votre bébé va commencer à faire de petits mouvements, que vous ne sentirez pas mais qui peuvent provoquer des nausées. Au contraire, elles diminuent chez certaines femmes. Il existe des solutions simples pour atténuer les haut-le-cœur, mais si ces derniers sont trop importants, consultez votre médecin ou votre sage-femme.

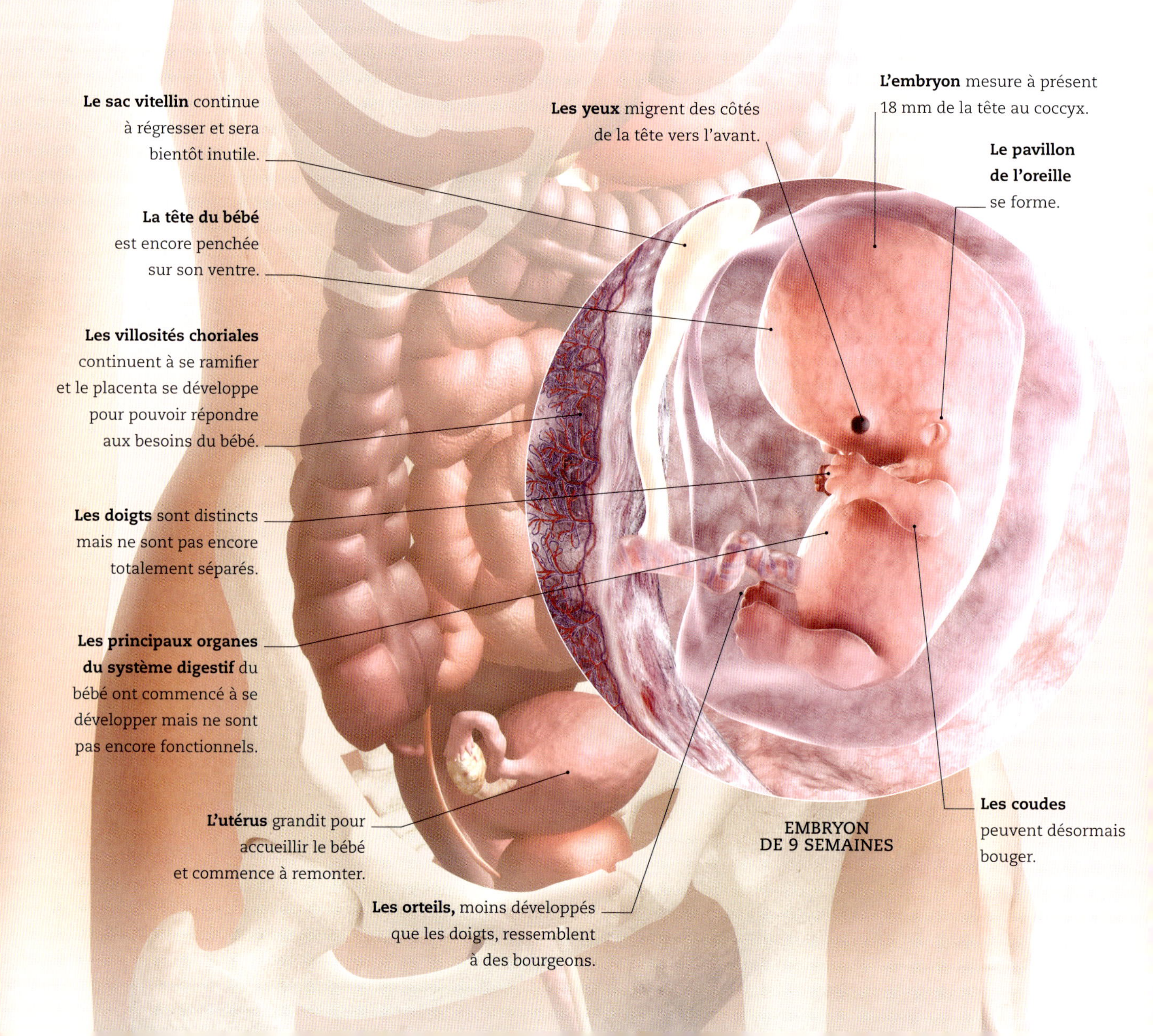

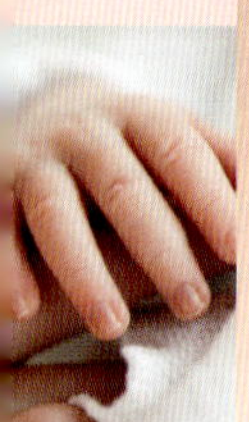

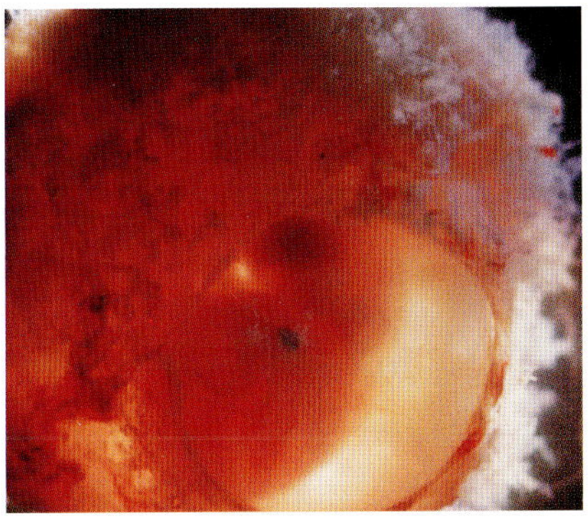

VOUS ÊTES À 8 SEMAINES ET 1 JOUR

Encore 223 jours…

BÉBÉ AUJOURD'HUI

Le fœtus est tout juste visible à l'intérieur du sac amniotique. À cette étape, les ramifications placentaires (ici en blanc) entourent presque tout ce sac amniotique. Le placenta est actuellement beaucoup plus grand que le fœtus.

Toutes les femmes enceintes n'ont pas de fringales mais beaucoup voient leurs goûts alimentaires se modifier.

Pendant la grossesse, votre corps semble vous pousser d'instinct vers certains aliments. Les experts pensent qu'il pourrait s'agir d'un mécanisme de protection naturel. Il est probable que votre corps vous incline à rejeter ce qui peut nuire au développement du bébé ou, si vous avez des carences, à consommer des aliments qui contiennent les nutriments dont vous manquez.

En pratique, vous ne pouvez plus supporter certains aliments et boissons que vous aimiez auparavant et vous appréciez désormais des mets qui vous déplaisaient ou faites des associations alimentaires inhabituelles. Les aversions sont souvent associées à des nausées. Il est fréquent d'abandonner les aliments gras car leur odeur seule peut vous écœurer. Vous pouvez aussi être rebutée par le goût ou l'odeur du café ou du thé, des cigarettes et de l'alcool.

Il est fréquent d'avoir envie d'aliments au goût prononcé, comme les cornichons, peut-être parce que les papilles gustatives changent pendant la grossesse. Certaines femmes souffrent aussi du syndrome de pica, maladie qui pousse à vouloir manger des substances non comestibles (voir p. 121).

Essayez de manger sainement, évitez les aliments déconseillés (voir p. 17) et faites toutes les associations qui vous tentent, sans vous inquiéter du regard des autres.

L'AVIS… DU NUTRITIONNISTE

Dois-je arrêter de saler ma nourriture? La plupart des gens consomment trop de sel, provenant essentiellement d'aliments comme le pain, les chips, les plats cuisinés du commerce, les sauces, les pizzas ou la charcuterie.

Consommer régulièrement plus que la dose maximum recommandée de 6 g par jour peut provoquer de l'hypertension, qui augmente le risque de prééclampsie (voir p. 474). Alors réduisez le sel dans votre alimentation, mais progressivement afin de ne pas sentir le manque.

GROS PLAN SUR… LES PAPAS

Soyez aux petits soins

S'il incombe à la future maman de porter le bébé pendant neuf mois, il en va de la responsabilité du futur papa de veiller à ce que sa compagne ait tout ce dont elle a besoin. Autant vous prévenir : les envies subites surviennent toujours après la fermeture de l'épicerie du coin, ou le soir, quand vous vous détendez. Sachez cependant que les envies nocturnes de fraises ou de glace relèvent plus du cliché que de la réalité. Préparez-vous quand même à courir à la dernière minute à la boulangerie acheter une tarte au citron ou chez le traiteur du coin pour vous procurer des nems ou des olives marinées.

Aiguisez vos talents de cuisinier pour lui préparer des repas nutritifs et des en-cas savoureux. Elle appréciera vos petits plats préparés avec amour et sera peut-être moins tentée par des aliments diététiquement contestables.

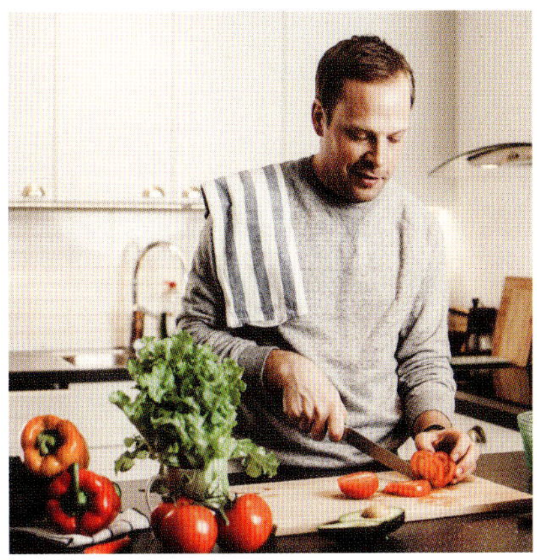

Préparer des repas sains pour votre compagne lui évitera de craquer pour des en-cas pauvres sur le plan nutritionnel.

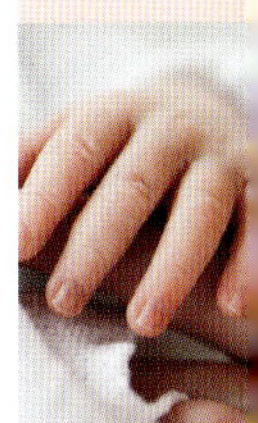

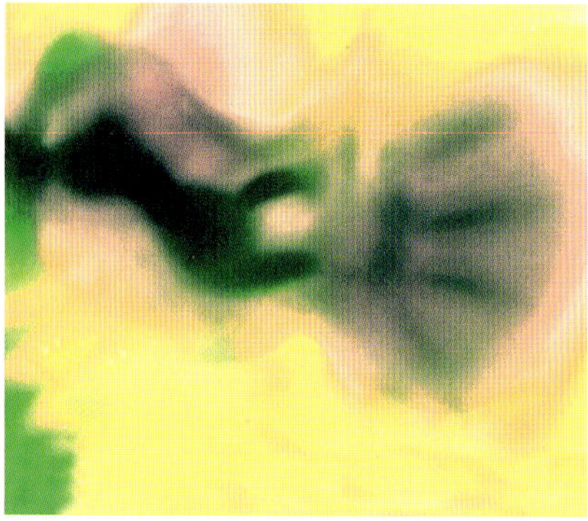

VOUS ÊTES À 8 SEMAINES ET 2 JOURS

Encore 222 jours...

BÉBÉ AUJOURD'HUI

Les pieds et les mains du bébé se développent progressivement. À ce stade, ils sont formés de cartilage et ne contiennent pas d'os. À droite, on peut voir les rayons soudés de la palette de la main, qui formeront les doigts.

À qui ressemblera votre bébé ? Les traits uniques de son visage commencent à prendre forme cette semaine.

Si vous faisiez une échographie cette semaine, vous ne pourriez pas identifier les éléments du visage de votre bébé qui pourtant se développent. Les paupières sont fermées et le resteront jusqu'aux environs de la 26e semaine. Les lèvres sont formées et entourées de la zone de peau la plus concentrée en nerfs du corps. La langue se développe à la base de la bouche mais les bourgeons des papilles gustatives n'apparaîtront pas avant deux semaines. La partie dure du palais, à l'avant de la cavité buccale, se forme à partir de deux structures qui partent de sous la langue, s'élèvent de chaque côté de la bouche et se rejoignent horizontalement en laissant la langue retomber dans la cavité buccale. Une fois le palais formé, la cloison nasale pousse vers le bas pour le rejoindre.

Les minuscules bourgeons dentaires de votre bébé sont en place et constituent un élément essentiel du développement de sa mâchoire. Une branche de ses bourgeons formera les dents de lait et une seconde branche les dents définitives. Les dents de lait se développent lentement et ne seront pas couvertes d'émail dur avant le 6e mois de la grossesse.

L'embryon est très enroulé sur lui-même et a encore la tête sur la poitrine. Au cours des deux prochaines semaines, sa mâchoire et son cou vont grandir et sa tête va se redresser.

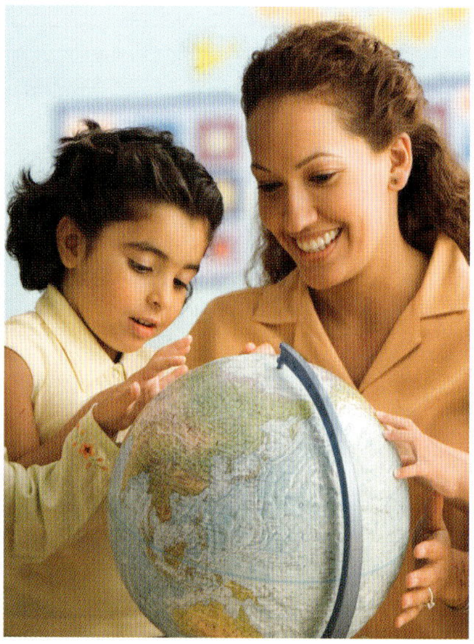

Si vous êtes en contact régulier avec de jeunes enfants pendant votre grossesse, il faut vérifier que vous êtes immunisée contre les maladies infantiles courantes.

LES MALADIES INFANTILES

L'immunité de la mère contre les maladies infectieuses courantes protège le bébé in utero. Vous êtes peut-être immunisée contre certaines maladies comme la varicelle ou l'érythème infectieux aigu tout simplement parce que vous les avez eues lorsque vous étiez enfant et vous avez sûrement été vaccinée contre les oreillons, la rougeole et la rubéole. Votre bébé est donc protégé contre ces maladies.

Quoi qu'il en soit, la première visite prénatale confirmera ou non votre immunisation grâce à une prise de sang. Si vous n'êtes pas immunisée, vous bénéficierez d'un suivi mensuel.

L'AVIS... DU MÉDECIN

Je travaille dans un pressing. Les produits chimiques qui y sont employés peuvent-ils affecter le bébé ? Des études ont montré que les femmes qui faisaient tourner les machines à laver à sec avaient un risque de fausse couche plus élevé que la moyenne. Certains solvants organiques toxiques utilisés dans ce type de machine peuvent traverser la barrière placentaire quand ils sont touchés ou inhalés et pourraient accroître le risque de fausse couche ou de malformation.

Demandez s'il est possible d'aménager votre travail pendant la durée de votre grossesse afin de limiter tout contact avec des solvants organiques et des produits chimiques.

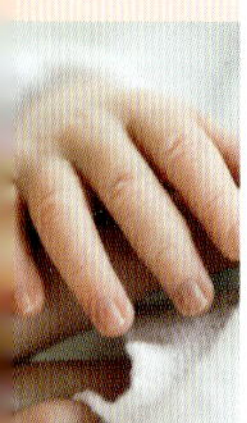

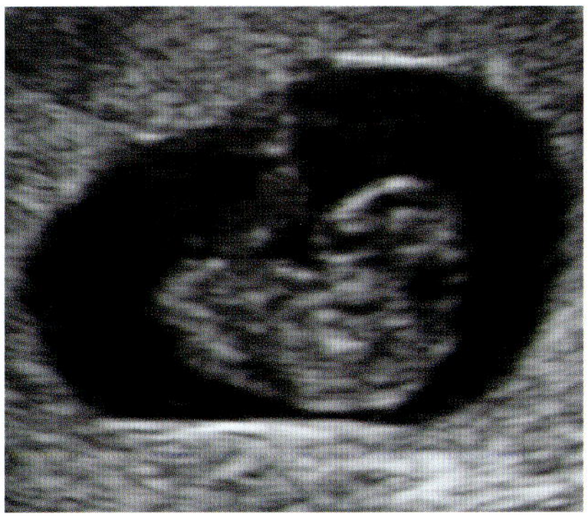

VOUS ÊTES À 8 SEMAINES ET 3 JOURS

Encore 221 jours…

BÉBÉ AUJOURD'HUI

En quelques jours, les yeux du bébé sont passés du stade de petites saillies à celui de dépressions transparentes de chaque côté du visage. Le visage se développe rapidement et les battements cardiaques sont visibles à l'échographie.

Le taux d'hormones est toujours élevé, de sorte que les nausées perdurent quelques semaines encore.

Vous souhaiteriez tant que les nausées disparaissent au moment du réveil! Le taux d'hormone chorionique gonadotrophique (HCG), probablement à l'origine des nausées, amorcera une diminution dans seulement trois semaines environ. La plupart des femmes commencent à se sentir mieux à partir de ce moment mais pour certaines, malheureusement, les nausées continuent.

Que vous soyez nauséeuse depuis peu ou souffriez de vomissements depuis plusieurs semaines, le pire devrait être derrière vous vers la 12e semaine. Les nausées quotidiennes peuvent être épuisantes, en particulier quand elles s'accompagnent d'une grande fatigue, mais n'oubliez pas qu'elles sont temporaires. Elles sont un symptôme courant de la grossesse et ne doivent pas vous empêcher de boire ou de manger. Environ 1 % des femmes enceintes souffrent de vomissements importants et réguliers pendant plusieurs semaines. Cette forme de vomissements incoercibles, appelée hyperémèse gravidique, peut entraîner, dans le pire des cas, une déshydratation et nécessiter une hospitalisation avec réhydratation par intraveineuse et prise de médicaments antinausées.

Consultez votre médecin si vous vomissez très souvent ou avez du mal à garder ce que vous avalez et buvez beaucoup d'eau.

LES BRACELETS D'ACUPRESSION

Les bracelets d'acupression, dérivés des techniques d'acupuncture, peuvent s'avérer efficaces pour soulager les nausées chez certaines femmes. Ils sont vendus en pharmacie et testés cliniquement pour le traitement des nausées dues à la grossesse. Facile à utiliser, ce système n'a pas d'effet secondaire, contrairement aux médicaments.

Chaque bracelet est composé d'une bande élastique qui appuie sur le point Nei Guan (PC6) d'un poignet. Les bracelets sont lavables et réutilisables.

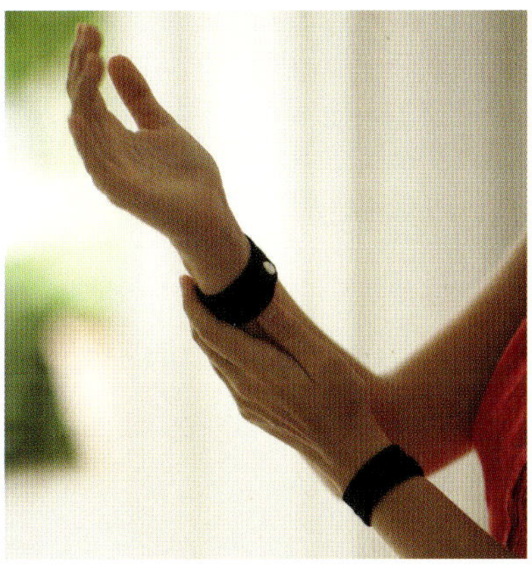

GROS PLAN SUR… LA SANTÉ

Restez en forme

Si vous vous sentez nauséeuse, faites une marche rapide en plein air en vous concentrant sur votre posture et votre respiration. Boire souvent de petites gorgées d'eau calme les nausées et vous aidera à profiter de votre activité physique. Les personnes qui font régulièrement de l'exercice constatent parfois la disparition des nausées, même si elles peuvent revenir après la séance. Des mouvements de yoga contribuent à les atténuer. Des nausées et des vomissements intenses peuvent indiquer que vous avez trop forcé. Buvez de l'eau tout au long de l'activité physique.

BON À SAVOIR

Environ 70 à 80 % des femmes enceintes souffrent de nausées et de vomissements.

Si vous faites partie des 20 à 30 % qui sont épargnées, vous êtes réellement une femme chanceuse ! Ne vous inquiétez pas pour autant de leur absence sous prétexte qu'elles sont un symptôme courant de la grossesse.

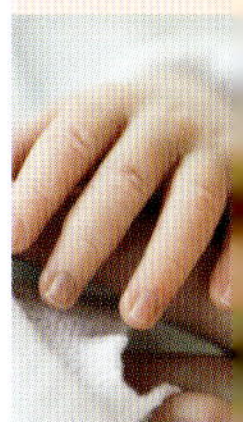

Le rôle du placenta

Le placenta assure les échanges entre le sang du bébé et le vôtre et remplit toutes les fonctions que le bébé ne peut remplir lui-même. Il est enraciné dans la muqueuse utérine et relié au bébé par le cordon ombilical.

LE FONCTIONNEMENT DU PLACENTA

Composition du placenta

Le placenta renferme un gigantesque réseau de minuscules invaginations appelées villosités choriales, qui s'étendent depuis une fine membrane (le chorion) et contiennent des vaisseaux sanguins fœtaux. Les villosités choriales baignent dans le sang maternel à l'intérieur de l'espace intervilleux. Chaque villosité a l'épaisseur d'une ou deux cellules, ce qui permet le transfert de gaz et de nutriments entre la mère et le bébé tout en empêchant tout contact direct entre leurs systèmes circulatoires. Ce système permet la diffusion d'oxygène et de nutriments comme le glucose, première source d'énergie du bébé, du sang de la mère à celui du fœtus et l'élimination des déchets du bébé par l'intermédiaire du flux sanguin maternel. La membrane choriale joue aussi le rôle de barrière protectrice et empêche de nombreuses substances dangereuses et infections d'atteindre le bébé.

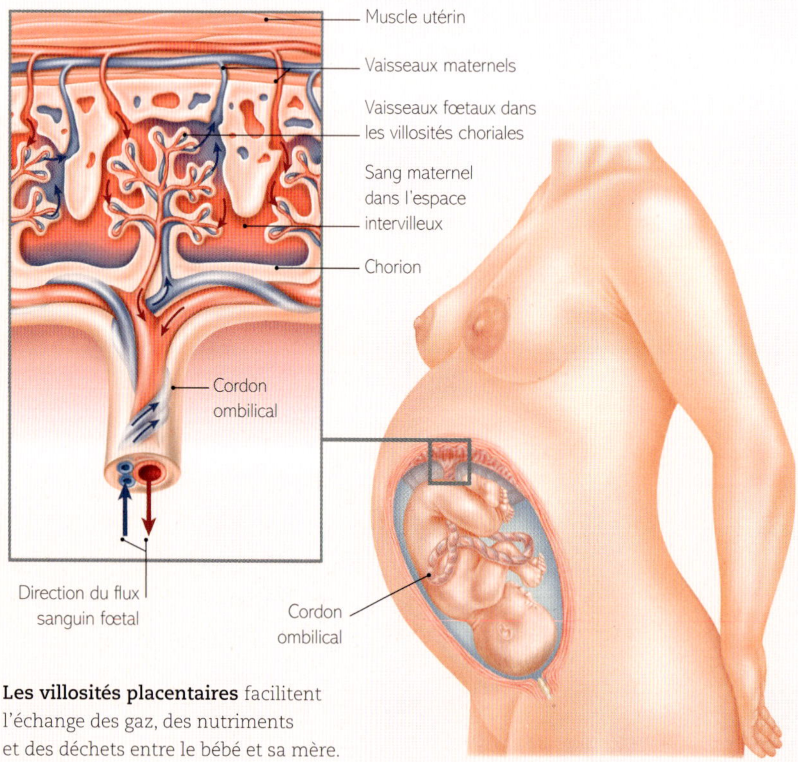

Les villosités placentaires facilitent l'échange des gaz, des nutriments et des déchets entre le bébé et sa mère.

Le développement du placenta

Le placenta se forme à partir de cellules embryonnaires très peu de temps après l'implantation de l'œuf dans l'utérus. Sa croissance est dans un premier temps rapide. Au début du premier trimestre, il s'avère plus grand que le bébé mais ce dernier le rattrape vers la 16e semaine. À la fin de la grossesse, le bébé est environ six fois plus lourd que le placenta, qui pèse entre 350 et 700 g. Une fois en place, à la fin du premier trimestre, le placenta prend en charge des fonctions vitales importantes, et ce jusqu'à la fin de la grossesse (voir ci-contre).

Croissance après le premier trimestre

Le placenta continue à grandir pendant le deuxième trimestre, puis sa croissance ralentit au troisième trimestre, mais il reste toujours fonctionnel car des villosités supplémentaires viennent presque quadrupler sa surface d'échange. Les couches de ses cellules deviennent aussi plus fines, ce qui rend les échanges plus faciles.

Le flux sanguin placentaire est important et beaucoup des changements que subit votre système circulatoire ont pour but de répondre à ses besoins. À terme, le volume du sang fœtal est multiplié par dix et un cinquième de votre flux sanguin fournit au placenta jusqu'à un demi-litre de sang par minute.

Le vieillissement du placenta Le placenta vieillit à la fin de la grossesse, en particulier après la 40e semaine, mais il faudrait qu'au moins 60 à 80 % de ses fonctions disparaissent pour poser un problème au niveau des échanges fœto-maternels.

Les fonctions du placenta

Le placenta remplit des fonctions essentielles qui aident à maintenir la grossesse et permettent au bébé de se développer.

L'échange de substances Le placenta transporte des substances de la mère à l'enfant et vice versa. Il joue en particulier le rôle des poumons, des reins et du système digestif du bébé.

Les cellules sanguines du bébé captent des molécules d'oxygène présentes dans l'hémoglobine de votre système sanguin. L'hémoglobine fœtale à une structure particulière qui lui permet de fixer facilement l'oxygène. À poids égal, votre bébé a besoin de deux fois plus d'oxygène que vous : le transfert doit donc être très efficace. Le volume de sang placentaire, la vaste surface d'échange et les caractéristiques de l'hémoglobine fœtale garantissent l'efficacité de ce transfert de l'oxygène de la mère vers l'enfant.

En même temps qu'elle cède des molécules d'oxygène, l'hémoglobine maternelle se charge en molécules de dioxyde de carbone qui sont ensuite rejetées par vos poumons lors du cycle respiratoire.

Pour se développer, le bébé a aussi besoin d'acides aminés, composants de base des protéines, et de minéraux, comme le calcium et le fer. Tous ces éléments lui sont transmis par le biais du placenta.

La protection du bébé Le placenta protège le bébé des infections et des substances toxiques. Votre bébé bénéficiant de votre protection, il n'a pas fabriqué d'anticorps, ou immunoglobulines, capables d'identifier les virus ou les bactéries. Son immunité dépend du transfert des anticorps présents dans votre sang, par le biais du placenta. Cela signifie que vous pouvez protéger votre bébé in utero de maladies comme la varicelle. Après la naissance, les anticorps maternels disparaissent du sang du bébé, ce qui explique qu'il puisse attraper ces infections.

La production hormonale Le placenta sécrète des hormones, comme l'œstrogène et la progestérone, qui sont vitales pour le bien-être du bébé et entraînent de nombreux changements dans votre corps.

Le transfert de chaleur Le métabolisme élevé du bébé génère de la chaleur, qui est dispersée par la vaste surface et le débit sanguin élevé du placenta, ce qui aide à contrôler la température du bébé.

LE CORDON OMBILICAL

Structure et fonction

Le cordon ombilical, qui relie le bébé au placenta, contient trois vaisseaux sanguins : deux artères qui amènent le sang du bébé vers le placenta et une veine, qui le ramène vers le bébé. Le sang contenu dans les artères transporte les déchets produits par le bébé, comme les molécules de dioxyde de carbone. Le dioxyde de carbone est transféré par le biais du placenta dans votre flux sanguin, qui l'amène à vos poumons, où il est éliminé par la respiration. L'oxygène de vos globules rouges et les nutriments contenus dans votre sang passent dans la veine ombilicale par le biais du placenta.

Les vaisseaux sanguins du cordon ombilical sont protégés par une couche gélatineuse appelée gelée de Wharton et le cordon est enroulé en spirale pour permettre au bébé de bouger. La forme en spirale du cordon est généralement établie à la 9e semaine et le cordon tourne souvent dans le sens inverse des aiguilles d'une montre. Il arrive aussi que le cordon ne s'enroule pas avant la 20e semaine. Les mouvements du bébé semblent encourager le cordon à se mettre en spirale.

Le cordon est généralement fixé au centre du placenta mais peut aussi être fixé près du bord. Il arrive, très rarement, que ses vaisseaux sanguins se séparent avant d'entrer dans le placenta. Le cordon mesure généralement 1 à 2 cm de diamètre et 60 cm de long, ce qui correspond à deux fois la longueur nécessaire pour ne pas avoir de problème lors de l'accouchement.

Après l'accouchement, les vaisseaux du cordon se referment spontanément. Les artères se referment en premier, grâce à leurs parois musculaires épaisses, ce qui évite la perte de sang du bébé vers le placenta. La veine ombilicale commence à se refermer environ 15 secondes plus tard et met 3 ou 4 minutes à se fermer, ce qui lui permet de continuer à alimenter le bébé au cours des premières minutes de sa vie à l'extérieur. C'est pourquoi de nombreuses personnes pensent qu'il est bon d'attendre un peu avant de clamper le cordon. Le cordon ombilical ne contient pas de nerf et sa coupe n'est donc pas douloureuse.

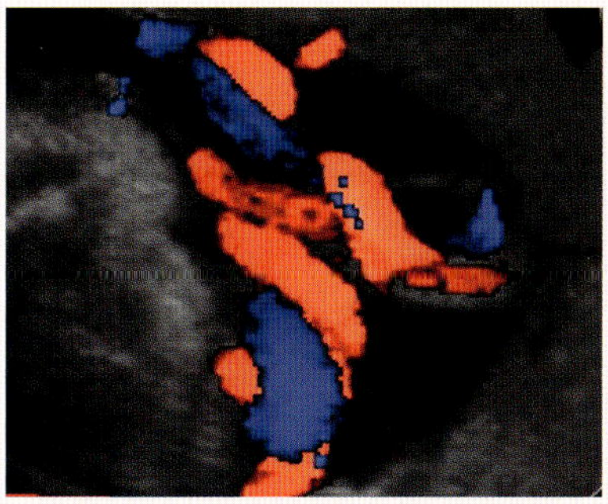

Ce Doppler montre les vaisseaux sanguins du cordon. Le sang coule dans une veine (ici en bleu) et deux artères (ici en rouge).

BON À SAVOIR

Certaines substances toxiques peuvent traverser le placenta.

C'est pourquoi il est important de consulter un spécialiste avant de prendre un médicament, afin de protéger le bébé

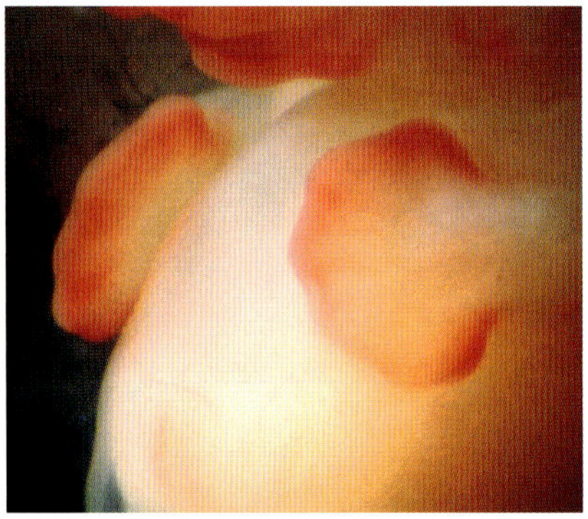

VOUS ÊTES À 8 SEMAINES ET 4 JOURS

Encore 220 jours

BÉBÉ AUJOURD'HUI

On voit ici les extensions plates qui formeront les mains, à l'extrémité des bourgeons des membres supérieurs. Les doigts deviennent plus distincts et les premiers mouvements apparaissent, au niveau des coudes.

Les os de votre bébé commencent à se développer et vont continuer à s'allonger jusqu'à son adolescence.

GROS PLAN SUR... LA NUTRITION

Apports en calcium

Le calcium contenu dans les produits laitiers est facilement assimilé par l'organisme. Si vous n'en mangez pas, assurez-vous un apport suffisant grâce à :

- Des substituts aux produits laitiers enrichis (yaourts au soja ou au lait d'amande).
- Des conserves de poissons aux arêtes molles (sardines ou saumon).
- Des figues ou des abricots secs.
- Des légumes verts (épinards, gombo, cresson ou chou kale).
- Des produits à base de soja (tofu).

Vous ne sentirez pas bouger le bébé avant quelques semaines mais le fait que ses coudes soient en cours de développement lui permet de faire de petits mouvements. En revanche, ses poignets ne bougent pas encore.

Votre bébé ressemble chaque jour un peu plus à un être humain. Ses vertèbres et ses côtes sont désormais en place et ses doigts s'allongent progressivement. Son corps est moins enroulé sur lui-même qu'il y a quelques semaines.

Le squelette de l'embryon va se calcifier et durcir progressivement. À l'exception des os du crâne, tous les os ont un cœur en cartilage mou, qui sera résorbé quand ils durciront. L'ossification, appelée ostéogénèse, commencera dans les centres d'ossification primaires des os au cours des 5 prochaines semaines. À l'intérieur de ces centres d'ossification, des cellules spécialisées forment des os d'abord spongieux puis plus durs, à mesure que les sels de calcium se déposent. Les os durs renferment une moelle osseuse rouge, qui deviendra plus tard la principale productrice des globules rouges du bébé.

Au deuxième trimestre, les centres d'ossification secondaires se développeront aux extrémités des os.

La portion d'os située entre les centres d'ossification primaires et secondaires, connue sous le nom de cartilage de croissance, est responsable de l'allongement continu des os du bébé dans l'utérus.

MANGER DU FROMAGE

Il règne une certaine confusion sur les fromages que l'on peut manger pendant la grossesse. Il est préférable d'éviter les fromages non pasteurisés et ceux à croûte fleurie comme le brie, le camembert ou le chèvre, susceptibles de contenir une bactérie appelée *Listeria*. Il en va de même pour les fromages à pâte persillée non cuits, comme le roquefort ou le gorgonzola.

Les autres fromages ne présentent pas de risque et vous apporteront les protéines, le calcium, le phosphore, le zinc et la vitamine B12 nécessaires :

- Des fromages à pâte dure comme le comté ou le parmesan.
- De l'emmental.
- De la feta.
- De la ricotta ou du fromage blanc égoutté.
- Du mascarpone ou du fromage frais à tartiner.
- De la mozzarella.
- Des parts de fromage fondu.

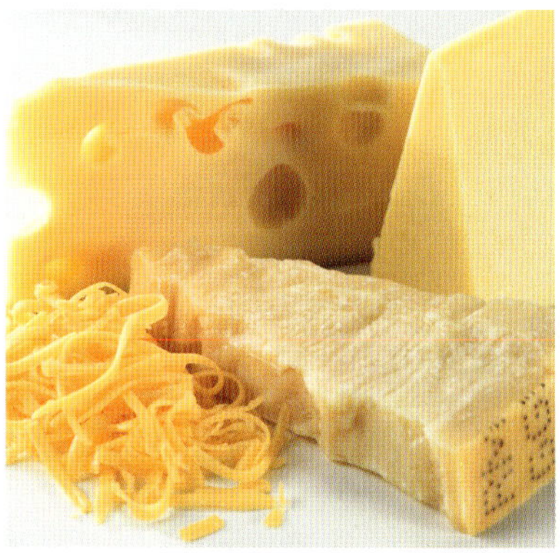

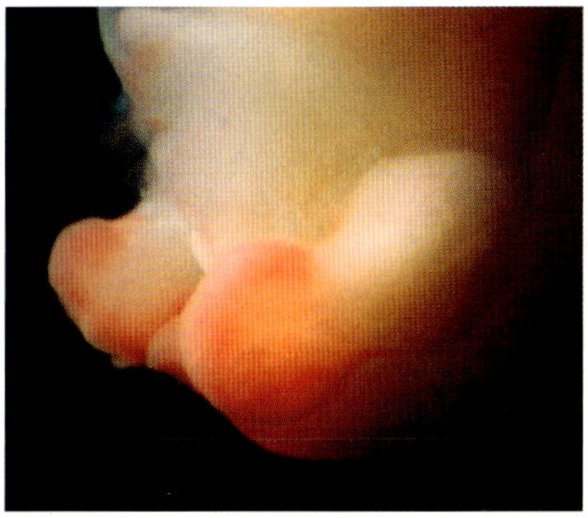

VOUS ÊTES À 8 SEMAINES ET 5 JOURS

Encore 219 jours…

BÉBÉ AUJOURD'HUI

Les membres inférieurs du bébé se développent toujours un peu après ses membres supérieurs. À cette étape de son développement, les doigts de pied ne sont pas distincts et les jambes ne sont pas pliées au niveau des genoux.

Il est normal que vous pensiez beaucoup à votre grossesse. N'hésitez pas à en parler avec votre compagnon.

Vous aimeriez vous sentir proche de votre compagnon, mais il est possible qu'insensiblement votre relation ait changé et soit un peu tendue. Beaucoup d'hommes disent qu'avec la grossesse, leur compagne est devenue plus émotive ou réagit différemment et qu'ils ont du mal à savoir comment s'adapter.

Votre relation va forcément changer mais il est important que vous viviez la grossesse ensemble. Tant que vous continuerez à communiquer, vous pourrez vous soutenir l'un l'autre. Rester unis maintenant vous sera très utile pendant la première année du bébé toujours très éprouvante physiquement et moralement.

Au début de la grossesse, votre compagnon peut avoir du mal à réaliser que vous attendez un enfant. La grossesse est peu visible et il n'a pas encore vu d'échographie. De votre côté, vous êtes au contraire très consciente de votre grossesse et ressentez de nombreux changements physiques et émotionnels.

Votre compagnon peut avoir besoin de plus de temps que vous pour s'adapter à l'idée de devenir parent. Il s'inquiète peut-être des changements de mode de vie et des dépenses qui vous attendent. Parler ensemble vous aidera à apaiser vos craintes et les siennes. N'oubliez pas que, bien que ce soit votre corps qui change, votre compagnon a aussi des sentiments et la grossesse représente aussi un bouleversement pour lui. Si vous avez annoncé la grossesse à vos proches, vous allez peut-être devenir le centre de toutes les attentions et votre compagnon peut se sentir mis à l'écart, un sentiment qui s'accentue souvent au fur et à mesure que la grossesse progresse et après la naissance du bébé.

Prenez le temps de découvrir ce que pense votre compagnon et cherchez des moyens pour l'impliquer davantage dans la grossesse, si c'est ce qu'il souhaite. Si vous avez un bon réseau d'amis, encouragez-le à passer du temps avec des hommes qui ont vécu la même situation.

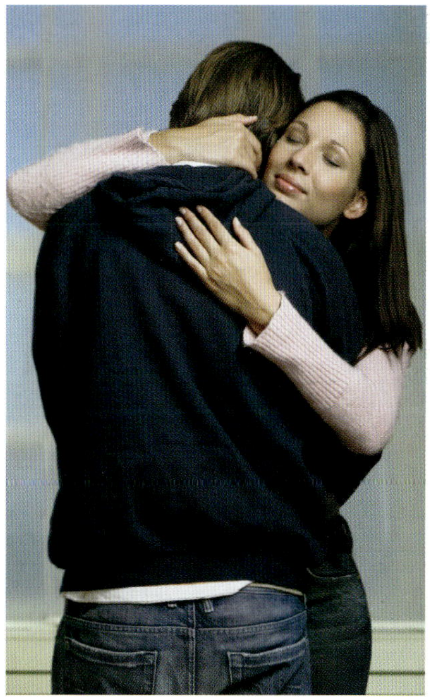

Soutenez-vous mutuellement lorsque vous expérimentez des émotions nouvelles, de futurs parents. Ne perdez pas de vue votre couple et soyez attentifs l'un à l'autre.

L'AVIS… D'UNE MAMAN

Mon appartement est petit. Déménager pendant la grossesse est-il une bonne idée? Mieux vaut ne pas subir ce genre de stress pendant la grossesse. Nous souhaitions le faire et avons finalement été heureux que cela n'ait pas abouti. Nous sommes restés dans notre appartement jusqu'au premier anniversaire du bébé et tout s'est bien passé. Les bébés ont peu de besoins, en dehors de celui d'être nourri, aimé, changé et stimulé, et nombre d'objets considérés indispensables sont en réalité superflus. Si vous avez assez de place pour un lit, une poussette, un tiroir pour les vêtements et un coin pour ses jouets, vous pourrez au début vous contenter d'un petit espace.

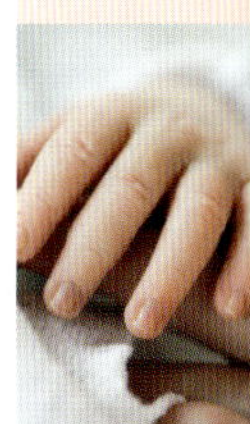

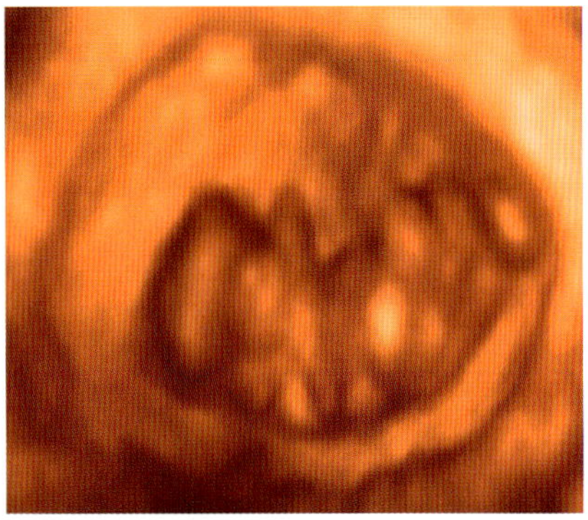

VOUS ÊTES À 8 SEMAINES ET 6 JOURS

Encore 218 jours…

BÉBÉ AUJOURD'HUI

Cette échographie en 3D montre le bébé sur le dos, dans la même position que sur l'image de la page suivante. À ce stade, les bourgeons des membres sont tout juste visibles à l'échographie car ils ne sont pas très développés, notamment au niveau des membres inférieurs.

La première visite médicale obligatoire avec un médecin ou une sage-femme est prévue prochainement.

La première visite prénatale doit avoir lieu avant le fin du premier trimestre (voir p. 122-123). Si vous ne l'avez pas déjà fait, pensez à prendre rendez-vous. À cette occasion, vous pourrez parler avec votre médecin de l'endroit où vous souhaitez accoucher (voir p. 102-103). Avant de choisir un établissement, bavardez avec des femmes de votre connaissance qui y ont accouché afin de connaître leur expérience des lieux. Différents critères sont à prendre en compte, dont le professionnalisme de l'équipe médicale et la qualité des soins.

Commencez à mettre par écrit les questions que vous souhaitez poser. Notez aussi les principaux éléments de vos antécédents médicaux et les symptômes que vous ressentez.

EN CAS DE RHUME

Les médicaments contre le rhume contiennent différents ingrédients dont des antihistaminiques, qu'il est préférable d'éviter pendant la grossesse. Consultez un médecin ou un pharmacien et évitez d'avoir recours à l'automédication.

Essayez avant tout un remède naturel comme des inhalations ou une faible dose de paracétamol pendant une courte durée.

DIFFÉRENTS AVIS SUR… L'ACCOUCHEMENT À DOMICILE

Un 1er accouchement peut-il avoir lieu à domicile ?

Une sage-femme : c'est une solution possible si vous êtes en bonne santé et que votre grossesse ne présente pas de complication. Mais de fait, en France, 1 % seulement des femmes enceintes accouchent à domicile ; l'expérience est souvent bien vécue par la mère. Le travail semble progresser plus vite et plus régulièrement même si elle ne peut pas bénéficier d'aides pour supporter la douleur.

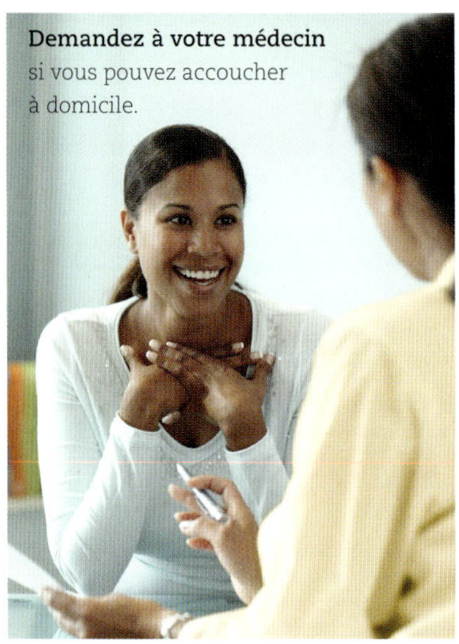

Demandez à votre médecin si vous pouvez accoucher à domicile.

Un obstétricien : cela ne pose en général pas problème, mais vous devez éviter tout risque. S'il y a eu dans votre famille des accouchements longs ou compliqués, si le bébé se présente par le siège ou est très petit, si la position du cordon ombilical ou du placenta pose problème, si vous avez un surpoids important, êtes en mauvaise santé ou souffrez d'une maladie comme le diabète, mieux vaut être prudente. Dans une maternité, vous pourrez bénéficier d'une intervention rapide si nécessaire. La décision vous revient mais il est préférable d'écouter l'équipe médicale qui vous suit. Le plus important est de mettre au monde un bébé en bonne santé.

Une maman : j'ai eu mon premier bébé à la maison et j'ai trouvé cette expérience vraiment merveilleuse. J'étais nerveuse mais la sage-femme m'a assuré qu'elle surveillerait le travail et m'amènerait à l'hôpital en cas de problème, hôpital où je m'étais inscrite au cas où. Elle m'a aussi expliqué que, si je le souhaitais, je pouvais encore changer d'avis et aller à l'hôpital pour l'accouchement et même bénéficier de la péridurale.

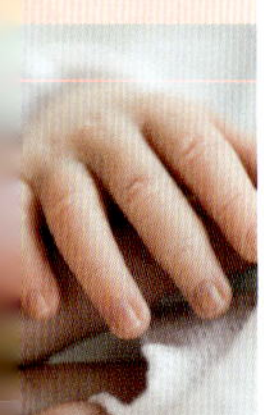

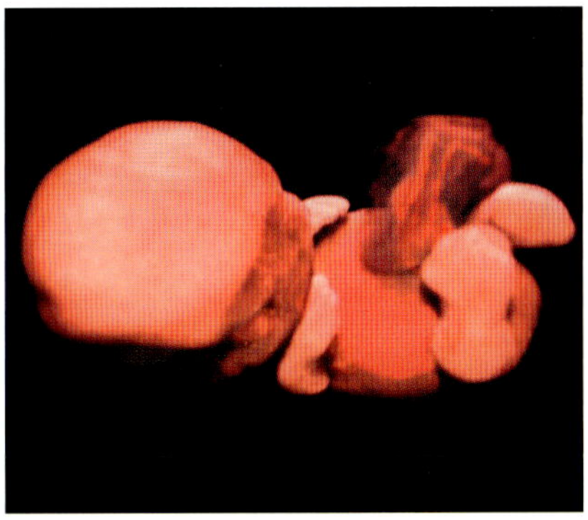

VOUS ÊTES À 9 SEMAINES EXACTEMENT

Encore 217 jours...

BÉBÉ AUJOURD'HUI

Les mains du bébé sont ici clairement visibles mais ses doigts sont encore soudés. Ils seront complètement séparés dans une semaine. Les poignets pourront bientôt bouger.

À la fin de la 9e semaine, le système digestif se développe rapidement, mais n'assume encore aucune fonction.

Le bébé se développe rapidement à l'intérieur de votre utérus. Jusqu'à présent, le simple tube qui forme ses intestins avait surtout changé du côté de l'estomac. À présent, sa partie inférieure se divise pour former ce qui deviendra d'une part le rectum, à l'arrière, et la vessie et l'urètre d'autre part, à l'avant.

La bouche est ouverte mais une membrane qui disparaîtra dans une ou deux semaines empêche le liquide amniotique d'entrer à l'intérieur. Comme le bas de l'intestin n'est pas encore mature, il ne peut pas évacuer de déchets pour le moment.

Le gros intestin et l'intestin grêle continuent à s'allonger. Le duodénum, partie supérieure de l'intestin grêle, est encore un tube solide. Le pancréas, la vésicule biliaire et le foie apparaissent sous forme de bourgeons en haut de l'intestin grêle mais aucun de ces organes ne remplit encore de fonction digestive.

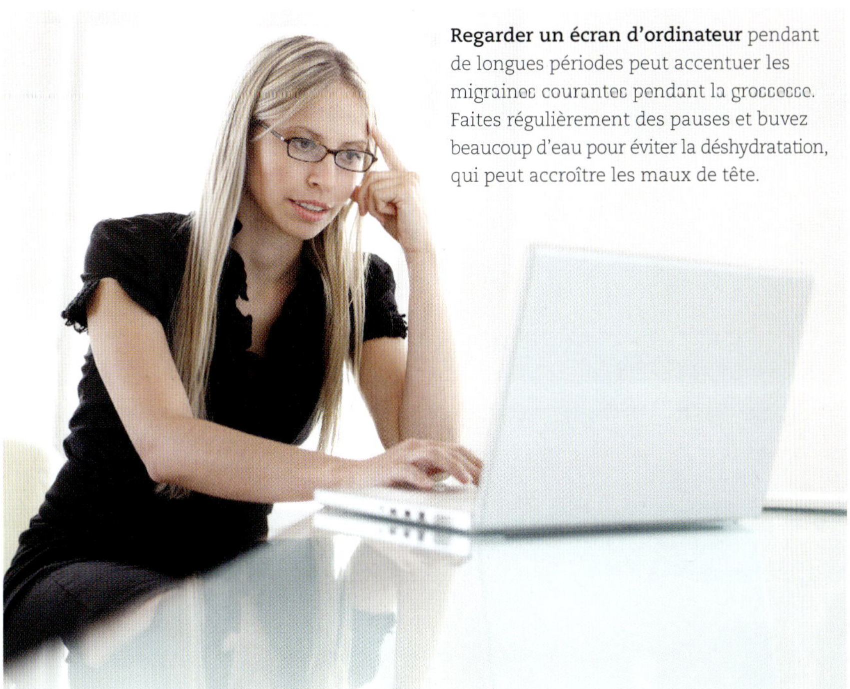

Regarder un écran d'ordinateur pendant de longues périodes peut accentuer les migraines courantes pendant la grossesse. Faites régulièrement des pauses et buvez beaucoup d'eau pour éviter la déshydratation, qui peut accroître les maux de tête.

L'AVIS... DU MÉDECIN

Depuis que je suis enceinte, j'ai de terribles migraines. Le fait que je travaille sur ordinateur pourrait-il en être la cause? Les migraines de tension sont fréquentes pendant la grossesse. Elles sont sans doute dues aux fluctuations hormonales et il n'est pas rare d'avoir de violents maux de tête. La fatigue oculaire et l'immobilité inhérente à l'usage prolongé d'un ordinateur peuvent faire monter la tension.

Multipliez les pauses. Vous aurez de toute façon besoin d'aller souvent aux toilettes! Si cela n'aide pas, essayez d'alterner le travail sur l'écran avec une autre tâche. Les migraines sont souvent plus fortes lors du premier trimestre.

TAILLE ACTUELLE DE VOTRE BÉBÉ

À 9 semaines, votre bébé mesure 18 mm de la tête au coccyx.

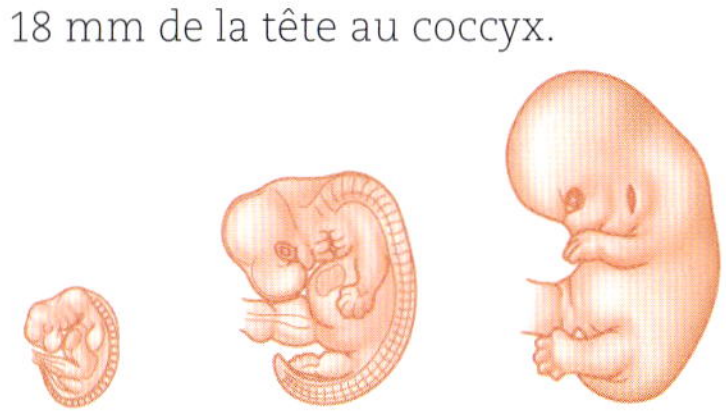

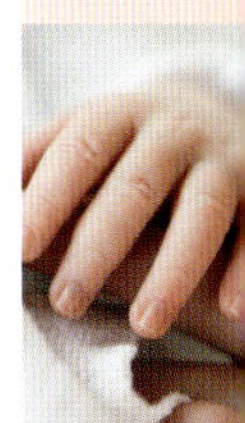

La 10e semaine

LES PRINCIPAUX ORGANES DU BÉBÉ SONT EN PLACE SANS POUR AUTANT REMPLIR DE FONCTIONS.

La semaine prochaine, votre bébé passera du stade d'embryon à celui de fœtus. Ses principaux organes sont en place, mais n'assument encore aucune fonction. Ils vont continuer à se développer jusqu'à la fin de la grossesse et même après la naissance. De votre côté, le changement le plus visible concerne vos seins, plus sensibles et plus lourds.

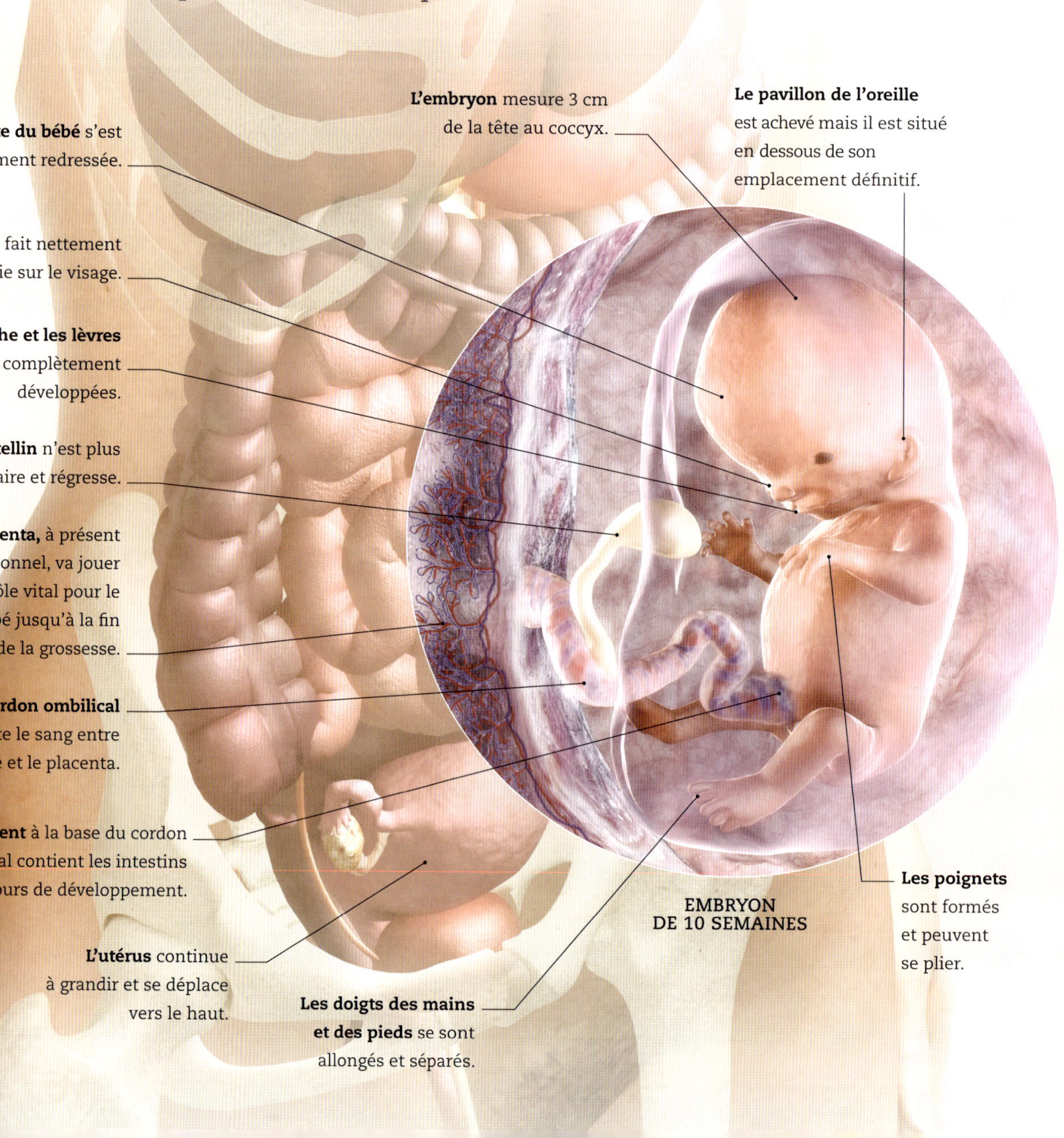

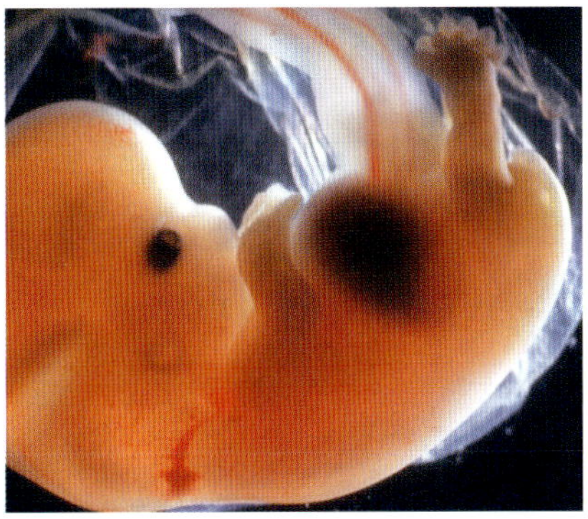

VOUS ÊTES À 9 SEMAINES ET 1 JOUR

Encore 216 jours…

BÉBÉ AUJOURD'HUI

La plupart des systèmes organiques primitifs du bébé sont en place : les bras et les jambes sont formés, ainsi que les poignets, les coudes et les doigts, encore minuscules. On distingue les rétines et le nez. La grosse masse sombre visible ici est le foie.

Rassurez-vous, que vos symptômes soient intenses ou légers, le bébé recevra ce dont il a besoin.

Vous êtes sans doute attentive à votre santé et à votre bien-être, mais même si vous ne vous sentez pas bien, votre bébé prendra tout ce dont il a besoin : en effet, vous avez des réserves de minéraux et d'autres substances comme le fer, et il absorbera en plus les nutriments issus de votre alimentation. Si vous mangez équilibré, vous répondrez à l'essentiel de vos besoins et à ceux du fœtus en vitamines et minéraux. Si ce n'est déjà fait, commencez à prendre 400 µg d'acide folique et 10 µg de vitamine D par jour. Vous pouvez prendre ces compléments de façon indépendante ou sous la forme de multivitamines. Dans ce cas, assurez-vous que la formule choisie ne contient pas de substances à risque, comme la vitamine A de source animale. Ne vous alarmez pas si vous ne prenez pas de poids, voire si vous en perdez un peu au cours du premier trimestre. La prise de poids a surtout lieu lors des deuxième et troisième trimestres (voir p. 99). En revanche, si vous vomissez beaucoup et avez du mal à garder la nourriture (voir p. 111), n'hésitez pas à consulter votre médecin.

GROS PLAN SUR… VOTRE CORPS

L'évolution des seins

Les changements que subit votre poitrine pendant la grossesse sont dus à la fois à l'augmentation du volume de votre sang et aux hormones de grossesse, en particulier au cours du premier trimestre.

Avant la confirmation de la grossesse, vous pouvez avoir des sensations de picotements à mesure que le volume sanguin augmente.

- **Dès 6 à 8 SA,** les seins sont plus gros et plus sensibles et peuvent commencer à se couvrir de fines veines.
- **Vers 8 à 12 SA,** les mamelons s'assombrissent et peuvent être plus saillants.
- **Dès la 16e SA,** vous pouvez avoir des écoulements de colostrum (premier lait).

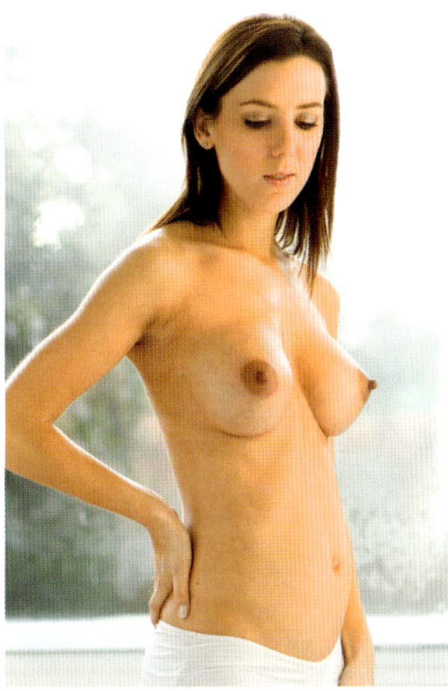

PETITS SECRETS DE FEMMES

Une grossesse au masculin ?

Votre compagnon peut-il comprendre ce que vous traversez ? Certains futurs pères souffrent de ce que l'on appelle le syndrome de la couvade, qui se manifeste par différents symptômes de la grossesse, depuis les nausées et le mal de dos jusqu'aux sautes d'humeur et aux fringales. Il est intéressant de souligner que c'est souvent la femme qui affirme que son compagnon présente ces symptômes.

Le syndrome pourrait s'expliquer par une trop grande implication dans la grossesse, mais certains y voient un signe de jalousie (car vous êtes un centre d'attention) ou de culpabilité (il se sent responsable de votre état et donc de vos symptômes).

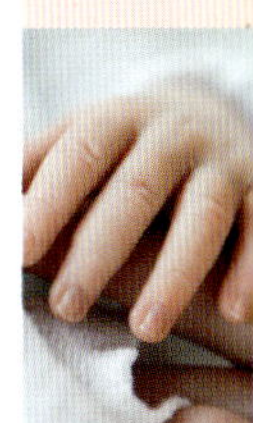

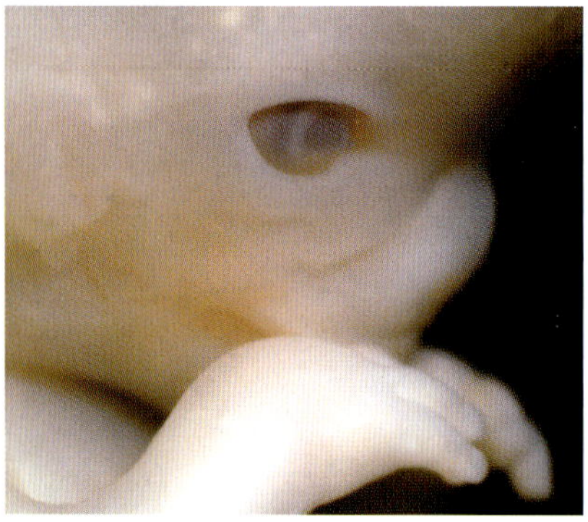

VOUS ÊTES À 9 SEMAINES ET 2 JOURS

Encore 215 jours…

BÉBÉ AUJOURD'HUI

Le bébé commence à bouger les poignets. Sa position naturelle est d'avoir les membres légèrement pliés aux articulations, en particulier au début. Le cou devient plus visible car la tête se redresse légèrement.

Le muscle du diaphragme, qui permettra au bébé de respirer, et qui sera aussi responsable de ses hoquets, se développe à cette étape.

Les poumons du bébé se développent, sans que rien ne les sépare encore de l'estomac, du foie et des intestins, situés dans ce qui deviendra la cavité abdominale.

Chez l'adulte, le thorax et la cavité abdominale sont séparés par le diaphragme. Lors de la respiration, le diaphragme se contracte et entraîne un écartement des côtes pour élargir l'espace pulmonaire : l'air rentre dans les poumons.

Le diaphragme du bébé se forme à partir de quatre structures embryonnaires qui vont apparaître aux alentours de cette semaine et se développer progressivement vers l'intérieur avant de fusionner, quelques jours plus tard.

GROS PLAN SUR… LES JUMEAUX

Le test AFP

En cas de grossesse multiple, ce test sanguin conçu pour détecter la trisomie 21 est moins fiable car il mesure le taux d'AFP (alpha-fœto-protéine) et d'autres marqueurs, qui sont présents en plus grande quantité quand il y a plus d'un bébé. C'est pourquoi le moyen de dépistage le plus fiable est la mesure de la clarté nucale, qui a lieu entre la 11e et la 14e SA (voir ci-contre et p. 143).

Au centre du diaphragme se trouvent des ouvertures qui laissent passer l'œsophage, relié à l'estomac, l'aorte (principale artère du corps) et la veine cave inférieure (principale veine qui transporte le sang du bas du corps vers le cœur). Au cours de la grossesse, les fibres musculaires du diaphragme du bébé se renforcent, ce qui lui permettra de faire des mouvements respiratoires par la suite.

L'examen de la clarté nucale (voir p. 143) consiste à mesurer la poche de liquide sous-cutanée située dans la nuque du bébé. Un excès de liquide augmente le risque d'anomalie chromosomique, comme une trisomie 21, ou de problème cardiaque. Des examens complémentaires sont toujours nécessaires pour poser un diagnostic définitif.

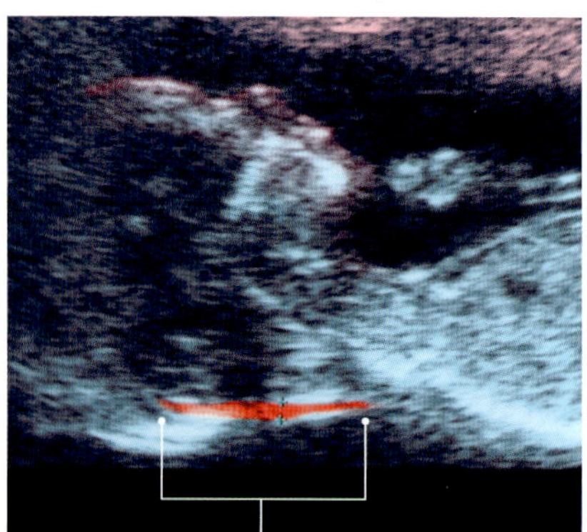

La zone rouge correspond au liquide présent sous la peau de la nuque du bébé

NE PAS OUBLIER

Les examens de dépistage et de diagnostic

Différents examens peuvent vous être proposés au cours des semaines à venir, dont certains sont obligatoires. Le médecin ou la sage-femme vous expliqueront leurs avantages et leurs inconvénients. Certaines anomalies peuvent être détectées lors de l'échographie qui a lieu entre la 22e et la 24e SA.

- **Les échographies :** ce type d'examen identifie un facteur de risque associé à une maladie, mais ne confirme pas que le bébé en est atteint. Par exemple, si l'échographie indique un facteur de risque de trisomie 21 de 1/200, cela signifie que la probabilité pour le bébé d'avoir la maladie est de 1 pour 200, mais cela ne signifie pas qu'il en soit réellement atteint.
- **Les examens de diagnostic :** si l'échographie révèle que le bébé présente un risque élevé d'anomalie chromosomique, on vous proposera un test de diagnostic : une amniocentèse ou une biopsie du trophoblaste (voir p. 152-153) pour savoir si oui ou non il est atteint.

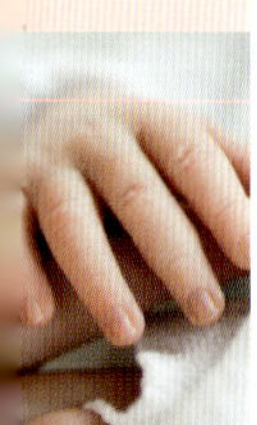

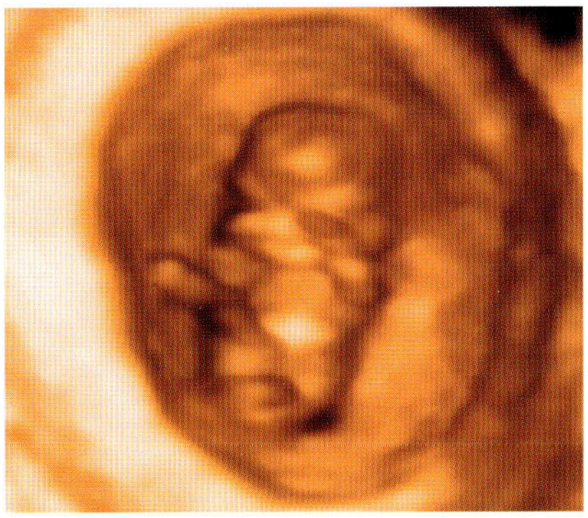

VOUS ÊTES À 9 SEMAINES ET 3 JOURS

Encore 214 jours…

BÉBÉ AUJOURD'HUI

Les articulations des épaules, des coudes et des poignets sont pliées et les mains sont devant le visage. Il est beaucoup trop tôt pour que vous les sentiez mais le fœtus fait de petits mouvements qui commencent à être détectables à l'échographie.

Vous n'avez pas encore besoin de vêtements de grossesse mais il pourrait être temps d'acheter de nouveaux soutiens-gorge.

Si vos soutiens-gorge habituels commencent à vous serrer, il est temps d'en changer. Vous pouvez d'ores et déjà vous procurer des sous-vêtements spécialement dédiés à la grossesse, qui offrent davantage de soutien qu'une lingerie classique (notamment en ce qui concerne les soutiens-gorge d'allaitement). Cela réduira aussi les risques de mal de dos et les seins tombants.

N'hésitez pas à prendre conseils pour vérifier que vous achetez la bonne taille. Vos seins grossissent peut-être rapidement en ce moment, mais leur volume devrait se stabiliser à la fin du premier trimestre pour ne plus bouger jusqu'au troisième trimestre. Attendez la fin de la grossesse pour acheter un soutien-gorge d'allaitement, qui s'ouvre sur le devant. En effet, la taille de vos seins risque d'augmenter encore un peu, c'est pourquoi il vous faudra prendre une taille au-dessus de la vôtre.

Préférez les armatures pour un meilleur maintien, si elles ne vous gênent pas. Les soutiens-gorge doivent avoir une forme enveloppante et des bonnets profonds.

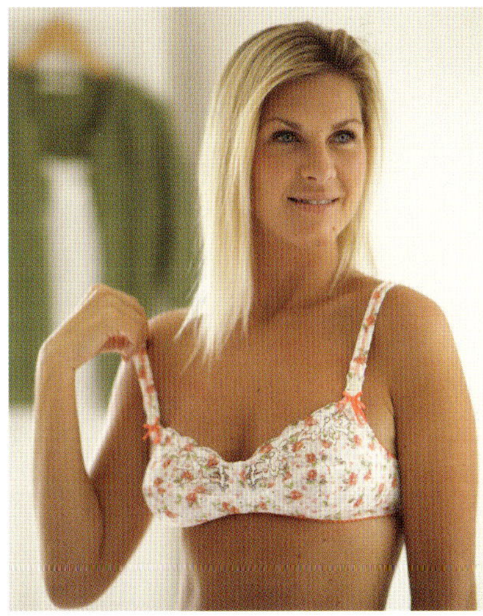

Achetez des soutiens-gorge qui s'ouvrent sur le devant pour servir de soutiens-gorge d'allaitement après la naissance. Il en existe de très confortables et féminins.

BON À SAVOIR

Les personnes qui souffrent du syndrome de pica, du nom de la pie, oiseau qui mange tout et n'importe quoi, ingèrent des substances non comestibles.

Si vous aimez croquer du charbon, manger de la neige, ou lécher du dentifrice, vous souffrez sans doute de pica, une maladie assez courante. Elle pourrait être due une alimentation pauvre en fer ou en zinc. Évitez d'avaler des substances toxiques comme de la craie, de la colle, de la terre ou du savon, et demandez conseil à votre médecin.

GROS PLAN SUR… LA NUTRITION

Les besoins des végétariennes

Si vous êtes enceinte et végétalienne, assurez-vous que votre alimentation couvre les besoins en nutriments essentiels. Une alimentation végétalienne structurée apporte des fibres, des folates, des vitamines C et E, et des glucides complexes. Les nutriments essentiels sont :

- Les protéines (voir p. 14).
- Le fer (voir p. 84).
- Le zinc (voir p. 17).
- Le calcium (voir p. 114).
- La vitamine A (voir p. 17).
- La vitamine B12 (voir p. 17).
- L'iode (voir p. 80).
- Les acides gras oméga 3 (voir p. 169).

La vitamine B12 étant quasi inexistante dans le monde végétal, prenez des compléments et mangez des aliments enrichis comme de l'extrait de levure. Le zinc, indispensable à de nombreuses fonctions métaboliques, y compris l'absorption de l'acide folique, est présent dans des graines, comme le sésame, dans les fruits à coque et les germes de blé.

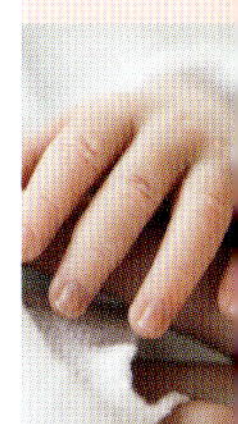

La première consultation prénatale

La première consultation obligatoire intervient avant la fin du premier trimestre, généralement chez votre médecin traitant, qui, à cette occasion, constituera votre dossier de suivi médical et répondra à toutes vos questions.

Le suivi de votre grossesse commence par une discussion avec un médecin sur votre état de santé actuel et vos antécédents personnels et familiaux. Après vous avoir examinée, il vous prescrira un bilan sanguin et des analyses d'urine. Enfin il calculera la date prévue d'accouchement en fonction de la date de vos dernières règles (voir p. 35).

Antécédents médicaux

Connaître vos antécédents médicaux aidera votre médecin à faire point sur votre santé actuelle et à déterminer si votre grossesse est ou non à risque. Si nécessaire, il vous expliquera comment votre état de santé peut influer sur votre grossesse.

En cas de maladie chronique, il vous exposera les effets possibles sur votre grossesse et inversement. Il fera le point sur votre traitement et décidera s'il doit ou pas être changé, comme ceux contre l'hypertension artérielle (voir p. 20 et 21).

Votre médecin vous demandera également si vous prenez de la drogue, si vous avez contracté des maladies sexuellement transmissibles et si vous avez déjà avorté. Soyez honnête, son objectif est de dépister et de prévenir d'éventuels problèmes. S'il y a des choses que vous ne souhaitez pas dire à votre partenaire, parlez-en hors de sa présence et demandez que vos réponses ne figurent pas dans vos documents.

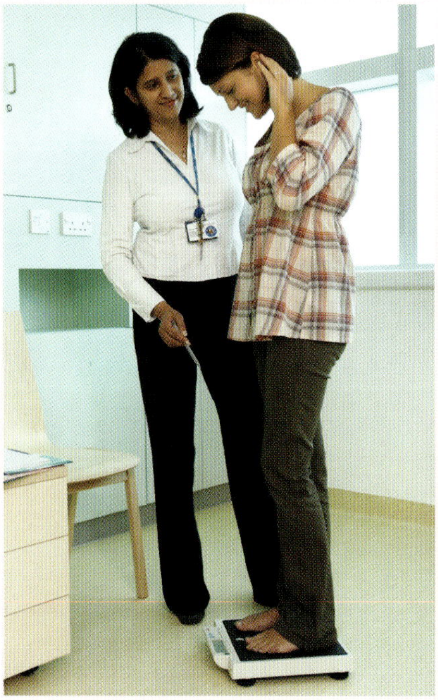

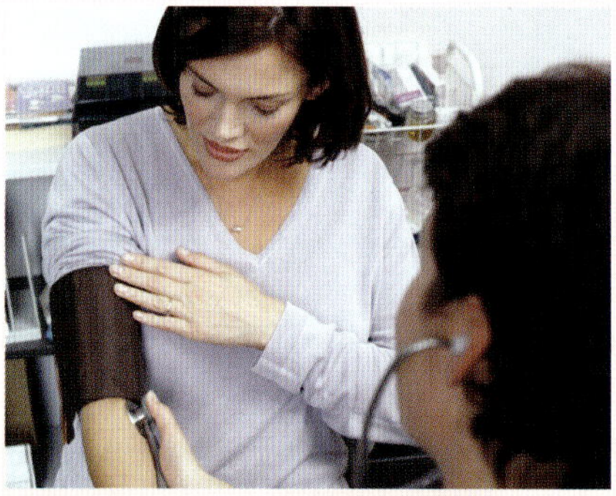

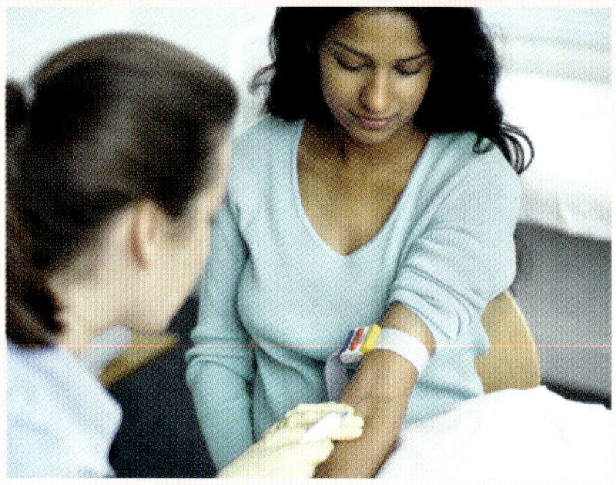

Lors de la première consultation, vous serez pesée et mesurée (à gauche). **Votre tension artérielle** sera prise à chaque consultation et tout changement sera surveillé (en haut à droite). **Une prise de sang** permettra de définir votre groupe sanguin et de dépister d'éventuelles maladies (en bas à droite).

Antécédents familiaux

Vous serez interrogée sur les antécédents médicaux de votre famille et de celle de votre partenaire. Certaines maladies héréditaires peuvent être dépistées *in utero*.

Taille et poids

Après vous avoir pesée et mesurée, votre médecin calculera votre indice de masse corporelle (IMC) (voir p. 16). Un IMC supérieur 30 est un facteur de risque élevé de complications lors de la grossesse. Perdre du poids lorsque vous êtes enceinte est déconseillé, mais votre médecin ou votre sage-femme vous aidera à retrouver une alimentation saine et à faire de l'exercice afin d'éviter de prendre trop de poids.

Tension artérielle

La tension artérielle mesurée lors de la première consultation prénatale servira de référence. En général, la tension baisse en début de grossesse, monte autour de 26 semaines et retourne aux valeurs antérieures à la grossesse vers 32 semaines. Si votre tension habituelle est normale à élevée, vous risquez de faire de l'hypertension au cours du troisième trimestre, pouvant nécessiter un traitement.

Bilan sanguin

Votre médecin vous prescrira un bilan sanguin pour déterminer votre groupe sanguin, voir si vous êtes anémiée et dépister certaines maladies comme le SIDA, la syphilis et l'hépatite B.

Détecter et traiter prématurément les infections est essentiel car cela contribue fortement à réduire les risques de transmission à votre bébé.

Numération formule sanguine Elle sert à dépister une anémie, qui peut être due à une carence en fer, en acide folique, ou en vitamine B12. Si vous êtes anémiée, en plus d'une alimentation riche en fer (voir p. 84), votre médecin vous prescrira une supplémentation.

Groupe sanguin Les groupes sanguins sont classés suivant le système ABO et caractérisés par le Rhésus, positif (Rh +) ou négatif (Rh-) (voir p. 127). Lors de la grossesse et de l'accouchement, quelques globules rouges du bébé peuvent passer dans la circulation de la mère. Si vous êtes Rh- et votre bébé Rh +, votre organisme va développer des anticorps pour détruire les cellules fœtales. Ces anticorps peuvent se retourner contre le placenta, détruire les globules du fœtus et provoquer une anémie. Il est peu probable que cela pose problème lors d'une première grossesse, mais cela peut être gênant lors des suivantes.

Pour éviter la formation d'anticorps lors d'une prochaine grossesse, vous recevrez une injection d'immunoglobulines anti-D vers la 32e semaine. Si après l'accouchement l'examen confirme que votre bébé est Rh +, vous recevrez une nouvelle dose d'anti-D, qui pourra aussi vous être administrée en cas de saignement pendant la grossesse ou après une amniocentèse.

Rubéole Le premier bilan sanguin comporte une recherche d'anticorps contre la rubéole. Cette maladie peut avoir de graves conséquences pour le fœtus. Si vous n'êtes pas immunisée, vous ne pourrez pas être vaccinée enceinte, mais vous le serez après l'accouchement afin d'être protégée lors d'une prochaine grossesse.

Hépatite B Elle peut être transmise au bébé pendant la grossesse et l'accouchement. La recherche d'anticorps lors de l'examen sanguin est donc systématique.

Syphilis La maladie est systématiquement recherchée. Elle peut traverser le placenta et entraîner de graves complications pour le bébé.

VIH Votre médecin vous prescrira un test de dépistage du VIH. S'il est positif, vous réduirez les risques de transmission à votre bébé en prenant des antiviraux et en ne l'allaitant pas.

Drépanocytose et thalassémie Ces deux maladies génétiques affectent la capacité des globules rouges à transporter l'oxygène. Elles sont plus fréquentes dans les populations d'origine méditerranéenne, africaine et asiatique. Si les deux parents sont porteurs d'une de ces maladies, il y a des risques que le bébé la contracte. Le cas échéant, votre médecin vous proposera de faire un test de diagnostic prénatal.

Analyse d'urine

Elle consiste à rechercher la présence d'une protéine indicatrice d'infection, ou, plus rarement, d'un problème rénal. Si une protéine est détectée, une recherche de bactéries sera effectuée. Environ 15 % des femmes ont des bactéries dans les urines sans aucun signe d'infection. En présence de bactéries, vous devrez prendre des antibiotiques pour endiguer l'infection rénale, fréquente lors d'une grossesse et susceptible d'engendrer des complications. En l'absence d'infection, des tests complémentaires seront effectués pour évaluer la fonction rénale. La présence de protéines dans les urines en fin de grossesse est un signe de pré-éclampsie (voir p. 474).

Résultats

Si tout va bien, vous aurez le résultat de vos examens lors du prochain rendez-vous. Si l'examen révèle une anomalie, votre médecin vous contactera pour en discuter.

EXAMENS COMPLÉMENTAIRES

Examens de dépistage

Des examens de dépistage supplémentaires peuvent être prescrits.

- **Frottis vaginal** Les *Chlamydiæ* et la blennorragie peuvent être asymptomatiques. Si vous êtes à risque, faites un test de dépistage.
- **Hépatite C** Si vous faites partie des personnes à risque, un dépistage vous sera proposé.
- **Varicelle** Si vous n'êtes pas sûre de l'avoir eu, une recherche d'anticorps sera effectuée. Si vous n'êtes pas immunisée et y êtes exposée pendant la grossesse, un traitement vous sera prescrit.
- **Toxoplasmose** Si vous l'avez contractée avant la grossesse, vous êtes protégée.

SUIVI DE GROSSESSE

Les consultations prénatales suivantes

Si votre grossesse n'est pas à risque, vous bénéficierez de sept consultations de suivi prises en charge par la sécurité sociale. La deuxième a lieu au cours du 4e mois, puis vous en aurez une chaque mois. En cas de besoin, des visites supplémentaires peuvent être mises en place.

À chaque rendez-vous, le médecin ou la sage-femme fera un examen complet, prendra votre tension et recherchera la présence de protéines dans les urines, indicatrice d'une infection ou, en fin de grossesse, signe de pré-éclampsie (voir p. 474). L'évolution de votre prise de poids fera également l'objet d'un suivi.

À partir de 25 semaines, la hauteur utérine, c'est-à-dire la distance entre le bord supérieur du pubis et le haut de l'utérus, sera mesurée (voir p.284). Cet examen permet de vérifier le développement du fœtus.

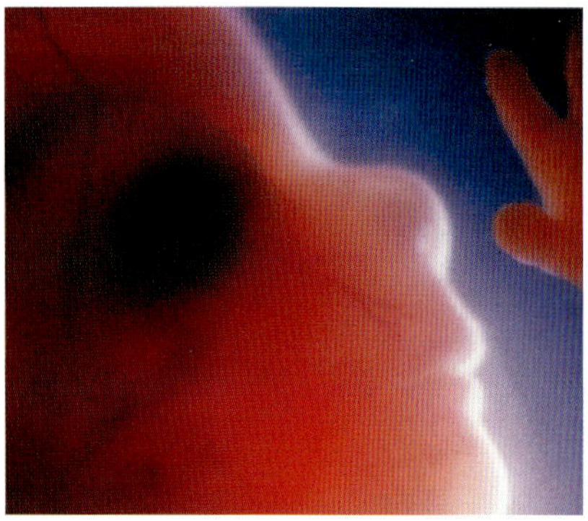

VOUS ÊTES À 9 SEMAINES ET 4 JOURS

Encore 213 jours…

BÉBÉ AUJOURD'HUI

À cette étape, les traits du visage du bébé s'affinent. Ses très fines paupières ont complètement fusionné. Elles couvrent les yeux, qui se développent en dessous, et resteront fermées jusqu'aux environs de la 26e semaine.

Alors que vous commencez à vous habituer à l'idée d'être enceinte, vous pourriez découvrir que vous attendez plusieurs bébés.

Avez-vous l'impression d'attendre des jumeaux ? Certaines femmes ont très tôt l'impression de porter plus d'un bébé, simplement parce qu'elles se sentent « davantage enceintes ». Les signes d'une grossesse multiple incluent une hypersensibilité des seins, des nausées et vomissements importants et une extrême fatigue. L'utérus peut aussi être plus gros que pour un seul bébé et le médecin ou la sage-femme peuvent repérer sa présence dans le bas-ventre à partir de cette semaine au lieu de la 12e semaine comme pour une grossesse simple.

Que vous soupçonniez ou non une grossesse multiple, la première échographie (voir p. 138) vous confirmera le nombre de bébés en gestation.

GROS PLAN SUR… LES JUMEAUX

Une nouvelle inattendue

La nouvelle d'une grossesse multiple peut vous être annoncée avec un tact tout à fait relatif. L'opérateur peut par exemple vous dire qu'il doit vérifier quelque chose sans rien ajouter dans un premier temps. Cela risque de vous inquiéter alors qu'il fait simplement preuve de prudence avant de vous annoncer une nouvelle qui va changer votre vie. L'échographe va aussi vérifier la taille des jumeaux pour éliminer tout problème important. Une fois ceci fait, vous recevrez probablement ses chaleureuses félicitations !

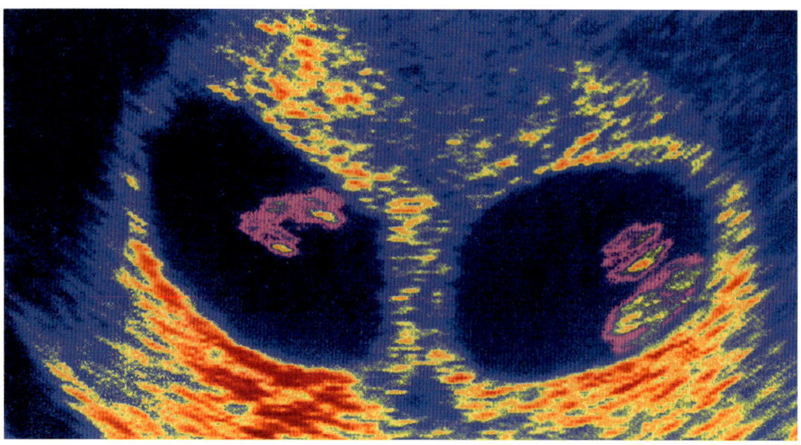

L'AVIS… D'UNE MAMAN

Je suis ravie d'attendre des jumeaux, mais comment vais-je m'en sortir ? J'ai ressenti la même chose quand j'étais enceinte. Je m'inquiétais beaucoup : « Pourrais-je allaiter deux bébés ? De combien de couches aurai-je besoin ? » Au début, je me posais mille et une questions, et je ne savais pas trop comment nous allions faire.

Mieux vaut garder la nouvelle pour vous le temps de vous faire à cette idée. Votre famille et vos amis réagiront différemment à la nouvelle. Les réactions vont de la joie (généralement chez les grands-parents) à l'envie, voire à un peu d'alarmisme (chez les amis et les connaissances).

Nous avons trouvé très utile de parler à d'autres futurs parents ou parents de jumeaux. Rejoignez un groupe de soutien sur Internet ou contactez l'association d'entraide des parents à naissances multiples (voir p. 480).

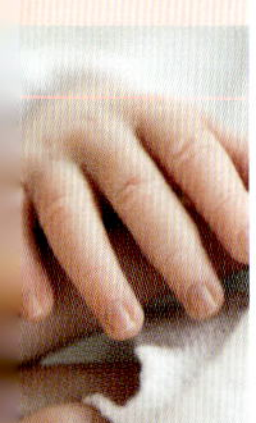

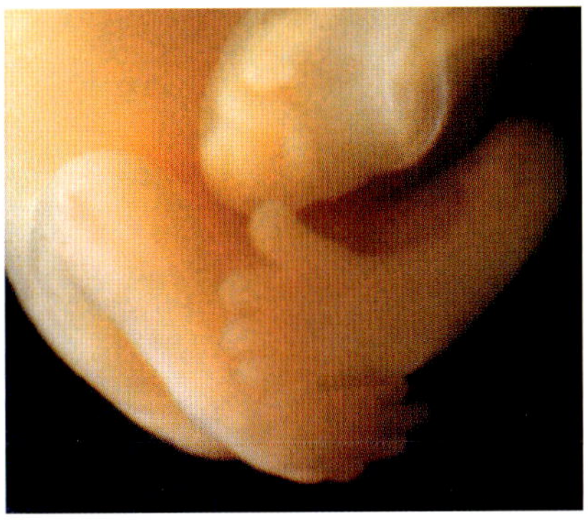

VOUS ÊTES À 9 SEMAINES ET 5 JOURS

Encore 212 jours…

BÉBÉ AUJOURD'HUI

Les jambes sont désormais fléchies au niveau des hanches et des genoux et le bébé peut les croiser. Les orteils sont bien séparés. En grandissant, les fémurs et les tibias rétabliront la proportion des pieds par rapport aux jambes.

Le risque d'avoir une infection urinaire augmente pendant la grossesse. Il importe donc d'en connaître les symptômes.

Il est important de surveiller les signes qui pourraient laisser présager une infection urinaire pendant la grossesse. Ce type d'infection n'est pas très grave et se traite facilement, mais c'est une complication dont vous pouvez vous passer.

Les infections urinaires peuvent provoquer des envies d'uriner plus fréquentes, envies qui sont aussi l'un des symptômes du début de la grossesse, donc pas forcément significatives d'une infection. En revanche, si vous ressentez un picotement ou une gêne quand vous urinez, avez mal au bas-ventre ou avez du sang dans les urines, consultez, vous avez peut-être une infection urinaire. Ce type d'infection est courant chez les femmes car l'urètre (canal qui va de la vessie au méat urinaire) est très proche de l'anus et les bactéries peuvent l'atteindre facilement.

Pendant la grossesse, le taux élevé de progestérone détend les canaux urinaires. Les bactéries peuvent ainsi y pénétrer plus facilement et infecter la vessie, voire les reins. Si vous présentez les symptômes d'une infection, faites une analyse d'urine. Le plus souvent, les infections urinaires contractées pendant la grossesse se traitent facilement à l'aide d'antibiotiques sans danger pour le bébé (voir p. 23). Il est important d'endiguer toute infection qui pourrait abîmer vos reins et augmente le risque de travail prématuré.

RESTER EN FORME

Si avant vous faisiez régulièrement de l'exercice d'être enceinte, il est important de continuer d'une façon ou d'une autre. Si vous arrêtez brutalement, votre organisme le vivra mal et vous pourriez perdre le bénéfice acquis jusqu'alors.

La grossesse peut entraîner des contre-indications à l'activité physique (voir p. 18), mais si vous avez l'accord de votre médecin, suivez ces quelques conseils pour continuer efficacement et sans risque.

- **Faites des activités** comme la marche rapide, le vélo ou la natation tant que vous ne ressentez pas de gêne.
- **Écoutez votre corps** – soyez attentive aux signes qui vous indiquent de faire une pause, comme la douleur, une extrême fatigue ou des vertiges.
- **Reposez-vous suffisamment** entre les entraînements et buvez de l'eau avant, pendant et après l'exercice.
- **Pratiquez à un niveau d'intensité moyenne.** Vous devez pouvoir parler pendant l'exercice (voir p. 161).
- **Pratiquez une activité sans impact** et sans risque de coup ou de chute.
- **Portez une tenue adaptée :** le coton dissipe la chaleur du corps et un soutien-gorge de sport est essentiel pour maintenir vos seins, en particulier si vous courez.

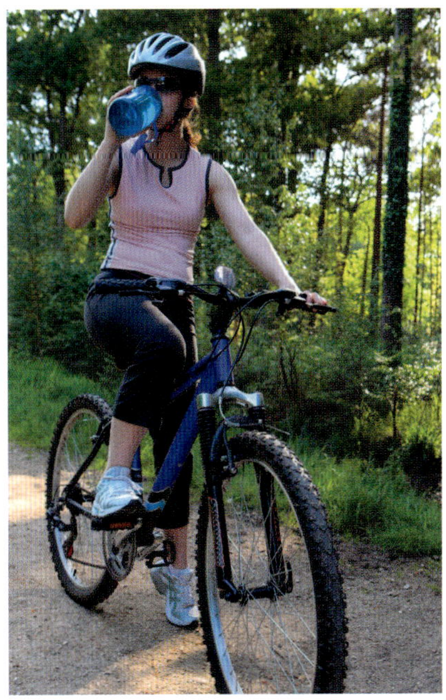

Si vous faites souvent du vélo, continuez sur des chemins sans danger. À mesure que vous prenez du ventre, votre sens de gravité change, ce qui peut rendre l'exercice périlleux.

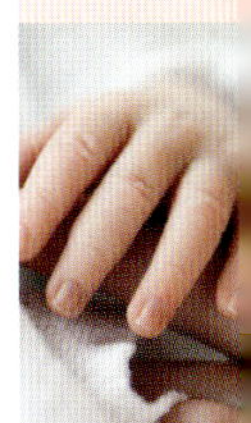

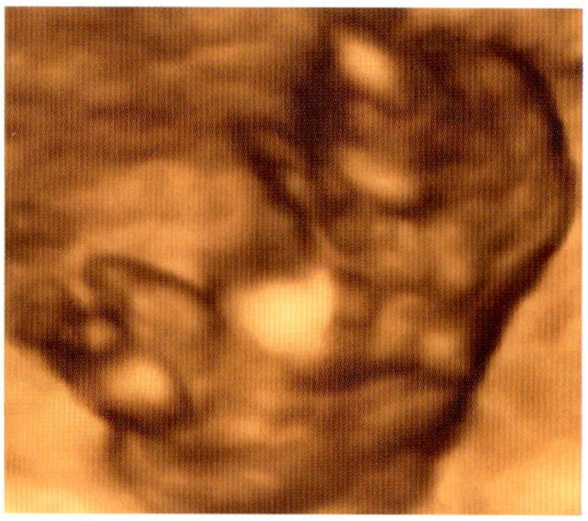

VOUS ÊTES À 9 SEMAINES ET 6 JOURS

Encore 211 jours…

BÉBÉ AUJOURD'HUI

Le cordon ombilical s'élargit au point de contact avec le ventre du bébé. Ce renflement est nécessaire pour contenir l'intestin, qui se développe en partie à l'intérieur du cordon. Les os de la tête ne sont pas encore complètement formés.

Tous les appareils et systèmes du corps du futur bébé sont ébauchés, marquant la fin d'une étape cruciale de son développement.

La période de développement embryonnaire s'achève à la fin de cette 10e semaine d'aménorrhée et sera suivie par la période fœtale. Elle a été marquée par le développement d'un disque embryonnaire plat formé de trois feuillets de cellules qui ont chacun donné naissance à un type d'organes et de tissus pour former un être humain. Beaucoup de changements ont eu lieu simultanément, en commençant par la mise en place des systèmes cardiaque, circulatoire et nerveux, suivis du développement de l'intestin, des membres et du visage. La semaine prochaine (11e semaine), les reins et le système génital du bébé connaîtront leur période de développement la plus rapide. Les organes du bébé doivent encore arriver à maturité et beaucoup continueront à se développer jusqu'après la naissance.

Dans quelques jours, les traits du visage du bébé deviendront plus reconnaissables. Ses oreilles prendront leur forme définitive, bien qu'elles ne soient pas encore à leur position finale.

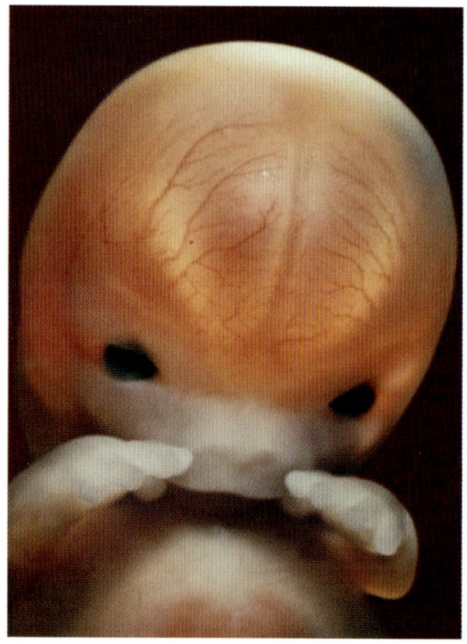

Les yeux, d'abord situés sur les côtés du visage, commencent à gagner une position plus centrale. Le nez est visible et la tête a un contour plus arrondi.

GROS PLAN SUR… LA NUTRITION

Les futures mamans végétariennes

La plupart des végétariennes couvrent leurs besoins en protéines pendant la grossesse en mangeant des œufs et des produits laitiers.

L'apport en fibres alimentaires est couvert avec une alimentation riche en légumes et céréales complètes. Le fer peut être lié à d'autres composants. Sachez que le thé et le café bloquent son absorption. Des compléments ferriques sont parfois nécessaires.

La biotine fait parfois l'objet de discussions, mais est essentielle au développement de la structure génétique du bébé. Les meilleures sources sont le poisson et la volaille. Les végétariens la trouveront dans les œufs, les cacahuètes et les amandes.

Même si l'organisme peut convertir l'acide alphalinoléique ou ALA, qui fait partie des acides gras oméga 3 en EPA et DHA dont le fœtus a besoin, les végétariennes devront prendre des compléments qui contiennent ces acides gras oméga 3 d'origine marine, ainsi que des compléments en DHA et EPA compatibles avec leur alimentation. Consommez des aliments riches en ALA, comme de l'huile de colza, des graines de lin, des graines de courge ou des noix.

BON À SAVOIR

Un test de dépistage non invasif des anomalies chromosomiques est désormais disponible (voir p. 142).

Réalisé à partir d'une simple prise de sang, il détecte 99 % des anomalies génétiques, comme les trisomies 13, 18 et 21.

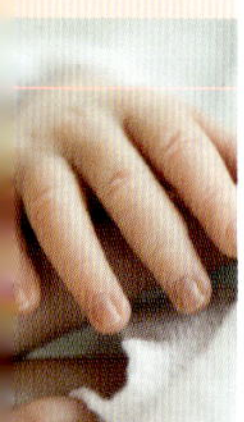

VOUS ÊTES À 10 SEMAINES EXACTEMENT

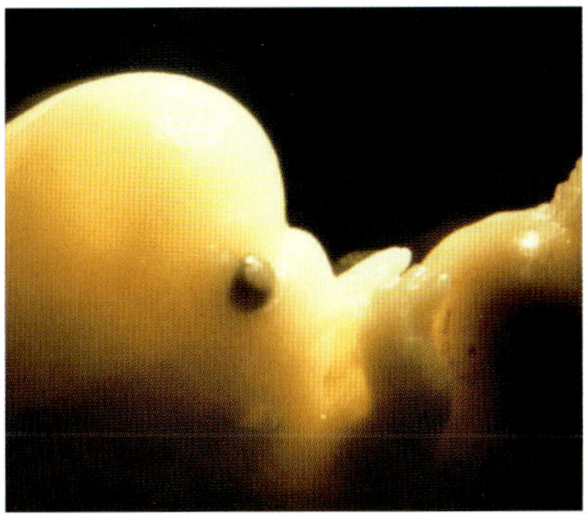

Encore 210 jours…

BÉBÉ AUJOURD'HUI

Les os de l'avant du crâne commencent à pousser et passent de l'état de cartilage à celui d'os durs. Le front est encore proéminent et le sommet de la tête est très souple, pour permettre le développement rapide du cerveau.

Le placenta est complètement formé. Il va continuer à grandir mais est assez mature pour commencer à fonctionner.

GROS PLAN SUR… LA NUTRITION

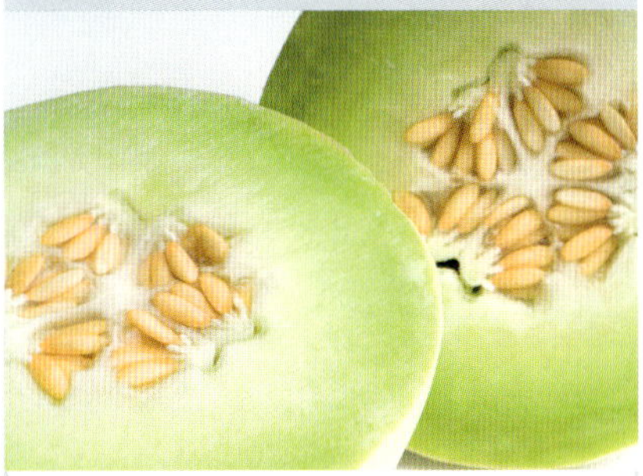

Tout est bon dans le melon !

Pour rester hydratée, mangez des fruits qui contiennent beaucoup d'eau. Elle est facilement assimilée par l'organisme grâce au fructose naturellement présent qui l'entraîne dans la circulation sanguine.

Le melon de Cavaillon, la pastèque ou le melon miel, riches en eau, contribuent à une bonne hydratation et sont aussi riches en folates. Les melons de Cavaillon contiennent en plus du bêta-carotène. Moins acides que certains autres fruits, ils seront bien tolérés en cas de problèmes digestifs.

Les melons ont un index glycémique élevé (voir p. 92). Si vous avez du diabète gestationnel, associez-les avec un fromage blanc ou un yaourt saupoudré de muesli pour un en-cas équilibré.

Votre bébé franchit une étape importante car le placenta remplace enfin le sac vitellin pour lui fournir les nutriments et l'oxygène dont il a besoin. Comme le bébé, le placenta a dû croître et développer un système circulatoire pour répondre aux demandes toujours plus importantes auxquelles il est soumis.

Une semaine après la fécondation, le placenta, alors composé de deux couches de cellules (interne et externe), a commencé à infiltrer la muqueuse utérine à l'aide de ramifications digiformes appelées villosités. C'est pourquoi vous avez peut-être légèrement saigné lors de l'implantation du placenta (voir p. 67). Le nombre de villosités a augmenté et chacune d'elles s'est implantée dans la muqueuse utérine, permettant ainsi un transfert d'oxygène et de nutriments.

Jusqu'à présent, le flux sanguin du placenta était limité par des tissus mais ces derniers commencent à disparaître, indiquant que les villosités placentaires sont assez développées pour supporter la pression de votre sang dans l'espace intervilleux. Les villosités vont continuer à se ramifier jusqu'à environ 32 semaines d'aménorrhée.

L'AVIS… DU MÉDECIN

On m'a dit que mon bébé pourrait être de rhésus négatif. De quoi s'agit-il ? Il existe 4 groupes sanguins et divers sous-groupes dont le facteur rhésus (Rh), qui peut être positif ou négatif. Les problèmes surviennent si une femme Rh- porte un bébé qui a hérité du rhésus positif du père. En cas de contact entre le sang de la mère et celui du bébé lors de l'accouchement, la mère produit des anticorps, qui, lors des grossesses suivantes, vont se retourner contre le fœtus et entraîner une anémie.

Pour éviter la formation d'anticorps lors d'une prochaine grossesse, vous recevrez une injection d'immunoglobulines anti-D vers la 32e semaine, voire une autre après l'accouchement.

TAILLE ACTUELLE DE VOTRE BÉBÉ

À 10 semaines, votre bébé mesure 3 cm de la tête au coccyx.

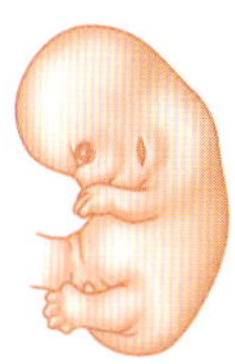

9 semaines

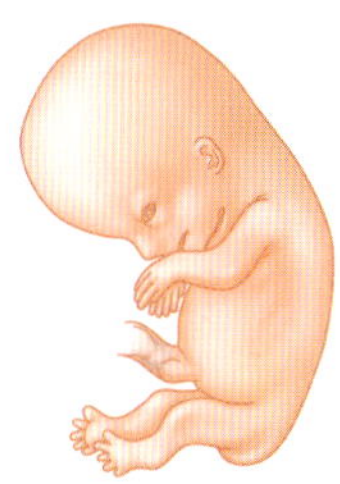

10 semaines

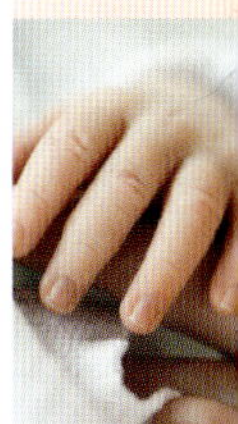

La 11e semaine

NOTEZ SOIGNEUSEMENT LES DATES DE VOS PROCHAINES VISITES MÉDICALES.

Votre bébé ressemble à présent à un être humain. Il passe du stade d'embryon à celui de fœtus et continue à subir des changements complexes comme le développement de ses organes sensoriels. Il est temps d'aborder certains aspects pratiques comme les visites prénatales et leur cortège d'examens.

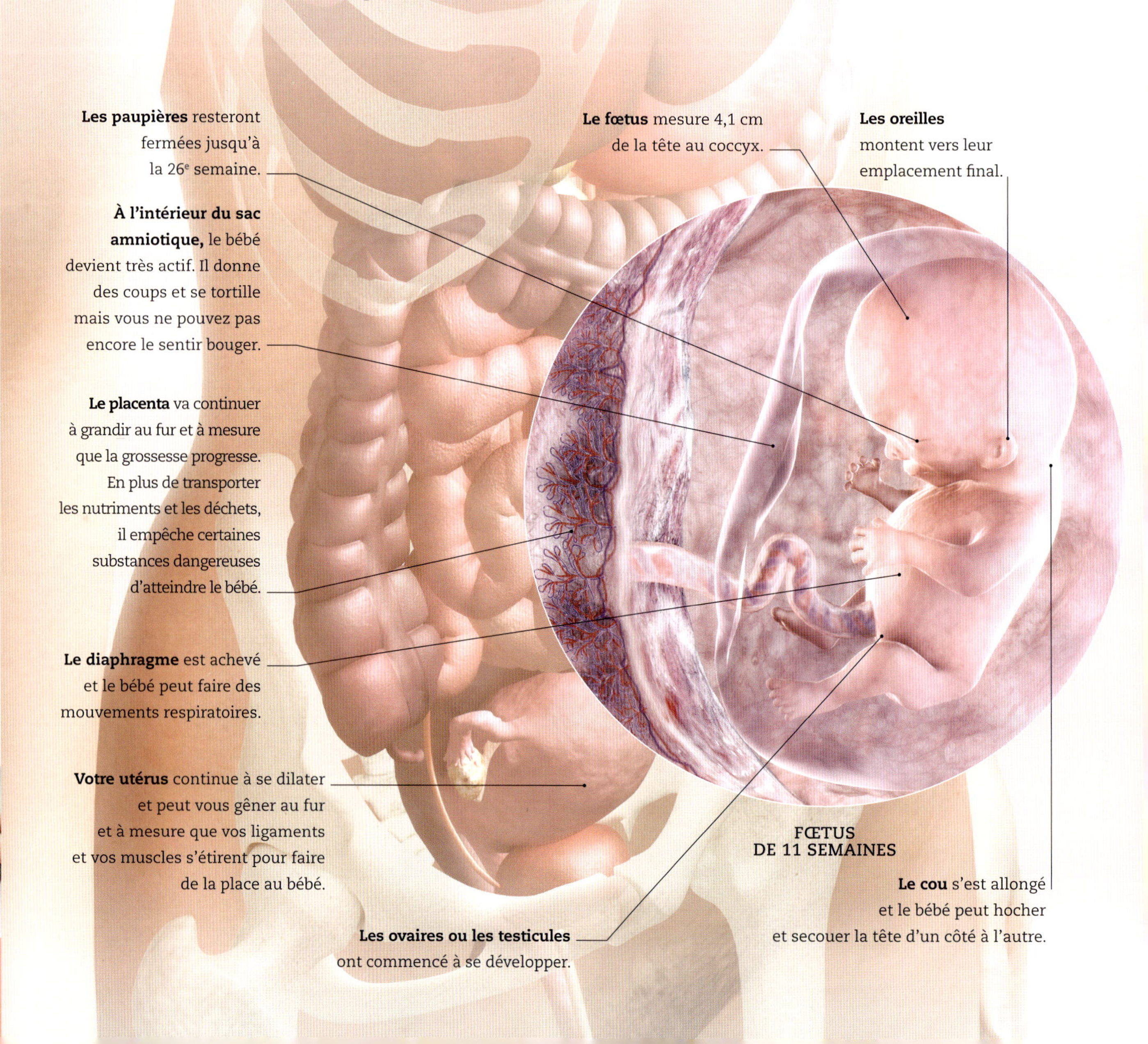

FŒTUS DE 11 SEMAINES

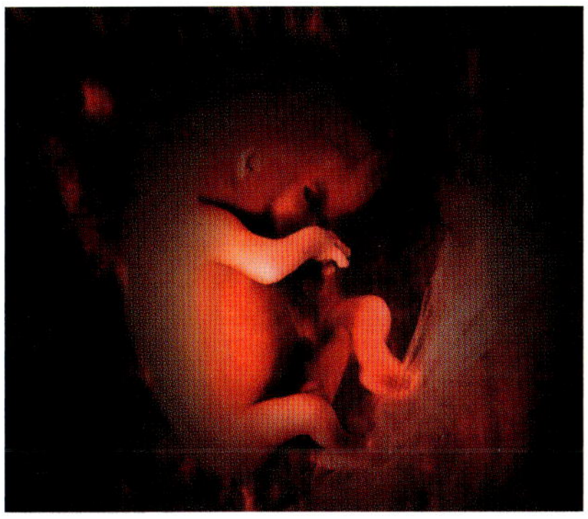

VOUS ÊTES À 10 SEMAINES ET 1 JOUR

Encore 209 jours...

BÉBÉ AUJOURD'HUI

Cette vue du profil droit d'un fœtus montre son oreille et son œil ainsi que sa main et sa jambe, dans une position fléchie caractéristique à cette étape. La structure tubulaire rouge visible à droite de l'image est le cordon ombilical.

La première visite prénatale obligatoire, qui doit avoir lieu avant la fin du premier trimestre, établit un bilan complet de votre état de santé.

Vous devriez bientôt passer la première visite prénatale obligatoire (voir p. 122-123), prévue avant la fin du 3e mois (15e SA). Prenez rendez-vous avec la sage-femme, le gynécologue ou le gynécologue obstétricien qui assura votre suivi durant toute votre grossesse, voire vous accouchera. Un bilan complet comporte une part de dialogue avec le médecin, un examen gynécologique et la prescription d'une série d'examens à effectuer en laboratoire. Lors de cette visite, le médecin ou la sage-femme va vous interroger sur vos antécédents médicaux et familiaux, vous donner des conseils pour améliorer votre hygiène de vie et planifier les rendez-vous suivants. Profitez-en pour poser des questions. Le praticien va vous remettre un guide de surveillance de la grossesse qui détaille les consultations et examens obligatoires, et un carnet de maternité, rempli par tous les membres de l'équipe médicale amenés à vous suivre. Vous serez aussi interrogée sur les antécédents médicaux et familiaux de votre compagnon, le nombre de grossesses que vous avez eues et le déroulement de votre grossesse actuelle.

Vos réponses aideront à identifier les facteurs qui peuvent affecter votre grossesse (par exemple, la prééclampsie est fréquente dans certaines familles). Lors de chaque visite prénatale, vous passerez un examen général et gynécologique et aurez une prise de sang et une analyse d'urine.

BON À SAVOIR

La sage-femme a pour métier d'accompagner la parturiente jusqu'après l'accouchement.

Le rôle de la sage-femme est de respecter l'aptitude de la femme à accoucher naturellement et de n'intervenir que si c'est nécessaire.

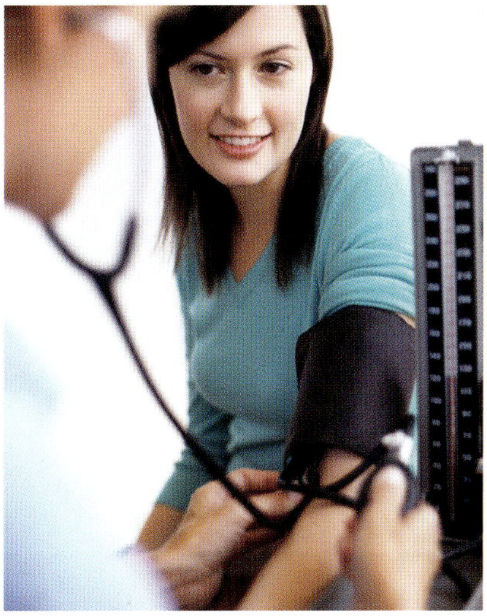

Lors de vos visites prénatales, vous passerez un examen général incluant la prise de tension. L'objectif de ces visites est de surveiller votre santé au cours de la grossesse.

L'AVIS... DE LA SAGE-FEMME

Comment décider quel examen passer ? Le médecin ou la sage-femme vous incitera à passer ceux qui peuvent se révéler utiles à votre cas. On distingue les examens de dépistage (voir p. 142-143) et de diagnostic (voir p. 152-153). L'objectif des premiers est d'évaluer les risques. En fonction de leurs résultats, on peut vous conseiller un examen de diagnostic.

La plupart des femmes passent tous les examens de dépistage qui leur sont proposés mais il est utile de savoir jusqu'où vous êtes prête à aller. Par exemple, choisirez-vous de faire un examen de diagnostic si l'examen de dépistage révèle un risque élevé de maladie ? Si le diagnostic est positif, poursuivrez-vous la grossesse ?

Ces décisions sont difficiles à prendre mais sont très importantes. Si vous savez d'avance que vous et votre compagnon n'interromprez pas la grossesse, vous pouvez choisir de ne pas faire l'examen ou, au contraire, de le faire pour vous préparer à accueillir un enfant malade en cas de résultat positif.

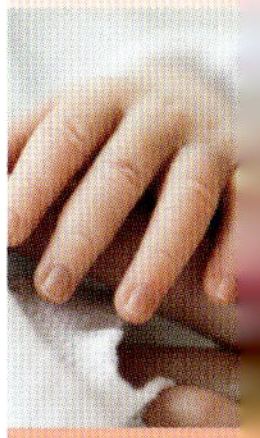

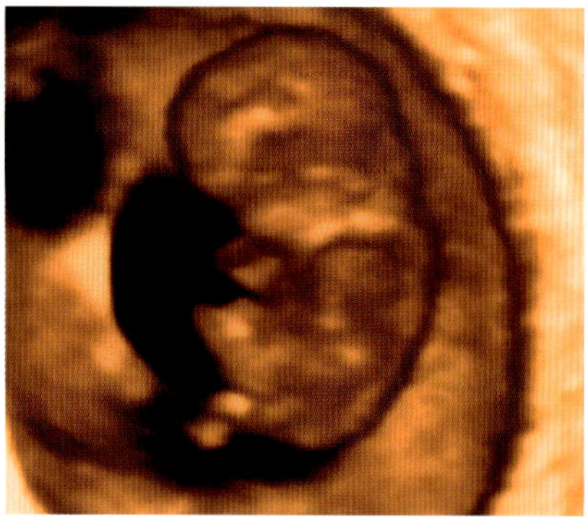

VOUS ÊTES À 10 SEMAINES ET 2 JOURS

Encore 208 jours…

BÉBÉ AUJOURD'HUI

La tête du fœtus mesure presque la moitié de la longueur de son corps. Ses membres sont encore courts, avec des mains et des pieds assez gros. Il est encore trop tôt pour que vous le sentiez mais le fœtus bouge les membres et le tronc.

Attendez-vous une fille ou un garçon ? Les organes sexuels du bébé se développent et commencent à se différencier.

Les hormones influencent le développement du bébé, dont les ovaires ou les testicules qui commencent à se former. Les testicules vont descendre progressivement mais leur développement ne s'achèvera qu'à la puberté de l'enfant. Les ovaires vont produire des ovocytes (voir p. 226) mais ces derniers resteront au premier stade de leur développement.

Les organes génitaux externes apparaissent, sous la forme d'un minuscule tube génital qui a le même aspect pour les deux sexes. À ce stade, le phallus ne mesure que 2,5 mm.

La vessie et le rectum sont désormais séparés. Les reins vont mettre un certain temps à se développer complètement. Ils commenceront à fonctionner au 4e mois, et le bébé pourra alors uriner. Les bourgeons qui formeront les uretères, canaux qui transportent l'urine des reins à la vessie, se forment de chaque côté de la vessie. Ils doivent fusionner avec les tissus des reins dans le bassin. Pendant que les bourgeons urétériques se développent vers le haut, l'ébauche des reins développée dans le bassin remonte dans l'abdomen.

L'AVIS… DU MÉDECIN

J'ai le rhume des foins. Puis-je prendre des antihistaminiques ? L'effet des antihistaminiques sur le fœtus étant mal connu, il est préférable de ne pas en prendre. Cependant, si les symptômes sont importants, consultez votre médecin, il vous prescrira des antihistaminiques compatibles avec la grossesse. Des sprays nasaux et des collyres sont également disponibles, avec avis médical.

GROS PLAN SUR… LES JUMEAUX

Un organe en commun

Les faux jumeaux ont chacun un sac amniotique et un placenta. En revanche, les vrais jumeaux peuvent partager le même placenta et/ou le même sac amniotique et être entourés par le même chorion. Ces jumeaux, dits monochoriaux, nécessitent un suivi rapproché. Un placenta et un sac amniotique communs sont détectables à l'échographie.

Les systèmes sanguins des jumeaux qui partagent le même placenta sont reliés entre eux et les bébés peuvent ne pas recevoir la même quantité de sang, ce qui provoque des déséquilibres chez chacun d'eux. Le bébé qui en reçoit trop peut développer un problème cardiaque alors celui qui n'en reçoit pas assez peut avoir un retard de croissance. Ce syndrome, appelé transfuseur-transfusé (STT), touche environ 10 à 15 % des grossesses monochoriales. Le déséquilibre peut parfois être corrigé en prélevant du liquide amniotique autour du bébé qui reçoit trop de sang ou en cautérisant au laser certains vaisseaux placentaires. Un accouchement précoce peut être nécessaire.

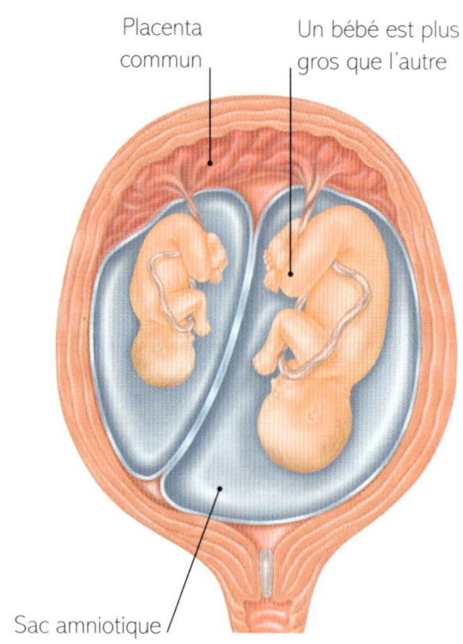

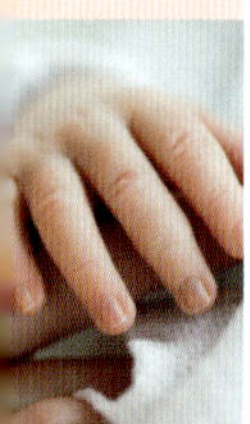

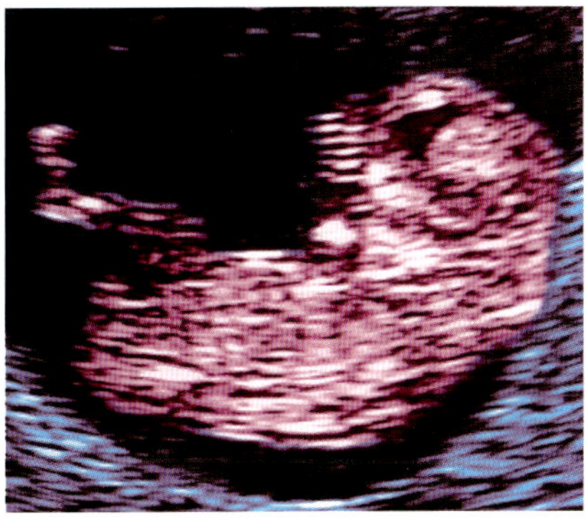

VOUS ÊTES À 10 SEMAINES ET 3 JOURS

Encore 207 jours…

BÉBÉ AUJOURD'HUI

Cette échographie colorée en 2D montre un bébé sur le dos (tête du côté droit). C'est la position idéale pour mesurer la longueur (en ligne droite) du sommet de la tête (vertex) au coccyx, afin de dater précisément la grossesse.

Vous commencez peut-être à ressentir une petite gêne au niveau du bassin à mesure que votre utérus grossit.

L'AVIS… DU NUTRITIONNISTE

Je suis intolérante aux produits laitiers. Que dois-je manger pour avoir les nutriments qu'ils contiennent ? Les produits laitiers sont une excellente source de protéines, de calcium et de phosphore, autant de nutriments essentiels au développement du squelette et des dents de votre bébé, mais également en riboflavine (vitamine B2), qui vous apporte de l'énergie et en iode (voir p. 80), indispensable au développement du cerveau.

Le lait contient également de la vitamine A.

- **Calcium :** substituts enrichis comme le lait de soja ou d'amande, tofu, figues sèches, poissons avec des arêtes molles, comme les sardines ou les harengs.
- **Riboflavine (vitamine B2) :** céréales pour petit-déjeuner enrichies, viande de bœuf maigre, poulet et dinde.
- **Vitamine A :** sous la forme de rétinol (voir p. 46) : jaune d'œuf, maquereaux, saumon, ou autres poissons gras. Sous la forme de carotènes (issus des plantes) : carottes, patate douce, poivron rouge, épinards, chou frisé, melon, mangue et papaye.

Pendant la grossesse, les petites douleurs au niveau du bassin n'ont rien d'inquiétant.

Elles sont provoquées par les ligaments et les muscles du bassin qui s'étirent pour s'adapter à l'utérus qui grossit. Vous pouvez ressentir une certaine gêne, mais cela ne doit pas être douloureux.

Si la douleur évolue en crampe, et si elle s'accompagne d'un saignement, ou encore si elle devient violente et permanente, consultez votre médecin sans tarder ou allez aux urgences, afin d'éliminer l'hypothèse d'une fausse couche (voir p. 94) ou de grossesse extra-utérine (voir p. 93).

GROS PLAN SUR… LA SÉCURITÉ

Bon voyage

Il est important de bien préparer vos voyages (voir aussi p. 28 et 29) :

- **Consultez votre médecin ou votre sage-femme** pour être sûre de pouvoir voyager.
- **Renseignez-vous sur les vaccins et parlez-en** avec votre médecin (voir p. 105). Privilégiez les destinations sans maladie endémique.
- **Prenez une assurance-voyage** qui couvre les femmes enceintes.
- **Gardez votre dossier médical avec vous** et restez à portée des services de santé.
- **Ne restez pas assise** pendant les périodes de transit et hydratez-vous. Portez des bas de contention pour réduire le risque de thrombose (voir p. 29 et 186).
- **Appliquez une protection solaire** adaptée à votre lieu de destination.
- **N'achetez pas de nourriture aux marchands** ambulants afin de limiter les risques d'intoxication.

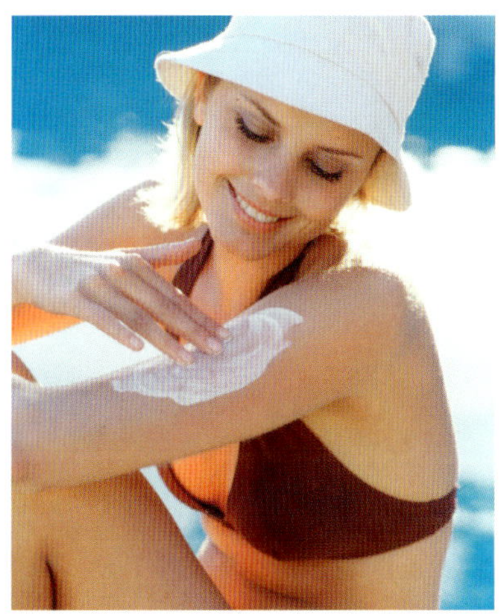

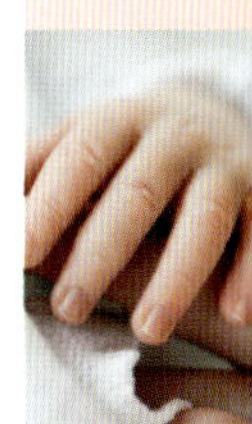

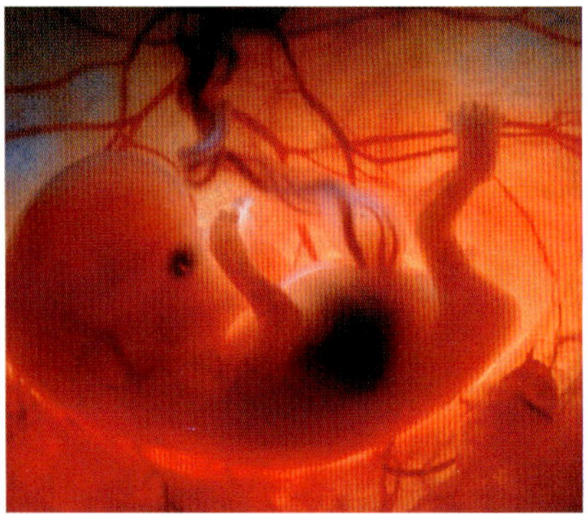

VOUS ÊTES À 10 SEMAINES ET 4 JOURS

Encore 206 jours...

BÉBÉ AUJOURD'HUI

Au cours de la grossesse, le cordon ombilical (visible ici à gauche) tourne sur lui-même pour former une spirale. On pense que cet enroulement est dû aux nombreux mouvements du bébé.

Les membres du bébé lui permettent désormais de bouger. Ses mains et ses doigts sont visibles à l'échographie.

Le fœtus ressemble davantage à un bébé car son cou s'allonge et sa tête se redresse. Sa tête mesure encore environ la moitié de la longueur totale de son corps, mesuré depuis le sommet de la tête (vertex) jusqu'aux fesses (coccyx). En plus de la longueur vertex-coccyx, le diamètre bipariétal de la tête est mesuré (soit la distance entre les os pariétaux, situés de chaque côté de la tête).

Le développement du cou et des articulations des membres permet au bébé de faire différents mouvements. Le développement du diaphragme étant terminé, il peut aussi faire des mouvements respiratoires. Au niveau du système digestif, le duodénum s'ouvre dans la longueur et l'intestin grêle, toujours situé à la jonction entre le cordon ombilical et le fœtus, commence à effectuer une rotation et se prépare à rentrer dans la cavité abdominale.

À l'intérieur de la bouche du bébé, la voûte du palais est maintenant complètement formée. La langue est assez grosse et il est plus facile pour le fœtus de faire passer le liquide amniotique par les narines qu'à travers la bouche à chaque respiration.

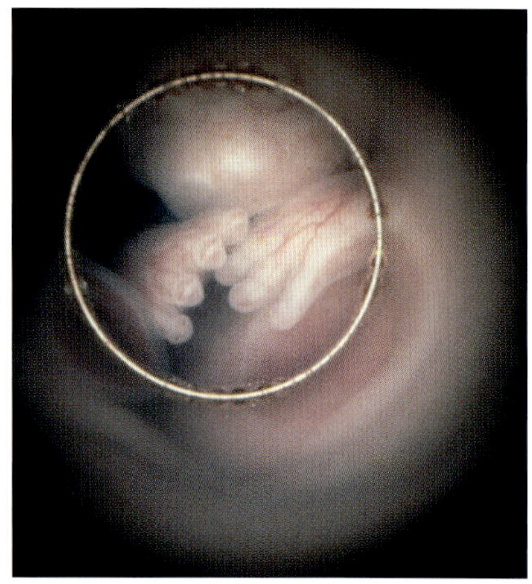

Cette image, obtenue en introduisant dans l'utérus un appareil endoscopique, montre les mains du fœtus, devant son visage.

NE PAS OUBLIER

Test de la trisomie 21

Après 10 semaines de grossesse, vous pouvez passer un test pour évaluer les risques d'anomalie génétique comme la trisomie 21.

■ **Le dosage des marqueurs sériques** consiste à mesurer dans le sang maternel le taux de protéines placentaires.

■ **Si le résultat de ce test, couplé à l'échographie,** indique un risque élevé de trisomie 21, une amniocentèse (ou une biopsie du trophoblaste) vous sera proposée. Il existe maintenant un nouveau test, connu sous le nom de dépistage prénatal non invasif (DPNI) qui permet, dans certains cas, d'éviter l'amniocentèse (voir p. 142).

GROS PLAN SUR... LES JUMEAUX

Deux fois plus de symptômes

Le fait de porter plusieurs bébés a une incidence sur votre corps. Les symptômes sont certes plus marqués, mais c'est souvent un signe que les bébés vont bien.

■ **Au cours du premier trimestre,** votre cœur a dû fournir un effort supplémentaire pour pomper davantage de sang, ce qui peut engendrer une grande fatigue.

■ **Les nausées et les vomissements** peuvent être plus importants car le taux d'hormones de grossesse est plus élevé.

Parlez à votre médecin de l'intensité de vos symptômes mais n'oubliez pas que, sauf exceptions, ils ne sont pas vraiment graves. En cas de grossesse multiple, vous aurez davantage de visites prénatales, un obstétricien devra s'occuper de vous et vous devrez accoucher probablement dans une maternité spécialisée (de niveau III, voir p. 103).

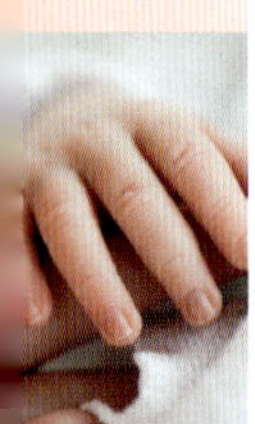

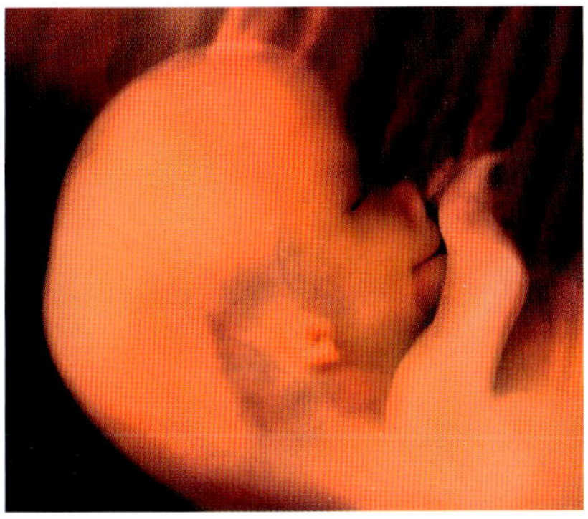

VOUS ÊTES À 10 SEMAINES ET 5 JOURS

Encore 205 jours…

BÉBÉ AUJOURD'HUI

Les oreilles et les yeux se rapprochent de leurs positions définitives et le cou continue à s'allonger. Les mains du bébé touchent souvent sa bouche, ce qui lui permet d'accroître ses expériences sensorielles.

Pendant la grossesse, il est important de conserver des dents et des gencives saines et d'aller régulièrement chez le dentiste.

Veillez à prendre grand soin de vos dents et de vos gencives. La progestérone ramollit les gencives, qui risquent davantage de saigner lors du brossage et de s'infecter.

Il est encore plus important qu'à l'accoutumée de vous brosser les dents au moins une fois par jour. Pensez également à votre alimentation. Évitez les boissons et les aliments sucrés. Si vous avez des nausées matinales, rincez-vous bien la bouche après avoir vomi pour enlever l'acidité.

N'hésitez donc pas à aller chez le dentiste pour faire contrôler l'état de vos dents et effectuer un détartrage ou des soins si nécessaire. Les anesthésies locales sont sans danger pendant la grossesse. Si vous avez besoin d'antibiotiques, rappelez au dentiste que vous êtes enceinte pour qu'il vous prescrive un médicament sans danger pendant la grossesse.

Si votre dentiste doit faire une radio de votre bouche, il protégera le bébé en couvrant votre ventre avec un tablier en plomb.

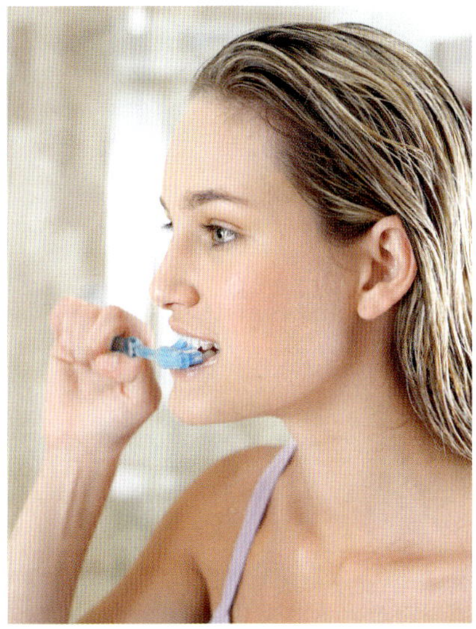

Brossez-vous les dents régulièrement, voire plus souvent que d'habitude, et utilisez du fil dentaire. Vous réduirez le risque d'infection des gencives.

L'AVIS… DU MÉDECIN

Pourquoi ai-je davantage de pertes blanches depuis que je suis enceinte ? Pendant la grossesse, la production d'œstrogène entraîne un épaississement des muscles du vagin et une multiplication des cellules de la muqueuse vaginale pour préparer le vagin à l'accouchement. Ces cellules supplémentaires augmentent la production de sécrétion vaginale, ou leucorrhée.

Si vous ressentez une douleur ou une démangeaison et avez des pertes odorantes ou d'une couleur autre que blanc ou crème, votre médecin fera analyser un prélèvement pour éliminer tout risque d'infection.

Certaines mycoses vaginales, fréquentes pendant la grossesse, s'accompagnent de sécrétions anormales. Consultez et ne prenez pas de médicaments sans avis médical. Un pessaire suffit souvent à régler le problème. Les pessaires et les crèmes vaginales sont sans danger pendant la grossesse.

BON À SAVOIR

Une étude menée aux États-Unis a montré que, en moyenne, les mères d'un enfant avaient une dent en moins alors que celles de quatre enfants ou plus avaient quatre à huit dents en moins.

L'adage selon lequel la mère perd une dent par enfant aurait-il un fond de vérité ? Il ne fait aucun doute que les hormones de grossesse rendent les maladies des gencives plus fréquentes (voir ci-contre).

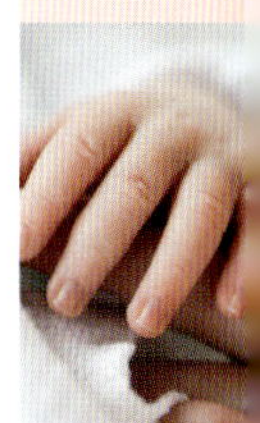

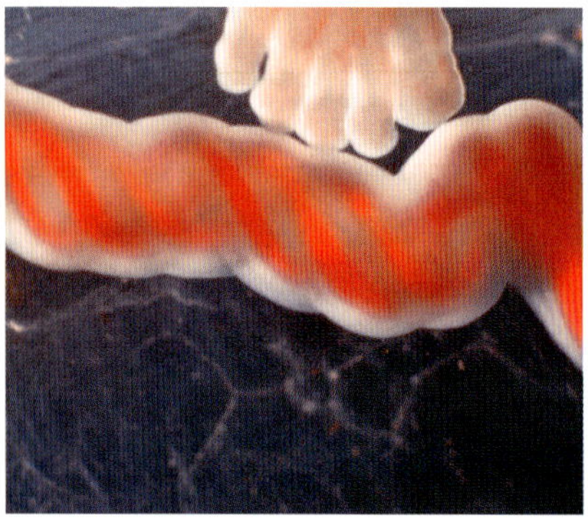

VOUS ÊTES À 10 SEMAINES ET 6 JOURS

Encore 204 jours

BÉBÉ AUJOURD'HUI

Ce gros plan du cordon ombilical d'un fœtus montre les deux artères enroulées en spirale qui transportent le sang désoxygéné du bébé vers le placenta. Le cordon contient également une veine qui transporte le sang oxygéné du placenta vers le fœtus.

Pendant la grossesse, certaines femmes voient leur libido diminuer. D'autres ont au contraire davantage envie de faire l'amour.

L'AVIS... DU NUTRITIONNISTE

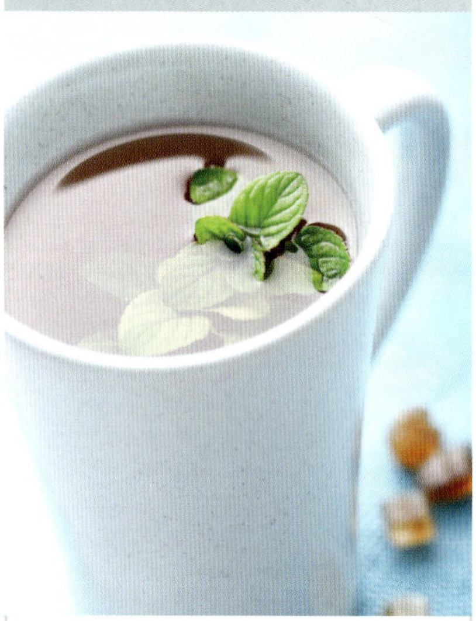

Puis-je boire des infusions?
Même si les tisanes ne contiennent pas de caféine, n'en buvez pas de trop grandes quantités. Ne dépassez pas quatre tasses par jour et optez pour des infusions dont l'innocuité est reconnue comme la menthe, le gingembre, la cannelle et la camomille. À haute dose, les feuilles de framboisier et la verveine ont un effet sur l'utérus. Gardez-les pour les dernières semaines et le jour de l'accouchement. Sachez que, sauf indication contraire, le thé vert contient de la caféine.

Attendre un enfant peut rapprocher un couple sur un plan émotionnel sans renforcer ses liens sur un plan physique. Certaines femmes voient leur libido augmenter, souvent à la grande surprise de leur partenaire, mais la majorité a moins d'appétit sexuel au cours des premières semaines de la grossesse.

Pendant le premier trimestre, la fatigue et les nausées réduisent souvent le désir à néant. Si c'est le cas, expliquez-le à votre partenaire afin qu'il ne se sente pas rejeté et essayez de trouver d'autres moyens de rester proches sur un plan physique. Peut-être appréciez-vous encore les préliminaires, même si vous n'avez pas envie d'aller jusqu'à la pénétration. Dans le cas contraire, essayez au moins de faire preuve de tendresse l'un envers l'autre.

Votre partenaire peut aussi avoir des réticences. Beaucoup d'hommes craignent de blesser le bébé lors de la pénétration bien qu'il n'y ait aucun risque que cela se produise.

Sauf contre-indication médicale, si vous le souhaitez, vous pouvez avoir des rapports sexuels durant toute la durée de la grossesse.

GROS PLAN SUR... VOTRE CORPS

Les télangiectasies

Les télangiectasies (nævi stellaires) sont de minuscules dilatations vasculaires. Elles sont dues à l'élévation du taux d'œstrogène et touchent généralement le visage, la poitrine, le cou, les bras et les jambes. Sans gravité, elles disparaissent souvent rapidement après l'accouchement et peuvent généralement être camouflées avec du maquillage. Pour en limiter le développement :

- **Augmentez votre apport en vitamine C,** pour renforcer vos veines et vos capillaires.
- **Évitez de croiser les jambes** pour ne pas accentuer problème.
- **Faites régulièrement de l'exercice** pour avoir une bonne circulation.
- **Évitez de rester debout ou assise** longtemps et surélevez vos pieds quand vous asseyez.
- **Évitez de consommer des aliments épicés** qui favoriseraient la dilatation des petits vaisseaux situés dans le derme (télangiectasies).

Si vous remarquez soudain l'apparition de nombreuses veines brisées sur votre peau, consultez votre médecin.

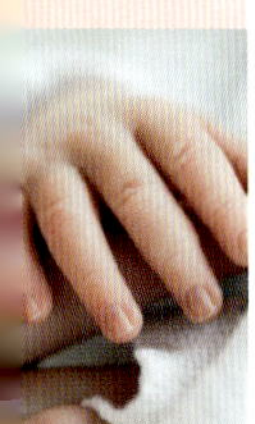

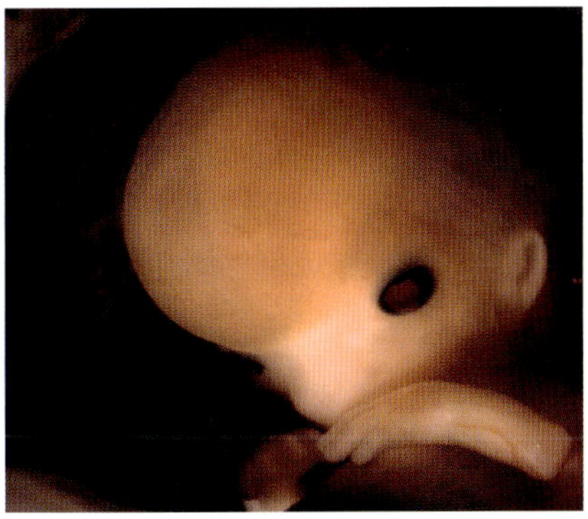

VOUS ÊTES À 11 SEMAINES EXACTEMENT

Encore 203 jours…

BÉBÉ AUJOURD'HUI

Le fœtus amène souvent ses mains près de son visage. Son cou s'étant allongé, il peut le plier et bouger la tête d'un côté à l'autre. Sur cette échographie, on voit clairement un œil et une oreille du fœtus.

Les organes sensoriels de la vue, de l'ouïe et du goût se développent rapidement, et le fœtus commence à bouger.

SMOOTHIES SUPER-NUTRITIFS

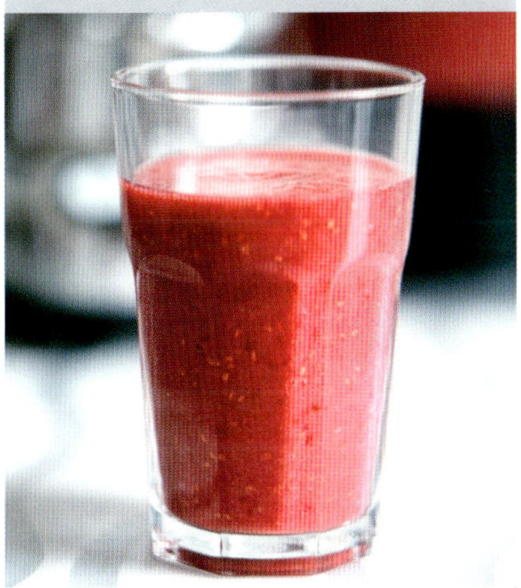

Les smoothies et les jus de fruits sont riches en vitamine C, mais aussi en sucres naturels. Si vous souffrez de diabète gestationnel et devez maintenir une glycémie stable, limitez les smoothies et jus de fruits aux repas. Il est conseillé de faire des portions de 15 cl. Voici quelques idées de recettes :

- **Fraise/banane** : fraises fraîches ou surgelées, bananes, yaourt nature et jus d'orange.
- **Framboise/orange** : framboise fraîche surgelée, sorbet à l'orange et jus d'orange.

Votre bébé dépendra beaucoup de ses sens, in utero comme après la naissance, pour appréhender son environnement, et ses derniers se développent actuellement.

Les oreilles continuent à monter vers leur position définitive mais le bébé n'entend pas encore. Il faudra pour cela que les oreilles moyenne et interne soient achevées et que l'oreille interne soit reliée au cerveau par une connexion nerveuse. L'ouïe sera néanmoins l'un des premiers sens actifs du fœtus et peut être testée en lui envoyant des ondes sonores et en observant ses réactions. Il est plus difficile de savoir quand s'établit le goût mais les papilles gustatives commencent à faire leur apparition.

Les yeux ont un cristallin et une rétine mais, même si les paupières étaient ouvertes, ils ne percevraient pas la lumière. Le cristallin est opaque et le nerf optique ne répond pas encore aux signaux envoyés par la rétine.

Le bébé bouge beaucoup mais est encore trop léger pour que vous le sentiez. En revanche, vous aurez pleinement conscience de sa présence dans environ deux mois (voir p. 213).

L'AVIS… DU MÉDECIN

J'ai saigné après avoir fait du sport. Dois-je m'inquiéter ?
Si vous constatez un saignement vaginal (avec ou sans crampes) pendant l'exercice, arrêtez immédiatement et consultez. Il est peu probable que l'exercice soit en cause, mais il est préférable de vous faire examiner rapidement avant de pratiquer à nouveau. Au premier trimestre, les saignements peuvent avoir différentes causes sans aucun rapport avec l'activité physique, il est important d'éliminer tout lien possible. Vous pourrez recommencer le sport si le médecin vous y autorise.

TAILLE ACTUELLE DE VOTRE BÉBÉ

À 11 semaines, votre bébé mesure 4,1 cm de la tête au coccyx.

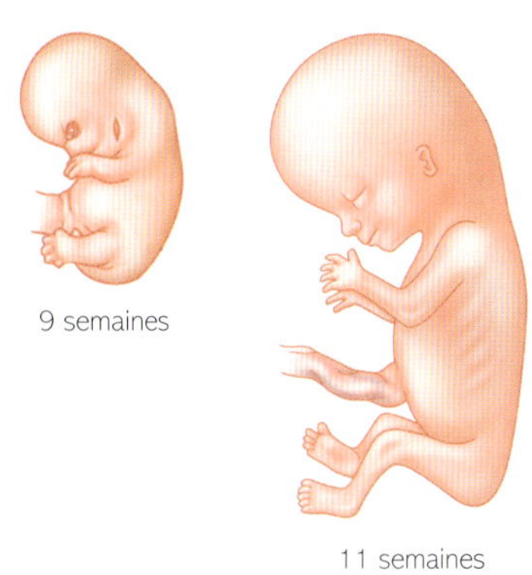

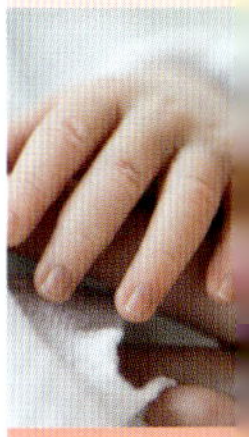

La 12e semaine

LA FIN DU PREMIER TRIMESTRE MARQUE UNE ÉTAPE IMPORTANTE DE LA GROSSESSE.

Le bébé n'arrête pas de bâiller, d'agiter les bras et de donner des coups de pied et vous allez enfin pouvoir le voir faire ! Cette semaine, la plupart des femmes ont leur première échographie. Jusqu'à présent, vous avez peut-être gardé votre grossesse secrète. Après l'échographie, vous aurez sans doute davantage envie d'annoncer la nouvelle, en particulier si vous avez des photos du fœtus.

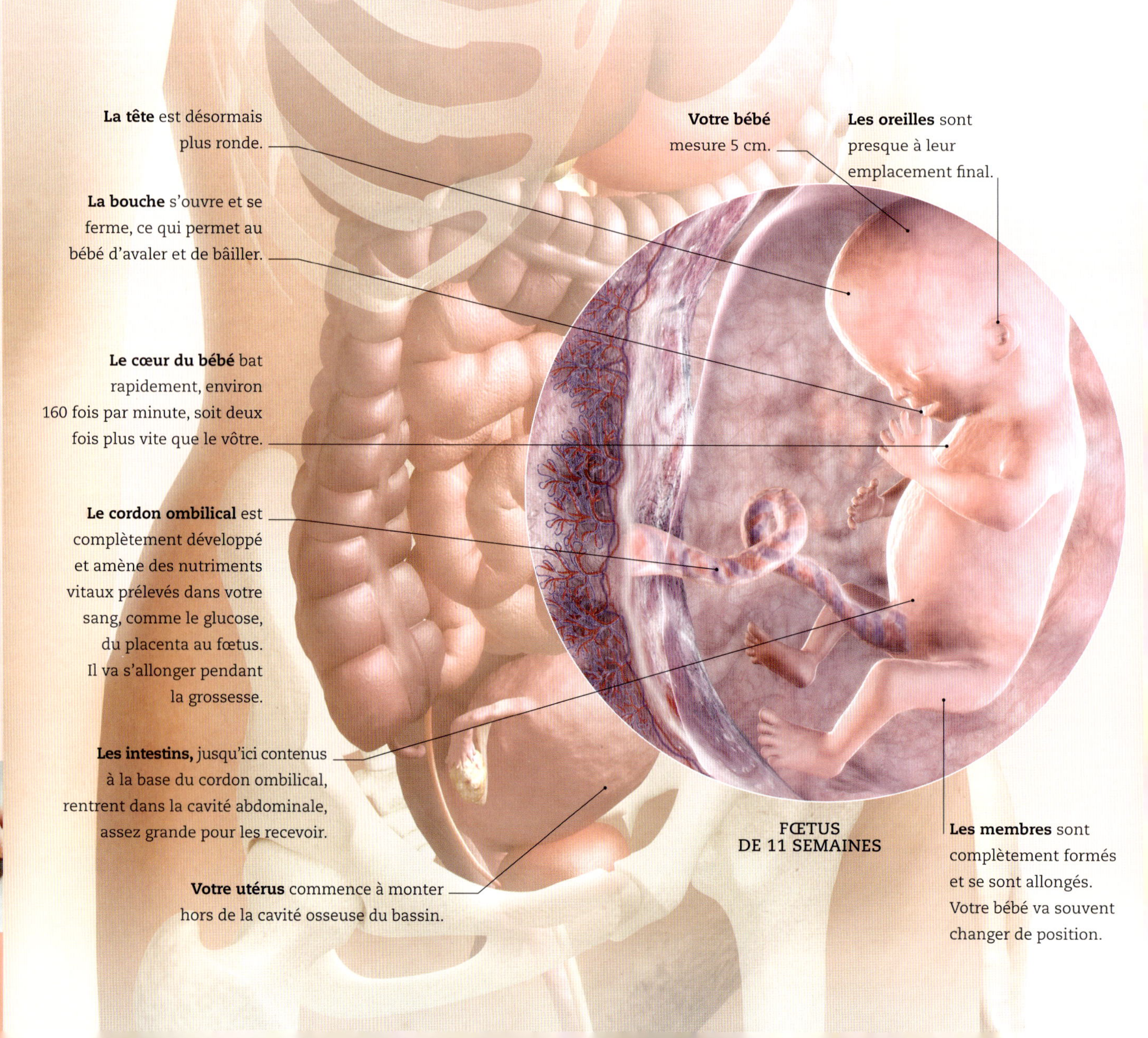

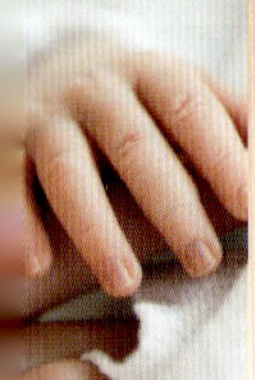

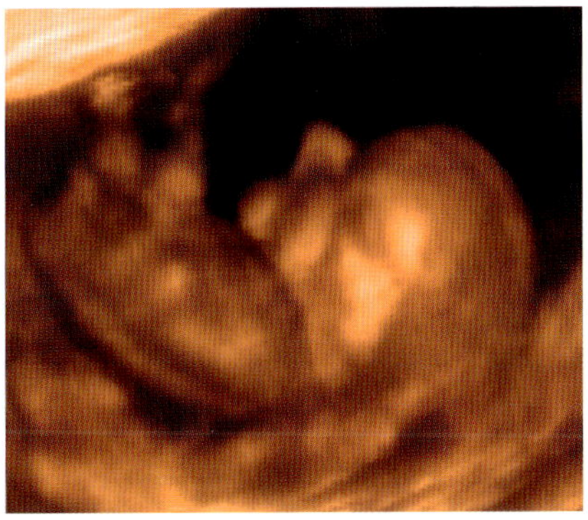

VOUS ÊTES À 11 SEMAINES ET 1 JOUR

Encore 202 jours…

BÉBÉ AUJOURD'HUI

Cette échographie donne l'impression que le bébé est allongé sur le dos mais en réalité il flotte comme en apesanteur dans le liquide amniotique. Il peut donc facilement bouger et prendre n'importe quelle position à l'intérieur de l'utérus.

Vous allez sans doute passer votre première échographie cette semaine : c'est l'occasion de voir votre bébé pour la première fois !

Vous et votre compagnon approchez d'un moment magique ! Vous allez voir votre bébé, lors de la première échographie. Voir le fœtus peut aider à se sentir proche de lui. Pour de nombreux hommes, la grossesse devient réelle lorsqu'ils voient le bébé sur l'écran de l'échographe.

Lors de cette échographie, l'opérateur va mesurer la longueur du bébé (voir p. 138) et en déduire à quel moment exact de la grossesse vous êtes. Jusqu'à environ 12 semaines d'aménorrhée, tous les bébés grandissent à peu près au même rythme. Votre bébé aura donc la même taille que les autres fœtus au même moment, quelles que soient vos caractéristiques morphologiques.

L'échographie permet de calculer la date prévue pour l'accouchement avec plus de précision que les semaines d'aménorrhée (voir p. 74), même si le résultat n'est pas fiable à 100 %. Très peu de bébés naissent exactement le jour dit.

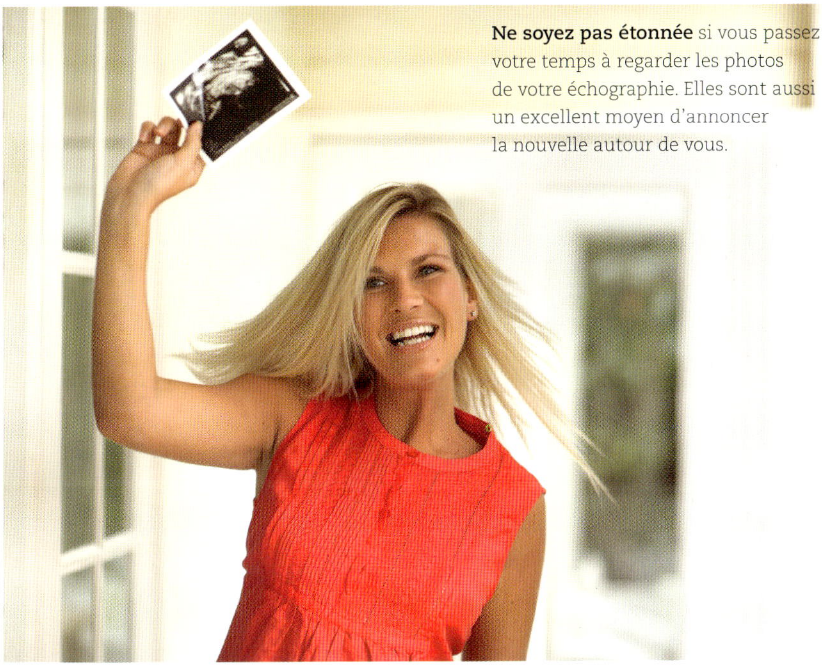

Ne soyez pas étonnée si vous passez votre temps à regarder les photos de votre échographie. Elles sont aussi un excellent moyen d'annoncer la nouvelle autour de vous.

GROS PLAN SUR… LES PAPAS

C'est bien réel !

En tant que futur père, assister à la première échographie de votre compagne va être excitant mais peut aussi être un peu angoissant. Il est normal que vous et votre compagne vous demandiez si le bébé va bien et espériez entendre que tout se passe normalement.

La première échographie peut sembler un peu technique car elle permet de dater la grossesse à partir de la mesure du bébé et d'écouter son cœur, mais c'est aussi un moment rempli d'émotion. Vous allez voir pour la première fois ce nouvel être. Vous verrez le bébé bouger, donner des coups de pied et battre des bras, même si votre compagne ne sent pas encore ses mouvements.

En tant qu'homme, le choc le plus important sera éventuellement d'être confronté pour la première fois à la preuve physique de l'existence du bébé. Votre compagne est sans doute davantage préparée car elle porte l'enfant, mais pour vous, l'échographie va rendre la grossesse bien plus réelle et vous risquez d'être surpris par les émotions que vous ressentirez.

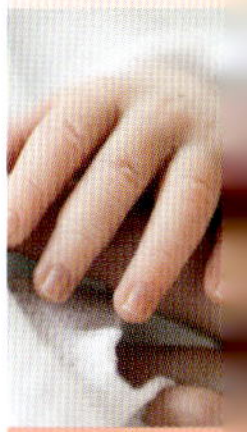

La première échographie

Réalisée entre la 10e et la 14e semaine d'aménorrhée, elle permet d'évaluer le début de la grossesse à 5 ou 7 jours près. Grâce à cette précision, il est possible d'estimer la date prévue d'accouchement et de planifier les examens suivants.

Échographie de datation

Cette échographie sert à établir avec précision l'âge gestationnel du bébé. Elle est très utile si vous ignorez la date de vos dernières règles, si vous avez des règles irrégulières ou êtes tombée enceinte juste après avoir arrêté un moyen de contraception. L'âge du bébé est calculé d'après sa longueur, entre le sommet de la tête (vertex) et les fesses (coccyx). Définir la date du début de la grossesse permet, d'une part, de connaître la date présumée de l'accouchement et de planifier les examens à effectuer au cours de la grossesse et, d'autre part, d'éviter des erreurs de diagnostic, tel un retard de croissance fœtale (voir p. 284). La date prévue pour l'accouchement est modifiée s'il y a plus de 5 à 7 jours d'écart entre la date des dernières règles et l'âge du fœtus calculé d'après la longueur vertex-coccyx.

En cas de saignement ou de douleur, une échographie sera réalisée avant la 10e semaine afin d'éliminer tout risque de fausse couche ou de grossesse extra-utérine (voir p. 93).

Fonctionnement La technique de l'échographie consiste à envoyer des ondes sonores à haute fréquence dans l'abdomen par le biais d'une sonde émettrice/réceptrice. En frappant des tissus solides, les ondes sont traduites en images qui s'affichent sur un écran et sont interprétées par un échographiste.

Vous devrez boire beaucoup d'eau avant l'examen afin de faire remonter votre utérus et d'obtenir une image plus nette. L'opérateur applique un gel froid sur le ventre pour optimiser le contact entre la peau et la sonde et déplace délicatement cette dernière sur le ventre.

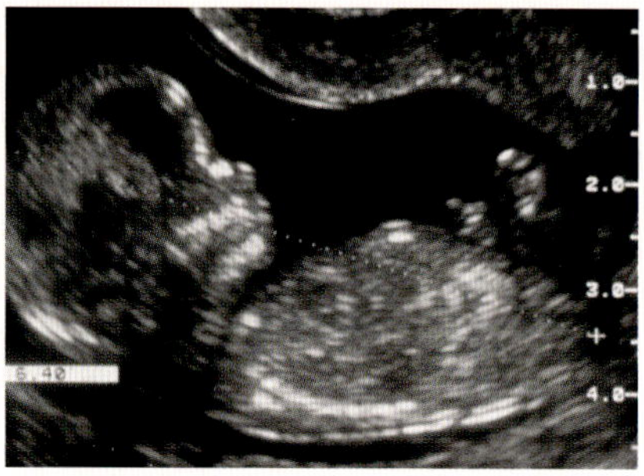

À 12 semaines, le fœtus ressemble déjà à un bébé. Son front, ses orbites et son petit nez sont visibles de profil.

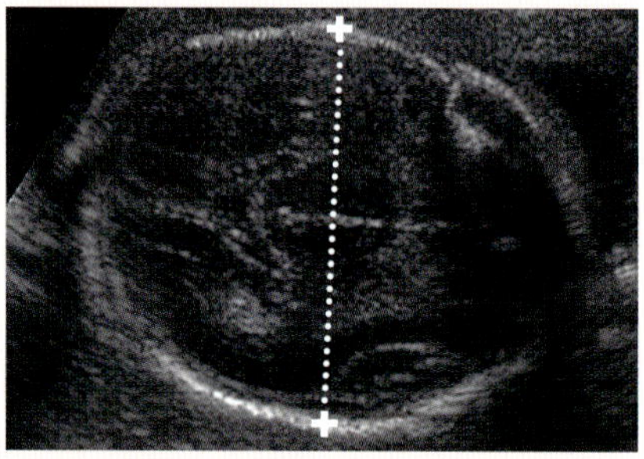

Mesurer le diamètre de la tête du fœtus (diamètre bipariétal) aide à suivre la croissance du bébé et à dater la grossesse.

CE QUE MONTRE L'ÉCHOGRAPHIE

Que peut-on voir ?

En plus de confirmer l'âge de la grossesse, cette échographie peut détecter différentes choses :

- **Le nombre de bébés** Vous saurez si vous attendez un, deux, trois bébés (ou plus).
- **Les anomalies utérines** L'échographie peut par exemple détecter un double utérus (rare) ou un fibrome utérin (tumeur bénigne).
- **Un kyste ovarien** (du corps jaune) sur l'ovaire qui a ovulé. Ce type de kyste est courant et peut perdurer lors du premier trimestre.
- **Des anomalies fœtales,** mais la plupart sont diagnostiquées entre 22 et 24 SA, quand les organes sont bien visibles (voir p. 214).

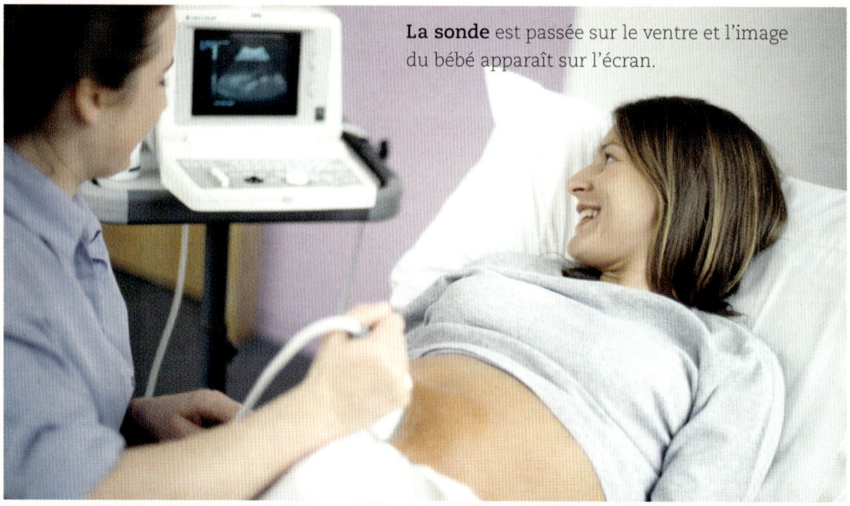

La sonde est passée sur le ventre et l'image du bébé apparaît sur l'écran.

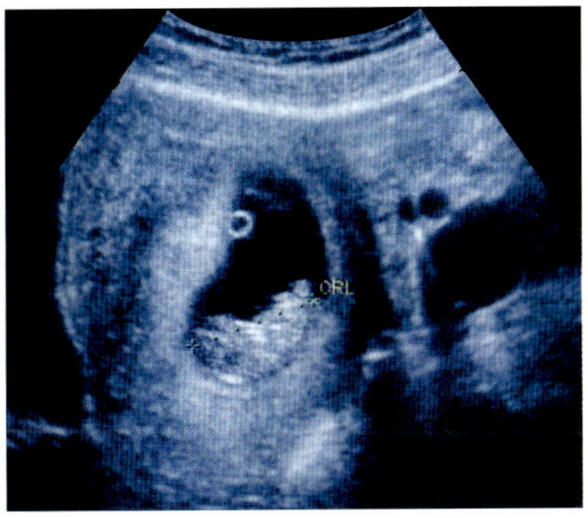

VOUS ÊTES À 11 SEMAINES ET 2 JOURS

Encore 201 jours...

BÉBÉ AUJOURD'HUI

Cette image montre le sac vitellin (vers le haut de l'image) et le placenta (épaississement de la muqueuse visible sur la gauche). Le bébé est allongé sur le dos, dans la partie basse de l'utérus.

La première échographie est rassurante car elle permet d'effectuer un contrôle minutieux du développement du bébé.

Lors de la première échographie, la grossesse est datée d'après la mesure de la longueur vertex-coccyx, depuis le sommet de la tête (vertex) jusqu'aux fesses (coccyx), car le fœtus est encore courbé vers l'avant (voir ci-contre).

Le bébé étant désormais capable de se redresser et de tendre le cou, il faut attendre qu'il soit dans une position précise pour le mesurer, ce qui peut prendre du temps. Cette mesure sert à calculer la date de l'accouchement, qui peut être différente de celle calculée d'après les dernières règles (voir p. 74).

L'échographie de la fin du premier trimestre devrait vous permettre de voir les bras, les jambes, les mains, les pieds, la colonne vertébrale, certains aspects du cerveau, l'estomac rempli de fluide et la vessie. Les reins du bébé produisent de petites quantités d'urine très diluée et la vessie commence à se remplir.

L'AVIS... DE LA SAGE-FEMME

J'ai l'impression que mon corps ne m'appartient plus. Comment faire pour me détendre et profiter de ma grossesse? Les symptômes de la grossesse et l'angoisse liée à certains de ses aspects, comme la prise de poids, engendrent souvent un sentiment de perte de contrôle. La meilleure chose à faire est d'accepter ces changements et de rester en contact avec votre corps en faisant de l'exercice et en prenant le temps de vous concentrer sur ce qui se passe en vous. Nous sommes généralement beaucoup plus attentifs à ce qui nous entoure qu'à ce qui se passe en nous.

Prenez quelques minutes chaque jour pour pratiquer des respirations profondes et faire de la relaxation et renseignez-vous sur les techniques de méditation et le yoga pour femmes enceintes.

Les changements que subit votre corps peuvent engendrer des émotions fortes et contradictoires. Vous pouvez passer de l'enthousiasme à l'angoisse d'un jour à l'autre. Ces changements d'humeur, dûs en particulier aux hormones, s'atténuent à la fin du premier trimestre.

La période de gestation de 9 mois est peut-être le delai qu'il nous faut pour nous habituer à l'idée de devenir parent, à faire face à nos émotions et à nous préparer pour la naissance. Essayez de vous détendre et, si vous êtes vraiment angoissée, parlez-en à votre médecin ou à votre sage-femme.

BON À SAVOIR

Seulement 20 % des bébés naissent à la date prévue par l'échographie.

Une grossesse normale menée à terme dure de 38 à 42 semaines d'aménorrhée, et la plupart d'entre elles s'achèvent à la 40e semaine.

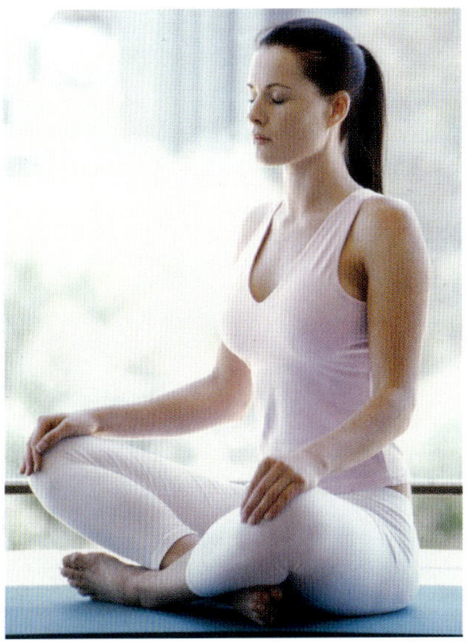

Cette posture de yoga détend le corps et l'esprit. Un cours de yoga pour femmes enceintes est parfait pour apprendre des techniques de relaxation et rencontrer d'autres futures mères.

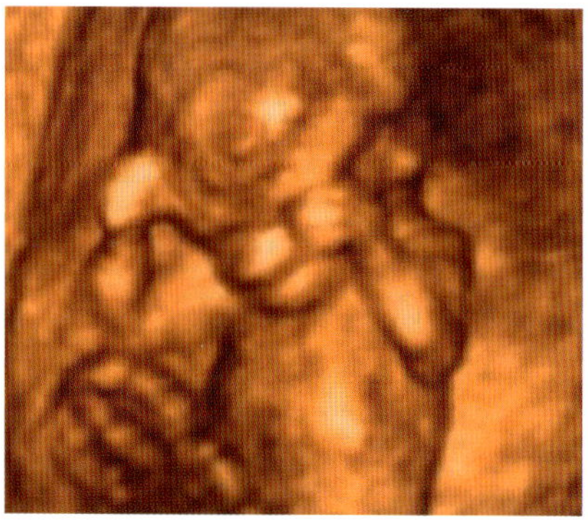

VOUS ÊTES À 11 SEMAINES ET 3 JOURS

Encore 200 jours...

BÉBÉ AUJOURD'HUI

Le bébé flotte dans le liquide amniotique. Ses membres, désormais complètement développés, lui permettent de faire de nombreux mouvements. Ses lèvres et ses doigts (à présent totalement séparés) stimulent ses sens.

Votre visage a-t-il retrouvé l'aspect boutonneux de votre adolescence ? C'est une conséquence d'un taux d'hormones élevé et cela passera.

Votre peau va sans doute changer pendant la grossesse. Certaines femmes ont de l'acné à cause à leur taux élevé de progestérone mais les hormones de grossesse peuvent aussi donner une peau sèche. La sécheresse peut même empirer au niveau du ventre au fur et à mesure qu'il s'arrondit et que sa peau se tend.

Les tâches de rousseur et les grains de beauté deviennent parfois plus foncés. Vous pouvez aussi avoir sur la poitrine et les jambes des petites varices, appelées télangiectasies (voir p. 134), dues à l'augmentation de votre volume sanguin, qui fait se dilater les vaisseaux et les rend plus visibles.

En revanche, le taux élevé d'œstrogène peut aussi vous donner une peau plus belle qu'avant la grossesse. Le teint lumineux de certaines femmes enceintes vient de l'augmentation de leur volume sanguin, qui donne un teint de pêche et des joues roses.

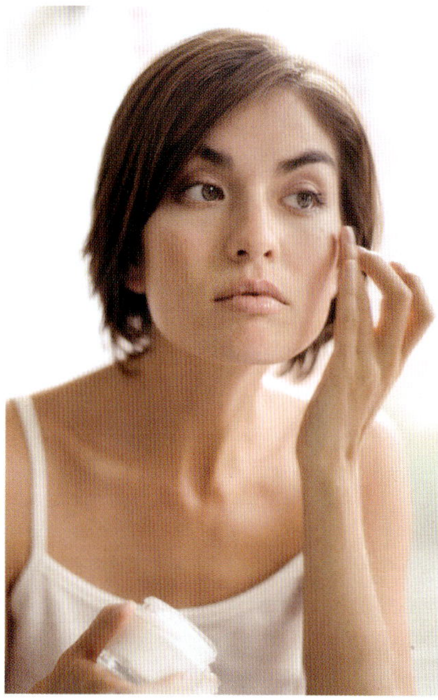

La peau peut devenir sèche et peler, sur le visage et le reste du corps. Une bonne crème hydratante devrait vous aider.

L'AVIS... DE LA SAGE-FEMME

Depuis qu'il a assisté à l'échographie, mon compagnon est très protecteur. Est-ce normal? Votre compagnon réalise à présent qu'il a des responsabilités et de l'affection pour le bébé ; il exprime ses sentiments en prenant soin de vous. Si vous pensez qu'il en fait un peu trop, mieux vaut trouver avec lui d'autres moyens de l'impliquer dans la grossesse et de se préparer à l'arrivée du bébé. Essayez d'accepter son implication et son enthousiasme. C'est un formidable moyen de renforcer votre couple et de vous préparer ensemble à devenir parents.

NE PAS OUBLIER

Prévenir votre employeur

Vous n'avez pas l'obligation d'avertir votre employeur de votre grossesse avant le congé maternité. Cependant, une fois la première échographie établie, il peut être judicieux de le faire. La plupart des futurs parents attendent la 12e semaine, quand le risque de fausse couche diminue.

- **Prenez rendez-vous avec votre employeur** dans un moment de calme, surtout si la grossesse est mal vue dans votre entreprise.
- **Votre employeur** doit évaluer les facteurs de risques liés à votre environnement de travail et supprimer les risques ou, si ce n'est pas possible, vous affecter provisoirement ailleurs.
- **Planifiez avec lui l'organisation de votre temps de travail** pour les prochaines semaines en tenant compte de la date de votre congé maternité, les tâches que vous vous sentez capable de mener à bien jusque-là.
- **Envisagez aussi votre retour au travail après la naissance,** uniquement si vous souhaitez reprendre votre activité seulement à temps partiel.

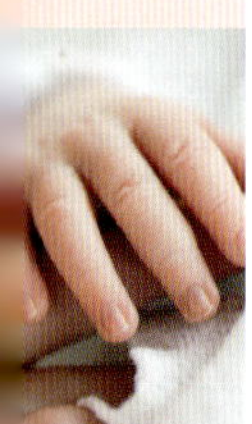

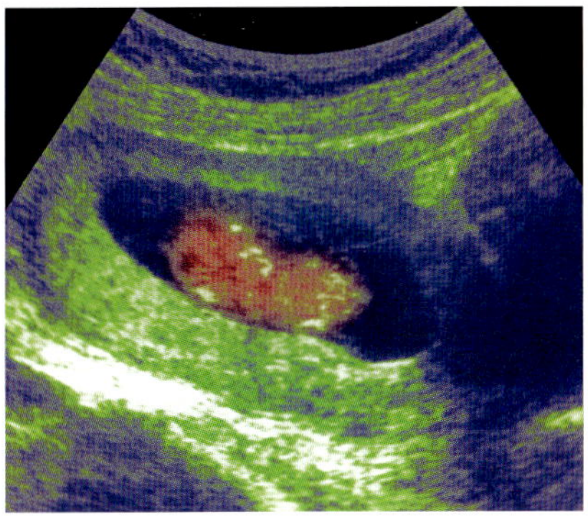

VOUS ÊTES À 11 SEMAINES ET 4 JOURS

Encore 199 jours…

BÉBÉ AUJOURD'HUI

Cette échographie colorisée montre le fœtus à l'intérieur de l'utérus. À cette étape de son développement, le fœtus pèse environ 10 g et mesure environ 6 cm de la tête au coccyx.

Vers la 12e semaine, la sage-femme pourra entendre battre le cœur du bébé à l'aide d'un Doppler portatif.

À cette étape, la fréquence cardiaque du bébé est deux fois plus rapide que la vôtre, avec environ 120 à 160 battements par minute. Le système de conduction électrique interne du cœur est en place mais ses connexions nerveuses externes ne sont pas encore matures. Les nerfs une fois reliés au cœur feront ralentir progressivement son rythme au fur et à mesure que la grossesse avance.

Le cœur du bébé est minuscule. Pour maintenir le débit requis, il ne peut pas encore augmenter la quantité de sang qu'il pompe à chaque battement (comme le fait un adulte). Au lieu de cela, il augmente son nombre de battements par minute.

Les intestins, qui se sont développés à l'extérieur du bébé, rentrent alors dans la cavité abdominale, désormais assez grande pour les contenir. Ils achèvent dans le ventre du bébé la rotation qu'ils ont commencé à effectuer à l'extérieur. Une fois à l'intérieur, leur position ne changera plus mais leur diamètre augmentera et ils deviendront creux.

TABAC : LES CONSÉQUENCES

Si vous n'avez pas réussi à supprimer le tabac, lisez ce qui suit. Quand ils fument moins, beaucoup de fumeurs inhalent plus profondément et absorbent davantage de toxines. Voici comment le tabac affecte le bébé :

- **Le monoxyde de carbone,** la nicotine et les autres substances que vous inhalez passent de vos poumons à votre sang et traversent le placenta.
- **La nicotine** accélère le rythme cardiaque du bébé, qui doit lutter pour recevoir assez d'oxygène, ce qui peut affecter sa croissance.
- **Fumer augmente le risque** de fausse couche, d'accouchement prématuré et de mise au monde d'un bébé qui souffrira d'asthme ou d'infections des voies respiratoires, ce qui peut être assez grave pour nécessiter une hospitalisation.
- **Le risque de mort subite du nourrisson est accru** si vous ou votre compagnon fumez. Il devrait donc aussi arrêter.
- **Si vous vivez avec un fumeur,** vous inhalez des milliers de substances cancérigènes, libérées dans l'air par le bout de la cigarette et par votre compagnon, quand il exhale la fumée.
- **Le tabagisme passif** peut nuire à la santé du bébé et augmente le risque de fausse couche et d'accouchement prématuré.

GROS PLAN SUR… VOTRE POIDS

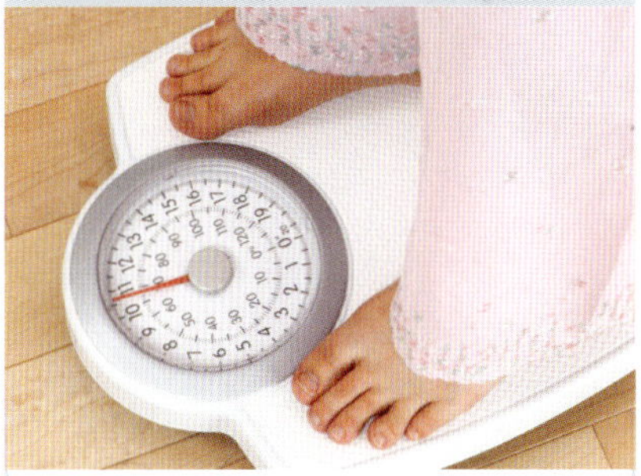

La prise de poids

Si vous attendez des jumeaux, vous avez sans doute déjà pris environ 5 kg. Une prise de poids précoce est souvent bon signe, en particulier pour des jumeaux, car c'est une période vitale pour la formation et le développement des organes des bébés. Votre prise de poids devrait avoisiner :

- **Pour des jumeaux :** de 16 à 20 kg, de préférence 11 kg jusqu'à la 24e semaine puis prise croissante jusqu'à la naissance.
- **Pour des triplés :** de 23 à 27 kg, de préférence 16 kg jusqu'à la 24e semaine puis prise croissante jusqu'à la naissance.
- **Pour des quadruplés :** de 31 à 36 kg, dans l'idéal principalement avant la 24e semaine.

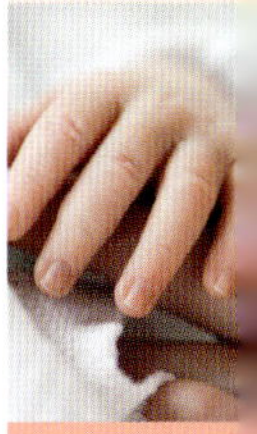

Les examens de dépistage

Ils permettent d'évaluer le risque d'anomalies génétiques telles que les trisomies 13, 18 ou 21. Si le risque est élevé, d'autres examens vous seront proposés afin d'établir un diagnostic définitif (voir p. 152 et 153).

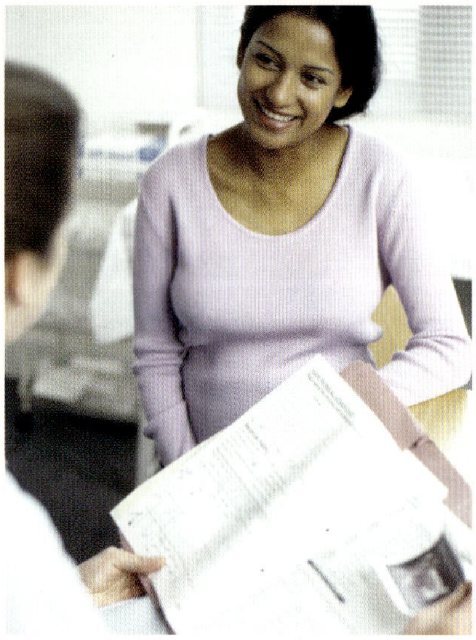

Le médecin ou la sage-femme vous expliquera en quoi consiste chaque examen.

Ce qui est recherché

En plus de la trisomie 21, les examens de dépistage permettent d'évaluer le risque d'autres anomalies chromosomiques comme les trisomies 13 et 18. Les bébés qui en sont atteints présentent des anomalies mentales et physiques plus graves que ceux atteints de trisomie 21 et survivent rarement plus d'un an. Ces maladies sont rares. Elles touchent chaque année environ 1 bébé sur 10000 pour la trisomie 13 et 1 sur 6000 pour la trisomie 18, contre 1 sur 650 pour la trisomie 21.

Les femmes de plus de 38 ans risquant davantage de donner naissance à un enfant atteint d'une anomalie chromosomique, elles feront l'objet d'un suivi particulier. Mais l'amniocentèse n'est plus proposée systématiquement comme c'était le cas il y a encore une dizaine d'années.

Examens du 1er trimestre

La première échographie, pratiquée vers la 12e SA (voir p. 138), sert à dater le plus précisément possible le jour de la conception. On mesure aussi la clarté nucale du fœtus (voir p. 143) afin de s'assurer que le fœtus ne présente pas d'anomalies qui laisseraient présager une trisomie 21.

Le dépistage prénatal non invasif

L'ADN, matériel génétique dont nous héritons de nos parents, détermine des caractéristiques comme la couleur de nos yeux ou les maladies génétiques. Lors de la grossesse, l'ADN du bébé circule dans le sang maternel. Lors d'un bilan sanguin, la présence des chromosomes 13, 18 et 21 est recherchée. Un taux plus élevé que la moyenne peut indiquer que le fœtus est porteur d'une de ces maladies. Cet examen est le plus précis des tests de dépistage disponibles, avec un taux de détection de 99 % pour les trisomies 18 et 21, et de 92 à 99 % pour la trisomie 13. La prise de sang est effectuée au terme de 10 semaines de grossesse et les résultats sont disponibles sous 10 jours.

Grâce à ce test, il est également possible de connaître le sexe et le groupe sanguin du bébé. Le résultat peut être positif, négatif, ou peu concluant. Peu concluant, cela signifie simplement que le sang de la mère ne contenait pas assez d'ADN fœtal. Il vous sera alors proposé de refaire le test un peu plus tard. En France, ce test n'est pas encore proposé en routine dans le suivi de la grossesse.

Examens du 2e trimestre

Le dosage des marqueurs sériques

Autrefois appelé triple test, cet examen consiste en une prise de sang qui recherche les taux des trois hormones suivantes : l'alpha-fœto-protéine (AFP), l'œstriol et l'hormone chorionique gonadotrope (HCG).

AIDE-MÉMOIRE

Planning des examens

Semaines d'aménorrhée	Examen	Statut	Éléments recherchés
11e-14e SA	biopsie du trophoblaste	facultatif	détection d'anomalies génétiques ou chromosomiques
12e SA	échographie du 1er trimestre	recommandé	mesure de la clarté nucale
12e SA	analyse de l'ADN fœtal libre	facultatif	détection d'anomalies génétiques ou chromosomiques
14e-18e SA	dosage des marqueurs sériques	recommandé	taux d'hormones AFP, HCG et œstriol anormal
14e SA	limite légale pour avoir recours à une IVG en France		
16e-18e SA	amniocentèse	facultatif	
22e SA	échographie du 2e trimestre	recommandé	malformations fœtales
32e SA	échographie du 3e trimestre	recommandé	suivi général

Le dosage des marqueurs sériques sert à dépister la trisomie 21 et s'effectue entre la 14e et la 18e semaine d'aménorrhée, certains laboratoires pouvant encore effectuer le test à 21 semaines. Il a l'avantage d'être assez fiable et de fournir rapidement un résultat.

Un taux anormalement bas d'alpha-fœto-protéine est un signe d'un risque accru de trisomie 21 ou d'une autre anomalie génétique. À l'inverse, un taux trop haut par rapport à la moyenne peut laisser présager une anomalie du tube neural comme le spina-bifida.

L'échographie La deuxième échographie, pratiquée vers la 22e semaine d'aménorrhée, sert à confirmer ou infirmer les premiers résultats des examens de dépistage, et également à détecter des anomalies qui n'auraient pas pu être décelées lors de la première échographie. En effet, les organes sont davantage formés et les malformations plus évidentes à détecter sur l'échographie.

Le médecin part de ces résultats et de l'âge de la mère et applique une formule mathématique pour calculer le risque que le bébé souffre d'une trisomie 21.

DÉROULEMENT DE L'EXAMEN

Mesure de la clarté nucale

Cette mesure est effectuée lors de l'échographie de la fin du premier trimestre, entre la 11e et la 13e semaine, et sert à évaluer le risque que le bébé soit atteint de trisomie 21. Au cours de l'échographie, l'opérateur mesure l'épaisseur de la clarté nucale, petite poche de liquide située sous la peau de la nuque du bébé. Un résultat élevé indique un excès de liquide et un risque accru de trisomie 21. La mesure est combinée avec les résultats des tests sanguins et le risque moyen de trisomie en fonction de l'âge de la mère pour calculer le risque du bébé d'avoir une trisomie 21. Si le risque est supérieur à 1 sur 250, on vous recommandera de faire un examen de diagnostic, comme une amniocentèse ou un prélèvement de villosités chorioniales pour obtenir un résultat définitif (voir p. 152).

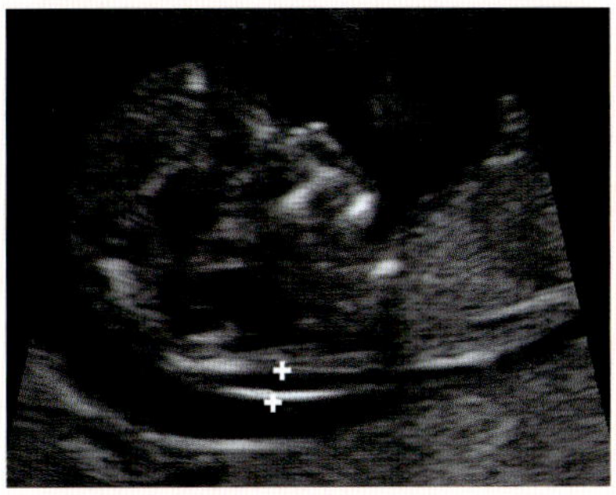

La petite quantité de liquide visible sous la nuque sur cette échographie indique que le fœtus a un risque bas d'avoir une trisomie 21.

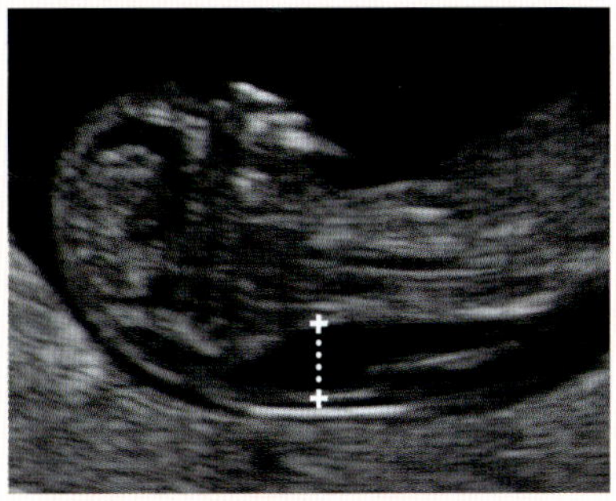

La clarté nucale plus épaisse visible ici indique un risque accru de trisomie 21. La mère se verra proposer un examen de diagnostic prénatal.

Les résultats

Même si l'utilité des tests de dépistage n'est plus à démontrer, ils ne sont pas fiables à 100 %, et le taux de faux positifs (le fœtus paraît avoir un problème, mais en fait tout va bien) est important. C'est la raison pour laquelle plusieurs examens sont pratiqués. N'oubliez pas qu'un résultat positif ne signifie pas que le bébé a forcément une anomalie chromosomique. Si le risque est de 1 sur 100, le test sera « positif » alors que le bébé a 99 chances sur 100 d'être normal. Renseignez-vous auprès d'un médecin, d'une sage-femme ou d'un généticien afin de comprendre le risque réel et de décider si vous souhaitez faire un examen de diagnostic comme une amniocentèse (voir p. 52-153) pour être sûre du résultat. Ce type d'examen entraînant un risque de fausse couche, il est important de bien peser le pour et le contre avant de le passer.

Par chance, le risque de faux négatif est très rare. Les probabilités sont donc plus élevées de se faire du souci pour rien que d'accoucher d'un enfant atteint d'une anomalie chromosomique sans le savoir.

Confirmer les résultats

Des études démontrent que les femmes qui attendent un enfant trisomique ont plus de chances de bien vivre leur grossesse et leur accouchement et d'accepter le diagnostic si elles savent dès le début que leur enfant est trisomique. Par ailleurs, il est préférable de partir du principe qu'un seul examen de dépistage ne suffira pas pour décider de continuer ou non la grossesse.

Si un test de dépistage révèle un risque élevé de maladie chromosomique plus grave comme la trisomie 13 ou 18, votre médecin vous informera des caractéristiques de ces maladies (la majorité des bébés qui en sont atteints meurt très précocement, parfois au cours de la première semaine) pour vous aider à prendre une décision. La maladie est parfois associée à des anomalies détectées lors de l'échographie du premier trimestre (voir p. 138) et la présence de ces anomalies associée à un test positif peut confirmer le diagnostic. Néanmoins, beaucoup de femmes préfèrent faire un examen de diagnostic avant de décider ou non d'interrompre leur grossesse.

En France, l'IVG est autorisée jusqu'à 14 SA, sur la demande de l'intéressée. Une visite médicale est requise.

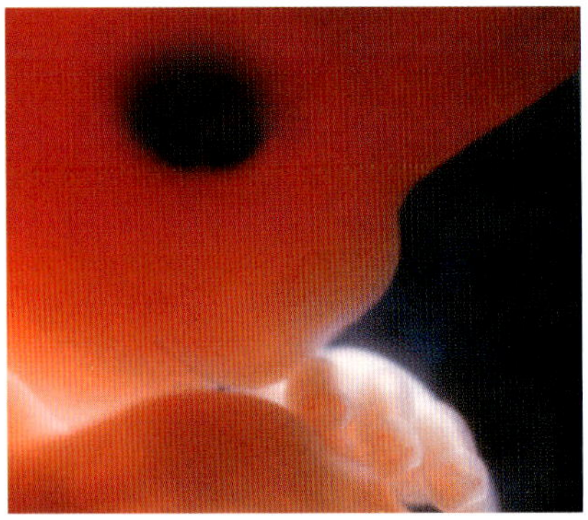

VOUS ÊTES À 11 SEMAINES ET 5 JOURS

Encore 198 jours…

BÉBÉ AUJOURD'HUI

À cette étape, les yeux (qui ne sont pas encore à leur emplacement définitif) dominent toujours le visage. Ils ne réagissent pas encore à la lumière et sont bien protégés derrière les paupières closes.

L'échographie étant passée et le risque de fausse couche ayant diminué, vous devriez pouvoir commencer à vous détendre.

Cette période peut être très positive, en particulier si vous êtes angoissée depuis le début de votre grossesse. Le risque de fausse couche diminue avec le temps et, à la fin de cette semaine, il ne sera plus que de 1 %.

Au moment d'entamer le deuxième trimestre, vous devriez commencer à vous sentir mieux. Cette amélioration et le fait de savoir que la période la plus risquée est derrière vous devraient vous aider à vous détendre. Si vous ne l'avez pas encore fait, vous pouvez annoncer votre grossesse à votre entourage.

GROS PLAN SUR… LA SÉCURITÉ

Les échographies

L'imagerie médicale par ultrasons est employée depuis des années et considérée sans danger. Les enfants qui y ont été exposés ne présentent pas d'effet secondaire pouvant affecter le langage, l'ouïe, la vision, les résultats scolaires ou de risque de cancer. Il est toutefois recommandé de ne faire d'échographie qu'en cas de nécessité.

BON À SAVOIR

L'échographie médicale existe depuis la fin des années 1950.

Les phénomènes de piézo-électricité, générateurs d'ultrasons, ont été découverts en 1880 par Pierre Curie. En 1957, au Royaume-Uni, naît de la collaboration de l'ingénieur T. Brown et du gynécologue I. Donald un appareil à balayage manuel pour examen du corps par réflexion des ultrasons (échographie).

L'AVIS… DU NUTRITIONNISTE

J'adore les sucreries. Puis-je en consommer pendant ma grossesse? Il n'est pas question de vous priver, mais si vous mangez trop de biscuits ou de chocolat, vous serez rassasiée sans avoir mangé les nutriments essentiels pour votre bébé. Vous pouvez craquer de temps en temps, mais gardez de la place pour des aliments sains. Une petite douceur après un repas vaut mieux qu'une grosse part de gâteau pour remplacer un repas.

Ayez toujours sur vous et au travail des en-cas nutritifs. Ainsi, si vous avez un petit creux, vous aurez quelque chose à grignoter et éviterez de craquer pour les pâtisseries de la boulangerie du coin ou les sucreries du distributeur. Des pruneaux, des abricots ou des raisins secs vous apportent du sucre, mais aussi des fibres et surtout du fer.

Pour éviter d'être tentée par des sucreries, mangez régulièrement. Votre glycémie sera stable et vous éviterez les fringales. Buvez beaucoup d'eau. Vous verrez que parfois vous êtes plus déshydratée qu'affamée. Quand vous avez envie d'une sucrerie, buvez un verre d'eau, puis laissez-vous tenter par un en-cas nutritif comme un sandwich, un yaourt, des crudités accompagnées d'une sauce, ou un fruit.

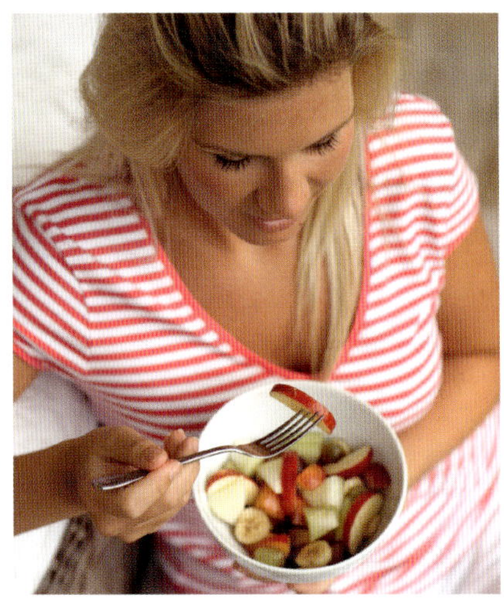

Pour satisfaire vos envies de sucré, mangez des fruits frais. Vous vous sentirez sans doute mieux qu'après avoir avalé une barre de chocolat !

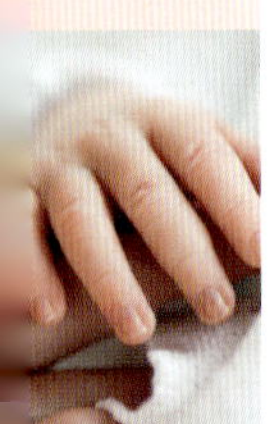

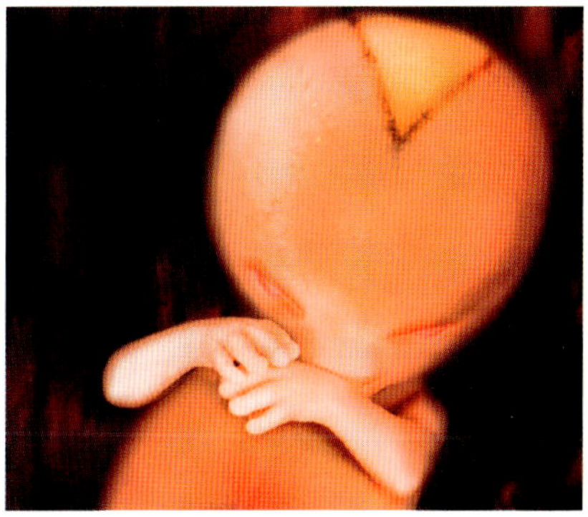

VOUS ÊTES À 11 SEMAINES ET 6 JOURS

Encore 197 jours...

BÉBÉ AUJOURD'HUI

Les os antérieurs du crâne ont continué à s'étendre et couvrent à présent la tête, protégeant les structures fragiles du cerveau. L'espace situé entre les os du crâne (au centre), appelé fontanelles, restera souple pendant le reste de la grossesse et la petite enfance.

Être essoufflée quand vous arrivez en haut d'un escalier est un effet secondaire normal de la grossesse.

À la fin du premier trimestre, il est normal que vous commenciez à être essoufflée. Votre cœur et vos poumons doivent travailler davantage pour fournir à votre corps l'oxygène dont il a besoin, à cause des changements qui s'opèrent pour permettre au bébé de grandir.

Les besoins en oxygène augmentent d'environ 20 % pendant la grossesse. Une partie de cet oxygène est destinée au placenta (voir p. 127) et au bébé et le reste à vos autres organes. Pour avoir une meilleure d'oxygénation, vous devez respirer plus vite et plus profondément, ce qui rend votre souffle court, en particulier quand vous faites de l'exercice.

L'essoufflement et l'impression de ne pas pouvoir respirer à fond peuvent durer, voire empirer. Au fur et à mesure que le bébé grandit, l'utérus remonte et les autres organes abdominaux s'écartent pour lui faire de la place. Les organes et l'utérus appuient par conséquent sur le diaphragme et il devient plus difficile d'inspirer profondément. Pour obtenir l'oxygène dont vous avez besoin, vous allez alors respirer plus vite. En revanche, la progestérone affecte aussi le rythme de la respiration en permettant l'augmentation de la quantité d'air inspirée et expirée à chaque respiration.

Si votre essoufflement vous inquiète, n'hésitez pas à en parler à votre sage-femme ou à votre médecin.

GROS PLAN SUR... LA SANTÉ

Vous sentez-vous mieux ?

À la fin de ce trimestre, beaucoup des premiers symptômes de la grossesse sont sans doute passés.

- **Les nausées** ont peut-être commencé à diminuer et vous vous réveillez enfin sans vous sentir malade. Votre appétit va revenir et vous pourrez arrêter de vous inquiéter à l'idée de ne pas apporter au bébé tous les nutriments dont il a besoin (un souci courant chez les femmes qui souffrent de nausées et de vomissements). Si vous avez encore des malaises, ne vous inquiétez pas. Chez certaines femmes, ils durent plus longtemps (voir p. 159).
- **Vous avez moins souvent envie d'uriner,** ce qui est une bonne nouvelle si vous avez passé plus de temps que d'ordinaire aux toilettes. Votre utérus remonte dans votre cavité abdominale et exerce moins de pression sur la vessie.
- **La fatigue** ressentie au cours des premiers mois a probablement diminué et vous pouvez dormir plus profondément maintenant que vous pouvez vous détendre.

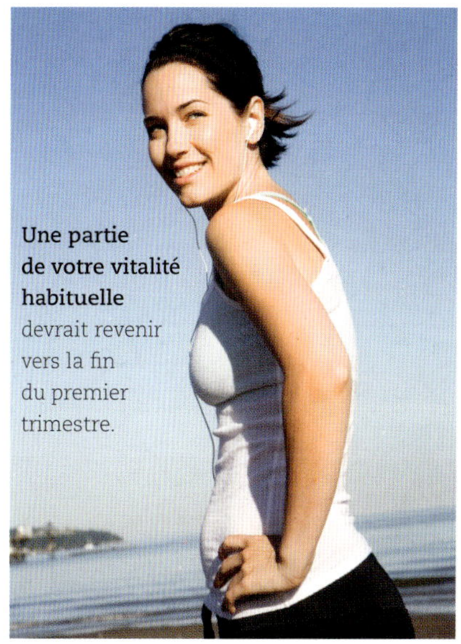

Une partie de votre vitalité habituelle devrait revenir vers la fin du premier trimestre.

L'AVIS... DE LA SAGE-FEMME

Je suis passé d'un bonnet A à un bonnet D. Mes seins vont-ils garder cette taille? La plupart des femmes qui ont eu des bébés ont une taille de bonnet plus grande qu'avant d'être enceinte mais la différence n'est pas aussi importante ! L'œstrogène entraîne un dépôt de graisse dans les seins et la poitrine grossit lorsque la femme allaite, mais elle diminue pour retrouver quasiment sa taille normale une fois l'allaitement terminé.

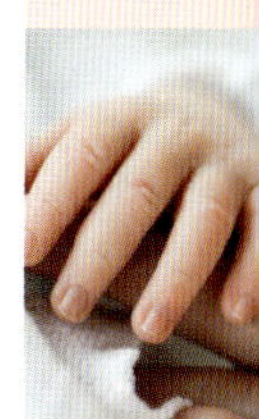

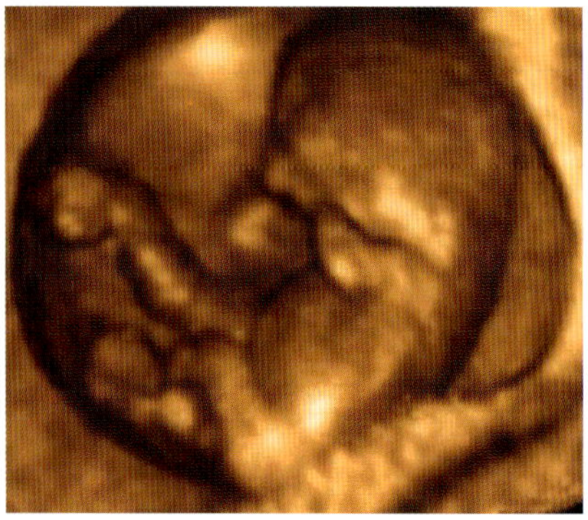

VOUS ÊTES À 12 SEMAINES EXACTEMENT

Encore 196 jours...

BÉBÉ AUJOURD'HUI

Ce fœtus a les jambes croisées et les bras tendus. À cette étape, le cordon ombilical est court et épais mais, au fur et à mesure que le bébé va grandir, il va s'allonger, s'affiner et s'enrouler en spirale.

Vous avez atteint la fin du premier trimestre et votre bébé est passé du stade de masse de cellules à celui de fœtus actif.

VOTRE SAGE-FEMME

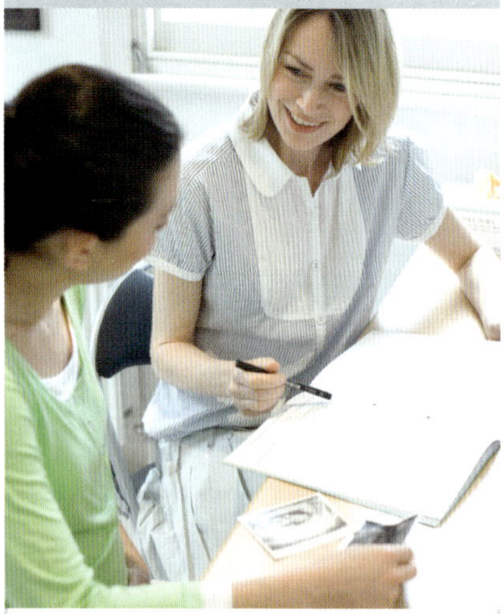

La plupart des femmes ont de bonnes relations avec leur sage-femme, qui peut être une excellente source d'informations et de réconfort.

Il est important d'être totalement honnête avec votre sage-femme. De nombreuses femmes hésitent à parler de ce qui les inquiète ou de leurs mauvaises habitudes, par embarras ou par crainte d'être réprimandées. La sage-femme aura sans doute déjà entendu tout ce que vous pourriez lui dire et sera à même de vous conseiller.

Votre bébé peut faire beaucoup de choses comme ouvrir la bouche, bâiller et avaler. La déglutition précède la succion, dont le mouvement plus complexe apparaîtra vers la 18e ou la 20e semaine d'aménorrhée. Le bébé commence par avaler le liquide amniotique, ce qui stimule le développement de son intestin. Le liquide entre dans l'estomac, en évitant les poumons, qui sont protégés par les cordes vocales et la pression élevée du liquide pulmonaire. Plus tard, le liquide amniotique ingéré sera éliminé sous forme d'urine, quand les reins du bébé commenceront à fonctionner.

En quittant l'estomac, le liquide amniotique entre dans l'intestin grêle. Les muscles de la paroi intestinale ne se contractent pas encore de manière coordonnée pour transporter le liquide le long du système digestif. Il faudra encore attendre 20 semaines avant que les intestins ne soient achevés. Un grand nombre d'enzymes digestifs commencent à être libérés dans l'intestin mais, à l'heure actuelle, ils stimulent son développement plus qu'ils n'absorbent de nutriments.

Votre bébé a besoin d'un apport régulier en glucose. Comme l'adulte, il stocke le glucose dans son foie, sous forme de glycogène. À la naissance, il aura, pour sa taille, un stock de glycogène nettement plus important que celui d'un adulte. Le taux de glucose dans le sang est contrôlé par l'insuline, produite par le pancréas. Le placenta ne modifie pas le taux de sucre contenu dans le sang avant de le transmettre au fœtus. C'est pourquoi, si vous souffrez d'hyperglycémie, par exemple à cause d'un diabète mal équilibré, le bébé aura une glycémie élevée. Pour rétablir un taux de glucose normal, il sécrétera de l'insuline, qui transformera une partie du glucose en graisse et lui fera prendre du poids.

TAILLE ACTUELLE DE VOTRE BÉBÉ

À 12 semaines, votre bébé mesure 5 cm de la tête au coccyx.

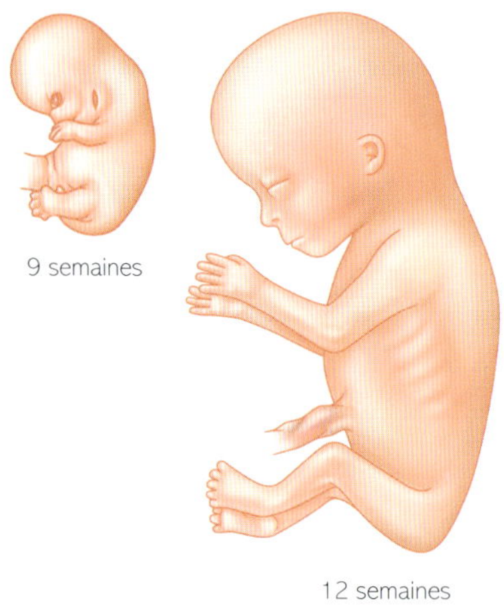

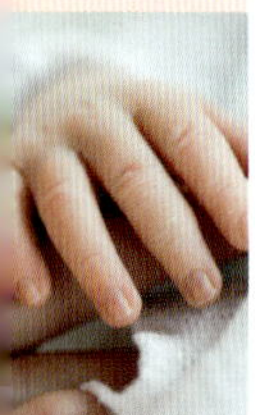

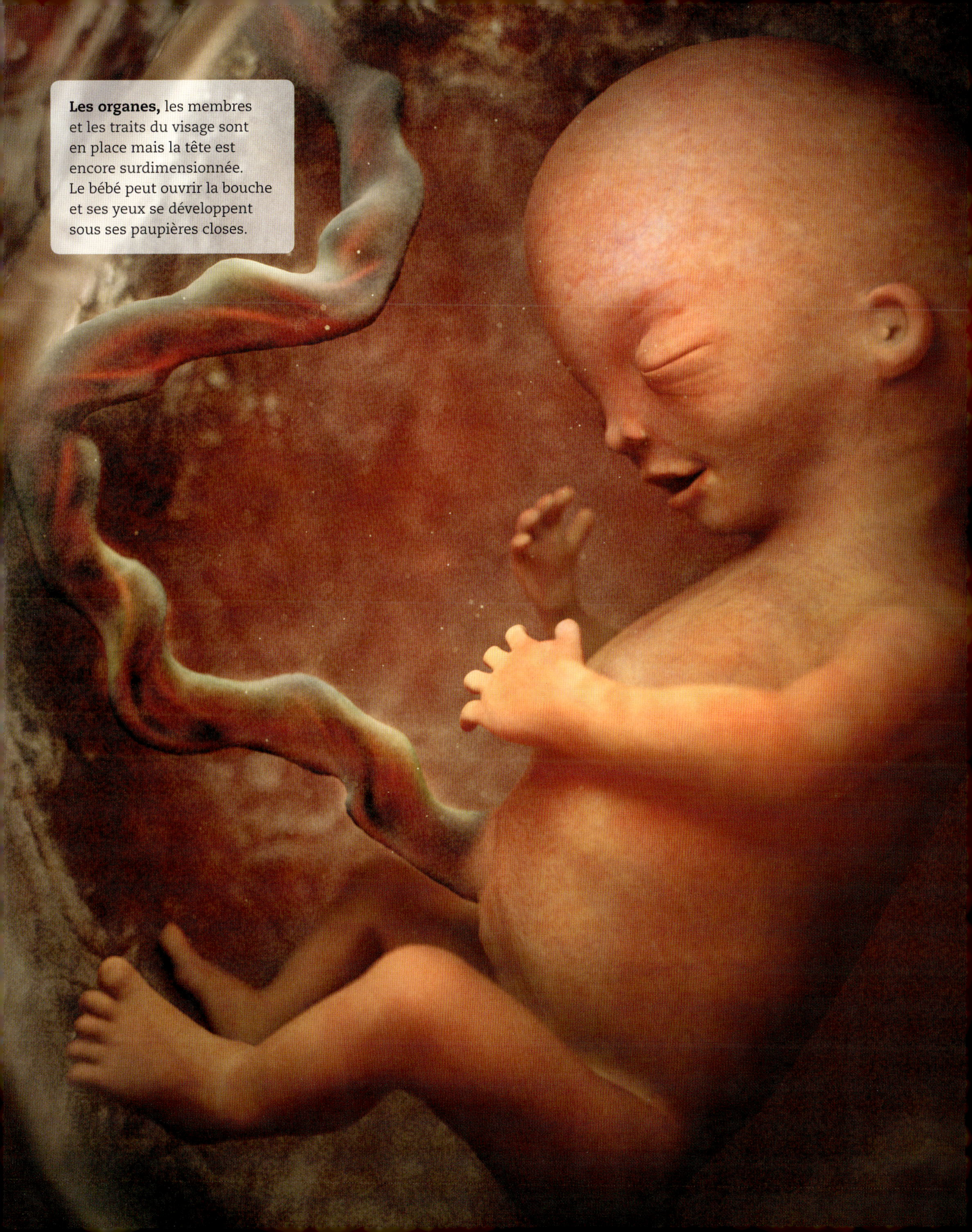

Les organes, les membres et les traits du visage sont en place mais la tête est encore surdimensionnée. Le bébé peut ouvrir la bouche et ses yeux se développent sous ses paupières closes.

Deuxième trimestre : un nouveau cap

SEMAINE	13	14	15	16	17	18

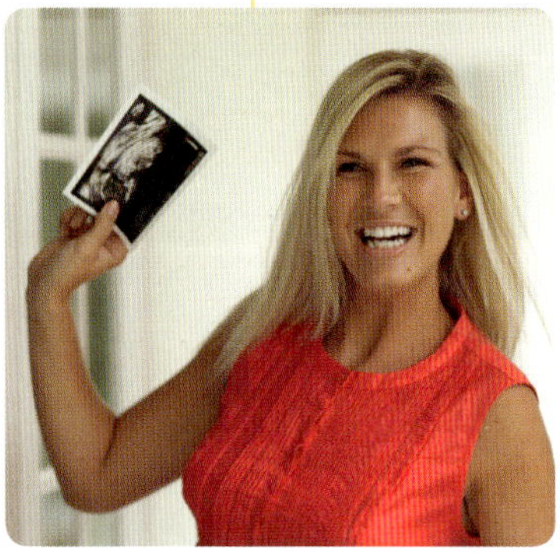

Les risques de fausse couche sont moindres. Vous avez hâte d'annoncer à tous votre grossesse.

Votre ventre s'arrondit, votre taille s'épaissit. Vous êtes enceinte dans votre corps… et dans votre tête.

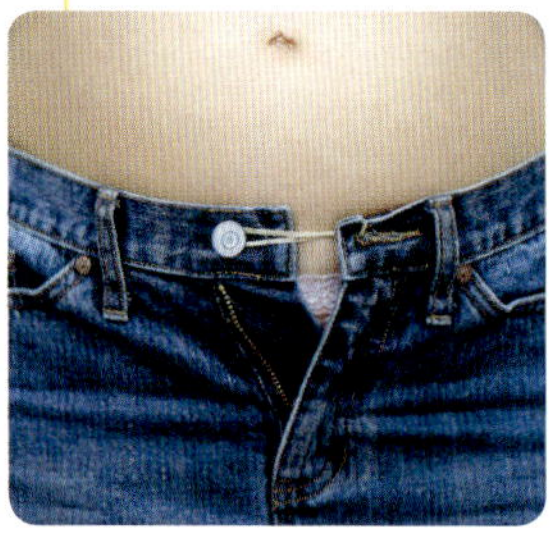

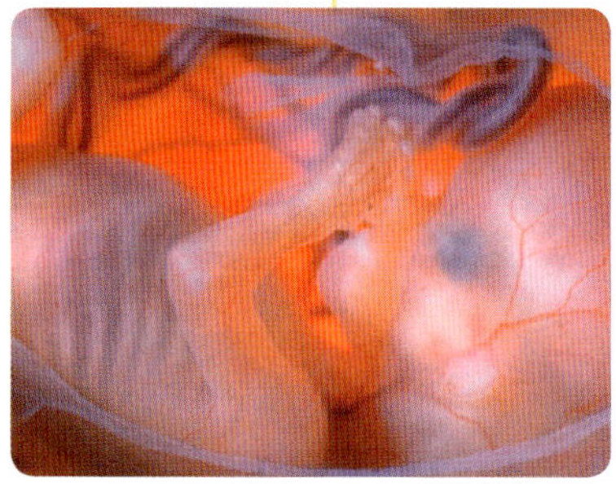

À la 16e semaine, votre bébé a une forme humaine. Son corps et ses membres ont grandi ; les vaisseaux sanguins sont visibles sous la peau encore translucide.

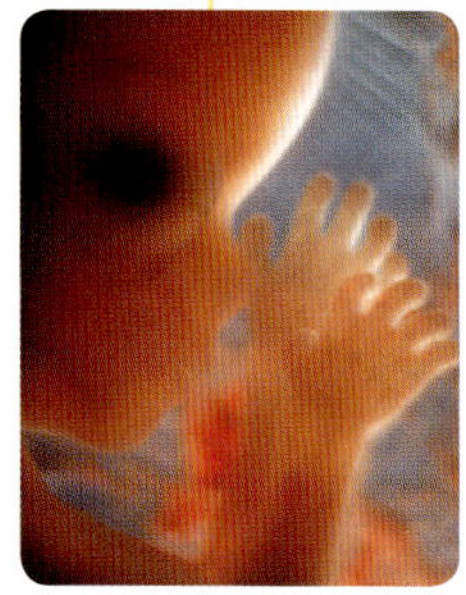

Vers la 17e semaine, les bras et les mains sont bien formés. Les doigts bougent et bébé ferme le poing.

À trois mois, votre grossesse se devine et, passé cinq mois, nul ne peut plus l'ignorer.

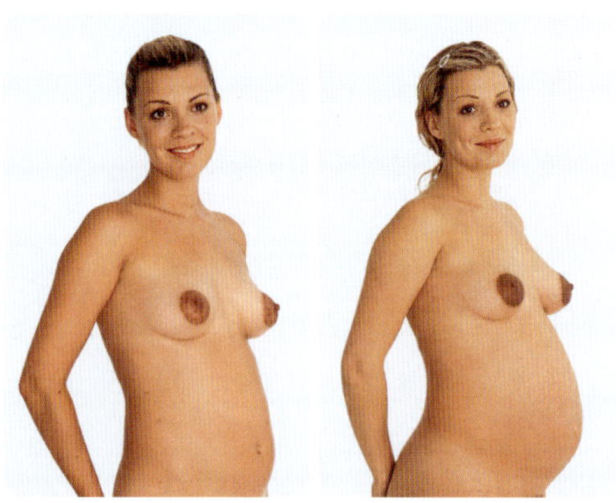

Au deuxième trimestre, vous êtes moins fatiguée et moins nauséeuse. Vous avez aussi davantage d'énergie.
Vous êtes belle. Votre corps s'épanouit au fur et à mesure que le bébé se développe.

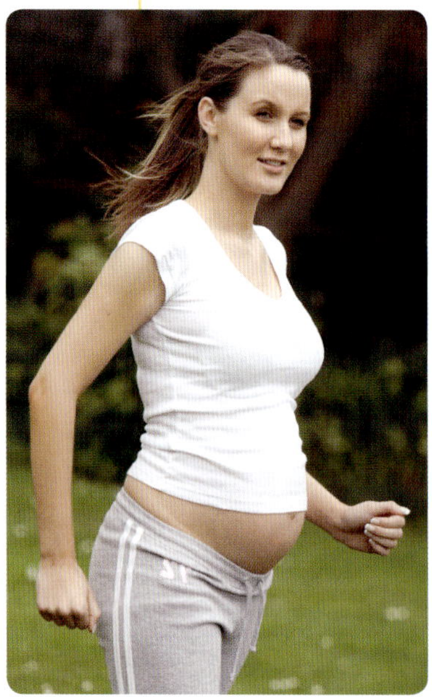

La pratique régulière d'une activité physique est bénéfique, pour vous comme pour votre bébé, et prépare votre corps à l'accouchement.

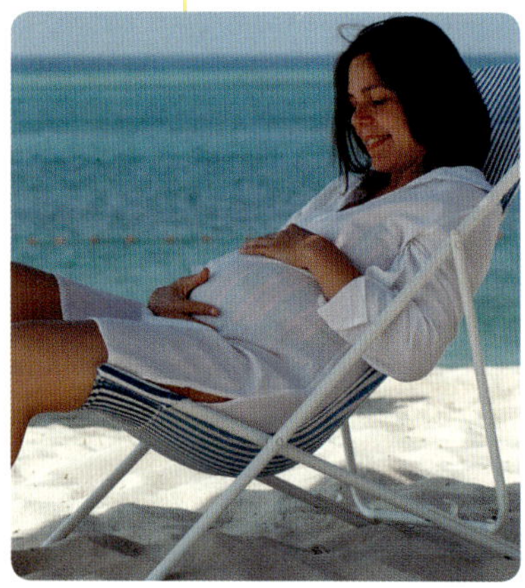

Faites une pause. Le taux des hormones de grossesse est stabilisé, vous avez un regain d'énergie et vous avez encore du temps avant le jour J. Profitez-en !

Le saviez-vous ? Les mouvements rythmés, comme la marche, bercent votre bébé, bien à l'abri dans l'utérus.

Vous vous sentez vraiment enceinte. Votre corps change vite et les mouvements du bébé sont perceptibles.

19 | 20 | 21 | 22 | 23 | 24 | 25

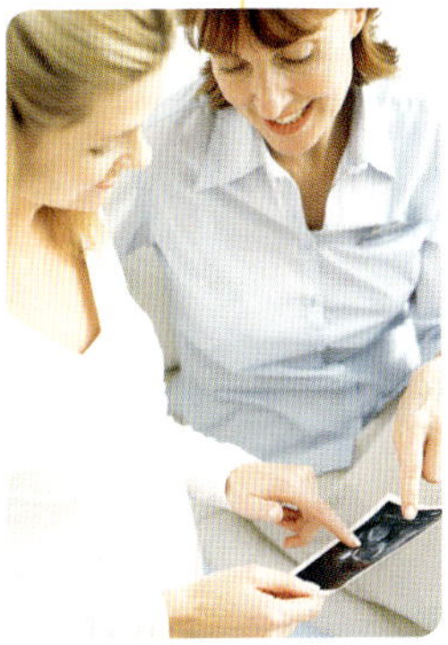

Lors de l'échographie du 2ᵉ trimestre, les principaux organes du bébé sont examinés afin que soit détectée la moindre anomalie.

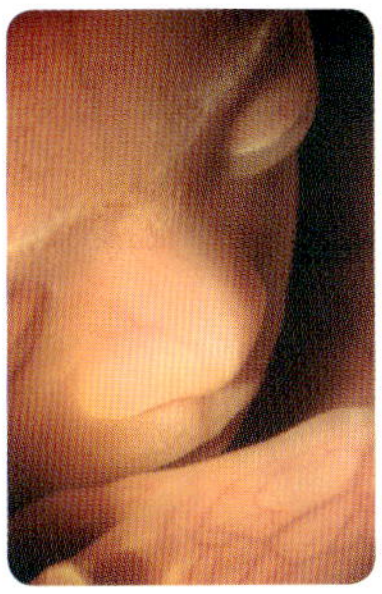

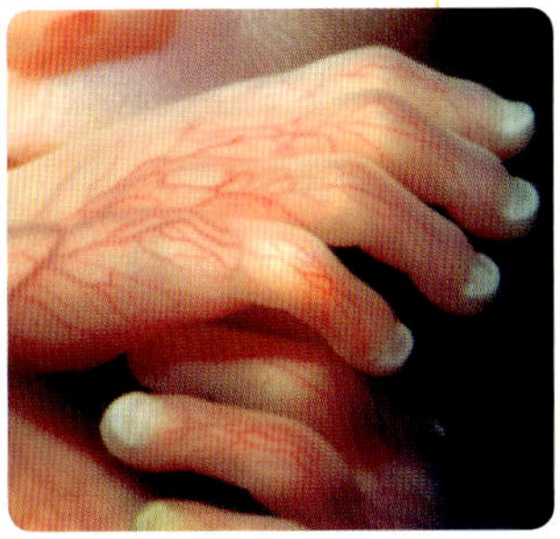

Vers la 23ᵉ semaine, les traits du visage du bébé s'affirment. Les sourcils et les cils sont visibles. Les ongles des mains commencent à pousser.

Le saviez-vous? À la 21ᵉ semaine d'aménorrhée, le bébé mesure environ 25 cm de la tête aux pieds.

Vers la 24ᵉ semaine, votre bébé entend les sons extérieurs et réagit en bougeant dans votre ventre.

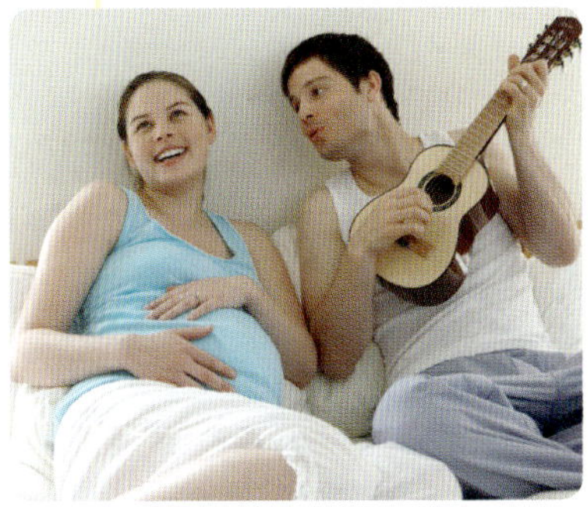

Les cours de préparation à l'accouchement répondent aux besoins spécifiques de la grossesse. C'est aussi l'occasion d'échanger avec d'autres futures mamans.

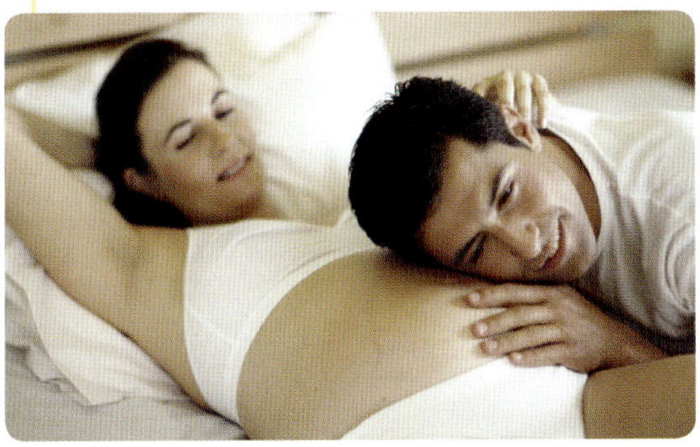

Votre bébé bouge plus souvent et de plus en plus fort. Votre compagnon peut enfin partager ce que vous ressentez.

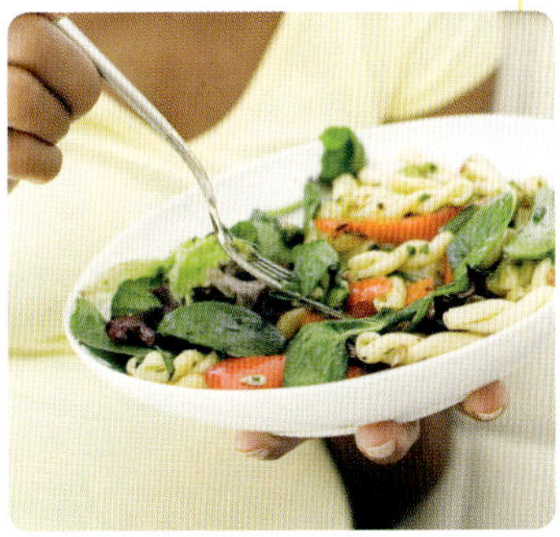

Privilégiez une alimentation variée et riche en légumes pour vous et votre bébé.

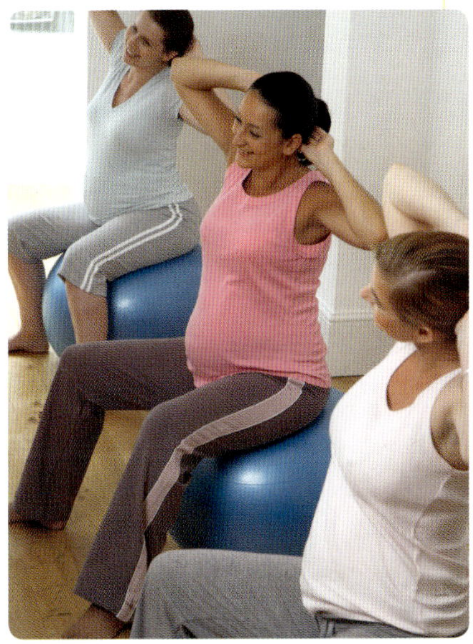

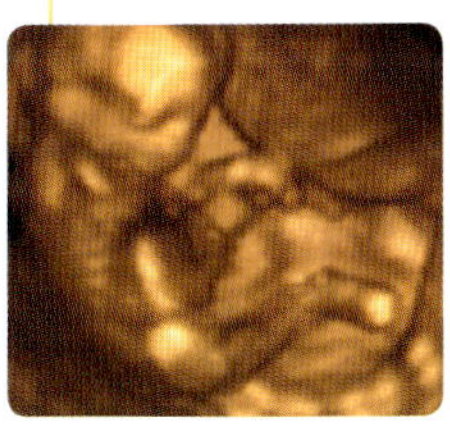

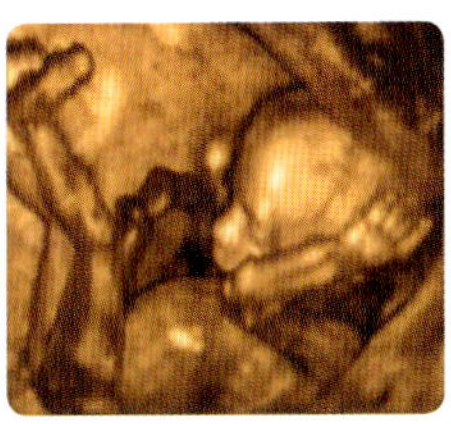

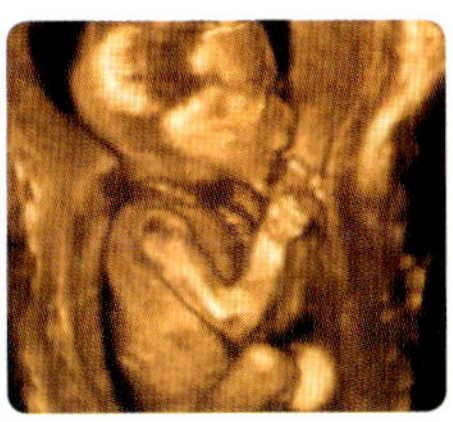

Le bébé baigne dans le liquide amniotique grâce auquel il peut bouger à sa guise, sans risque de se cogner ou de se blesser.

La 13e semaine

VOUS VOICI AU SEUIL DU DEUXIÈME TRIMESTRE, UNE PÉRIODE DE PLÉNITUDE LORS DE LA GROSSESSE.

Les troubles que vous avez pu ressentir au début de la grossesse vont progressivement disparaître car le taux des hormones de grossesse – que l'on suppose responsable des nausées fréquentes au premier trimestre – diminue. Le bébé, quant à lui, baigne dans un sac rempli de liquide amniotique, qui prend du volume au fur et à mesure que le fœtus grandit et grossit. Parallèlement, son cerveau se développe rapidement.

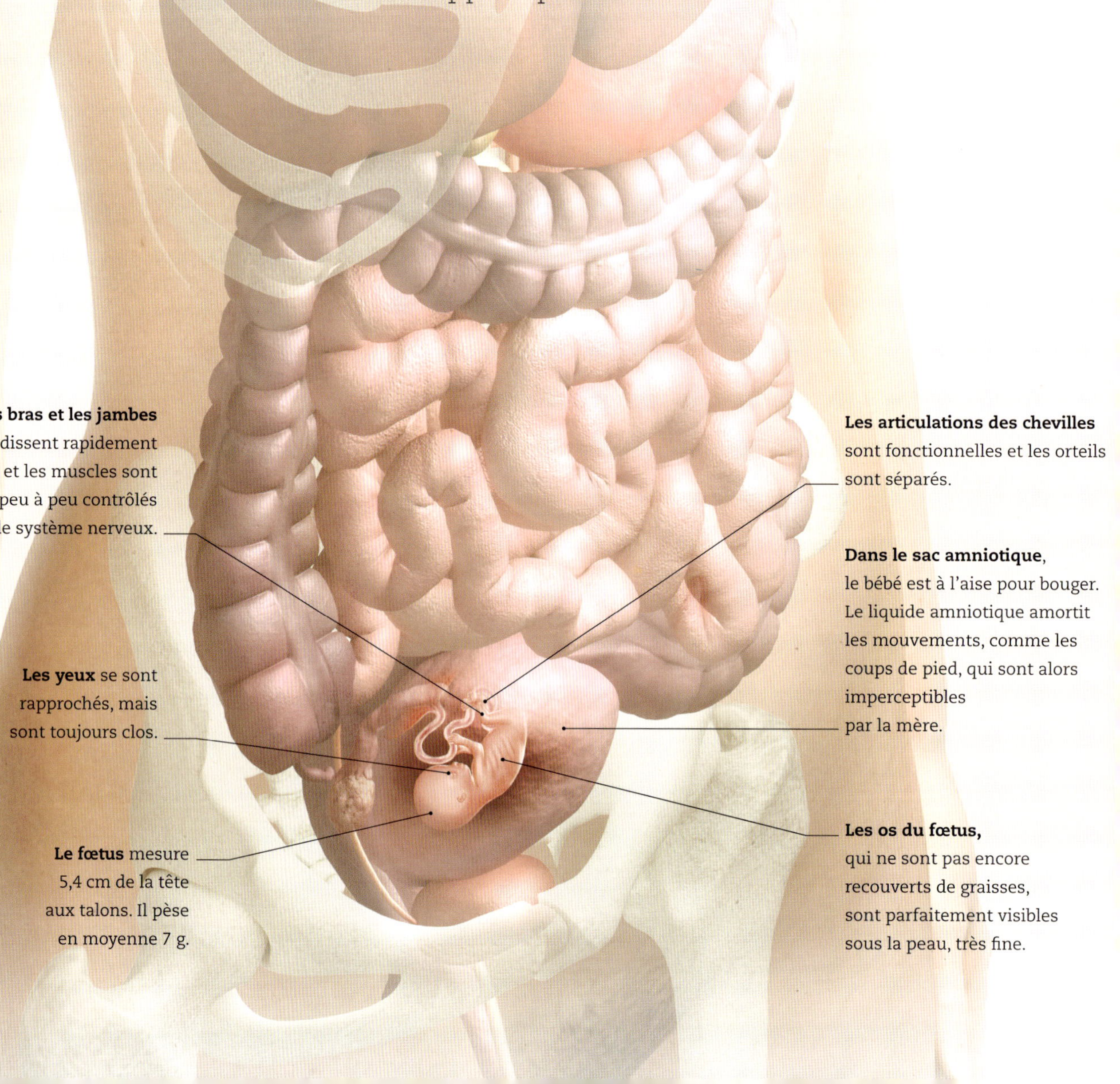

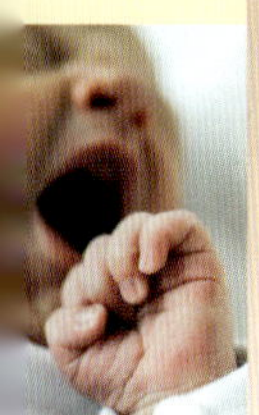

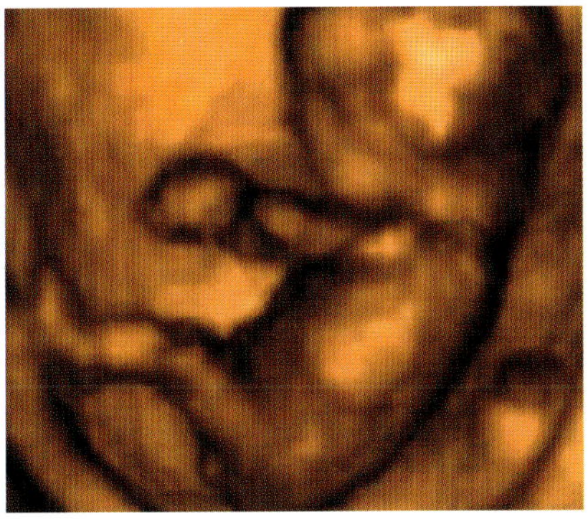

VOUS ÊTES À 12 SEMAINES ET 1 JOUR

Encore 195 jours…

BÉBÉ AUJOURD'HUI

Sur cette échographie 3D, on voit nettement que les bras et les jambes de bébé sont complètement formés et davantage proportionnés par rapport au tronc. Toutes les articulations sont maintenant fonctionnelles et le fœtus peut faire une multitude de mouvements.

Il est grand temps d'annoncer la nouvelle aux êtres qui vous sont chers, avant qu'ils ne devinent que vous êtes enceinte.

Le début du deuxième trimestre de votre grossesse s'articule autour de l'échographie de datation (voir p. 138). Vous pouvez sans crainte annoncer à ceux qui ne le savent pas encore que vous êtes enceinte, car le risque de faire une fausse couche est considérablement réduit : uniquement 1 % des femmes perdent leur bébé après la 12e semaine. De plus, votre ventre s'arrondit et dissimuler votre grossesse va devenir de plus en plus difficile.

Si, depuis trois mois, vous et votre conjoint avez choisi de garder le secret, l'annonce de votre grossesse peut être à la fois un grand soulagement et une nouvelle façon de tisser des liens avec vos proches. Mais attendez-vous à être assaillie de conseils, chacune ayant à cœur de vous faire part de sa propre expérience.

Annoncer une grossesse n'est pas toujours facile. Prenez garde, par exemple, à ne pas blesser ceux de vos amis qui tentent sans succès de procréer, ils auront sans doute du mal à se réjouir pour vous. Plutôt qu'ils apprennent la nouvelle au hasard d'une conversation, annoncez-la-leur directement. Préparez-vous à ce qu'ils réagissent de manière négative, en refusant par exemple de parler de votre grossesse. Laissez-leur le temps de se faire à cette idée et acceptez qu'ils soient tristes malgré toute l'affection qu'ils peuvent vous porter.

NE PAS OUBLIER

Les examens du 2e trimestre

Si la mesure de la clarté nucale prise lors de l'échographie du 1er trimestre laisse présager un risque de maladie génétique (voir p. 142-143), les résultats seront vérifiés à l'aide des examens suivants :

- **Le dosage des marqueurs sériques,** obligatoirement pratiqué entre la 14e et la 18e SA
- **L'amniocentèse,** pratiquée entre la 15e et la 17e SA, avec votre consentement.

GROS PLAN SUR… VOTRE CORPS

Apprenez à tricher !

Vos vêtements commencent à vous serrer mais il est encore trop tôt pour investir dans des vêtements pour femmes enceintes. Faites donc preuve de créativité ! Pour fermer votre pantalon, passez un élastique dans la boutonnière puis autour du bouton (voir ci-contre) ou cousez une bande élastique que vous attacherez avec un bouton-pression. Si votre conjoint est plus fort que vous, servez-vous dans sa garde-robe. Empruntez-lui ses T-shirts, ses chemises et ses pull-overs que vous porterez avec une ceinture.

Sur un T-shirt moulant, enfilez une robe chasuble ou une tunique. Un pantalon taille basse est du plus bel effet porté avec une longue chemise. Toutefois, il vous faudra investir à un moment ou à un autre dans un pantalon pour femme enceinte avec une ceinture réglable, qui vous apportera davantage de confort.

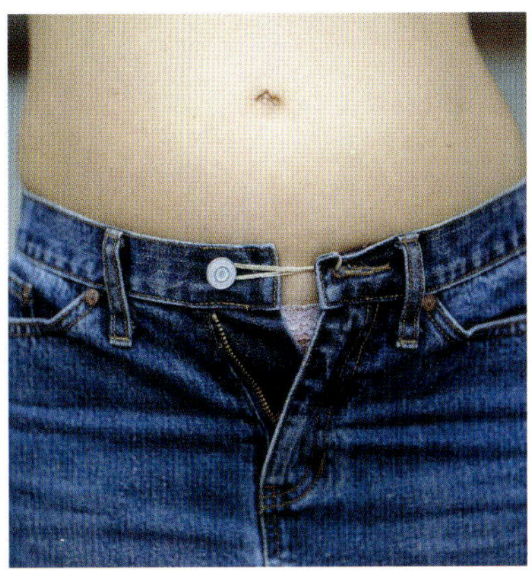

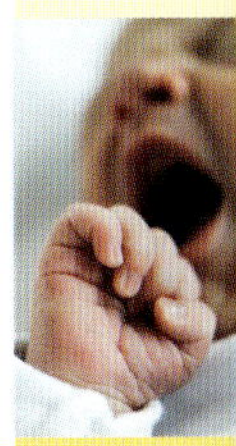

Le diagnostic prénatal

Si les tests de dépistage d'une anomalie génétique, principalement la trisomie 21, sont positifs, votre gynécologue vous proposera de faire d'autres examens pour confirmer ou infirmer ces premiers résultats.

Qu'est-ce qu'un diagnostic prénatal ?

Le diagnostic prénatal est proposé aux femmes enceintes afin de détecter les éventuelles anomalies génétiques. Basé principalement sur l'échographie, il fait aussi appel au dosage des marqueurs sériques et, depuis 2013, à un nouveau test basé sur l'analyse de l'ADN fœtal dans le sang de la mère. Selon les résultats, on a recours à l'amniocentèse ou à la biopsie de trophoblaste. Les risques de fausse couche étant faibles, mais réels (voir ci-contre), la décision ne peut être prise à la légère.

La biopsie du trophoblaste Également appelée prélèvement de villosités choriales (PVC), elle consiste à prélever des fragments du tissu placentaire (le trophoblaste est la membrane fœtale à l'origine de la partie fœtale du placenta). Le placenta, constitué de filaments (ou villosités), recouvre la paroi de l'ovule fécondé ; les chromosomes des cellules du placenta présentent les mêmes caractéristiques que les chromosomes du fœtus. Les échantillons prélevés sont examinés dans un laboratoire spécialisé dans le dépistage de la trisomie 21, 13 ou 18.

La biopsie du trophoblaste est généralement pratiquée entre la 11e et la 14e semaine d'aménorrhée. Les résultats sont obtenus entre 7 et 10 jours plus tard. La biopsie du trophoblaste permet également, même si ce n'est pas son principal objectif, de connaître le sexe du bébé. Par conséquent, si vous voulez garder la surprise, dites-le clairement au praticien. Dans 2 à 3 % des cas, le prélèvement ne peut pas être pratiqué du fait du positionnement du placenta ; une amniocentèse est alors prescrite au cours de la 16e semaine d'aménorrhée.

L'amniocentèse Elle est généralement pratiquée entre la 16e et la 18e semaine d'aménorrhée. Le liquide amniotique dans lequel baigne le fœtus est principalement constitué de cellules provenant de sa peau et de ses voies urinaires. L'amniocentèse consiste à prélever du liquide amniotique, qui est ensuite envoyé dans un laboratoire pour en extraire les cellules. Celles-ci sont mises en culture jusqu'à ce qu'elles soient en quantité suffisante pour qu'un médecin

TECHNIQUE ET DÉROULEMENT DE L'EXAMEN

La biopsie du trophoblaste

Deux techniques sont possibles : par voie transabdominale ou par voie transvaginale. La première consiste à introduire une fine aiguille dans l'abdomen pour prélever des fragments placentaires. Dans la seconde, une pince est introduite dans le col de l'utérus. La méthode est choisie en fonction de la position du placenta, localisé grâce à une sonde à ultrason, mais aussi de la compétence du praticien.

Rien ne s'oppose à ce qu'une biopsie du trophoblaste soit pratiquée lors d'une grossesse multiple, une amniocentèse étant généralement prescrite afin de confirmer les résultats obtenus.

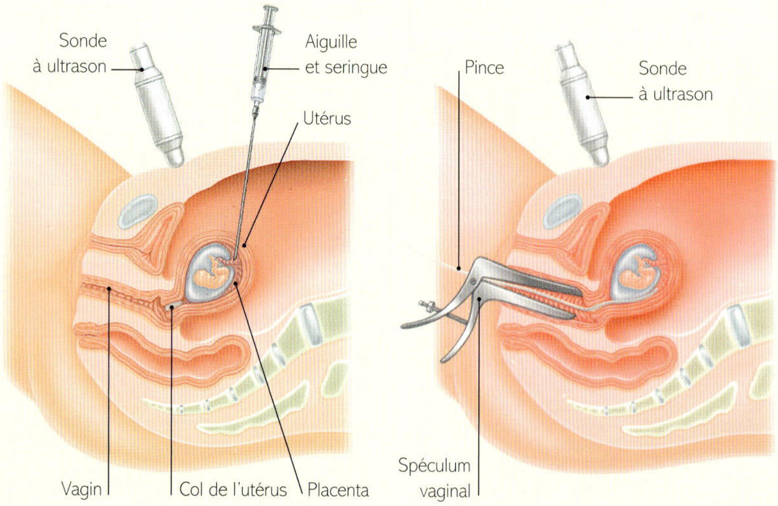

Examen par voie transabdominale — **Examen par voie transvaginale**

QUAND S'INQUIÉTER

Si, à l'issue de l'examen, vous ressentez de violentes douleurs abdominales, si vous avez de la fièvre (plus de 38 °C) ou si du sang ou un liquide translucide s'écoulent de votre vagin, consultez sans tarder votre médecin.

TECHNIQUE ET DÉROULEMENT DE L'EXAMEN

L'amniocentèse

À l'aide d'une sonde à ultrason, le praticien localise une poche de liquide amniotique suffisamment loin du fœtus. Sous le contrôle de la sonde, il enfonce une fine aiguille dans l'abdomen de la patiente, qui pénètre ensuite dans l'utérus et le liquide amniotique. Une petite quantité de liquide est prélevée. Certains praticiens optent pour une anesthésie locale de l'abdomen afin que l'examen soit totalement indolore.

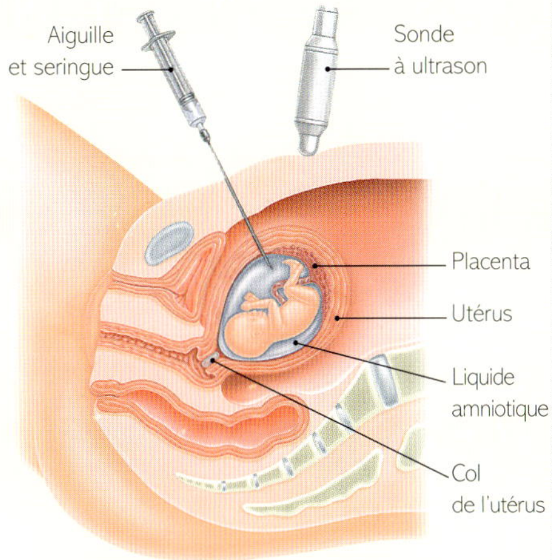

spécialisé en anatomo-cyto-pathologie puisse examiner les chromosomes et identifier éventuellement une maladie chromosomique telle que la trisomie 21. Un prélèvement du liquide amniotique permet aussi de doser le taux d'alpha-fœto-protéine (AFP) et d'identifier certaines malformations congénitales comme le spina-bifida ainsi que des infections bactériennes ou virales pouvant provoquer un accouchement prématuré (voir p. 431). Dans certains cas, la présence de la toxoplasmose ou du cytomégalovirus est recherchée dans le liquide amniotique.

Appréhensions et effets secondaires

Si l'amniocentèse vous inquiète, sachez que la plupart des femmes ne ressentent pas de douleur. L'introduction d'une aiguille dans le ventre ne fait pas plus mal qu'une prise de sang. Parfois, une légère anesthésie, parfois plus douloureuse que l'examen, est pratiquée avant l'introduction d'une aiguille par voie transabdominale. Il est possible que vous ressentiez des crampes qui rappellent les douleurs menstruelles. Cela ne signifie pas que vous faites une fausse couche.

Après l'examen

Si votre Rhésus est négatif (voir p. 127), on vous fera une injection de gammaglobulines anti-D à la suite du prélèvement, afin d'éviter tout risque de complication pour la grossesse en cours et pour les futures.

Les résultats

Il semble qu'être active après une amniocentèse n'augmente pas le risque de fausse couche. Alors, même si vous ne ressentez pas l'envie de faire de l'exercice, ne restez pas pour autant au lit. Dans la plupart des cas, vous serez physiquement en mesure de retourner au travail dans les 24 à 48 heures, même si sur le plan émotionnel vous ne serez pas forcément très motivée.

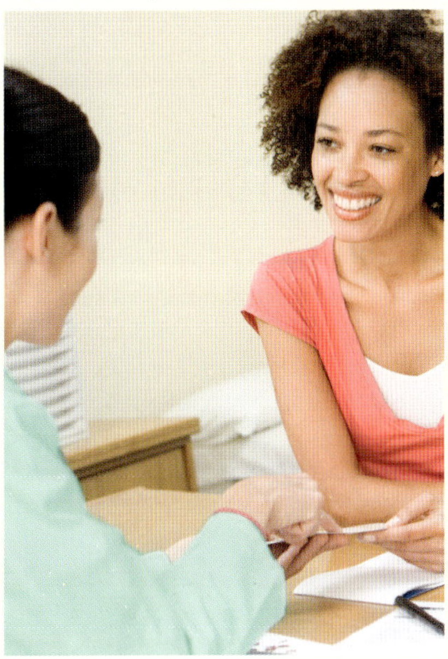

LE POUR ET LE CONTRE

Quel examen choisir ?

Tous deux comportent un risque de fausse couche compris entre 0,5 et 1 %, mais il y a d'autres choses à prendre en compte avant de vous décider.

Biopsie du trophoblaste : avantages

- Elle peut être pratiquée plus tôt qu'une amniocentèse (jusqu'à 3 semaines). En cas d'avortement thérapeutique, les risques et le traumatisme seront moindres.
- Le prélèvement d'une plus grande quantité de matériel génétique rend les résultats plus rapides.

Biopsie du trophoblaste : inconvénients

- Les risques de fausse couche sont plus élevés (entre 1 et 2 %), quelle que soit la méthode utilisée, car l'examen est réalisé à un stade plus précoce de la gestation. Le plus souvent, elle est réalisée par voie transabdominale.
- Autrefois, les femmes qui subissaient cet examen donnaient parfois naissance à un bébé souffrant d'une malformation, l'examen étant pratiqué avant la 10e SA, au moment où les membres se forment. Aujourd'hui, ce risque est de 1 pour 1000 pour les femmes l'ayant fait contre 1 pour 1700 naissances pour les femmes n'ayant pas subi l'examen.

Amniocentèse : avantages

- L'amniocentèse est plus fiable.

Amniocentèse : inconvénients

- L'amniocentèse se pratique plus tard et les résultats peuvent être plus longs à avoir. En cas d'avortement thérapeutique, un accouchement par voie vaginale peut être nécessaire.

Si vous êtes inquiète avant un examen de dépistage, parlez-en avec votre médecin. Il vous expliquera les risques et la procédure en détail.

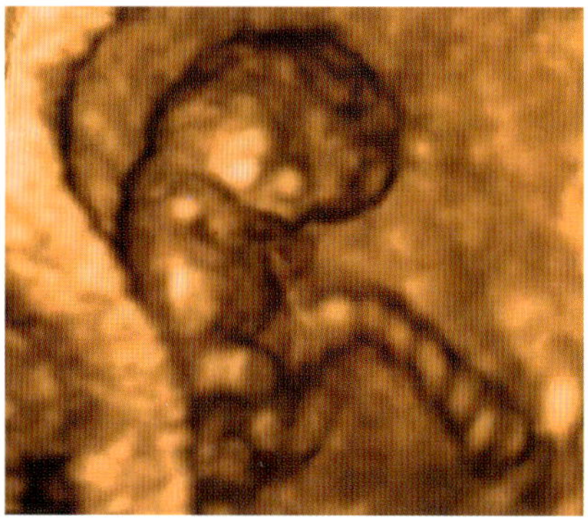

VOUS ÊTES À 12 SEMAINES ET 2 JOURS

Encore 194 jours…

BÉBÉ AUJOURD'HUI

Cette échographie 3D montre un bébé qui baigne dans le liquide amniotique. Le sac est suffisamment spacieux pour qu'il puisse bouger à sa guise. Dans quelque temps, il pourra uriner, mais aujourd'hui sa minuscule vessie et ses reins ne fonctionnent pas encore.

Le sac de liquide amniotique dans lequel baigne le bébé est une protection qui perdurera jusqu'au terme de la grossesse.

Le liquide amniotique protège votre bébé des chocs extérieurs. C'est également ce liquide qui lui permet de bouger et de grandir dans un environnement stable en température.

La quantité de liquide amniotique est passée de 1 ml à la 7e semaine d'aménorrhée à 25 ml aujourd'hui. Dans 6 semaines, votre bébé baignera dans environ 60 ml de liquide amniotique.

En effet, la quantité de liquide amniotique augmente régulièrement jusque vers la 32e semaine, puis reste stable jusqu'à la 37e semaine, et diminue d'environ 8 % par semaine jusqu'à l'accouchement.

Les déchets éliminés dans l'urine du fœtus passent du liquide amniotique dans le système sanguin de la femme enceinte. À la 37e semaine d'aménorrhée, les urines du bébé sont importantes : elles correspondent à plus d'un quart de son poids total (2 à 3 % du poids d'un adulte).

Votre température corporelle influe directement sur celle de votre bébé, mais la contrôler n'est pas nécessaire, hormis en fin de grossesse. À ce moment, le métabolisme de base du bébé est élevé et il doit vous transmettre sa chaleur pour que sa température baisse.

L'AVIS… DU NUTRITIONNISTE

J'ai retrouvé l'appétit mais à ce stade, combien de calories me faut-il consommer au quotidien? Comme la plupart des femmes enceintes, vous ne souffrez plus des désagréments du premier trimestre. Vos apports caloriques n'ont pas besoin d'augmenter à ce stade. Si vous avez eu des nausées au cours du premier trimestre et n'avez pas pris de poids, vous risquez d'avoir plus d'appétit. Suivez les conseils de votre sage-femme, ne limitez pas votre alimentation, mais optez toujours pour des repas et des en-cas nutritifs. Prenez un verre de lait, une banane, des fruits secs ou de noix, une tartine de fromage frais ou de beurre avec un peu de confiture. Si vous faites de l'exercice, vous pourrez augmenter votre apport calorique. Après l'effort, buvez un verre de lait, hydratant et plein de protéines. Il est fréquent qu'une femme enceinte soit anémiée, en particulier quand les réserves de fer avant la gestation étaient basses. L'anémie peut être due à une grossesse inattendue, à un accouchement dans les 18 mois qui précèdent, à des règles très abondantes, ou au fait que vous ne mangez ni viande rouge ni poisson.

GROS PLAN SUR… LA NUTRITION

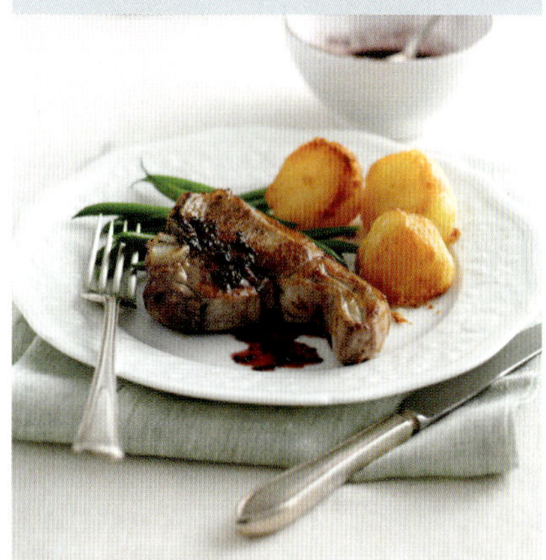

L'apport en fer

Augmentez votre apport en fer. Une anémie a des conséquences sur la taille du placenta et augmente les risques de prématurité ou de faible poids de naissance. Consommez :

- Des légumes à feuilles vert foncé
- De la viande rouge
- Des céréales complètes
- Des légumes secs
- Du jus de pruneau

La vitamine C favorise l'absorption du fer contenu dans les aliments. Buvez du jus d'orange pressé en mangeant et diminuez votre consommation de caféine, car c'est un alcaloïde qui inhibe l'absorption du fer.

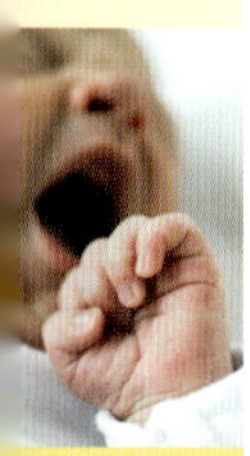

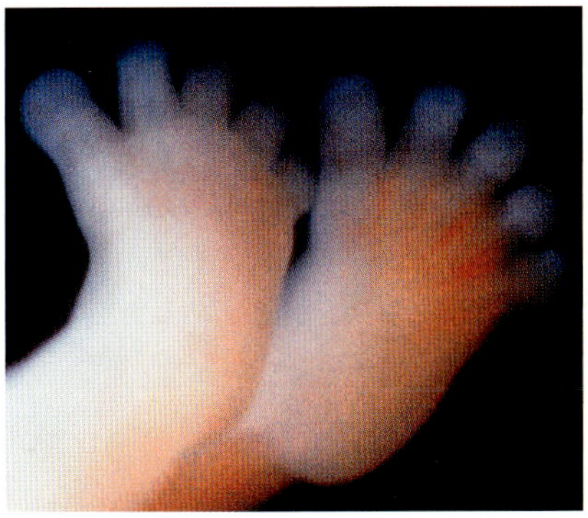

VOUS ÊTES À 12 SEMAINES ET 3 JOURS

Encore 193 jours…

BÉBÉ AUJOURD'HUI

Les orteils du fœtus sont bien séparés et sont tous de la même longueur. Les articulations des chevilles sont fonctionnelles et le bébé peut bouger, même si la mère ne perçoit pas encore ses coups de pied.

Comme votre utérus se dilate en fonction de la taille du fœtus, vous pouvez ressentir des douleurs au niveau du ventre.

L'utérus est soutenu par une large bande de tissus conjonctifs, localisée dans le bassin. Ces ligaments, ronds, s'étirent au fur et à mesure que l'utérus se dilate, ce qui provoque souvent une gêne au niveau de l'aine ou dans le bas du ventre. La douleur peut être ressentie jusque dans la hanche, soit sous la forme d'une douleur vive mais brève ou, au contraire, d'une douleur lancinante.

Rapidement, vous saurez quelles positions sont les plus confortables pour vous, et ce, que vous soyez assise ou allongée. Vous pouvez ponctuellement prendre de faibles doses de paracétamol ; cependant, d'autres méthodes sont parfois tout aussi efficaces, comme un bain chaud.

Il est fréquent que les ligaments ronds soient douloureux chez une femme enceinte. Prenez toujours un avis médical si des douleurs violentes dans le ventre ou le bassin persistent ou si la douleur se transforme en crampe. Agissez de même si vous avez des saignements, de la fièvre ou une sensation de brûlure lorsque vous urinez.

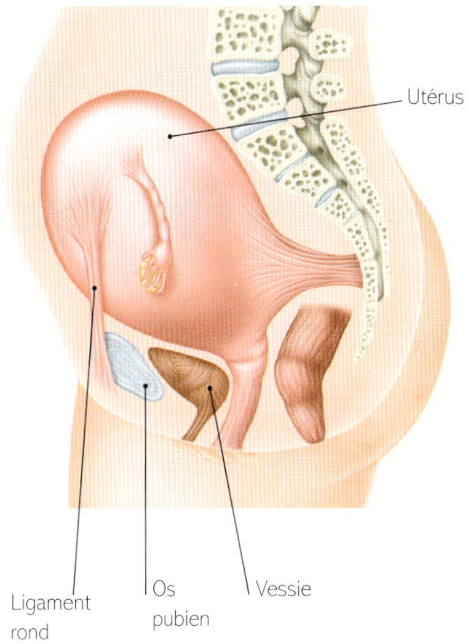

Les ligaments ronds qui soutiennent l'utérus s'étirent au fur et à mesure que l'utérus se dilate et, de ce fait, tirent sur les fibres nerveuses et autres structures sensibles se trouvant à proximité, d'où une gêne voire une douleur.

BON À SAVOIR

Les traitements contre la stérilité favorisent les grossesses multiples.

En forte augmentation depuis les années 1980, le taux des grossesses multiples s'est stabilisé depuis 2001 grâce à une meilleure gestion des traitements.

Les couples qui suivent une procréation médicale assistée possèdent 25 % de chances d'avoir des jumeaux, contre 1,6 % naturellement, et 2,5 % d'avoir des triplés, contre 0,03 % naturellement.

GROS PLAN SUR… LA GROSSESSE MULTIPLE

Porter des jumeaux

Si vous attendez des jumeaux (des triplés ou plus) sachez que la plupart des grossesses multiples se déroulent sans aucun problème, même si le corps est fortement sollicité.

Sachez, toutefois, que certaines anomalies sont plus fréquentes lors d'une grossesse multiple, parmi lesquelles :

- Placenta prævia (voir p. 212)
- Production excessive de liquide amniotique ou hydramnios (voir p. 473)
- Troubles de la croissance d'un ou de plusieurs fœtus dus au syndrome transfuseur-transfusé (STT), (voir p. 130)
- Accouchement prématuré (p. 431)

Mais rassurez-vous, vous bénéficiez d'un suivi plus étroit. Votre gynécologue vous prescrira plus d'examens prénatals que si vous attendiez un seul enfant, en particulier afin d'identifier toute anomalie et d'en minimiser les effets.

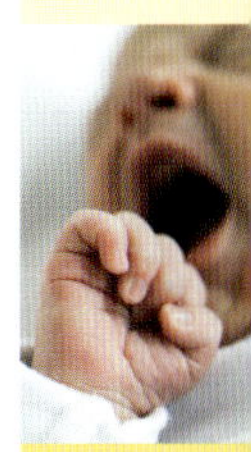

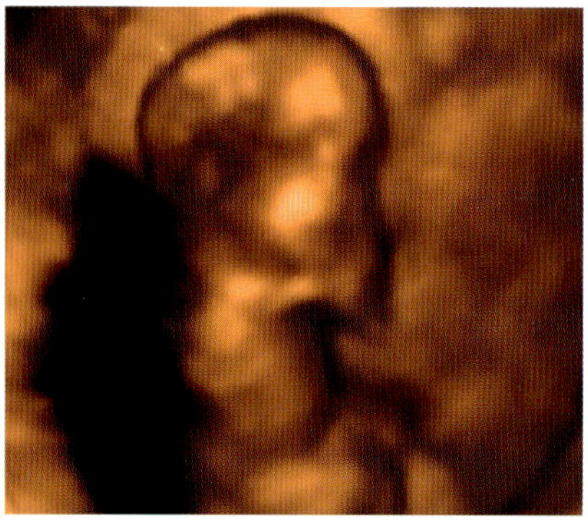

VOUS ÊTES À 12 SEMAINES ET 4 JOURS

Encore 192 jours…

BÉBÉ AUJOURD'HUI

À ce stade de la grossesse, le front du fœtus est bombé et volumineux, et les os du crâne ne sont pas encore joints (les fontanelles ne se soudent que 2 mois après la naissance). Les yeux, qui jusqu'alors étaient de chaque côté de la tête, se sont rapprochés.

Grâce à un développement cérébral complexe, le fœtus prend conscience de son environnement et se met à bouger de façon plus coordonnée.

Le cerveau du fœtus est en plein développement. Les deux hémisphères cérébraux commencent à se connecter, chacun d'eux commandant la partie opposée du corps : les muscles du côté gauche sont contrôlés par l'hémisphère droit et vice versa.

Les fibres motrices, qui contrôlent les mouvements, sont les premières à être fonctionnelles : le fœtus a la possibilité de faire des mouvements de plus en plus complexes. Le développement des nerfs sensoriels, qui contrôlent les sensations, est plus long ; ceux des mains et de la bouche sont les premiers à arriver à maturité. Entre la 12e et la 15e semaine, le cerveau du fœtus se développe rapidement et est totalement formé vers la 22e semaine, et par conséquent les membres et le tronc réagissent davantage aux stimuli. À ce stade de la grossesse, le système nerveux du fœtus est loin d'être fonctionnel : le fœtus ne perçoit pas l'espace et ne réagit ni à la douleur, ni à la température, ni au toucher.

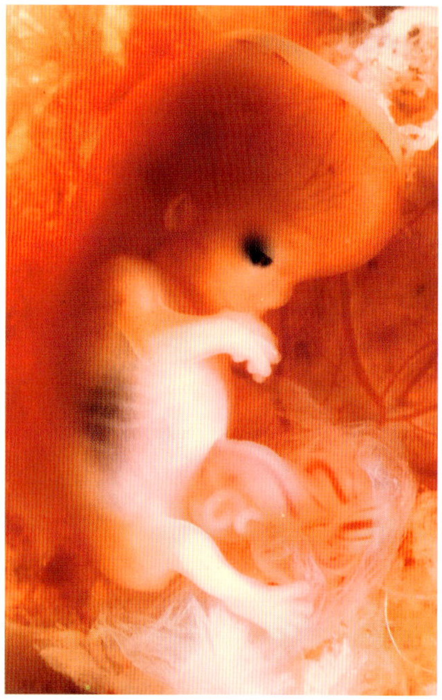

Grâce au développement de son cerveau, le fœtus fait des mouvements de bras et de jambes de plus en plus amples, mais encore mal coordonnés.

GROS PLAN SUR… LA NUTRITION

Les yaourts : quel délice !

Vous recherchez un en-cas riche en calcium ? Prenez des yaourts nature ou avec le moins de sucre possible. Si vous mangez des substituts de produits laitiers, assurez-vous qu'ils sont enrichis en calcium.

L'AVIS… DE LA SAGE-FEMME

J'ai du diabète. Quelles peuvent être les conséquences sur ma grossesse ? Que le diabète apparaisse en cours de grossesse (diabète gestationnel) ou que soyez diabétique depuis plusieurs années (diabète de type 1 ou de type 2), une surveillance régulière par un spécialiste s'impose. En effet, cette pathologie peut être lourde de conséquences notamment si la glycémie n'est pas sérieusement contrôlée.

Les besoins en insuline augmentent pendant la grossesse. Vous devrez contrôler votre glycémie à la maison. Selon les résultats, vous devrez prendre un traitement par voie orale ou vous faire des injections d'insuline.

Chez les femmes enceintes diabétiques, les risques d'hypertension artérielle, de formation de caillot sanguin et de prééclampsie (voir p. 474) sont plus élevés. Si votre diabète induit un dysfonctionnement rénal ou une rétinopathie, la situation peut empirer au cours de la grossesse. Cela augmente le risque que votre enfant souffre de malformations congénitales ou de troubles de la croissance, qui peut être trop rapide, ou au contraire trop lente.

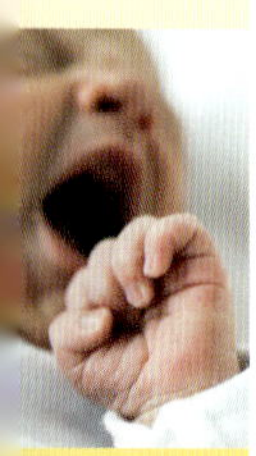

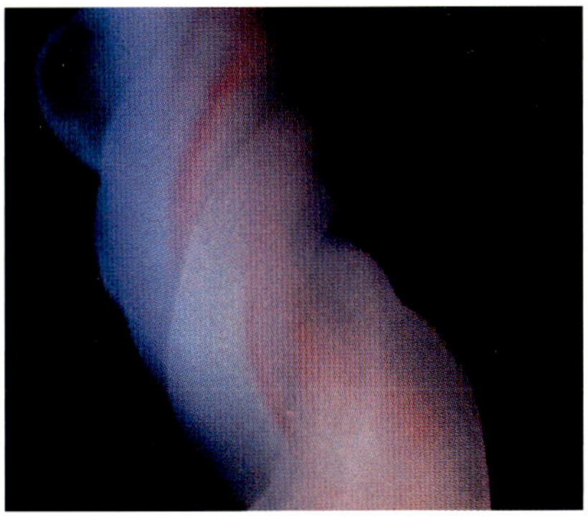

VOUS ÊTES À 12 SEMAINES ET 5 JOURS

Encore 191 jours…

BÉBÉ AUJOURD'HUI

Voici un gros plan du cordon ombilical du bébé, constitué de deux artères et d'une veine. Les artères ombilicales véhiculent le sang du fœtus au placenta. Cela n'est pas perçu par le bébé, qui n'a aucune conscience de la présence du cordon ombilical car ce dernier ne comporte pas de fibre nerveuse.

Jour après jour, vous et votre conjoint développez une relation particulière avec votre bébé.

Votre bébé n'entend pas encore les sons extérieurs comme la musique et ne reconnaît ni votre voix ni celle de votre conjoint (voir p. 238). Certaines femmes parlent à leur bébé afin de commencer à tisser des liens avec lui. Faites ce qui vous semble le plus naturel, que ce soit lui parler à voix haute ou dans votre tête.

Très tôt, votre bébé vous entend (voir p. 171) et reconnaît votre voix et celle de votre conjoint. Il perçoit également d'autres sons, comme la musique.

Certains couples utilisent des noms intimes, sortis de leur imagination, pour parler en tête à tête de leur bébé. Quel que soit le mot utilisé, sachez qu'il est important de donner une identité à ce petit être, alors que vous ignorez encore s'il s'agit d'une fille ou d'un garçon.

Si vous n'avez pas encore annoncé à votre entourage que vous êtes enceinte, avoir recours à un langage codé pour parler de votre grossesse vous sera parfois utile.

BON À SAVOIR

Tous les mouvements que fait votre bébé sont cruciaux pour son développement.

Lorsque votre bébé gigote, s'étire, remue les bras et les jambes, sa peau se tend tandis que ses os se solidifient et que ses muscles et ses articulations se tonifient.

ACTIVITÉS À ÉVITER AU DEUXIÈME TRIMESTRE

La fatigue ressentie au cours des premiers mois disparaît et vous avez par conséquent un regain d'énergie. Profitez de ce dynamisme et du fait que votre ventre n'est pas encore trop gros pour pratiquer des exercices physiques, bouger et faire des activités qui vous font vraiment plaisir.

Renoncez aux activités présentant des risques de chutes. Ne testez pas votre équilibre ni votre agilité et évitez de rester trop longtemps allongée sur le dos. Les torsions du buste sont fortement déconseillées. Soyez vigilante : les modifications de votre centre de gravité augmentent les risques de trébucher, de chuter, de vous blesser et par conséquent de blesser votre bébé.

Voici une liste d'activités à éviter absolument au deuxième trimestre, et bien entendu également au troisième :

- Les exercices qui nécessitent que vous soyez en altitude (hormis si vous êtes une experte en la matière)
- La plongée sous-marine, qu'elle soit effectuée avec des bouteilles à oxygène ou simplement avec un masque et un tuba
- Le vélo, sur route et VTT
- L'escalade
- Les sports de glisse hivernaux et le ski nautique
- Le patin à glace et le hockey sur glace
- L'équitation
- Le saut à l'élastique !

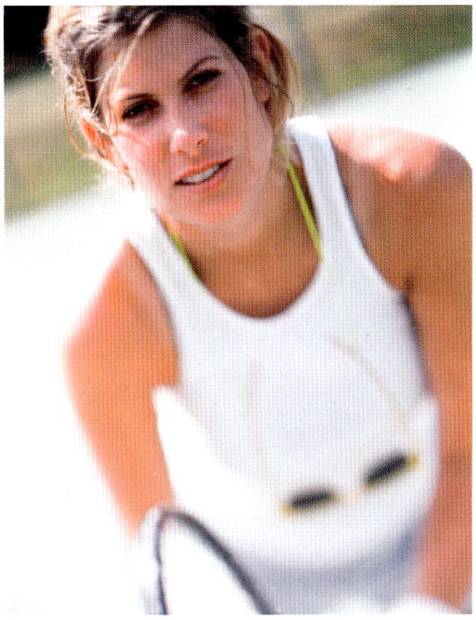

Les sports sans contact, comme le tennis et le badminton, sont à privilégier car les risques de blessure sont minimes. Choisissez des partenaires de votre niveau et n'allez pas au-delà de vos limites.

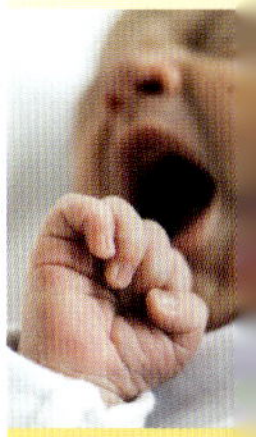

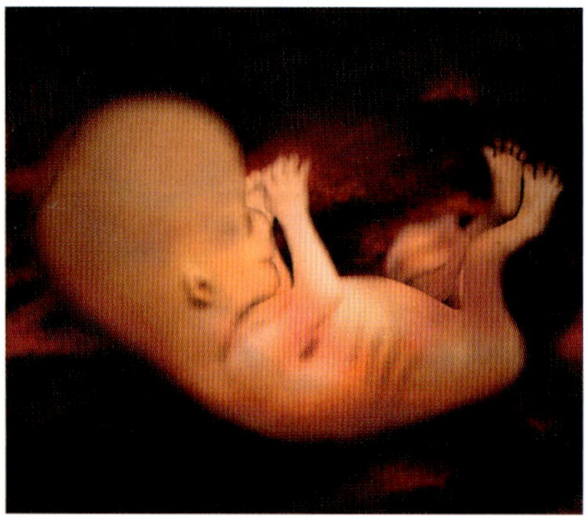

VOUS ÊTES À 12 SEMAINES ET 6 JOURS

Encore 190 jours…

BÉBÉ AUJOURD'HUI

Les yeux du fœtus sont à leur place définitive. Sur cette échographie, l'œil droit et l'oreille droite sont parfaitement visibles. La majorité du temps, le bébé est recroquevillé sur lui-même, le plus souvent les jambes croisées et les mains à proximité du visage.

Commencez donc à lister ce que vous devez acheter pour votre bébé, même si vous ne souhaitez pas concrétiser vos achats dans l'immédiat.

Les risques de fausse couche étant minorés, vous êtes peut-être tentée d'acheter ce dont votre bébé va avoir besoin – sauf si vous êtes superstitieuse et préférez attendre la naissance. Profitez de votre énergie encore disponible pour faire les magasins. En effet, plus vous approcherez du terme, plus vous serez fatiguée et plus vous aurez du mal à vous déplacer les bras chargés de paquets. Arpenter les magasins ne sera probablement plus de votre goût !

Même si vous pensez qu'il est trop tôt pour commencer vos emplettes, réfléchissez à tout ce dont le bébé aura besoin. Demandez conseil à vos amies déjà mamans pour choisir un landau, une poussette, un porte-bébé et un siège-auto, et déterminez un budget. N'hésitez pas à emprunter certains objets à votre entourage ou à les acheter d'occasion.

Vérifiez que vous pourrez retourner les vêtements ou les échanger si la taille ne convient pas au bébé.

GROS PLAN SUR… VOTRE CORPS

La pousse des poils

Le bouleversement hormonal subi par votre corps peut avoir de sérieuses répercussions votre pilosité…

- **Épilez-vous** sans hésiter.
- **Les crèmes dépilatoires et les produits de décoloration** semblent être sans danger, mais aucune étude ne prouve qu'ils ne sont pas absorbés par la peau ; à éviter donc.
- **L'épilation à la cire ou à base de sucre** risque d'être plus douloureuse qu'à l'accoutumée.
- **Les épilations au laser et par électrolyse** ne présentent aucun risque et sont indolores.

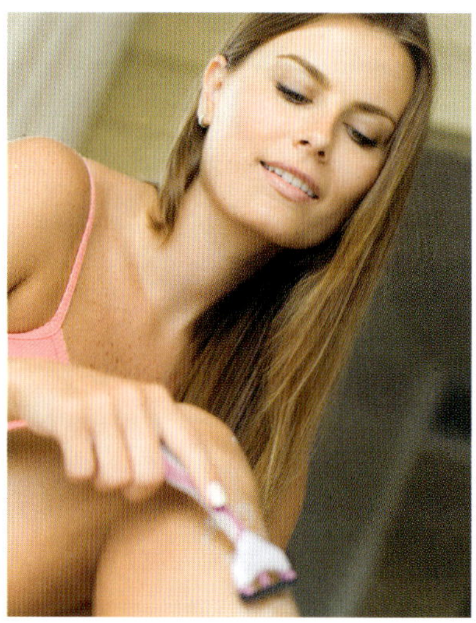

L'AVIS… DE LA SAGE-FEMME

Je viens d'annoncer à mes parents que je suis enceinte, mais ils ont mal pris la nouvelle car ils n'apprécient pas mon conjoint. Que faire ? Premièrement, laissez-leur le temps de digérer cette nouvelle. Faire un bébé, c'est un engagement définitif qui marque un tournant dans la vie. Pour vos parents, le fait que vous soyez enceinte signifie que votre conjoint fait maintenant partie de la famille, et ce même s'ils ne l'apprécient pas.

Une fois les choses calmées, vous pouvez tenter d'ouvrir une discussion avec vos parents. Dites-leur que votre grossesse peut être l'occasion pour eux d'établir une relation plus saine avec votre conjoint. Rassurez-les en leur affirmant que vous attendez d'eux qu'ils jouent leur rôle de grands-parents et que vous ne voulez pas que votre bébé voit le jour dans un climat tendu et pesant.

Il y a fort à parier que lorsqu'ils tiendront votre bébé dans leurs bras, vos parents oublieront tout le reste. Le fait que cet enfant soit aussi le bébé de votre conjoint ne pourra que les faire changer d'avis à son égard.

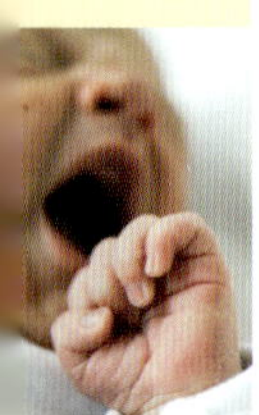

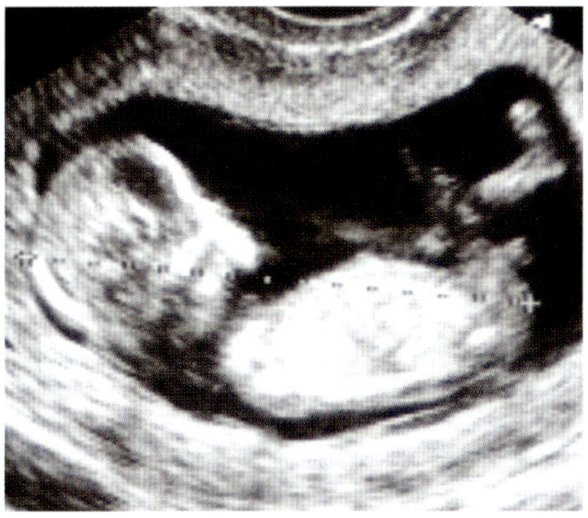

VOUS ÊTES À 13 SEMAINES EXACTEMENT

Encore 189 jours...

BÉBÉ AUJOURD'HUI

Le cliché en noir et blanc ci-contre ressemble à celui que l'on vous remettra après votre propre échographie. Le fœtus est en blanc et le liquide amniotique en noir. L'échographie 2D permet de connaître précisément les mensurations du bébé.

Depuis le début de la grossesse, votre corps a subi un grand bouleversement hormonal. Tout est maintenant rentré dans l'ordre.

BON À SAVOIR

Votre système immunitaire s'est affaibli afin que votre organisme ne rejette pas le petit être qui se développe en vous.

De ce fait, vous êtes plus sujette aux rhumes et maladies bactériennes ; vous avez plus souvent le nez bouché et la nausée.

Au réveil, il se peut que vous ayez encore envie de vomir. On pense que ce sont les rapides changements hormonaux du tout début de la grossesse qui seraient responsables des nausées. Aujourd'hui, votre grossesse ne présente pratiquement plus de risques, les principaux organes internes de votre bébé et les systèmes vitaux sont complètement formés. Comme le taux des hormones se stabilise, vous êtes de moins en moins nauséeuse.

Il se pourrait que la nausée au cours des premières semaines soit une manière de protéger l'embryon, puis le fœtus, des substances nocives que vous aviez l'habitude de consommer : alcool et aliments riches en graisses et pauvres en nutriments.

Si la nausée et les vomissements perdurent, pas de panique ! Certaines femmes souffrent encore de ces désagréments au cours du deuxième trimestre. En cas de doute, demandez un avis médical.

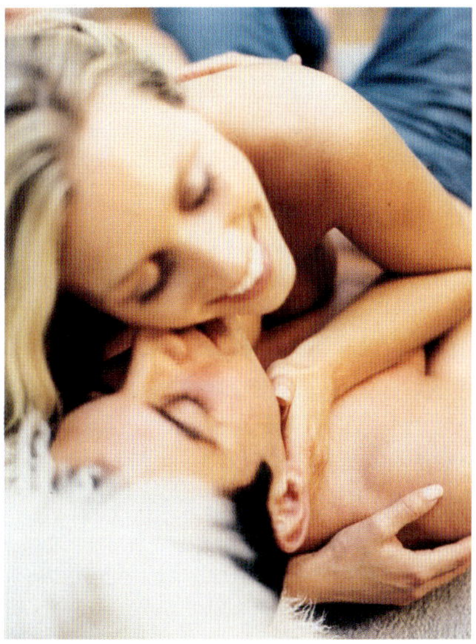

Ne renoncez pas à votre vie sentimentale, ni à votre intimité, même si vous faites moins l'amour qu'avant. Câlinez votre conjoint et montrez-lui que vous l'aimez toujours.

L'AVIS... D'UNE MAMAN

Depuis qu'il sait que je suis enceinte, mon conjoint ne veut plus avoir de relations sexuelles. Aura-t-il à nouveau envie de moi ? Oui ! Même si cela est difficile, ne prenez pas personnellement son refus de faire l'amour. Durant ma grossesse, mon mari refusait la pénétration par peur de me faire mal et de faire mal à notre bébé. Cela était d'autant plus difficile pour moi que j'avais eu des difficultés à être enceinte, que ma grossesse ne se déroulait pas au mieux, que j'avais encore la nausée et que je vomissais souvent.

Nous avons parlé à la sage-femme qui me suivait et qui a rassuré mon mari en lui disant que la pénétration ne pouvait pas blesser notre bébé et qu'il était fréquent qu'une femme enceinte ou son conjoint voient, pour une multitude de raisons différentes, leur désir diminuer.

Si nombre de femmes enceintes connaissent une hausse de leur libido, cela peut être le contraire pour leur compagnon.

Dialoguez avec votre conjoint. Laissez-le exprimer ses peurs et dites-lui ce que vous pensez et ressentez. N'entrez pas en conflit. Tous les couples sont différents et vous seuls pouvez trouver la solution à votre problème.

Si nécessaire, demandez conseil à une sage-femme, un médecin ou un proche.

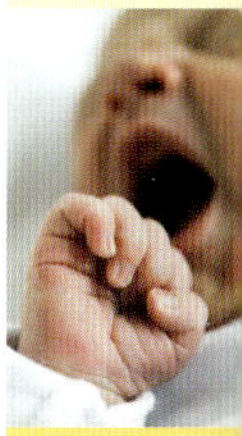

La 14e semaine

VOTRE SILHOUETTE CONNAÎT DE SUBTILS CHANGEMENTS DONT VOUS SEULE AVEZ CONSCIENCE.

Le bébé n'est pas suffisamment gros pour que votre ventre soit volumineux, même s'il est indéniable que votre taille s'épaissit. À ce stade de la grossesse, nombre de femmes ont un regain d'énergie et se sentent en pleine forme. Bien s'alimenter est crucial : renseignez-vous sur les produits à privilégier. Votre corps a notamment besoin de protéines, tout comme votre bébé, qui est en plein développement.

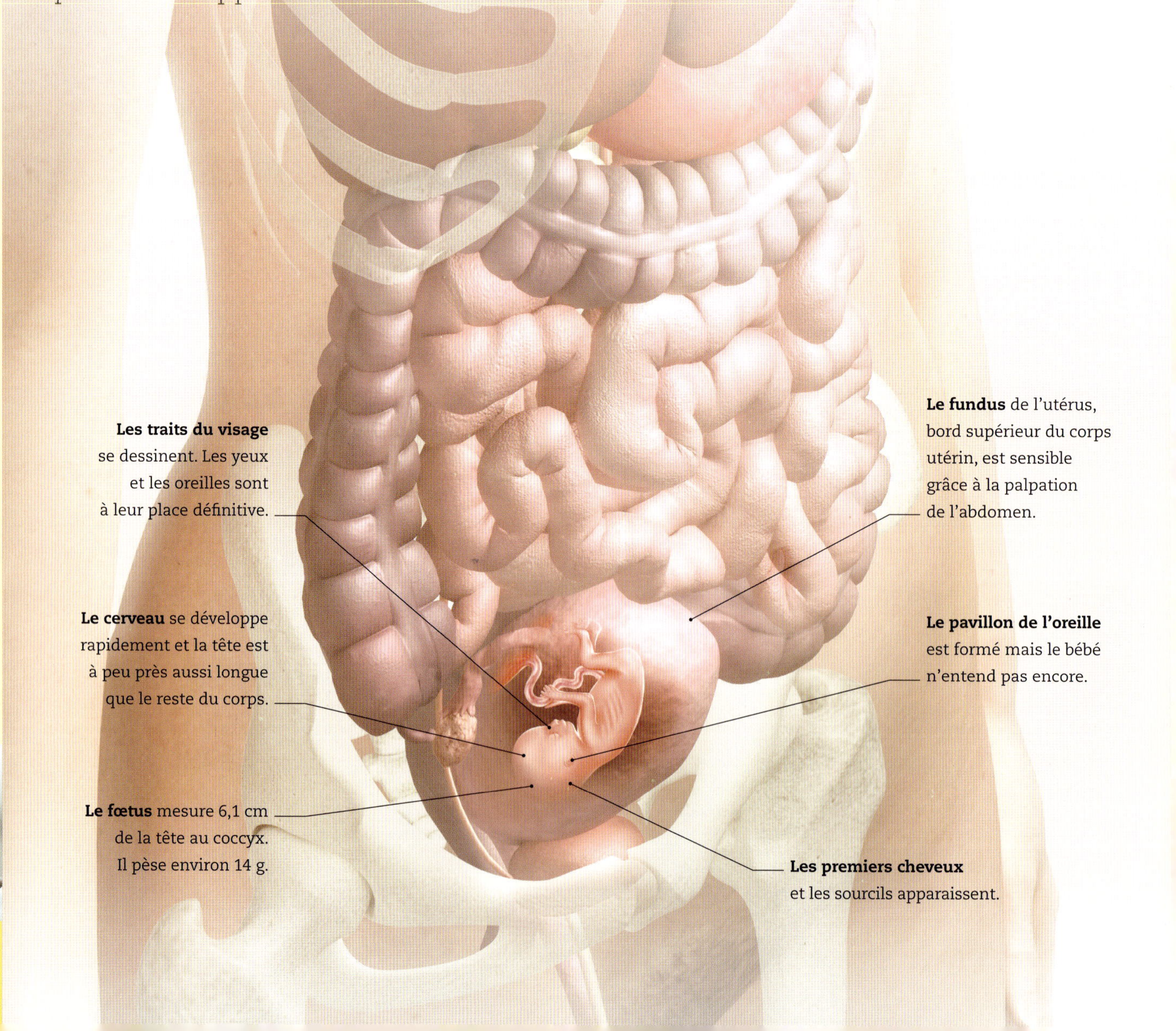

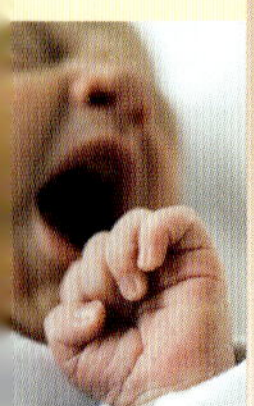

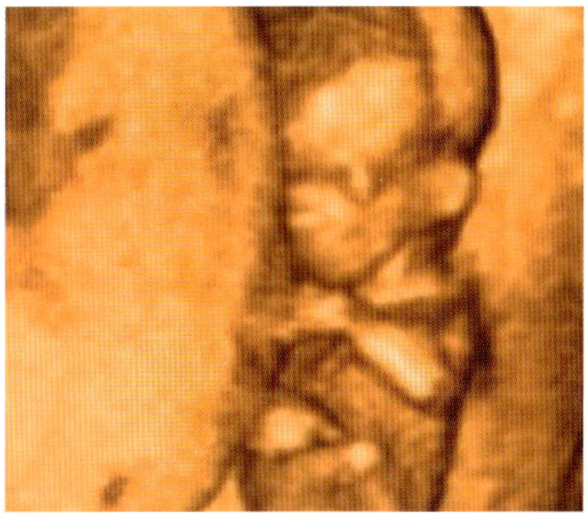

VOUS ÊTES À 13 SEMAINES ET 1 JOUR

Encore 188 jours…

BÉBÉ AUJOURD'HUI

Sur cette échographie, les os, qui correspondent aux zones les plus claires, sont plus faciles à identifier que les autres structures du corps. Si vous n'arrivez pas à lire avec certitude votre échographie, demandez l'aide d'un professionnel.

Vous êtes tout à la fois soulagée et excitée, mais en même temps, vous avez quelques craintes. C'est bien normal à ce stade de la grossesse.

Alors que vous vous sentez nettement mieux physiquement et que vous avez retrouvé votre énergie, vous connaissez des hauts et des bas sur le plan émotionnel. Rien de plus normal. Vous venez de franchir un cap important qui correspond à la découverte des premières images de votre bébé (voir p. 138). Les risques de fausse couche étant désormais minimes, vous réalisez pleinement que bientôt le bébé sera là. Malgré tout, comme nombre de femmes enceintes, vous vous apercevez que même si vous êtes rassurée, vous avez parfois des bouffées d'angoisse.

Pour éliminer ce stress, pratiquez une activité physique. La fatigue ressentie tout au long du premier trimestre a disparu et faire du sport favorise la sécrétion d'endorphines, ces hormones qui procurent une sensation de bien-être sur les plans physique et émotionnel. Restez toutefois vigilante et ne prenez aucun risque inutile (voir encadré ci-dessous).

BON À SAVOIR

Une activité physique peut accélérer le travail.

Selon plusieurs études, les femmes qui pratiquent une activité physique, de façon modérée ou intensive, accouchent plus rapidement (en moyenne trois heures en moins) et plus facilement que les femmes inactives.

À L'ÉCOUTE DE VOTRE CORPS

Demandez à votre médecin traitant, au gynécologue ou à la sage-femme qui vous suit si l'activité physique que vous voulez pratiquer est contre-indiquée dans votre cas. Certaines anomalies comme le placenta prævia (voir p. 212) ou le risque d'accouchement prématuré sont autant de raisons pour ne pas faire d'exercice.

Écoutez votre corps et soyez attentive aux symptômes qui vous indiquent de ralentir la cadence. Si vous optez pour une activité cardio-vasculaire, ne vous fiez pas à votre rythme cardiaque qui, durant la grossesse, est plus élevé qu'à l'accoutumée, même au repos. Si vous êtes capable de tenir une conversation tout en faisant vos exercices, cela signifie que la quantité d'oxygène parvenant à votre bébé est suffisante.

Parmi les autres symptômes indiquant que votre corps est trop sollicité et/ou que vous devez cesser toute activité physique :

- Des saignements vaginaux
- Des vertiges et les maux de tête
- Des douleurs abdominales ou dans la poitrine
- Une grande faiblesse musculaire soudaine
- Une douleur dans le mollet et un gonflement de la jambe
- Des pertes (liquide amniotique).

Si vous remarquez l'un de ces symptômes – même temporairement – demandez un avis médical.

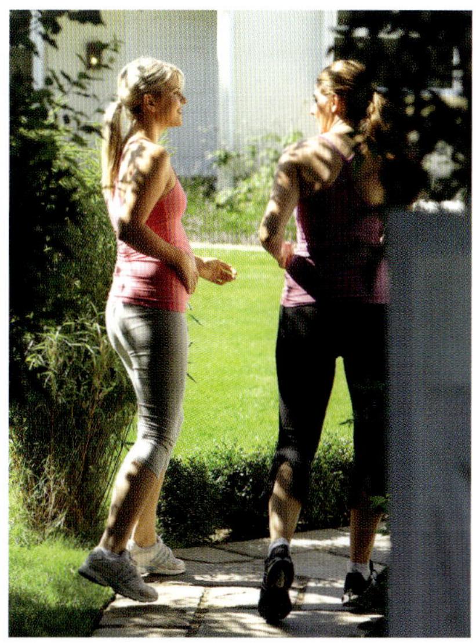

Marchez à vive allure tout en vous assurant que vous pouvez tenir une conversation. Si vous êtes essoufflée, il y a fort à parier que votre rythme est trop soutenu.

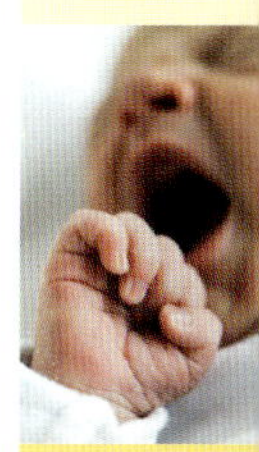

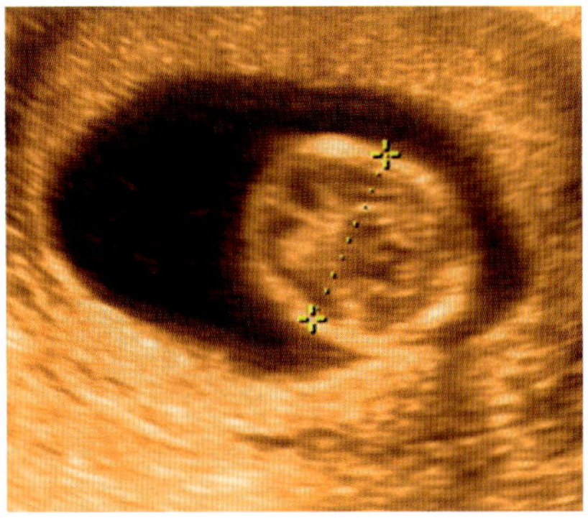

VOUS ÊTES À 13 SEMAINES ET 2 JOURS

Encore 187 jours…

BÉBÉ AUJOURD'HUI

Sur cette coupe transversale du cerveau d'un fœtus, les deux hémisphères sont bien visibles. Dorénavant, le diamètre bipariétal du bébé, mesuré juste au-dessous des oreilles, est un indicateur quant au développement et à la croissance de votre enfant.

Même si son développement n'est pas encore terminé, le fœtus urine, en très petite quantité.

La vessie du bébé se remplit et se vide toutes les trente minutes. Le fœtus avale du liquide amniotique, filtré par les reins et évacué sous la forme d'urine. La vessie a une très faible capacité : elle atteint 10 ml vers la 32e SA et 40 ml vers la 40e SA. L'urine du fœtus est très diluée, car ses reins ne sont pas encore capables de la concentrer. Jusqu'à la naissance, c'est le placenta qui assure en grande partie le rôle futur des reins.

Le système sanguin du fœtus peut maintenant former et désagréger des caillots de sang. C'est le placenta qui avait jusqu'alors rempli cette fonction, afin de diminuer les risques de saignements.

Un petit nombre de globules blancs sont produits par l'organisme du fœtus, même si ce sont ceux de la mère qui le protègent des infections. Quant aux globules rouges du fœtus, ils contiennent une protéine, l'hémoglobine, servant à véhiculer l'oxygène aux cellules, qui diffère de l'hémoglobine maternelle. Elle est plus stable, d'une acidité plus faible et sa plus grande affinité avec l'oxygène lui permet de puiser dans l'hémoglobine de la mère pour couvrir ses propres besoins.

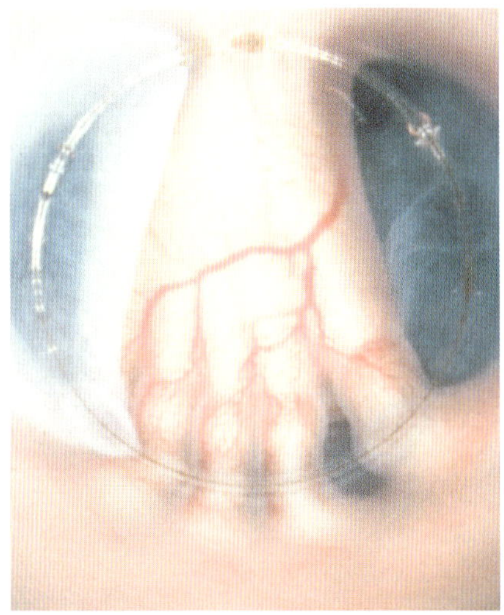

Les pieds se développent rapidement. Les orteils de votre bébé sont désormais formés et séparés, comme le montre cette échographie.

L'AVIS… DU MÉDECIN

J'attends des triplés. En quoi le suivi de ma grossesse sera-t-il différent des autres grossesses ? Les risques qui menacent toute grossesse sont multipliés. Le taux des hormones est plus élevé pour une grossesse multiple et, dans votre cas, votre corps va avoir fort à faire pour porter et nourrir trois fœtus.

La solution idéale consiste à se faire prendre en charge par un gynécologue-obstétricien qui vous accompagnera jusqu'à l'accouchement. Les visites prénatales et les échographies seront plus nombreuses que si vous attendiez un seul bébé. Même si le risque zéro n'existe pas, sachez que si vous faites tous les examens et si vous êtes vigilante, vous avez toutes les chances de donner naissance à trois bébés en parfaite santé.

Généralement, les femmes qui attendent des triplés accouchent au bout d'environ 34 semaines, le plus souvent sous césarienne.

Pour obtenir des informations et entrer en relation avec des parents d'enfants multiples, contactez une association d'entraide des parents de naissances multiples (voir p. 480).

À GARDER À L'ESPRIT

L'amniocentèse

Cet examen, qui consiste à analyser un échantillon de liquide amniotique, se pratique entre la 16e et la 18e SA (voir p. 152-153) dans les cas suivants :

- Maladie génétique familiale ou anomalie génétique décelée lors d'une précédente grossesse.
- Suite à un test de dépistage (voir p. 142-143) laissant suspecter une malformation chromosomique.

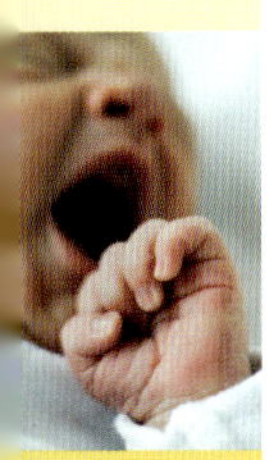

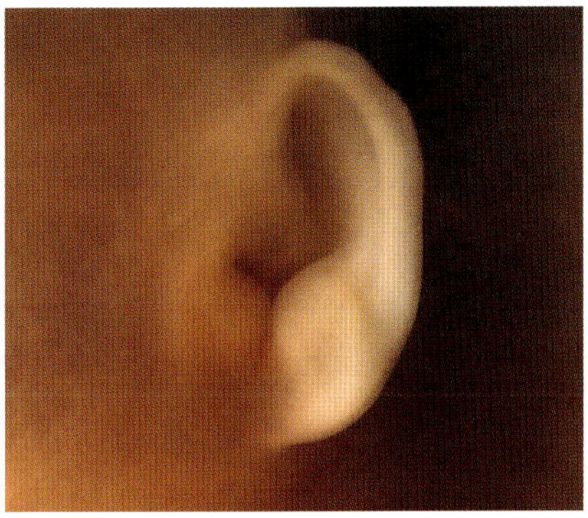

VOUS ÊTES À 13 SEMAINES ET 3 JOURS

Encore 186 jours…

BÉBÉ AUJOURD'HUI

Il est merveilleux de constater à quel point de nombreux détails du corps du bébé sont à présent formés. Sur ce gros plan, le pavillon de l'oreille se révèle parfaitement formé, même si le bébé n'entend pas encore.

Votre taille s'épaissit et votre silhouette change, même si votre ventre ne s'arrondira vraiment que dans plusieurs semaines.

Aux alentours de la 14e semaine d'aménorrhée, lorsque vous vous regardez en sous-vêtements dans la glace, vous percevez des changements dans votre silhouette, alors que votre entourage ne note encore aucune différence. Sachez cependant que le corps des femmes qui ont déjà eu un bébé change plus vite que le corps des femmes primipares. En effet, les muscles du ventre, qui ont déjà été fortement sollicités, s'étirent plus rapidement.

Comme beaucoup, vous vous sentez un peu lourde mais pas enceinte. Bientôt, votre ventre prendra de l'ampleur et nul ne pourra ignorer votre état.

Si vous vous sentez trop serrée dans vos vêtements, changez votre garde-robe et suivez les conseils donnés en page 151 qui vous éviteront de faire des frais.

LES HUILES ESSENTIELLES

L'aromathérapie exploite les propriétés thérapeutiques des huiles essentielles extraites de végétaux. Diluez deux gouttes d'huile essentielle dans deux gouttes d'une huile végétale neutre pour parfumer l'eau de votre bain ou l'atmosphère grâce à une lampe ou un brûle-parfum, ou pour vous masser.

Utilisez les huiles essentielles de :

- Arbre à thé
- Bergamote
- Bois de santal
- Camomille romaine
- Citron
- Lavande
- Menthe verte
- Néroli
- Orange
- Pamplemousse
- Patchouli
- Rose
- Vétiver

Certaines huiles essentielles n'ont bien sûr pas été testées sur les femmes enceintes. Soyez très prudente et tenez compte des propriétés thérapeutiques de chacune d'elles. Évitez celles qui favorisent les crampes et les contractions, ainsi que celles qui empêchent le sang de coaguler. Prenez toujours conseil auprès d'un spécialiste. **N'utilisez pas** les huiles essentielles suivantes : basilic, bois de cèdre, cannelle, clou de girofle, cyprès, fenouil, genévrier, gentiane, hysope, jasmin, lemon-grass, marjolaine, menthe pouliot, menthe poivrée, millefeuille, myrrhe, persil, romarin, sauge officinale et thym.

L'AVIS… DE LA SAGE-FEMME

Les femmes enceintes peuvent-elles, sans risque, avoir recours aux médecines alternatives ? Oui, à condition d'être sûres que le praticien auquel elles s'adressent a l'habitude de traiter des femmes enceintes. Gardez présent à l'esprit que « naturel » ne veut pas forcément dire « sans risque ». La vigilance s'impose.

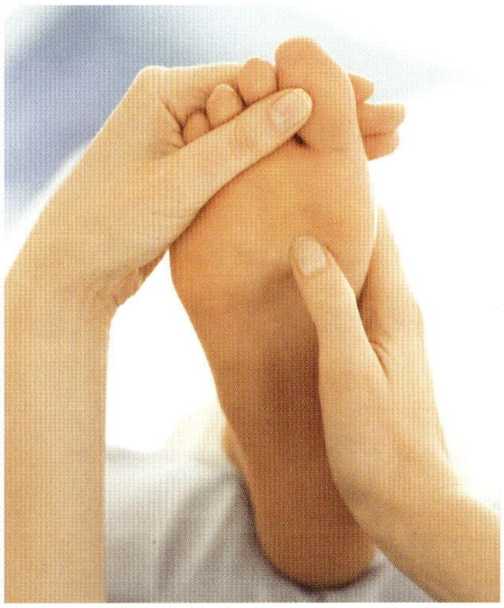

La réflexologie consiste à exercer des pressions sur la paume des mains et la plante des pieds. Elle soulagerait les nausées, les douleurs dorsales et diminuerait la rétention d'eau et les gonflements durant la grossesse.

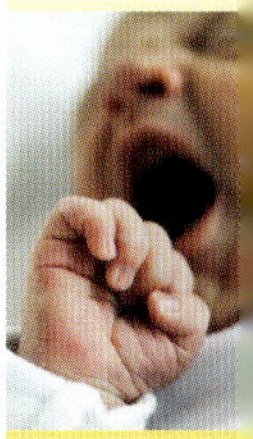

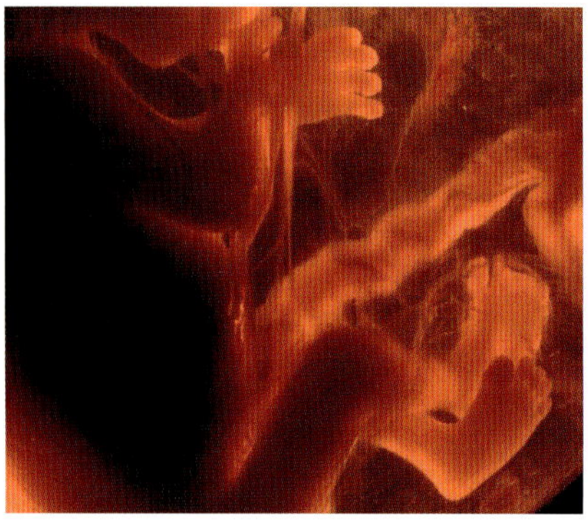

VOUS ÊTES À 13 SEMAINES ET 4 JOURS

Encore 185 jours…

BÉBÉ AUJOURD'HUI

Que le bébé ait ou non les jambes croisées, il est à ce stade de la grossesse très difficile de deviner sur une échographie s'il s'agit d'un garçon ou d'une fille, car les différences entre les deux sexes ne sont pas encore très nettes.

Le système nerveux central du bébé fonctionne correctement. Il est constitué du cerveau et de la moelle épinière.

Le système nerveux central (SNC) du bébé vient de franchir une étape capitale. Son développement se poursuit sous la forme de quatre processus simultanés. Le nombre de cellules nerveuses (ou neurones) augmente, et elles migrent, c'est-à-dire qu'elles se dirigent vers leur emplacement définitif afin d'assumer des fonctions spécifiques. La connexion intercellulaire s'organise progressivement et les fibres nerveuses sont désormais protégées par une gaine.

Le développement du système nerveux entre dans une phase très active. La tête du fœtus correspond à la moitié de la longueur totale du corps. Le nombre de neurones et de connexions nerveuses ne cesse d'augmenter. Si la plupart des neurones se forment durant la grossesse, les cellules gliales se multiplient encore dans l'année qui suit la naissance du bébé. Ces cellules, qui ont un rôle de soutien des neurones, participent activement à la maturation du système nerveux.

L'AVIS… DE LA SAGE-FEMME

Puis-je continuer à faire du jogging? Si vous êtes habituée à courir, rien ne s'y oppose, à condition de ne pas surestimer vos forces.

Pour éviter que votre température ne monte, ne courez pas lorsqu'il fait trop chaud et buvez toujours beaucoup d'eau. Portez des vêtements de sport qui soutiennent parfaitement vos seins et votre ventre qui s'arrondit. Afin de ménager vos articulations, en particulier celles des genoux, essayez de courir sur des surfaces souples comme l'herbe.

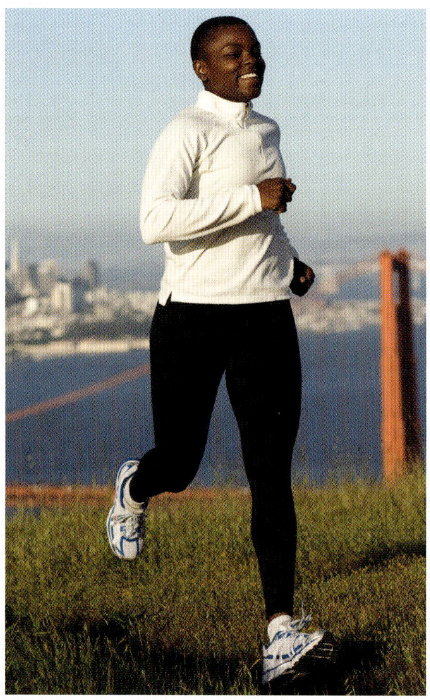

Un jogging tranquille est une bonne activité si vous avez l'habitude de courir, mais pas pour les débutantes. En fin de grossesse, optez plutôt pour la marche rapide.

GROS PLAN SUR… LA NUTRITION

La vitamine C

Cette vitamine essentielle n'est pas stockée dans l'organisme, il est donc indispensable d'en avoir dans l'alimentation. Parmi ses différents rôles, elle a une fonction antioxydante. Lors de la grossesse, associée aux vitamines A et E, la vitamine C renforce le système immunitaire. Mangez des fruits et légumes qui en contiennent pour le stimuler.

Vous ne pouvez pas prendre trop de vitamine C, l'excédent est éliminé dans les urines. Si vous en prenez sous forme de complément alimentaire, ne dépassez pas 2 g de vitamine C par jour. La vitamine C facilite l'absorption du fer issu des aliments. Buvez un verre de jus de citron ou mangez des tomates pendant les repas. Elle est facilement détruite, alors pour limiter les pertes, coupez les légumes en gros morceaux avant de les cuire, utilisez le moins d'eau possible et servez immédiatement. La cuisson vapeur et le micro-ondes préservent la vitamine C. Une fois les légumes cuisinés, la vitamine C disparaît facilement, alors préparez juste ce dont vous avez besoin.

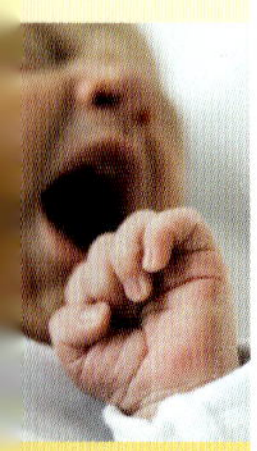

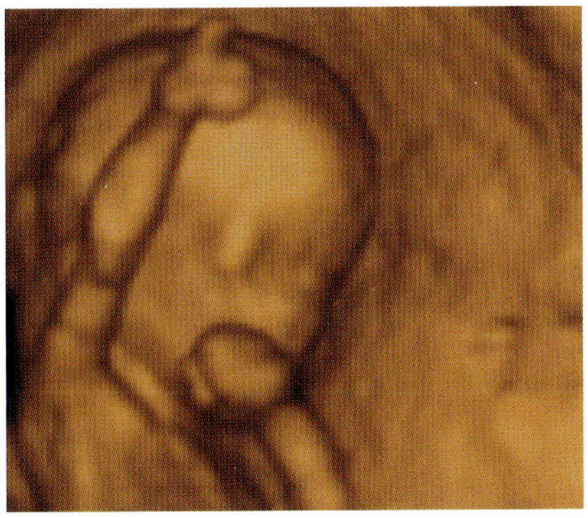

VOUS ÊTES À 13 SEMAINES ET 5 JOURS

Encore 184 jours…

BÉBÉ AUJOURD'HUI

Toujours volumineuse, la tête du bébé est devenue plus ronde. La mâchoire inférieure et le cou s'allongent et le menton avance. À l'échographie, on peut observer que le pouce se distingue des autres doigts.

Bien que sans gravité, certaines femmes enceintes se plaignent d'avoir souvent le nez bouché et de ronfler la nuit !

Votre conjoint vous donne des petits coups de coude la nuit parce que vous l'empêchez de dormir ? Rassurez-vous, un bon nombre de femmes enceintes ronflent la nuit. Il y a deux raisons à cela : premièrement, les voies nasales ont pu rétrécir et deuxièmement, la posture sur le dos prise pendant la nuit, due à la prise de poids, facilite les ronflements. Vous pouvez utiliser une solution nasale saline pour dégager le nez, ou installer un humidificateur dans la pièce où vous dormez pour le décongestionner.

Le rétrécissement des voies nasales est dû à l'augmentation du flux sanguin dans le nez, à l'instar de toutes les autres parties du corps. Vous avez du mal à respirer et vos oreilles sont souvent bouchées. Les saignements de nez sont également assez fréquents. Pas de panique si vous voyez des filets de sang lorsque vous vous mouchez. En effet, les vaisseaux sanguins du nez sont très fragiles. En revanche, si les saignements sont abondants ou très fréquents, consultez.

Lorsque vous saignez, penchez la tête en avant et pincez les parties souples (les ailes) de votre nez. Si le saignement persiste, posez un sac de glace sur votre nez afin que les vaisseaux sanguins se resserrent. Mais en cas d'hémorragie, n'hésitez pas à aller à l'hôpital.

L'AVIS… DU NUTRITIONNISTE

Puis-je manger des cacahuètes ou des produits à base d'arachide sans risque pendant la grossesse ?

Il y a quelques années, il était déconseillé aux femmes enceintes de manger des cacahuètes, mais ce n'est plus le cas, à moins d'avoir une allergie à la cacahuète ou aux fruits à coque. Lorsque vous mangez des fruits à coque, choisissez les non salés. Voici quelques bonnes raisons d'en consommer :

- **Les cacahuètes** sont source de protéines, de bonnes graisses et de vitamines.
- **Les cacahuètes apportent du cuivre,** qui aide favorise la production des globules rouges.
- **Les autres fruits à coque,** comme les amandes ou les noix de cajou, sont des en-cas nutritifs. Ils sont adaptés aux végétariens car ils apportent des minéraux difficiles à trouver dans une alimentation végétarienne.
- **Les noix du Brésil** sont très riches en vitamine E et en sélénium (antioxydant), alors que les amandes et les noisettes sont riches en biotine.

GROS PLAN SUR… LES PAPAS

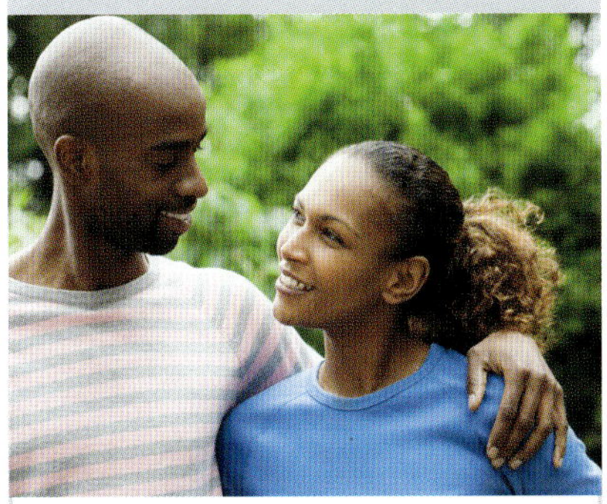

Regarder vers l'avenir

Vous avez vécu avec une certaine angoisse les premiers mois de grossesse de votre compagne que vous avez soutenue dans les moments les plus difficiles. Maintenant que les nausées, les vomissements et la fatigue ne sont plus que de mauvais souvenirs et que les risques de fausse couche sont minimes, vous portez sur cette grossesse et l'avenir un regard nouveau.

Votre compagne a retrouvé sa vitalité et son dynamisme, sa silhouette change, son ventre s'arrondit et le fait que vous allez devenir papa est bel et bien une réalité. L'inquiétude s'estompe et tous deux envisagez l'avenir avec optimisme.

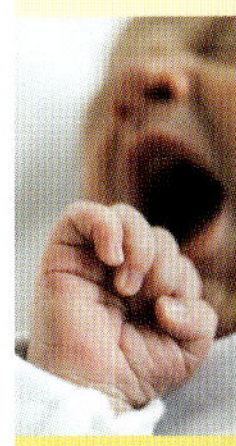

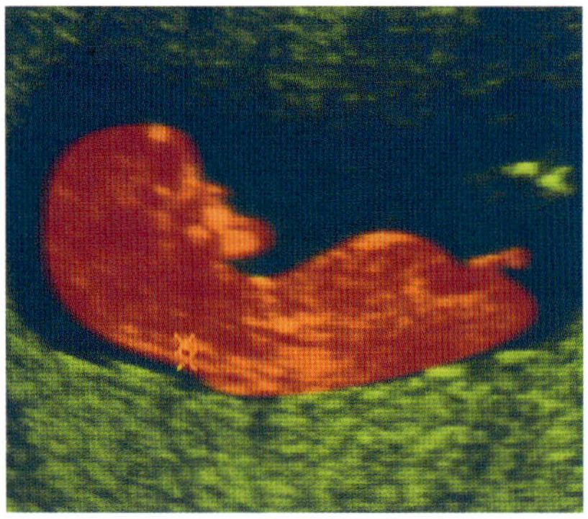

VOUS ÊTES À 13 SEMAINES ET 6 JOURS

Encore 183 jours...

BÉBÉ AUJOURD'HUI

Sur ce cliché en couleur, le bébé est en rouge et le placenta en vert. Les deux croix permettent de mesurer l'épaisseur de la clarté nucale (voir p. 143). Il ne sera bientôt plus possible de procéder à cette mesure de manière fiable.

Votre bébé grandit et devient plus fort de jour en jour grâce à un organe vital : le placenta.

Le fœtus continue à se développer rapidement : de 6,1 cm aujourd'hui, il mesurera environ 10 cm dans 3 semaines. Les muscles et les os grandissent eux aussi : toutes les articulations sont formées, mais il faut attendre encore trois semaines pour que le squelette se solidifie.

C'est le placenta seul qui nourrit maintenant le fœtus. Pour l'heure, les facteurs environnementaux n'ont pratiquement aucune influence sur sa taille. Jusqu'à la 20e semaine d'aménorrhée, les fœtus ont tous la même taille.

Le placenta est plus volumineux que le fœtus, auquel il fournit tous les nutriments dont il a besoin. Pour cela, il extrait les acides aminés (composants principaux des protéines à partir desquelles les muscles et les organes se développent) présents dans votre système sanguin.

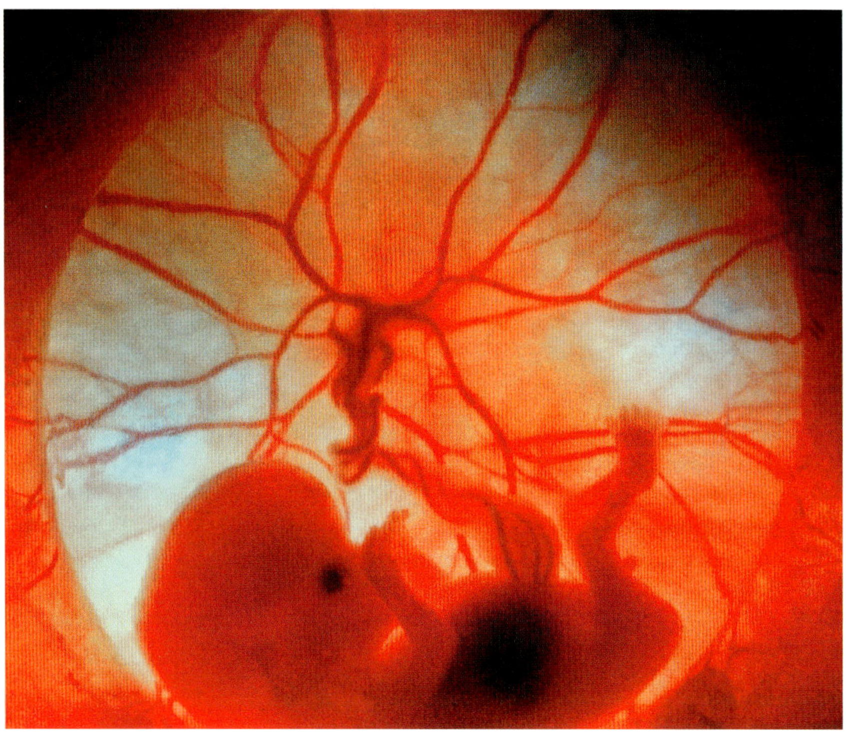

GROS PLAN SUR... LA NUTRITION

Plus de protéines

Les vitamines sont indispensables pendant toute la grossesse. Elles sont en effet essentielles au développement des cellules du fœtus et du placenta et à votre propre corps en changement.

La plupart des femmes enceintes mangent facilement les 50 g de protéines nécessaires chaque jour. Cependant, il est possible que les véganes (voir p. 126) et les femmes qui limitent leur alimentation en manquent. Les apports en acides aminés devraient être couverts en variant les aliments à chaque repas, et en consommant des haricots, des petits pois, des lentilles, des fruits à coque et des graines. La viande maigre, le poisson, la volaille et les œufs sont riches en protéines. Essayez d'en manger une portion à chaque repas. Riches en protéines, ces aliments contiennent également des vitamines et des minéraux essentiels (voir p. 17).

Le cordon ombilical est nettement visible sur ce cliché. Il relie ce fœtus de 13 semaines au placenta. Les vaisseaux sanguins du placenta, qui nourrit le fœtus, sont parfaitement visibles.

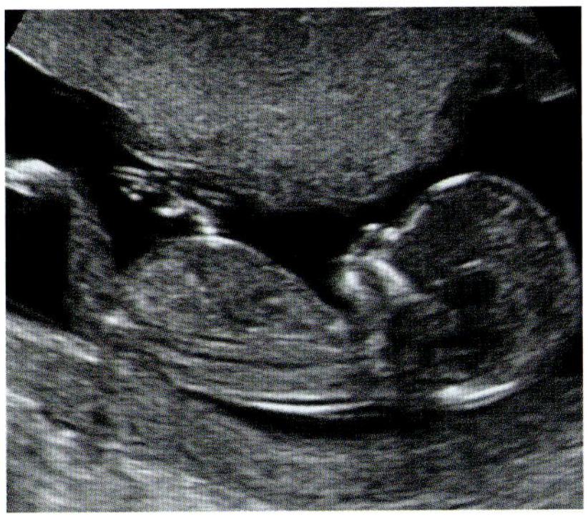

VOUS ÊTES À 14 SEMAINES EXACTEMENT

Encore 182 jours…

BÉBÉ AUJOURD'HUI

Sur ce cliché en 2D, le profil du bébé est parfaitement net. On peut voir l'os nasal au niveau de l'aile du nez et, en blanc, les mâchoires inférieure et supérieure. Le cordon ombilical remonte du milieu de l'abdomen jusqu'au placenta.

Il est difficile de ne pas être submergée par les informations, car chacun veut vous donner un conseil.

L'AVIS… DU MÉDECIN

Pourquoi beaucoup de femmes enceintes souffrent-elles de varices ? Que faire pour ne pas en avoir ? Durant la grossesse, le volume sanguin peut augmenter jusqu'à 30 % : d'une part, pour répondre aux besoins de votre bébé et, d'autre part, parce que votre corps grossit. De plus, la relaxine, hormone sécrétée pour assouplir les ligaments et les articulations, assouplit également les parois des vaisseaux sanguins. Ces trois de facteurs combinés favorisent l'apparition de varices.

Vous pouvez prendre quelques précautions pour vous prémunir de l'apparition des varices et améliorer votre circulation sanguine :

- **Ne restez pas assise ou debout dans la même position** trop longtemps. Marchez et bougez les bras afin de favoriser la circulation du sang.
- **Pratiquez une activité physique au quotidien :** la plupart des exercices cardio-vasculaires stimulent la circulation sanguine. Les exercices dans l'eau sont fortement recommandés.
- **Glissez un petit coussin au pied de votre lit** sous le matelas et dormez les jambes légèrement surélevées.

Toutes les femmes enceintes croulent sous une multitude de conseils et d'informations souvent contradictoires. Un article stipule qu'il faut faire ceci alors qu'une amie affirme le contraire. Rien de plus perturbant, voire irritant ! Si vous pouvez fermer un journal ou changer de chaîne de télévision, difficile de ne pas prêter l'oreille aux dires des autres femmes, notamment de votre mère ou de votre belle-mère. Vous avez besoin du soutien de votre entourage et il n'est pas question de vous mettre tout le monde à dos… d'autant que nombre de conseils sont fondés et vous seront utiles. Mais il n'est pas question non plus de vous sentir obligée d'agir d'une façon qui ne vous convient pas.

À une personne qui ne cesse de vous donner des conseils d'une manière trop insistante, répondez que vous avez besoin de faire le point et que vous préférez ne pas parler de votre grossesse pour le moment. Autre solution : écoutez poliment, souriez mais agissez à votre guise. N'hésitez pas toutefois à poser des questions quand vous en éprouvez le besoin.

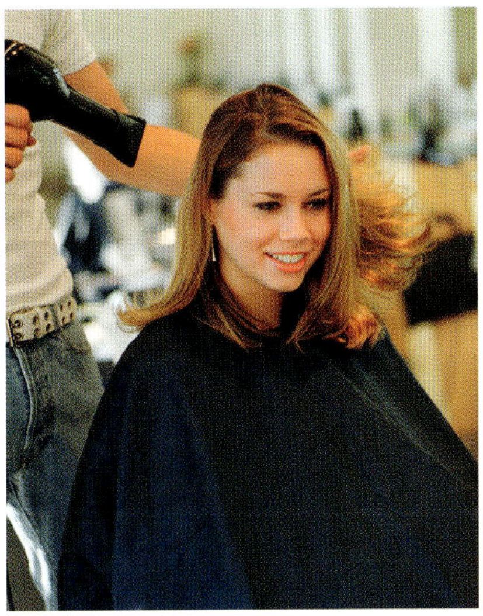

Le deuxième trimestre est la période rêvée pour vous occuper de vous. Optez pour une nouvelle coupe de cheveux qui saura mettre en valeur votre teint.

GROS PLAN SUR… VOTRE CORPS

Changez de look !

- **Aucune étude** ne permet d'affirmer que les substances chimiques contenues dans les colorants capillaires (moyenne ou longue durée) sont dangereuses pour les femmes enceintes, d'autant plus qu'ils sont utilisés en faible quantité et ponctuellement.
- **En cas de doute**, employez des colorants naturels, sans ammoniaque, ou optez pour des mèches.
- **Si vous colorez vous-même vos cheveux,** installez-vous dans une pièce bien ventilée et mettez des gants.

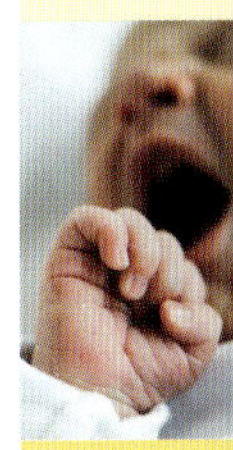

La 15e semaine

N'ATTENDEZ PLUS ET PARLEZ À VOTRE BÉBÉ : IL ENTEND VOTRE VOIX !

Comme nombre de femmes enceintes, vous jouissez de cet éclat propre à la grossesse. En effet, les hormones embellissent votre peau et vos cheveux. Profitez pleinement de cette période et de l'attention que les uns et les autres vous accordent. Étonnamment, votre bébé vous entend car ses oreilles sont formées. Lorsqu'il viendra au monde, il saura reconnaître votre voix et celle de votre conjoint.

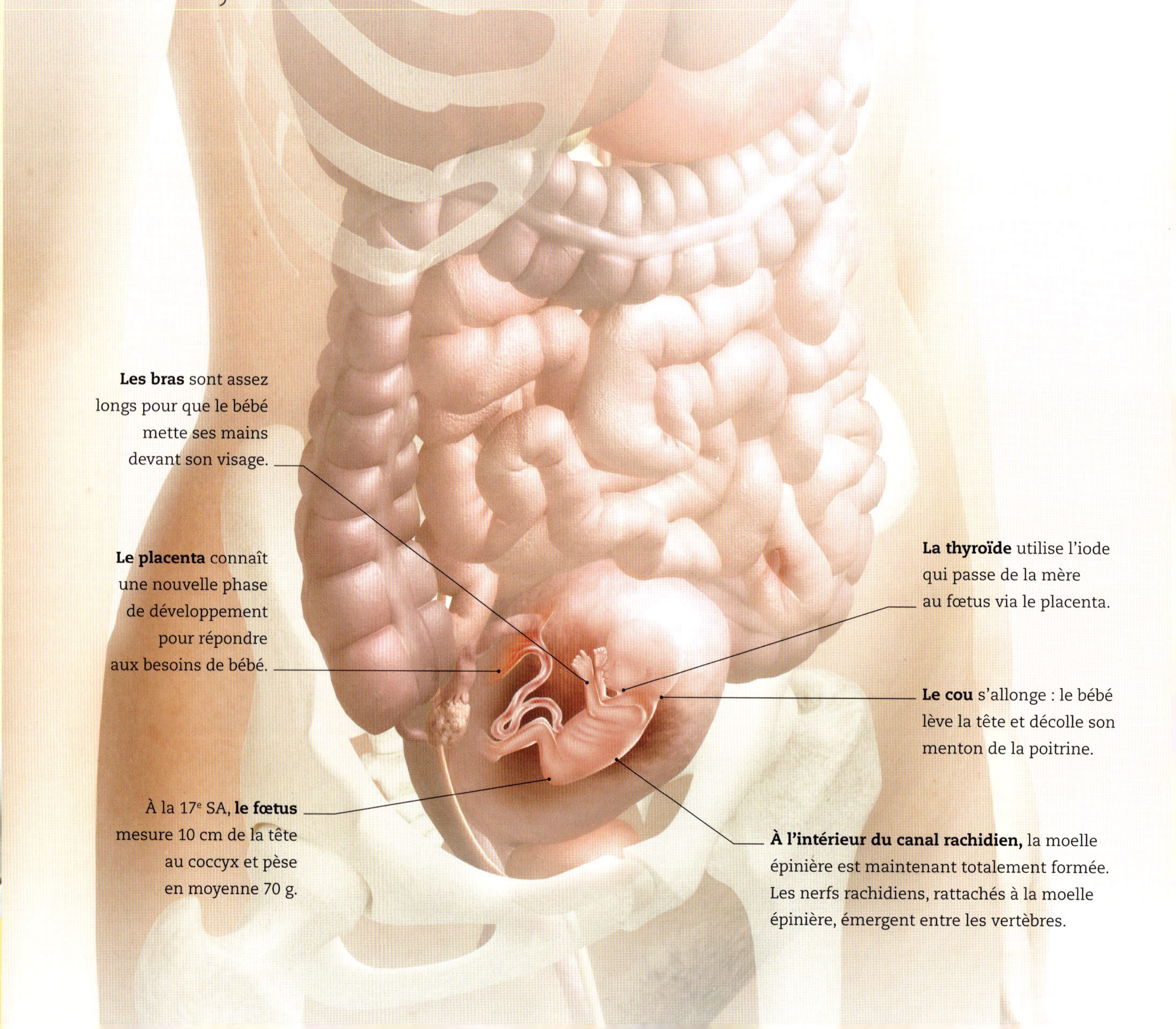

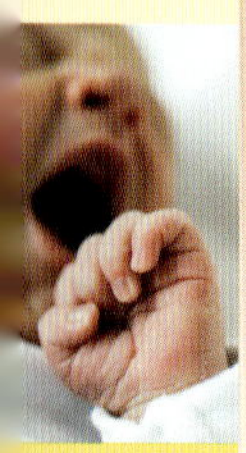

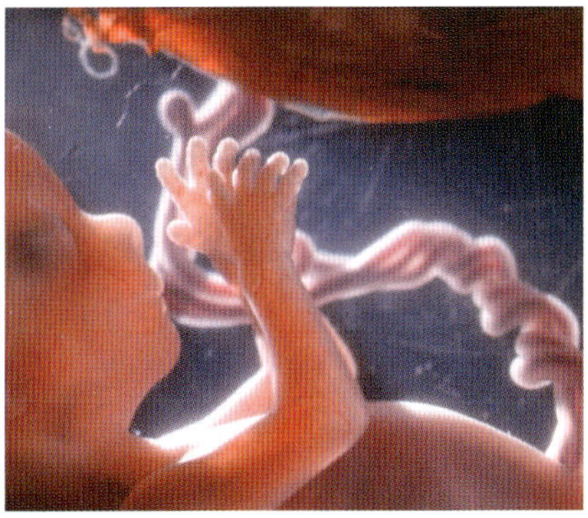

VOUS ÊTES À 14 SEMAINES ET 1 JOUR

Encore 181 jours...

BÉBÉ AUJOURD'HUI

À ce stade, les avant-bras, les poignets, les mains et les doigts du fœtus sont parfaitement différenciés. Les yeux, les tâches foncées sur le cliché ci-contre, même s'ils sont à leur place définitive sur le devant du visage, sont toujours clos.

Les désagréments liés à la grossesse ont disparu et vous avez encore une taille fine. Résultat, vous ne vous « sentez » pas encore enceinte.

Vous n'avez pas encore l'impression d'être enceinte ? C'est normal : le deuxième trimestre est une période de transition. Vous savez que vous attendez un bébé, avec pour preuve votre première échographie, mais, comme beaucoup, vous ne vous sentez enceinte ni dans votre corps, ni dans votre tête, d'autant que les mouvements du fœtus ne sont pas encore perceptibles (voir p. 213). Les symptômes du premier trimestre ont considérablement diminué, voire ont totalement disparu. Nombreuses sont les femmes qui ont alors l'impression d'être comme à l'accoutumée alors qu'elles sont persuadées qu'elles devraient se sentir différentes. Profitez de cette période et lorsque vous doutez de votre état, regardez le cliché de l'échographie. Lorsqu'au 3e trimestre la fatigue se fera à nouveau sentir, vous serez plus impatiente d'arriver au terme de votre grossesse !

LE POUVOIR DES OMÉGA-3

Les acides gras oméga 3 sont indispensables et sont apportés par l'alimentation, notamment dans les produits de la mer et les algues. La DHA et l'EPA contribuent au bon développement des yeux, du cerveau et du système nerveux du fœtus. Au cours du dernier trimestre, le cerveau grossit rapidement. Une alimentation riche en DHA est donc nécessaire. Votre organisme peut également stocker la DHA, pour que votre bébé en bénéficie encore si vous allaitez. Les recommandations peuvent varier, mais un apport quotidien de 200 mg de DHA est fréquemment conseillé. Il est facile à atteindre en mangeant 140 g de saumon cuit au four (environ 2 g de DHA) ou 140 g de maquereaux grillés (environ 2,5 g de DHA). Les poissons blancs, comme le bar et le cabillaud, en contiennent beaucoup moins. Si vous ne mangez pas de poisson, prenez un complément en oméga 3. Il existe des compléments végétariens à base d'algues. Des études ont montré un Q.I. plus élevé, un meilleur développement cognitif et une acquisition du langage plus facile chez les bébés dont les mamans avaient pris des suppléments en oméga 3 lorsqu'elles étaient enceintes. Des études sont nécessaires pour déterminer si une supplémentation en routine peut être conseillée pendant la grossesse. Assurez-vous que vous pouvez prendre certains compliments lorsque vous êtes enceinte. N'en prenez pas à base l'huile de foie de morue, des taux élevés de vitamine A n'étant pas souhaitables.

GROS PLAN SUR... LES PAPAS

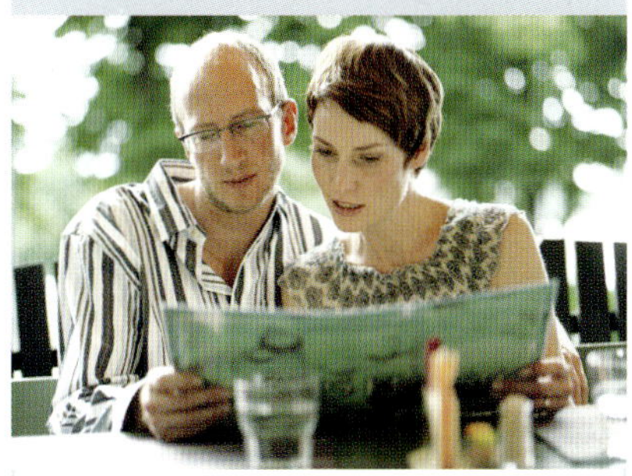

Rien que vous deux

Veillez à passer du temps en tête à tête avec votre compagne pendant sa grossesse. Réservez-vous des soirées en amoureux et accordez-vous ce week-end dont vous parlez depuis des lustres mais que vous n'avez jamais organisé ! Profitez également du répit de ce deuxième trimestre pour vous offrir des vacances (voir p. 185).

L'annonce d'une grossesse peut considérablement perturber la vie de couple et nombre de pères se sentent délaissés, notamment au cours des premières semaines qui suivent le diagnostic. Les moments intimes ne font que renforcer votre relation de couple et, lorsque bébé sera là, vous serez heureux d'avoir vécu chacun d'eux.

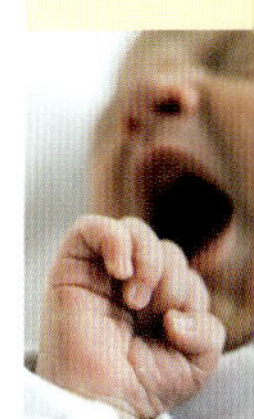

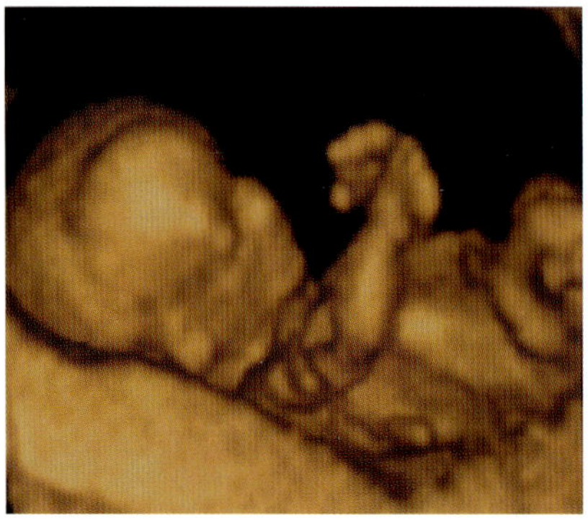

VOUS ÊTES À 14 SEMAINES ET 2 JOURS

Encore 180 jours…

BÉBÉ AUJOURD'HUI

Ce cliché en 3D montre un bébé allongé sur le dos. Les bras et les jambes ont grandi et le bébé les bouge à sa guise. Sa tête est encore relativement volumineuse par rapport au tronc et le front est proéminent.

Si la tête, le corps et les membres sont bien développés, les organes internes ne sont pas encore tous fonctionnels.

TRAVAILLER ENCEINTE

En règle générale, les employeurs sont compréhensifs lorsqu'une femme leur annonce attendre un heureux événement. Si, toutefois, vous rencontrez le moindre problème, sachez que la législation (Code du travail voire convention collective) protège les femmes enceintes.

- **Votre contrat de travail** ne peut être résilié par votre employeur pendant votre grossesse mais vous pouvez démissionner.
- **Vous ne pouvez pas être licenciée pour des raisons économiques** durant votre grossesse sauf dans le cas d'une restructuration de l'entreprise pour des raisons économiques.
- **Votre employeur** doit s'assurer que vous ne courez aucun risque sur votre lieu de travail : ne pas porter des charges, manipuler des substances toxiques, travailler la nuit, etc.
- **Pour certains examens médicaux,** votre employeur doit vous autoriser à vous absenter sans perte de salaire. Il peut toutefois exiger un justificatif.
- **Les symptômes liés à la grossesse** sont considérés comme des maladies et peuvent donner lieu à un arrêt de travail.

Le cou s'allonge et bébé prend de plus en plus forme humaine. À l'intérieur du corps, la thyroïde se développe dans un premier temps à la base de la langue avant de descendre progressivement dans le cou jusqu'au-dessus de la trachée. Cette glande endocrine sécrète une hormone, la thyroxine, dont l'une des composantes, l'iode, est véhiculée du corps de la mère jusqu'au placenta.

Les reins du bébé commencent à fonctionner. Les néphrons, unités essentielles qui permettent au rein de filtrer le sang et d'éliminer les déchets de l'organisme, grandissent et arrivent peu à peu à maturité.

La néphrogénèse se poursuit jusqu'à la 37e semaine d'aménorrhée. Les reins, quant à eux, grandissent d'environ 1 mm par semaine tout au long de la grossesse.

L'AVIS… DU MÉDECIN

Une ligne verticale brun foncé est apparue au milieu de mon ventre. Qu'est-ce que c'est? Cette ligne brune est due à un changement de pigmentation qui touche 90 % des femmes enceintes. Cette ligne souvent située entre le nombril et le pubis est particulièrement visible chez les femmes ayant la peau mate.

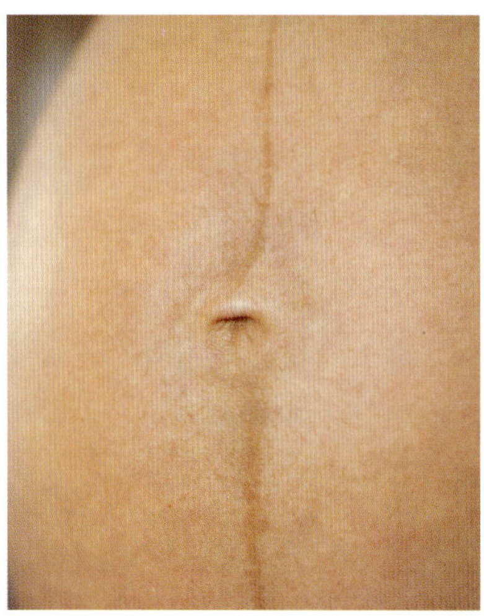

Vous noterez peut-être que la peau autour des mamelons fonce tout comme vos taches de rousseur, vos grains de beauté ou les taches de naissance. Certaines femmes enceintes ont également des taches sur le visage. On parle alors de chloasma ou de « masque de grossesse » (voir p. 190 et p. 467). Ces changements sont dus à un taux élevé d'œstrogène durant la grossesse ; en effet, ces hormones ont un effet sur les cellules de la peau qui produisent la mélanine, pigment qui fonce la peau. La ligne brune s'estompe après l'accouchement.

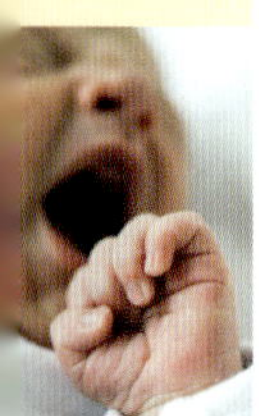

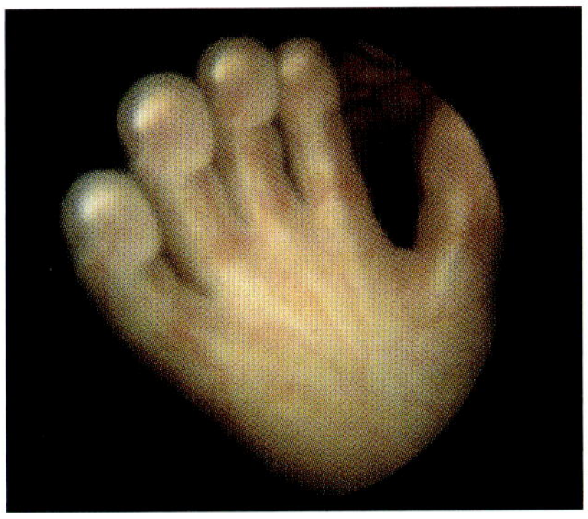

VOUS ÊTES À 14 SEMAINES ET 3 JOURS

Encore 179 jours…

BÉBÉ AUJOURD'HUI

Les mains sont bien développées mais, comme on peut le voir sur le cliché ci-contre, la peau très fine et translucide permet de discerner les os des doigts en formation et les vaisseaux sanguins.

Les organes sexuels externes de votre bébé sont maintenant visibles et l'échographie permet de dire si vous attendez un garçon ou une fille.

À ce stade de la grossesse, les organes génitaux de votre bébé sont visibles.

Vers la 6e SA, les fœtus masculins et féminins ont des glandes sexuelles identiques : un bourgeon génital appelé tubercule génital et deux plis ou arêtes appelés gonflement labioscrotal, séparés par une membrane.

Vers la 8e SA, l'absence ou la présence du chromosome Y (voir p. 200) définit le sexe du fœtus.

Vers la 16e SA, chez les garçons, le tubercule génital s'allonge pour donner le pénis alors que les plis labioscrotaux se soudent pour former le scrotum. Chez les filles, les plis labioscrotaux forment les lèvres et le tubercule génital le clitoris.

NOS FIDÈLES COMPAGNONS

Avez-vous un animal domestique? Selon une étude, les enfants vivant avec un animal domestique souffriraient moins de troubles asthmatiques. Les enfants vivant avec un chat auraient moins d'allergies. Ne laissez jamais un enfant seul avec un animal.

L'AVIS… DE LA SAGE-FEMME

Je suis très constipée. Que faire? Beaucoup de femmes enceintes rencontrent des problèmes de constipation passagère. La progestérone ralentit l'activité des intestins qui, progressivement, sont de plus en plus paresseux. De plus, nombreuses sont les femmes qui se dépensent moins physiquement lorsqu'elles sont enceintes, ce qui ralentit le transit. Enfin, la prise de fer prescrite en cas d'anémie favorise la constipation. Voici quelques-uns des moyens à votre disposition pour pallier ce problème :

- **Mangez plus de fibres :** y compris des céréales complètes, des légumes et des fruits. Les pruneaux contiennent du sorbitol naturel, et des fibres. Mangez-en un ou deux au petit-déjeuner. Buvez beaucoup d'eau afin de faciliter l'émission des selles.
- **Privilégiez les traitements naturels :** des études ont montré que les graines de psyllium (*Plantago ovata*) et de lin moulues sont efficaces.
- **Essayez la réflexologie :** selon une étude, 85 % des femmes interrogées affirment avoir obtenu un résultat positif et ne plus souffrir de constipation. Adressez-vous à un praticien habitué à traiter les femmes enceintes ou faites-le seule : massez la base du talon puis la voûte plantaire avec le pouce en exerçant une pression régulière.
- **Optez pour un massage,** mais vérifiez auprès de votre médecin que rien ne s'y oppose : massez doucement votre ventre avec deux gouttes d'huile essentielle de bergamote diluées dans une cuillère à soupe d'une huile végétale neutre.

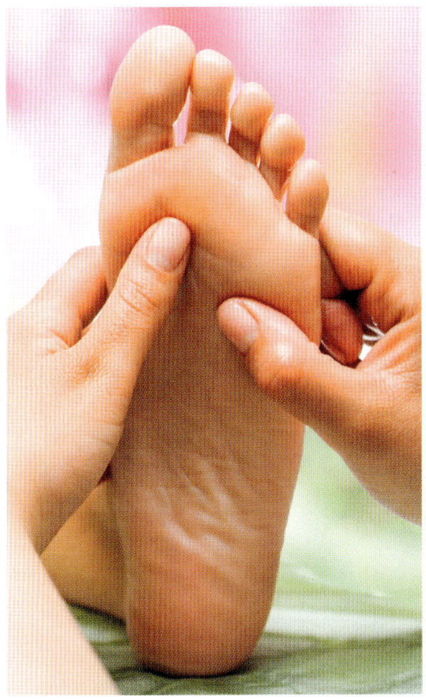

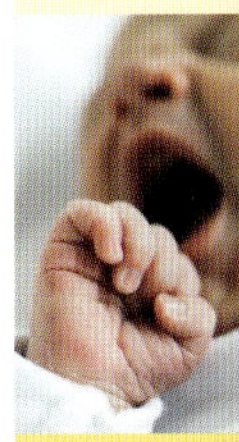

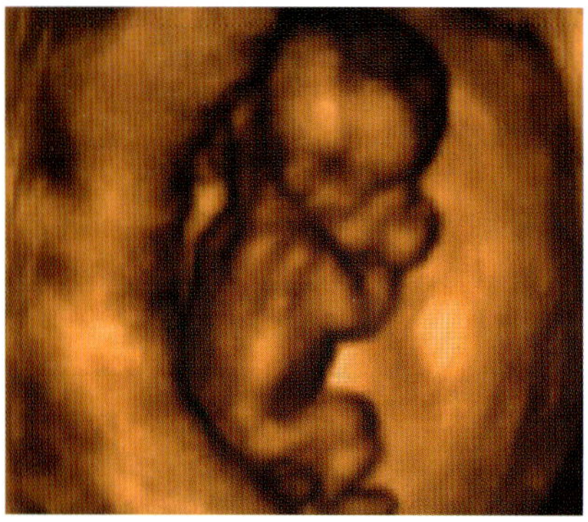

VOUS ÊTES À 14 SEMAINES ET 4 JOURS

Encore 178 jours…

BÉBÉ AUJOURD'HUI

Sur ce cliché, le placenta est à la gauche du fœtus. À ce stade de la grossesse, le placenta est plus volumineux que le bébé et ne cesse de grossir afin de répondre à ses besoins, lui qui, dans quelques semaines, le dépassera en taille et en poids.

Pour que le placenta remplisse son rôle, il est indispensable que le sang de la mère alimente les artères dans la paroi de l'utérus.

Le placenta entame sa deuxième phase de croissance qui va durer près de 6 semaines. La couche externe des cellules situées dans le placenta pénètre dans les artères torsadées situées dans l'utérus, ce qui entraîne une dilatation des artères et, par-delà, un afflux de sang. Seules les artères situées sous le placenta (de 80 à 100 vaisseaux) sont ainsi au contact des cellules placentaires. Si les cellules pénètrent dans les artères plus profondes du placenta, elles risquent de se coller au muscle de l'utérus, ce qui posera problème au moment de l'accouchement. Si elles pénètrent en nombre insuffisant dans les artères, ces dernières ne se dilatent pas suffisamment, et il y a un risque accru de développer une prééclampsie chez la mère (voir p. 474) et, chez le bébé, des troubles de la croissance.

À PROPOS

Une croyance hawaïenne dit que le placenta est une partie du bébé.

La tradition veut que l'on plante un arbre à côté duquel on enterre le placenta afin que l'arbre protège le nouveau-né.

L'AVIS… DE LA SAGE-FEMME

J'essaie de ne pas m'exposer au soleil, mais puis-je néanmoins utiliser des lotions autobronzantes ? Ces produits ne devraient *a priori* présenter aucun risque mais dans la mesure où ils n'ont pas été testés sur des femmes enceintes, mieux vaut rester prudente et s'en passer quelques mois. Gardez toutefois à l'esprit que les lotions autobronzantes ne protègent pas du soleil. Si vous en utilisez, protégez-vous avant de vous exposer.

Ne prenez jamais de pilules pour bronzer car elles contiennent des doses élevées de caroténoïdes (bêtacarotène ou canthaxanthine) toxiques pour les fœtus et pouvant engendrer une hépatite ou des troubles de la vision.

LES TROUBLES DU SOMMEIL

Même si vous êtes moins malade, notamment la nuit, que durant le premier trimestre et si nombre de désagréments ont disparu, vous avez peut-être du mal à dormir ou un sommeil perturbé. Les femmes enceintes rêvent souvent beaucoup et leurs nuits sont agitées.

Même si vous vous sentez en pleine forme, veillez à ne pas manquer de sommeil car votre organisme a fort à faire pour assurer le bon développement du fœtus.

Pour mieux dormir :

- **Buvez un verre de lait chaud** ou mangez un yaourt avant de vous coucher.
- **Avant le coucher, prenez un en-cas** riche en tryptophane (voir p. 177), acide aminé favorisant le sommeil.
- **Évitez les boissons riches en caféine** (voir p. 16), optez plutôt pour une tisane de camomille.
- **Versez quelques gouttes d'huile essentielle de lavande** sur votre oreiller.

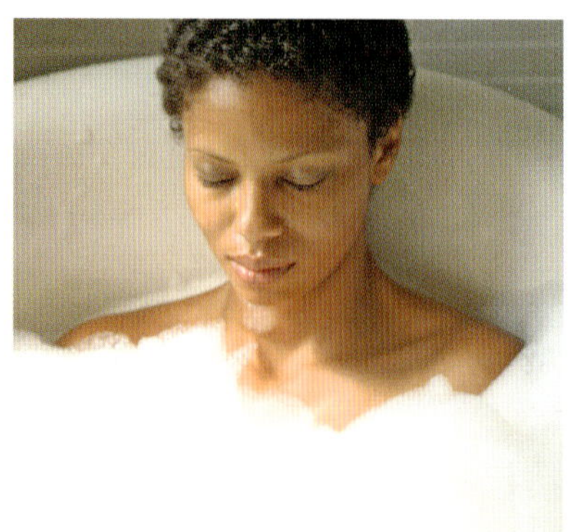

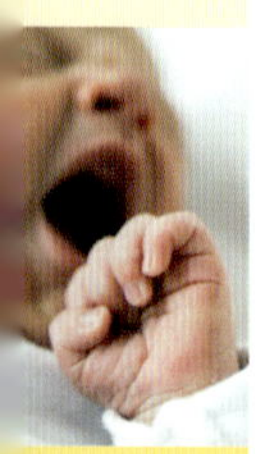

VOUS ÊTES À 14 SEMAINES ET 5 JOURS

Encore 177 jours…

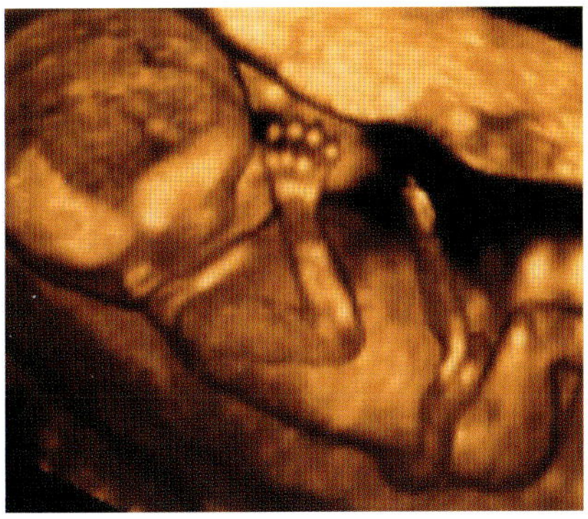

BÉBÉ AUJOURD'HUI

Sur ce cliché, le fœtus a les mains au niveau du visage. Les genoux semblent noueux car les os sont très apparents. En blanc, sont parfaitement visibles les parties du crâne qui protègent le cerveau, qui continue à se développer rapidement.

Les compliments affluent car, à ce stade de votre grossesse, votre forme est resplendissante.

On dit souvent d'une femme enceinte qu'elle est radieuse, notamment au cours du deuxième trimestre. L'image que l'on a d'une future maman est une femme à la chevelure épaisse et brillante, à la peau lisse et au teint éclatant.

Si vous êtes aussi belle, c'est grâce à l'œstrogène (comme quoi même les hormones de la grossesse peuvent avoir un effet positif !) et à une meilleure irrigation sanguine de la peau. Les vaisseaux sanguins situés juste sous la peau donnent au teint de la luminosité. L'autre raison est que les glandes sécrètent plus de sébum qu'à l'accoutumée.

Les changements hormonaux ralentissent la chute des cheveux et favorisent la pousse. Ne paniquez pas si vos cheveux tombent par poignée après l'accouchement : ce sont ceux qui sont apparus au cours des 9 mois de grossesse. En règle générale, on perd entre 100 et 125 cheveux par jour, contre 500 chez les femmes qui viennent d'accoucher.

Si vous ne vous reconnaissez pas dans le portrait ci-dessus, c'est probablement parce que vous ne vous voyez pas telle que vous êtes, notamment si vous avez du mal à vous adapter aux changements qui bouleversent votre corps. Si vous êtes pâle et avez l'air fatiguée, demandez un avis médical. Si vous êtes anémiée, votre médecin vous prescrira probablement un apport en fer (voir p. 154).

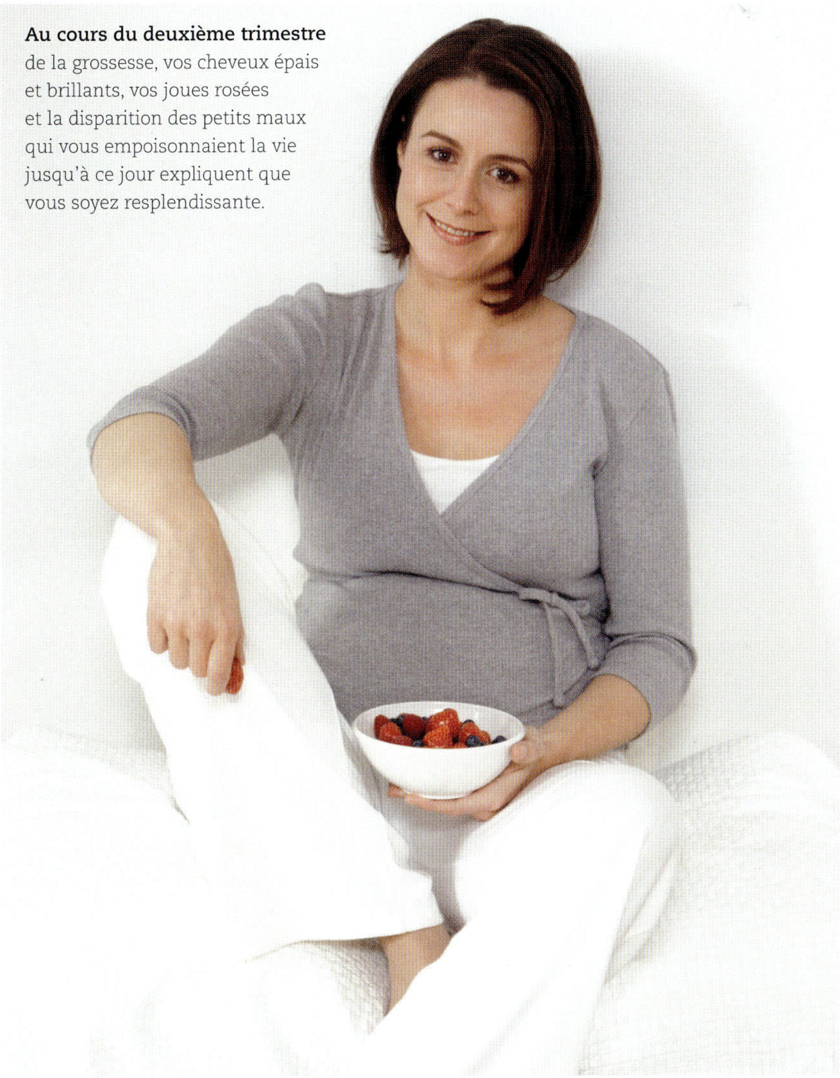

Au cours du deuxième trimestre de la grossesse, vos cheveux épais et brillants, vos joues rosées et la disparition des petits maux qui vous empoisonnaient la vie jusqu'à ce jour expliquent que vous soyez resplendissante.

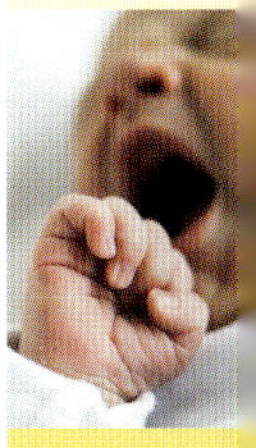

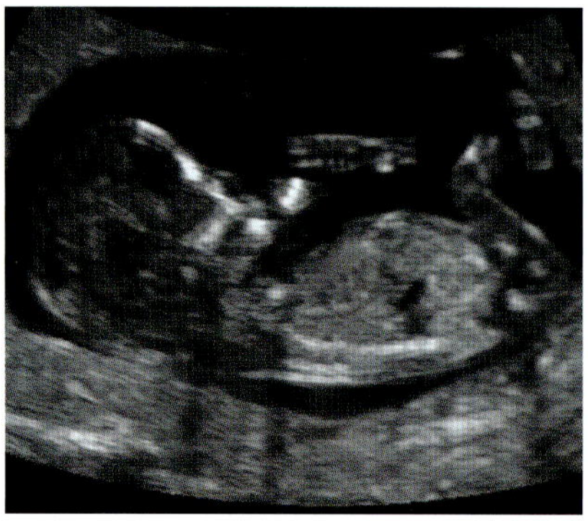

VOUS ÊTES À 14 SEMAINES ET 6 JOURS

Encore 176 jours…

BÉBÉ AUJOURD'HUI

Le fœtus avale de plus en plus régulièrement du liquide amniotique qui pénètre dans son estomac (le cercle foncé au centre de l'abdomen). La vessie, encore minuscule, est l'organe rempli de liquide visible dans la partie basse du bassin (en foncé).

Le tube neural, à l'origine de la moelle épinière, s'est développé au début de la grossesse. Elle est maintenant complètement formée.

Les nerfs qui émergent de la moelle épinière sont rattachés aux vertèbres. La moelle épinière ne grandit pas à la même vitesse que votre bébé.

En raison de cette différence, l'extrémité inférieure de la moelle épinière s'arrête au milieu des vertèbres lombaires, c'est-à-dire à mi-chemin entre les hanches et les premières côtes.

En dessous de la troisième lombaire, les nerfs qui sortent de la moelle épinière se sont allongés et sortent toujours au niveau des vertèbres les plus basses. Chez l'adulte, elle s'arrête légèrement plus haut que chez le nouveau-né.

La partie du canal vertébral qui ne contient pas de moelle épinière est remplie de liquide.

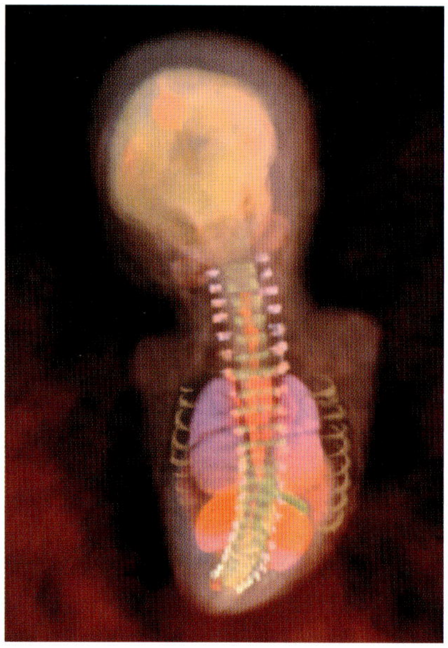

Sur cette image générée par ordinateur, on voit nettement les organes internes, le crâne et le rachis du fœtus. Les poumons (en rose) sont protégés par la cage thoracique au-dessus des reins (en rouge).

L'AVIS… DU MÉDECIN

Quand mon bébé va-t-il sucer son pouce pour la première fois? Lors d'une échographie, il est fréquent de voir un fœtus sucer son pouce vers la 12e ou la 14e semaine d'aménorrhée. Il est probable qu'à ce stade, il ne s'agisse encore seulement que d'un réflexe, dans la mesure où le cerveau ne contrôle pas encore les mouvements.

Selon plusieurs études, un bébé qui dans le ventre de sa mère suce son pouce droit préfère, à la naissance, avoir la tête tournée vers la droite lorsqu'il est allongé. On pourrait également en déduire que le bébé sera droitier quand il aura grandi. Le constat vaut aussi, mais à l'inverse, si le fœtus suce son pouce gauche.

À PROPOS

Votre bébé réagirait à la musique des génériques TV!

Des chercheurs ont étudié le comportement de bébés dont les mères regardaient une série télévisée alors qu'elles étaient enceintes et celui de bébés dont la mère ne regardait pas cette émission. À leur naissance, les premiers réagissent au générique et pas les seconds.

DE L'ÉNERGIE POUR VOTRE BÉBÉ

Tout au long de votre grossesse, vous donnez à votre bébé toute l'énergie dont il a besoin. Le glucose présent dans votre sang est transmis à votre bébé via le placenta. Pour que cela soit possible, votre taux de glycémie est supérieur à celui du fœtus. Des protéines sous la forme d'acides aminés (unités de base des protéines) sont transportées activement à travers le placenta, ce qui explique que leur taux présent dans la circulation sanguine de votre bébé soit toujours supérieur au vôtre.

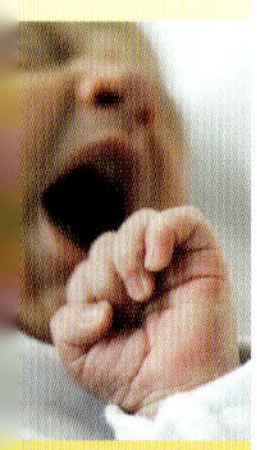

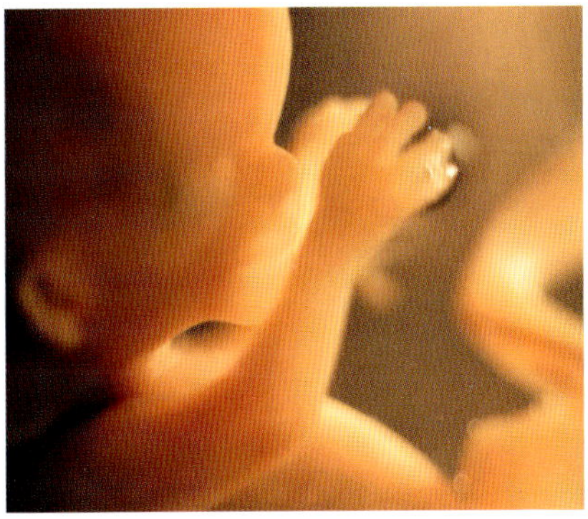

VOUS ÊTES À 15 SEMAINES EXACTEMENT

Encore 175 jours…

BÉBÉ AUJOURD'HUI

Sur ce cliché pris de profil, l'arête du nez est enfoncée alors que les yeux sont encore très proéminents. La mâchoire s'allonge et le menton n'est plus collé à la poitrine. Les mains (et les doigts tendus) sont à la hauteur du visage, ce qui est coutumier.

Il est important de trouver les positions allongées les plus confortables pour vous, ce qui est de plus en plus difficile.

GROS PLAN SUR… VOTRE BÉBÉ

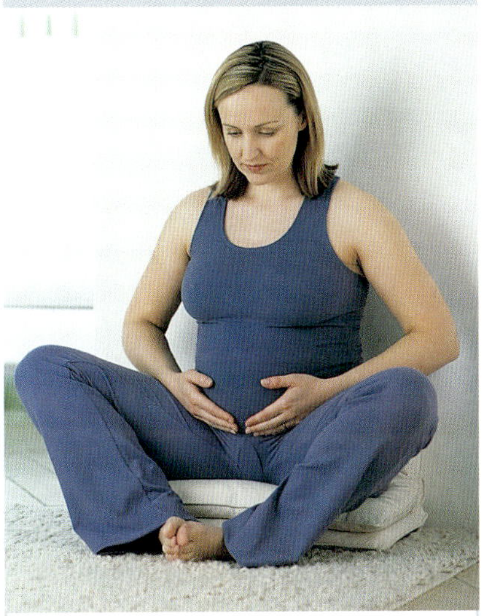

Moments de détente

Décontractez-vous en pensant à votre bébé pour établir avec lui une relation privilégiée. Certaines femmes visualisent leur bébé baignant dans le liquide amniotique.

Asseyez-vous sur le sol dans la posture du papillon, les plantes des pieds jointes. Posez les mains sur votre ventre et massez-le en variant les pressions. Pensez à votre bébé et, à chaque expiration, libérez-vous de toute pensée négative.

Votre ventre s'arrondit et vous aurez de plus en plus de mal à trouver une position allongée confortable, notamment la nuit.

Dès la fin du 4e mois de grossesse, vous devrez éviter de dormir sur le dos : mieux vaut trouver dès aujourd'hui les positions qui vous conviennent. En effet, le poids de votre utérus va bientôt comprimer les principales veines qui assurent le retour sanguin vers le cœur, ce qui peut entraîner des vertiges, une faible tension artérielle et, éventuellement, une diminution de la circulation sanguine vers l'utérus.

L'idéal est de vous coucher sur le côté gauche (même si le fait d'être allongée sur le côté droit ne présente aucun risque ni pour vous ni pour votre bébé), cette position favorisant la circulation du sang vers le placenta et l'élimination des liquides et des déchets par les reins. Si, au réveil, vous vous apercevez que vous êtes sur le dos, ce n'est pas grave. Pour éviter cela, allongez-vous sur le côté et calez votre dos avec un coussin.

Vous pouvez aussi vous allonger sur le ventre tant que vous n'êtes pas trop ronde.

L'AVIS… DE LA SAGE-FEMME

La sage-femme qui me suit est adorable mais elle semble toujours être pressée. Comment faire pour qu'elle réponde à mes questions? Les sages-femmes sont très sollicitées et, par conséquent, toujours pressées ! Les visites à l'hôpital ou à la clinique sont bien malheureusement chronométrées et les 10 ou 15 minutes octroyées à chaque patiente ne permettent que de procéder aux examens cliniques de base.

Il est toutefois primordial que vous puissiez obtenir des réponses à vos questions. Pour gagner du temps, notez-les avant une visite et si la sage-femme n'a pas le temps de vous répondre, demandez-lui à quel moment vous pouvez lui téléphoner afin d'avoir un entretien avec elle ou prenez rendez-vous. Demandez-lui également de vous recommander des livres, des sites Internet ou de vous donner les coordonnées d'un spécialiste ou d'une personne plus disponible.

Une femme enceinte doit avoir un bon contact avec l'équipe soignante qui la suit : elle doit être assurée d'être entendue et ne pas se retenir de poser toutes les questions qui lui viennent à l'esprit. Vous trouverez à la fin de ce livre une bibliographie qui pourra sans doute déjà vous aider.

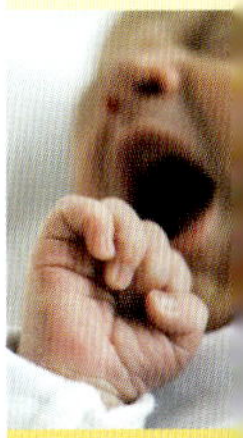

La 16e semaine

VOTRE VENTRE S'ARRONDIT ET VOTRE GROSSESSE SE VOIT.

Certains jours vous affichez avec fierté vos formes généreuses. À d'autres moments, vous regrettez l'opulence de vos rondeurs. Réjouissez-vous de ce corps qui ne cesse de changer. Votre mari aime vos formes et vous connaissez peut-être un regain de votre libido. Si votre santé physique ou morale vous inquiète, parlez-en à votre médecin, au gynécologue ou à la sage-femme qui vous suit lors de la prochaine visite prénatale.

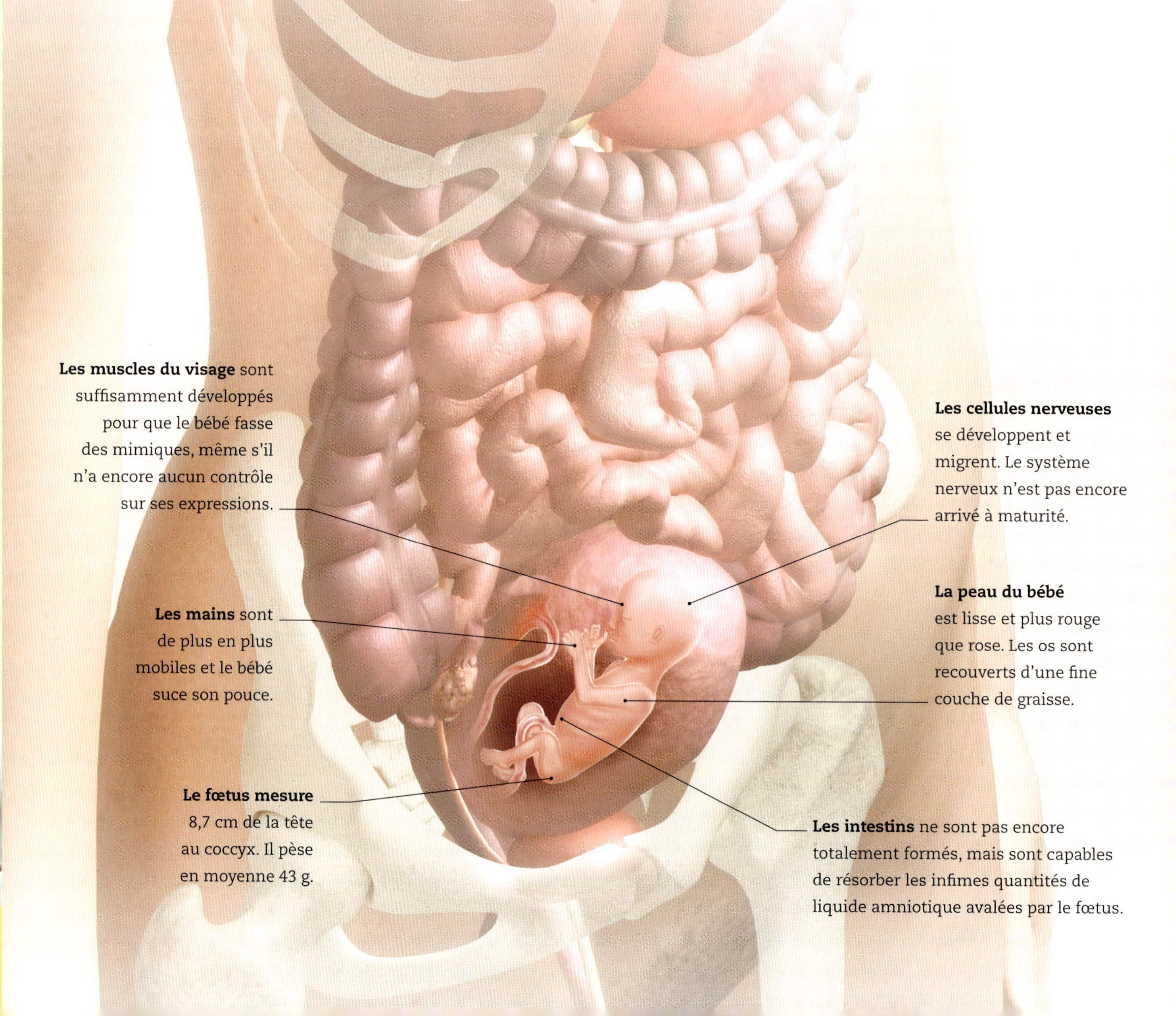

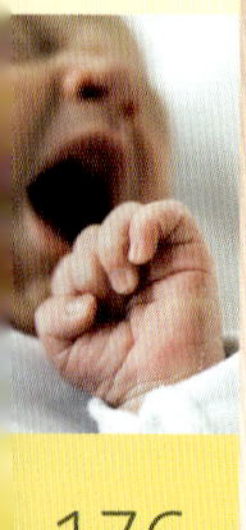

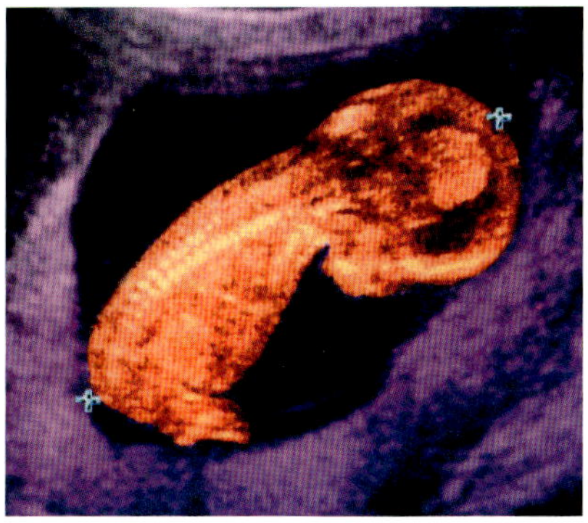

VOUS ÊTES À 15 SEMAINES ET 1 JOUR

Encore 174 jours…

BÉBÉ AUJOURD'HUI

Sur ce cliché colorisé, on discerne parfaitement la colonne vertébrale du fœtus. Les deux croix bleues au sommet du crâne et au niveau du coccyx sont les points précis qui permettent de déterminer la taille du bébé.

Vous ne pouvez plus dissimuler votre ventre, qui s'arrondit très rapidement.

À ce stade de la grossesse, votre état ne fait plus aucun doute : votre entourage ne peut plus croire que vous aviez juste légèrement grossi ! Les yeux de vos interlocuteurs se portent immédiatement sur votre ventre et la seule façon de garder le secret (par exemple, sur votre lieu de travail) est de porter des vêtements amples.

Certaines femmes ont le ventre qui pointe vers l'avant alors que d'autres ont l'impression d'avoir une bouée. Chaque femme est unique et chaque grossesse est particulière, il est donc inutile de comparer. On dit souvent que les femmes qui portent leur bébé sur le devant attendent un garçon et que celles qui ont une bouée donnent naissance à une fille mais ce genre de propos n'est corroboré par aucune étude scientifique.

Si vous n'avez pas encore changé votre garde-robe, il est temps de faire quelques emplettes (voir p. 179).

BON À SAVOIR

Les liens entre jumeaux s'établissent bien avant la naissance.

Grâce aux progrès technologiques, on peut voir dans l'utérus des jumeaux serrés l'un contre l'autre ou qui se tiennent la main.

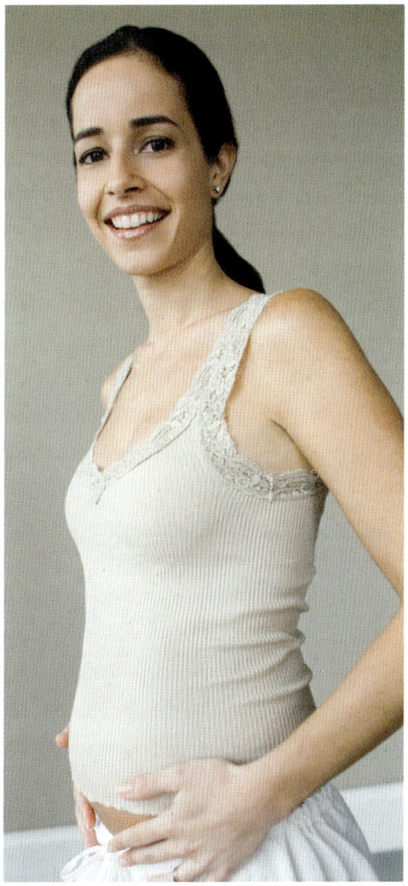

Votre ventre n'attire pas les regards lorsque vous portez des vêtements amples mais il est bien visible. Si votre silhouette change progressivement, vous pouvez comme certaines femmes avoir l'impression de grossir plus vite à certaines périodes qu'à d'autres.

L'AVIS… DU NUTRITIONNISTE

Il m'arrive encore de me réveiller la nuit parce que j'ai faim. Que faire ? Si cette situation est normale, elle est gênante, surtout si vous avez du mal à dormir. Avant de vous coucher, prenez un en-cas. Assurez-vous que vous avez suffisamment de glucides complexes (voir p. 14) pour que le glucose soir libéré lentement.

- **Prenez un bol de muesli** ou de céréales complètes pour petit-déjeuner au moment de vous coucher. Mangez des céréales complètes au dîner, comme le quinoa ou le riz complet, à la place des pâtes ou des pommes de terre.
- **Le tryptophane,** acide aminé présent dans les œufs, les produits laitiers, le thon et la dinde, peut faciliter l'endormissement car il est transformé en sérotonine, hormone qui contribue à un sommeil de qualité.
- **Gardez un en-cas à portée de main sur votre table de nuit** pour éviter les gargouillis de l'estomac. Des noix, un yaourt ou la moitié d'un sandwich bien emballé sont de bonnes solutions. Si finalement vous ne le mangez pas, prenez-le au petit-déjeuner.

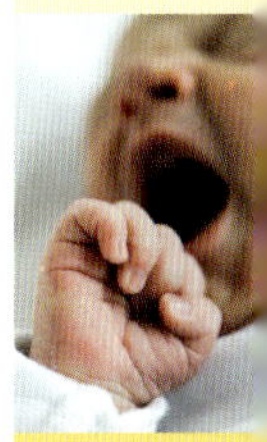

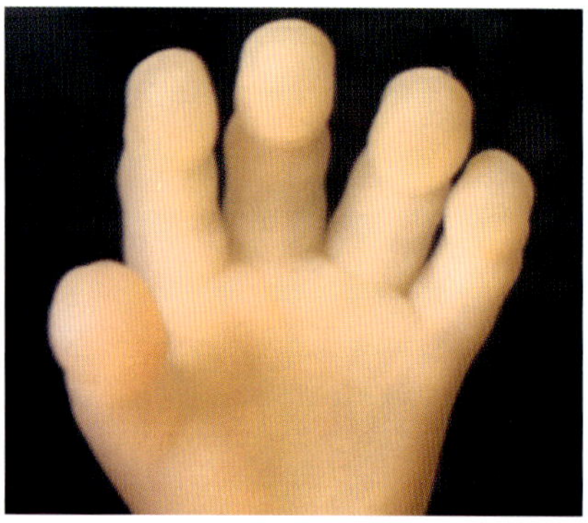

VOUS ÊTES À 15 SEMAINES ET 2 JOURS

Encore 173 jours…

BÉBÉ AUJOURD'HUI

L'extrémité des doigts est très large. Les doigts, encore très courts, sont séparés et chacun d'eux bouge indépendamment des autres. Le fœtus a plus souvent les doigts écartés que le poing fermé.

Même si vous ne le sentez pas encore bouger, votre bébé est de plus en plus actif.

Votre bébé peut être en pleine activité pendant cinq minutes consécutives. D'ici les prochaines semaines, vous sentirez votre bébé bouger dès lors qu'il touchera les muscles de la paroi de votre utérus. Les mouvements sont perceptibles plus tôt chez les femmes ayant déjà un enfant que chez les primipares (voir p. 193).

Le placenta agit comme une sorte de coussin qui amortit l'impact des mouvements, hormis les plus violents. Les femmes qui ont un placenta antérieur (c'est-à-dire situé sur la partie avant de l'utérus, juste sous la peau du ventre) perçoivent les mouvements de leur bébé beaucoup plus tard que les femmes ayant un placenta postérieur, situé à proximité du dos.

Le développement du cerveau se poursuit. Les cellules nerveuses qui formeront la matière grise migrent progressivement pour se mettre à leur place définitive à l'extérieur du cerveau. Cette migration se produit de la 8e à la 16e semaine et s'achève vers la 25e semaine, sans qu'aucune activité électrique ne puisse témoigner d'une activité cérébrale avant la 29e semaine. Jusqu'à l'accouchement, la matière grise continue à se développer alors que, peu à peu, les connexions nerveuses se mettent en place. Le corps du fœtus est désormais plus long que sa tête.

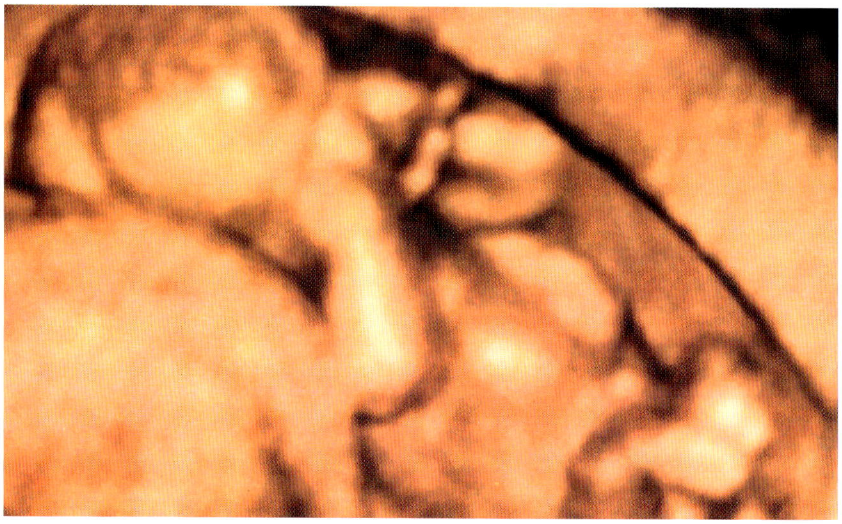

Grâce aux progrès technologiques, les échographies en 3D fournissent des clichés beaucoup plus détaillés que les échographies en 2D. Ci-dessus, on voit nettement un fœtus de 15 semaines, dont les organes internes et les cordes vocales sont parfaitement formés.

L'AVIS… DU MÉDECIN

L'utilisation d'un lit de bronzage est-elle dangereuse pour mon bébé ? Qu'en est-il des jacuzzis ? Même si aucune étude scientifique ne permet d'affirmer qu'ils présentent un danger pour le fœtus, il est prouvé en revanche que l'augmentation de la température corporelle de la mère entraîne une hausse de la température du corps du bébé. Or, une température supérieure à 39 °C favoriserait le développement de malformations au niveau de la colonne vertébrale. Par ailleurs, si la température ne baisse pas rapidement, des dommages cérébraux sont à craindre. On pense également que cela pourrait avoir des répercussions négatives sur la circulation du sang vers le bébé.

Évitez donc les lits de bronzage, les jacuzzis, les bains très chauds, les saunas et soyez prudente si vous séjournez dans un pays chaud (voir p. 185).

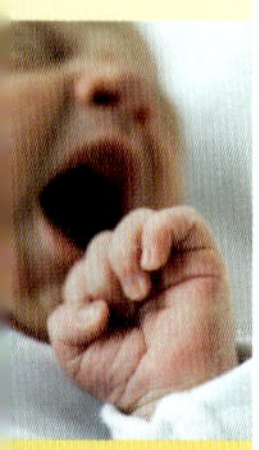

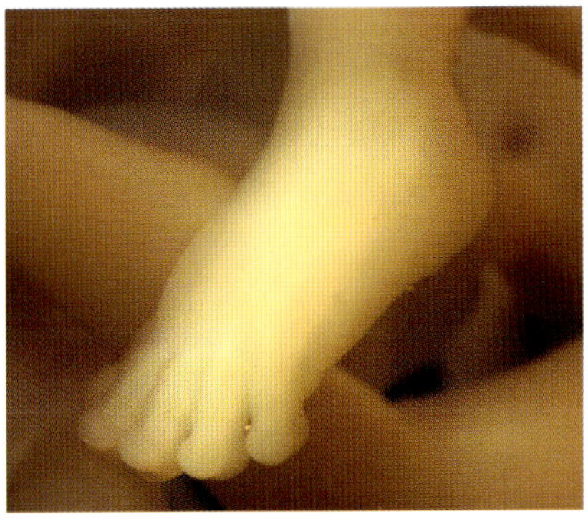

VOUS ÊTES À 15 SEMAINES ET 3 JOURS

Encore 172 jours...

BÉBÉ AUJOURD'HUI

Les orteils grandissent et la voûte plantaire commence à se dessiner. Le fœtus peut attraper son pied avec ses mains, mais il a encore bien du mal à le mettre à sa bouche, geste qu'il maîtrisera parfaitement dans quelques semaines.

Une nouvelle visite prénatale est prévue, qui a pour objectif de vérifier que tout va bien pour vous et pour votre bébé.

Cette visite est, pour nombre de femmes, la deuxième après la visite du premier trimestre (voir p. 122). Votre médecin traitant, votre gynécologue ou la sage-femme qui vous suit contrôlent le taux d'albumine dans vos urines et vérifient aussi votre tension artérielle. Si votre bébé est bien positionné, vous réussirez peut-être à entendre les battements de son cœur (voir p. 188) ce qui est absolument merveilleux et toujours rassurant.

Même si la clarté nucale a été mesurée entre la 11e et la 14e semaine (voir p. 143), votre médecin vous prescrira un dosage des marqueurs sériques (voir p. 142) au cours du second trimestre, afin d'évaluer les risques de trisomie 21.

Profitez-en pour poser toutes questions et indiquer tous les symptômes ressentis depuis le premier examen (saignement, contraction, pertes vaginales, brûlures à la miction, etc.), en essayant d'être précise (couleur, fréquence, etc.).

Si le taux sanguin d'hémoglobine est inférieur à la moyenne, il est probable que l'on vous prescrive un apport en fer.

BON À SAVOIR

Les vêtements pour femmes enceintes sont apparus au milieu du XIXe siècle.

Dans une société prude, dissimuler sa grossesse était de mise. Pour cette raison, mais aussi pour le bien-être de la future mère et de son bébé, on encourageait les femmes à garder le lit les semaines précédant l'accouchement.

GROS PLAN SUR... VOTRE CORPS

Comment s'habiller

S'il est conseillé de porter des vêtements suffisamment amples pour ne pas comprimer votre ventre, vous n'êtes pas encore obligée d'avoir recours à des vêtements spécialement conçus pour les femmes enceintes.

Voici quelques conseils pour que vous soyez à l'aise dans vos vêtements :

- **Les culottes spécial grossesse,** extensibles, soutiennent votre ventre tout en soulageant votre dos.
- **Les extenseurs** vous permettent d'augmenter le tour de taille de vos pantalons. Une autre solution bon marché : dans la boutonnière, glissez un élastique pour cheveux ou une bande découpée dans de vieux collants que vous passez ensuite autour du bouton.
- **Les ceintures de grossesse** et les bandeaux et vous permettent de cacher vos pantalons entrouverts et vos T-shirts trop petits pour recouvrir votre ventre arrondi.
- **Les extenseurs pour soutiens-gorge** : la solution idéale pour gagner jusqu'à 8 cm de circonférence.
- Si votre conjoint est plus grand et plus fort que vous, n'hésitez pas à puiser dans sa garde-robe.

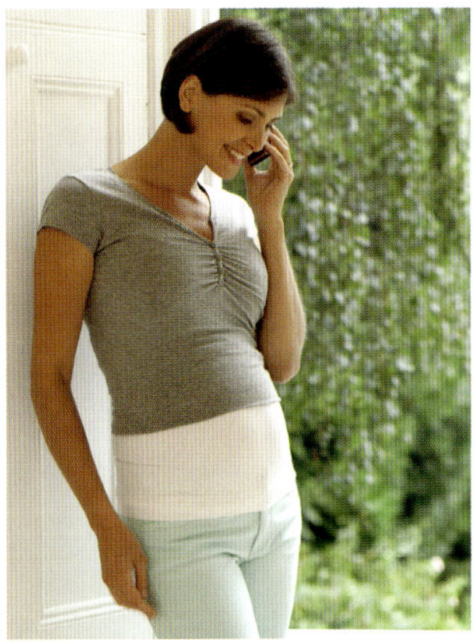

Les ceintures de grossesse et les bandeaux vous permettent de porter encore quelque temps vos T-shirts habituels.

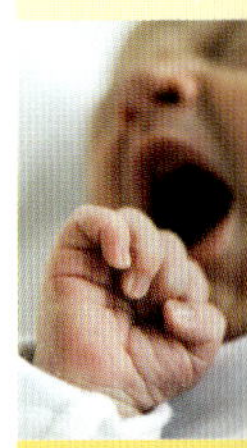

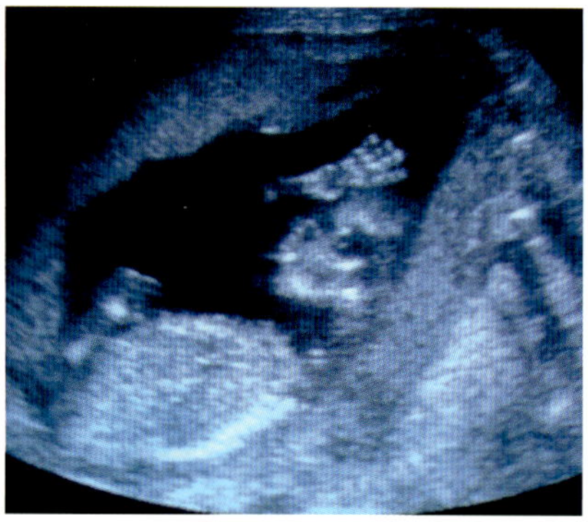

VOUS ÊTES À 15 SEMAINES ET 4 JOURS

Encore 171 jours…

BÉBÉ AUJOURD'HUI

Sur l'échographie 2D ci-contre, le haut de la tête du bébé est dans l'ombre, mais on peut voir la main qui se trouve au niveau de son visage. À ce stade de la grossesse, les os sont en plein développement.

La peau de votre bébé est toujours translucide et recouvre une fine couche de graisse.

La peau est constituée de trois couches : l'épiderme, le derme, plus épais, et l'hypoderme, la couche profonde. L'épiderme qui, dans un premier temps, n'était composé que d'une couche de cellules, s'est épaissi et est désormais constitué de trois ou quatre couches. La couche la plus superficielle des cellules épidermiques s'aplatit progressivement mais est encore très molle.

Le derme est constitué de tissus conjonctifs composés de collagène (à 90 %) et d'élastine, deux protéines fibreuses qui donnent à la peau sa souplesse et sa résistance. À l'intérieur du derme se trouvent les vaisseaux sanguins et les nerfs qui soutiennent l'épiderme et des organes sensoriels. La jonction dermo-épidermique a, dans un premier temps, l'aspect d'une ligne très légèrement ondulée qui, progressivement, devient de plus en plus ridée et irrégulière alors que, parallèlement, apparaissent les follicules pileux. La couche de graisse, située sous la peau, joue un rôle essentiel dans le contrôle de la température et agit comme une barrière empêchant l'eau de pénétrer. Étant encore très fine, la peau est très perméable.

BON À SAVOIR

Les femmes enceintes présentant un risque élevé de prééclampsie peuvent dans certains cas prendre une faible dose d'aspirine tout au long de leur grossesse.

La prééclampsie (voir p. 474) favorise la coagulation sanguine d'où la prescription d'aspirine. Ne prenez aucun médicament sans avis médical.

GROS PLAN SUR… LES PAPAS

Des sentiments conflictuels

Votre compagne ne porte pas toujours le même regard sur sa silhouette qui se métamorphose de jour en jour. Parfois, elle ressemble à une reine de beauté et assume avec fierté le fait de porter un enfant, ce qui est après tout, le plus grand privilège des femmes. Radieuse, elle semble prête à déplacer des montagnes.

Parfois, elle désespère de voir les kilos s'accumuler et sa taille s'épaissir. Ses vêtements préférés sont désormais un peu trop petits et peuvent lui paraître étriqués. Elle se sent pataude et maladroite dans son corps. Alors que les magazines féminins font d'une taille de guêpe le critère de beauté par excellence, un ventre proéminent déclenche nombre de sentiments conflictuels chez la future mère qui se met à douter de son aspect physique et qui n'a plus confiance en elle.

Rassurez votre compagne et faites en sorte qu'elle se voit non pas comme une femme non attirante mais comme une déesse. Dites-lui qu'être enceinte est merveilleux, et qu'à vos yeux, elle reste la plus belle et la plus désirable.

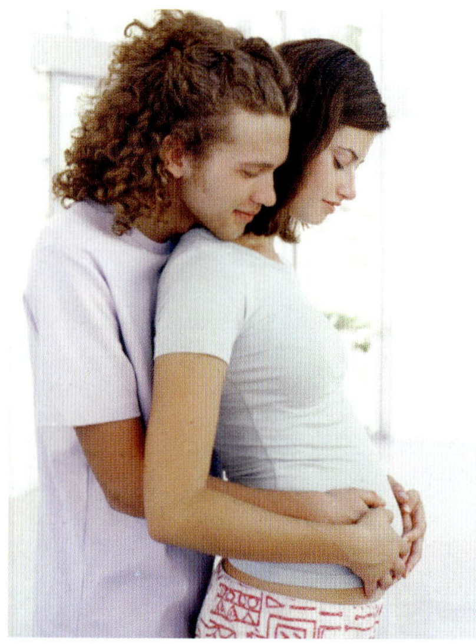

Votre compagne doit se sentir belle et désirable alors que son corps se métamorphose.

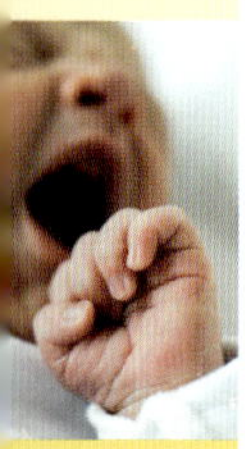

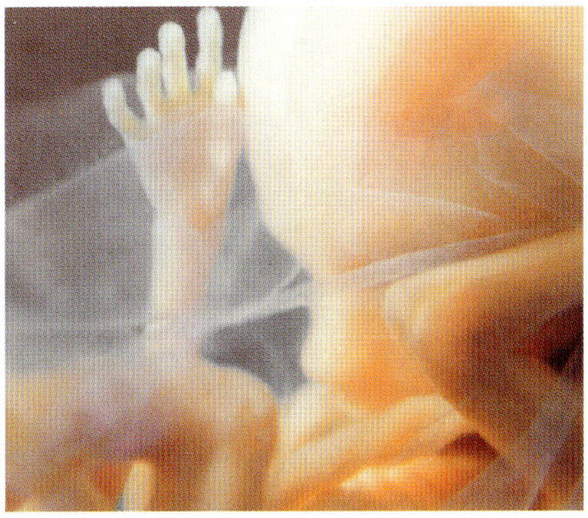

VOUS ÊTES À 15 SEMAINES ET 5 JOURS

Encore 170 jours...

BÉBÉ AUJOURD'HUI

Ce cliché montre un bébé à l'intérieur de la cavité amniotique. Pour la première fois, la tête est plus petite que le corps : c'est une nouvelle étape dans le développement fœtal. Le fait d'avoir une tête volumineuse et lourde ne pose aucun problème, puisque le fœtus est en quasi-apesanteur.

Pourquoi ne pas mettre par écrit vos désirs concernant l'accouchement afin de pouvoir en parler avec l'équipe médicale ?

Bien préparer son accouchement signifie pour la femme enceinte exprimer ses désirs quant au déroulement du travail et de l'accouchement. Cela vous oblige à considérer certains aspects pratiques comme les différentes méthodes utilisées pour soulager la douleur mais également la personne que vous souhaitez avoir auprès de vous le jour J : votre mari ou votre compagnon, votre mère ou une sœur, voire une amie proche. Discutez-en avec votre compagnon, car l'idée d'assister à l'accouchement peut l'angoisser.

Si, dans des conditions particulières, certaines de vos demandes risquent de ne pas être respectées, vous aurez néanmoins plus de chances que l'accouchement se déroule comme vous le désirez si vous prenez la peine d'en parler et d'expliquer vos choix à l'équipe médicale. Renseignez-vous afin de faire le choix qui correspond le mieux à vos attentes (voir p. 302-303).

L'AVIS... DU MÉDECIN

J'ai les yeux secs et du mal à supporter mes lentilles de contact. Que faire ? Les changements hormonaux qui s'opèrent tout au long de la grossesse entraînent souvent des désagréments au niveau des yeux : sécheresse, brûlures, démangeaisons et impression d'avoir un corps étranger sous la paupière. Au moment de la ménopause, les bouleversements hormonaux se soldent aussi souvent par une sécheresse oculaire, qui serait due à une diminution de la sécrétion de larmes mais aussi à un changement dans leur composition. Les yeux n'étant plus assez lubrifiés, le recours à une solution physiologique, en vente libre dans les pharmacies et chez les opticiens, est souvent nécessaire.

Ce désagrément disparaît généralement dès que bébé est là. En attendant, renoncez à vos verres de contact et portez le plus souvent possible vos lunettes notamment si vous passez beaucoup de temps devant l'écran d'un ordinateur.

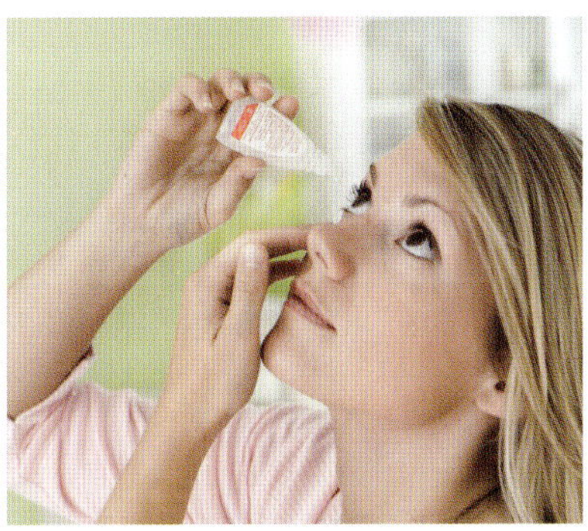

NE PAS OUBLIER

Le plan de naissance

Bougies parfumées et musique douce, péridurale pour soulager la douleur dès que possible ? Préparer votre accouchement vous donne l'occasion de réfléchir à la manière dont vous voulez qu'il se déroule. N'attendez pas pour en parler avec l'équipe médicale (voir p. 302-303). Elle aura à cœur de respecter vos demandes, mais avant tout d'assurer votre sécurité et celle de votre enfant.

- **Insistez sur tout ce qui vous tient à cœur :** la personne que vous souhaitez avoir à vos côtés, les méthodes pour soulager la douleur, l'endroit où vous désirez accoucher : dans une maternité privée ou publique, ou à domicile. Dans ce dernier cas, faites bien attention à réunir toutes les conditions pour que cela puisse se faire (voir p. 102-103).
- **Informez-vous** sur le déroulement des accouchements dans la maternité que vous avez choisie.
- **Soyez conciliante :** tout ne se déroule pas toujours comme on le voudrait. Le plus important est que ni vous ni votre bébé ne couriez le moindre risque.

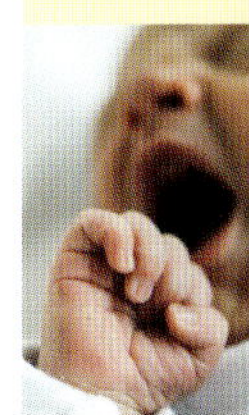

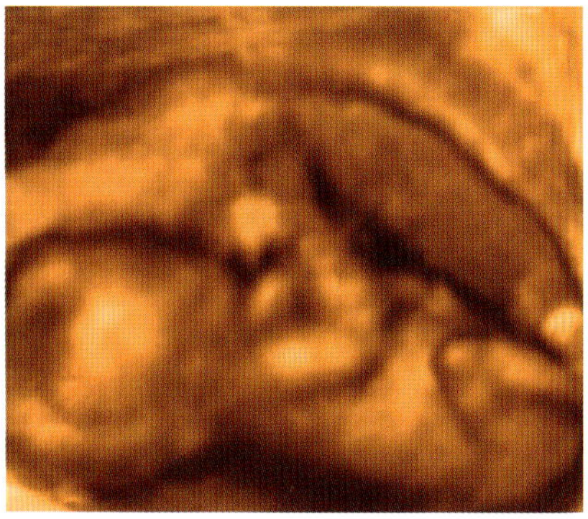

VOUS ÊTES À 15 SEMAINES ET 6 JOURS

Encore 169 jours…

BÉBÉ AUJOURD'HUI

Les différentes parties des membres supérieurs – avant-bras, poignets, mains et doigts – sont maintenant bien différenciées. Les membres supérieurs grandissent plus rapidement que les membres inférieurs, une particularité que l'on retrouve après la naissance.

Pour que les poumons du fœtus se dilatent et se développent, la paroi thoracique doit baigner totalement dans le liquide amniotique.

GROS PLAN SUR… LE COUPLE

Étonnamment sexy

Vous êtes peut-être étonnée de constater une augmentation de votre libido. Souvent, au cours du deuxième trimestre, les femmes enceintes ont de l'énergie à revendre et se sentent très sexy. Une meilleure irrigation sanguine de la zone pelvienne et une lubrification accrue du vagin expliquent que les relations sexuelles soient plus épanouies.

Du fait d'une augmentation des taux de progestérone et d'œstrogène, les seins et le vagin sont plus sensibles, les jeux préliminaires plus excitants et les orgasmes plus intenses. Il est fréquent de ressentir des contractions utérines après un orgasme.

Votre conjoint s'en réjouira probablement ! Sachez cependant que certains hommes connaissent une baisse de leur libido durant la grossesse de leur compagne. Si tel est le cas, encouragez votre conjoint à exprimer ce qu'il ressent et dialoguez.

La ramification et la division bronchiques continuent. Les cellules qui tapissent les voies respiratoires produisent un liquide qui est évacué des poumons lorsque le fœtus respire. L'évacuation de ce liquide est régulée par les cordes vocales, situées à l'intérieur du larynx.

Des glandes à l'intérieur des poumons sécrètent du mucus, qui est déplacé par de minuscules petits poils appelés cils. La production du mucus est importante car, après la naissance, elle empêche que l'air inspiré assèche la paroi des poumons. Le mucus piège également les particules de poussière et agit comme une barrière contre les infections.

Les intestins étant toujours immatures, la quantité de liquide amniotique ne cesse d'augmenter car le fœtus en avale de toutes petites quantités. Ce n'est que vers la 37e semaine qu'il avalera au quotidien près de 1 litre de liquide amniotique, soit environ la moitié de la quantité totale du liquide.

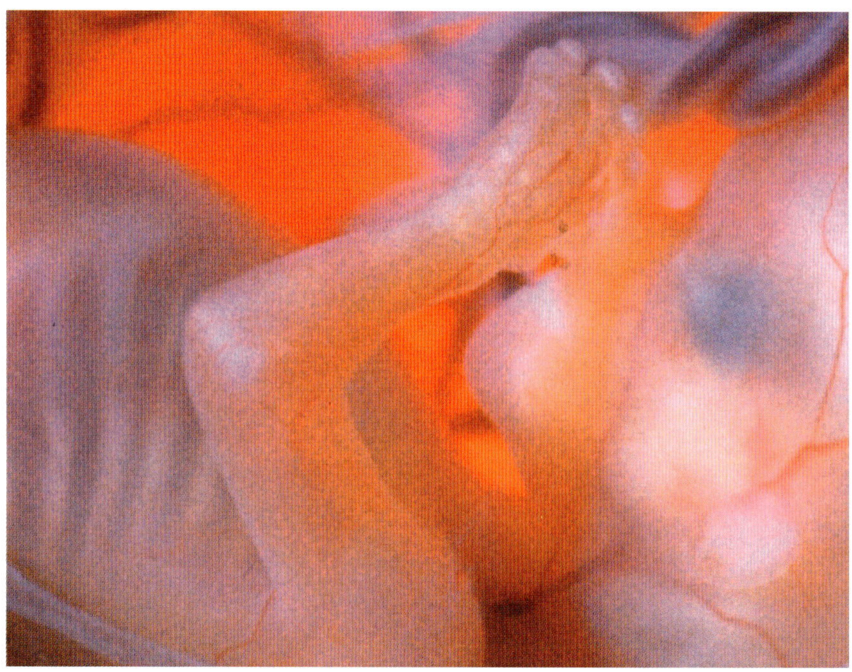

En gros plan, le bras gauche et la paroi thoracique d'un bébé. La peau translucide laisse voir les côtes qui ne sont pas encore totalement formées et composées principalement de cartilage.

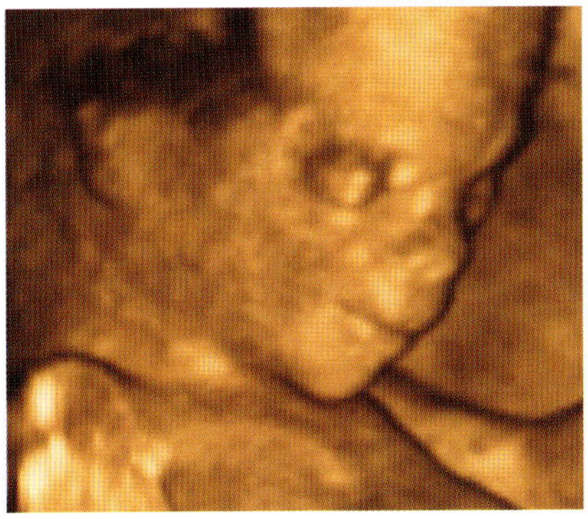

VOUS ÊTES À 16 SEMAINES EXACTEMENT

Encore 168 jours...

BÉBÉ AUJOURD'HUI

La peau devient peu à peu imperméable. Le liquide amniotique est principalement constitué de l'urine produite par les reins et la vessie du bébé. L'urine ne contient pas de déchets, car ils sont éliminés par le placenta.

Il est normal que votre conjoint veuille vous protéger vous et votre bébé. À vous de l'aider à ne pas tomber dans les excès.

BON À SAVOIR

Les futurs papas ont tendance à beaucoup rêver la nuit.

La grossesse de leur compagne les remet face à leurs propres racines et leur vécu. Ils rêvent de leurs parents, de leurs grands-parents. De plus en plus protecteurs, il leur arrive même de rêver qu'ils sont « enceints ».

Votre conjoint s'inquiète dès que vous ne vous sentez pas très bien, que vous êtes fatiguée ou que vous ne mangez pas et il veut sans cesse que vous vous reposiez ? Cette attitude peut vous combler ou, au contraire, vous agacer. Si vous n'en pouvez plus, demandez-lui la raison pour laquelle il se sent obligé de vous surprotéger. Le fait de comprendre ce qui le pousse à agir de cette manière vous aidera à supporter la situation.

Si vous vous sentez en pleine forme, dites-le lui. Expliquez-lui que la grossesse n'est pas une maladie mais un processus naturel et que vous ne craignez rien dans la mesure où vous êtes régulièrement suivie par des professionnels. Si cela ne suffit pas, recommandez-lui de lire des ouvrages spécialisés et proposez-lui de vous accompagner à un cours de préparation à l'accouchement, où il pourra alors poser toutes les questions qui le taraudent.

TONIFIER VOS JAMBES

Pour tonifier les muscles des membres inférieurs, faites régulièrement les exercices suivants. D'une part, vous aurez moins de mal à marcher et à grimper les escaliers au fur et à mesure que les semaines passent et, d'autre part, vous serez mieux préparée pour l'accouchement, notamment si vous désirez donner naissance à votre bébé en position accroupie.

Allongez-vous sur le côté, les jambes fléchies à 90°. Levez lentement la jambe du dessus puis revenez à la position initiale. Répétez l'exercice 30 fois puis changez de côté. Si besoin est, soutenez votre ventre avec un coussin.

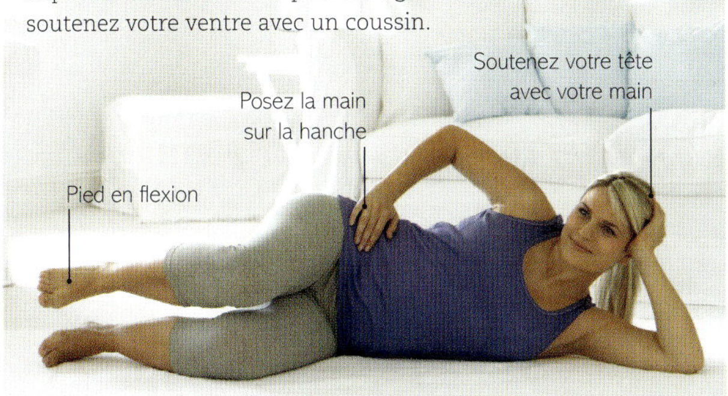

Soutenez votre tête avec votre main
Posez la main sur la hanche
Pied en flexion

Allongée sur le côté, la jambe du dessous fléchie et la jambe du dessus levée à 45°, faites un mouvement vertical de 10 cm environ et tenez 10 secondes avant de revenir à la position initiale. Répétez 30 fois puis changez de côté.

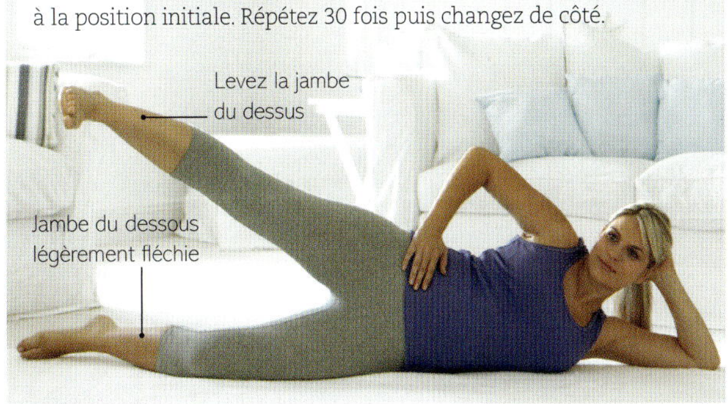

Levez la jambe du dessus
Jambe du dessous légèrement fléchie

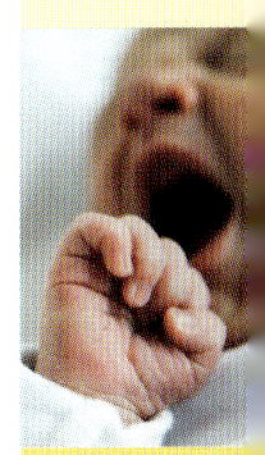

La 17e semaine

VOTRE BÉBÉ BOUGE DE PLUS EN PLUS ET FAIT MÊME DES GALIPETTES !

Dans votre utérus, il y a de plus en plus d'agitation. Votre bébé a suffisamment de place pour bouger et il en profite pour s'étirer et se retourner. Cette activité est favorable à son futur développement physique et psychique. De votre côté vous êtes moins stressée et il est bon de penser à faire une pause. Le deuxième trimestre est la meilleure période pour sortir, voire pour partir en voyage.

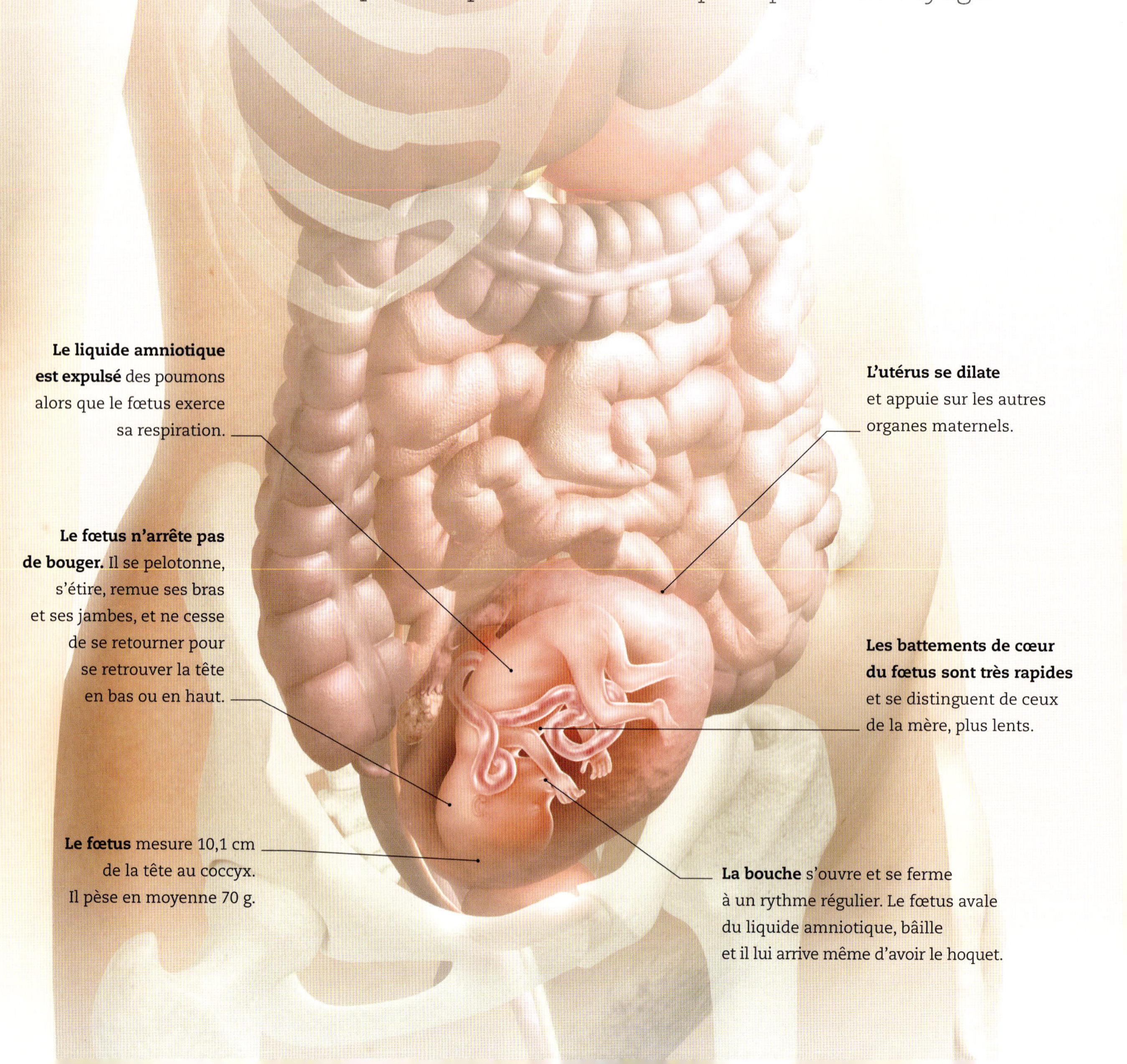

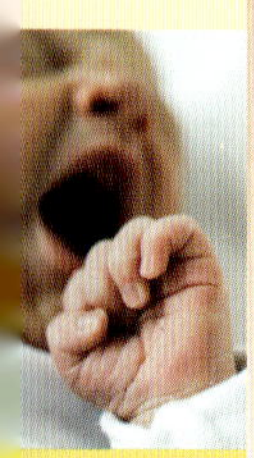

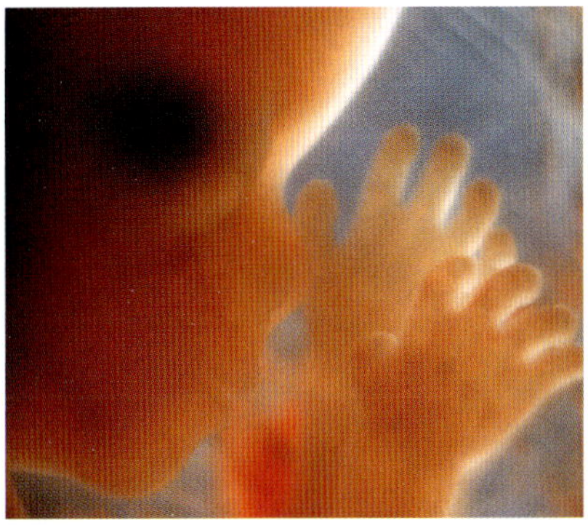

VOUS ÊTES À 16 SEMAINES ET 1 JOUR

Encore 167 jours…

BÉBÉ AUJOURD'HUI

Les lèvres et la bouche du fœtus sont parfaitement formées. Le bébé ouvre et ferme la bouche et avale du liquide amniotique. Ses papilles gustatives sont arrivées à maturation, mais il n'a pas encore le sens du goût car les connexions nerveuses ne se sont pas encore mises en place.

Les petits maux et les risques du premier trimestre sont loin derrière vous. C'est la période rêvée pour vous offrir des vacances.

À ce stade de votre grossesse, les nausées et la fatigue ne sont plus qu'un mauvais souvenir et vos mouvements ne sont pas encore entravés par un ventre proéminent. Votre bébé se développe bien et vous avez l'esprit en paix. Partir en vacances en amoureux ne peut que vous faire le plus grand bien et vous donner l'occasion de vous faire dorloter.

Reposez-vous et prenez du bon temps, sans toutefois courir le moindre risque (voir p. 28-29). Si vous êtes inquiète quant à votre santé, demandez à votre médecin, au gynécologue ou à la sage-femme si rien ne s'oppose à ce que vous partiez en vacances.

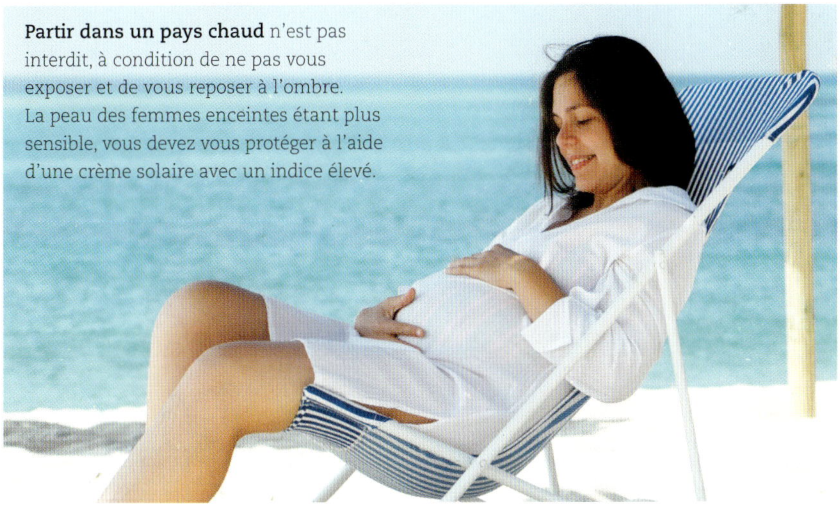

Partir dans un pays chaud n'est pas interdit, à condition de ne pas vous exposer et de vous reposer à l'ombre. La peau des femmes enceintes étant plus sensible, vous devez vous protéger à l'aide d'une crème solaire avec un indice élevé.

GROS PLAN SUR… LA SÉCURITÉ

Pour des vacances sans risque

Malgré leur regain d'énergie, les femmes enceintes se fatiguent plus vite. Alors soyez prudente !

- **Inutile de courir** pour que tout soit réglé en temps et en heure avant votre départ. Faire ses valises peut aussi être stressant. Ménagez-vous, et, si vous voyagez en avion, veillez à ce que votre bagage à main ne soit pas trop lourd.
- **Si vous voyagez en voiture,** prévoyez de vous arrêter régulièrement pour aller aux toilettes ou prendre une collation.
- **Les visites touristiques** risquent de vous fatiguer rapidement, faites des pauses et installez-vous à la terrasse d'un café par exemple.
- **À l'étranger, buvez de l'eau en bouteille,** et en grande quantité si vous êtes dans un pays chaud. Ne prenez pas de glaçons faits avec l'eau du robinet.
- **Prévoyez des en-cas** au cas où vous ne puissiez pas vous arrêter rapidement pour manger, quelques galettes de riz ou des gressins par exemple.
- **Pelez les fruits,** ou lavez-les avec de l'eau en bouteille avant de les consommer. Évitez de manger des légumes crus.
- **Si vous souffrez de diarrhées,** buvez beaucoup d'eau afin de ne pas vous déshydrater. Ne prenez pas d'antidiarrhéiques, mais des solutions à base de sels afin de lutter contre la déshydratation. Si vos urines sont très concentrées et que vous ne pouviez pas vous retenir quand vous avez envie d'uriner, consultez un médecin.

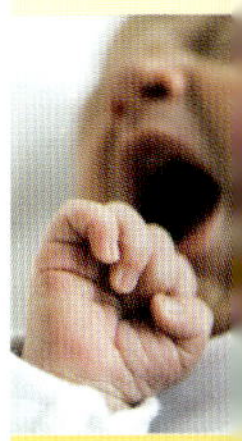

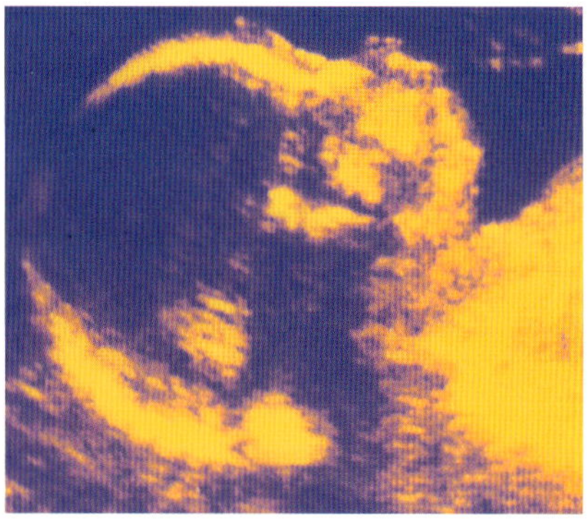

VOUS ÊTES À 16 SEMAINES ET 2 JOURS

Encore 166 jours…

BÉBÉ AUJOURD'HUI

Sur cette échographie 2D colorisée, le bébé regarde en l'air. Les os du crâne, qui renvoient les premiers les ultrasons, correspondent donc aux zones les plus claires. L'os du front est juste au-dessus du petit os qui forme l'arête du nez.

Votre bébé est très actif, d'autant qu'il a tout l'espace nécessaire pour bouger et il ne se prive pas de faire des galipettes !

Votre bébé peut désormais bouger. Il se met en boule puis s'étire, lève la tête puis la baisse avant de la tourner à droite ou à gauche et il remue les bras et les jambes. Chaque fois qu'il respire, sa paroi thoracique se soulève puis s'abaisse. Votre bébé a parfois le hoquet. Il ouvre et ferme la bouche, bâille et avale du liquide amniotique. Il aime avoir les mains au niveau du visage et il préfère être sur le côté plutôt que sur le dos.

Les papilles gustatives, qui sont apparues à la 10e SA, ressemblent maintenant pratiquement aux papilles gustatives matures. Cependant, les connexions entre les nerfs des papilles gustatives et les nerfs faciaux n'étant pas toutes établies, le sens du goût n'est pas encore développé. Certaines études affirment que, dès la 11e SA, si la mère mange un aliment qu'elle aime, le fœtus est capable de le ressentir et déglutit comme s'il se régalait aussi.

L'AVIS… DU MÉDECIN

Qu'appelle-t-on thrombose veineuse profonde (TPV) ? Est-ce que je cours un risque si je prends l'avion ? La grossesse favorise les thromboses, ce qui signifie que des caillots peuvent se former dans les vaisseaux sanguins. Les risques de TPV sont donc plus importants.

Vous souffrez et avez du mal à marcher. Si le caillot de sang se désagrège et remonte vers les poumons, il risque de boucher une artère pulmonaire. On parle alors d'embolie pulmonaire, qui se caractérise par une douleur intense dans la poitrine, des difficultés respiratoires, des mucosités teintées de sang ou une toux. L'embolie pulmonaire peut être fatale.

Les risques de coagulation sanguine sont plus importants chez les femmes enceintes, et ce même si elles ne prennent pas l'avion. Les personnes présentant le plus de risques sont les femmes obèses ou ayant déjà souffert d'une thrombose des veines profondes.

Si vous devez prendre l'avion et présentez des risques de TPV, parlez-en à votre médecin. Il vous prescrira un traitement.

GROS PLAN SUR… LES JUMEAUX

L'interaction des deux fœtus

Désormais, vous sentez vos bébés bouger alors que le contact entre eux s'est probablement établi il y a plusieurs semaines. Or ce contact devient de plus en plus complexe au fur et à mesure que le cerveau des fœtus se développe. À ce stade de la grossesse, un bébé possède des circuits cérébraux élémentaires qui lui permettent de sentir les différentes parties de son corps et d'apprécier la position dans laquelle elles se trouvent. Les jumeaux perçoivent donc la présence de l'autre.

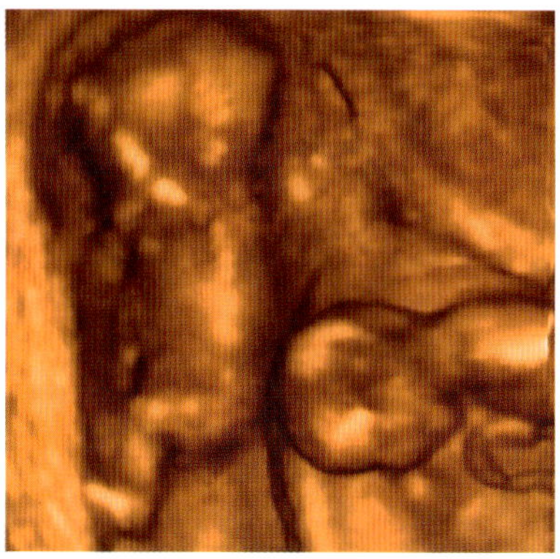

Les bébés bougent une cinquantaine de fois par heure. Il est fréquent qu'ils se frôlent même si, dans la plupart des cas, chacun évolue dans une cavité amniotique qui lui est propre et qu'ils sont séparés par une membrane. À l'échographie, on voit les jumeaux réagir et bouger dès qu'ils se touchent.

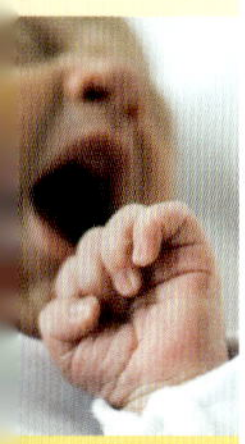

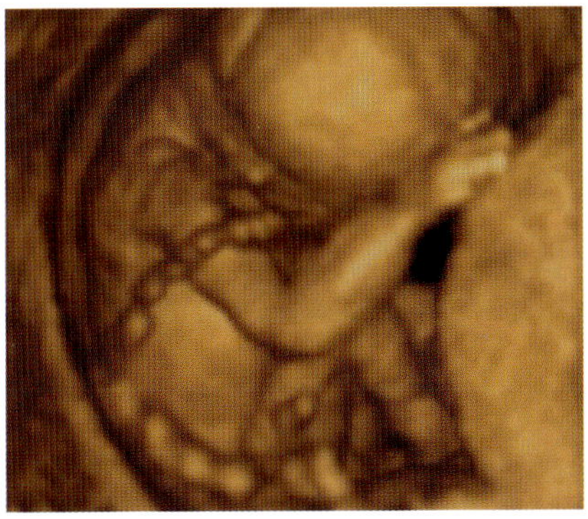

VOUS ÊTES À 16 SEMAINES ET 3 JOURS

Encore 165 jours...

BÉBÉ AUJOURD'HUI

Le cliché en 3D ci-contre a été pris de côté, mais comme le bébé a la tête tournée sur la gauche, on ne voit pas son visage. Le placenta est à droite de l'image. Le cordon ombilical passe par-dessus le bras du bébé.

Tout au long de votre grossesse, il est primordial d'apprendre à évacuer le stress qui est en vous et à ne pas être rongée par l'inquiétude.

LIBÉRER LE STRESS QUI EST EN SOI

Apprenez à reconnaître les signes qui indiquent que vous êtes stressée : accélération du rythme cardiaque, augmentation de la température corporelle. Agissez sans attendre.

- **Identifiez la cause de votre stress** et essayez de ne pas vous laisser submerger. Respirez profondément en relâchant tous vos muscles. Visualisez le stress qui quitte votre corps.
- **Ne restez pas trop longtemps inoccupée :** avoir trop de temps pour réfléchir favorise la montée de stress en soi.
- **Nagez :** la natation permet d'évacuer son stress et de rester en forme.
- **Prenez le temps de vous détendre,** notamment si vous devez penser ou faire mille choses à la fois. Allongez-vous, les pieds légèrement surélevés, regardez la télévision, lisez un roman ou pensez au bébé qui est en vous.
- **Parlez de vos problèmes** à votre conjoint ou à une amie. Si votre santé ou celle de votre bébé vous préoccupent, adressez-vous à votre gynécologue ou à une sage-femme.
- **Si votre stress est lié à votre travail,** parlez à votre patron ou au responsable des ressources humaines afin que la situation ne reste pas bloquée. Votre priorité aujourd'hui est votre bébé.

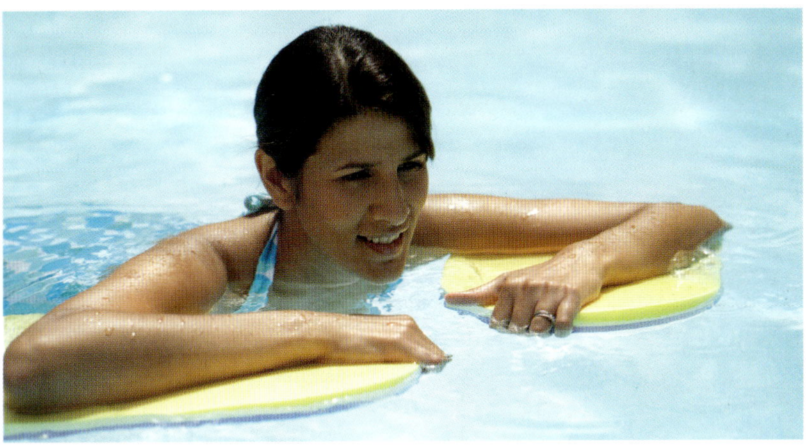

Vous avez beau être enceinte et heureuse de l'être, la vie continue, et vous avez parfois l'impression de ne pas réussir à gérer votre travail à plein temps, les tâches domestiques et vos journées stressantes. Et naturellement, en plein dans votre 2e trimestre de grossesse, vous subissez l'effet d'hormones qui peuvent provoquer quelques sautes d'humeur.

Comme beaucoup de femmes enceintes, vous vous inquiétez des nombreux changements à venir. En effet, il n'y a pas de plus grand bouleversement que de devenir parents. Vous vous demandez notamment si vous aurez assez d'argent pour subvenir aux besoins de votre enfant, si vous serez une « bonne mère » et saurez vous occuper de votre nouveau-né. Enfin vous vous interrogez sur l'évolution de votre couple après la naissance de votre enfant. Soyez confiante et ne vous laissez pas submerger par l'émotion ou l'inquiétude. Le stress est mauvais pour votre bébé.

Réduisez votre stress en vous inspirant des suggestions ci-contre. Essayez de trouver un créneau pour aller nager chaque semaine.

Parlez à votre conjoint, à vos amis, exprimez vos préoccupations. Si vous ne voulez pas partager votre inquiétude, écrivez ce que vous ressentez dans un carnet.

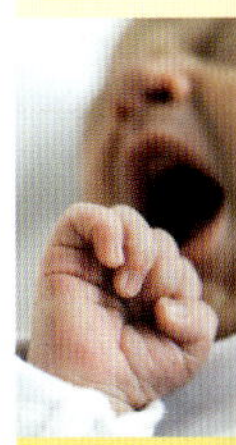

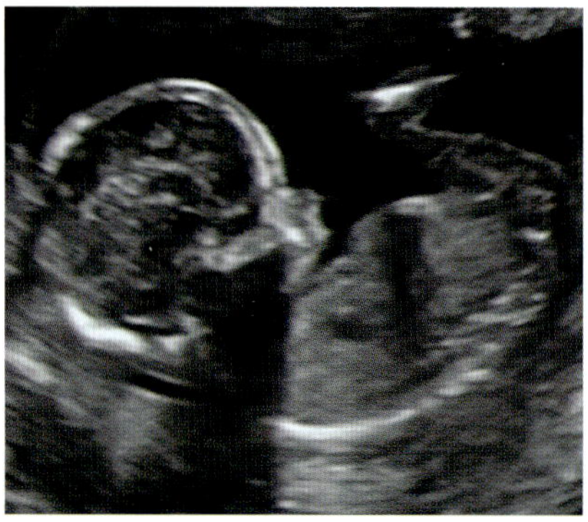

VOUS ÊTES À 16 SEMAINES ET 4 JOURS

Encore 164 jours…

BÉBÉ AUJOURD'HUI

Sur ce cliché en 2D, le bébé a la tête tournée vers la gauche. Les mains ne sont pas visibles, à la différence du genou et de la jambe. À ce stade de la grossesse, sous le crâne, se développe le cerveau et, à l'échographie, on discerne nombre de détails.

Si vous ne sentez pas encore bien votre bébé bouger, écouter les battements de son cœur est la meilleure façon de vous attacher à lui.

DIFFÉRENTS AVIS… SUR L'USAGE D'UN ÉCHO-DOPPLER CHEZ SOI

Mon mari a l'intention de louer un écho-Doppler portable pour écouter le cœur de notre bébé. Pensez-vous que ce soit une bonne idée ?

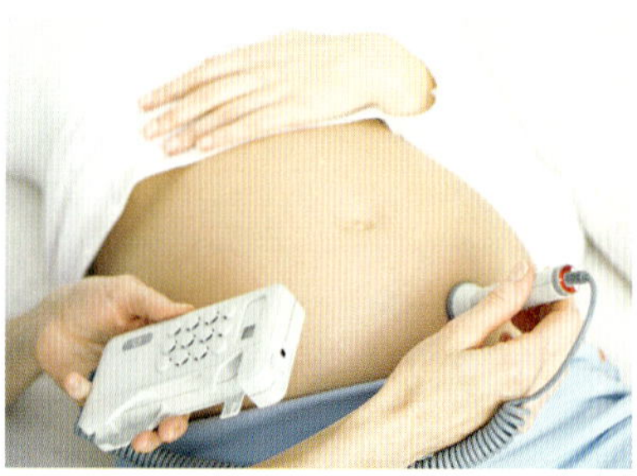

Un médecin : Cet appareil permet d'écouter les battements du cœur de l'enfant à la maison. Il est très courant aux États-Unis et fait progressivement son entrée sur le marché européen. Les parents louent ou achètent un écho-Doppler portable qu'ils peuvent théoriquement utiliser en toute sécurité dès la 10e semaine de grossesse.

Toutefois, aucune étude scientifique ne permet à l'heure actuelle de dire si la fréquence d'utilisation peut avoir des effets nocifs sur le fœtus. Un écho-Doppler n'est pas un jouet et utiliser cet objet pour son plaisir revient à prendre un risque inutile.

Une sage-femme : Un écho-Doppler vous rassurera si vous êtes vraiment inquiète quant au bien-être de votre bébé, mais cela peut aussi avoir l'effet inverse si vous ne captez pas les battements de son cœur. Identifier les sons à l'intérieur du ventre de la mère demande de la pratique et même une sage-femme peut avoir du mal à percevoir les battements du cœur d'un fœtus. Si, quelle que soit la raison, vous êtes inquiète pour la santé de votre bébé, appelez votre médecin ou une sage-femme qui sauront vous rassurer.

Une mère : D'un naturel très inquiet, j'ai eu recours à un écho-Doppler portable durant ma grossesse. Enceinte de plusieurs mois, j'ai eu des problèmes de circulation sanguine un caillot obstruant une veine. J'ai eu très peur pour mon bébé et entendre son cœur battre suffisait à me calmer. Si un écho-Doppler ne doit pas se substituer à un suivi médical régulier, les deux se complètent.

À ce stade de la grossesse, la sage-femme ou le gynécologue sont en mesure d'entendre les battements du cœur de votre bébé à l'aide d'un écho-Doppler portable. Pour favoriser le déplacement des ondes, un gel est appliqué sur la tête de la sonde avant qu'elle soit positionnée sur le ventre de la femme. La sonde détecte les battements du cœur du fœtus et les convertit en sons.

Les battements du cœur du bébé étant deux fois plus rapides que ceux de la mère, il est facile de les différencier. C'est vers la 11e semaine que le rythme cardiaque du bébé est le plus rapide. Il ralentit ensuite lorsque les nerfs qui contrôlent les battements du cœur arrivent à maturité.

Tout au long de la seconde moitié de la grossesse, la fréquence cardiaque est comprise entre 120 et 160 battements par minute en fonction des stimuli extérieurs mais aussi de l'activité du bébé.

BON À SAVOIR

Le rythme cardiaque n'a rien à voir avec le sexe du bébé.

Une étude datant des années 1990 sur plus de 10 000 fœtus a mis fin à la théorie selon laquelle la fréquence cardiaque d'un fœtus permet de dire s'il s'agit d'une fille ou d'un garçon.

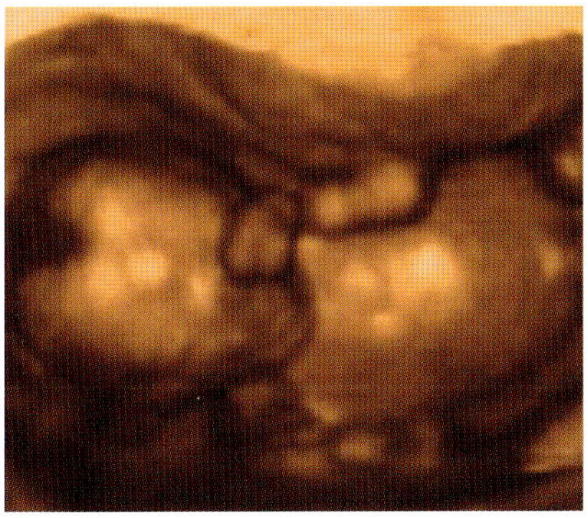

VOUS ÊTES À 16 SEMAINES ET 5 JOURS

Encore 163 jours…

BÉBÉ AUJOURD'HUI

Sur ce cliché en 3D, le visage du fœtus est partiellement dissimulé par sa main. Il est encore possible de voir le bébé en totalité, mais au-delà de la 20e semaine, étant donné sa taille, vous ne pourrez voir qu'une petite partie de son corps à la fois.

Veillez à boire suffisamment d'eau afin de ne jamais être déshydratée. À cette fin, emportez toujours une bouteille avec vous.

Rester bien hydratée pendant la grossesse relève du défi. Du fait des nombreux changements hormonaux, une partie des liquides que vous buvez se répand dans les tissus de votre organisme au lieu de rester dans le système sanguin.

Il est difficile de préciser la quantité d'eau que vous devez boire afin de ne pas être déshydratée car de nombreux facteurs entrent en ligne de compte : votre alimentation (certains aliments sont riches en eau), votre taille, les activités physiques que vous pratiquez, mais aussi la température et le degré d'humidité de l'environnement dans lequel vous vivez.

La meilleure façon d'éviter la déshydratation est de rester à l'écoute de votre corps, et notamment d'observer vos urines. Si celles-ci sont claires ou jaune pâle, vous êtes bien hydratée ; si, au contraire, elles sont jaune foncé à très foncé, il est probable que vous soyez déshydratée.

L'eau est la seule boisson indispensable, mais si vous êtes nauséeuse ou avez envie de boire autre chose, optez pour un verre de lait, une infusion de fruits, une soupe légère, un miso, un bouillon ou prenez un jus de fruits frais sans sucre ajouté. Les boissons qui contiennent de la caféine, comme le café, le thé ou le cola, ne vous hydratent pas. Au contraire, la caféine a un effet diurétique.

Manger des fruits est aussi un bon moyen de rester hydratée. Nombre d'entre eux sont gorgés d'eau, comme les melons, le raisin et les fraises. Grâce au sucre qu'ils contiennent, l'eau est facilement absorbée par l'organisme et passe dans la circulation. Et bien entendu, les fruits sont très nutritifs.

GROS PLAN SUR… LA NUTRITION

Les bienfaits des graines

Les graines sont source d'acides gras essentiels (voir p. 169), de vitamines et de minéraux. Les graines de courge et de lin contiennent du fer, du magnésium et du zinc, et celles de sésame apportent du calcium. Mettez-en dans vos céréales ou régalez-vous avec du tahin. Elles renferment toutes de la vitamine E, qui stimule le système immunitaire et aide aussi à prévenir la pré-éclampsie.

L'AVIS… DE LA SAGE-FEMME

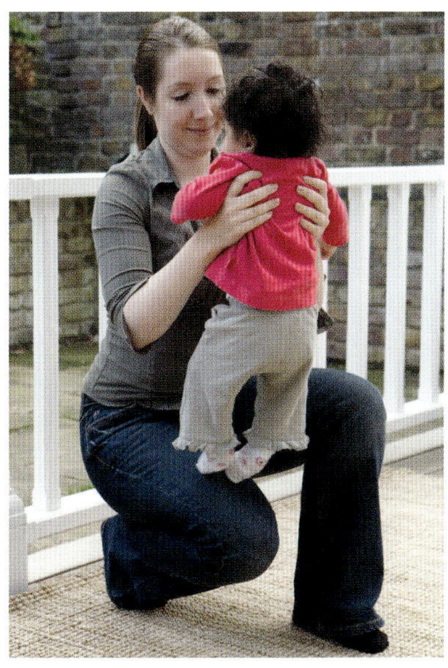

Dois-je arrêter de porter mon enfant de deux ans pendant ma grossesse ? Il est possible que vous ayez mal au dos car les hormones assouplissent vos ligaments. Vos articulations sont moins stables et les risques de blessure sont plus grands.

Porter votre enfant de deux ans ne risque pas de blesser le bébé dans votre ventre. Dites à votre enfant de grimper sur une chaise pour éviter de vous plier en deux pour le prendre dans vos bras. Pour le lever du sol, accroupissez-vous et redressez-vous en faisant reposer tout le poids de votre corps sur vos jambes. Asseyez-vous pour prendre votre enfant sur vos genoux lorsqu'il veut vous faire un câlin.

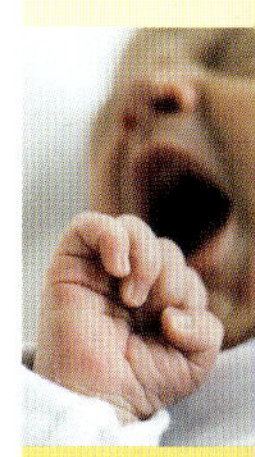

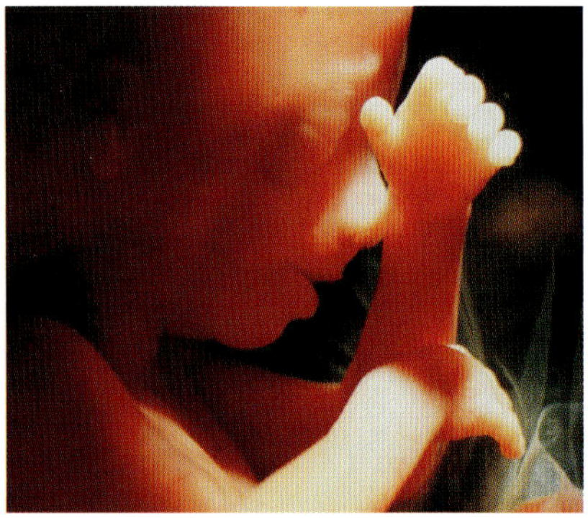

VOUS ÊTES À 16 SEMAINES ET 6 JOURS

Encore 162 jours...

BÉBÉ AUJOURD'HUI

Un bébé porte souvent les mains à hauteur de son visage. Il lui arrive de sucer son pouce même si la succion n'est pas encore parfaitement coordonnée : son pouce pénètre dans sa bouche plus souvent par le fait du hasard ! Les bras sont proportionnés par rapport au reste du corps.

Les inspirations et les expirations sont des mouvements indispensables au bon développement des poumons et des muscles du thorax.

Alors qu'il est encore à l'abri dans l'utérus, le bébé respire, ce qui contribue au développement de ses poumons. À chaque inspiration, le diaphragme descend et la paroi abdominale s'enfonce.

Chaque « respiration » dure moins d'une seconde. Elle se produit de manière occasionnelle : par conséquent, les inspirations et les expirations peuvent être régulières mais tout aussi bien irrégulières.

Alors qu'il respire, le fœtus peut ouvrir la bouche et avaler des petites quantités de liquide amniotique.

Une inspiration, entraînant un mouvement du diaphragme, peut souvent passer pour un soupir.

Pour que les mouvements de la paroi thoracique soient efficaces, la quantité de liquide amniotique doit être suffisante (voir p. 182), notamment entre les 16e et 26e semaines, soit lorsque le développement des poumons atteint un stade critique.

Vers la 24e semaine, le bébé passe environ 3 heures par jour à inspirer et expirer, contre environ 8 heures par jour au cours des 8 semaines précédant sa naissance.

BON À SAVOIR

Lorsqu'une femme enceinte fume, la respiration du fœtus se fait plus lente et son débit est considérablement réduit.

Selon une étude parue dans le *British Medical Journal*, les inspirations et les expirations du fœtus diminuent dans les cinq minutes qui suivent le moment où la femme enceinte commence à fumer.

GROS PLAN SUR... LES JUMEAUX

À chacun son rythme de croissance

Si, jusqu'à ce jour, les jumeaux grandissaient et grossissaient au même rythme, à partir d'aujourd'hui, il peut y avoir des différences.

Il y a de fortes chances que les organes des deux fœtus en soient au même stade du développement même si tous deux ne sont pas exactement de la même taille. Tant que la différence de taille estimée aux échographies est inférieure à 15 %, il n'y a aucune raison de s'inquiéter.

L'AVIS... D'UNE SAGE-FEMME

Des taches brunes apparaissent sur mon visage. Qu'est-ce que c'est? Environ 70 % des femmes enceintes voient leur peau se tacher. C'est ce que l'on appelle communément un « masque de grossesse » ou chloasma. Les femmes à la peau mate notent l'apparition de taches claires.

Le chloasma est dû à une augmentation de la production de mélanine, pigment qui donne à la peau et aux cheveux leur couleur naturelle. Les taches s'estompent progressivement après l'accouchement. Pour éviter leur apparition, ne vous exposez pas au soleil et, lorsque vous êtes dehors, utilisez des crèmes solaires à fort indice de protection et portez un chapeau. Dissimulez les taches avec du fond de teint ou un correcteur.

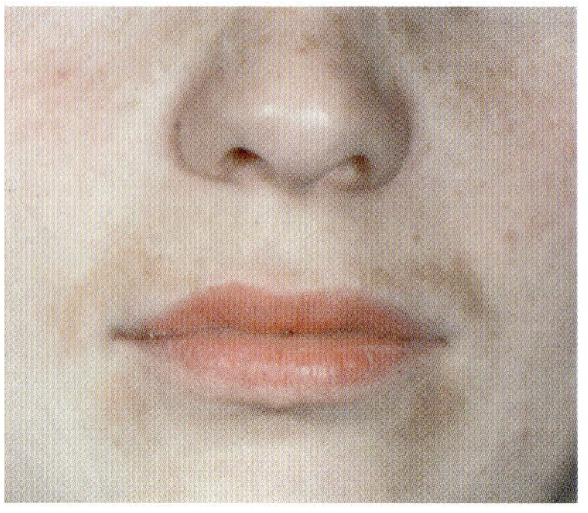

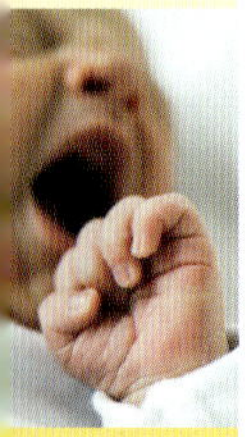

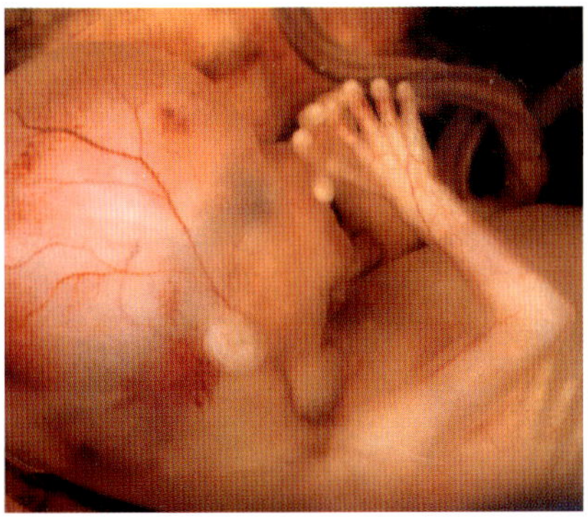

VOUS ÊTES À 17 SEMAINES EXACTEMENT

Encore 161 jours…

BÉBÉ AUJOURD'HUI

Les nutriments qui sont indispensables au bon développement du bébé sont véhiculés par le sang. Les vaisseaux sanguins situés sous la peau, encore translucide, sont parfaitement visibles sur cette échographie.

Profitez de l'énergie retrouvée pour sortir et dîner à l'extérieur. À condition, bien évidemment, de choisir avec soin vos menus.

GROS PLAN SUR… VOTRE CORPS

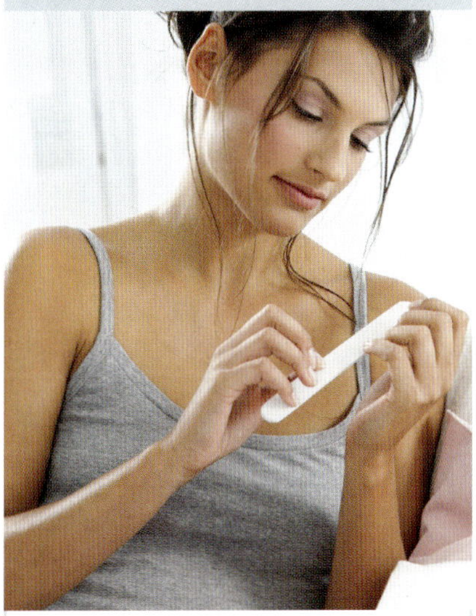

Des ongles plus durs

Du fait du changement hormonal qui s'opère durant la grossesse, vos ongles n'ont jamais été aussi durs ni aussi beaux. Les soins se limitent désormais à un coup de lime. Si, toutefois, vous tenez à les vernir, faites-le dans une pièce bien aérée et évitez les vernis contenant du phtalate de dibutyle, responsable de malformations embryonnaires chez les animaux.

Vous pouvez manger à l'extérieur sans risque. Cependant, vous vous demandez peut-être s'il y a des plats à éviter pendant la grossesse (voir p. 16).

Commandez toujours de la viande et de la volaille bien cuites. Vérifiez à la découpe qu'aucun jus rose ne s'écoule. Si tel n'est pas le cas, demandez que cela soit encore plus cuit. Assurez-vous que les produits laitiers, et en particulier les fromages, sont à base de lait pasteurisé. Si vous avez des brûlures d'estomac lorsque vous mangez des aliments gras, optez plutôt pour la cuisson au four ou à la vapeur et évitez les morceaux les plus gras de la viande.

Pendant la grossesse, ne mangez pas de fruits de mer crus qui peuvent contenir des bactéries et des virus dangereux. Il vaut mieux éviter les sushis ; si vous tenez à en manger, assurez-vous que les fruits de mer sont cuits et que les autres poissons ont été congelés au préalable. Si c'est le cas, vous devriez pouvoir les manger sans risque.

L'AVIS… D'UN NUTRITIONNISTE

Je suis végétarienne, mais depuis que je suis enceinte j'ai envie de viande. Est-ce normal ? Les femmes enceintes ont souvent envie de manger des aliments qu'elles ne consomment pas habituellement. Cela pourrait être dû à une carence en fer.

Pour certaines futures mamans qui mangeaient de la viande auparavant, une ou deux petites portions de viande peuvent suffire à calmer cette envie. Cependant, si vous manquez de fer et refusez de manger de la viande rouge (meilleure source d'apport en fer), assurez-vous que vous en consommez assez dans les végétaux. Mangez beaucoup de céréales complètes, de mycoprotéines (Tivall) de légumes verts, de légumineuses comme les lentilles, le soja ou les haricots blancs, et de fruits secs, raisins de Smyrne ou abricot par exemple.

En outre, pour optimiser l'absorption du fer, pendant les repas mangez des aliments riches en vitamine C ou en protéines. Limitez le thé ou le café dans la demi-heure post-prandiale. Par exemple, buvez 15 cl de jus de citron par jour pendant le repas, mangez des tomates ou des poivrons dans un sandwich ou en salade.

Une vinaigrette à base de jus de citron ou l'ajout d'un kiwi ou d'une clémentine dans une salade verte sont également une bonne solution.

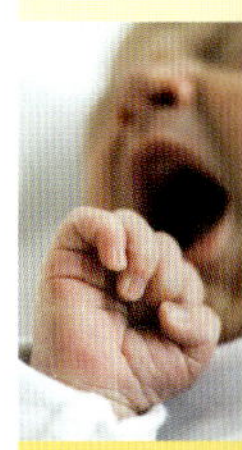

La 18e semaine

SEMAINE APRÈS SEMAINE, LES KILOS S'ACCUMULENT : C'EST TOUT À FAIT NORMAL.

Les kilos qui s'additionnent ne correspondent pas au poids de votre bébé. Votre prise de poids s'explique par deux facteurs : d'une part certaines parties de votre corps (notamment les seins) grossissent et, d'autre part, le volume sanguin augmente. Pensez à vous inscrire à des cours de préparation à l'accouchement, qui vous apporteront une foule d'informations pratiques et l'occasion de partager votre expérience.

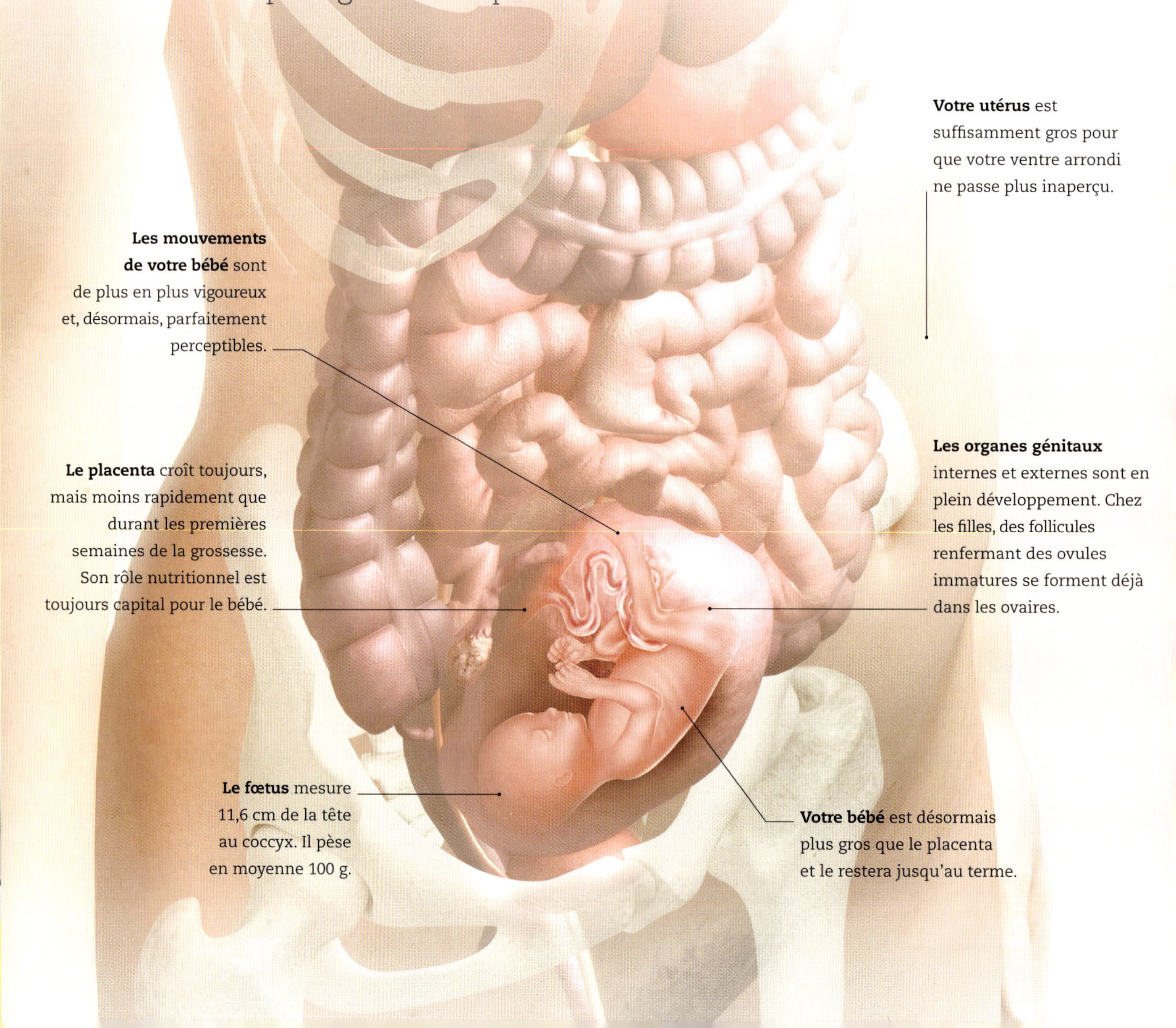

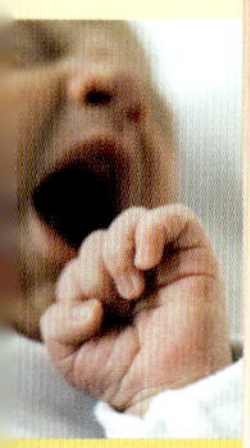

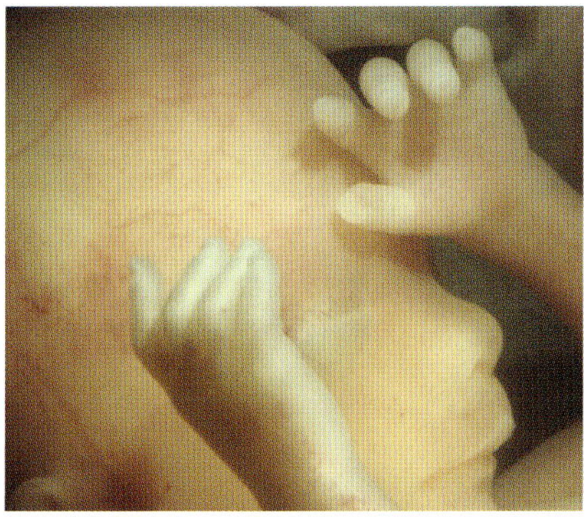

VOUS ÊTES À 17 SEMAINES ET 1 JOUR

Encore 160 jours…

BÉBÉ AUJOURD'HUI

La mâchoire de votre bébé grandit tout au long de la grossesse mais, à ce stade, elle semble encore bien petite. La calcification des premiers bourgeons dentaires a commencé. En effet, comme pour les os, le calcium stocké consolide leur structure.

Vous sentez votre bébé bouger ! Ne vous inquiétez pas : certaines femmes ne perçoivent ses mouvements que beaucoup plus tard.

Même si votre bébé est très actif, il n'est pas suffisamment gros pour que vous sentiez ses coups de pied hormis lorsqu'il les frappe sur la paroi de votre utérus. Ces mouvements sont souvent assimilés à un frôlement, au mouvement d'ailes d'un papillon ou à des gaz. Il se peut que, dans un premier temps, vous ne les remarquiez pas ou que vous ne réalisiez pas que c'est votre bébé qui se manifeste.

Si vous avez déjà un enfant, vous connaissez cette sensation et vous saurez immédiatement de quoi il s'agit. En général, les primipares perçoivent les mouvements de leur bébé un peu plus tard que les femmes qui ont déjà enfanté, soit entre la 18e et la 20e semaine environ (voir p. 213). Il est donc possible que vous ne sentiez encore rien. Avec le temps, les mouvements vont s'accentuer et vous finirez par savoir quand votre bébé est en pleine activité et à quels moments il est le plus actif.

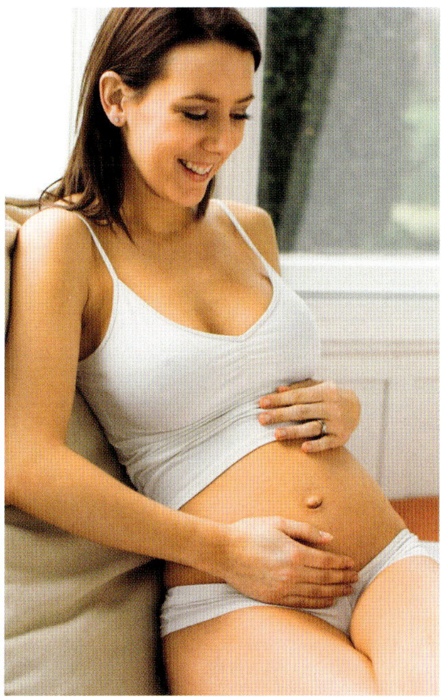

Peu à peu, vous commencez à avoir d'étranges sensations encore à peine perceptibles lorsque votre bébé bouge.

PETITS SECRETS DE FEMMES

Curieuse sensation

Est-ce vraiment mon bébé qui bouge ? La première fois où vous sentez votre bébé bouger marque le début d'une nouvelle étape dans le processus de la grossesse.

Alors que les tests de grossesse n'existaient pas encore, ces premiers mouvements ressentis par la mère étaient la preuve irréfutable de la grossesse. Ils étaient même considérés comme le point de départ d'une nouvelle vie humaine.

Selon les croyances égyptienne, grecque, américaine et indienne, ils correspondent au moment où l'âme pénètre dans le fœtus. Pour les Aborigènes, le lieu où se trouve la mère au moment où elle sent les premiers coups de pied n'est pas anodin pour le bébé.

GROS PLAN SUR… LES PAPAS

Patience !

Savoir que votre compagne sent bouger votre bébé est une nouvelle merveilleuse et une étape capitale dans le déroulement de la grossesse même si vous ne percevez absolument rien lorsque vous posez la main sur son ventre. Soyez patient. Vous aurez beaucoup d'occasions de sentir les mouvements de votre bébé tout au long des prochains mois.

BON À SAVOIR

Le bébé bouge quand il est éveillé, mais aussi quand il dort.

Vous le sentez moins bouger lorsque vous êtes active car vous faites moins attention à ce qui se passe à l'intérieur de votre corps dans ces moments-là.

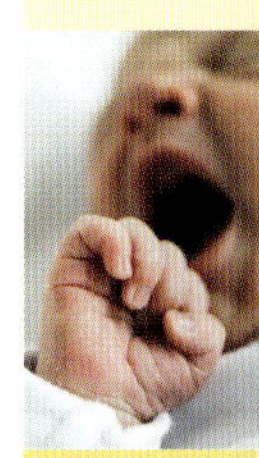

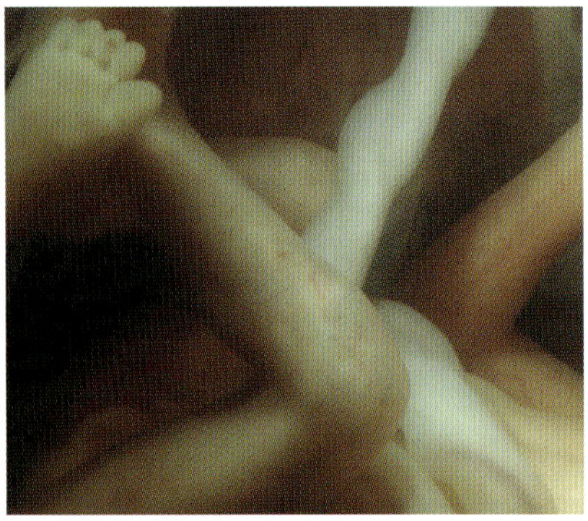

VOUS ÊTES À 17 SEMAINES ET 2 JOURS

Encore 159 jours…

BÉBÉ AUJOURD'HUI

Sur ce cliché, le bébé a les jambes croisées, une position typique. Le bras droit est à droite de l'image. Même si les membres et le cordon ombilical s'entrecroisent, le fœtus ne court aucun risque car le cordon est rempli d'une sorte de gel qui l'empêche d'être comprimé.

Aujourd'hui, votre bébé est bien plus gros que le placenta et il va continuer à se développer.

Au début de la grossesse, le développement du placenta a été beaucoup plus rapide que celui de l'embryon. Mais, progressivement, le fœtus a rattrapé son retard et il est dorénavant plus gros que le placenta.

Les prochaines semaines, la structure du placenta va se modifier grâce à une seconde vague de cellules qui pénètre dans les artères torsadées de l'utérus (p. 172): le placenta n'a jamais été aussi épais. Il va certes continuer à croître, mais plus lentement, et diminuer en épaisseur.

Votre bébé pèse environ 70 g : il est plus lourd que le placenta. À l'approche du terme, il pèsera 6 à 7 fois plus lourd que ce dernier. Les nutriments fournis par le placenta donnent à votre bébé toute l'énergie dont il a besoin pour se développer, même si sa croissance est en partie régulée par sa propre sécrétion d'insuline.

Même si le taux d'hormones de croissance (qui jouent un rôle crucial dans la croissance de l'enfant après sa naissance) est élevé, ces hormones ne semblent pas être une composante capitale du développement du fœtus.

GROS PLAN SUR… LA SANTÉ

Brûlures d'estomac

Vous souffrez de brûlures d'estomac ? Voici quelques solutions :

- Faites de petits repas et mâchez bien
- Évitez les plats épicés, riches et gras
- Ne fumez pas, ne buvez pas d'alcool et évitez les boissons trop gazeuses
- Buvez du lait écrémé ou demi-écrémé
- Essayez les infusions de menthe poivrée ou de camomille
- Croquez de l'ail cru
- Mâchez du chewing-gum après les repas
- Asseyez-vous bien droite
- Ne dînez pas trop tard
- Surélevez la tête de votre lit de 15 cm et dormez sur le côté gauche.

Si rien ne marche, demandez à votre médecin de vous prescrire un traitement pour soulager les symptômes.

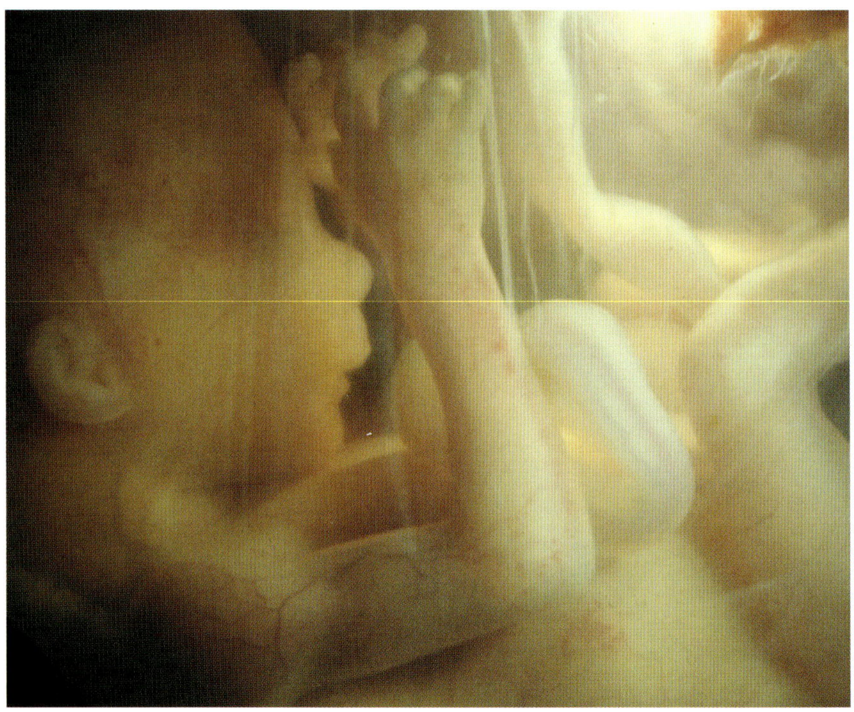

Voici un bébé dans une position typique : replié sur lui-même, les genoux et les coudes fléchis. La peau est transparente et les vaisseaux sanguins très visibles. L'oreille est bien développée.

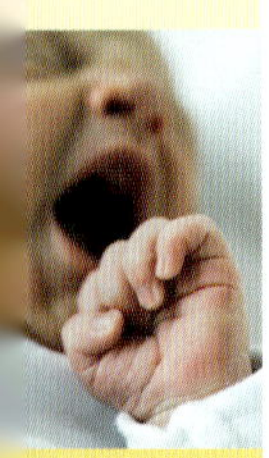

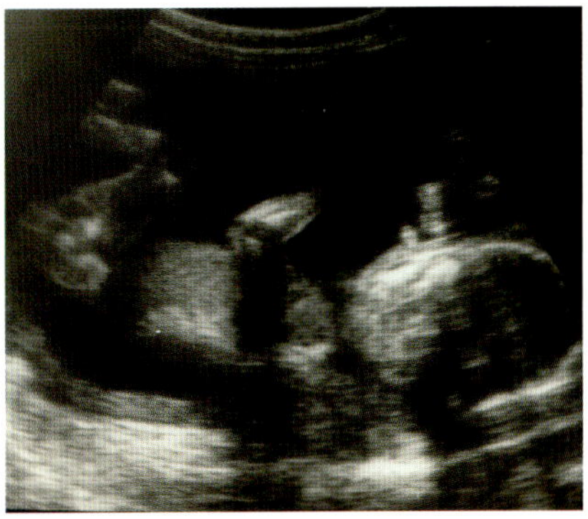

VOUS ÊTES À 17 SEMAINES ET 3 JOURS

Encore 158 jours…

BÉBÉ AUJOURD'HUI

Le visage du bébé est caché mais on discerne nettement sa jambe et son pied. Les échographies en 2D ne montrent que certaines parties du bébé, c'est pourquoi on a l'impression que certaines manquent. Par exemple, ici, seule la moitié du bras est visible.

Prendre plus de poids au deuxième trimestre qu'au cours des premiers mois de la grossesse est normal et prouve même que tout va bien !

Si vous avez pris peu de poids durant les trois premiers mois de votre grossesse, vous allez grossir plus rapidement au deuxième trimestre. Une femme enceinte prend en moyenne entre 500 g à 1 kg par semaine entre le début du 4e mois et le jour de l'accouchement, même si la prise de poids tend à diminuer les dernières semaines.

La prise de poids dépend de bien des facteurs et notamment de votre indice de masse corporelle (IMC) avant d'être enceinte (voir p. 17). Pour connaître la prise de poids idéale, voir la courbe ci-dessous.

La prise de poids ne correspond pas uniquement au poids du bébé. En fait, le fœtus ne représente qu'une petite partie du poids total, le reste correspondant au poids de l'utérus, du liquide amniotique, des seins, du volume sanguin et des graisses (voir p. 99).

Si vous avez le moindre doute quant à votre prise de poids, consultez votre gynécologue ou une sage-femme. Normalement, vous serez pesée à toutes les visites prénatales.

L'AVIS… DU MÉDECIN

J'ai encore des bouffées de chaleur. Est-ce normal? Nombre de femmes enceintes ont des bouffées de chaleur dues à un taux de progestérone élevé, qui favorise la dilatation des vaisseaux sanguins et l'augmentation de la température de l'épiderme. De plus, lorsque vous êtes enceinte, votre métabolisme s'accélère et la température du corps augmente. Sans parler du petit être en vous qui, lui aussi, dégage de la chaleur.

Superposez des vêtements que vous pourrez retirer facilement et évitez de manger des aliments épicés, de boire des boissons riches en caféine. La pratique de certaines postures de yoga et d'exercices de relaxation apaisent et contribuent à faire baisser la température du corps.

LA PRISE DE POIDS AU DEUXIÈME TRIMESTRE

L'idéal pour une grossesse en pleine santé est d'avoir pris entre 5,5 et 8,5 kg à la fin du deuxième trimestre, sachant que vous avez déjà pris 3 kg au premier trimestre. Si certains maux, notamment les nausées du matin, expliquent que vous n'avez que très peu grossi au début de votre grossesse, augmentez votre apport calorique afin de ne pas être en dessous du poids moyen. Si, *a contrario,* vous avez trop grossi, soyez active et privilégiez les aliments pauvres en calories mais riches en nutriments comme les fruits et les légumes.

Courbe de prise de poids

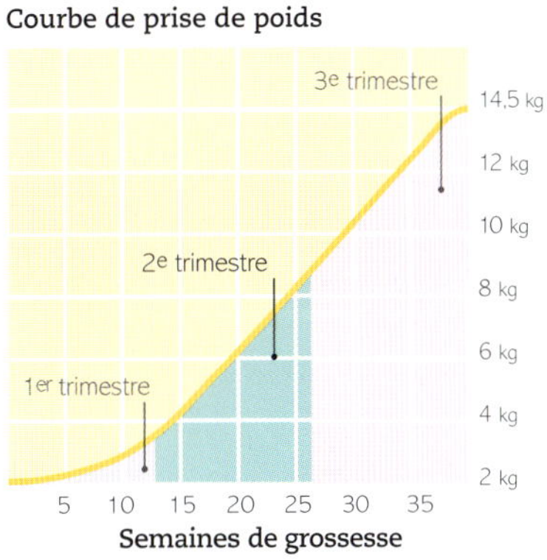

Ne perdez pas de vue la courbe de poids recommandée. Pour une femme dont l'indice de masse corporelle est compris entre 20 et 25, soit un IMC moyen, la prise de poids durant la grossesse doit varier entre 11 et 14,5 kg contre 7 à 11 kg pour les femmes souffrant d'un surpoids et de 12,5 à 18 kg pour les femmes en dessous de la moyenne. Une femme qui attend des jumeaux doit idéalement prendre entre 16 et 20 kg. Prendre du poids en proportion correcte est bénéfique et pour vous et pour le bon développement du fœtus.

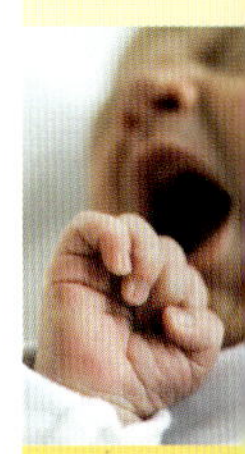

Faire de la gym en toute sécurité

Les exercices qui sollicitent tour à tour le haut et le bas du corps stimulent le rythme cardiaque. Demandez toujours un avis médical avant de vous lancer.

Les exercices proposés peuvent être pratiqués sans risque 3 à 4 fois par semaine. Utilisez des haltères de 2 kg maximum.

Échauffement Debout et le dos droit, faites des pas chassés sur place sans à-coups pendant 1 minute puis ajoutez les mouvements de bras. Levez-les à la hauteur des épaules puis baissez-les en rapprochant les pieds. Répétez l'exercice pendant 1 minute. Puis, les mains sur les hanches, levez les genoux l'un après l'autre pendant 2 minutes. Debout, faites des cercles d'avant en arrière avec un bras, puis l'autre. Continuez pendant 5 minutes ou jusqu'à ce que vous vous sentiez bien échauffée.

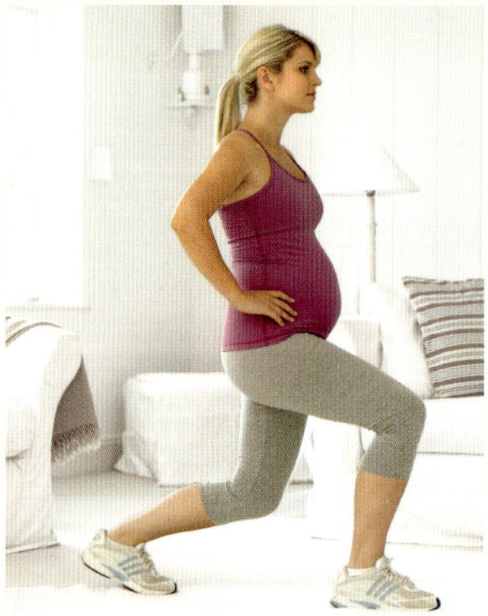

Fente avant Vous êtes debout, mains sur les hanches. Avancez la jambe droite puis sans bouger le pied gauche, fléchissez le genou gauche jusqu'à ce que le genou droit soit pratiquement à angle droit. Alternez les jambes et faites au total une série de 30. Les abdominaux sont contractés, le dos est droit, la tête aussi et les épaules sont relâchées.

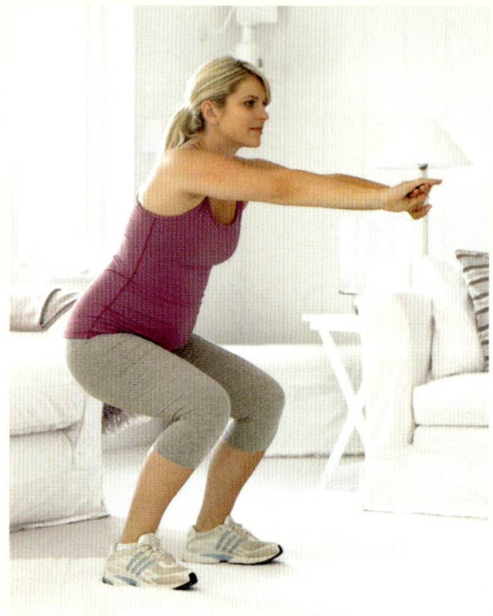

Accroupissement Debout, les pieds à l'écartement du bassin, les bras tendus devant vous à la hauteur des épaules. Accroupissez-vous en contractant les abdominaux, sans décoller les pieds du sol, pour rapprocher les fesses du sol. Redressez-vous pour revenir à la position initiale. Les genoux ne doivent pas dépasser l'extrémité des orteils. Faites une série de 20.

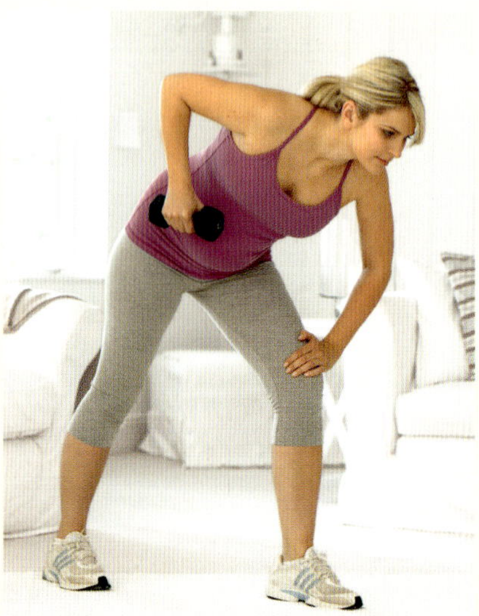

Traction avant Prenez un haltère de 2 kg dans la main droite. Faites un pas en avant avec la jambe gauche et fléchissez les genoux. Penchez lentement le haut du corps vers le genou gauche, sur lequel vous avez posé la main gauche. Le bras droit est tendu à la verticale le coude collé au corps vers le plafond puis relâchez le bras. Faites une série de 20 puis changez de côté.

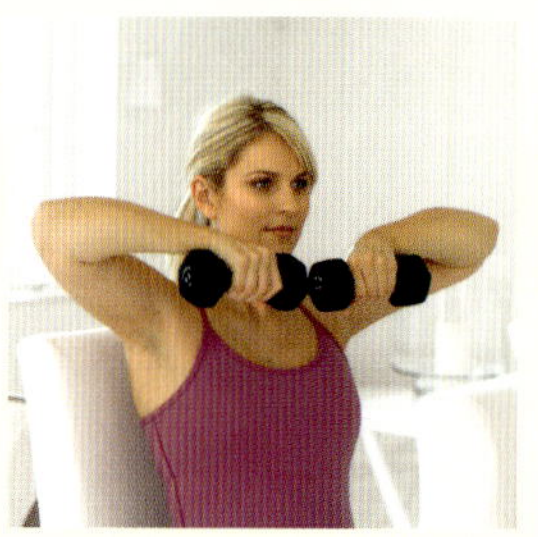

Exercice pour pectoraux Assise sur une chaise ou debout, les jambes fléchies, les pieds à l'aplomb des hanches et un haltère dans chaque main, les bras sont le long du corps. Amenez les haltères à la hauteur du cou, en expirant. Revenez à la position de départ en inspirant. Faites une série de 20.

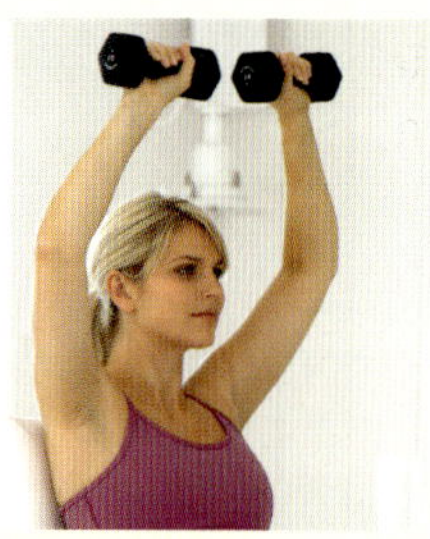

Lever vertical des bras Vous êtes positionnée comme pour l'exercice précédent. Prenez un haltère dans chaque main et fléchissez légèrement les bras afin d'avoir les mains au-dessus des épaules. En expirant, levez lentement les bras jusqu'à ce qu'ils soient tendus. Faites une série de 20.

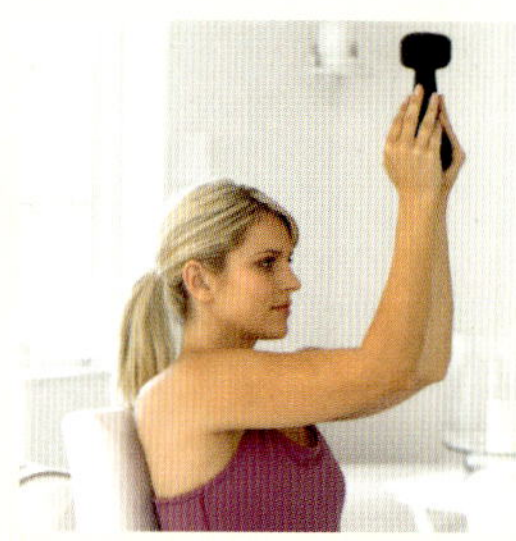

Exercice pour pectoraux La position de départ est la même. Les bras sont tendus devant vous à la hauteur des épaules. Prenez un haltère entre vos deux mains. Fléchissez les coudes à angle droit, les bras parallèles au sol. En gardant les coudes serrés, levez puis baissez les bras 20 fois.

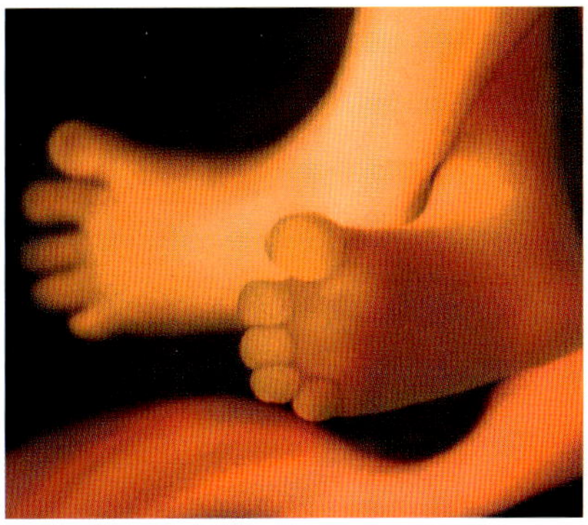

VOUS ÊTES À 17 SEMAINES ET 4 JOURS

Encore 157 jours…

BÉBÉ AUJOURD'HUI

La peau du bébé est extrêmement lisse et douce. La plante des pieds et les orteils, parfaitement visibles sur le cliché ci-contre, ne laissent apparaître aucune ride. Au cours de la prochaine semaine, les empreintes des doigts et des orteils se formeront progressivement.

Même si les organes se mettent en place progressivement, les poumons sont immatures et ne seront totalement développés qu'à la 35e semaine.

Le développement des poumons se poursuit. Imaginez que les poumons sont des arbres. Le tronc (la trachée) s'est développé et s'est ramifié en branches (les bronches) de petite ou de moyenne taille. Les brindilles (les bronchioles) sur lesquelles poussent les feuilles (les alvéoles) ne sont pas encore formées. Or, ce sont les alvéoles, dont les parois sont très fines, qui permettent aussi à l'oxygène contenu dans l'air d'être absorbé et aussi au gaz carbonique d'être évacué via le système sanguin.

Jusqu'à la 28e semaine, les bronchioles vont se développer et porteront les alvéoles qui se rempliront d'air à la naissance. Ces bronchioles ont une capacité limitée pour assurer l'échange gazeux mais les poumons ne seront réellement efficaces qu'une fois que les alvéoles seront formées. La croissance des vaisseaux sanguins à l'intérieur des poumons suit leur développement. Ils jouent un rôle essentiel dans le transfert de l'oxygène après la naissance du bébé.

Quand le bébé naît, tout le sang qui quitte le côté droit du cœur pénètre dans la circulation pulmonaire. Avant la naissance, les poumons sont remplis de liquide et ne sont pas encore fonctionnels. Seule une petite partie du sang (entre 10 et 15 %) est acheminée vers les poumons.

DES ÉTIREMENTS EN TOUTE SÉCURITÉ

La relaxine est l'une des hormones les plus importantes secrétées durant la grossesse. Cette hormone favorise le relâchement des tissus conjonctifs, des tendons et des ligaments, permettant au diaphragme de se dilater pour que le fœtus puisse se développer. La relaxine facilite aussi l'ouverture de la filière pelvi-génitale pour un accouchement par voie basse.

La relaxine agit sur la quasi-totalité de l'organisme. Votre colonne vertébrale, votre bassin et la plupart de vos articulations sont moins stables. Faites bien attention à l'alignement de votre corps lorsque vous faites une activité physique.

- **Lorsque vous êtes debout,** gardez les hanches en position neutre. Ne faites pas de mouvements latéraux.
- **Veiller à ne pas cambrer** les lombaires et à ne pas voûter vos épaules.
- **Faites des mouvements longs et** maîtrisés, veillez à rester dans votre zone de confort. **Vos muscles et tendons sont plus souples.** Faites attention de ne pas trop vous étirer si vous faites du yoga, du Pilate ou des mouvements rapides lors d'un cours de danse ou de musculation.

La relaxine est également responsable du relâchement du système circulatoire : les parois des veines se relâchent ce qui favorise la formation de varices (voir p. 167). Ce risque peut être réduit par des exercices stimulant le système cardio-vasculaire contribuant à l'augmentation du flux sanguin.

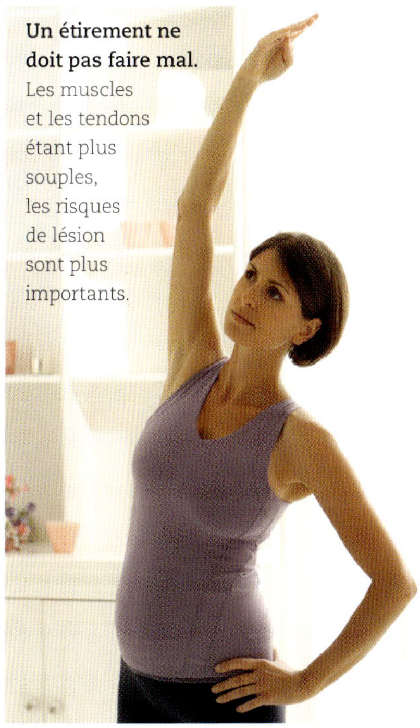

Un étirement ne doit pas faire mal. Les muscles et les tendons étant plus souples, les risques de lésion sont plus importants.

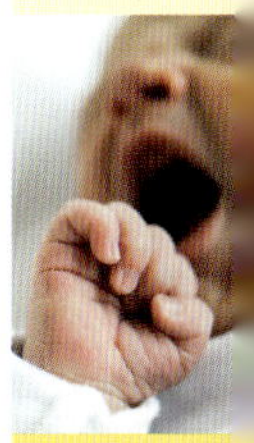

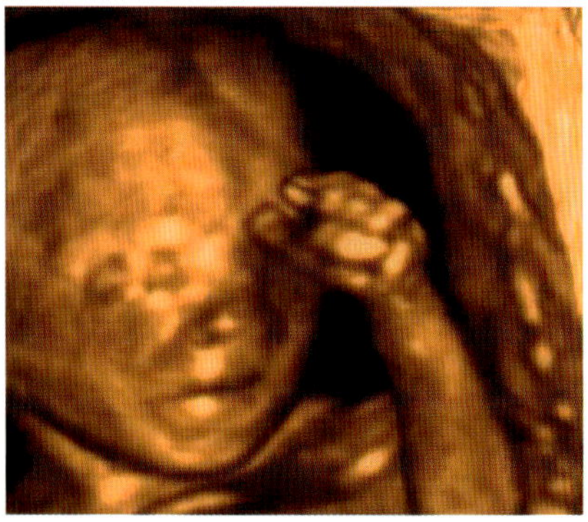

VOUS ÊTES À 17 SEMAINES ET 5 JOURS

Encore 156 jours…

BÉBÉ AUJOURD'HUI

Sur le cliché ci-contre, les fontanelles sur le dessus de la tête du bébé sont moins apparentes qu'auparavant. Les doigts sont parfaitement visibles, et au fur et à mesure que le bébé grandit, les échographies permettent de discerner de plus en plus de détails.

Plus votre ventre grossit et se remarque, plus votre grossesse devient le principal centre d'intérêt de votre entourage.

Avez-vous le sentiment que l'on vous accorde trop d'attention?

Depuis que votre grossesse est une évidence pour tout le monde, vous avez le sentiment que tout le monde s'intéresse à vous et à votre ventre. Fascinés par votre ventre qui ne cesse de s'arrondir, des amis, des membres de la famille et même des inconnus vous demandent à le voir, à le toucher et, parfois même, à l'embrasser. Ce qui peut s'avérer déroutant si d'ordinaire nul ne s'autorise de telles libertés.

Si ce genre d'attitudes vous gêne, dites-le poliment ou ayez un mouvement de recul. Sachez, cependant, qu'avoir un gros ventre présente aussi des avantages, notamment dans les transports en commun! Vous êtes moins bousculée et on vous cède une place assise.

BON À SAVOIR

Manger trop de sel peut entraîner de l'hypertension artérielle

Les scientifiques ont eu du mal à évaluer les effets du sel pendant la grossesse et à déterminer s'il faut limiter son apport, voire le supprimer. Veillez simplement à ne pas manger d'aliments trop salés et salez raisonnablement vos plats.

Certaines personnes vont même plus loin et se permettent de vous poser des questions intimes, sur vos antécédents médicaux et sur votre bébé, ce qui peut être embarrassant, notamment si vous êtes d'un naturel réservé. Attendez-vous également à ce que des inconnus fassent des commentaires sur votre silhouette et essaient de prédire le sexe de votre enfant.

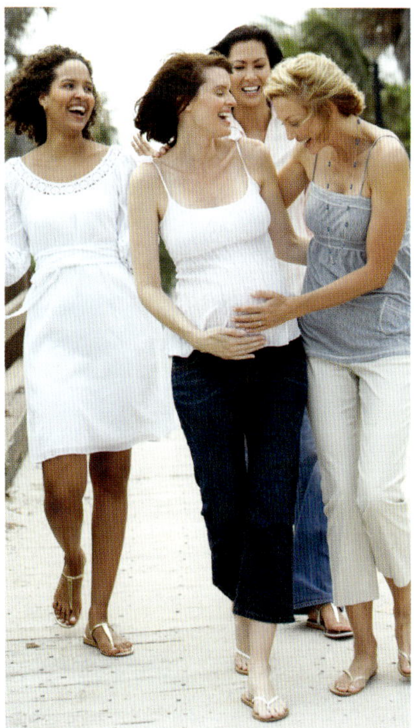

Si vous aimez les contacts physiques, vous gérerez plus facilement le regard et les attentions des autres que si vous êtes d'un naturel réservé.

Certaines femmes enceintes apprécient qu'on leur porte ce type d'attention, alors que d'autres vivent cela comme une intrusion dans leur vie privée. Si vous êtes mal à l'aise, n'hésitez pas à rester vague dans vos réponses, à changer de sujet de conversation ou à poser vous-même des questions intimes à votre interlocuteur. Un conseil pour moins vous faire remarquer : portez des vêtements amples qui dissimulent vos formes.

L'AVIS… DU MÉDECIN

J'ai de telles démangeaisons qu'il m'arrive de me gratter jusqu'au sang. Que puis-je faire? Les démangeaisons, notamment sur le ventre, sont dues à l'étirement de la peau (voir p. 467), aux changements hormonaux et à la chaleur. Pensez à bien hydrater votre peau.

Si les démangeaisons sont très importantes, consultez afin d'éliminer tout risque de cholestase gravidique (voir p. 473), une affection grave mais rare qui apparaît dans 1 % des grossesses et touche le foie.

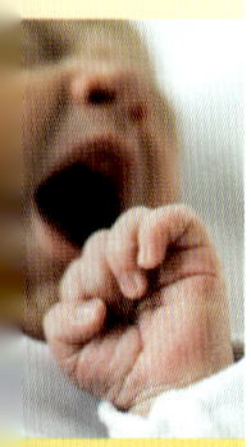

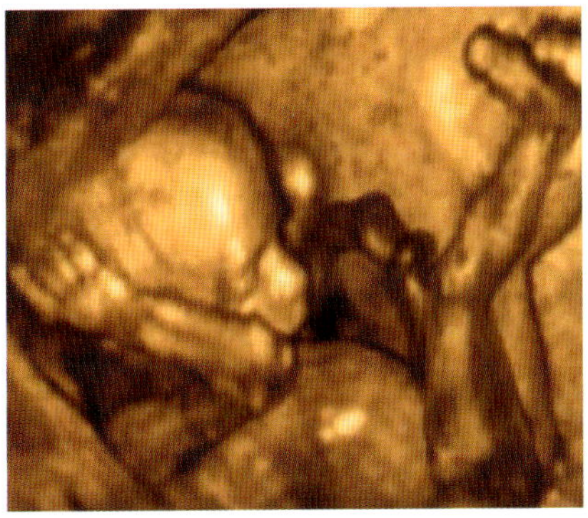

VOUS ÊTES À 17 SEMAINES ET 6 JOURS

Encore 155 jours...

BÉBÉ AUJOURD'HUI

Le cliché ci-contre montre le bébé en totalité. Les jambes sont tendues. Le bébé donne des coups de pied de plus en plus violents. Au cours des prochaines semaines, les femmes auront de plus en plus conscience de l'activité de leur bébé, notamment si elles ont déjà eu un enfant.

Inscrivez-vous dès à présent à des cours de préparation à l'accouchement car ils sont souvent pris d'assaut.

L'objectif des sessions prénatales, qui débutent généralement entre le 6e et le 7e mois de grossesse, est de vous préparer à la naissance de votre bébé. Vous apprendrez à identifier les signes indiquant que le travail a commencé, vous vous familiariserez avec les techniques de respiration et de relaxation, vous découvrirez les différentes options pour soulager la douleur et les interventions médicales susceptibles de vous être proposées. Vous profiterez également de conseils pratiques pour vous occuper de votre bébé, très précieux si vous attendez votre premier enfant.

Selon l'endroit où vous habitez, vous avez le choix entre des cours dispensés au sein de la maternité et des cours dispensés par une sage-femme libérale, soit dans son cabinet soit à votre domicile. Ils ne sont pas obligatoires mais sont totalement pris en charge par l'assurance maladie à partir du 6e mois. Ces séances permettent de rencontrer d'autres futurs parents et d'échanger des idées et des conseils.

Votre conjoint peut également suivre les cours afin d'être prêt le jour J et savoir comment agir dans les premières semaines suivant la naissance de votre bébé. Le rôle que les pères peuvent jouer lors de l'accouchement est un fait établi et pouvoir en discuter avec d'autres futurs papas est souvent bénéfique.

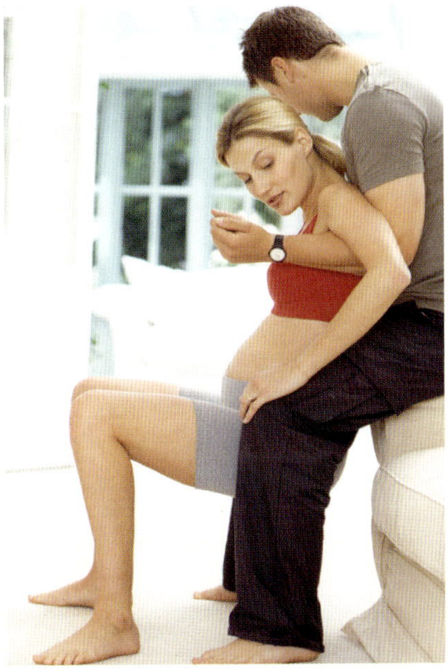

Les cours de préparation à l'accouchement vous permettent de vous familiariser avec les techniques de respiration et de relaxation.

GROS PLAN SUR... LES JUMEAUX

Cours pour deux

Si vous attendez des jumeaux, il y a de fortes chances que vous accouchiez avant terme. Inscrivez-vous à des cours de préparation à l'accouchement afin de commencer le plus tôt possible. En effet, en fin de grossesse, vous serez probablement moins mobile et vous n'aurez plus guère le courage de sortir de chez vous. L'arrivée de jumeaux nécessitant souvent des soins spécifiques, il est vivement conseillé de visiter l'unité de soins néonatals au sein de la maternité.

Certaines maternités organisent des cours spécialement destinés aux femmes qui attendent des jumeaux. Renseignez-vous.

TROUVER UNE CAMARADE DE COURS

Ce n'est pas parce que vous êtes mère célibataire que vous devez vous rendre seule aux cours de préparation à l'accouchement. Demandez à une amie ou à un membre de votre famille – si possible la personne qui sera à vos côtés le jour J – de vous accompagner. Si vous préférez, renseignez-vous afin de savoir si des cours sont spécialement organisés pour les mères célibataires.

Ne renoncez pas à ces séances sous prétexte que vous êtes seule. Elles vous seront d'une grande utilité dans les semaines à venir, le jour de l'accouchement aussi bien qu'après.

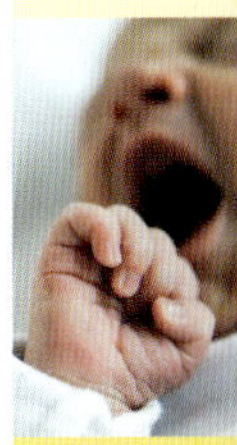

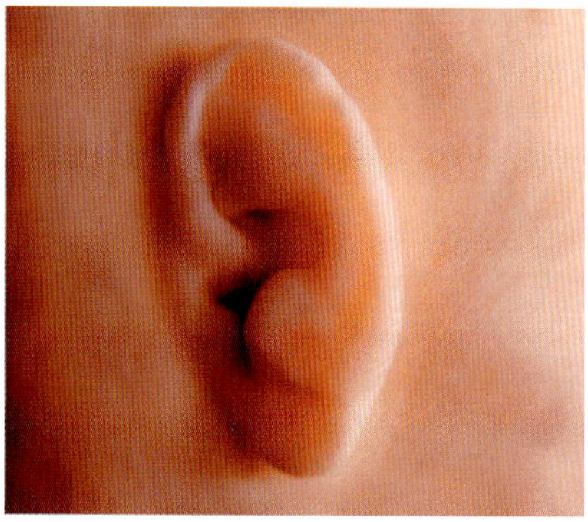

VOUS ÊTES À 18 SEMAINES EXACTEMENT

Encore 154 jours…

BÉBÉ AUJOURD'HUI

Comme votre oreille, l'oreille de votre bébé est constituée de cartilage lisse et souple. Si l'oreille externe est, à ce stade de la grossesse, bien développée, les structures de l'oreille interne arriveront à maturité et ne permettront au fœtus d'entendre que dans 5 semaines.

Fille ou garçon ? Vous et votre conjoint commencez probablement à vous demander si vous avez une préférence.

Le sexe de votre bébé est désormais visible mais vous devez attendre la prochaine échographie pour le découvrir (voir p. 211).

Le sexe du bébé dépend de la présence ou de l'absence d'un chromosome Y. Le chromosome Y porte un gène responsable du développement des glandes reproductrices (ou gonades) en testicules qui sécréteront de la testostérone. Cette hormone stimule le développement normal des parties génitales masculines.

En l'absence de chromosome Y, la gonade devient un ovaire et les organes génitaux internes sont féminins. Ce n'est pas l'ovaire qui fait que les organes reproducteurs se développent mais le manque de testostérone. Chez les filles, l'utérus est le premier organe à se former, suivi du vagin qui s'allonge et remonte vers le col de l'utérus.

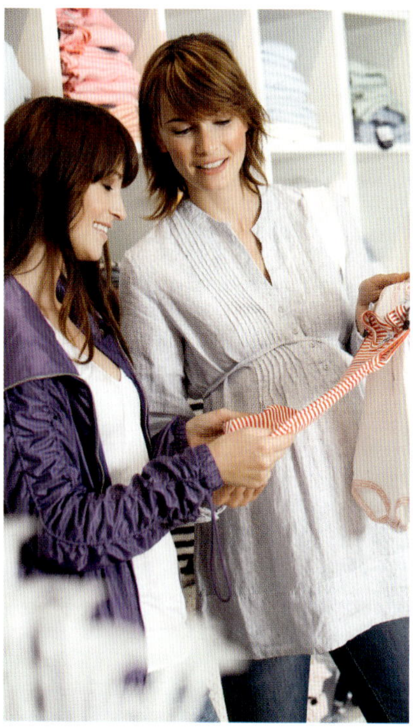

Certaines femmes préfèrent connaître le sexe de leur enfant pour faire des emplettes ; d'autres n'investissent tout simplement ni dans le bleu, ni dans le rose.

LA PRISE DE POIDS

L'échographie du deuxième trimestre permet de connaître le sexe de votre enfant, à condition seulement qu'il soit bien positionné. Gardez toutefois bien présent à l'esprit que l'erreur est toujours possible.

Si vous et votre conjoint souhaitez avoir la surprise le jour de la naissance, précisez-le avant le début de l'examen. Si, par contre, vous tenez absolument à avoir une fille et que vous attendiez un garçon (ou le contraire), l'échographie vous aidera à vous faire à cette idée et à ne pas être déçus le jour J.

L'AVIS… D'UNE MAMAN

Je vais bientôt passer l'échographie du deuxième trimestre. Je veux connaître le sexe de mon bébé mais mon mari refuse. Que faire ? Dans un couple, lorsque l'homme et la femme veulent deux choses diamétralement opposées, des tensions sont souvent inévitables.

Comme vous, je voulais connaître le sexe de mon bébé alors que mon conjoint ne le voulait pas. Nous avons tous les deux donné les raisons de notre choix. Je pensais que connaître le sexe de mon enfant m'aiderait à mieux me préparer sur les plans pratique et émotionnel, alors que mon mari voulait garder la surprise jusqu'au bout.

Dialoguez afin de trouver un accord. Pas question de baisser les bras ou d'être intransigeants. Discutez afin de trouver une solution qui vous convienne à tous les deux. Par ailleurs, en parlant, il arrive que l'on ne soit plus aussi sûr d'avoir fait le bon choix.

Vous pouvez aussi décider de demander le sexe de votre bébé mais de ne partager ce secret avec personne. Quoi qu'il en soit, sachez qu'il y a toujours un risque d'erreur possible.

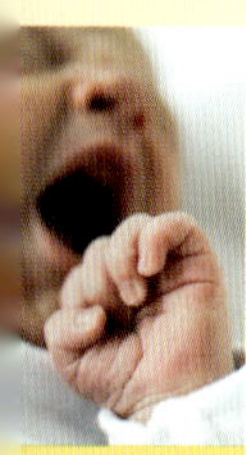

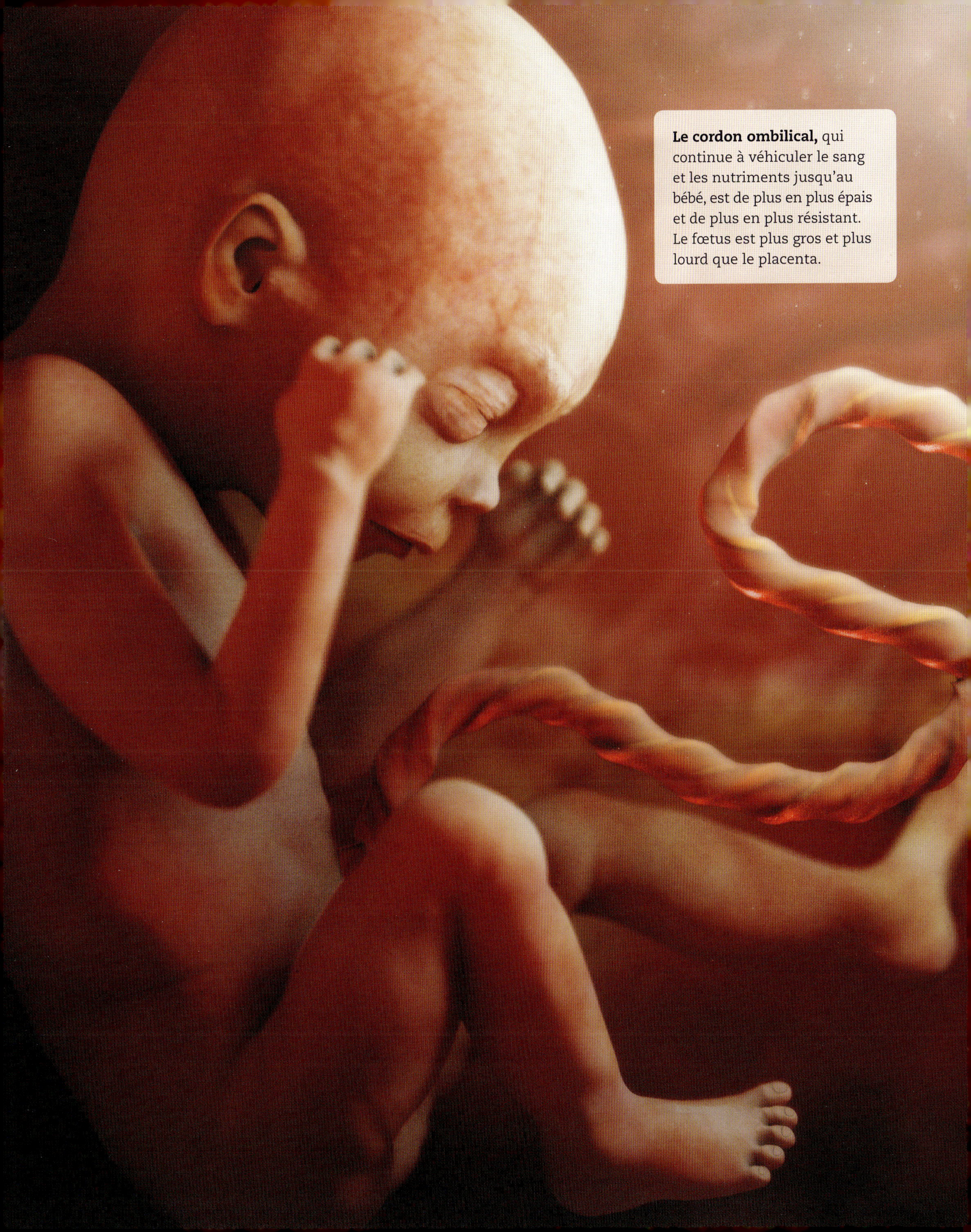

Le cordon ombilical, qui continue à véhiculer le sang et les nutriments jusqu'au bébé, est de plus en plus épais et de plus en plus résistant. Le fœtus est plus gros et plus lourd que le placenta.

La 19e semaine

VOUS ÊTES CHAQUE JOUR UN PEU PLUS ATTACHÉE À VOTRE BÉBÉ.

Il est maintenant plus facile de considérer votre bébé comme une personne à part entière, notamment si vous l'avez vu lors de l'échographie. La formation du fœtus est presque achevée et ses organes fonctionnent. Si votre rôle de mère et les responsabilités vous tiennent à cœur, veillez à ne pas laisser l'angoisse vous gagner. Faites part de vos inquiétudes à votre conjoint, à votre gynécologue ou à une sage-femme. Certaines femmes demandent conseil et cherchent du réconfort auprès de leur propre mère.

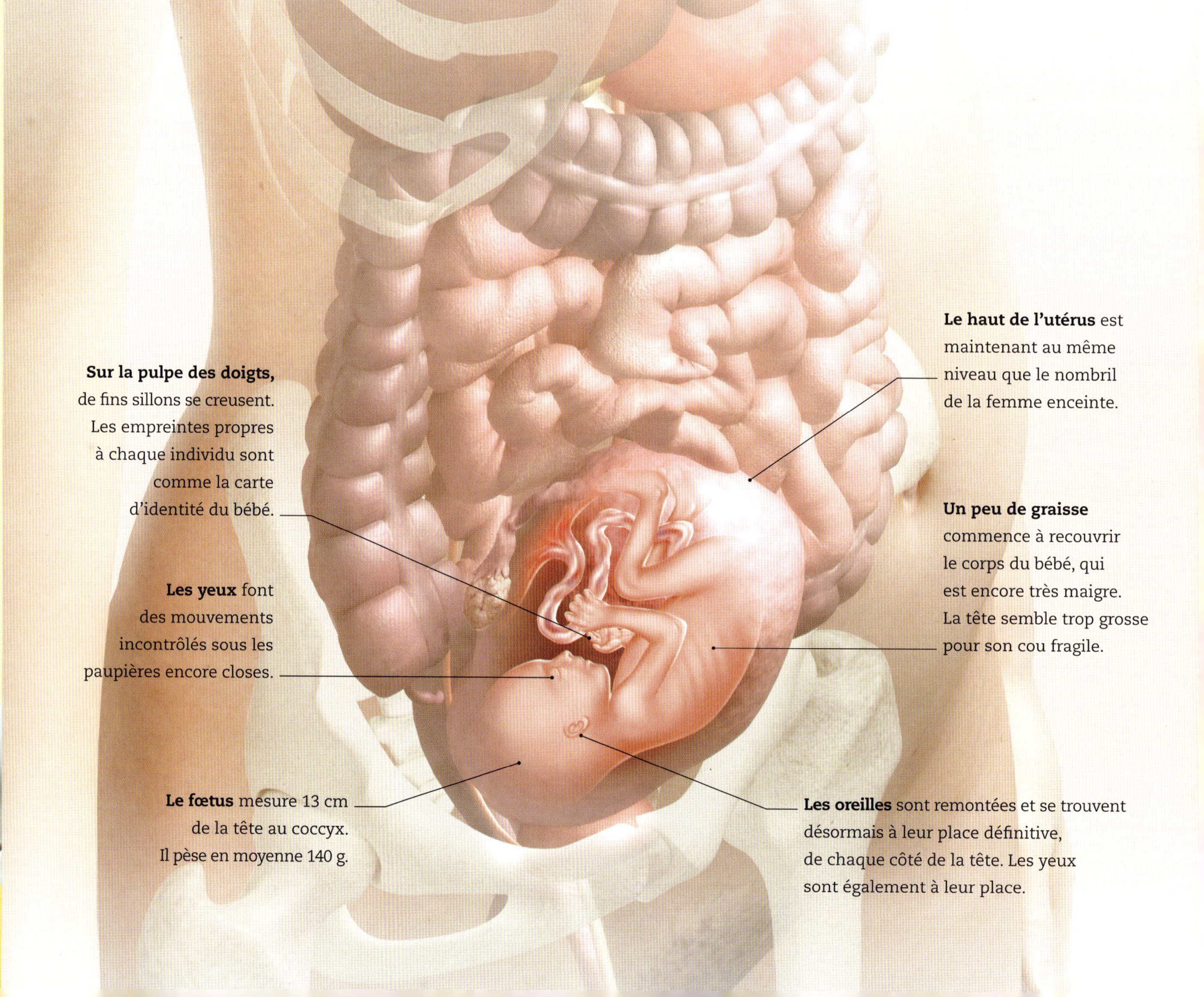

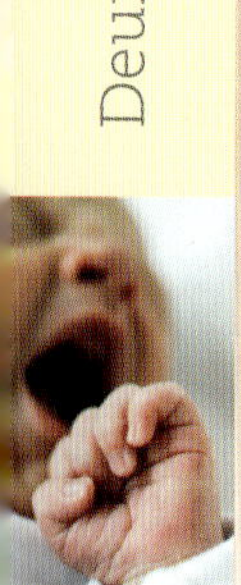

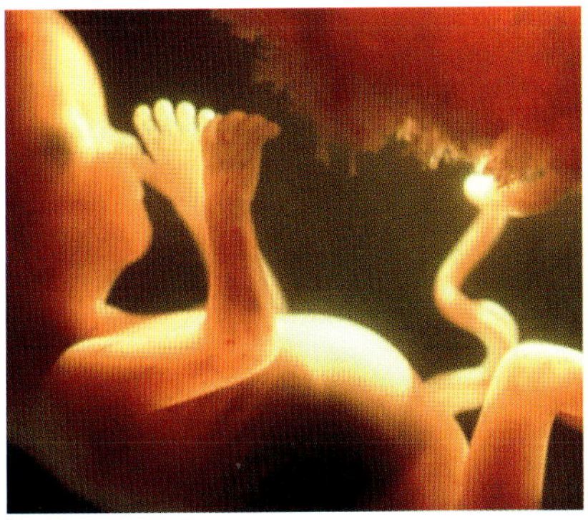

VOUS ÊTES À 18 SEMAINES ET 1 JOUR

Encore 153 jours…

BÉBÉ AUJOURD'HUI

Relié au placenta par le cordon ombilical, le bébé flotte dans le liquide amniotique. Bien au chaud et protégé dans l'utérus, il a toute la place nécessaire pour bouger et évoluer dans des conditions proches de l'apesanteur.

Vous êtes presque à la moitié de votre grossesse, mais vous vous étonnez toujours qu'un bébé se développe dans votre ventre !

Plus vous avancez dans votre grossesse, plus vous êtes attachée à votre bébé et plus vous avez envie de le protéger. Ce qui n'était qu'un minuscule amas de cellules est d'ores et déjà un petit être formé. Vous et votre conjoint n'en revenez toujours pas d'avoir fait un bébé qui se développe dans votre corps depuis plusieurs mois !

Lorsqu'au cours des prochaines semaines vous sentirez votre bébé bouger (voir p. 213), les liens qui se tissent entre vous seront de plus en plus forts. Si, parfois, vous êtes angoissée, essayez de vous décontracter et de profiter au maximum de votre grossesse, qui aura tôt fait de s'achever.

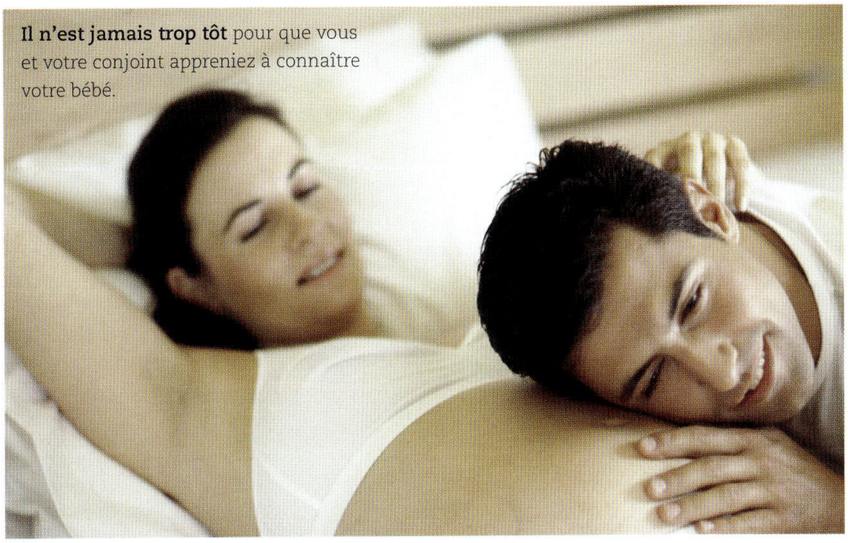

Il n'est jamais trop tôt pour que vous et votre conjoint appreniez à connaître votre bébé.

L'AVIS… DE LA SAGE-FEMME

J'ai un travail qui m'accapare et je n'ai pratiquement pas eu le temps de penser à mon bébé depuis que je suis enceinte. Cela risque-t-il d'empêcher que des liens se tissent entre nous ? Même occupée à plein-temps, la relation qui vous lie à votre bébé va exister. Au fur et à mesure que votre bébé grandit, vous allez commencer à développer une relation avec l'enfant que vous portez. Vous anticiperez les mouvements du bébé et vous allez peut-être même lui parler.

Cependant, veillez à cesser votre activité professionnelle suffisamment tôt avant le terme, afin d'avoir le temps nécessaire pour vous préparer et vous reposer.

Il est prouvé que le stress d'une femme enceinte peut avoir des effets délétères sur le développement de son bébé (voir p. 187), veillez donc à faire des pauses et à vous relaxer. Votre grossesse peut également être l'occasion de faire le point et de définir quelles sont véritablement vos priorités.

GROS PLAN SUR… VOTRE SANTÉ

Troubles de la vue

La rétention d'eau peut avoir des répercussions sur le cristallin et la cornée qui s'épaississent et provoquer une accumulation de liquide dans le globe oculaire (œdème). Cette pression au niveau de l'œil entraîne une vision floue. Généralement, tout rentre dans l'ordre après l'accouchement. Évitez de porter vos lentilles et parlez-en à votre gynécologue ou à une sage-femme.

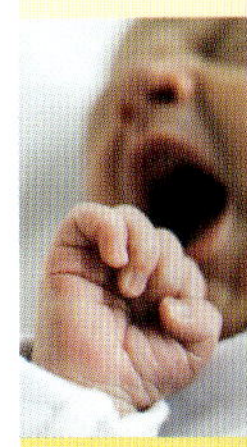

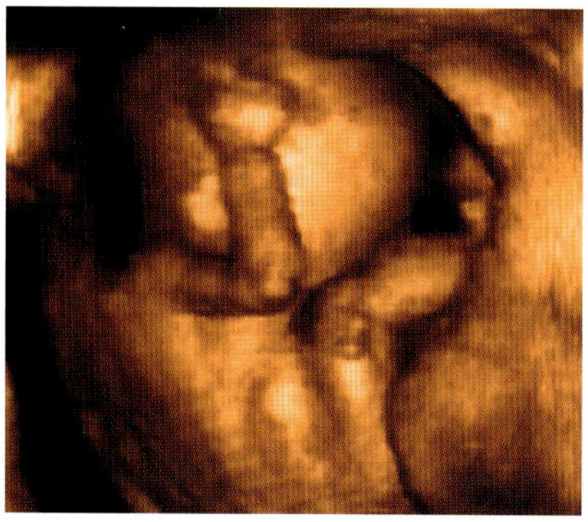

VOUS ÊTES À 18 SEMAINES ET 2 JOURS

Encore 152 jours…

BÉBÉ AUJOURD'HUI

Le son des mouvements rapides du muscle cardiaque de votre bébé peut être détecté à l'aide d'un simple écho-Doppler portable. Le changement de fréquence permet de les convertir en sons que vous, le gynécologue ou la sage-femme pouvez facilement entendre.

Au fil des mois, votre bébé a le hoquet de plus en plus souvent et de plus en plus fort. Vous arrivez même à le percevoir.

GROS PLAN SUR… LA NUTRITION

Choisissez les bonnes graisses

Les lipides sont des nutriments importants qui apportent de l'énergie, ainsi que des vitamines A, D, E et K. Ils ont également un rôle essentiel dans l'élaboration des organes du bébé. Certains aliments contiennent de meilleures graisses que d'autres ; une alimentation équilibrée doit contenir des « bonnes » graisses en quantité suffisante.

Les graisses sont composées d'acides gras, certains sont saturés, d'autres insaturés. Dans l'ensemble, les graisses insaturées, présentes dans les huiles végétales, sont meilleures pour le cœur que les graisses saturées. Les avocats, les fruits à coque et les graines sont d'excellentes sources d'acides gras insaturés.

Les graisses insaturées se divisent en deux catégories : mono-insaturées et poly-insaturées dont les oméga-3 et les oméga-6. L'organisme ne sait pas synthétiser ces acides gras, ils doivent donc être apportés par l'alimentation. Privilégiez les huiles végétales (huile d'olive, huile de noisettes, huile de colza…) plutôt que les margarines.

Le hoquet chez le fœtus est, comme chez l'adulte, une contraction brève, forte et involontaire du diaphragme, l'air obstruant alors l'ouverture entre les cordes vocales.

Le plus souvent, les contractions s'enchaînent rapidement et sont suivies d'étirements des bras et des jambes. Nul ne peut dire avec certitude pourquoi les fœtus ont le hoquet. Il pourrait être dû à l'immaturité des nerfs innervant le diaphragme ou à une distension rapide du petit estomac du bébé.

Les oreilles et les yeux de votre bébé sont maintenant à leur place définitive. Les oreilles sont positionnées de chaque côté du visage alors que les yeux se sont rapprochés et regardent désormais devant. Sous les paupières encore closes, les yeux bougent sans coordination. Les paupières s'ouvriront aux environs de la 26e semaine.

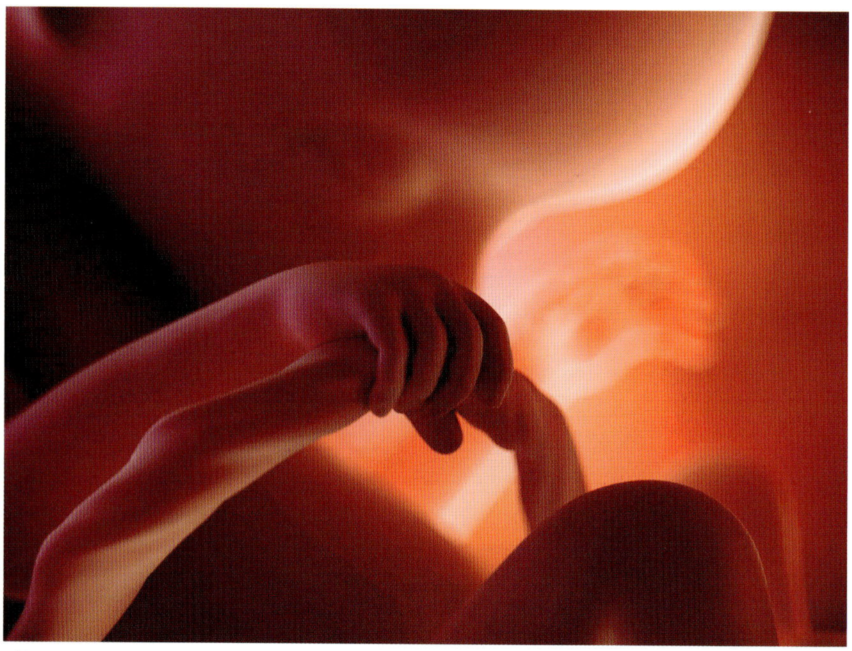

Chaque jour, votre bébé prend davantage forme humaine. Les traits du visage et les membres sont parfaitement développés, et, parfois, votre bébé a le hoquet.

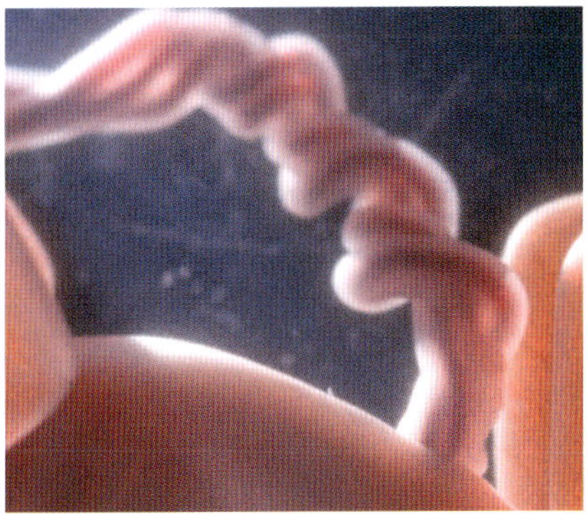

VOUS ÊTES À 18 SEMAINES ET 3 JOURS

Encore 151 jours...

BÉBÉ AUJOURD'HUI

La gelée de Wharton, présente à l'intérieur du cordon ombilical, permet à ce dernier de résister à la torsion et à la compression. Cette substance gélatineuse assure la continuité de la circulation du sang vers le placenta, mais aussi vers le bébé.

Vouloir protéger son bébé est un instinct maternel naturel qui s'est probablement déjà développé en vous.

Même s'il est bien compréhensible que vous vouliez le meilleur départ dans la vie pour votre bébé, ne vous laissez pas envahir par des inquiétudes infondées quant à son état de santé et à son bien-être.

Il est possible que des choses qui vous semblaient anodines vous angoissent. Par exemple, vous vous demandez soudainement si les radiations émises par votre ordinateur ne sont pas dangereuses.

Gardez à l'esprit que votre bébé est très résistant et qu'il est bien protégé dans votre utérus. Si vous avez des inquiétudes quant à votre mode de vie ou à la manière dont le fœtus se développe, interrogez votre gynécologue ou une sage-femme, qui sauront vous informer et vous rassurer.

Prenez soin de vous : surveillez votre alimentation, pratiquez une activité sportive et ne manquez aucune visite prénatale.

BON À SAVOIR

L'utilisation d'un ordinateur ne peut pas affecter le fœtus.

Des lois limitent la quantité et le type de radiations pouvant être émises par un ordinateur et c'est pourquoi vous ne courez aucun risque durant la grossesse.

L'AVIS... DE LA SAGE-FEMME

Y a-t-il des risques à prendre trop de poids ? Si vous prenez beaucoup de poids pendant la grossesse, il vous sera plus difficile de le perdre après avoir accouché. Souvenez-vous que vous ne mangez pas pour deux.

Si vous étiez en surpoids avant votre grossesse, ou si vous avez pris beaucoup de poids, vous risquez de souffrir de complications comme du diabète gestationnel, de l'hypertension (voir p. 473) ou une pré-éclampsie (voir p. 474).

Rassurez-vous, votre sage-femme ou votre médecin sont en mesure de traiter ces problèmes. De nombreuses femmes en surpoids mènent une grossesse normale et donnent naissance à un bébé en bonne santé.

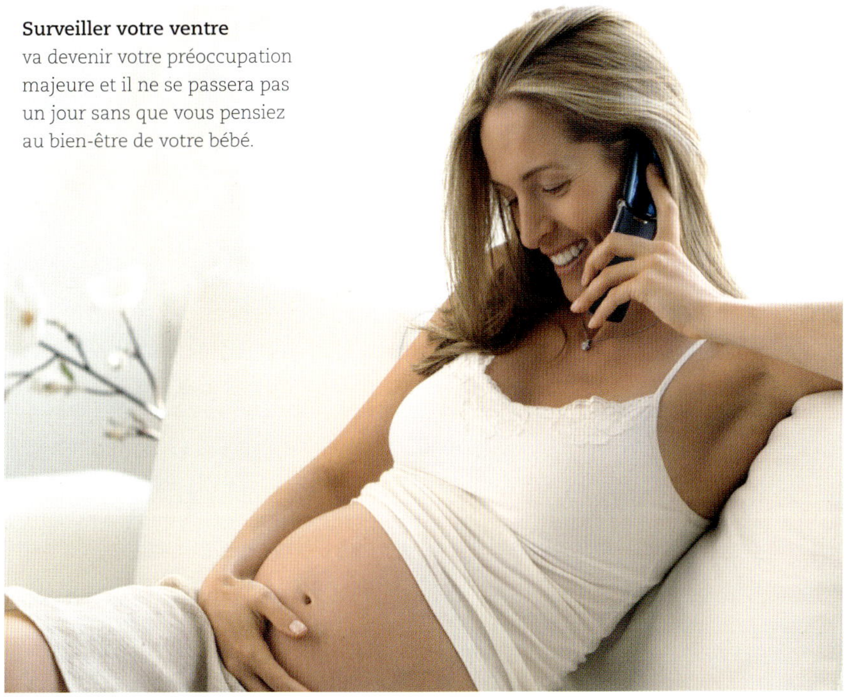

Surveiller votre ventre va devenir votre préoccupation majeure et il ne se passera pas un jour sans que vous pensiez au bien-être de votre bébé.

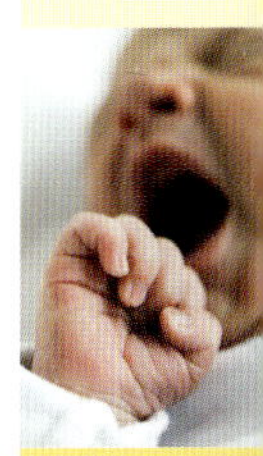

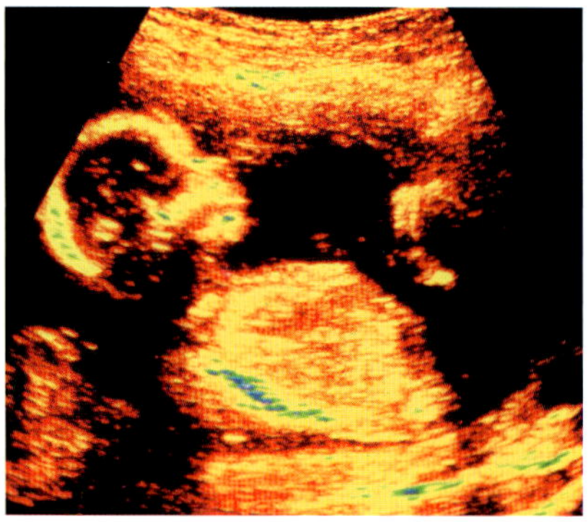

VOUS ÊTES À 18 SEMAINES ET 4 JOURS

Encore 150 jours…

BÉBÉ AUJOURD'HUI

Le cliché ci-contre montre un bébé de profil, où la tête est en haut à gauche. Le bébé a maintenant figure humaine, les doigts et les orteils sont complètement développés. À ce stade de la grossesse, la peau est recouverte d'un duvet protecteur, appelé lanugo.

N'hésitez pas à inciter votre bébé à bouger, c'est sans danger pour lui.

Même si vous avez hâte de sentir les premiers mouvements de votre bébé, soyez patiente. En effet, s'il est rassurant de le sentir gigoter, être stressée parce que ses mouvements sont encore imperceptibles n'est bon ni pour vous ni pour lui. Gardez à l'esprit que nombre de femmes enceintes – notamment les primipares – ne perçoivent les premiers frôlements que vers la 18e ou la 20e semaine, voire plus tard (voir p. 213). Par ailleurs, si vous êtes occupée ou très active, il se peut que vous ne prêtiez pas attention aux mouvements de votre bébé. Asseyez-vous ou allongez-vous. En effet, c'est lorsque vous êtes au repos et parfaitement détendue que vous percevez le plus les mouvements de votre bébé.

Cependant n'oubliez pas que votre bébé ne bouge pas continuellement et qu'à certains moments il est immobile.

Pour stimuler votre bébé – plus il bouge, plus vous avez de chances de le sentir –, plusieurs options s'offrent à vous. Allongez-vous sur le côté gauche et glissez un coussin sous votre ventre. Obligé de changer de position, il y a fort à parier que votre bébé se réveillera. Vous pouvez aussi boire une boisson ou manger un aliment sucré : le bébé réagit lorsqu'il y a une hausse rapide et brutale du taux de sucre dans le sang de la mère.

L'AVIS… DE LA SAGE-FEMME

J'ai entendu dire que les bébés réagissent à certains sons par un « réflexe de sursaut » et je me demande si je peux mettre de la musique à tue-tête pour stimuler mon bébé. À ce stade de la grossesse, votre bébé n'entend pas, donc rien ne sert de hausser le volume. Vers la 22e semaine, votre bébé entend (voir p. 238) et deux ou trois semaines plus tard, il réagit à différents sons. Un bruit soudain peut le faire sursauter (voir p. 256).

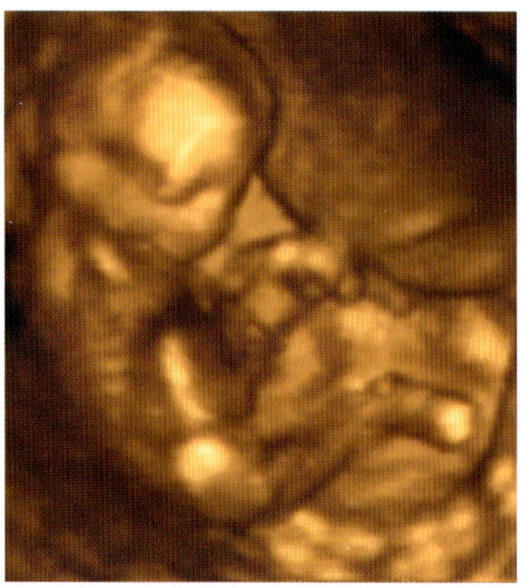

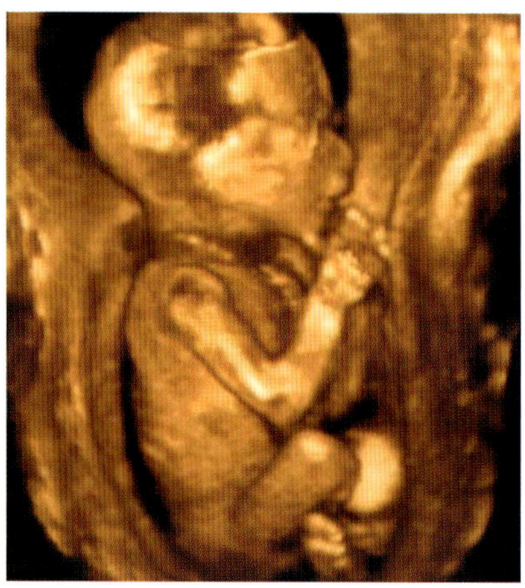

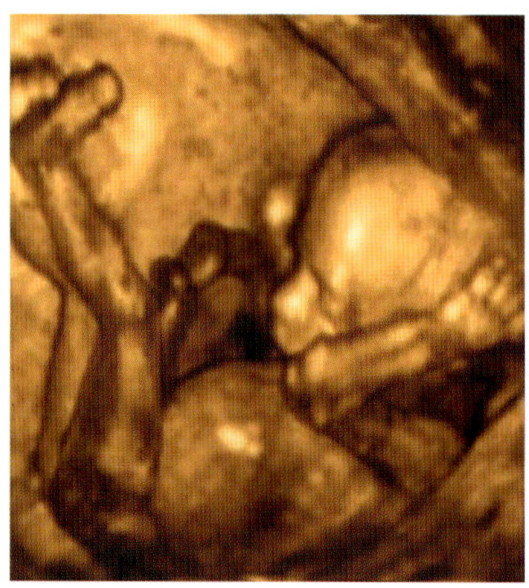

Même si vous ne sentez pas encore votre bébé bouger, il est actif. Les galipettes et les étirements font partie de ses activités quotidiennes, tout comme le fait de sucer son pouce ou un orteil. Votre bébé bouge lorsqu'il est éveillé mais aussi lorsqu'il dort car il n'a encore aucun contrôle sur ses mouvements. Les échographies permettent d'observer nombre de mouvements.

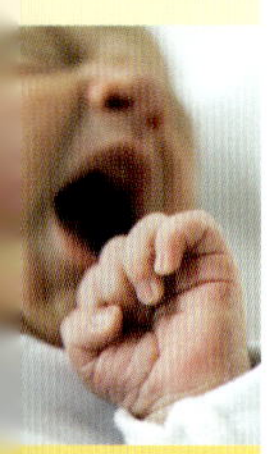

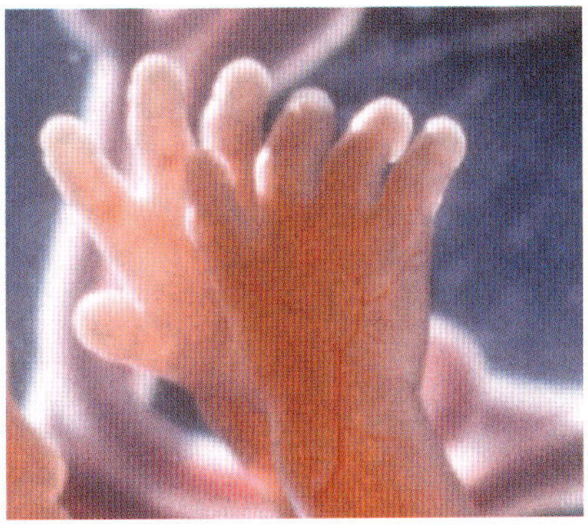

VOUS ÊTES À 18 SEMAINES ET 5 JOURS

Encore 149 jours…

BÉBÉ AUJOURD'HUI

À ce stade de la grossesse, les mains et les pieds du bébé semblent relativement gros par rapport au reste du corps. Au cours de ces dernières semaines, ces organes ont très vite évolué et il faut maintenant que les membres rattrapent leur retard.

Les doigts et les orteils de votre bébé sont achevés et ses empreintes digitales commencent à se dessiner.

Votre bébé sera un être unique !

Dans le derme, les sillons qui formeront les empreintes des doigts et des orteils sont, à ce stade de la grossesse, complètement creusés. Ces sillons sont génétiquement déterminés et, comme pour la plupart des évolutions, apparaissent environ une semaine plus tôt sur les mains que sur les pieds.

Les glandes sudoripares du bébé, apparues dans la peau au cours de la 8e semaine, continuent à grossir jusqu'à la 28e semaine, même si elles ne fonctionneront qu'après la naissance.

La couleur de la peau du bébé dépend de la mélanine, un pigment synthétisé par des mélanocytes, cellules spécialisées qui ont migré dans la peau. Les différentes nuances de couleur ne sont pas dues à la quantité de mélanocytes mais à la quantité et à la nuance du pigment que produit chaque cellule. La mélanine protège la peau des rayons ultraviolets qui causent des dommages irréparables.

Même si les fœtus synthétisent de la mélanine, la production ne s'arrête que plusieurs années après la naissance. C'est pourquoi les nourrissons sont particulièrement sensibles au soleil. Par ailleurs, la peau des bébés de parents à la peau sombre est souvent claire à la naissance et fonce progressivement.

BON À SAVOIR

Manger des aliments riches en vitamine E, en particulier des avocats, stimule votre système immunitaire.

La vitamine E est un antioxydant transporté dans les graisses et les huiles. La meilleure des sources est l'avocat, riche en huiles mono-insaturées (voir p. 204) et en potassium, avec un faible index glycémique (voir p. 92). Les avocats sont également parfaits pour la diversification, achetez-en régulièrement.

L'ACUPUNCTURE

L'acupuncture consiste à stimuler des points du corps associés à des canaux énergétiques, dont le déséquilibre provoque un état maladif.

L'acupuncture, largement utilisée chez les femmes enceintes, s'est avérée très efficace. Des séances régulières permettent de traiter des troubles de la santé comme :

- La douleur et les nausées. Selon une étude récente, elle soulage la nausée et les vomissements ainsi que l'hyperémèse gravidique pouvant être parfois très grave (voir p. 111).
- Les brûlures d'estomac (voir p. 194).
- Les hémorroïdes (voir p. 468).
- Le stress (voir p. 187).
- Le syndrome du canal carpien (voir p. 471).

On a vu des bébés se présentant par le siège se retourner après que la future mère a eu une séance d'acupuncture. Par ailleurs, il est reconnu qu'elle procure un regain d'énergie et soulage la douleur durant l'accouchement.

Adressez-vous toujours à un acupuncteur professionnel ayant déjà traité des femmes enceintes.

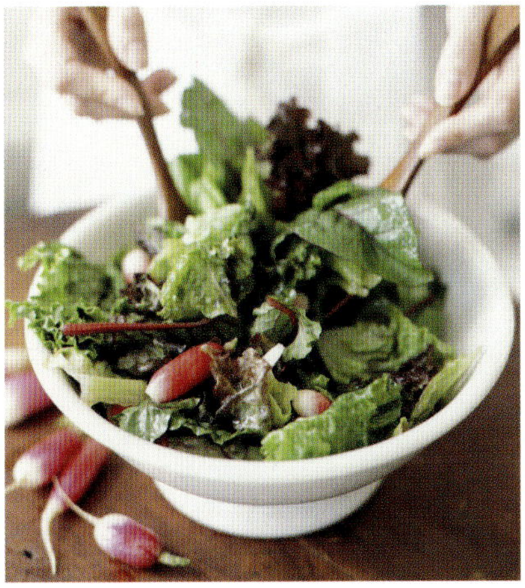

La vitamine E se trouve dans la salade, les légumes verts à feuilles, les fruits à coque, les avocats, les œufs et les germes de blé.

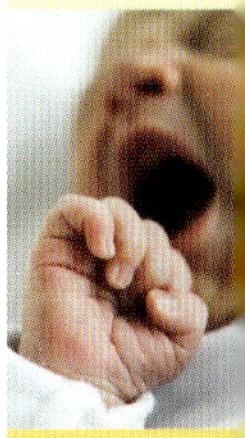

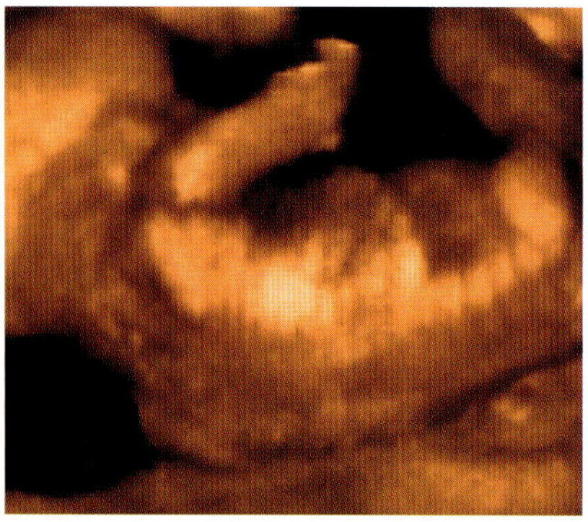

VOUS ÊTES À 18 SEMAINES ET 6 JOURS

Encore 148 jours…

BÉBÉ AUJOURD'HUI

Les premières échographies montrent un bébé bien chétif. En effet, sous la peau presque transparente, la graisse n'est pas encore stockée. De plus, les clichés font ressortir le squelette du bébé, ce qui le fait paraître plus maigre encore qu'il n'est en réalité.

L'échographie du deuxième trimestre ne devrait plus tarder. C'est l'occasion de faire un bilan complet du développement de votre bébé.

Le mois prochain, entre la 22e et la 24e semaine, vous devrez passer la deuxième échographie dite de morphologie, destinée à vérifier le développement du fœtus, à examiner ses organes et les différents systèmes de l'organisme afin de déceler toute anomalie (voir p. 214 et 215). Pour la plupart des futures mères et leur compagnon, cette échographie est cruciale car elle leur permet d'être rassurés quant à l'évolution de la grossesse et au développement du bébé.

Du fait de la précision de l'examen (mesures de différentes parties du corps et recherche d'éventuelles malformations), cette échographie dure relativement longtemps, d'autant que l'échographiste ne peut procéder à l'examen que si le bébé est bien positionné. Si le bébé se met dans une mauvaise position, on demande parfois à la femme de marcher un peu afin qu'il change de place et, dans le pire des cas, un nouveau rendez-vous est programmé.

FAIRE DE L'EXERCICE DANS L'EAU

Se dépenser dans l'eau pendant la grossesse est idéal : votre ventre est porté par l'eau qui exerce une résistance au mouvement. Ainsi, vous restez en forme et tonique. Lorsque vous êtes debout, les genoux légèrement fléchis, vous devez avoir de l'eau jusqu'au-dessus de la taille. Plus haut, vous ne serez pas assez stable ; plus bas, votre ventre ne sera pas assez porté par l'eau.

- **Courir sur place :** levez les genoux juste sous la taille et bougez les bras sous l'eau d'avant en arrière, comme si vous pompiez. Si vous pouvez, continuez 3 à 4 minutes, mais arrêtez au moindre signe de fatigue. Cet exercice stimule le système cardio-vasculaire et tonifie vos bras et vos jambes.
- **La bicyclette :** Debout dans l'eau, un flotteur sous chaque bras. Allongez-vous lentement et bougez les jambes devant vous, comme si vous pédaliez. Si vous pouvez, continuez 3 à 4 minutes, mais arrêtez au moindre signe de fatigue. Cet exercice vous maintient en forme et tonifie vos jambes. C'est aussi un excellent moyen de renforcer les muscles des bras et du dos. En cas de douleurs dans le dos ou le ventre, arrêtez immédiatement.
- **Les mouvements de bras :** vous êtes debout dans l'eau, les pieds écartés et les genoux légèrement fléchis. Accroupissez-vous afin d'avoir les épaules immergées. Levez les bras sur le côté à la hauteur des épaules puis abaissez-les. Amenez les bras le long du corps puis poussez le plus fort possible pour les lever devant vous à la hauteur des épaules (voir ci-contre). Cet exercice tonifie les muscles des bras, du dos et les abdominaux. Vos bras doivent toujours rester dans l'eau.

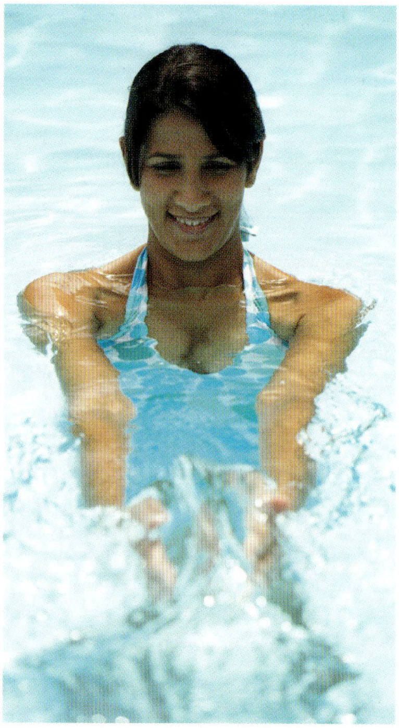

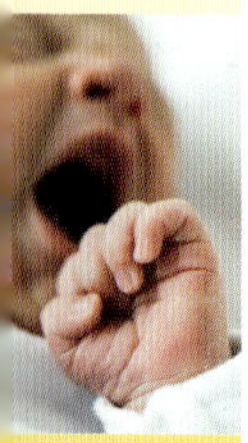

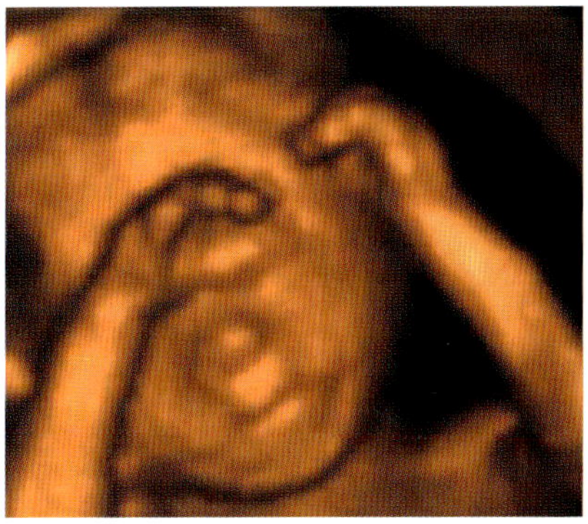

VOUS ÊTES À 19 SEMAINES EXACTEMENT

Encore 147 jours…

BÉBÉ AUJOURD'HUI

Les articulations du bébé sont très souples, ce qui lui permet de lever très haut les bras. Les os sont pour le moment constitués de cartilage lisse et souple qui, peu à peu, sera remplacé par des os contenant du calcium.

Tout le monde se sent obligé de vous donner un conseil, mais s'il y a une personne que vous pouvez écouter, c'est bien votre mère !

GROS PLAN SUR… VOTRE CORPS

La tension du corps

Votre corps subit d'importants changements qui auront une influence sur les exercices physiques que vous avez l'habitude de pratiquer et sur la manière dont votre corps bouge.

- **Le bébé, le placenta et vos seins qui grossissent,** l'utérus qui se dilate et l'augmentation du volume sanguin exercent des tensions sur le corps, en particulier sur les muscles et les os.
- **Vous vous tenez différement,** à cause du changement du centre de gravité, ce qui explique que vous ressentiez des douleurs dans les hanches, le dos et les genoux.
- **La relaxine** (voir p. 197), hormone qui assouplit les ligaments, entraîne un mauvais alignement de la colonne vertébrale et du bassin.

Pratiquer des exercices adéquats est la meilleure façon de maintenir, voire d'améliorer, votre posture et de minimiser les tensions exercées sur votre corps (voir p. 196).

Les exercices avec poids ou haltères, comme la marche avec des poids dans les mains, améliorent la densité osseuse et renforcent les muscles.

Que vous soyez ou non proche de votre mère, il y a fort à parier que votre grossesse modifie vos relations. Nombre de femmes se sentent plus proches de leur mère alors qu'elles traversent une période cruciale de leur vie. Il est fréquent qu'elles réclament sa présence à leur côté dans les jours ou les semaines qui suivent la naissance de leur bébé.

Il est normal qu'une mère soit protectrice envers sa fille qui est enceinte. Ne soyez pas étonnée si elle vous téléphone plus souvent qu'à l'accoutumée et si elle vous donne une multitude de conseils. Vous n'êtes certes pas obligée de suivre toutes ses recommandations mais sachez toutefois que certains conseils vous seront bien utiles.

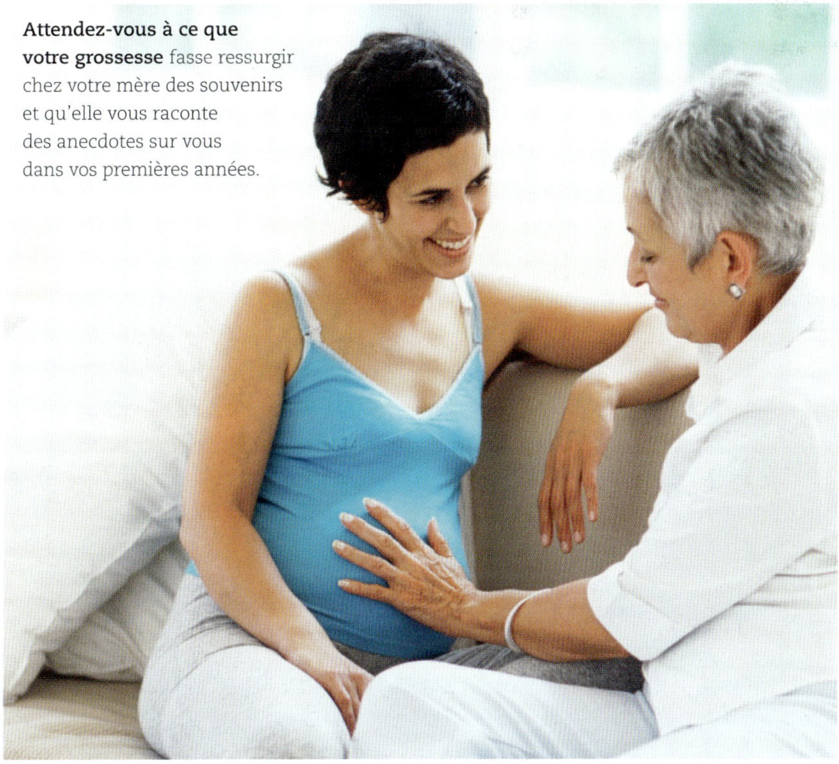

Attendez-vous à ce que votre grossesse fasse ressurgir chez votre mère des souvenirs et qu'elle vous raconte des anecdotes sur vous dans vos premières années.

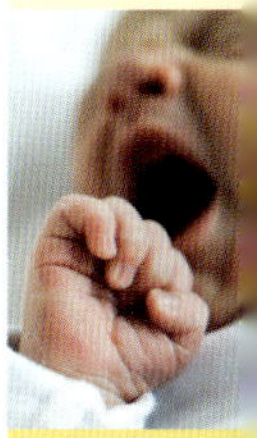

La 20e semaine

CES FRÔLEMENTS D'AILES DE PAPILLON DANS VOTRE VENTRE NE SONT PEUT-ÊTRE PAS DES GAZ...

Dans quelques jours (si ce n'est déjà fait), vous sentirez probablement pour la première fois votre bébé bouger. Les mouvements sont si légers que nombre de femmes se méprennent et pensent avoir des gaz. Mais quel merveilleux moment vous allez vivre lorsque vous réaliserez de quoi il s'agit réellement ! Si vous souhaitez connaître le sexe de votre enfant, vous le saurez peut-être lors de l'échographie faite à cette période.

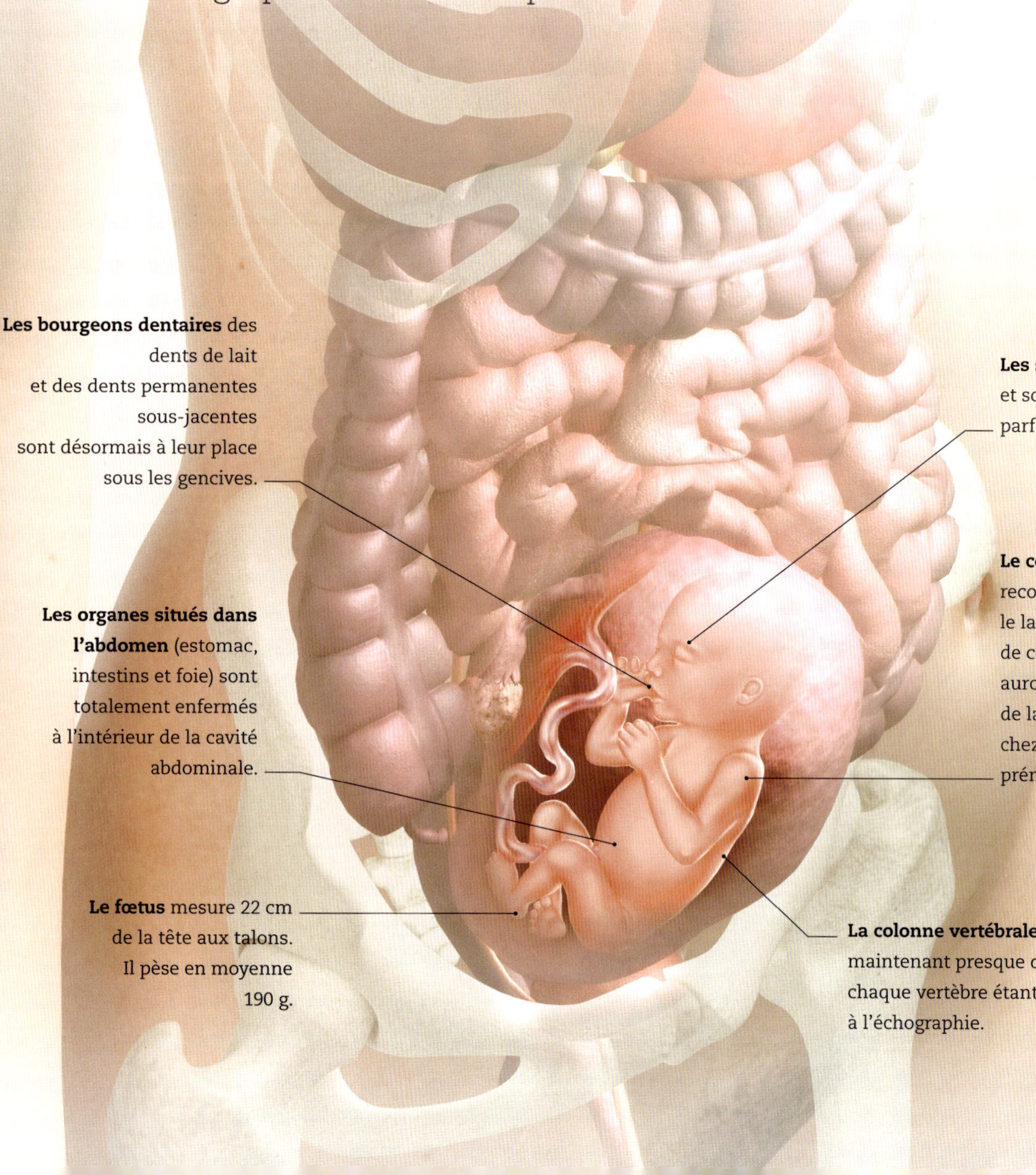

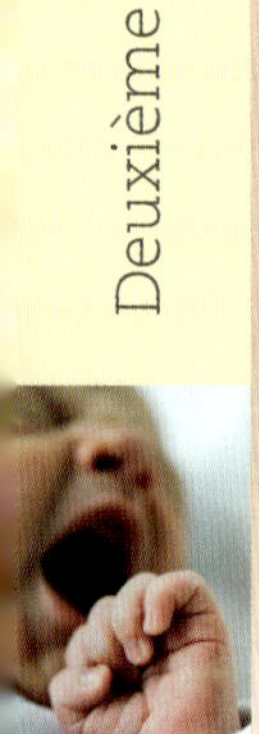

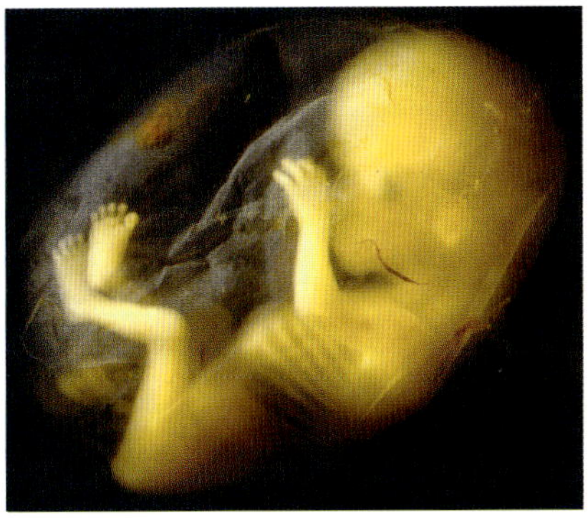

VOUS ÊTES À 19 SEMAINES ET 1 JOUR

Encore 146 jours…

BÉBÉ AUJOURD'HUI

Sur ce cliché, le bébé occupe en totalité l'intérieur de la cavité amniotique. Les doigts, les orteils et même les côtes les plus basses sont visibles. Si la tête est encore très volumineuse, les membres sont mieux proportionnés par rapport au reste du corps.

Si vous voulez savoir si vous attendez un garçon ou une fille, vous obtiendrez peut-être cette information d'ici peu.

L'échographie du deuxième trimestre, réalisée entre la 22e et la 24e semaine, peut vous permettre de connaître le sexe de votre enfant. L'identification du sexe d'un bébé dépend de plusieurs facteurs, notamment de la compétence de l'échographiste, de la qualité du matériel utilisé et de la position du bébé. Même si tous ces paramètres sont favorables et si les parties génitales sont visibles, il y a toujours un risque d'erreur. Dans certains cas, les parties génitales du bébé sont parfaitement visibles. Donc, si vous ne désirez pas connaître le sexe de votre enfant, ne regardez pas l'écran.

Si vous avez subi une amniocentèse (voir p. 152 et 153), sachez que les résultats concernant le sexe du bébé sont dans ce cas sûrs à 100 %, car ils sont fondés sur les chromosomes.

Ce cliché en 2D montre en gros plan le profil d'un bébé. L'os frontal, le nez, les lèvres et le menton correspondent aux zones claires. L'os nasal est la zone claire au-dessus de l'arête du nez.

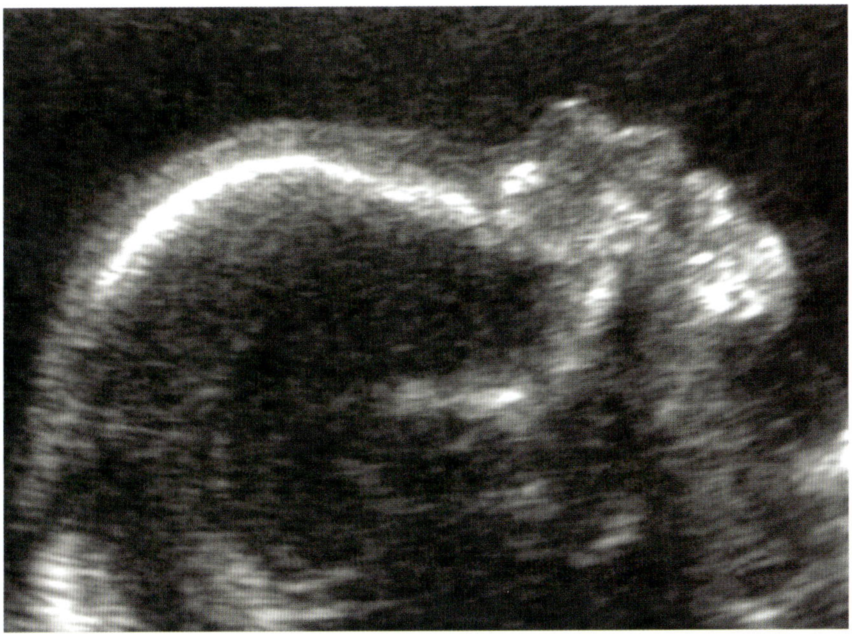

NE PAS OUBLIER

Découvrir le sexe de son enfant

Est-ce mieux de connaître le sexe de son bébé avant qu'il naisse ?

Oui

- **Vous pouvez ainsi dire** « lui » ou « elle » au lieu de « bébé » et renforcer les premiers liens qui vous attachent, vous et votre conjoint, à l'enfant.
- **Vous pouvez choisir son prénom** avant le jour J. Gardez à l'esprit que le prénom choisi peut ne pas lui aller.
- **Vous pouvez décorer** sa chambre et acheter des vêtements avec plus de facilité.

Non

- **L'effet de surprise** est un élément qui peut motiver la femme en train d'accoucher et l'encourager à se concentrer sur chacune des étapes à franchir avant de finalement découvrir son petit garçon ou sa petite fille.
- **N'oubliez pas** que sauf si vous avez eu une amniocentèse ou une biopsie du trophoblaste (voir p. 152 et 153), il y a toujours un risque d'erreur. Il arrive que des échographistes se trompent. Ayez toujours un prénom de rechange.

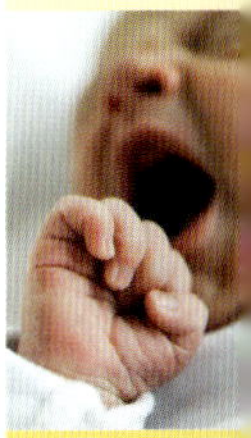

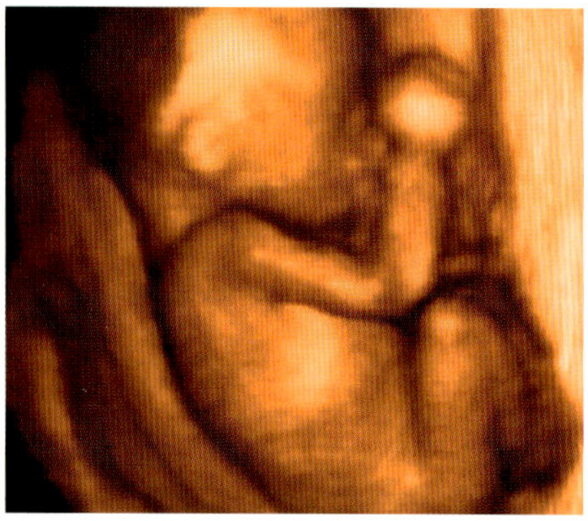

VOUS ÊTES À 19 SEMAINES ET 2 JOURS

Encore 145 jours…

BÉBÉ AUJOURD'HUI

Le bébé se sert de plus en plus de ses mains et de ses pieds pour explorer l'environnement dans lequel il évolue. Le bout de ses doigts est extrêmement sensible. À ce stade de la grossesse, la plupart de ses mouvements ne sont ni plus ni moins que des réflexes.

Flottant confortablement dans le sac amniotique rempli de liquide, le fœtus est presque totalement constitué d'eau.

PETITS SECRETS DE FEMMES

Les sardines en conserve sont riches en nutriments.

En effet, elles apportent des oméga 3, du fer, du zinc, de la vitamine B12 et si vous mangez les arêtes, du calcium. Garnissez-en une salade ou une tartine.

Le fait que l'eau traverse sa peau et qu'il flotte dans le liquide amniotique explique que le fœtus soit constitué à près de 90 % d'eau. Peu à peu, la peau s'épaissit et devient imperméable et les reins régulent la quantité d'eau évacuée dans les urines. À sa naissance, le bébé est composé de 70 % d'eau contre 60 % chez un enfant de 10 ans, quand les reins n'ont pas encore atteint leur fonctionnement optimum.

D'autre part, même les liquides véhiculent les ondes sonores ; l'oreille interne étant toujours immature, il faut attendre encore 3 semaines avant de voir à l'échographie le fœtus réagir à un son. Alors que la paroi utérine et que le tympan deviennent de plus en plus fins, le fœtus répond peu à peu à des fréquences de plus en plus hautes et à des sons de moins en moins forts.

GROS PLAN SUR… VOTRE BÉBÉ

Le placenta trop bas dans l'utérus

On parle de placenta prævia lorsque le placenta recouvre de manière partielle ou totale le col de l'utérus. Dans le second cas, un accouchement par les voies naturelles est impossible ; il risquerait d'entraîner une forte hémorragie en fin de travail, au moment où le bébé sort de la filière pelvi-génitale, ce qui nécessite une intervention médicale en urgence.

Si un placenta prævia est détecté lors de l'échographie de la 20e semaine, une nouvelle échographie sera effectuée à la 34e. Il arrive que sous l'effet de la dilatation de l'utérus, le placenta remonte. Dans de nombreux cas de grossesse tardive, la future mère est hospitalisée si elle a des saignements abondants.

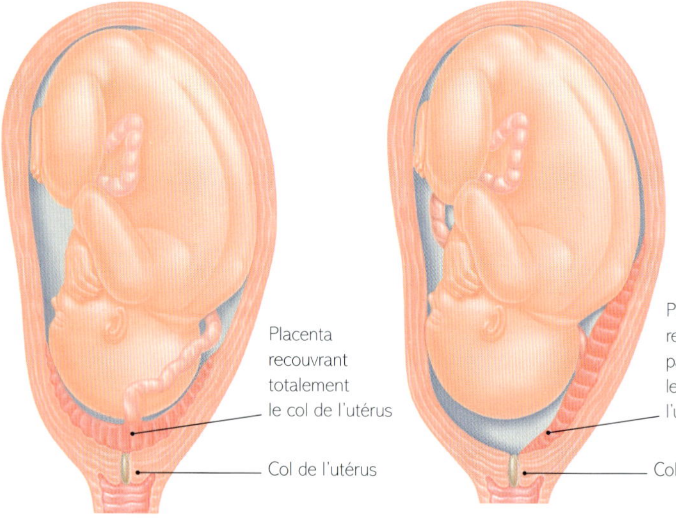

Placenta prævia total

Placenta prævia partiel

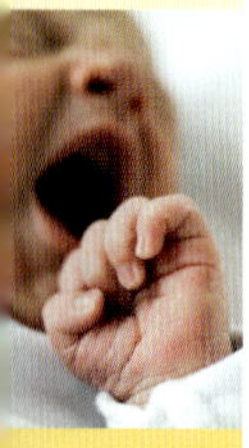

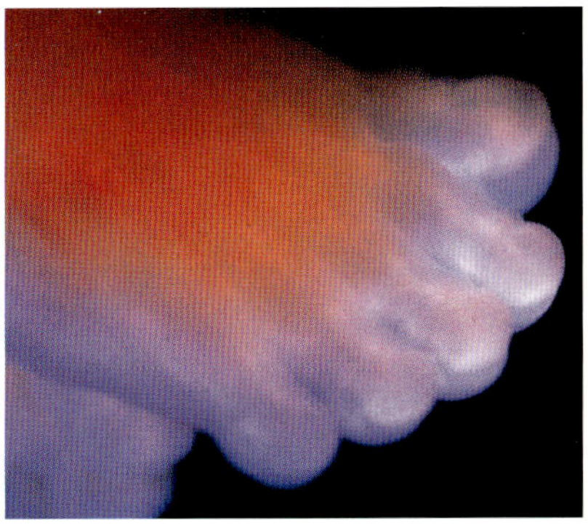

VOUS ÊTES À 19 SEMAINES ET 3 JOURS

Encore 144 jours…

BÉBÉ AUJOURD'HUI

Tout comme les doigts, les orteils bougent et s'étirent. Le fœtus est tellement souple qu'il arrive à porter un pied (voire les deux !) à la bouche aussi facilement que ses mains. La bouche et les lèvres sont déjà très sensibles.

Sentez-vous les coups de pied de votre bébé ? Il vous fait savoir qu'il est bel et bien là : c'est un merveilleux moment de la grossesse.

Vous sentez enfin ce premier coup de pied que vous attendiez tant. Alors que votre bébé bouge dans votre utérus depuis la 6ᵉ semaine de grossesse, c'est seulement maintenant que vous sentez ses mouvements (même si certaines femmes les ont identifiés vers la 15ᵉ ou la 16ᵉ semaine). Ce moment varie en fonction de plusieurs facteurs : votre poids, la position du bébé, l'insertion du placenta mais aussi le fait que vous soyez ou non primipare.

Que cette première sensation soit assimilée à des gaz, au frôlement des ailes d'un papillon ou à un violent coup de pied, elle est toujours vécue comme une expérience très riche sur le plan émotionnel. Après tout, c'est la première fois que votre bébé communique avec vous, même s'il n'en est pas conscient.

Une fois que vous aurez senti bouger votre bébé, vous voudrez que cela se reproduise afin de vous assurer que vous n'avez pas rêvé. Mais il faut parfois attendre plusieurs jours avant de sentir un deuxième coup de pied. Plus vous êtes calme et détendue, et plus les mouvements de votre bébé sont perceptibles. Votre conjoint voudra probablement poser sa main sur votre ventre lorsque le fœtus est en pleine activité afin de connaître le même bonheur que vous. Pour stimuler votre bébé, n'hésitez pas à appuyer doucement sur votre ventre, vous ne risquez pas de lui faire mal.

LES MAILLOTS DE BAIN POUR FEMMES ENCEINTES

La natation est un exercice fortement recommandé aux femmes enceintes. Dans la mesure où vos seins et votre ventre ne cessent de grossir, procurez-vous un maillot de bain spécifique.

- **Confort et maintien :** les maillots de bain conçus pour les femmes enceintes sont généralement plus hauts dans le dos et ont des bonnets plus profonds. Le tissu est élastique afin d'être confortable et de ne pas vous serrer, quel que soit le stade de grossesse.
- **Optez pour un tankini,** maillot deux pièces dont le soutien-gorge est remplacé par un débardeur. Votre ventre est visible mais n'attire pas les regards.
- **Si vous ne voulez pas exposer votre ventre,** portez un sarong. Certaines piscines réservent des créneaux horaires aux femmes enceintes.

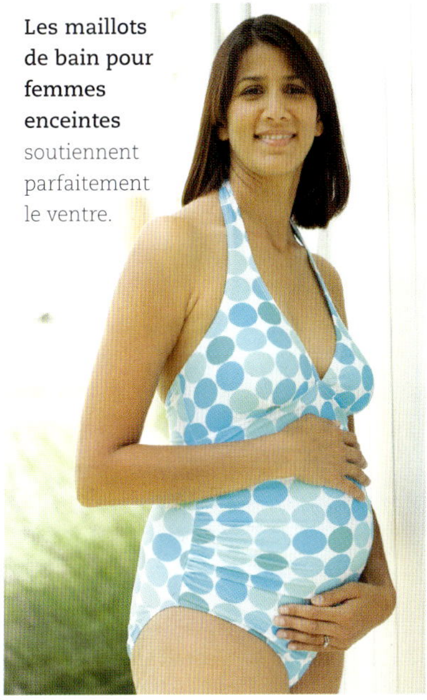

Les maillots de bain pour femmes enceintes soutiennent parfaitement le ventre.

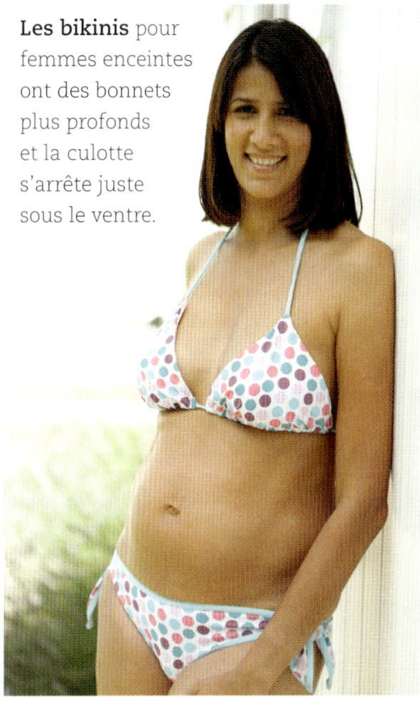

Les bikinis pour femmes enceintes ont des bonnets plus profonds et la culotte s'arrête juste sous le ventre.

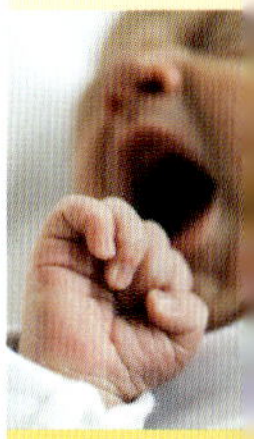

L'échographie du deuxième trimestre

Cette échographie observe en détail l'évolution des principaux organes du bébé et les différents systèmes de l'organisme, vérifie la position, le développement du placenta ainsi que la quantité de liquide amniotique.

SUIVI MÉDICAL DE VOTRE BÉBÉ

Ce que montre l'échographie

Au cours de cette échographie, les organes du bébé sont examinés en détail : l'examen dure donc plus longtemps. C'est l'occasion d'être rassurée quant au bon développement de votre bébé. Voici les parties du corps qui bénéficient d'une attention toute particulière :

- **Le cerveau,** y compris les espaces remplis de liquide à l'intérieur et la forme de l'arrière (le cervelet).
- **La colonne vertébrale,** pour déceler tout risque de spina-bifida ou autre anomalie.
- **La lèvre supérieure,** pour éliminer le risque de fente labiopalatine (voir p. 476).
- **Le cœur,** pour éliminer tout risque de malformations. Les battements du cœur sont également contrôlés.
- **L'estomac** et le diaphragme.
- **Les reins et la vessie,** pour vérifier que les deux reins sont bien formés et qu'il n'y a ni obstruction ni malformation.
- **La paroi abdominale,** pour éliminer tout risque de laparoschisis.
- **Les membres,** pour contrôler qu'il n'y a aucune malformation des mains ou des pieds, par exemple, un pied bot.
- **Le cordon ombilical,** pour vérifier le nombre des vaisseaux sanguins (voir p. 113).

Ce que révèle l'échographie

Vers la 22e semaine d'aménorrhée, les organes du bébé et les différents systèmes de l'organisme sont suffisamment développés pour être observés avec précision lors d'une échographie, l'objectif du patricien étant de déceler la moindre anomalie. Dans la plupart des cas, l'échographie rassure la femme quant au développement du fœtus.

Si un problème est identifié, l'échographiste vous adressera à un spécialiste en médecine fœtale, qui confirmera ou non le diagnostic et vous prescrira d'autres examens afin de surveiller l'évolution du fœtus jusqu'à la fin de la grossesse. Toutes les informations recueillies seront communiquées au pédiatre de la maternité dans laquelle vous accoucherez afin que le bébé soit pris en charge dès sa naissance.

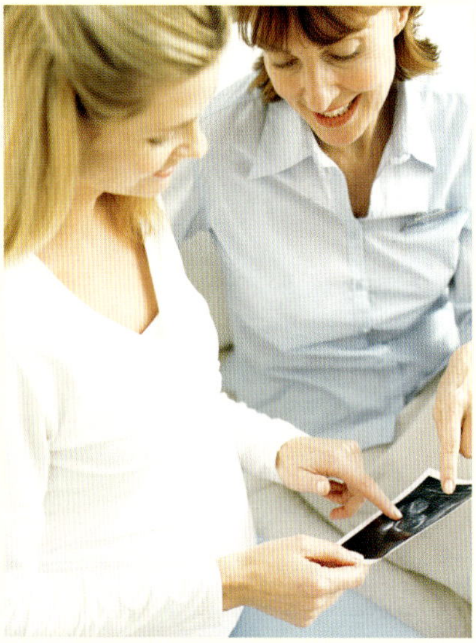

Le cliché de l'échographie morphologique révèle nombre de détails visibles à ce stade de la grossesse (voir p. 215).

Le terme

Il est peu probable que la date prévue pour l'accouchement soit modifiée lors de la deuxième échographie. En effet, la détermination de la date du terme est plus précise au premier trimestre, quand tous les bébés se développent au même rythme. Plus tard, il est plus difficile de dire si un bébé est gros ou si vous êtes tombée enceinte plus tôt que vous le pensiez.

Malgré tout, il est possible que la date présumée du terme soit erronée, notamment si le bébé est de 10 à 14 jours plus petit ou plus gros que la normale. Si le terme a été confirmé lors de l'échographie de datation, un tel décalage laisse supposer un problème de croissance (voir p. 284), même si cela est rare.

Mesurer votre bébé Comme on ne peut plus voir en entier votre bébé sur l'écran, il est impossible de le mesurer de la tête au coccyx. L'échographiste est obligé de faire plusieurs mesures et d'estimer la taille du fœtus grâce à une formule mathématique. On mesure aussi le diamètre bipariétal, le périmètre céphalique, le diamètre abdominal et la longueur du fémur. Grâce à ses mesures, l'échographiste vérifie si la taille du fœtus est dans la norme par rapport à la date de gestation.

Placenta et liquide amniotique

Le placenta sera examiné : structure, position, afin de vérifier qu'il n'obstrue pas le col de l'utérus et empêche le bébé de passer au moment de l'accouchement. Au début de la grossesse, il arrive que le placenta soit trop bas dans l'utérus (voir p. 212 et 473), problème plus fréquent chez les femmes ayant déjà accouché.

COMMENT INTERPRÉTER UNE ÉCHOGRAPHIE

Une image du bébé est produite lorsque des ondes sonores haute fréquence sont renvoyées par les organes et les tissus du fœtus. Les ondes sont alors converties en une image, qui apparaît sur un écran. Sur cette image, la matière solide, comme les os, apparaît en blanc, alors que les tissus mous apparaissent en gris. Les parties contenant un liquide (les vaisseaux sanguins ou l'estomac) et le liquide amniotique ne renvoient pas les ondes sonores, c'est pourquoi ils apparaissent en noir. L'échographiste étudie chaque détail afin d'évaluer le développement du fœtus.

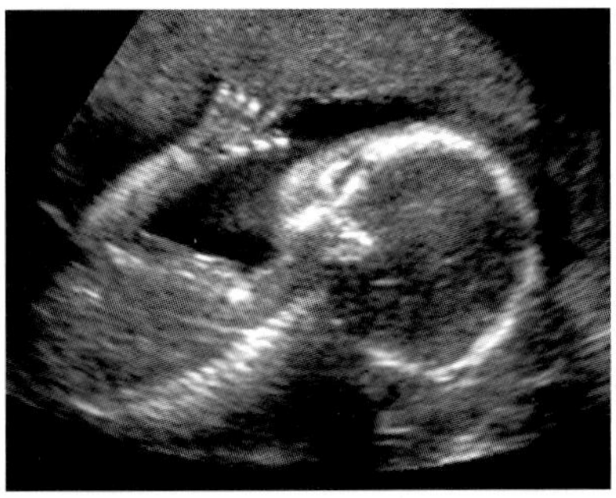

Le crâne est bien développé et nombre de détails, comme les oreilles, sont bien visibles.

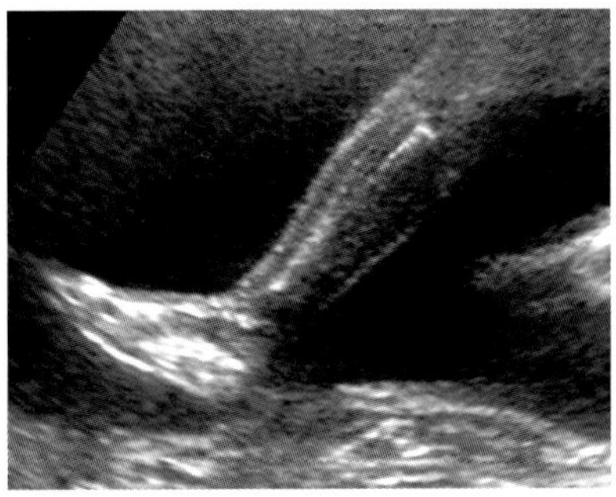

La mesure du fémur permet d'évaluer la croissance du bébé.

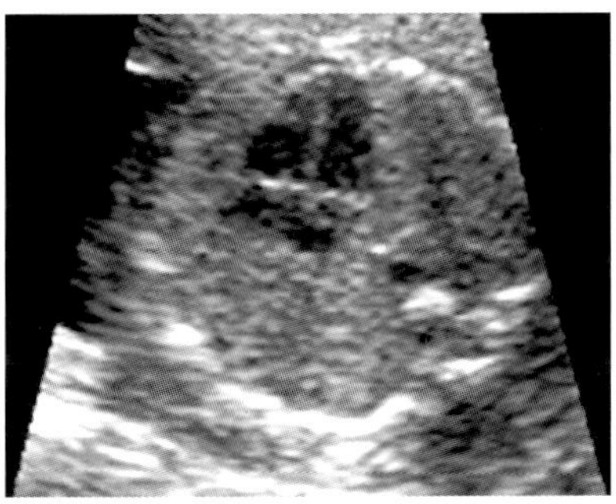

Les cavités cardiaques sont identifiables et des malformations peuvent être decelées.

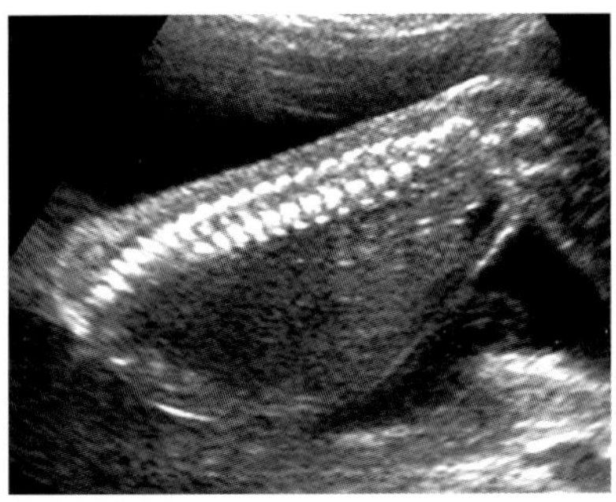

Chacune des vertèbres est comptée afin d'éliminer tout risque de spina-bifida.

En effet, le placenta ne peut pas se fixer deux fois au même endroit. Souvent, au dernier trimestre, il remonte et cesse d'obstruer le col de l'utérus qui se dilate. Une nouvelle échographie permet de surveiller son évolution. Si le placenta prævia est avéré, une surveillance médicale jusqu'à l'accouchement est de rigueur.

L'échographiste vérifie la quantité de liquide amniotique. Si elle est trop importante, du liquide sera prélevé lors d'une amniocentèse (voir p. 152-153) pour diminuer les risques de complications, notamment un accouchement prématuré (voir p. 431). Une quantité trop faible de liquide amniotique peut indiquer un problème de croissance ou un dysfonctionnement rénal chez le fœtus. Elle peut également être due à une rupture artificielle des membranes. Dans tous les cas, elle doit être étroitement surveillée.

La trisomie 21

À ce stade de la grossesse, l'échographie n'est pas un moyen fiable pour détecter la trisomie 21. En effet, seuls 60 % des bébés atteints de trisomie 21 en présentent les symptômes. En effet, un point lumineux dans le cœur, un excès de liquide dans les reins, ou encore des bras ou des jambes plus courts que la moyenne peuvent également être observés en l'absence de cette pathologie. En revanche, certaines anomalies sont étroitement liées à un risque très élevé de trisomie 21 ou d'autres problèmes génétiques, comme certaines malformations, notamment cardiaques ou intestinales.

Grâce à l'échographie, la plupart des cas de trisomie 13 et 18, maladies associées à des anomalies caractéristiques, sont détectés. Malgré tout, d'autres examens restent nécessaires pour confirmer le diagnostic.

Les mesures prises Si certaines de ces malformations spécifiques (localisées notamment au niveau du cœur ou des intestins) sont identifiées, l'échographiste vous expliquera ce qu'il a trouvé et vous encouragera probablement à faire un diagnostic prénatal (voir p. 152), notamment si vous présentez un facteur de risque. Si un diagnostic prénatal a déjà été réalisé et si aucune anomalie n'a été signalée, soyez sûre à 100 % que les chromosomes de votre bébé sont parfaitement normaux. Les résultats de l'échographie doivent vous aider à prendre une décision. Quelle qu'elle soit, vous bénéficierez d'une surveillance accrue jusqu'à la fin de votre grossesse.

FILLE OU GARÇON ?

Sauf si votre bébé est replié sur lui-même ou s'il a les jambes serrées, l'échographiste devrait pouvoir dire si vous attendez une fille ou un garçon sans faire durer davantage le suspense. Quelle que soit la nouvelle, ne vous précipitez pas dans les magasins pour acheter de la layette rose ou bleue. En effet, une erreur est toujours possible. Si, *a contrario*, vous ne voulez pas connaître le sexe de votre bébé, dites-le clairement à l'échographiste avant que l'examen commence.

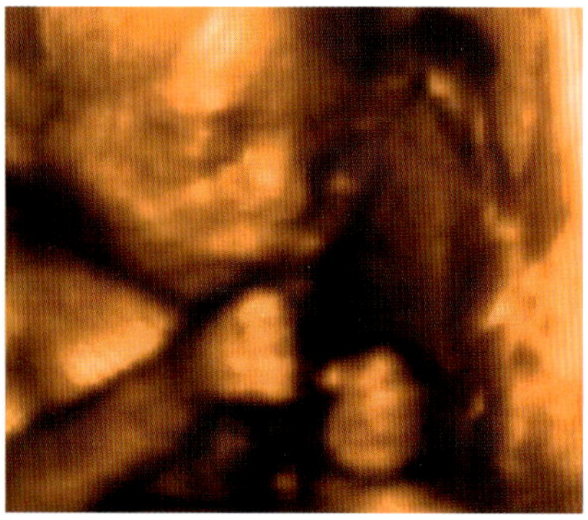

VOUS ÊTES À 19 SEMAINES ET 4 JOURS

Encore 143 jours…

BÉBÉ AUJOURD'HUI

La tête de votre bébé se caractérise toujours par un front proéminent, du fait de la croissance rapide du cerveau. La mâchoire semble encore bien petite, même si elle s'allonge et change de proportions au fur et à mesure que les bourgeons dentaires se développent.

Les bourgeons qui donneront les dents de lait ainsi que les dents permanentes qui les remplaceront sont déjà en place.

Même s'il est très rare qu'un bébé naisse avec des dents (1 cas sur 3000), les bourgeons dentaires à partir desquels se développeront les dents sont déjà en place à l'intérieur du maxillaire.

Toutes les dents du bébé commencent à se développer sous les gencives alors que le fœtus se développe dans votre utérus. Les bourgeons des dents de lait, apparus dès la 8e semaine, sont aujourd'hui tous formés.

Les premières dents de lait qui se solidifient, au fur et à mesure que le calcium est stocké dans l'organisme, sont les incisives et les dernières sont les molaires, vers la 19e semaine. Le développement de la couronne de chacune des dents de lait se poursuit après la naissance alors que celui des racines prend généralement fin après les trois ans de l'enfant.

Les bourgeons des dents permanentes commencent à se former entre la 14e et la 20e semaine. Plus profonds que les bourgeons des dents de lait, ils sont aussi plus près du bord interne de la mâchoire et de la gencive. Ils ne se développeront que lorsque les dents de lait seront tombées.

Les dents de lait sortent lorsque le bébé a entre six et huit mois. Normalement, vers deux ans et demi, votre enfant aura toutes ses dents de lait.

BON À SAVOIR

Le syndrome d'alcoolisation fœtale (SAF) a des conséquences au-delà de la vie utérine.

Il affecte le comportement, la capacité d'apprentissage et l'aspect physique de l'enfant toute sa vie durant.

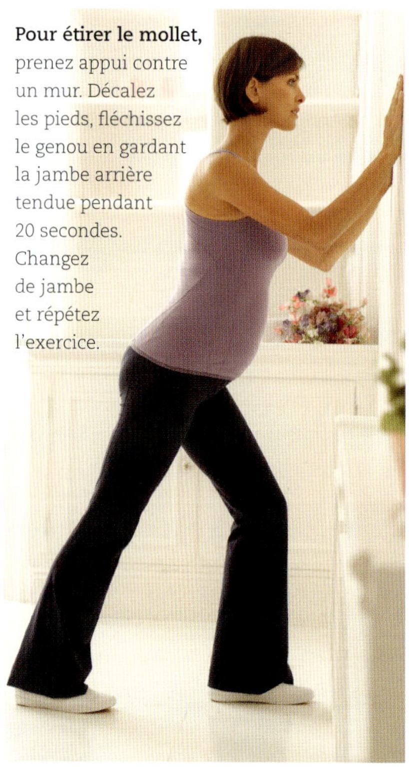

Pour étirer le mollet, prenez appui contre un mur. Décalez les pieds, fléchissez le genou en gardant la jambe arrière tendue pendant 20 secondes. Changez de jambe et répétez l'exercice.

POUR RESTER SOUPLE

Les exercices d'étirement et d'assouplissement devraient faire partie de votre hygiène de vie quotidienne, surtout lors de votre grossesse. Les exercices d'assouplissement permettent aux muscles de travailler plus efficacement, éliminent les raideurs, diminuent les risques d'avoir des crampes et améliorent l'équilibre et la posture. Les étirements vous aident à garder confiance en vous et à rester calme surtout si vous les accompagnez d'exercices respiratoires.

Pour maintenir ou augmenter votre souplesse tout au long de votre grossesse, privilégiez les exercices doux et sans risque.

- **Ne sortez pas de votre zone de confort quand vous vous étirez**, au risque de léser un muscle ou de trop solliciter vos articulations.
- **Ne faites jamais d'étirement sans vous être échauffée au préalable,** l'idéal étant à la fin d'une séance de sport ou après un bain chaud.

Aux deuxième et troisième trimestres de la grossesse, évitez de pratiquer des exercices qui nécessitent que vous restiez allongée relativement longtemps sur le dos.

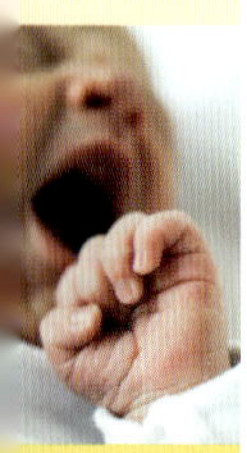

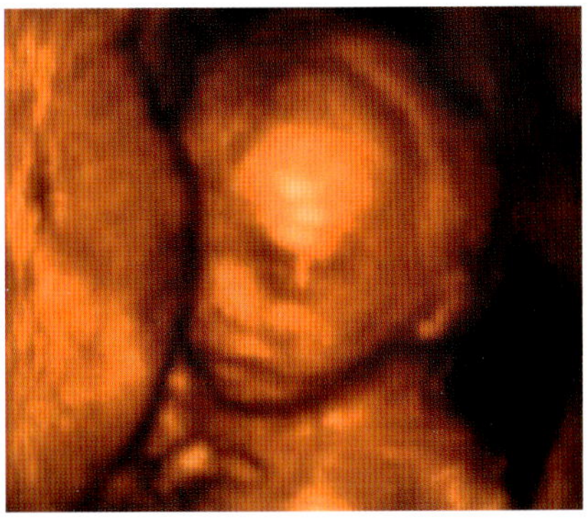

VOUS ÊTES À 19 SEMAINES ET 5 JOURS

Encore 142 jours...

BÉBÉ AUJOURD'HUI

Le bébé est souvent en appui contre le placenta ; cela ne pose aucun problème, dans la mesure où sa surface est protégée par la cavité amniotique et que sa structure et la circulation du sang ne sont pas entravées. Il est important que le fœtus explore l'environnement dans lequel il évolue.

Vous remarquez que vous ressentez un besoin accru de repos et que vous ne pouvez pas rester longtemps debout.

À ce stade de la grossesse, la station debout prolongée vous fatigue. En effet, votre bébé et votre utérus commencent à peser lourd et à exercer une tension sur les muscles. Votre centre de gravité étant modifié, la position debout devient rapidement inconfortable ; vos ligaments, assouplis du fait des changements hormonaux (voir le rôle de la relaxine p. 197), sont soumis à une forte pression.

La station debout favorise l'accumulation de sang et autres liquides dans les jambes, ce qui peut donner lieu à des douleurs et à des vertiges.

Veillez à ne pas rester debout plus de trois heures d'affilée. Si vous êtes obligée de rester debout longtemps, faites des pauses régulières. Asseyez-vous et surélevez vos pieds pour soulager vos jambes. Si ce n'est pas possible, essayez tout au moins de poser de temps à autre un pied sur un tabouret par exemple afin de soulager vos jambes. Portez des chaussures qui maintiennent le pied (voir p. 257) et des bas de contention (voir p. 225). Et marchez un peu dès que vous le pouvez.

L'AVIS... DE LA SAGE-FEMME

Plus je grossis plus j'ai du mal à avoir un rapport sexuel. Que faire ? La solution qui s'offre à vous est d'essayer de nouvelles positions, qui ne seront pas entravées par votre gros ventre.

La position du missionnaire est toujours possible, à condition que votre partenaire prenne appui sur ses mains et n'écrase pas votre ventre. Sachez toutefois que les positions les plus confortables sont celles où vous êtes au-dessus de votre partenaire, accroupie ou à genoux. Parmi les autres options, la position allongée côte à côte ou à quatre pattes, votre partenaire étant à genoux derrière vous. Trouvez la position la plus confortable qui vous procure à tous les deux le maximum de plaisir.

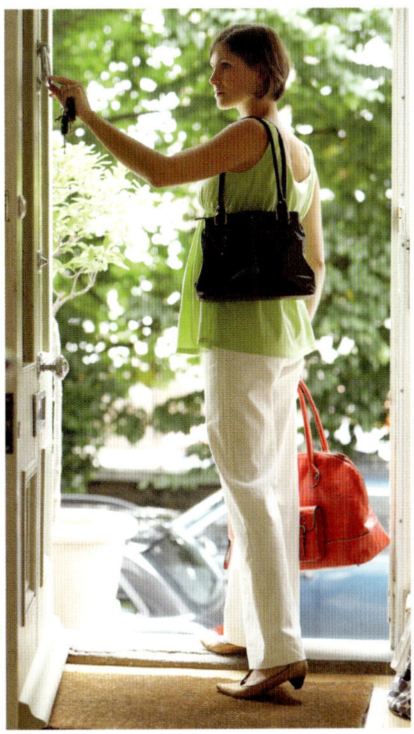

GROS PLAN SUR... VOTRE BÉBÉ

C'est délicieux !

Les saveurs des aliments que vous consommez passent dans le liquide amniotique, qui est avalé par le fœtus. Par conséquent, votre alimentation peut avoir une influence sur les goûts de votre bébé avant même qu'il soit en âge de manger des aliments solides.

Des études ont prouvé que les aliments que la femme consomme pendant sa grossesse et durant l'allaitement expliquent que son bébé aimera ou non certaines saveurs lorsqu'il commencera à manger à la cuillère. Voilà pourquoi les goûts des bébés sont différents selon la culture et l'ethnie. Profitez d'être enceinte pour habituer votre bébé à manger des aliments sains.

Vous risquez de vous fatiguer rapidement. Si vous êtes obligée de passer la journée dehors, planifiez des pauses régulières.

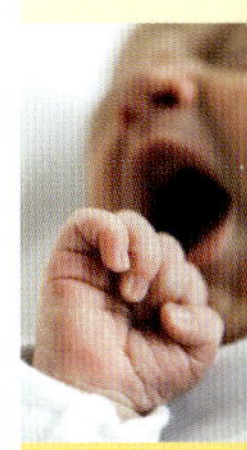

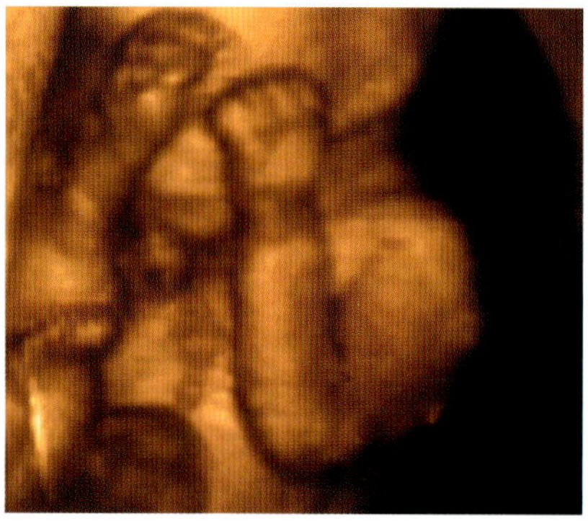

VOUS ÊTES À 19 SEMAINES ET 6 JOURS

Encore 141 jours…

BÉBÉ AUJOURD'HUI

Plus votre bébé grossit, plus vous le sentez bouger. Et pourtant, il est peu probable que vous perceviez les mouvements les plus légers qu'il fait ou ceux qui ne touchent pas la paroi de l'utérus.

Plus votre bébé grossit et grandit et plus votre corps doit s'adapter à cette évolution : vous risquez d'avoir davantage mal au dos.

Le fait que votre bébé se développe progressivement et que vos articulations et vos ligaments deviennent de plus en plus souples peut engendrer des douleurs dorsales que vous n'êtes heureusement pas obligée de supporter. En effet, il existe nombre de solutions faciles à mettre en place pour soulager, voire prévenir, le mal de dos (voir ci-dessous).

Consultez un médecin pour établir un diagnostic précis et augmenter vos chances de stopper le mal avant qu'il ne soit trop tard. Il est fréquent qu'en fin de grossesse, les femmes aient une sciatique (voir p. 470), douleur intense qui part du dos et descend le long de la jambe.

POUR ÉVITER LE MAL DE DOS

Essayez les remèdes suivants :

- **Prenez un bain** ou appliquez une bouillotte sur la zone douloureuse.
- **Faites-vous masser** délicatement le dos.
- **Faites du yoga ou des exercices de la méthode Pilates** (voir p. 251) pour étirer les muscles dorsaux.
- **Surveillez votre posture** (voir p. 249) et surélevez vos jambes lorsque vous êtes assise.
- **Vérifiez que le dossier du siège de votre voiture** soutient parfaitement votre dos.

GROS PLAN SUR… VOTRE SANTÉ

Les fibromes durant la grossesse

Au cours du deuxième trimestre, les fibromes (masses de fibres musculaires bénignes à l'intérieur ou plus rarement sur la paroi utérine) peuvent vous nuire, d'autant que l'augmentation du taux d'œstrogène et de progestérone durant la grossesse favorise leur développement dans l'utérus.

Dans certaines circonstances, la croissance rapide d'un fibrome entraîne une dégénérescence au cœur du fibrome, qui se traduit par une douleur intense dans l'utérus et l'abdomen. La femme enceinte est alors obligée de rester alitée et de prendre des antalgiques qui, généralement, ont un effet bénéfique. Les fibromes indolores ne nécessitent pas la mise en place d'un traitement.

En règle générale, un fibrome n'entrave pas le développement du fœtus. Toutefois, un fibrome volumineux en bas de l'utérus ou à proximité du col peut empêcher le bébé de s'engager dans le bassin et une césarienne doit alors être pratiquée.

Après la naissance du bébé, l'utérus et le fibrome rétrécissent pour revenir à leur taille initiale.

Sites où peut se développer un fibrome

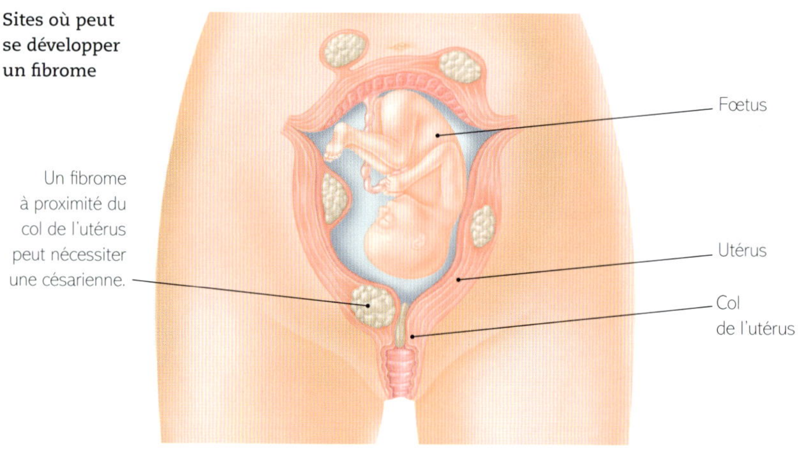

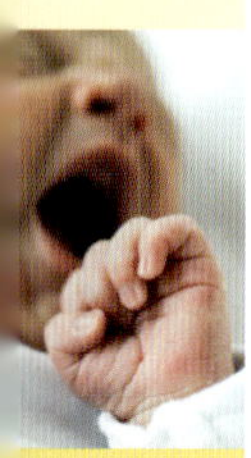

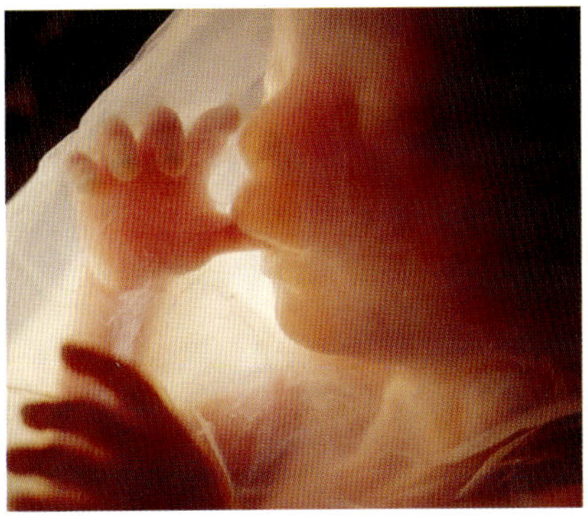

VOUS ÊTES À 20 SEMAINES EXACTEMENT

Encore 140 jours…

BÉBÉ AUJOURD'HUI

Même si votre bébé suce son pouce, cette action très complexe n'est pas encore totalement maîtrisée à ce stade de la grossesse. C'est pourquoi le fœtus peut porter à sa bouche son pouce mais également n'importe quel doigt ou orteil.

Félicitations ! Vous êtes précisément à la moitié de votre grossesse. Dans environ vingt semaines vous serez maman.

Ces derniers mois vous ont-ils paru une éternité ou bien ont-ils défilé à toute allure ? À partir d'aujourd'hui commence le compte à rebours et, avec un peu de chance, vous vous sentez bien physiquement. Vous n'avez pas encore trop grossi et vous avez encore pas mal d'énergie. Sur le plan émotionnel, vous vous sentez encore fragile même si vous (et votre conjoint par la même occasion) commencez à vous habituer à vos sautes d'humeur.

Vous bénéficiez d'une visite prénatale environ toutes les 4 semaines. Votre gynécologue vérifie votre état de santé, le développement de votre bébé et vous donne des conseils afin de vous aider à gérer les petits maux qui apparaissent tandis que votre ventre s'arrondit.

BON À SAVOIR

La période de gestation des éléphantes est de 22 mois ; c'est la plus longue de toutes les espèces animales.

Plus étonnant encore, à la naissance un éléphanteau pèse 120 kg. Par conséquent, si votre grossesse vous paraît longue et si votre ventre vous semble bien lourd, ayez une pensée pour nos amies aux grandes oreilles !

L'AVIS… DE LA SAGE-FEMME

Je n'ai pas encore senti mon bébé bouger. Dois-je m'inquiéter ? Vous n'avez aucune raison de vous inquiéter si vous avez passé récemment une échographie qui a montré que tout allait bien pour votre bébé.

Si vous êtes enceinte de votre premier enfant, vous ne savez pas à quoi vous attendre et vous n'avez peut-être pas réalisé que votre bébé bougeait. Cela vaut également si vous êtes très active. Les femmes dont le placenta est inséré sur le devant de l'utérus et les femmes très fortes sentent leur bébé bouger beaucoup plus tard.

Lorsque vous aurez senti pour la première fois votre bébé, ne faites pas une fixation et ne vous inquiétez pas si un jour vous ne percevez pas de coup de pied. En effet, ce n'est que vers la 28e semaine que les mouvements ne passent plus inaperçus. À partir de cette date, la fréquence mais aussi le type de coups et le moment où ils sont donnés sont essentiels dans la mesure où ils sont la preuve que le placenta fournit à votre bébé toute l'énergie dont il a besoin et que les muscles du fœtus se développent comme il se doit.

UNE POSITION ASSISE CORRECTE

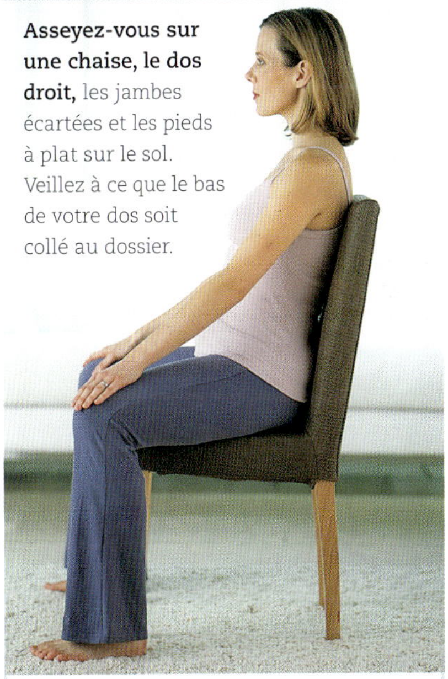

Asseyez-vous sur une chaise, le dos droit, les jambes écartées et les pieds à plat sur le sol. Veillez à ce que le bas de votre dos soit collé au dossier.

Lorsque vous êtes assise, veillez à ce que le bas du dos repose bien contre le dossier ou un oreiller, et gardez les pieds à plat sur le sol (voir ci-dessus).

Le yoga est une bonne manière d'apprendre à opter pour de bonnes postures, notamment à aligner votre colonne vertébrale et à soutenir votre dos.

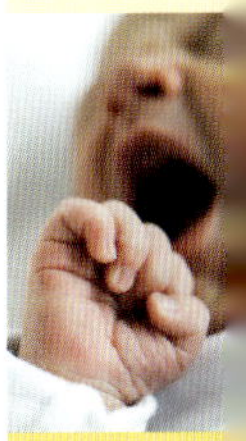

La 21e semaine

VOUS ÊTES DÉJÀ À LA MOITIÉ DE VOTRE GROSSESSE ! TOUT VA SI VITE...

Certaines femmes ont du mal à accepter que leur silhouette change, même si elles se réjouissent d'être enceinte. Or, avoir un gros ventre ne veut pas dire être moche. Vous avez de bonnes raisons de vous offrir de jolis vêtements de maternité ou de vous faire dorloter, par exemple en vous faisant masser. Faites régulièrement des exercices physiques qui vous donneront de l'énergie et vous aideront à rester en forme.

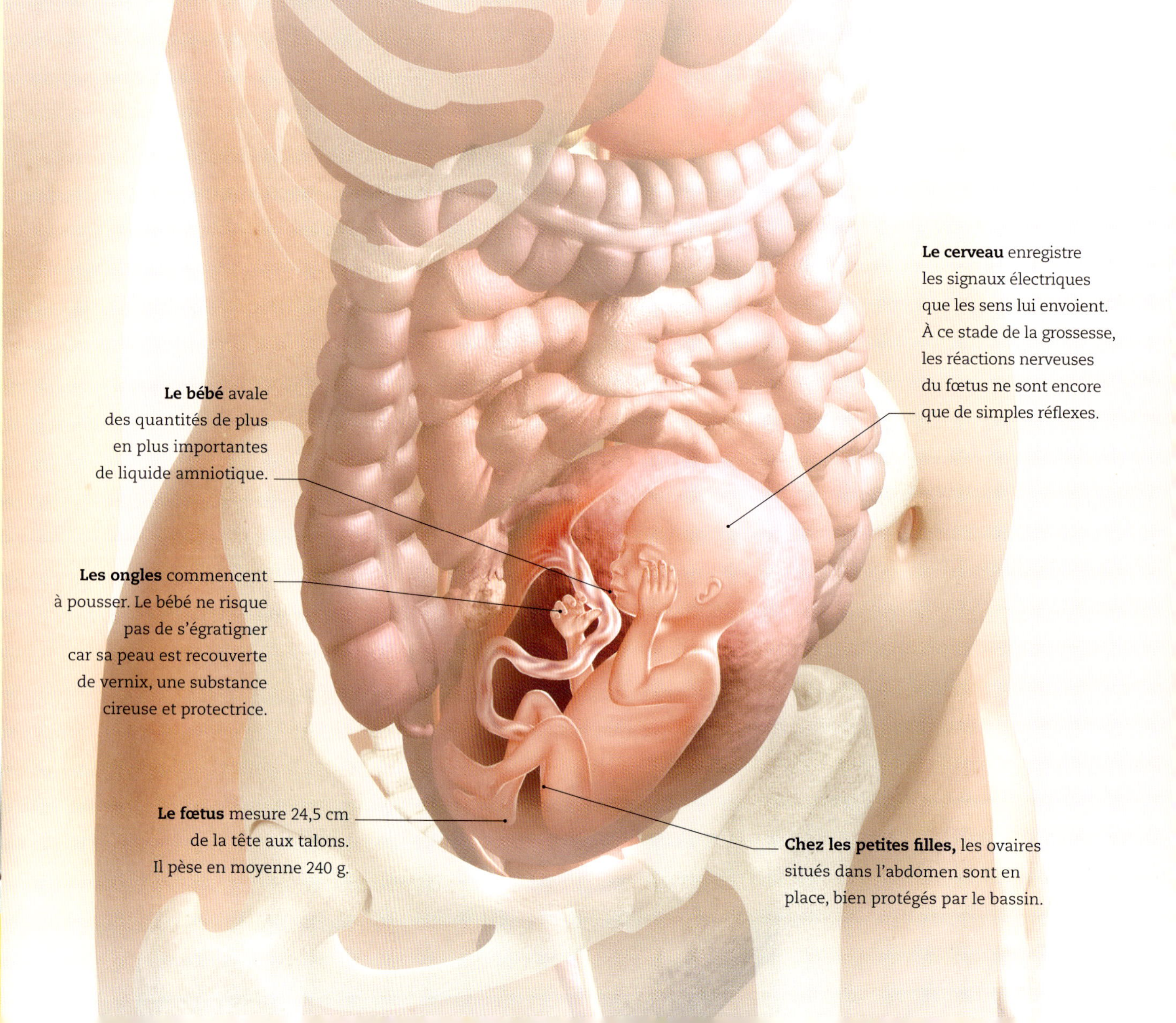

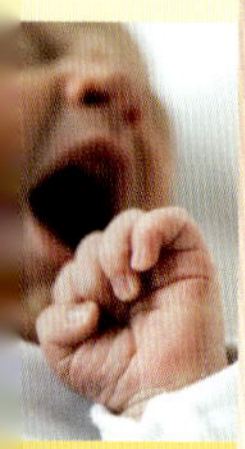

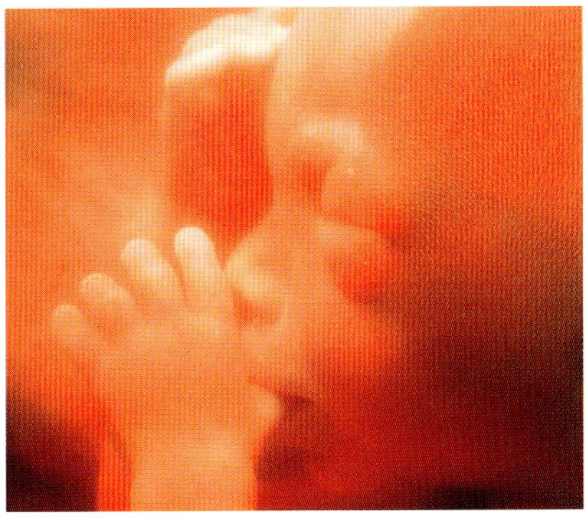

VOUS ÊTES À 20 SEMAINES ET 1 JOUR

Encore 139 jours...

BÉBÉ AUJOURD'HUI

Les mouvements du bébé reposent encore sur des réflexes, même si cela commence à changer. Alors que les voies nerveuses se développent, s'étendent et arrivent progressivement à maturité, le fœtus contrôle de mieux en mieux ses actions.

Dans les prochains mois, vous allez probablement être amenée à rencontrer plus souvent une sage-femme ou votre obstétricien.

Au cours de la seconde moitié de la grossesse, les visites prénatales sont plus fréquentes. Même si vous êtes en bonne santé et si l'échographie du deuxième trimestre (voir p. 214 et 215) a montré que tout se déroulait normalement pour votre bébé, il est vivement recommandé de vous faire régulièrement suivre par une sage-femme ou un obstétricien.

Il y a sept consultations obligatoires pendant la grossesse : la première consultation confirme votre grossesse et le médecin établit votre dossier médical. Les dates des trois échographies sont fixées. Suivent six autres consultations qui permettent au corps médical de s'assurer que votre grossesse se déroule correctement. La deuxième consultation, au 4e mois, peut déboucher sur un examen des marqueurs sériques (dépistage de la trisomie 21, voir p. 152-153). La consultation du 4e mois est une visite de contrôle de votre état général de santé. La consultation du 6e mois est liée à l'échographie que vous venez de passer, de même que celle du 7e mois. Les deux dernières visites (8e et 9e mois) permettent de préparer l'accouchement. Une visite supplémentaire sera programmée si le terme est dépassé (voir p. 393).

En cas de grossesse multiple, les visites prénatales seront plus rapprochées en fonction de votre état de santé et de celui des bébés.

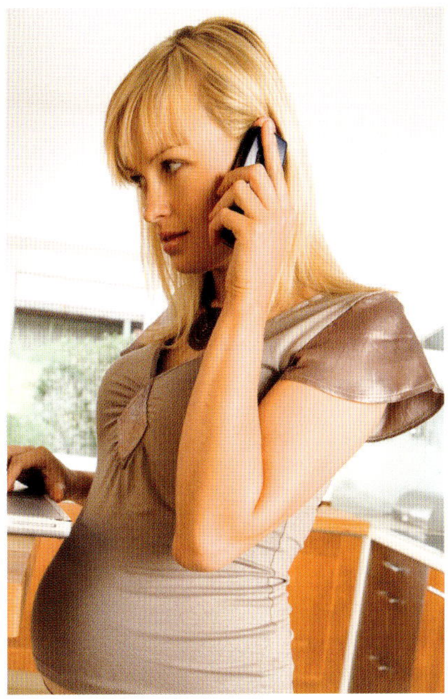

Aujourd'hui, les femmes enceintes peuvent porter des vêtements à la mode et confortables. Privilégiez les vêtements que vous pourrez remettre après l'accouchement.

GROS PLAN SUR... VOTRE CORPS

Rester élégante

Les coutures de vos vêtements craquent, il est temps de penser à changer votre garde-robe. Bonne nouvelle ! Contrairement à autrefois, une multitude de jolis vêtements pour femmes enceintes sont proposés à des prix très abordables. Les ensembles sont une option pratique.

Gardez à l'esprit que vous allez porter des vêtements de maternité pendant plusieurs mois et que vous risquez de vous lasser si vous êtes toujours habillée de la même façon. Si votre budget vous le permet, achetez un ou deux vêtements par mois. Si vous n'en pouvez plus de mettre un jour sur trois votre pantalon noir à la taille élastique, votre robe chasuble et votre robe à smocks, offrez-vous des chemises ou des vestes de couleurs différentes que vous porterez soit boutonnées soit ouvertes.

Acceptez que l'on vous prête des vêtements que vous porterez chez vous et qui vous permettront d'acheter des tenues que vous mettrez pour travailler ou pour sortir. Choisissez avec soin vos chaussures ; si vous étiez une adepte des talons aiguilles avant d'être enceinte, rangez-les dans vos placards (voir p. 257) jusqu'à la naissance !

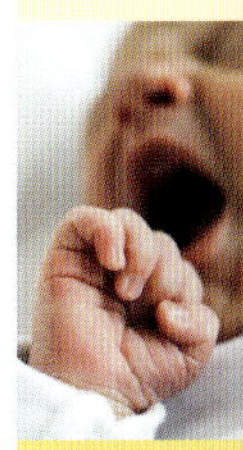

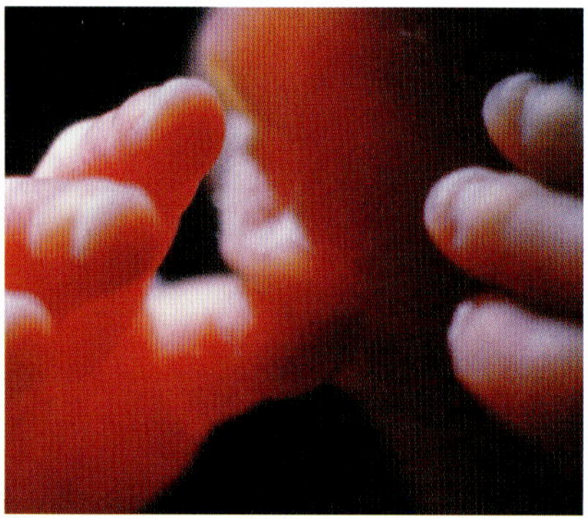

VOUS ÊTES À 20 SEMAINES ET 2 JOURS

Encore 138 jours…

BÉBÉ AUJOURD'HUI

Sur ce cliché, le lit des ongles des doigts est formé et les ongles commencent à pousser. Ils sont encore mous et le fœtus ne risque donc pas de s'égratigner lorsqu'il fait des mouvements qu'il n'est pas encore en mesure de contrôler.

Depuis plusieurs mois déjà, les jumeaux vivent côte à côte dans l'utérus ; mais quelles sont les relations qui les lient l'un à l'autre ?

À la 21e semaine, les yeux du bébé sont toujours clos mais on peut supposer qu'il se rend probablement compte que son frère ou sa sœur change de position. Au fil du temps, les jumeaux ont de plus en plus conscience l'un de l'autre. On suppose que c'est lorsque la mémoire commence à se développer que les liens qui les unissent se tissent peu à peu.

Comme le montrent les échographies, les contacts entre les jumeaux ne manquent pas, d'autant qu'ils ont de moins en moins d'espace. Dès qu'un jumeau bouge, l'autre réagit.

Les jumeaux n'agissent pas de la même manière, chacun d'eux ayant toujours tendance à faire les mêmes mouvements. Par exemple, l'un des jumeaux suce son pouce alors que l'autre agrippe le cordon ombilical. Les jumeaux n'ont pas forcément la même horloge biologique et alors que l'un est au repos, l'autre peut être en pleine activité ; cela prouve bien que même dans l'utérus, les jumeaux sont déjà deux individus distincts.

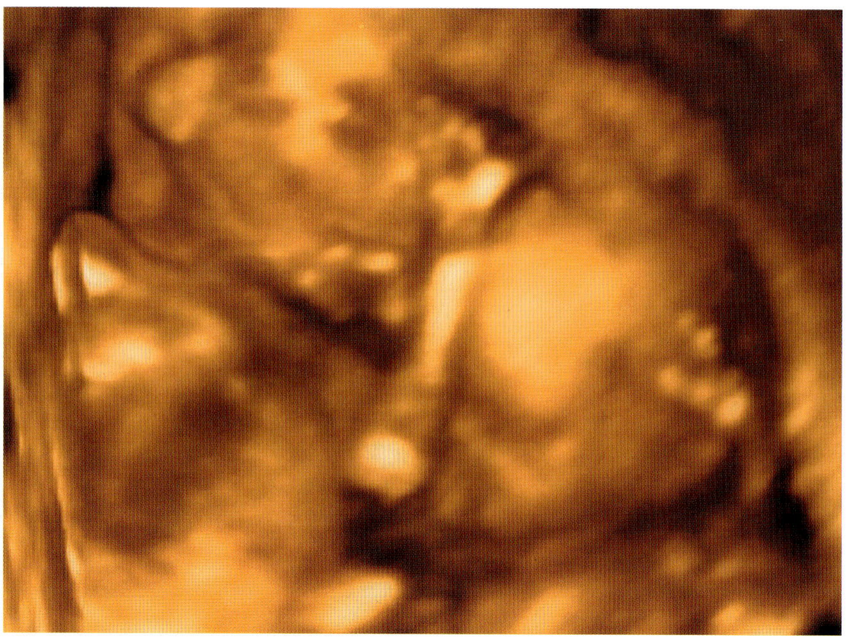

L'AVIS… DU MÉDECIN

Est-ce que mon bébé peut sentir quelque chose lorsque j'ai un rapport sexuel ? Il peut percevoir certains mouvements et une accélération de votre rythme cardiaque, mais il ne risque pas d'être blessé. Votre bébé peut bouger davantage lorsque vous avez un rapport sexuel ou juste après. Il n'est pas toujours facile d'être sereine même si l'on sait que son bébé ne craint rien et n'a pas du tout conscience de ce qui se passe ! Si vous avez un orgasme, votre utérus se contracte et vous pouvez avoir des contractions de Braxton Hicks ou fausses contractions (voir p. 410) qui, une fois encore, sont totalement inoffensives pour le bébé.

Votre bébé est protégé par le liquide amniotique. Par ailleurs, durant toute la grossesse, le col de l'utérus est fermé par un bouchon muqueux, de telle sorte que le sperme ne peut pas pénétrer dans l'utérus, ce qui pourrait donner lieu à une infection.

Au fur et à mesure que la grossesse avance, il y a de plus en plus de contacts entre les jumeaux. Les échographies étant plus nombreuses lors d'une grossesse multiple, vous pourrez les observer à maintes occasions.

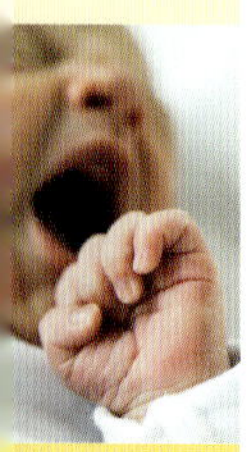

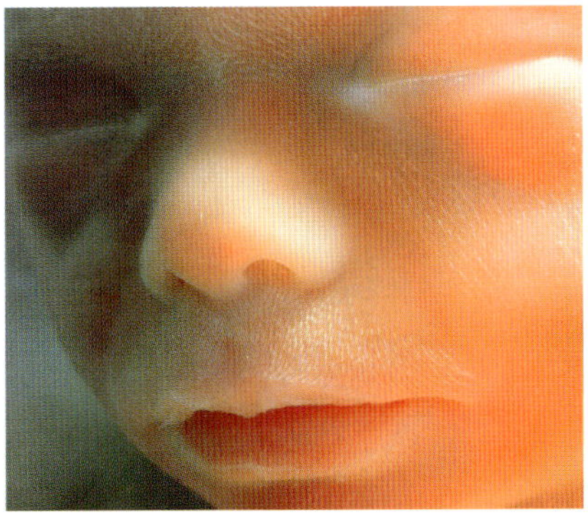

VOUS ÊTES À 20 SEMAINES ET 3 JOURS

Encore 137 jours…

BÉBÉ AUJOURD'HUI

Les paupières, encore hermétiquement fermées, protègent les yeux de tout risque d'égratignure. Au plus profond du cerveau, les connexions se mettent en place pour relier les différents sens et zones cérébrales capables de traiter les informations qu'elles reçoivent.

Une des raisons de ne pas souhaiter connaître le sexe de son enfant, c'est de pouvoir donner libre cours à son imagination !

Si vous et votre conjoint avez décidé de ne pas connaître le sexe de votre bébé lorsque vous avez passé l'échographie du deuxième trimestre, vous allez commencer à essayer de deviner malgré tout !

Fiez-vous à votre instinct ! Une étude a montré que 71 % des femmes enceintes auxquelles on avait demandé si elles pensaient attendre une fille ou un garçon avaient une bonne intuition.

PETITS SECRETS DE FEMMES

Cela reste à prouver…

Testez les trucs de bonnes femmes !

- **Demandez à quelqu'un de suspendre une bague en or** à une ficelle et de la tenir au-dessus de votre ventre. Si la bague oscille, ce sera un garçon. Si la bague fait des cercles ce sera une fille.
- **Vous êtes plus poilue qu'avant ?** Vous attendez un garçon.
- **Le rythme cardiaque de votre bébé dépasse 140 battements par minute ?** C'est une fille (voir toutefois p. 188 !)
- **Vous avez envie de manger des aliments sucrés ou épicés ?** Vous attendez une fille. Vous vous ruez sur tout ce qui est acide ou salé ? Vous attendez un garçon.

L'AVIS… D'UNE MAMAN

Lors de l'échographie du deuxième trimestre, j'ai appris que j'attendais une petite fille. J'en ai déjà deux et je voulais vraiment un garçon. Que faire pour accepter cette nouvelle ? Je comprends que vous puissiez être déçue. J'ai vécu cette situation avec mon mari, qui rêvait d'avoir un petit garçon.

Grâce à l'échographie du deuxième trimestre, nous avons eu tout le temps de surmonter notre déception et lorsque notre petite fille est née, nous étions prêts à assumer pleinement notre rôle de parents. Nous nous sommes toujours dit que si nous avions dû attendre le jour de la naissance pour découvrir le sexe de notre bébé, tout aurait été beaucoup plus compliqué.

Vous n'avez pas encore rencontré votre troisième petite fille et même si vous avez du mal à vous dire que vous l'aimerez autant que les deux autres, vous y parviendrez. Comme toutes les mamans, vous direz d'elle que c'est le plus beau bébé du monde !

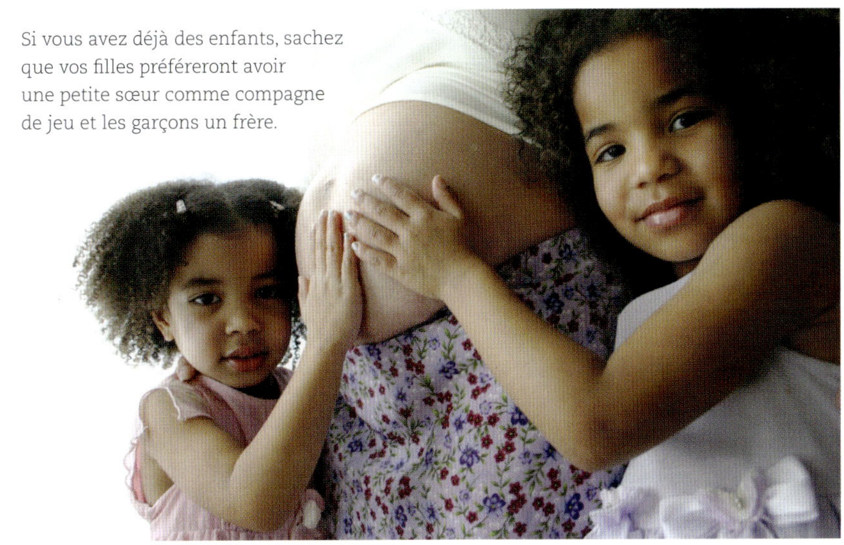

Si vous avez déjà des enfants, sachez que vos filles préféreront avoir une petite sœur comme compagne de jeu et les garçons un frère.

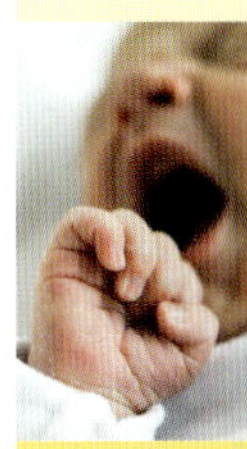

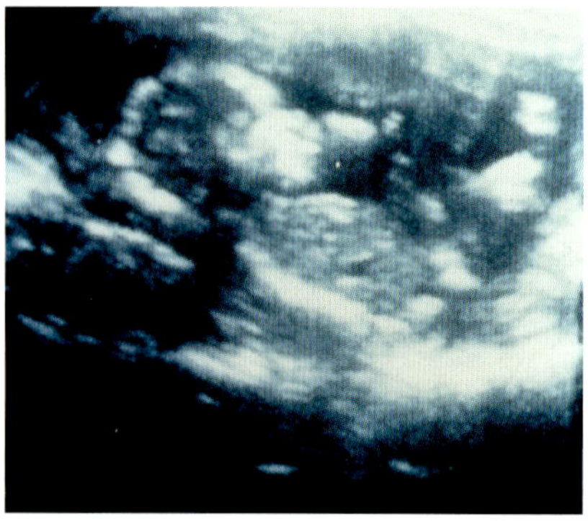

VOUS ÊTES À 20 SEMAINES ET 4 JOURS

Encore 136 jours…

BÉBÉ AUJOURD'HUI

Voici un cliché pris à l'issue d'un écho-Doppler. Pour écouter les battements du cœur de votre bébé, la sage-femme ou le gynécologue utiliseront probablement un écho-Doppler portable, qui enregistre également les mouvements et la circulation du sang à travers le placenta.

Rien de tel qu'un massage pour soulager les douleurs et les petits maux quotidiens liés à la grossesse. Laissez-vous aller !

Avant de prendre rendez-vous chez un masseur-kinésithérapeute, assurez-vous qu'il est expérimenté dans le traitement des femmes enceintes, même s'il est peu probable qu'à ce stade de la grossesse, le fait de masser une zone spécifique ou d'exercer certains points de compression déclenchent des contractions utérines (ce qui peut, par contre, être bénéfique à l'approche du terme pour accélérer le travail).

Ne prenez pas rendez-vous chez un masseur avant de vous être assurée auprès de votre gynécologue ou d'une sage-femme qu'il n'y a pas de contre-indication, notamment si vous souffrez d'hypertension artérielle ou si vous êtes diabétique.

Pendant un massage, il est primordial que vous soyez confortablement installée, la position idéale étant allongée sur le côté, la tête en appui sur un oreiller (voir ci-contre). N'hésitez pas à signaler au thérapeute si vous n'êtes pas bien installée ou si vous avez mal. Ce dernier vérifiera tout au long du massage que vous ne ressentez ni gêne ni douleur et il s'arrêtera à la moindre alerte.

Si vous ne voulez pas faire appel à un professionnel, demandez à votre conjoint, ou à toute autre personne se sentant apte à le faire, de vous masser, à condition de procéder en douceur et de ne pas masser la région abdominale.

Un massage fait par votre conjoint vous permettra de renouer une relation intime à une période où vous n'avez pas forcément envie de faire l'amour.

Un massage des pieds, des mains ou de la tête est également apaisant.

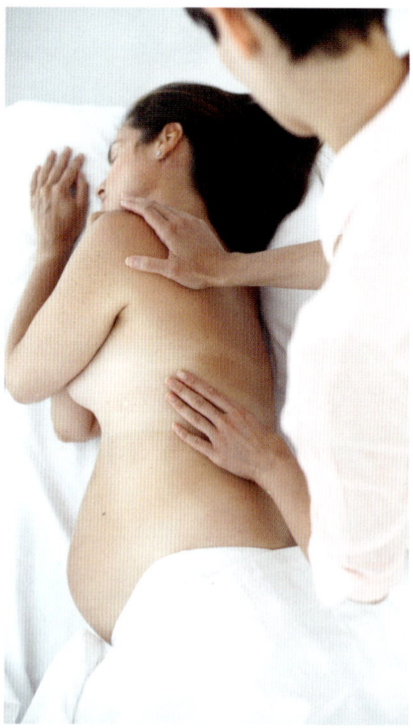

Un massage effectué par un professionnel durant la grossesse est un vrai moment de détente. Il soulage la douleur, favorise le sommeil et évacue le stress.

L'AVIS… D'UNE SAGE-FEMME

Je me trouve tellement grosse que je désespère. La situation va-t-elle s'améliorer ? Vous n'êtes pas la seule à refuser l'image que vous avez de vous-même durant votre grossesse. Les transformations de la silhouette sont parfois mal perçues. Pour limiter la prise de poids, et ne pas aggraver votre mal-être, privilégiez une alimentation saine et équilibrée et pratiquez une activité physique.

Enceinte, chaque femme réagit à sa manière face à son corps qui se modifie et à la perspective d'une nouvelle vie, d'autant que les changements hormonaux influencent l'humeur et peuvent faire naître des sentiments négatifs. En cas de déprime pendant, le réconfort et le soutien des proches sont d'une grande aide. Parlez de vos craintes et de vos préoccupations peut soulager votre anxiété. En discutant avec d'autres futures mamans, vous verrez que vous n'êtes pas la seule à être inquiète.

Cependant, si vous vous sentez déprimée ou particulièrement angoissée, parlez-en à votre médecin ou à votre sage-femme.

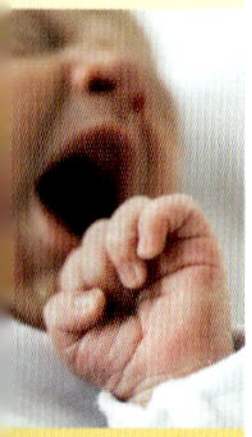

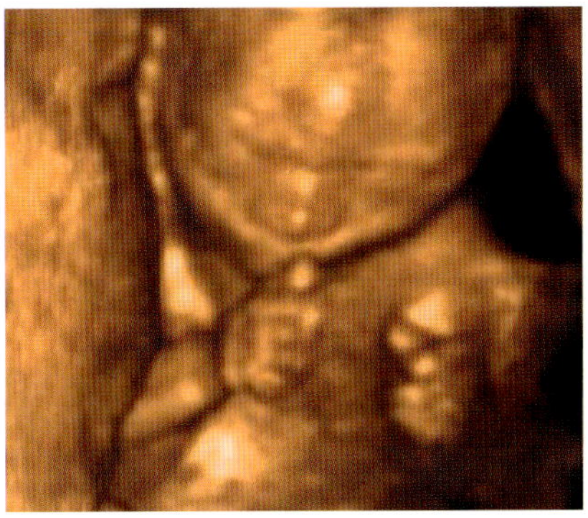

VOUS ÊTES À 20 SEMAINES ET 5 JOURS

Encore 135 jours…

BÉBÉ AUJOURD'HUI

La peau du fœtus est opacifiée par les réserves en graisses. Elles sont importantes, d'une part, parce qu'elles jouent un rôle dans le contrôle de la température à la naissance et, d'autre part, parce qu'elles sont le réservoir dans lequel le bébé pourra puiser son énergie.

Alors que son système nerveux commence à fonctionner efficacement, le bébé est de plus en plus réceptif et conscient.

À ce stade de la grossesse, votre bébé peut détecter plusieurs goûts et dans quelques semaines, il commencera à reconnaître certains sons et à réagir en les entendant. Cependant, les voies nerveuses qui permettent que les sensations – douleur, température et toucher – soient reconnues à un niveau conscient se forment uniquement à partir de la 22e SA.

Très tôt, le fœtus a pourtant des réflexes. Par exemple, dès la 12e SA, ses doigts se ferment lorsqu'ils frôlent quelque chose. Ces réflexes ne nécessitent pas une fonction cérébrale mais seulement une connexion nerveuse. En effet, il faut attendre plusieurs semaines avant que les sensations – douleur, température, toucher – perçues par les nerfs parviennent à la moelle épinière pour être ensuite acheminées vers l'hypothalamus, situé au centre du cerveau. L'hypothalamus envoie des signaux au cortex, la surface externe du cerveau du fœtus. Les stimuli sont alors reconnus et entraînent une réaction émotionnelle.

Il semblerait que ces connexions ne soient fonctionnelles qu'après la 26e SA, même s'il faut attendre encore plusieurs semaines pour que l'activité électrique puisse être enregistrée sur un électroencéphalogramme. Pour transmettre correctement l'influx nerveux, les nerfs doivent être isolés par une gaine de myéline qui se formera bien plus tard (voir p. 300).

L'AVIS… D'UNE MAMAN

J'attends mon deuxième bébé. Est-ce utile de suivre des cours de préparation à l'accouchement? Je pense que oui. Mes enfants ont trois ans d'écart et le fait d'assister à ces cours lors de ma seconde grossesse m'a été utile : certaines théories avaient évolué entre-temps. Mon mari a également trouvé ces cours bénéfiques.

Par ailleurs, vous aurez de nouveau l'occasion de rencontrer d'autres femmes enceintes, de partager votre expérience avec elles et de vous faire de nouvelles amies !

LES BAS DE CONTENTION

Ces bas spéciaux peuvent vous être très bénéfiques durant la grossesse. En effet, ils favorisent la circulation et le retour sanguin vers le cœur et empêchent le développement de troubles veineux, notamment si vous avez des varices (voir p. 167) ou des télangiectasies (voir p. 134).

Les bas de contention soulagent les douleurs et évitent que les pieds, les chevilles et les jambes enflent en prévenant la rétention d'eau. Si votre travail vous oblige à rester longtemps debout, il est vivement conseillé de porter des bas de contention.

Heureusement, des progrès ont été réalisés en matière d'esthétique. Vous avez le choix entre des chaussettes, des bas ou des collants. Certains modèles de collants soutiennent le ventre et l'utérus et évitent que votre dos ne soit mis à trop dure épreuve. En été, privilégiez les chaussettes, les bas ou les collants plus légers mais tout aussi efficaces qui, par fortes chaleurs, évitent que les jambes n'enflent.

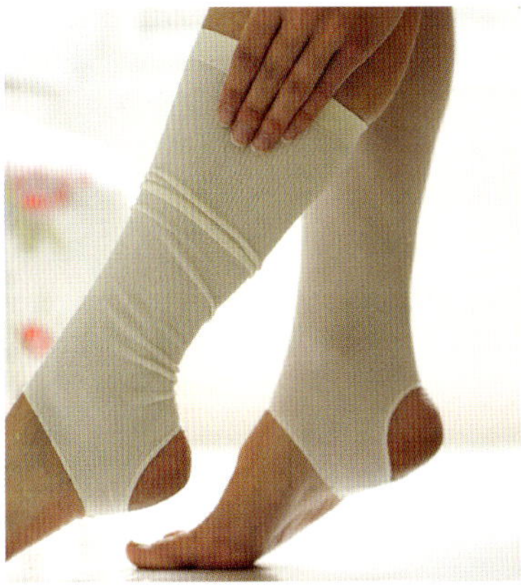

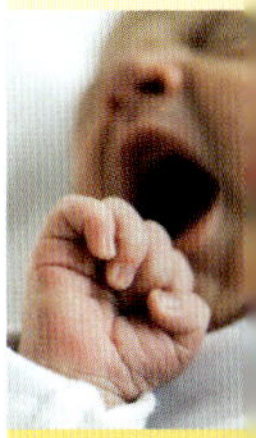

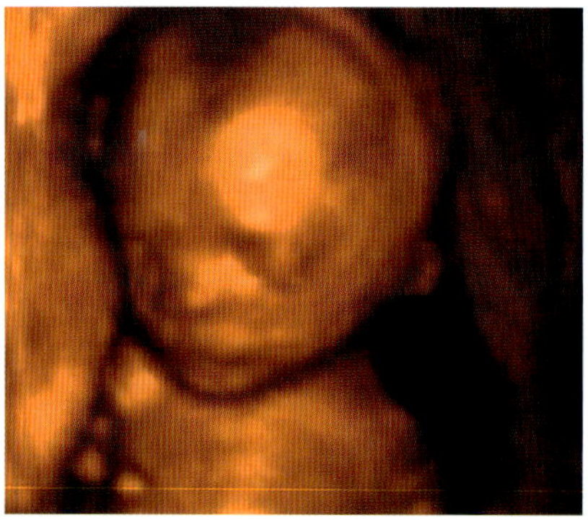

VOUS ÊTES À 20 SEMAINES ET 6 JOURS

Encore 134 jours…

BÉBÉ AUJOURD'HUI

Désormais, le fœtus connaît des périodes de pleine activité durant lesquelles il bouge, suivies de périodes de repos et de calme. Progressivement, ces périodes vont devenir des cycles parfaitement réglés de jour comme de nuit.

Les organes reproducteurs du bébé se développent : les différences entre les filles et les garçons sont de plus en plus marquées.

Le faible taux de testostérone chez les filles contraint les glandes reproductrices à devenir des ovaires qui contiennent déjà six millions de follicules, sur lesquels environ un million sera encore présent à la naissance. Les ovaires sont descendus de l'abdomen jusqu'au bassin. Chez les garçons, les testicules sont également descendus, bien qu'ils n'aient pas encore atteint le scrotum. Sous l'influence de l'œstrogène produite par la mère, des bourgeons mammaires peuvent se développer (aussi bien chez les filles que chez les garçons), bourgeons qui disparaîtront après la naissance. Le fait que vous attendiez une fille ou un garçon n'a qu'un très faible impact sur la grossesse jusqu'à l'approche du terme.

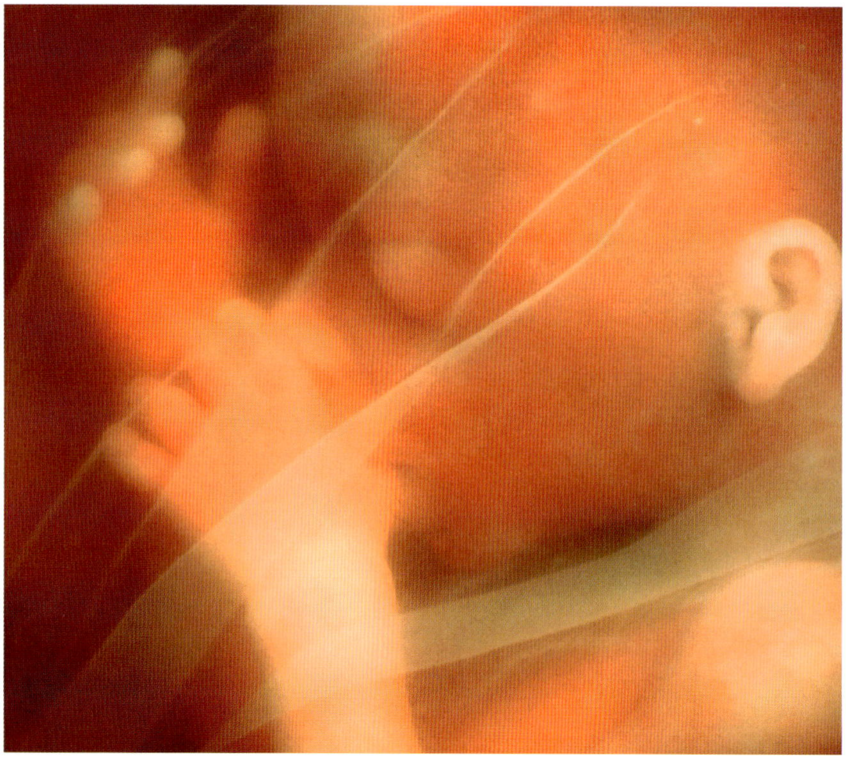

L'AVIS… D'UNE SAGE-FEMME

Récemment je suis tombée. Est-ce que mon bébé a pu être blessé lors de ma chute ? Nombre de femmes enceintes tombent. En effet, un ventre proéminent, des ligaments et des articulations plus souples, ainsi qu'un changement du centre de gravité entraînent souvent une perte de l'équilibre. La bonne nouvelle, c'est que votre bébé, qui flotte dans le liquide amniotique, est protégé et ne ressent aucun coup. Seule une blessure très grave peut lui faire courir un risque.

Après une chute, vérifiez toutefois que votre bébé bouge normalement. Au moindre de doute, consultez. Faites de même si vous ressentez une gêne ou une douleur ou si vous avez des pertes vaginales. Des fuites urinaires font souvent suite à un effort (voir p. 227). Il est très rare que du liquide amniotique s'écoule après une chute. Le cas échéant, consultez.

Le sac amniotique est comme une bulle dans laquelle évolue le fœtus. Il est extrêmement résistant et il n'y a pratiquement aucun risque qu'il se perce. Votre bébé y est donc parfaitement à l'abri.

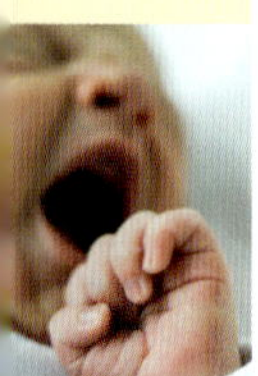

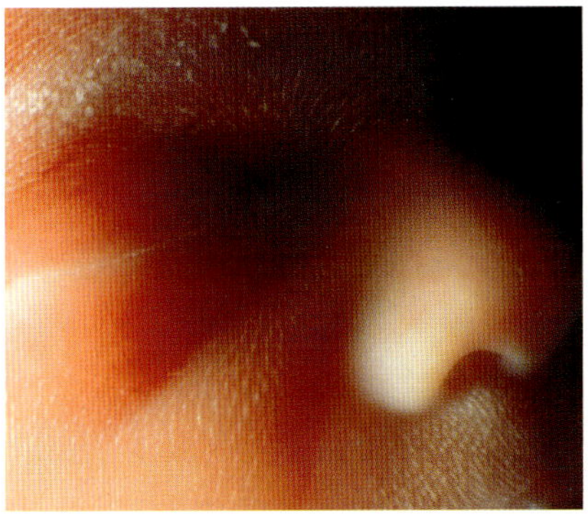

VOUS ÊTES À 21 SEMAINES EXACTEMENT

Encore 133 jours…

BÉBÉ AUJOURD'HUI

Le cliché ci-contre montre en gros plan un œil sous une paupière. À la naissance, les yeux sont très grands et bleus à cause du faible taux de mélanine. À ce stade de la grossesse, les cils et les sourcils n'ont pas encore poussé, à la différence des cheveux.

Dans la mesure du possible, pratiquez chaque jour quelques exercices physiques qui vous donneront un regain d'énergie !

L'AVIS… DU MÉDECIN

J'ai des pertes vaginales importantes. Est-ce normal? Oui. Au deuxième trimestre, il est fréquent d'avoir des pertes vaginales plus importantes qu'au premier trimestre. Généralement, elles sont claires et peu épaisses. Elles contiennent du mucus et sont peu odorantes. Si les pertes vaginales s'épaississent, blanchissent et s'accompagnent de démangeaisons, il est probable que vous ayez une mycose, infection très fréquente chez les femmes enceintes et qui se soigne très facilement (voir p. 133).

Si les pertes vaginales se teintent de jaune ou de vert et deviennent nauséabondes, consultez votre médecin sans attendre. Faites de même si vous ressentez des brûlures au moment de la miction ou si vos organes génitaux sont douloureux. En effet, une infection doit être traitée très rapidement. Même si des pertes anormales ne présentent pas directement un risque pour votre bébé, elles peuvent favoriser un accouchement prématuré.

Si vous avez des fuites urinaires lorsque vous toussez, riez ou courez, pas de panique. Il s'agit d'incontinence urinaire d'effort (voir p. 471).

Pratiquer une activité physique tout en continuant à travailler relève parfois du défi. Les semaines passant, la dernière chose que vous avez envie de faire après une journée de travail, c'est bien du sport. Sachez qu'il n'est pas indispensable que vous fréquentiez une salle de gym pour pratiquer une activité physique. Prendre les escaliers, descendre des transports en commun une station avant la vôtre pour marcher sont déjà une façon de se dépenser. Si votre bureau est près d'une piscine, allez faire quelques brasses à l'heure du déjeuner.

Profitez de toutes les occasions pour marcher, mais veillez à porter des chaussures qui maintiennent bien votre pied. Ayez toujours une paire de chaussures de sport dans votre sac. Buvez régulièrement afin de rester hydratée.

Avant d'aller vous coucher, faites quelques exercices pour tonifier vos muscles abdominaux (voir p. 250) et des étirements pour soulager vos muscles fatigués par une longue journée.

FAIRE DES EXERCICES SUR VOTRE LIEU DE TRAVAIL

Si votre travail nécessite que vous restiez assise toute la journée, il est primordial que vous fassiez régulièrement quelques mouvements.

- **Levez-vous** et faites quelques pas au moins une fois toutes les heures. Déplacez-vous pour aller voir vos collègues au lieu de leur téléphoner ou d'envoyer un e-mail.
- **Lorsque vous êtes assise, faites l'exercice suivant :** levez une jambe à l'horizontale devant vous (voir ci-contre). La cuisse est parallèle au sol. Alternativement pliez et tendez la jambe afin de favoriser la circulation sanguine. Puis faites des mouvements de pieds : pointe en flexion et pointe tendue. Faites une série de 10 puis changez de jambe.

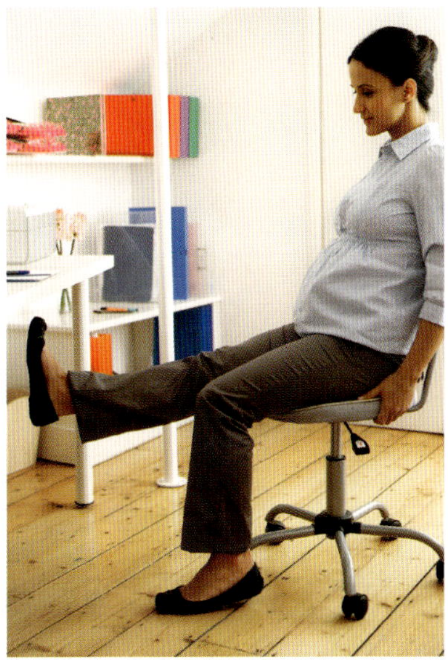

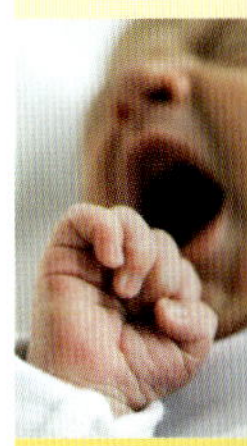

La 22e semaine

CHOISIR UN PRÉNOM N'EST PAS TOUJOURS CHOSE FACILE : N'ATTENDEZ PLUS POUR FAIRE UNE LISTE.

La deuxième échographie, dite « de morphologie », va avoir lieu et même si vous ignorez encore le sexe de votre bébé, amusez-vous à choisir des prénoms avec votre conjoint. Cela va certainement déclencher des discussions à n'en plus finir ! Certains couples ne prennent leur décision finale que lorsque le bébé est né. Avec un tel sujet de préoccupation en tête, difficile de rester concentrée. Pour être au top de vos capacités, mangez souvent mais en petite quantité et buvez beaucoup d'eau.

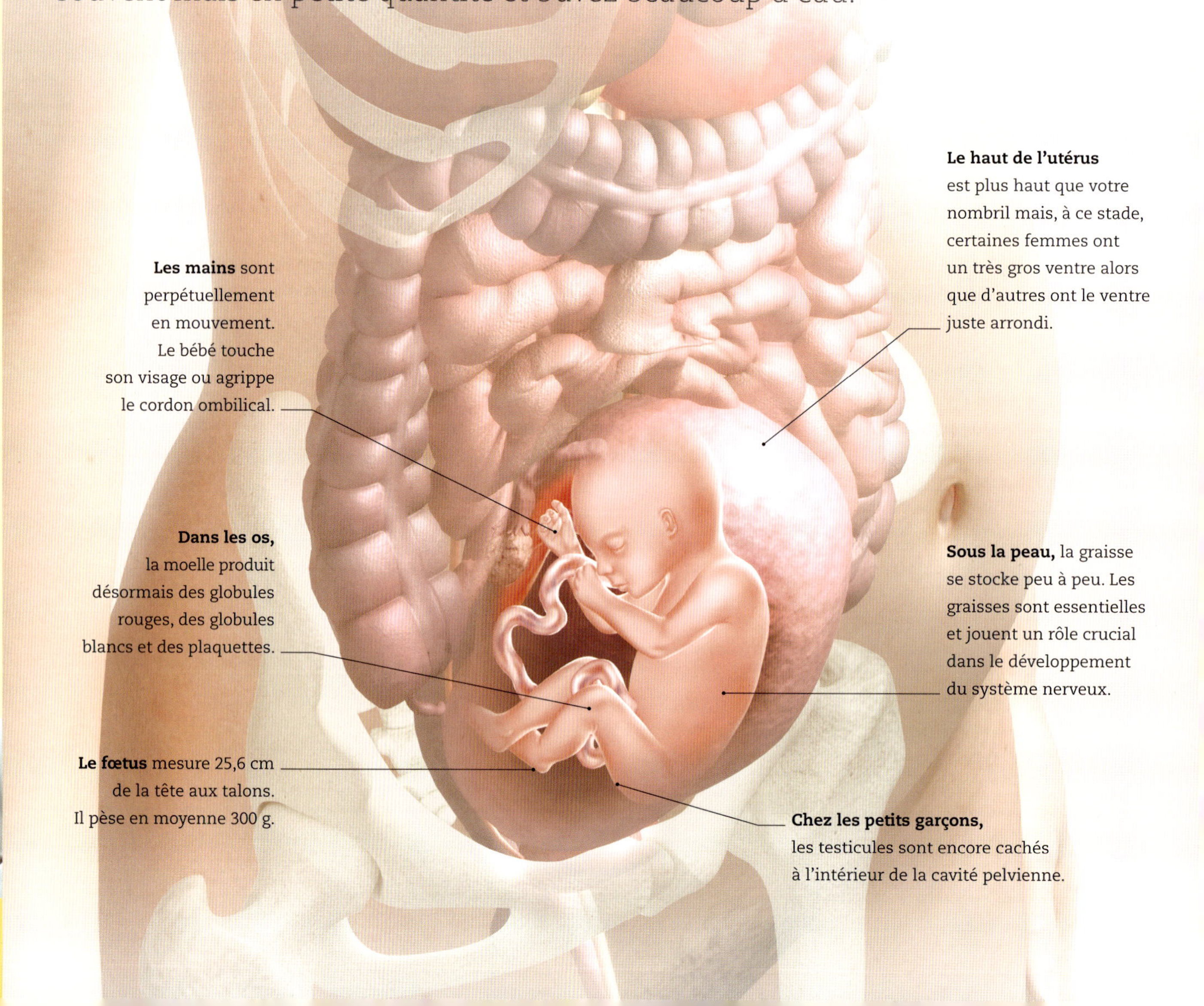

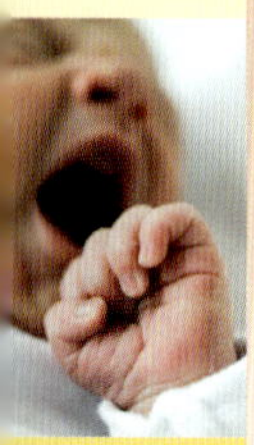

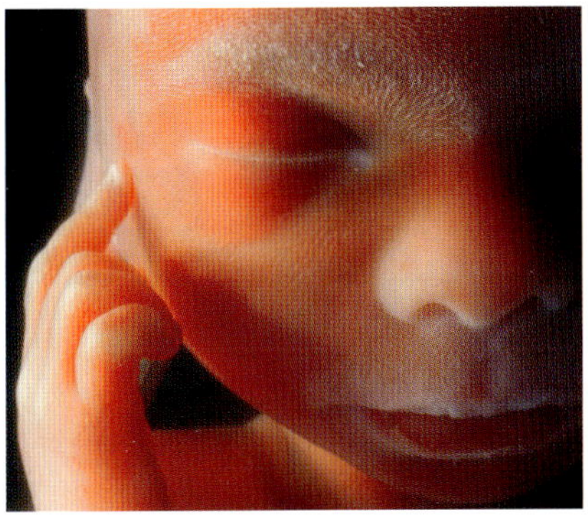

VOUS ÊTES À 21 SEMAINES ET 1 JOUR

Encore 132 jours…

BÉBÉ AUJOURD'HUI

Les vaisseaux capillaires situés sous la peau donnent au fœtus une légère couleur rosée.

Les réserves de graisse étant encore peu importantes, la peau est toujours transparente.

À l'intérieur des vaisseaux capillaires, les globules rouges transportent l'oxygène dans le corps.

L'échographie du deuxième trimestre va vous en apprendre beaucoup sur le développement de votre enfant, peut-être même son sexe.

L'AVIS… DE LA SAGE-FEMME

J'ai toujours été une bonne marcheuse. Dois-je ralentir le rythme à ce stade de ma grossesse ? Non, à condition de prendre quelques précautions. La marche est une activité idéale, à faible impact, qui peut être maintenue pendant toute la grossesse. Les derniers mois, c'est un bon exercice qui ne traumatise ni vos genoux, ni vos chevilles, n'ajoute pas de pression sur la partie inférieure de vos abdominaux et vous gardera en forme.

Si vous voulez continuer à faire de longues promenades à vive allure, alternez avec un rythme plus lent. Gérez votre température corporelle afin qu'elle n'augmente pas trop au risque de vous sentir mal. Buvez beaucoup d'eau pour éviter la déshydratation et portez plusieurs couches de vêtements que vous pourrez enlever si besoin. Avec votre ventre qui s'arrondit, il sera de plus en plus malaisé de grimper des côtes ou de marcher en terrain accidenté. Soyez prudente. Si vous vous essoufflez, faites souvent des pauses. Enfin, n'oubliez pas que vos chevilles et vos genoux sont fragiles à cause de la relaxine, alors mettez de bonnes chaussures. Ne portez pas de charges lourdes.

La deuxième échographie dite morphologique est proposée autour de la 22e semaine (voir p. 214-215). Elle permet de s'assurer du bon développement du fœtus et, au besoin, de décider si la grossesse nécessite un suivi particulier.

Depuis quelque temps, vous avez du mal à avoir les idées claires ? Ne vous étonnez pas si vous avez du mal à vous concentrer sur une tâche ou si vous vous arrêtez au milieu d'une phrase. Si les médecins ne savent pas exactement à quoi cela est dû, il semblerait que ces absences et ce manque de concentration soient la conséquence des changements hormonaux. Il se pourrait aussi que les femmes enceintes soient tellement préoccupées par ce qu'elles vivent et ce qui se passe en elles qu'elles en oublient plus facilement le reste.

Aussi frustrants qu'ils puissent être, ces troubles de la mémoire sont temporaires. Pour vous faciliter la vie, dressez la liste de tout ce que vous devez faire dans la journée et rayez-les au fur et à mesure. Au travail et à la maison, déléguez au maximum et pour une fois, acceptez de ne pas être multitâche.

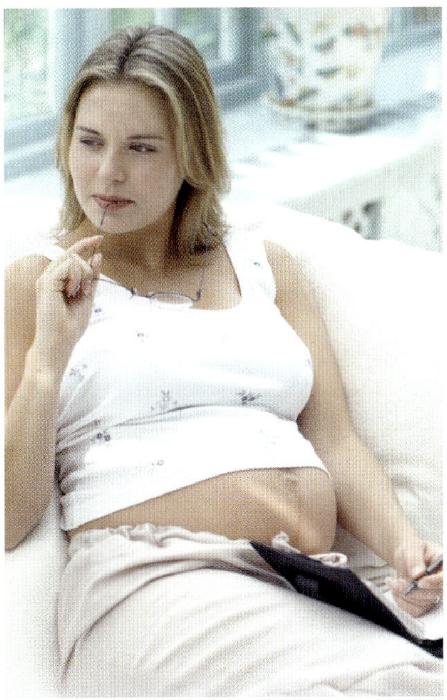

Si votre mémoire vous fait défaut, notez ce que vous avez à faire par ordre de priorité pour ne pas vous laisser déborder.

BON À SAVOIR

Les absences et le manque de concentration peuvent durer jusqu'à un an après la naissance.

Cette conclusion d'une étude menée aux quatre coins du monde pourrait s'expliquer par le manque de sommeil dont souffrent les mères une fois que leur bébé est né.

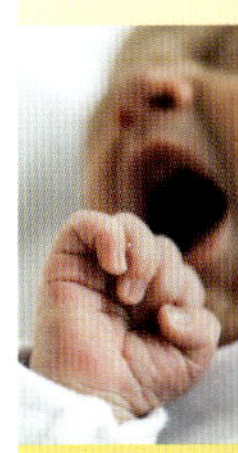

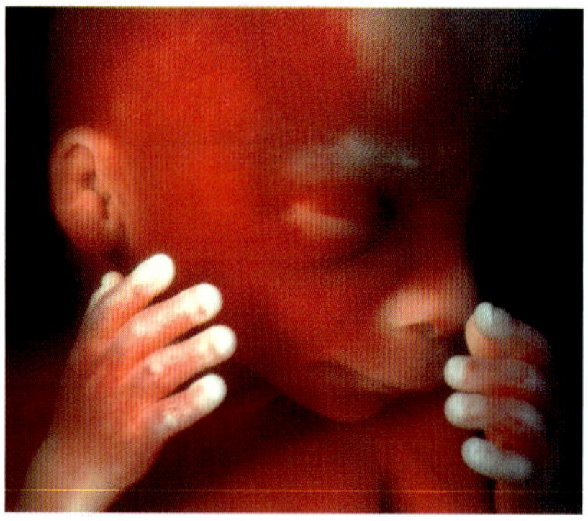

VOUS ÊTES À 21 SEMAINES ET 2 JOURS

Encore 131 jours…

BÉBÉ AUJOURD'HUI

Les trois prochains mois, le bébé va se développer très rapidement. Dans les différentes parties de son corps, les cellules se divisent, se multiplient et arrivent à maturité. Le placenta continue également à se développer, même s'il est désormais irrémédiablement plus petit que le fœtus.

Prénommer n'est pas si simple. Vous allez vous en rendre compte alors que vous vous interrogez sur celui de votre bébé.

Choisir un prénom pour son enfant est amusant, mais pas toujours facile. Non seulement il faut que vous et votre conjoint vous mettiez d'accord, mais en plus tout votre entourage vous donne son opinion. D'un côté, vos amis prétendent avoir déjà choisi tel prénom pour leur propre bébé et ils se le « réservent », de l'autre côté la tradition familiale veut que tel ou tel prénom se transmette de génération en génération…

Dressez la liste des prénoms que vous aimez le plus et demandez à votre conjoint de faire de même. Comparez les deux listes et éliminez les prénoms que l'un ou l'autre n'aimez pas. Avec un peu de chance, vous aurez un ou plusieurs prénoms communs.

Prenez également en compte les facteurs suivants : le prénom et le nom de famille vont-ils bien aller ensemble ? Quelles seront les initiales de votre enfant ? BB pour Bérénice Bach peut donner lieu à des moqueries. La signification d'un prénom a-t-elle beaucoup d'importance à vos yeux ? Dans ce cas, renseignez-vous afin de pouvoir expliquer à votre enfant l'origine de son prénom lorsqu'il sera en âge de comprendre. Voulez-vous un prénom qui puisse donner lieu à un diminutif ? Si votre nom de famille est un prénom, tenez-en compte. Attention aux homonymes fameux, historiques ou contemporains, par exemple Marc Antoine ou Sophie Marceau. Par ailleurs, lorsque vous tiendrez votre bébé dans vos bras pour la première fois, il se peut que vous vous disiez que le prénom que vous lui avez choisi ne lui convient pas.

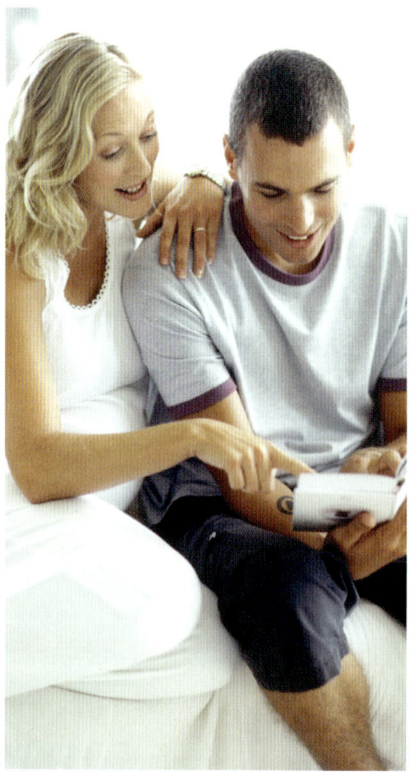

Cherchez dans des livres ou sur Internet des idées de prénoms et renseignez-vous sur la signification des prénoms que vous privilégiez.

LES PRÉNOMS À LA MODE

Recherchez-vous un prénom original pour votre enfant ou êtes-vous du genre à vous laisser influencer par la mode ? Dans ce cas, attendez-vous à ce que votre enfant se retrouve plus tard en classe avec des enfants portant le même prénom.

Voici les 40 prénoms les plus tendance en 2018.

Pour les filles	Pour les garçons
1. Louise	1. Gabriel
2. Emma	2. Raphaël
3. Jade	3. Jules
4. Chloé	4. Léo
5. Alice	5. Lucas
6. Léa	6. Adam
7. Lina	7. Louis
8. Mila	8. Liam
9. Manon	9. Éthan
10. Inès	10. Hugo
11. Anna	11. Arthur
12. Rose	12. Paul
13. Léna	13. Maël
14. Lola	14. Nathan
15. Camille	15. Nolan
16. Zoé	16. Sacha
17. Lucie	17. Gabin
18. Juliette	18. Timéo
19. Julia	19. Théo
20. Sarah	20. Mohammed

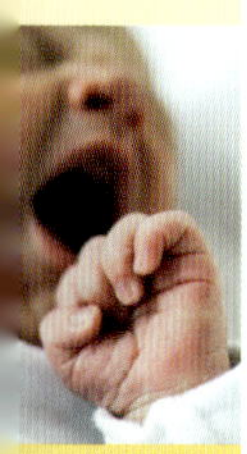

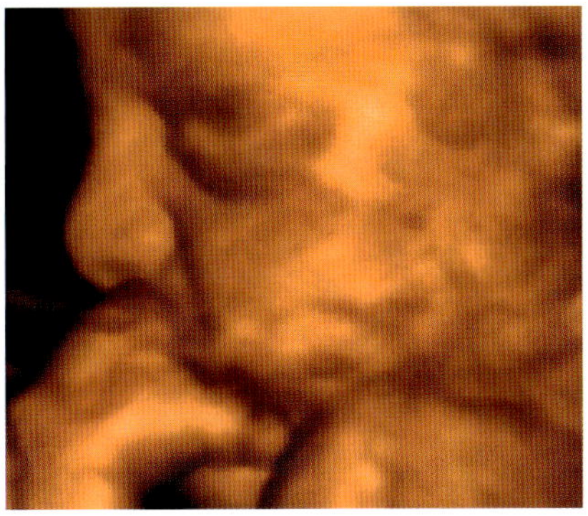

VOUS ÊTES À 21 SEMAINES ET 3 JOURS

Encore 130 jours...

BÉBÉ AUJOURD'HUI

Sur ce cliché en 3D, à certains endroits, la peau du fœtus semble granuleuse, mais ce n'est qu'une impression. En effet, si au moment de l'échographie le fœtus bouge, l'image n'est pas nette, et c'est ce qui donne cet aspect.

Les graisses indispensables au développement du fœtus commencent peu à peu à se stocker.

Jusqu'à ce jour, votre bébé n'a pas encore eu l'occasion de stocker les graisses car elles sont immédiatement utilisées. Maintenant, des réserves se constituent peu à peu sous la peau, ce qui la fait paraître moins translucide. C'est le placenta qui garantit au fœtus son apport en graisses.

La graisse est véhiculée par le sang, puis dégradée à l'intérieur du placenta en trois acides gras essentiels et en cholestérol, qui passent dans le système sanguin du fœtus. Les acides gras sont recombinés pour former les graisses, qui sont soit utilisées par le bébé, soit stockées.

Les graisses jouent un rôle crucial dans le développement des nerfs et du cerveau. Une couche de graisse recouvre chaque cellule nerveuse et l'isole des nerfs adjacents, tout en favorisant la connexion avec les autres cellules nerveuses.

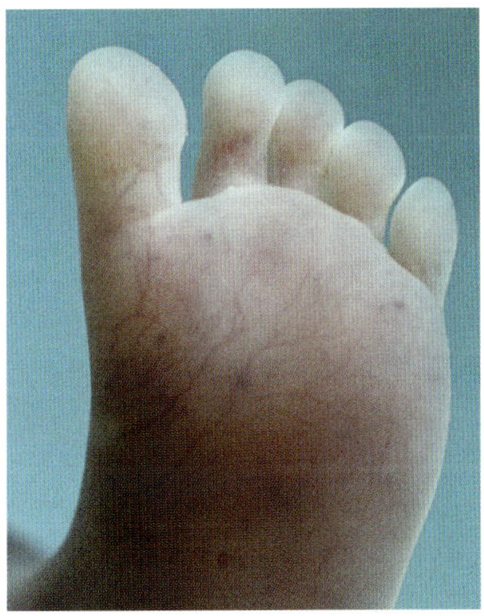

Les veines du bébé sont moins visibles au fur et à mesure qu'une couche de graisse se forme sous la peau, c'est pourquoi elle est moins transparente qu'au début de la grossesse.

L'AVIS... D'UNE MAMAN

Devons-nous dire à notre entourage le prénom que nous avons choisi ? Je dirais non, afin d'éviter les commentaires désagréables que ne manqueront pas de faire certains esprits du style : « Je connais un chien ou un chat qui s'appelle comme ça. » Les personnes âgées risquent quant à elles de dire que « c'est bizarre » et toutes vous feront des propositions.

Conclusion : je vous conseille vivement de garder le secret jusqu'à la naissance de votre bébé. En effet, rares sont les personnes qui oseront remettre en question le prénom choisi à ce moment-là.

GROS PLAN SUR... LES JUMEAUX

Marc et Antoine ?

Si choisir un prénom n'est pas toujours facile, en choisir deux est encore plus difficile. Commencez à vous creuser les méninges. À vous de décider s'il faut donner à vos jumeaux des prénoms proches ou, au contraire, les dissocier le plus possible. Si vous voulez éviter que votre entourage fasse de mauvaises plaisanteries aux dépens de vos enfants, évitez les associations du style Marc et Antoine, Arthur et Martin ou encore Roméo et Juliette ! Soyez vigilants quant aux diminutifs possibles.

Par ailleurs, il peut être judicieux d'opter pour des prénoms de même longueur et ayant la même complexité.

BON À SAVOIR

À Hawaï, il est fréquent que les parents choisissent pour leurs enfants des prénoms associés à la beauté.

Par exemple, Nohea signifie « Beauté », Leia « Enfant du paradis », Naka Nani « beaux yeux », Hiwalani « celle qui séduit », Pualani « Fleur du paradis » ou Nani « belle ou jolie ».

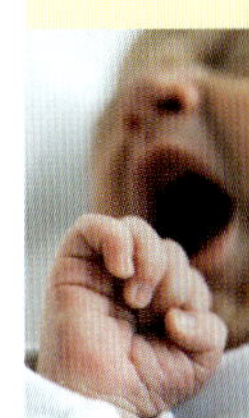

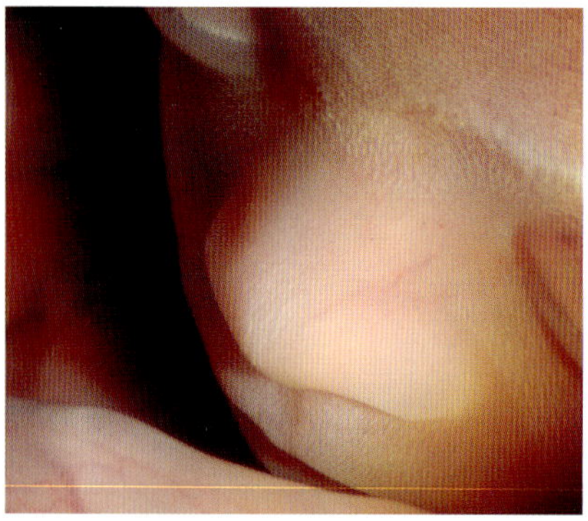

VOUS ÊTES À 21 SEMAINES ET 4 JOURS

Encore 129 jours...

BÉBÉ AUJOURD'HUI

Sur ce cliché, le nez du bébé semble bien large. Ceci s'explique par le fait que l'arête n'est pas encore formée. De ce fait, nombre de fœtus ont un nez épaté sur les échographies, tout au long de la grossesse.

La production des globules, indispensable au développement du fœtus, est plus importante chez ce dernier que chez la mère.

Les cellules souches présentes dans la moelle osseuse du bébé produisent des globules rouges, des globules blancs et des plaquettes, cellules qui s'agglutinent pour former un caillot. Au début de la grossesse, les globules et les plaquettes ont été produits dans le sac vitellin (voir p. 80) puis dans le foie et dans la rate. À présent, les os contiennent de la moelle osseuse rouge, capable de produire des globules rouges, qui ne restent que 80 jours dans le système sanguin du bébé avant d'être remplacés, alors que ce roulement se produit tous les 120 jours chez la femme enceinte.

La bilirubine, résultant de la dégradation de l'hémoglobine, est produite dans le foie et extraite du système sanguin du bébé par le placenta. Il faut plusieurs jours au foie du fœtus pour la fabriquer. Un taux élevé explique que certains bébés naissent avec un ictère (jaunisse) (voir p. 477). Si un ictère se développe après la naissance, la photothérapie accélère la dégradation de la bilirubine afin qu'elle puisse être évacuée par les urines.

Votre nouveau-né sera protégé contre les infections par les globules blancs que vous lui avez transmis pendant la grossesse, et ceux présents dans le lait maternel, en particulier dans le colostrum (voir p. 446). Les enfants nourris au sein ont donc moins de risque de souffrir d'asthme, d'intolérance au lactose et d'allergies alimentaires.

SE FAMILIARISER AVEC LE JARGON MÉDICAL

Maintenant que les visites prénatales sont régulières, il est temps de vous familiariser avec les termes médicaux spécifiques à la grossesse.

- **Primipare :** femme qui a accouché une fois
- **Multipare :** femme ayant enfanté une ou plusieurs fois.
- **Hb :** taux d'hémoglobine.
- **PA :** pression artérielle.

- **Analyses d'urine :** La glycosurie est la recherche de glucose (sucre) dans les urines, qui permet de révéler un diabète sucré, alors que la protéinurie est la recherche de protéines. Un taux trop élevé de protéines dans les urines peut annoncer une néphropathie gravidique ou une prééclampsie (voir p. 474).
- **Rythme cardiaque :** le rythme cardiaque fœtal (RCF) est régulièrement écouté afin de déceler toute anomalie.

Présentation du bébé : la présentation est la position du bébé dans l'utérus. L'occiput est le terme utilisé pour parler de l'arrière de la tête du bébé.

- **Présentation céphalique :** position verticale, tête en bas. C'est la plus fréquente (95 % des cas), et la plus favorable.

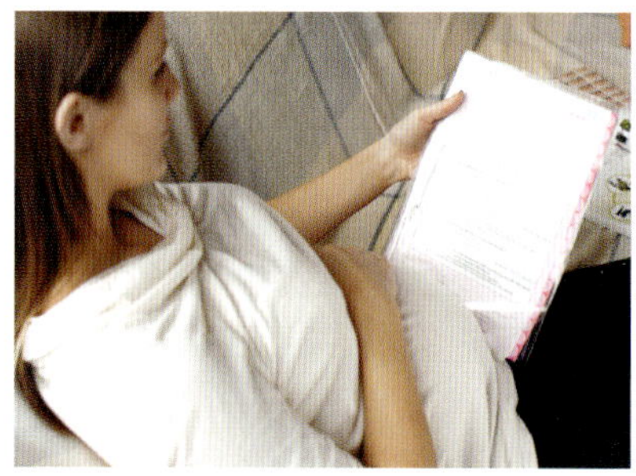

Si les bilans médicaux ne vous paraissent pas clairs, demandez des explications à une sage-femme ou à votre gynécologue.

Il existe plusieurs présentations céphaliques en fonction de l'inclinaison de la tête par rapport au tronc.

- **Position par le siège :** position verticale, fesses en premier. Elle constitue 3 à 4 % des présentations, et se rencontre davantage chez les multipares. On distingue le siège complet, où les jambes sont pliées et ramenées sur le ventre, et le siège décomplété, où les fesses sont dans le bassin, la tête dans l'abdomen avec les jambes de chaque côté.
- **Position transverse :** le bébé est couché, l'épaule est la première à se présenter.

En fonction de la position du bébé et de la dimension du bassin de la mère notamment, le bébé naît soit par les voies naturelles soit par césarienne.

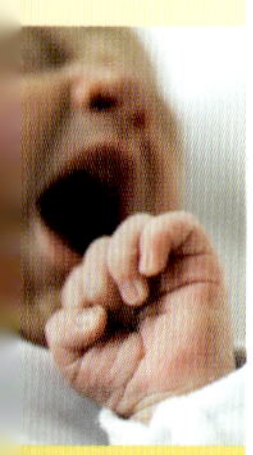

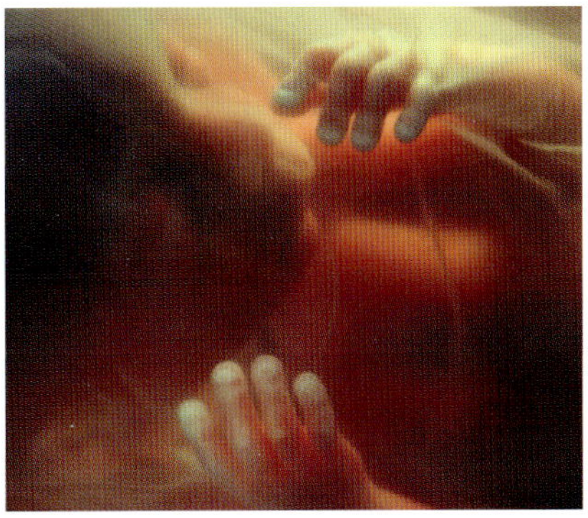

VOUS ÊTES À 21 SEMAINES ET 5 JOURS

Encore 128 jours…

BÉBÉ AUJOURD'HUI

Le fœtus a encore largement la place de bouger dans le sac amniotique et il ne s'en prive pas. Il change régulièrement de position et fait des galipettes plusieurs fois par jour, voire plusieurs fois en quelques minutes.

Chaque grossesse est unique : l'évolution de votre ventre est surveillée régulièrement car il reflète l'évolution de votre bébé.

Ce n'est pas parce que vous vous sentez grosse que vous donnerez naissance à un gros bébé. En effet, d'une part vous pouvez avoir pris ailleurs que sur le ventre et, d'autre part, tous les kilos qui s'accumulent ne correspondent pas uniquement au poids de votre bébé. Les femmes qui attendent des jumeaux, des triplés, voire plus, ont évidemment un ventre plus gros que les femmes qui n'attendent qu'un enfant. De plus, leur grossesse se voit aussi plus tôt.

La taille de votre ventre est, cependant, un bon indicateur quant à la croissance du fœtus ; c'est pourquoi la sage-femme ou le gynécologue le mesurent à chaque visite prénatale (voir p. 284 et 285). Est mesurée la distance entre un point précis sur l'os du pubis et le haut de l'utérus, ou fundus. Le nombre de centimètres est proportionnel au nombre de semaines, avec une marge de 2 cm. Donc, si vous êtes enceinte de 28 semaines, votre ventre doit mesurer entre 26 et 30 cm. La hauteur utérine est notée à chaque visite.

Si votre ventre est trop gros ou au contraire trop petit par rapport à la date du terme, le médecin vous prescrira une échographie, afin que la taille du bébé soit évaluée de manière plus précise.

Ce qui pour vous est « un ventre énorme » peut être un ventre tout à fait normal pour une sage-femme ou un gynécologue. Vous êtes habituée à faire un certain poids et le fait de voir les kilos s'accumuler peut vous étonner, voire vous inquiéter alors que vous êtes en bonne santé et que tout va bien pour votre bébé. Les femmes minces ont plus de mal à s'habituer à leur nouvelle silhouette que les femmes enrobées.

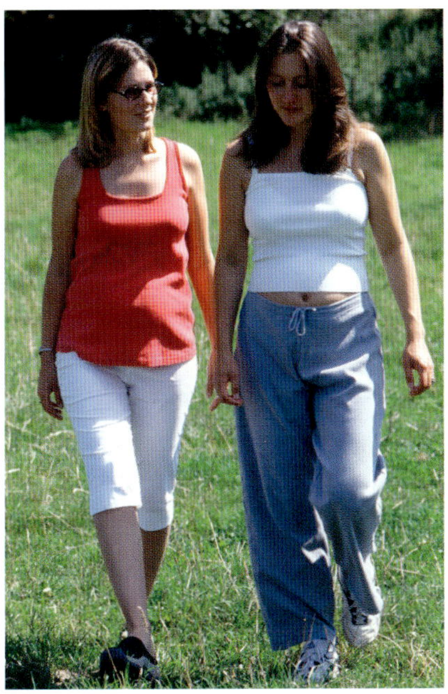

S'il est bon de côtoyer d'autres femmes enceintes, évitez de faire des comparaisons. Il se peut que votre bébé soit plus petit que celui de votre amie alors que votre ventre est beaucoup plus gros.

L'AVIS… DU NUTRITIONNISTE

On m'a dit de me reposer, mais j'ai peur de prendre trop de poids. Il est important de suivre les conseils que l'on vous donne, même si vous vous sentez frustrée. Allez marcher ou nager, vous serez ainsi en forme et évacuerez le stress. Cependant, si votre médecin vous a dit de rester allongée, le moindre exercice doit être proscrit.

Si vous n'êtes pas active, il ne fait aucun doute que vous prendrez du poids, mais en restant au lit, vous augmentez vos chances d'accoucher à terme. Si vous bougez moins, vous aurez aussi moins faim. Malgré tout, continuez à prendre des repas nutritifs, composés de fruits et légumes, de glucides complexes et de protéines maigres. N'oubliez pas de prendre un complément en vitamine D.

Résistez à la tentation de réduire les quantités ou de sauter des repas. Des repas et des en-cas réguliers sont indispensables pour vous nourrir ainsi que votre bébé.

Si vous reposer vous plombe le moral, souvenez-vous que cela est passager et pour la bonne cause : avoir un bébé en bonne santé.

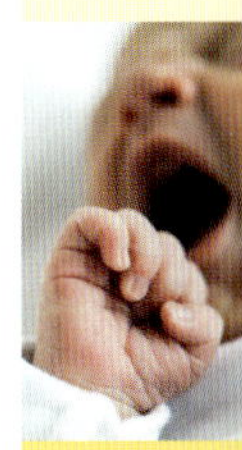

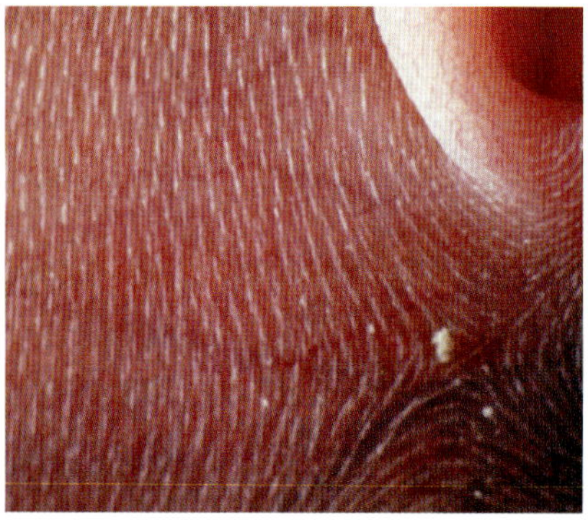

VOUS ÊTES À 21 SEMAINES ET 6 JOURS

Encore 127 jours…

BÉBÉ AUJOURD'HUI

Ci-contre, en gros plan, la peau du bébé juste derrière l'oreille. Des petits sillons (les rides dermiques) parsèment toute la surface de la peau. Cette semaine, les stries des couches les plus profondes de la peau, qui correspondent aux empreintes des doigts et des orteils, sont de plus en plus marquées.

Le bébé filtre le liquide amniotique et stocke les déchets qui s'accumulent en une substance appelée méconium.

Dans peu de temps, le sphincter fonctionnera parfaitement et empêchera toutes les petites particules de méconium d'être évacuées dans le liquide amniotique. Le méconium est produit dès la 12e semaine : ce sont les selles verdâtres ou noires que 9 bébés sur 10 évacuent dans les 24 heures qui suivent la naissance.

Le méconium est principalement composé de deux éléments : des cellules qui se détachent de la paroi intestinale au fur et à mesure que celle-ci s'allonge et se dilate et de déchets de nutriments provenant du liquide amniotique que le fœtus avale. Sa production est constante et descend lentement dans les intestins pour atteindre le côlon vers la 16e semaine. Le méconium est une substance stérile : aucun organisme ne pénètre dans les intestins et aucun gaz n'est produit.

BON À SAVOIR

Le fœtus porte régulièrement sa main à sa bouche et suce son pouce.

Une étude a montré que le fœtus ouvre même la bouche avant que sa main ne la touche. Le fœtus agrippe tout ce qui est à portée de ses mains avec une force suffisante pour soutenir tout le poids de son corps.

RESTER TONIQUE

Des exercices de résistance avec des haltères (voir ci-contre) ou avec une machine dans une salle de sports aideront votre corps à répondre aux exigences liées à votre grossesse. Plus vous êtes robuste, plus vous êtes en mesure de porter le poids de votre ventre et plus vous récupérerez vite après l'accouchement.

Si travaillez avec des poids, respectez les consignes suivantes :

- **Si avant d'être enceinte, vous pratiquiez déjà ce type d'exercices,** il n'y a aucune raison de vous arrêter, à condition de ne pas prendre des haltères plus lourds, et de ne pas augmenter le nombre de séries.
- **Si vous n'avez jamais pratiqué ce type d'exercices auparavant,** prenez des haltères légers et faites des mouvements lents et des séries courtes. N'augmentez le poids des haltères que lorsque vous vous en sentez capable.
- **Commencez par inspirer** profondément, puis soufflez en levant les haltères. Faites attention à votre posture pendant tout l'exercice.
- **Des haltères plutôt qu'une machine.** Si toutefois vous préférez la seconde, informez-vous auprès d'un professionnel sur l'exécution de chaque mouvement afin de ne pas vous blesser.
- **Si la station debout est trop fatigante,** faites les exercices assise sur une chaise, le dos bien droit (voir ci-dessous).

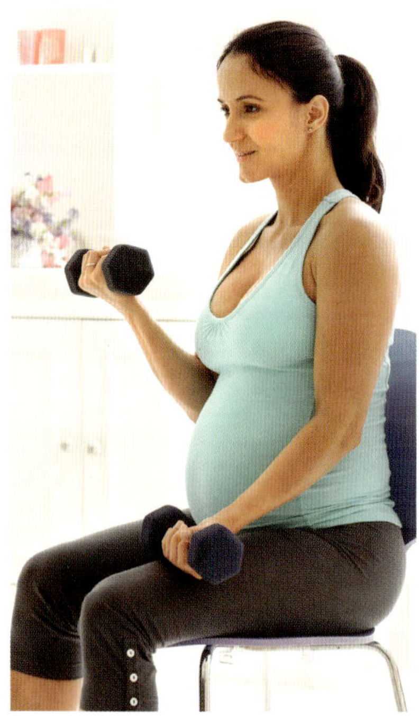

Assise sur une chaise, veillez à garder le dos droit et les épaules relâchées. Si vous êtes debout, ayez les pieds à l'écartement des hanches et les genoux légèrement fléchis.

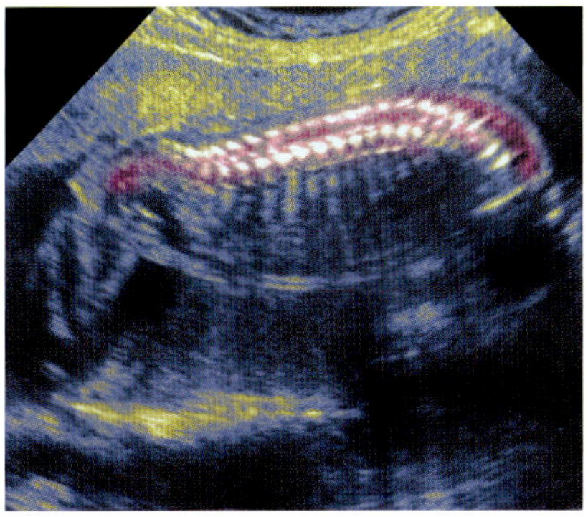

VOUS ÊTES À 22 SEMAINES EXACTEMENT

Encore 126 jours...

BÉBÉ AUJOURD'HUI

Les vertèbres qui constituent la colonne vertébrale du bébé entourent et protègent la moelle épinière. Sur ce cliché, les vertèbres forment une longue chaîne (zones blanches) qui devient plus étroite à la base et qui se termine par une sorte de courbe remontante.

Le fait d'être enceinte peut vous valoir des remarques de la part de vos collègues. Continuez à faire votre travail et n'en tenez pas compte.

Vos collègues savent sûrement que vous allez avoir un bébé, même si vous ne leur avez pas personnellement annoncé la nouvelle. Généralement, les bonnes nouvelles vont vite et il est probable que votre teint et vos formes vous trahissent.

Si la nouvelle circule dans votre bureau, vous pouvez solliciter un entretien auprès de votre supérieur hiérarchique pour l'informer de votre état, bien qu'il n'existe pas d'obligation légale concernant la date à laquelle vous devez déclarer votre grossesse à votre employeur.

Si vous devez, un tant soit peu, modifier vos horaires, agissez avec tact et essayez d'assumer au mieux les tâches qui vous incombent afin que vos collègues ne pâtissent pas de la situation. Même si vos collègues se réjouissent pour vous, n'attendez pas qu'ils vous fassent des faveurs ou qu'ils soient plus attentionnés qu'à l'accoutumée.

Même si la grossesse n'est pas une maladie, faites régulièrement des pauses pour emmagasiner de l'énergie et essayez d'aménager vos horaires afin, notamment, d'éviter les embouteillages.

À l'heure du déjeuner, faites un peu de marche ou allez faire quelques brasses en piscine. Buvez beaucoup d'eau afin de ne pas être déshydratée et de garder l'esprit vif, et mangez souvent mais en petite quantité pour conserver votre énergie.

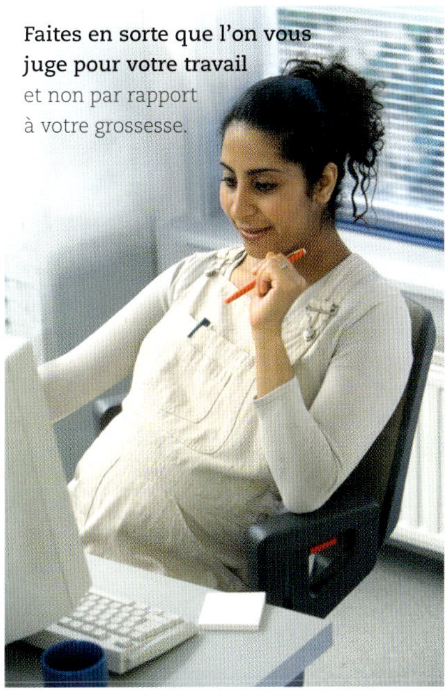

Faites en sorte que l'on vous juge pour votre travail et non par rapport à votre grossesse.

GROS PLAN SUR... VOTRE SANTÉ

Les saignements vaginaux

En cas de saignements vaginaux, consultez immédiatement. L'augmentation de l'irrigation du col de l'utérus ou un simple polype peuvent provoquer de légers saignements, en particulier après un rapport sexuel.

Des saignements importants au cours du deuxième trimestre peuvent indiquer un placenta prævia (voir p. 212). Un décollement du placenta, ou plus rarement, chez les femmes qui ont des antécédents de césarienne, une rupture utérine, peuvent entraîner une hémorragie importante.

L'AVIS... DE LA SAGE-FEMME

Mon responsable hiérarchique me dit que je ne peux pas m'absenter sur mon temps de travail pour suivre les cours de préparation à l'accouchement. Que puis-je faire? Les cours de préparation à l'accouchement n'étant pas obligatoires avant le 6e mois, le Code du travail ne prévoit pas qu'une femme enceinte puisse s'absenter de son travail sans perte de salaire afin d'y assister. Toutefois, vérifiez si une clause particulière ne figurerait pas dans la convention collective.

En revanche, les visites prénatales sont obligatoires et votre patron ne peut vous refuser que vous vous y rendiez. Il peut toutefois exiger un certificat.

Afin d'éviter tout litige, renseignez-vous sur vos droits et devoirs auprès de la Caisse primaire d'assurance maladie dont vous dépendez.

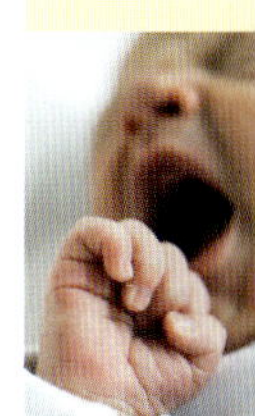

La 23e semaine

VOUS VOUS SENTEZ FRAGILE SUR LES PLANS PHYSIQUE ET ÉMOTIONNEL.

La grossesse induit toutes sortes d'effets inattendus. Certains jours vous n'arrivez pas du tout à contrôler vos émotions et vous pleurez pour un rien. D'autres jours, vous vous sentez maladroite, comme si votre corps ne vous obéissait plus, et vous vous cognez dans tous les meubles. Pas de panique ! Si vous parlez avec d'autres femmes enceintes, vous vous apercevrez que ce que vous vivez fait partie du cours normal de la grossesse.

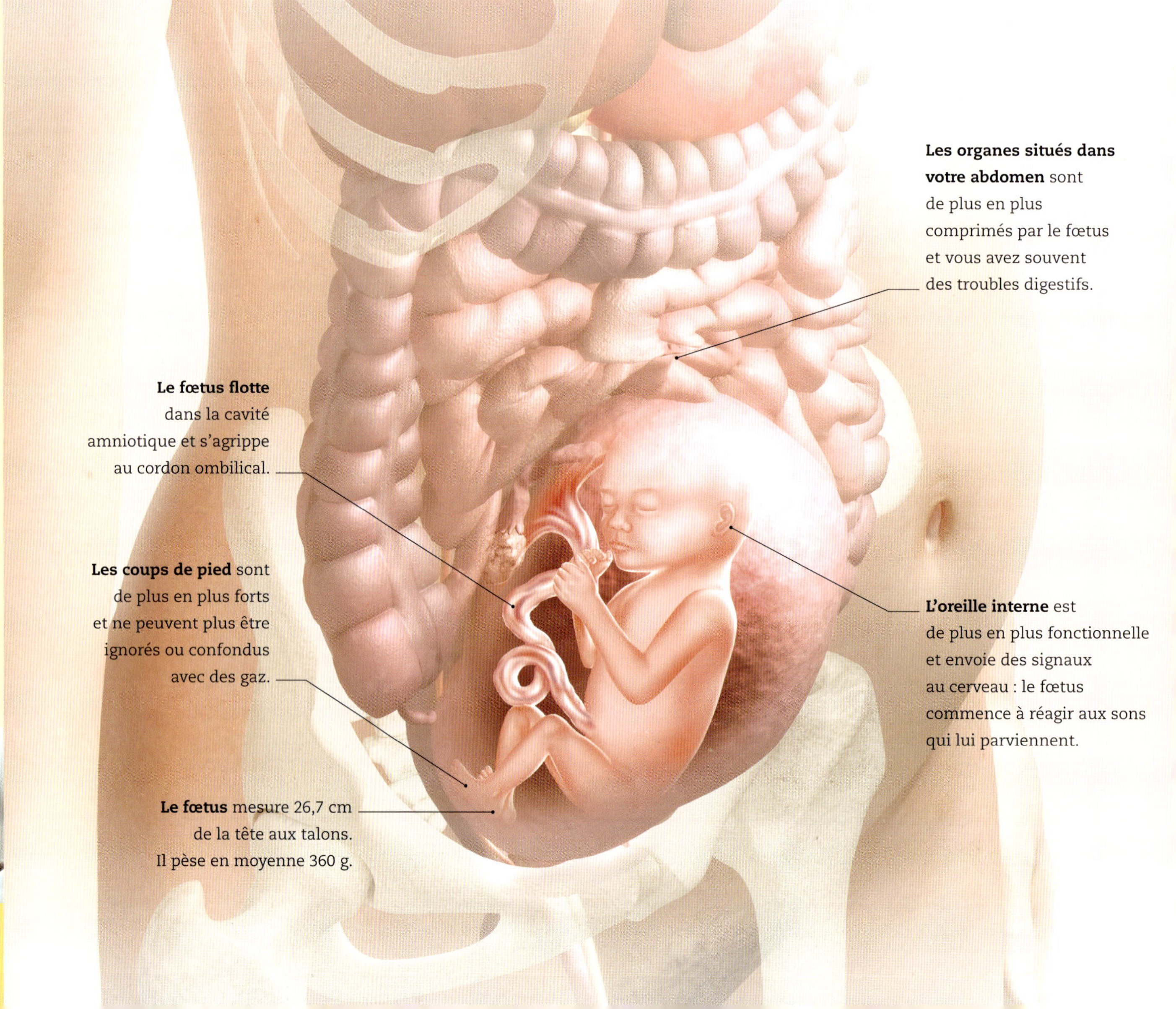

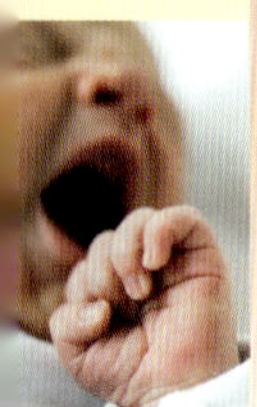

VOUS ÊTES À 22 SEMAINES ET 1 JOUR

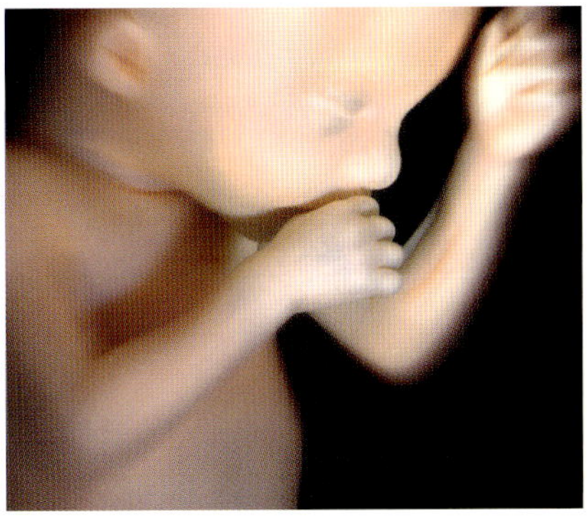

Encore 125 jours…

BÉBÉ AUJOURD'HUI

Cette semaine marque une étape importante dans le développement des sens du fœtus. L'ouïe et l'équilibre sont de mieux en mieux contrôlés par l'oreille interne. Comme le montre l'image ci-contre, les oreilles ne sont pas encore tout à fait à leur place définitive.

N'hésitez pas à pleurer si vous en ressentez le besoin, cela est un bon moyen d'évacuer le stress.

C'est normal que vous passiez par des hauts et des bas. Sortez donc pour vous changer les idées ! Si tout est prétexte à pleurer, essayez de voir le côté positif des choses. Se confier à une amie également enceinte ou qui vient d'accoucher est souvent bénéfique car elle comprend ce que vous ressentez et sait trouver les mots pour vous rassurer.

Inutile de vous angoisser plus en vous disant que vos sautes d'humeur ne peuvent avoir qu'un effet négatif sur le développement de votre bébé. Il est à l'abri et que vous ayez parfois le cafard ne l'affecte pas. Par contre, si vous être très stressée, votre corps sécrète une quantité importante de cortisol. Or plus le taux de cette hormone est élevé, plus les effets sur le fœtus sont importants (voir p. 187). Par conséquent, si vous êtes stressée, essayez de vous détendre et de prendre soin de vous : votre bébé ne s'en portera que mieux.

GROS PLAN SUR… LES JUMEAUX

Congés de maternité et de paternité

Si vous attendez des jumeaux, le congé de maternité est de 34 semaines au total soit 12 semaines avant l'accouchement et 22 semaines après. Pour les triplés ou plus, il est de 46 semaines. Toutefois, votre gynécologue peut vous arrêter plus tôt pour des raisons médicales ou des conditions de travail spécifiques.

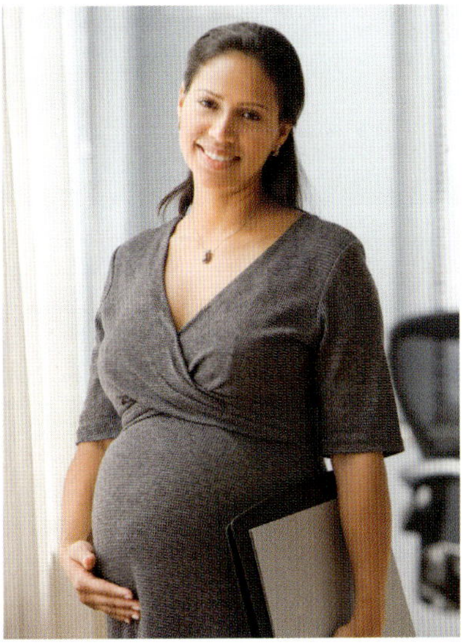

Pour une naissance multiple, le congé de paternité est de 18 jours au lieu de 11 jours pour un seul bébé (voir p. 349). N'attendez pas le dernier moment pour vous renseigner sur les aides auxquelles vous avez droit en dehors de la famille et des amis.

L'AVIS… DU MÉDECIN

Je pense avoir une intoxication alimentaire. Est-ce que cela peut avoir des répercussions sur la santé de mon bébé ? Certains agents pathogènes – salmonelle, campylobacter et colibacille – n'affectent pas directement votre bébé. Toutefois, si vous vomissez beaucoup et si vous avez la diarrhée, vous risquez de vous déshydrater. Buvez beaucoup, d'une part pour uriner le plus possible et évacuer ces agents pathogènes et, d'autre part, pour vous réhydrater.

Si les vomissements sont tels que vous n'arrivez même plus à boire ne serait-ce que de l'eau, consultez.

L'infection à *Listeria* est la plus grave des intoxications alimentaires. Elle peut provoquer une fausse couche ou un accouchement prématuré. Il est donc indispensable de contacter votre médecin si vous pensez avoir mangé des aliments avariés (voir p. 16), afin que les mesures nécessaires soient rapidement mises en place.

Choisissez toujours la nourriture que vous consommez avec soin et respectez les règles d'hygiène alimentaire. Évitez de manger des aliments à risque (voir p. 16).

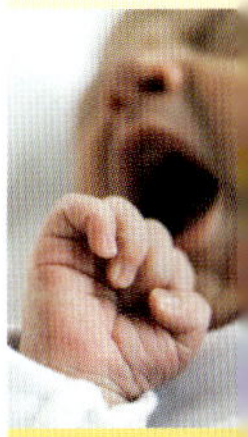

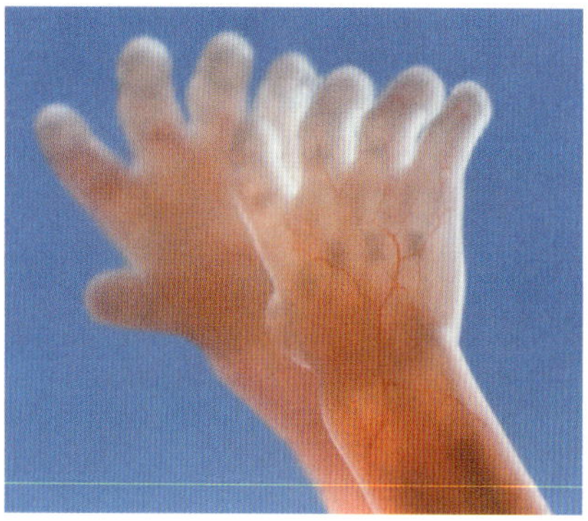

VOUS ÊTES À 22 SEMAINES ET 2 JOURS

Encore 124 jours…

BÉBÉ AUJOURD'HUI

À l'échographie, les mains et les bras du bébé sont parfaitement visibles et les lits des ongles sont bien formés. Ses doigts se replient lorsque quelque chose touche la paume de sa main. Sur le cliché ci-contre, l'extrémité des deux os du bras (le radius et le cubitus) sont visibles en bas de l'image.

Maintenant que les oreilles du bébé sont suffisamment développées pour percevoir les sons, l'ouïe devient de plus en plus fine.

Depuis quelque temps déjà, les oreilles externes se sont développées, mais les structures internes n'étant pas encore arrivées à maturité, le fœtus ne perçoit pas encore tous les sons. Dans l'oreille moyenne, trois os (le marteau, l'enclume et l'étrier) véhiculent les sons jusque dans l'oreille interne. Dans un premier temps, il ne s'agit pas véritablement d'os mais de cartilages souples entourés de tissus conjonctifs. Peu à peu, les os se durcissent et les tissus conjonctifs se résorbent. Le tympan peut, de ce fait, vibrer sur le marteau. Les vibrations sont transmises à l'enclume et aux étriers avant d'atteindre la cochlée. C'est dans cette cavité à l'intérieur de l'oreille interne que les vibrations sont transformées en influx nerveux qui sont envoyés au cerveau.

L'oreille interne du fœtus est mature : les sons sont convertis en signaux nerveux et acheminés au cerveau. La première partie de la cochlée qui se développe perçoit les sons de basse fréquence. Plus le fœtus grandit, plus il perçoit les sons de haute fréquence. Au cours des 3 prochaines semaines, votre bébé réagira de mieux au mieux aux différents sons. Dans un premier temps, il se manifeste en faisant des mouvements lents et peu nerveux mais vers la 25e semaine, il réagira beaucoup plus vivement.

L'oreille interne ne permet pas uniquement au bébé d'entendre. En effet, c'est également le siège de l'équilibre. De petites fibres à l'intérieur de trois canaux semi-circulaires localisés dans l'oreille interne sont responsables du mouvement et de l'équilibre. Flotter dans le liquide amniotique revient à être en apesanteur et même si le fœtus est très actif, il ne perçoit absolument pas s'il a la tête en haut ou en bas.

BON À SAVOIR

Les hommes sont plus rapides pour changer une couche.

Selon une étude, les femmes mettraient plus de temps (un peu plus de 2 minutes) pour changer une couche que les hommes (1 minute et demie). Quand votre bébé sera né, laissez votre conjoint faire !

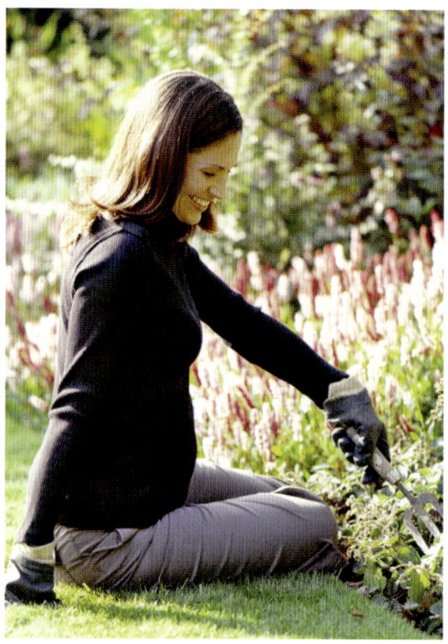

Jardiner vous permet de vous aérer. Mettez toujours des gants afin de vous protéger contre le parasite susceptible de véhiculer la toxoplasmose (voir p. 25 et 86).

RONGER SON FREIN

Si, à ce stade de la grossesse, vous êtes en pleine forme, voici des idées pour canaliser votre énergie :

- **Pratiquez une activité physique,** y compris le jardinage (voir ci-contre).
- **Triez vos papiers,** faites vos comptes et réglez les factures.
- **Débarrassez-vous des vêtements** que vous ne porterez plus jamais.
- **Apprenez à tricoter** ou, si vous êtes déjà experte en la matière, confectionnez de la layette.
- **Voyez les amis** que vous avez délaissés car, les prochains mois, vous n'aurez peut-être pas le courage de recevoir ou d'accepter une invitation.

Même si vous êtes en excellente forme, prenez le temps de vous reposer afin de recharger vos batteries.

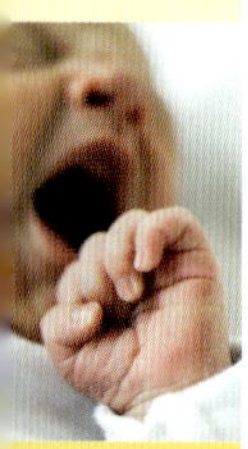

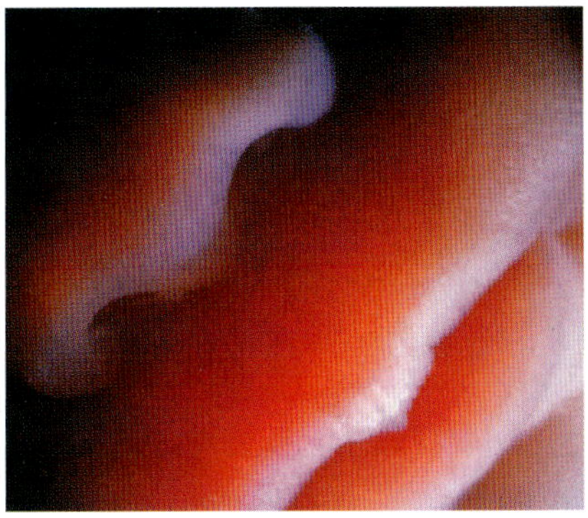

VOUS ÊTES À 22 SEMAINES ET 3 JOURS

Encore 123 jours…

BÉBÉ AUJOURD'HUI

La bouche et le nez du bébé sont bien développés. Les systèmes nerveux et musculaire sont quant à eux suffisamment matures pour que le bébé avale du liquide amniotique, qui sera filtré par les reins et dont les déchets seront éliminés par le placenta.

Vous ferez de nouvelles rencontres, et vous vous éloignerez sans doute de vos amies de toujours qui ne vivent pas la même expérience que vous.

Avant d'être enceinte, vous n'imaginiez pas que la grossesse pouvait avoir des répercussions sur l'amitié. Il est normal que vous soyez attirée par des femmes enceintes ou qui viennent d'accoucher et vous avez de fortes chances de vous faire de nouvelles amies lors des cours de préparation à l'accouchement (voir p. 199). Il est naturel de vouloir vous entourer de personnes qui vivent la même chose que vous et qui sont capables de répondre à vos questions. Par ailleurs, vous vous sentez peut-être plus proche de votre mère (voir p. 209).

Celles de vos amies qui ne sont pas enceintes ou qui n'ont pas d'enfant se désintéressent peut-être de votre grossesse et ont du mal à comprendre ce qu'implique le fait d'attendre un enfant alors que c'est le centre de vos préoccupations. Si ces amies occupent une place très importante dans votre vie, faites en sorte que toutes les conversations ne tournent pas autour de votre grossesse d'une part parce que cela risque de les lasser et d'autre part parce qu'il est bon que vous ayez d'autres centres d'intérêt.

Si vous sentez que vous vous éloignez de vos amies, Ne vous inquiétez pas ! Même si, à un moment, leurs chemins se séparent, les vraies amies finissent toujours par se retrouver.

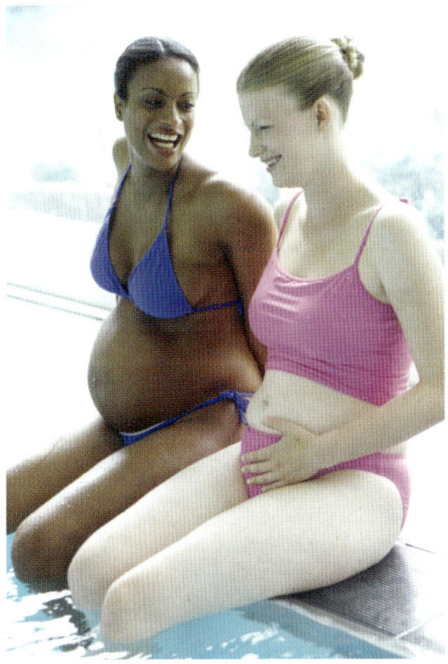

Côtoyer d'autres femmes enceintes vous aide à comprendre et à maîtriser vos sautes d'humeur, et vous permet de partager des activités agréables comme la natation ou les cours de préparation à l'accouchement.

L'AVIS… DU MÉDECIN

J'ai des picotements dans les doigts. On m'a parlé du syndrome du canal carpien, de quoi s'agit-il? Ce syndrome est dû à un gonflement des tissus au niveau des poignets qui compriment les nerfs, ce qui entraîne des sensations de picotements et d'engourdissement dans les doigts. Il se peut également que votre préhension soit affaiblie. Chez les femmes enceintes, le syndrome du canal carpien est provoqué par une augmentation du volume des fluides (comme le sang) et autres fluides notamment au cours des 2e et 3e trimestres. Pour diminuer ces symptômes, faites du vélo et des étirements pour favoriser la circulation du sang et augmenter la mobilité du poignet. Porter une attelle au poignet ou dormir les mains en appui sur un oreiller soulage.

Les troubles disparaissent dès que le bébé est né une fois puisqu'il n'y a plus de rétention de liquides.

BON À SAVOIR

Un premier enfant à 40 ans.

Le nombre de femmes ayant un enfant à plus de 40 ans a augmenté : 32 000 en 2012 contre 8 000 en 1987. En France, l'âge moyen auquel les femmes donnent naissance à leur premier enfant est 28,1 ans. Les raisons de cette évolution : des études plus longues et un besoin plus affirmé de rester libre plus longtemps.

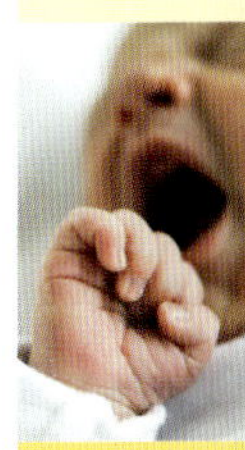

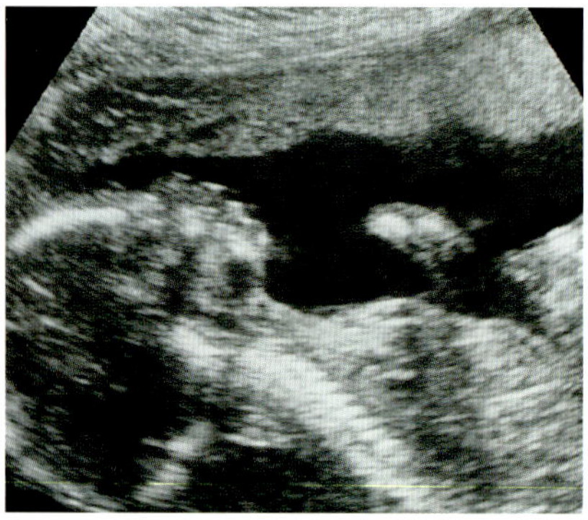

VOUS ÊTES À 22 SEMAINES ET 4 JOURS

Encore 122 jours...

BÉBÉ AUJOURD'HUI

Si les clichés en 3D permettent de voir le fœtus parfaitement, ce sont les clichés en 2D qui fournissent les images les plus claires des structures internes à partir desquelles l'échographiste tire ses conclusions quant à l'évolution de la grossesse et au développement du bébé.

Maintenant que le fœtus entend les sons qui parviennent de l'extérieur, une nouvelle capacité se met peu à peu en place : la mémoire.

En même temps que le développement du système nerveux, les fonctions intellectuelles qui lui permettent d'apprendre et de se souvenir, se mettent en place. Bien que nul ne sache exactement comment ce processus prend forme, les premiers signes de l'apprentissage coïncident avec la faculté d'entendre, soit vers le milieu de la grossesse.

Plus les mois passent et plus la paroi utérine devient mince, mieux le bébé perçoit les sons extérieurs. Si, à ce stade de la grossesse, le bébé peut sursauter en entendant un bruit, il semblerait qu'il apprend peu à peu à ne plus réagir à ce même son s'il se reproduit souvent et qu'il finit même par l'ignorer.

Cela permet d'affirmer qu'un fœtus peut s'adapter à un stimulus qui se répète. Si, toutefois, le son ne se produit plus pendant un temps, le fœtus l'oublie. Lorsque le son se reproduit, il réagit à nouveau. Se souvenir d'un événement est une fonction beaucoup plus complexe qui dépend entièrement des connexions entre la matière grise et le cerveau. Il faut des semaines et des semaines pour que ce processus se mette en place et la mémoire ne se développe véritablement qu'au cours des dernières semaines de la grossesse.

BON À SAVOIR

Au fil des semaines, le fœtus est plus actif et ses réactions sont davantage prévisibles.

Vers la 22e SA, vous savez à quel moment votre bébé bouge le plus et vous êtes même capable d'anticiper ses mouvements.

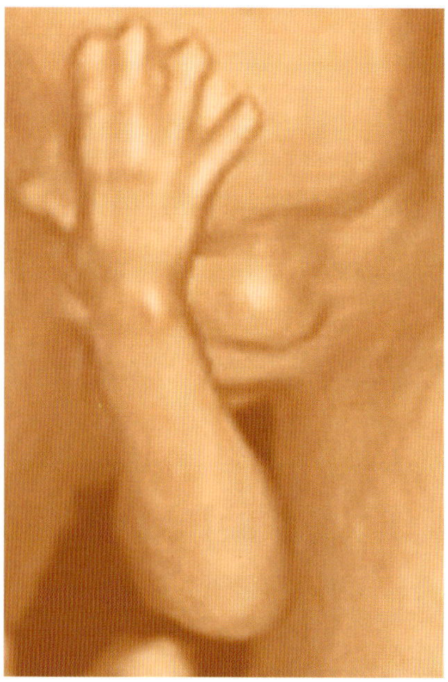

Les échographies en 3D permettent de voir clairement les traits du visage, les mains et autres détails anatomiques de votre bébé, ce qui contribue à resserrer un peu plus les liens qui vous unissent déjà.

PLUS VRAI QUE NATURE

Grâce à l'échographie, il vous est possible de voir votre bébé avant même qu'il naisse. Les échographies en 3D notamment permettent aux parents d'avoir une image fidèle de leur bébé alors qu'il est encore dans l'utérus.

Sur les clichés, les traits du visage sont parfaitement visibles. Les clichés les plus nets sont obtenus entre la 26e et la 34e semaine de grossesse, lorsque le bébé a encore suffisamment de place pour bouger facilement.

Vous découvrirez des détails surprenants qui n'apparaissent pas sur les échographies en 2D pratiquées à l'hôpital. Comme pour toute échographie, pensez à prévenir l'échographiste, si vous ne voulez pas connaître le sexe de votre enfant, qui apparaît souvent nettement sur ces clichés.

Sachez que ce type d'examen a un coût et que tout dépend de la position du bébé. S'il refuse de se dévoiler, le résultat risque d'être décevant. La position du placenta, la quantité de liquide amniotique et votre taille sont d'autres facteurs susceptibles d'altérer la qualité de l'image.

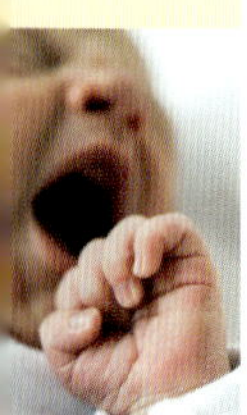

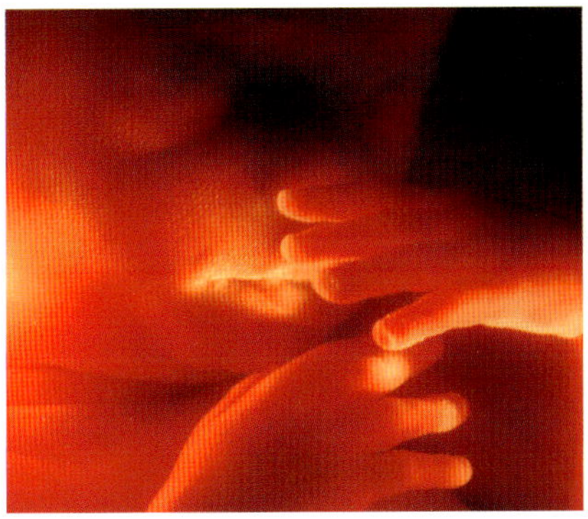

VOUS ÊTES À 22 SEMAINES ET 5 JOURS

Encore 121 jours…

BÉBÉ AUJOURD'HUI

Un duvet extrêmement fin appelé lanugo couvre le corps du bébé. Tout au long de la grossesse, les minuscules poils poussent puis tombent ; au cours des dernières semaines, ils sont remplacés par des poils plus épais et permanents. Les cellules du lanugo protègent la peau.

Les vertiges sont fréquents chez les femmes enceintes, mais ils ne signifient pas pour autant qu'il y a un problème.

Votre organisme met tout en œuvre pour répondre aux besoins de votre bébé, ce qui explique les petits étourdissements que vous pouvez ressentir de temps en temps.

Pendant la grossesse, le volume sanguin augmente. Lorsque vous vous levez d'un coup, le sang descend rapidement de vos jambes, ce qui réduit l'apport sanguin dans le cerveau et entraîne un léger vertige.

Ces étourdissements peuvent également être un symptôme d'anémie (voir p. 472). Même si votre corps produit plus de globules rouges lorsque vous êtes enceinte qu'en temps normal, le volume sanguin augmente également. Proportionnellement, il y a donc moins de globules rouges qu'à l'accoutumée.

Il se peut aussi que vous soyez anémiée, auquel cas votre médecin vous prescrira un complément ferrique.

Les autres symptômes de l'anémie sont la fatigue et un essoufflement. Une hypoglycémie (voir p. 92), facilement évitable si vous mangez régulièrement, peut aussi être la cause de vertiges.

Si vous avez des étourdissements, même s'ils peuvent être causés par les changements physiologiques induits par la grossesse, mieux vaut consulter. Votre médecin ou la sage-femme qui vous suit vous prescrira sans doute une prise de sang.

Si vous avez des vertiges lorsque vous êtes à l'extérieur, si vous ressentez le besoin de vous asseoir dans le bus ou le métro, n'hésitez pas à demander. En général, les personnes sont très compréhensives. Dans ces situations, porter un badge « bébé à bord » peut faciliter les échanges.

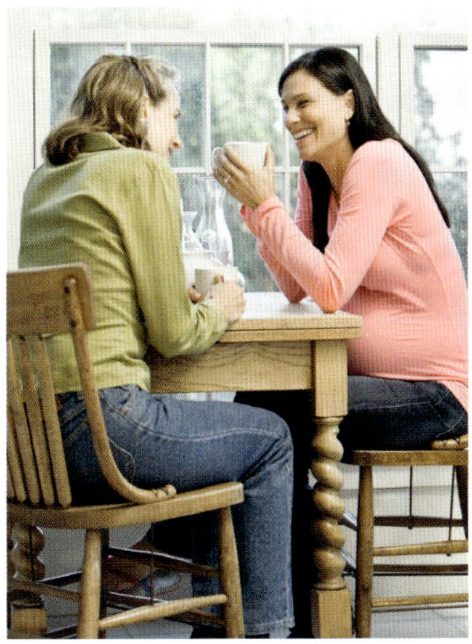

Si vous vous sentez mal au milieu de la foule, évitez les lieux publics et rencontrez plutôt vos proches dans des endroits calmes et isolés. Voyez les personnes qui comptent le plus pour vous.

L'AVIS… D'UNE MAMAN

Je suis à la moitié de ma grossesse, et je n'ai pas envie de voir des gens. Dois-je me forcer à sortir ? J'ai connu ça ! Lorsque vous êtes enceinte, vous êtes parfois tellement fatiguée que la dernière chose dont vous avez envie est de voir du monde.

Malgré tout, essayez de prendre du temps pour vous avant l'arrivée de votre bébé. Même si vous n'avez pas envie de sortir, forcez-vous un peu. Une fois rentrée vous serez heureuse d'avoir fait l'effort de retrouver vos amis. Enceinte, je choisissais soigneusement mes activités, plutôt en fin de journée ou les week-ends et je me rendais plus volontiers dans un salon de thé que dans un bar. J'invitais également des amis à manger, mais je leur demandais d'apporter quelque chose afin d'avoir moins de travail de préparation.

J'ai réalisé que je ne pourrais sans doute plus aller autant au cinéma ou au théâtre avec mon bébé, alors j'en ai profité. Si vous êtes fatiguée le soir, optez pour les séances en journée (vers 15 h ou 17 h). Si vous manquez vraiment de courage pour sortir, prenez votre téléphone et appelez une de vos amies.

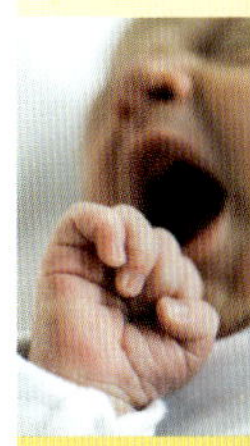

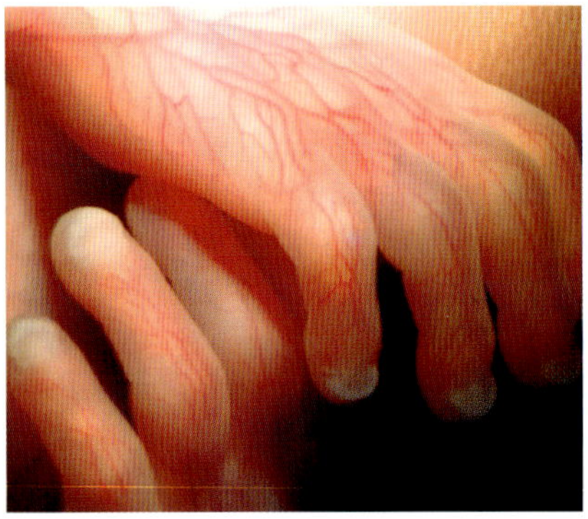

VOUS ÊTES À 22 SEMAINES ET 6 JOURS

Encore 120 jours...

BÉBÉ AUJOURD'HUI

Le système nerveux et la coordination musculaire sont bien développés. Le réflexe d'agrippement est visible à l'échographie : les doigts se replient en cas de contact avec la paume de la main. Par ailleurs, le fœtus suce son pouce non plus par hasard mais par besoin et/ou envie.

En fin de grossesse, la prise de poids rend plus difficile des actions quotidiennes aussi simples que marcher droit.

Nombre de femmes enceintes disent avoir tendance à heurter des meubles ou des objets et à trébucher.

Cette maladresse observée durant la grossesse a une origine biologique. En effet, en premier lieu la relaxine assouplit les articulations ; parallèlement, votre centre de gravité est modifié du fait de votre gros ventre et les kilos qui s'accumulent vous font perdre l'équilibre. À ces facteurs physiques peuvent se greffer des raisons émotionnelles. Vous ne pensez plus qu'à votre grossesse, tant et si bien que vous arrivez à oublier le monde qui vous entoure et à ne plus avoir conscience de certains dangers immédiats. La bonne nouvelle, c'est que tout rentrera dans l'ordre après l'accouchement. Jusque-là, soyez vigilante et ne prenez pas de risques inconsidérés. Par exemple, ne portez pas de chaussures à hauts talons, évitez de marcher sur des surfaces mouillées et glissantes et méfiez-vous des escaliers ; préférez prendre les ascenseurs ou un Escalator. Collez les bords des tapis susceptibles de vous faire trébucher et enlevez du passage ce qui peut vous faire tomber notamment dans les escaliers et sur les paliers. Soyez très prudente lorsque vous vous penchez en avant afin de ne pas perdre l'équilibre et tomber, en sortant de la baignoire ou de la douche, qui sont des lieux inévitables mais à risque pour les femmes enceintes.

Si votre maladresse s'accompagne de troubles de la vision, de maux de tête ou de vertiges, il est vivement conseillé de consulter votre médecin.

NE PAS OUBLIER

Préparer la maison

Si vous et votre conjoint voulez que tout soit prêt pour l'arrivée de votre bébé, profitez-en pour aménager la maison tant que vous avez encore assez d'énergie.

- **Décorez la chambre** dans laquelle vous installerez votre bébé lorsqu'il ne dormira plus dans votre chambre.
- **Faites du tri** et débarrassez-vous de tout ce qui ne vous sert plus.
- **Faites de la place** et posez des étagères sur lesquelles vous rangerez les affaires de votre bébé. Aménagez l'endroit où seront rangées les choses encombrantes comme le landau.

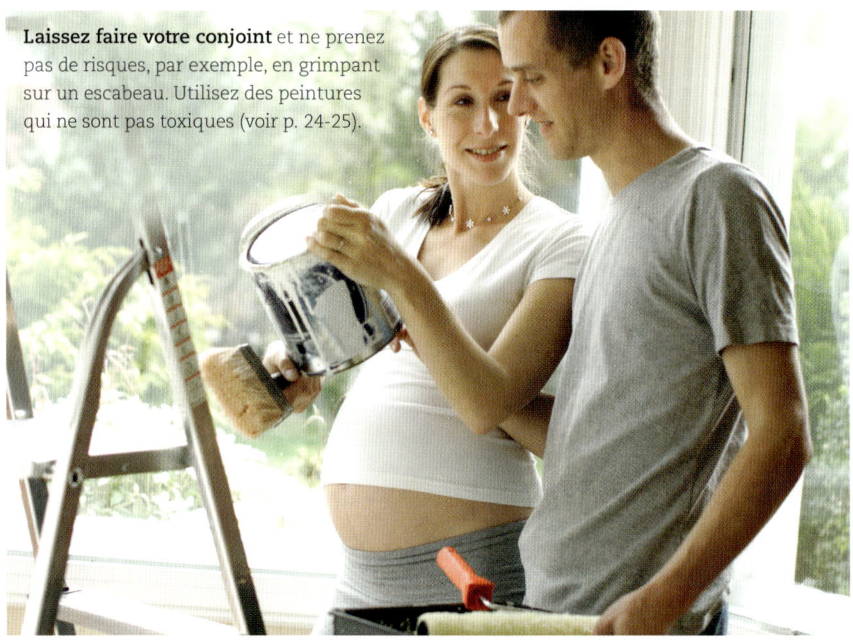

Laissez faire votre conjoint et ne prenez pas de risques, par exemple, en grimpant sur un escabeau. Utilisez des peintures qui ne sont pas toxiques (voir p. 24-25).

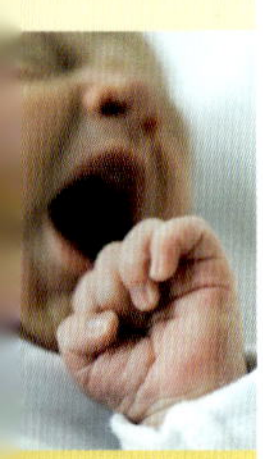

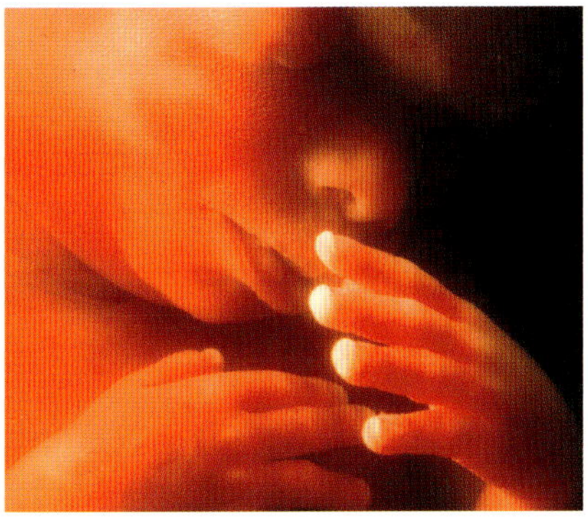

VOUS ÊTES À 23 SEMAINES EXACTEMENT

Encore 119 jours…

BÉBÉ AUJOURD'HUI

Les apparences sont trompeuses : même si le bébé semble parfaitement développé, il est encore trop tôt pour qu'il naisse. Le col de l'utérus et la progestérone produite par le placenta sont là pour empêcher que le travail ne se déclenche avant encore plusieurs semaines.

Alors que votre bébé n'est pas encore né, l'instinct maternel détermine beaucoup de vos actes et pensées.

Au fond de vous, vous sentez-vous déjà maman ? Que vous soyez ou non maternelle, vous êtes instinctivement engagée dans le processus de la maternité. Vous prenez soin de vous, vous faites attention à votre alimentation et vous avez modifié votre mode de vie non seulement pour votre santé mais également pour celle de votre bébé. Vous protégez votre ventre, vous désirez tout ce qu'il y a de mieux pour lui et vous êtes concernée par tout ce qui lui arrive ou pourrait lui arriver.

GROS PLAN SUR… VOS ENFANTS

Qu'est-ce qui se passe, maman ?

Si vous avez déjà un enfant, il y a fort à parier que sa curiosité le pousse à vous questionner sur votre gros ventre, et la raison pour laquelle vous êtes soudainement devenue grosse ! Expliquez-lui avec des mots simples que vous allez bientôt lui donner un petit frère ou une petite sœur et, au fur et à mesure que votre grossesse avance, dites-lui ce que cela signifie concrètement : il ne sera plus le seul enfant de la maison.

Inutile de lui parler du bébé s'il ne vous pose pas de questions.

Si vous ne ressentez rien de tout cela, ce n'est pas grave. Toutes les femmes sont différentes et certaines ont besoin de tenir leur bébé dans leurs bras pour que l'instinct maternel se développe.

Si votre conjoint semble ne pas avoir l'instinct paternel, impliquez-le le plus possible dans votre grossesse afin que des liens commencent dès aujourd'hui à se tisser entre lui et le bébé qui est en vous. Faites-lui lire des articles, montrez-lui des sites Internet et demandez-lui de vous accompagner à un cours de préparation à l'accouchement afin qu'il se familiarise avec chaque étape de la grossesse et qu'il vive pleinement cette expérience.

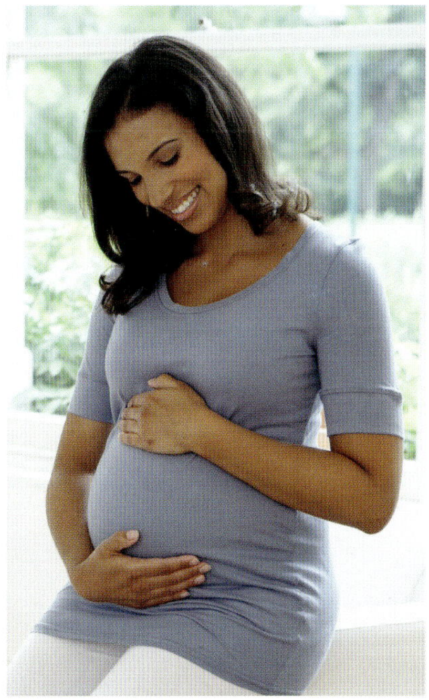

Alors que votre ventre s'arrondit, vous sentez votre bébé bouger, ce qui renforce vos sentiments maternels.

L'AVIS… DU MÉDECIN

J'ai la grippe. Est-ce que c'est dangereux pour mon bébé ? Non mais votre système immunitaire étant affaibli, les symptômes risquent de durer plus longtemps. Buvez beaucoup d'eau afin d'être parfaitement hydratée et faites plusieurs repas légers par jour afin de ne pas être trop affaiblie. Si au bout de 24 ou 48 heures, vous ne vous sentez pas mieux ou si votre température dépasse toujours les 38 °C, consultez.

Si les risques de complications sont minimes, soyez néanmoins vigilante et si vous avez des problèmes respiratoires, consultez sans attendre. Ne prenez jamais de médicaments en vente libre sans avoir demandé conseil à votre médecin ou à votre pharmacien.

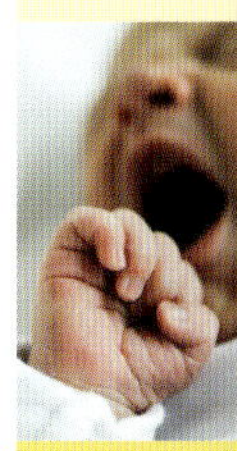

La 24e semaine

LES DIFFÉRENTS SYSTÈMES DE L'ORGANISME DU FŒTUS FONCTIONNENT DE MIEUX EN MIEUX.

Bientôt, le bébé ne dépendra plus de vous pour vivre et vous devez l'aider afin qu'il puisse assumer cette future autonomie. Protégez votre santé à tous les deux en optant pour une nourriture saine et veillez à ce que votre corps soit au mieux de ses capacités. Si des petits maux (température corporelle élevée, crampes dans les jambes et hémorroïdes) vous rendent la vie difficile au quotidien, sachez que cette situation est temporaire et que tout rentrera dans l'ordre après la naissance.

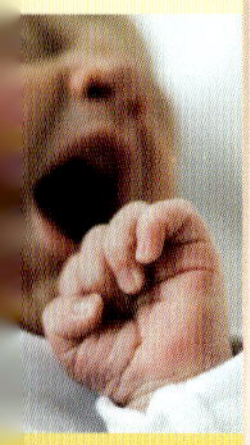

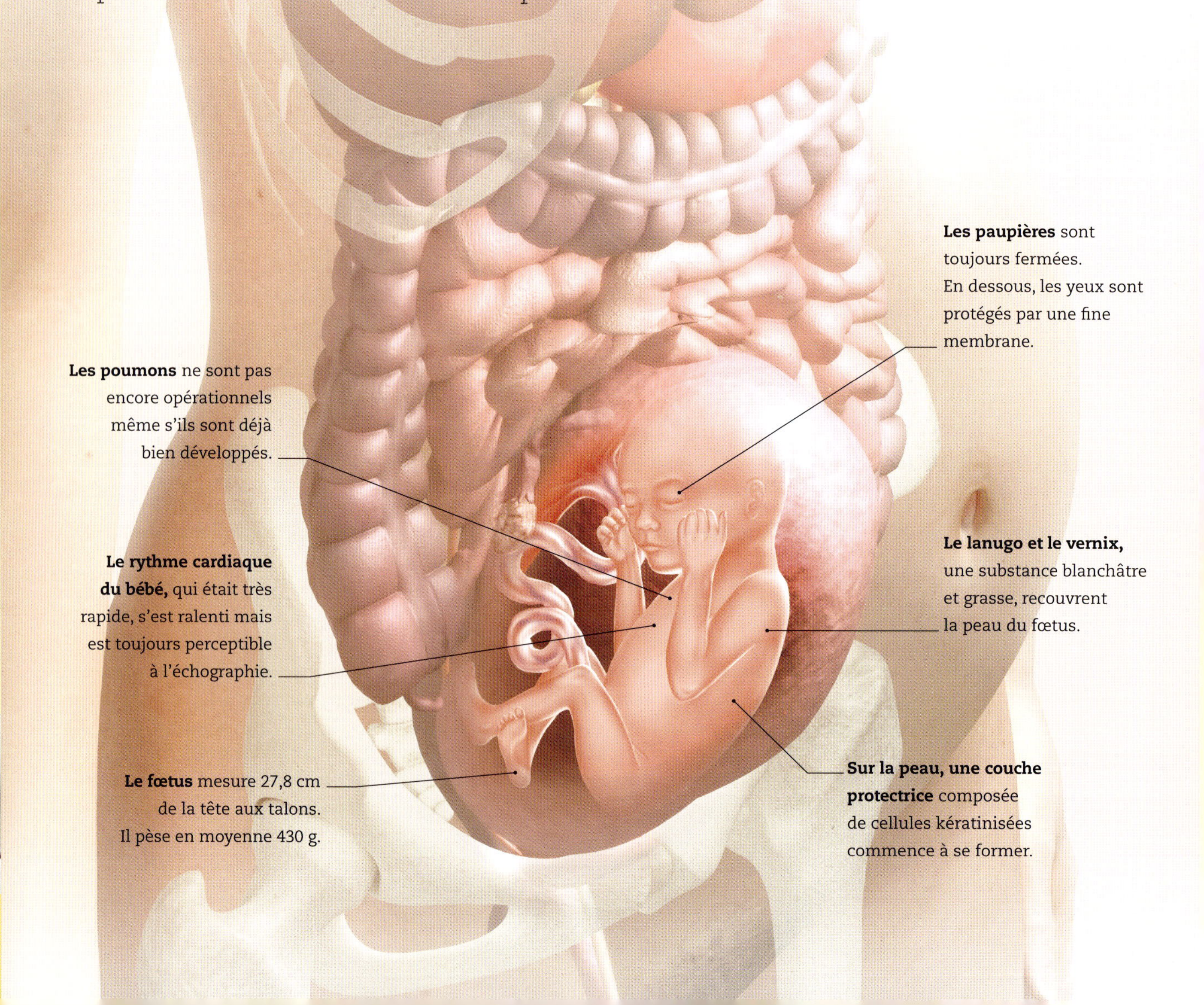

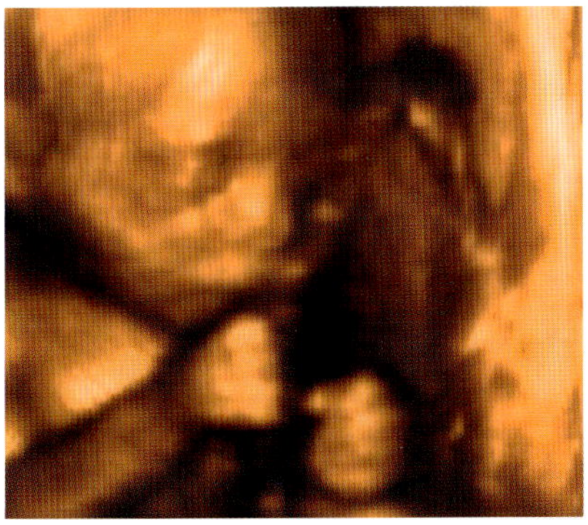

VOUS ÊTES À 23 SEMAINES ET 1 JOUR

Encore 118 jours...

BÉBÉ AUJOURD'HUI

Alors qu'il n'y a pas de lumière dans l'utérus, les échographies en 3D font apparaître des zones d'ombre et de lumière, comme si une lampe électrique éclairait l'intérieur. Le fœtus est désormais capable de garder le poing fermé.

Votre bébé est désormais considéré comme viable et si un accouchement prématuré a lieu, tout sera mis en place afin qu'il survive.

À partir de la 25e semaine d'aménorrhée, le fœtus peut légalement être réanimé par l'hôpital s'il naît prématurément. Cette semaine correspond donc à une étape très importante de la grossesse et comme nombre de femmes enceintes, vous êtes très certainement soulagée que ce cap soit franchi.

Un bébé qui naît avant la 22e semaine a très peu de chances de survie et on parle alors de fausse couche. Passé ce cap, les médecins ont le devoir de mettre tout en œuvre pour le sauver. Les bébés nés après la 24e semaine bénéficient de traitements spécifiques et sont, si besoin, réanimés. Plus vous avancez dans votre grossesse, moins votre bébé est exposé aux risques liés à un accouchement prématuré.

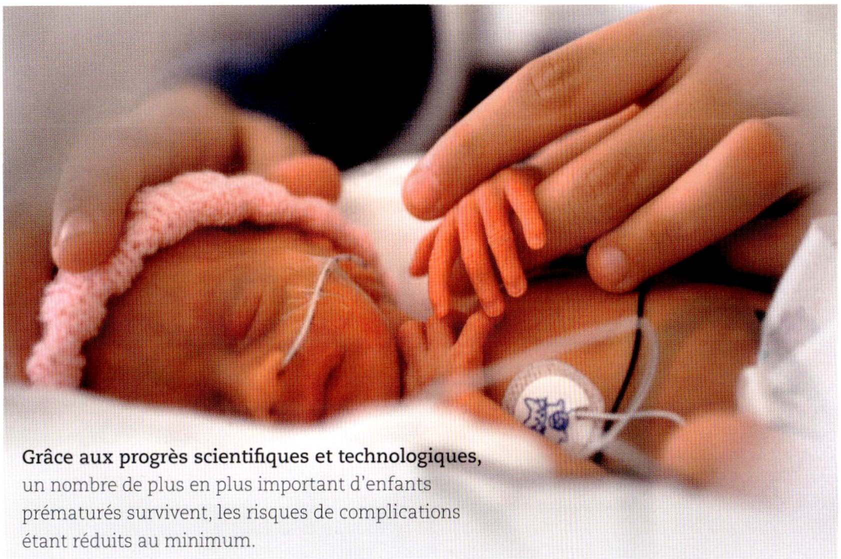

Grâce aux progrès scientifiques et technologiques, un nombre de plus en plus important d'enfants prématurés survivent, les risques de complications étant réduits au minimum.

BON À SAVOIR

Le plus grand prématuré ayant survécu est né en Floride à 21 semaines et 6 jours.

Le bébé pesait 283 g et mesurait 9,5 cm. Ses pieds n'étaient pas plus grands que l'ongle d'un adulte. Il est le premier bébé né avant la 23e semaine de gestation à avoir survécu. Cependant, les bébés nés avant la 22e SA risquent des séquelles irréversibles notamment d'un point de vue neurologique.

UNITÉS NÉONATALES DE SOINS INTENSIFS

Les bébés nés prématurément ou les nourrissons malades reçoivent 24h/24 des traitements spécifiques dans des unités néonatales de soins intensifs (voir p. 452-453). Plus un bébé naît prématurément, plus les risques de complications, notamment les infections, sont importants. Si votre bébé naît prématurément et que la maternité dans laquelle a eu lieu la naissance n'ait pas d'unité néonatale de soins intensifs, il sera transféré.

Le bébé sera mis en couveuse. Des appareils surveilleront en permanence ses fonctions vitales alors que de l'oxygène sera administré via un respirateur. Ne vous laissez pas impressionner par tous ces appareils et dites-vous qu'ils sont là pour garder votre bébé au chaud, pour le nourrir et faire qu'il se porte bien.

Les équipes soignantes vous tiendront en permanence informée, vous soutiendront et veilleront à ce que vous passiez ce cap sans trop de souffrance.

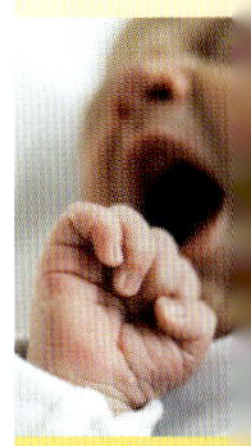

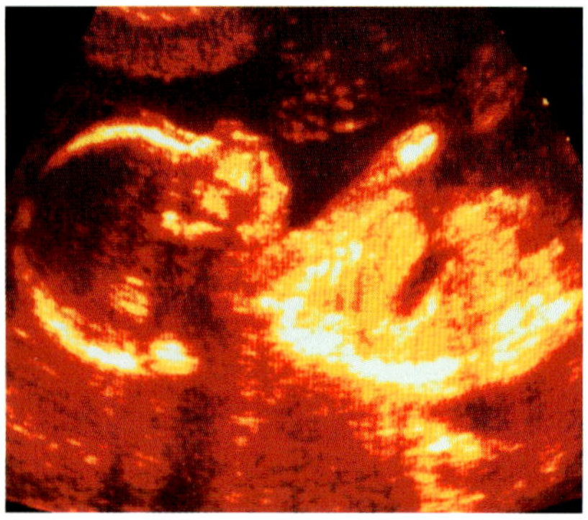

VOUS ÊTES À 23 SEMAINES ET 2 JOURS

Encore 117 jours…

BÉBÉ AUJOURD'HUI

À ce stade de la grossesse, rares sont les femmes qui ne sentent pas bouger leur bébé. Le nombre et la nature des mouvements varient en fonction du cycle biologique du bébé et des activités de la mère.

Composée d'une couche de graisse et d'une couche de cellules assez dure, la peau du fœtus est de plus en plus résistante.

La peau de votre bébé continue à se former et à produire de la kératine. La kératine est une substance qui transforme la couche externe de la peau en une couche protectrice, composée de cellules mortes. Outre la peau, les cheveux et les ongles sont également riches en kératine.

C'est grâce à cette couche externe kératinisée, associée à la couche de graisse située entre les cellules, que la peau est imperméable. Le processus de la kératinisation diminue la quantité d'eau évacuée dans le liquide amniotique. Chaque nouvelle cellule cutanée qui se forme au plus profond de la peau arrive progressivement à maturité au fur et à mesure qu'elle remonte vers la surface. Une fois kératinisée, la cellule devient l'un des éléments de la couche protectrice de la peau jusqu'à ce qu'elle tombe. Le cycle complet dure 30 jours environ.

Chez l'adulte, les couches les plus épaisses des cellules kératinisées sont sur la paume des mains et la plante des pieds.

À ce stade de la grossesse, le processus de kératinisation vient juste de commencer. La couche de graisse étant très fine, la peau du fœtus semble encore translucide, même si elle l'est moins qu'au tout début de la grossesse.

Votre bébé a encore suffisamment de place pour bouger à sa guise à l'intérieur de l'utérus et vous ne percevez que les mouvements les plus violents, soit ceux qui viennent heurter la paroi utérine. Les mouvements qui n'entrent pas en contact avec votre utérus sont imperceptibles.

LES CRAMPES DANS LES JAMBES

Les spasmes dans les jambes sont fréquents pendant la grossesse, en particulier la nuit. Il arrive qu'une douleur soudaine et intense, due à une crampe au mollet, vous réveille. La pression de l'utérus sur les nerfs pelviens semble être à l'origine de ces crampes.

Même si cela n'a pas été démontré, d'après certains spécialistes, ces crampes sont la conséquence d'une carence en calcium ou en sodium, ou d'un excès de phosphore.

Lorsque vous avez une crampe, mettez le pied en flexion et massez doucement la zone douloureuse. La crampe doit disparaître dès que vous vous levez et que vous sollicitez le muscle. Toutefois, si la douleur revient régulièrement, si vous notez que votre jambe est rouge ou enflée, consultez immédiatement afin d'éliminer tout risque de coagulation (voir p. 186) et la formation d'un caillot.

Pour limiter la fréquence ou l'intensité des crampes, buvez beaucoup d'eau pour ne pas être déshydratée. Étirez régulièrement vos jambes et vos chevilles, notamment avant d'aller vous coucher, en faisant des cercles avec vos talons, et en remuant les orteils.

Des activités physiques comme la marche ou la natation, ainsi que des massages réguliers du mollet pour stimuler la circulation sont bénéfiques.

Mettez votre pied en flexion pour soulager la crampe dans le muscle du mollet puis étirez le mollet.

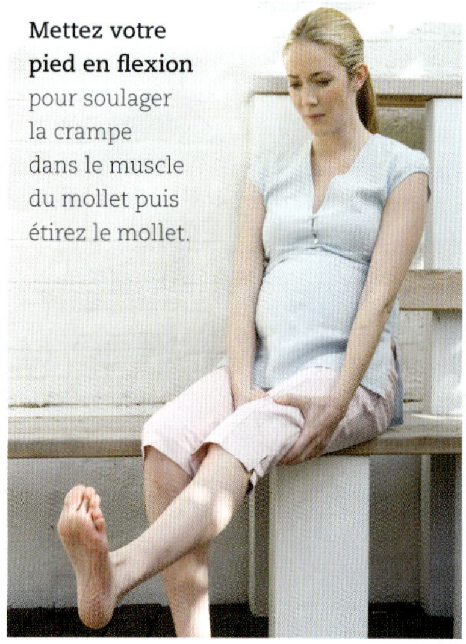

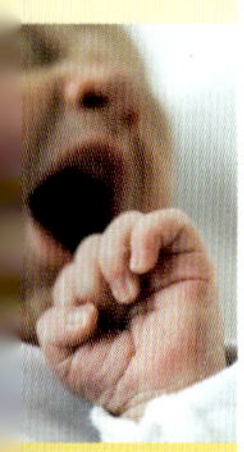

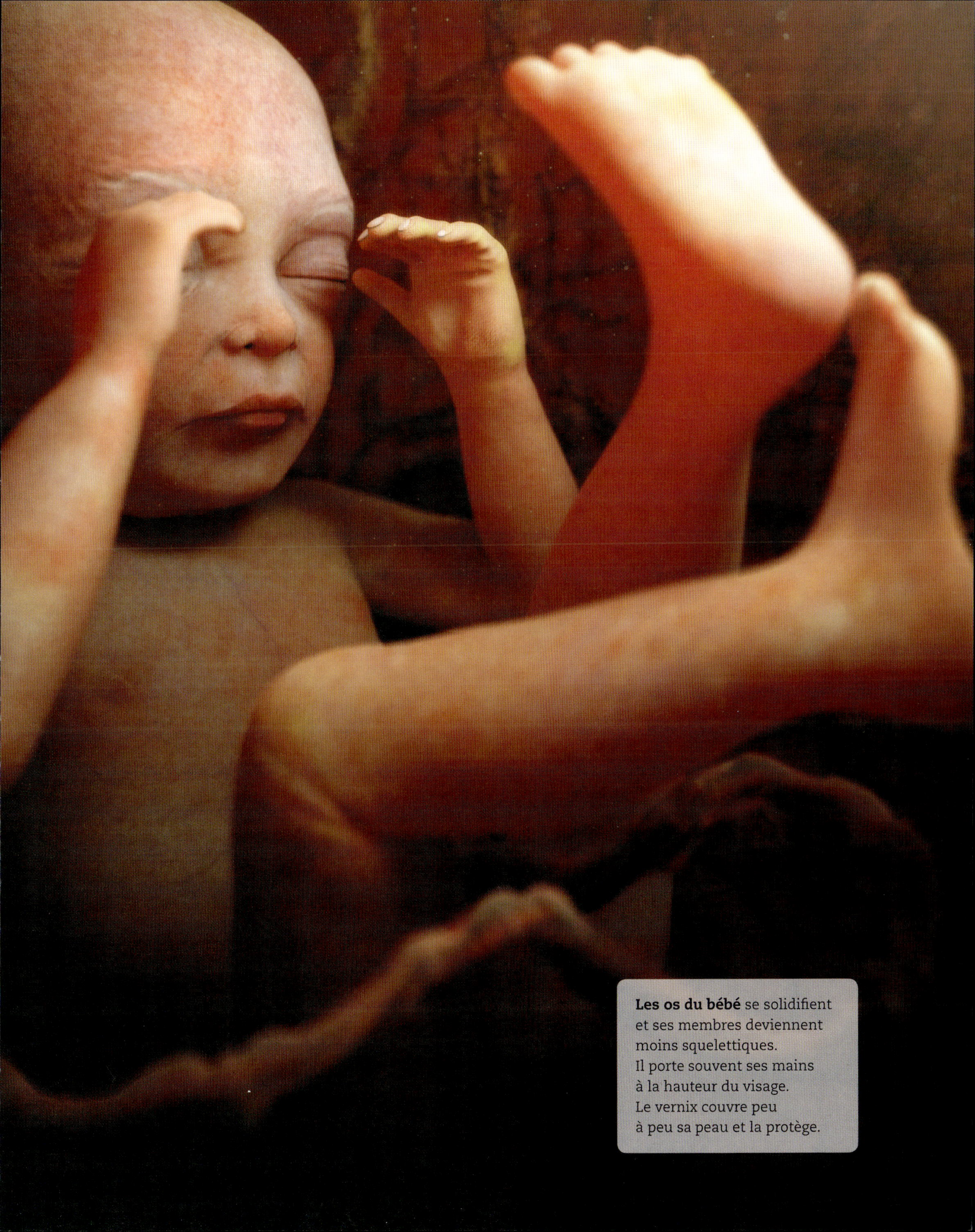

Les os du bébé se solidifient et ses membres deviennent moins squelettiques. Il porte souvent ses mains à la hauteur du visage. Le vernix couvre peu à peu sa peau et la protège.

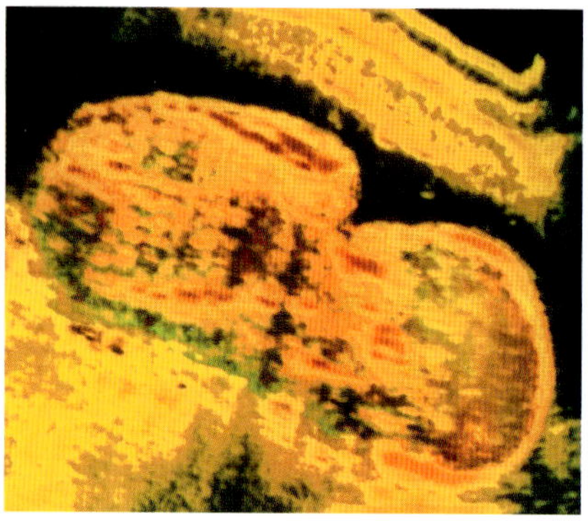

VOUS ÊTES À 23 SEMAINES ET 3 JOURS

Encore 116 jours…

BÉBÉ AUJOURD'HUI

Les échographies utilisent des ondes sonores de très haute fréquence bien au-dessus de celles perçues par l'oreille humaine. Par conséquent, l'audition du fœtus ne sera pas affectée par les ondes transmises durant cet examen qui vise à surveiller la croissance et le développement du bébé.

Vous avez chaud ? Les femmes enceintes voient leur température corporelle s'élever à cause de l'augmentation des fluides corporels.

Il est possible que vous ayez plus chaud depuis que vous êtes enceinte. La raison en est que vous portez plus de poids qu'à l'accoutumée et que votre circulation sanguine est plus importante.

Durant les mois d'été, cela peut constituer une gêne (voir p. 324). Durant les mois d'hiver, vous vous apercevrez que bien qu'en pull-over vous n'avez pas froid alors que ceux emmitouflés dans des manteaux et des écharpes grelottent. Attendez-vous à devoir batailler si votre conjoint veut monter le thermostat alors que vous êtes sur le point d'ouvrir la fenêtre !

Veillez à boire suffisamment d'eau tout au long de la journée. Il se peut qu'une augmentation de la sudation se traduise par une irritation cutanée dans les plis notamment sous les seins ou à l'aine. Lavez souvent les zones sensibles et essuyez-les soigneusement.

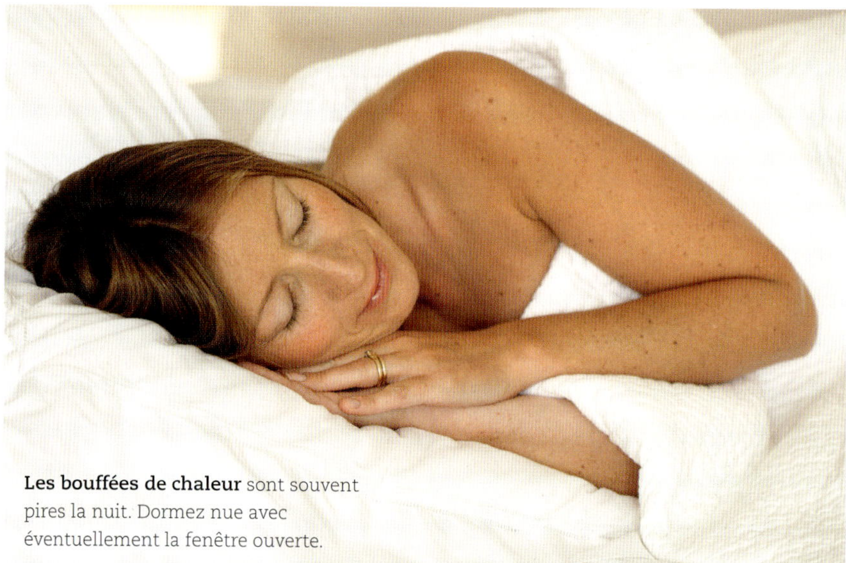

Les bouffées de chaleur sont souvent pires la nuit. Dormez nue avec éventuellement la fenêtre ouverte.

BON À SAVOIR

Il est fréquent de rêver de donner naissance à un bébé qui marche et qui parle.

Ce serait en fait l'expression des inquiétudes de la femme enceinte qui ne se sent pas capable de s'occuper d'un nourrisson sans défense.

L'AVIS… DE LA SAGE-FEMME

Mon sommeil est rempli de rêves qui sont la plupart du temps très étranges. Est-ce fréquent chez les femmes enceintes ? Oui. Durant leur grossesse, les femmes rêvent davantage et se souviennent parfaitement de leurs rêves à leur réveil. Pour les spécialistes, ce changement serait lié aux bouleversements émotionnels et physiques auxquels les femmes enceintes sont confrontées.

Les rêves permettraient de gérer inconsciemment les espoirs et les peurs face à un bébé qui va naître et à la maternité. En effet, ce que vous êtes en train de vivre va bouleverser votre vie, et notamment votre couple.

Autres responsables probables, les changements hormonaux : une augmentation du taux d'œstrogène générerait des périodes plus longues de sommeil paradoxal, la phase du sommeil la plus propice aux rêves.

Si vos rêves sont perturbés, écrivez-les afin de vous libérer l'esprit.

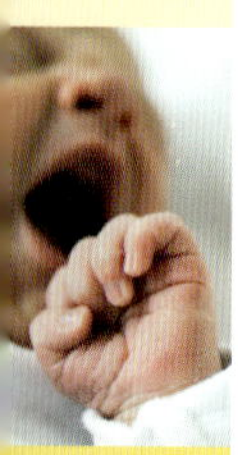

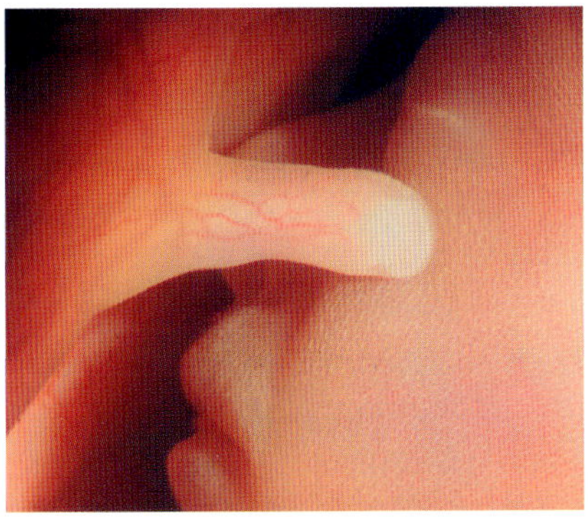

VOUS ÊTES À 23 SEMAINES ET 4 JOURS

Encore 115 jours...

BÉBÉ AUJOURD'HUI

Les articulations et les os de la main sont encore très souples, même si le cartilage qui constitue le squelette est peu à peu remplacé par les os. Le cliché ci-contre montre les nombreux capillaires qui véhiculent le sang dans les mains jusqu'au bout des doigts.

Au cours des prochaines semaines, le fœtus prendra de plus en plus l'apparence d'un nouveau-né.

Les paupières et les sourcils de votre bébé sont bien développés à ce stade de la grossesse, même si les paupières sont encore closes.

Son système pileux se développera encore après la naissance. Les cellules qui deviendront les ongles des doigts sont apparues à la 10e semaine alors que celles qui, peu à peu, formeront les ongles des orteils sont apparues à la 14e semaine.

Aujourd'hui, les ongles commencent tout juste à se former. Ils ne cesseront de se renouveler tout au long de la vie, mais il faut encore attendre plusieurs semaines avant qu'ils ne couvrent entièrement le bout des doigts et des orteils.

La peau de votre bébé se développe rapidement. Elle est ridée et on dirait que le bébé porte un costume trop grand pour lui. Tout le corps est recouvert d'un duvet très fin, le lanugo. Pratiquement tous les poils seront tombés d'ici la naissance. Ces petits poils emprisonnent le vernix qui recouvre entièrement le corps du nouveau-né. Cette substance blanchâtre et grasse se dépose dans les plis de la peau. Elle la protège en empêchant l'eau et les déchets présents dans le liquide amniotique de pénétrer la couche de l'épiderme. Il n'est pas rare que le bébé, à la naissance, en soit encore recouvert, et donc tout blanc.

Au fil du temps, les reins de votre bébé sont de plus en plus fonctionnels et la composition du liquide amniotique produit est de plus en plus semblable à celle de l'urine.

LA POSTURE DES FEMMES ENCEINTES

Depuis que vous êtes enceinte, votre posture change du fait du poids du bébé, mais aussi de l'assouplissement de vos articulations.

Votre centre de gravité est habituellement juste au-dessus des hanches, puis il se déplace vers l'avant au fur et à mesure de la grossesse ce qui augmente la cambrure de votre dos et provoque des douleurs au niveau des lombaires (voir p. 218), auxquelles s'ajoutent celles engendrées par le poids du bébé qui tire sur votre dos.

Des exercices simples peuvent rééquilibrer votre corps et soulager les douleurs musculaires dues à votre posture (voir ci-contre par exemple).

- **Sollicitez vos abdominaux** (voir p. 250) afin de les tonifier ainsi que les muscles pelviens et étirez votre dos. Des muscles toniques favorisent une posture correcte et préviennent les douleurs dorsales.
- **Surveillez votre posture** lorsque vous marchez ou que vous êtes debout. Abaissez et tirez vos épaules en arrière. Ne cambrez pas le bas du dos et gardez le bassin dans une position neutre.
- **Évitez de mettre le poids de votre corps** sur une seule hanche au risque de modifier l'alignement du bassin et du dos.
- **Ne coincez jamais votre téléphone** entre votre tête et votre épaule pour garder les mains libres : cette posture déclenche de vives douleurs dans la nuque.

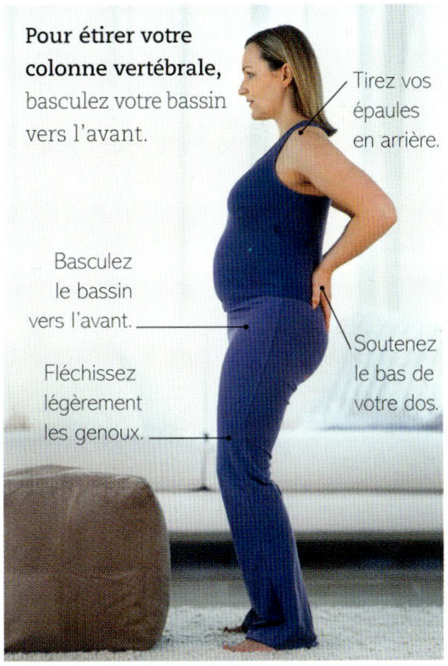
Tirez vos épaules en arrière.
Basculez le bassin vers l'avant.
Soutenez le bas de votre dos.
Fléchissez légèrement les genoux.

Pour étirer votre colonne vertébrale, basculez votre bassin vers l'avant.

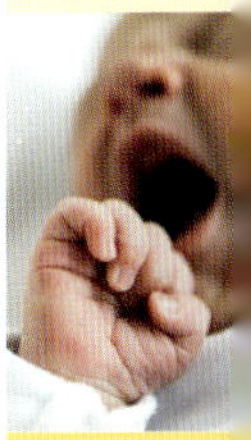

Tonifier ses abdominaux

De bons abdominaux sont indispensables pour porter le poids du bébé et pour que l'accouchement se déroule le mieux possible.

À partir du deuxième trimestre, évitez les exercices nécessitant que vous restiez allongée sur le dos. En effet, lorsque vous êtes dans cette position, l'utérus comprime l'aorte, l'une des principales artères du corps humain, ce qui provoque une diminution de l'apport sanguin et l'apparition de vertiges. Vous pouvez, cependant, tonifier vos muscles abdominaux obliques sans vous allonger sur le dos mais en vous mettant à quatre pattes ou en position assise le dos droit et en utilisant votre gravité et votre corps pour renforcer et tonifier les muscles du torse. Faites trois à quatre fois par semaine les exercices ci-dessous.

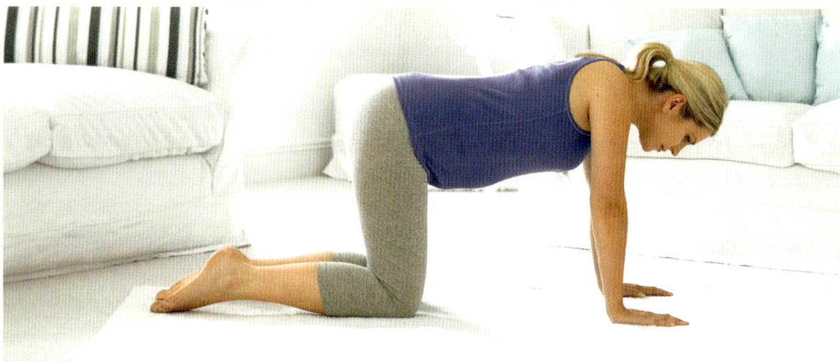

Le dos rond : vous êtes à quatre pattes, les mains en appui sur le sol, les pieds et les genoux écartés et les bras tendus. Le dos est plat. Veillez à ne pas cambrer le dos. Imaginez que vos abdominaux sont une écharpe qui soutient votre bébé. Inspirez profondément puis expirez en contractant doucement vos abdominaux comme pour rapprocher votre bébé le plus près possible de votre dos, puis relâchez pour revenir à la position initiale. Faites une série de 20. Arrêtez-vous dès que vous sentez une gêne ou une douleur. Faites l'effort sur l'expiration.

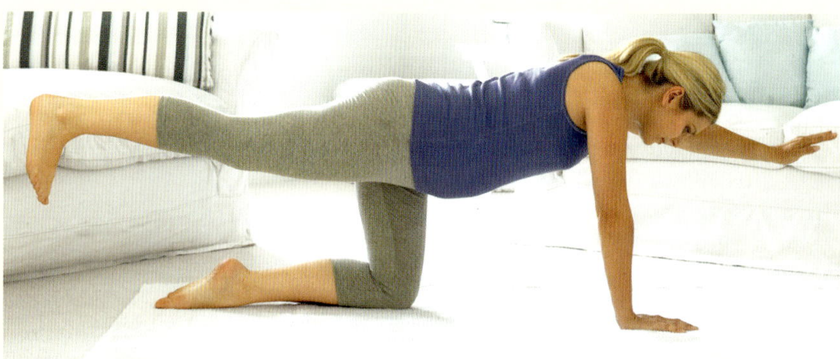

La posture de « Superman » : cet exercice tonifie les muscles abdominaux-pelviens, qui maintiennent votre dos, et étire par ailleurs les muscles des bras et des jambes. Vous êtes à quatre pattes, le dos plat. Levez le bras gauche à l'horizontale devant vous et la jambe droite à l'horizontale derrière vous. Ne cambrez pas le dos et ne levez pas la jambe plus haut que la hanche. Maintenez la position en comptant jusqu'à cinq puis revenez lentement à la position initiale et changez de côté. Faites une série de 10, mais arrêtez-vous dès que vous sentez une gêne ou une douleur.

Les bienfaits des exercices sollicitant les abdominaux : plus les abdominaux sont toniques, plus le travail est efficace et moins le poids du bébé tire sur la colonne vertébrale. De plus, des abdominaux toniques diminuent les risques de développer un diastasis des grands droits (écartement des muscles de la paroi abdominale) survenant souvent après l'accouchement, qui augmente les difficultés à retrouver votre silhouette et la forme que vous aviez avant d'être enceinte.

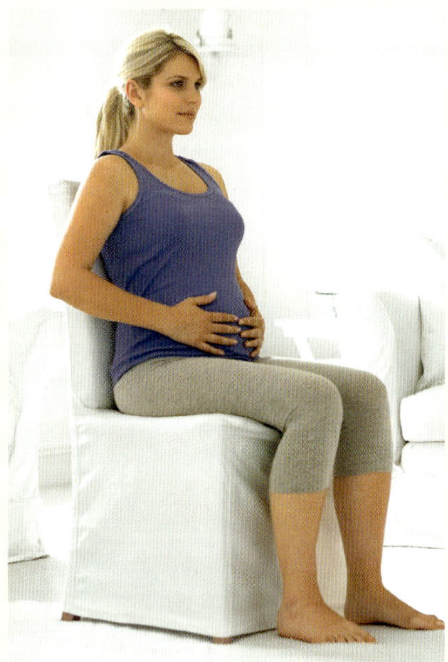

La contraction des abdominaux : vous pouvez faire cet exercice n'importe où et n'importe quand. Asseyez-vous sur une chaise, le dos droit. Baissez les épaules et relâchez-les. Le dos soutenu, si besoin est, glissez un oreiller entre le dossier de la chaise et vos lombaires, posez les mains à plat sur votre ventre juste au-dessous du nombril. Inspirez doucement tout en contractant les abdominaux. Maintenez deux secondes puis relâchez en expirant. Faites une série de 10, puis marquez une pause avant de faire une nouvelle série de 10.

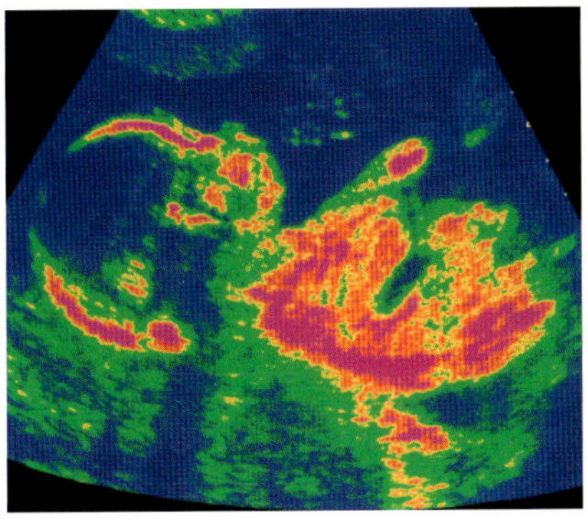

VOUS ÊTES À 23 SEMAINES ET 5 JOURS

Encore 114 jours...

BÉBÉ AUJOURD'HUI

Sur cette échographie 2D colorisée, le bébé est couché, le visage tourné vers le haut. Il est de plus en plus difficile de voir le bébé en entier : il faut observer les différentes parties du corps les unes après les autres. Ci-contre, seule la partie supérieure du corps est visible.

La pratique du yoga durant la grossesse présente nombre de bienfaits, tant sur les plans physique qu'émotionnel.

Le yoga tonifie les muscles et vous permet de prendre conscience de votre respiration. Savoir contrôler sa respiration aide à se détendre ce qui vous sera fort utile pendant les contractions, tout au long du travail qui précède l'accouchement.

Les postures debout sont destinées à favoriser la stabilité tout renforçant les muscles du dos et les abdominaux, ce qui n'est pas négligeable dans la mesure où le poids de votre bébé affecte de plus en plus votre équilibre et favorise les chutes. Les postures assises portent davantage sur l'alignement de la colonne vertébrale et vous aident à avoir une respiration régulière et à rester concentrée. Si vous avez du mal à garder votre équilibre lors d'une posture, prenez appui sur un mur.

La méthode Pilates, également très bénéfique aux femmes enceintes, propose des exercices centrés sur la prise de conscience et le contrôle de son corps, ainsi que sur le développement de la confiance en soi. Nombre d'exercices sollicitent les muscles du plancher pelvien (voir p. 69).

Quel que soit le cours pour lequel vous optez, le moniteur doit être diplômé et savoir quels exercices peuvent ou ne peuvent pas être pratiqués par une femme enceinte. Des cours sont parfois exclusivement réservés aux femmes enceintes.

L'AVIS... DU MÉDECIN

Pourquoi autant de femmes ont des hémorroïdes durant leur grossesse ? Les hémorroïdes sont, comme les varices (voir p. 167), des veines dilatées. Le poids de votre bébé appuie sur votre dos et entrave la circulation du sang ce qui favorise la dilatation des veines.

Les hémorroïdes peuvent démanger et être à l'origine d'une douleur lancinante. Pour vous soulager, utilisez des compresses froides et des crèmes ou des suppositoires antihémorroïdes, en vente dans les pharmacies, qui soulagent l'irritation et favorisent la cicatrisation des veines dilatées (il se peut que les hémorroïdes saignent).

Si vous avez des hémorroïdes, veillez à ne pas être constipée (voir p. 468) afin de ne pas être obligée de pousser lorsque vous allez à la selle et exercer une forte pression sur les hémorroïdes, ce qui ne ferait qu'empirer les choses. Pour lutter contre la constipation, buvez beaucoup d'eau et augmentez votre apport en fibres (graines de lin...).

Si vos hémorroïdes sont très douloureuses et si vous avez du mal à marcher ou à vous asseoir, consultez.

BON À SAVOIR

La pratique du yoga est sans danger pendant leur grossesse. Le yoga diminuerait même les risques de complications.

Selon une étude récente, les femmes enceintes qui font du yoga ont moins de risques de souffrir d'hypertension artérielle ou d'accoucher prématurément.

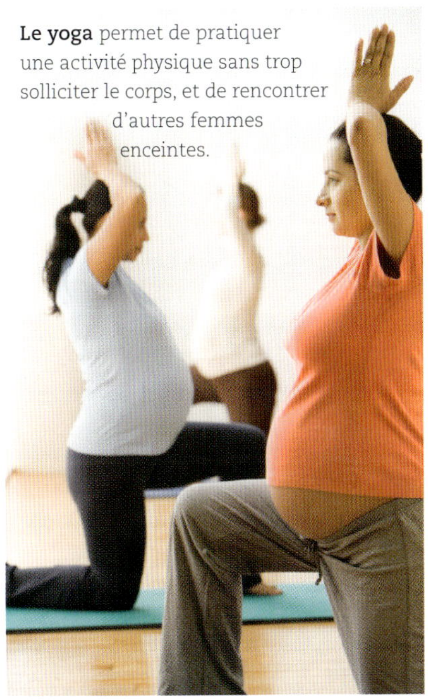

Le yoga permet de pratiquer une activité physique sans trop solliciter le corps, et de rencontrer d'autres femmes enceintes.

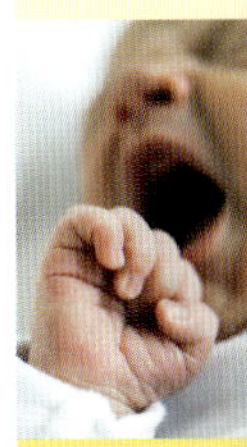

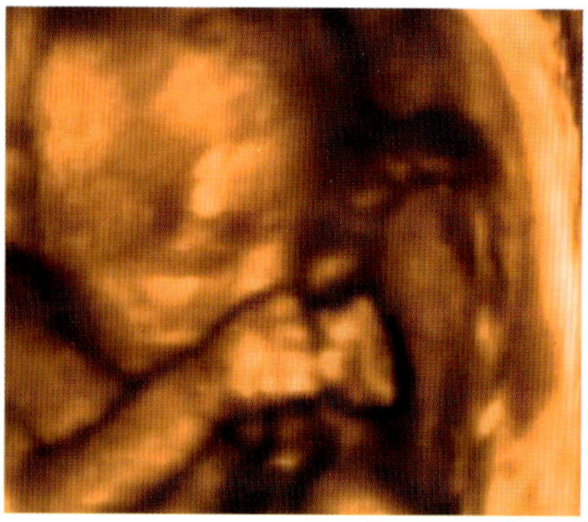

VOUS ÊTES À 23 SEMAINES ET 6 JOURS

Encore 113 jours…

BÉBÉ AUJOURD'HUI

Maintenant le bébé inspire et expire profondément et régulièrement, au lieu des mouvements respiratoires irréguliers et mal coordonnés des semaines passées. Ces mouvements respiratoires sont cruciaux pour le développement et le fonctionnement des poumons du bébé.

Même si les poumons sont les derniers organes du bébé à fonctionner, leur développement est, à ce stade de la grossesse, très rapide.

L'AVIS… DE LA SAGE-FEMME

Est-il vrai que faire entendre de la musique à mon bébé ne peut que favoriser son développement? Certaines études laissent à penser que lorsqu'un fœtus a entendu de la musique dans l'utérus de sa mère, le travail est plus court et l'accouchement plus facile. Cela dit, à ce jour, aucune étude scientifique ne permet de dire qu'une écoute musicale intra-utérine favorise l'intelligence et le développement.

Si ces théories sont encore discutables, nombre de femmes enceintes affirment sentir leur bébé bouger en rythme lorsqu'elles écoutent de la musique. Il paraît normal que votre enfant soit plus calme lorsque vous écoutez une musique douce et que vous êtes détendue et qu'il soit plus actif lorsque vous écoutez une musique entraînante et très rythmée. Il semblerait que les bébés s'apaisent à l'entente d'une musique que la mère écoutait pendant sa grossesse. Du coup, les bébés pleurent moins.

Que votre bébé bénéficie des bienfaits que vous procure la musique ou qu'il bouge en rythme, ne vous privez pas d'écouter votre musique préférée !

Les poumons de votre bébé arrivent progressivement à maturité alors que la barrière entre le système sanguin et ce qui va devenir des alvéoles est de plus en plus mince. Plus cette barrière est mince, mieux le transfert de l'oxygène et du gaz carbonique à l'intérieur et à l'extérieur du système sanguin du bébé s'effectue.

Tout au long de la grossesse, les poumons sont remplis de liquide et lorsque le fœtus fait des mouvements respiratoires, le liquide évacué des poumons est rejeté dans le liquide amniotique.

À la 23e SA, des cellules commencent à tapisser les bronchioles situées à l'intérieur de chaque poumon et à produire un surfactant. Cette substance joue un rôle primordial dans le fonctionnement des poumons car elle permet aux plus petits sacs remplis d'air de rester ouverts lorsque le nouveau-né inspire et expire de manière que le transfert d'oxygène et de gaz carbonique ne soit pas interrompu. À ce stade de la grossesse, les cellules qui produisent le surfactant ne sont pas encore totalement opérationnelles.

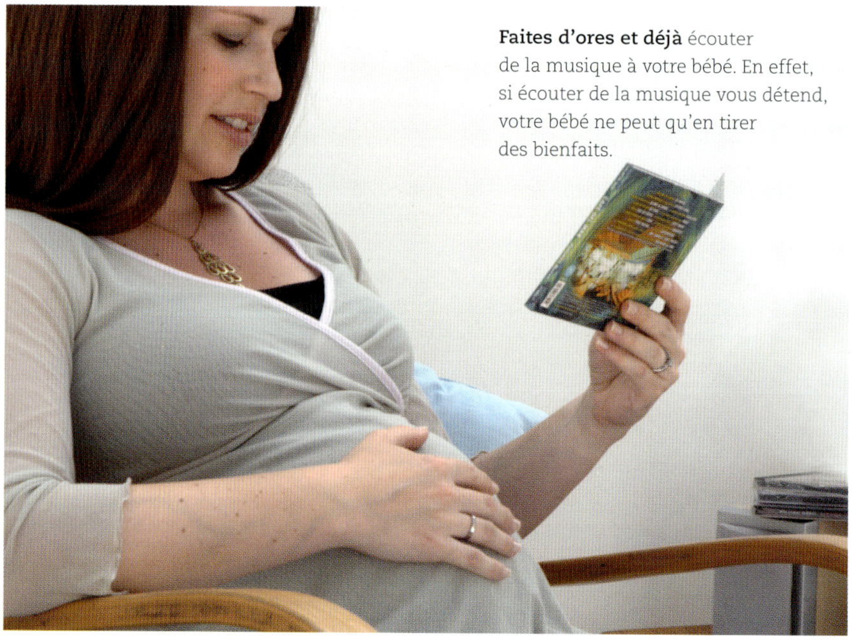

Faites d'ores et déjà écouter de la musique à votre bébé. En effet, si écouter de la musique vous détend, votre bébé ne peut qu'en tirer des bienfaits.

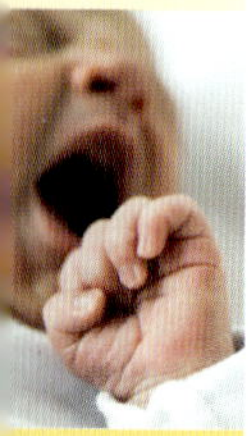

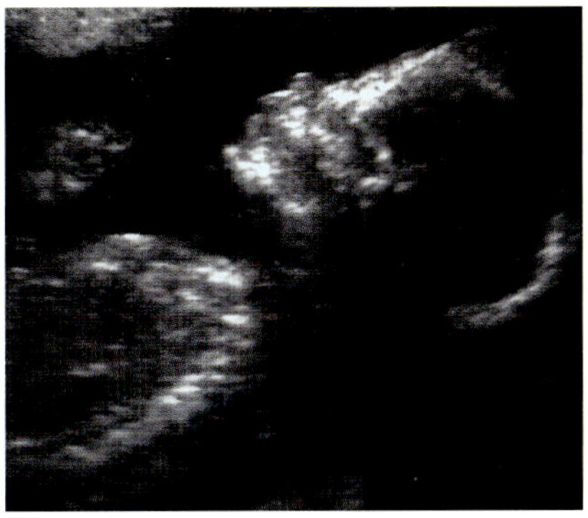

VOUS ÊTES À 24 SEMAINES EXACTEMENT

Encore 112 jours…

BÉBÉ AUJOURD'HUI

Au fil des semaines, le squelette de votre bébé se solidifie. Lors d'une échographie, les ondes se réfléchissent sur les os et provoquent des zones d'ombre comme le front sur le cliché ci-contre. Le cerveau est alors à peine visible.

Même si votre grossesse se déroule sereinement, veillez à garder les bonnes habitudes alimentaires que vous avez contractées.

Vous êtes enceinte depuis 6 mois et il y a de fortes chances que tout aille bien pour vous. Mais attention ! Ce n'est pas le moment de vous laisser aller. Même si votre bébé grandit et grossit comme il se doit, il est important de veiller à sa santé et à la vôtre en continuant à manger sainement et à prendre soin de vous.

Si vous n'avez encore rien changé dans vos habitudes, sachez qu'il n'est pas trop tard et que tout ce que vous mettrez en œuvre aujourd'hui vous sera bénéfique ainsi qu'à votre bébé.

Si vous étiez très sportive avant d'être enceinte, sachez que ce n'est pas parce que vous ne pouvez plus faire tous les exercices physiques auxquels vous étiez habituée que vous allez du jour au lendemain devenir inactive. Chaque jour, consacrez une vingtaine de minutes à une activité physique ne serait-ce que la marche et faites les exercices sollicitant les muscles du plancher pelvien (voir p. 69) ; une fois que votre bébé sera né, vous vous en féliciterez, et vous aurez moins de mal à vous remettre à faire de l'exercice.

BON À SAVOIR

Bien mettre sa ceinture de sécurité réduit de 70 % les risques de blessures fœtales.

Selon une étude récente, plus de la moitié des femmes enceintes ne mettent pas correctement leur ceinture de sécurité : ceinture trop haute sur l'abdomen ou en travers du torse au lieu d'être à plat sur l'épaule et entre les seins.

GROS PLAN SUR… LES PAPAS

Coucou, c'est papa !

N'ayez pas peur de parler à votre bébé. Il reconnaît les sons de basse fréquence, et notamment les voix masculines, avant même les sons plus aigus comme la voix de votre compagne. En conséquence, votre bébé a tout le temps de se familiariser avec le son de votre voix.

Une fois né, votre bébé reconnaîtra votre voix, ce qui l'apaisera lorsqu'il sera sous l'emprise d'un stress. Racontez-lui, par exemple, votre journée et lisez-lui souvent des histoires afin de tisser peu à peu des liens entre vous.

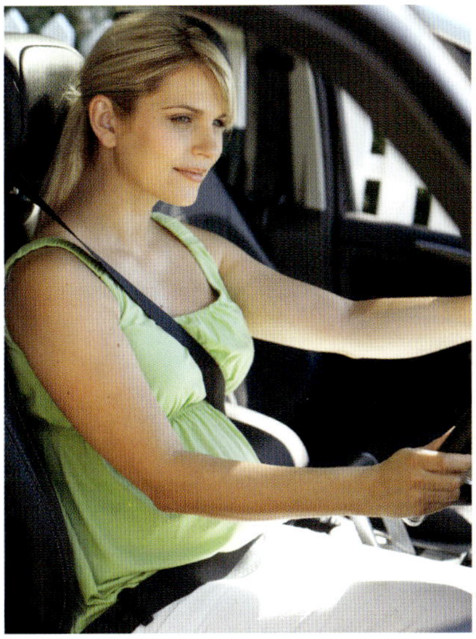

La partie haute de votre ceinture de sécurité doit passer entre vos seins et la partie basse doit être à plat sous votre ventre.

ATTACHER SA CEINTURE

Il n'est pas toujours simple de mettre une ceinture de sécurité lorsqu'on est enceinte mais c'est essentiel pour préserver votre sécurité. Voici comment bien positionner sa ceinture pour ne pas être gênée pendant votre temps de conduite.

- **Passez la ceinture de sécurité** sur vos épaules (comme avant) puis glissez-la entre vos seins (voir ci-contre).
- **Positionnez la partie la plus basse de la ceinture** sous votre ventre et à plat sur vos hanches (voir ci-contre).

Si vous devez freiner brutalement, votre bébé ne risque pas d'être blessé car il est protégé par le liquide amniotique et vos muscles utérins.

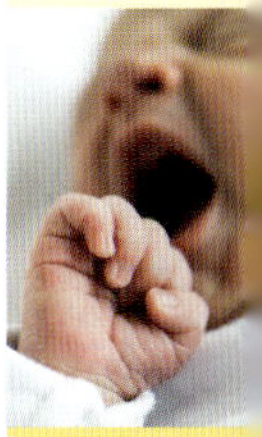

La 25e semaine

À LA FIN DU DEUXIÈME TRIMESTRE, VOUS COMMENCEZ PROBABLEMENT À VOUS INTERROGER SUR L'AVENIR.

Les prochains mois vont passer à vive allure et il est temps de régler toutes les questions pratiques, notamment la date à laquelle vous allez cesser votre activité professionnelle, et tout ce qui est lié à la naissance de votre bébé. Attendez-vous à ce que votre entourage, amis et famille, surveille avec intérêt votre ventre. Soyez patiente si l'on vous bombarde de conseils et de superstitions sur la grossesse et les accouchements.

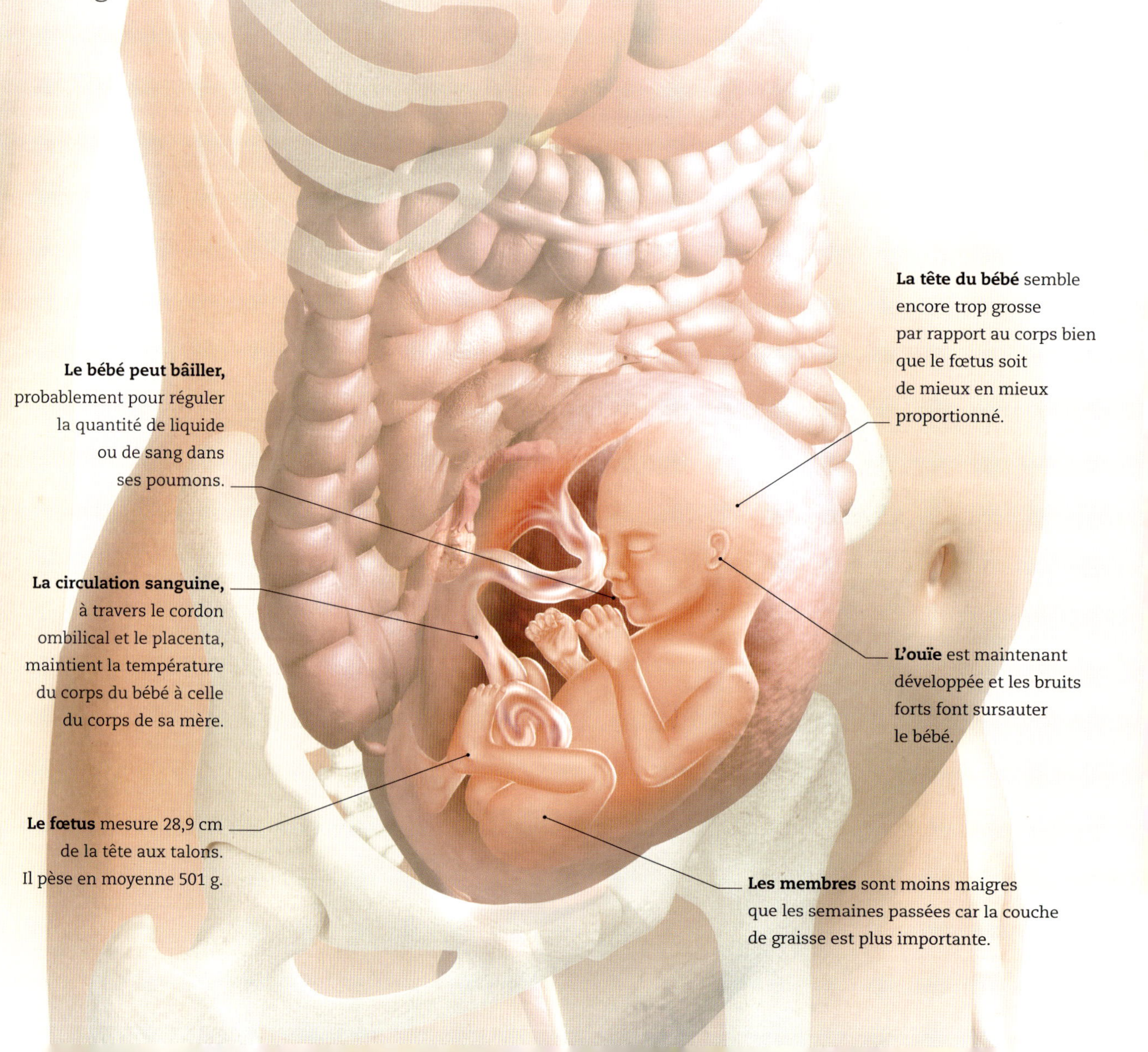

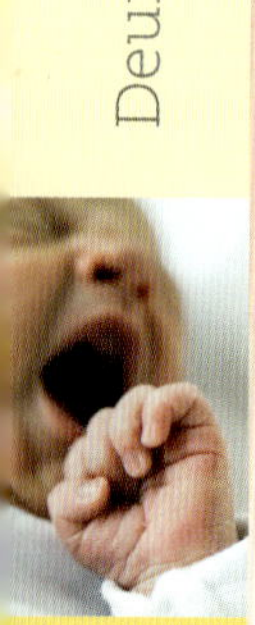

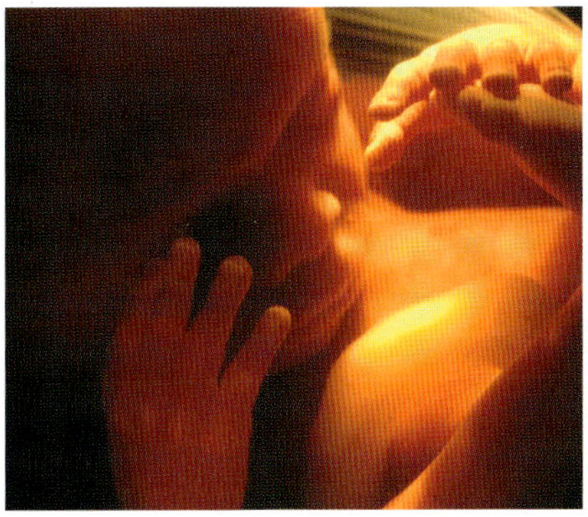

VOUS ÊTES À 24 SEMAINES ET 1 JOUR

Encore 111 jours...

BÉBÉ AUJOURD'HUI

À partir de maintenant, de la graisse brune se dépose sur la nuque, la poitrine et le dos du bébé, graisse qui à la naissance sera source de chaleur et d'énergie. Le fœtus ne contrôle pas encore sa température qui est maintenue par le placenta à un niveau idéal.

Préparez votre départ en congé maternité et étudiez les possibilités de prendre un congé parental si vous le désirez.

Informez votre employeur des dates de votre départ et de votre retour prévus, le jour de l'accouchement étant décompté comme le premier jour du congé postnatal. La loi autorise un congé de maternité de 16 semaines dont 6 semaines avant l'accouchement, qui est augmenté si vous avez déjà 2 enfants ou si vous attendez des jumeaux. Dans le Code du travail, le congé maternité équivaut aux congés payés ; la femme enceinte a donc les mêmes droits, et le calcul de l'ancienneté dans la société reste inchangé. (voir p. 348-349)

Un employeur qui refuse à une femme son droit au congé maternité se verra infliger une amende. Pour plus d'informations, consultez le site de la Caisse primaire d'assurance maladie (voir p. 480).

GROS PLAN SUR... VOTRE CORPS

Les vergetures

Si vous avez pris beaucoup de poids en peu de temps, des vergetures sont peut-être apparues sur votre peau. Après l'accouchement, les vergetures deviennent plus claires et s'atténuent au fil du temps. Les zones les plus sensibles sont les seins, le ventre, les hanches et les cuisses.

Les vergetures auraient une origine génétique et seraient plus fréquentes chez les femmes ayant un enfant tardivement, la peau étant alors moins élastique. S'il n'existe aucune recette miracle pour empêcher l'apparition des vergetures, une bonne hydratation de la peau est toutefois vivement recommandée, ainsi que la pratique régulière d'une activité physique et une alimentation saine et équilibrée.

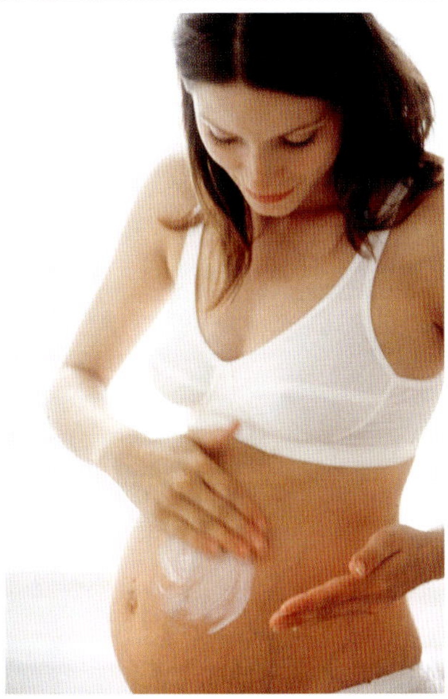

L'AVIS... DE LA SAGE-FEMME

Mon ventre est petit à ce stade de la grossesse. Qu'est-ce que cela veut dire ? Simplement que votre bébé est petit mais cela ne signifie pas pour autant qu'il y a un problème.

Une échographie permettra de vérifier que tout va bien. Parfois, un retard de croissance intra-utérin dû à un problème de placenta, influe sur la quantité d'oxygène et de nutriments qui arrive au fœtus. La croissance est ainsi plus lente. La pré-éclampsie (voir p. 474), le tabagisme, la consommation d'alcool ou de drogue peuvent également être à l'origine du retard.

BON À SAVOIR

Pour être indemnisée durant son congé maternité, il faut justifier de 10 mois d'assurance sociale.

L'indemnité journalière est égale au gain journalier de base. Ce dernier est en général calculé sur celui des trois derniers mois de travail précédent le congé maternité.

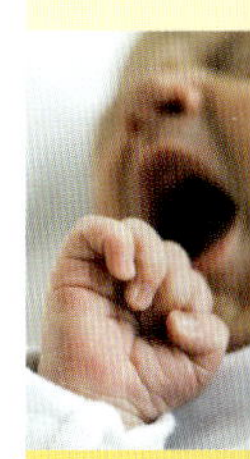

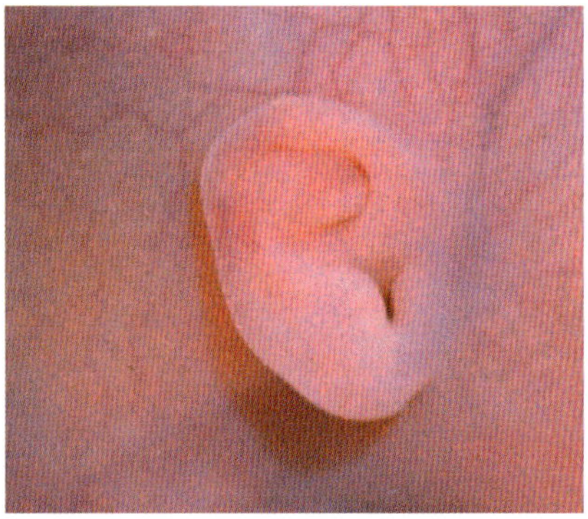

VOUS ÊTES À 24 SEMAINES ET 2 JOURS

Encore 110 jours…

BÉBÉ AUJOURD'HUI

Dans l'utérus, non seulement les oreilles du fœtus baignent dans un liquide mais en plus elles sont remplies de liquide, ce qui explique que le bébé ne perçoive que les sons de basse fréquence. Le fait de bâiller débouche les oreilles et l'on sait que le fœtus bâille beaucoup.

Vous êtes fatiguée et vous n'êtes pas la seule à bâiller. Pour preuve, depuis quelques semaines, votre bébé ne cesse aussi de le faire !

C'est bien connu : tous les fœtus bâillent même si nul ne peut précisément dire pourquoi. Les bâillements sont souvent accompagnés de haussements d'épaules ou d'étirements, soit exactement ce qui se passe lorsque vous êtes fatiguée. On a même vu des fœtus se frotter les yeux !

Le fœtus commence à bâiller vers la 15e semaine d'aménorrhée et ce phénomène s'accentue avec le temps. La fonction précise des bâillements est inconnue. Il semble peu probable que le fœtus soit fatigué, mais on sait que ceux qui sont anémiés bâillent plus que les autres. Selon une autre théorie, les bâillements aideraient les fœtus à réguler la quantité de liquide ou la circulation sanguine à l'intérieur de ses poumons. Une autre postule que les bâillements constitueraient un élément essentiel au bon développement pulmonaire du fœtus. Ils pourraient aussi tout simplement être des réflexes primitifs remontant à un stade antérieur dans l'évolution sans aucune valeur biologique en soi.

Quelle que soit la cause des bâillements, le fait qu'ils apparaissent très tôt dans la grossesse et qu'ils soient observés chez tous les mammifères dans l'utérus de leur mère laisserait à penser qu'ils jouent un rôle important mais encore inconnu dans le développement fœtal.

BON À SAVOIR

Les femmes de plus de 40 ans auraient 2 fois plus de chances d'avoir un bébé gaucher que les femmes plus jeunes.

C'est ce que révèle une étude canadienne. La cause pourrait être une grossesse et un accouchement souvent plus difficiles chez les mères plus âgés. En effet, des études ont aussi souligné un possible rapport entre le stress et la latéralité à gauche.

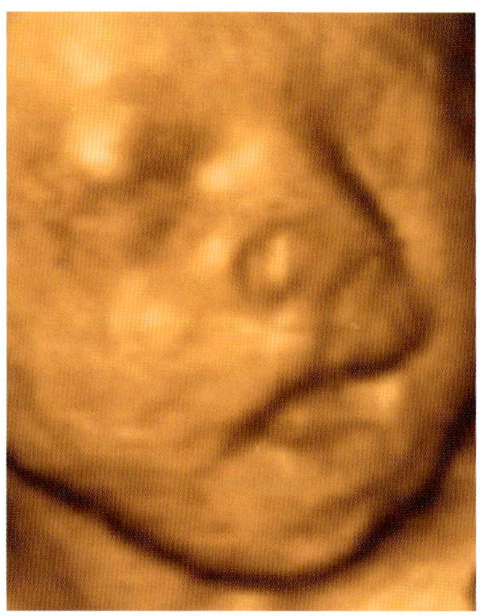

Nombre d'échographies en 3D montrent des bébés en train de bâiller, et ce pour le plus grand plaisir des futurs parents.

GROS PLAN SUR… VOTRE BÉBÉ

Écoute maman

La structure des oreilles de votre bébé est maintenant achevée et il perçoit clairement les sons. Le liquide amniotique est un excellent conducteur de sons, qu'il s'agisse des bruits que votre corps émet (votre respiration, les battements de votre cœur et vos borborygmes) ou des bruits venant de l'extérieur.

N'attendez pas qu'il soit né pour tisser des liens avec votre bébé : parlez-lui régulièrement. Selon plusieurs études scientifiques, les nouveau-nés reconnaissent la voix de leur mère et tournent la tête vers elle, même si d'autres femmes parlent en même temps qu'elle. Le fœtus perçoit les sons graves avant les sons plus aigus. Il est vite familiarisé avec la voix de sa mère parce que c'est celle qu'il entend le plus souvent ; de plus, cette voix lui parvient aussi de l'intérieur, et le corps est un très bon conducteur de sons et de vibrations.

Vous avez peut-être remarqué que votre bébé sursaute lorsqu'il y a un bruit fort, ce qui est également visible sur les échographies à partir de la 26e semaine d'aménorrhée.

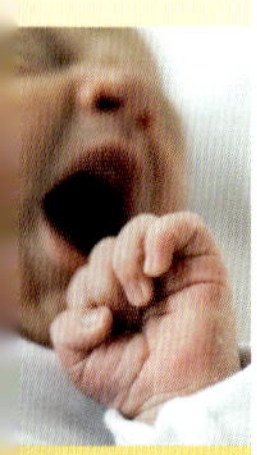

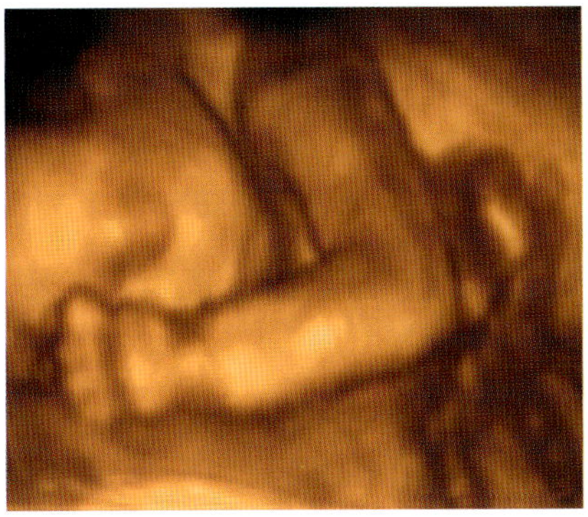

VOUS ÊTES À 24 SEMAINES ET 3 JOURS

Encore 109 jours…

BÉBÉ AUJOURD'HUI

Sur ce cliché, le bébé est allongé la tête en appui sur le placenta et la main à la hauteur du visage. Les yeux, qui sont encore fermés, ne s'ouvriront que dans quelques semaines. La main est détendue et les doigts sont légèrement repliés.

Au fur et à mesure que votre bébé se développe, votre corps est soumis à rude épreuve. Une bonne raison pour prendre soin de vous.

La grossesse doit être une période durant laquelle vous prenez le temps de vous occuper de vous et de votre corps. En effet, après l'accouchement, votre vie sera en grande partie consacrée à votre bébé.

Offrez-vous par exemple une journée dans un centre de remise en forme. Profitez-en pour nager, vous faire dorloter et bénéficier de soins dans un environnement calme et tranquille, propice à la relaxation. Vous pouvez aussi plus simplement vous faire plaisir chez vous. Faites couler un bain agrémenté de quelques gouttes d'huile essentielle (voir p. 163), allumez des bougies et détendez-vous. Demandez à votre conjoint de répondre au téléphone ou branchez le répondeur.

Les massages (voir p. 224) pratiqués par un professionnel ou par votre conjoint soulagent les douleurs et sont bénéfiques sur les plans physique et émotionnel. Une séance chez le pédicure vous fera également du bien. En effet, avec votre gros ventre, il vous est de plus en plus difficile de voir vos orteils et il est agréable que quelqu'un en prenne soin à votre place.

L'AVIS… DU MÉDECIN

Je n'ai pas senti mon bébé bouger depuis 4 heures. Dois-je m'inquiéter? Allongez-vous. Votre bébé a plus de chances d'être endormi lorsque vous êtes active. Mangez quelque chose de sucré. Essayez de l'inciter à bouger (voir p. 206).

Si vous ne le sentez toujours pas, appelez votre sage-femme ou médecin, dites-lui comment il bouge habituellement. Si nécessaire, vous serez examinée.

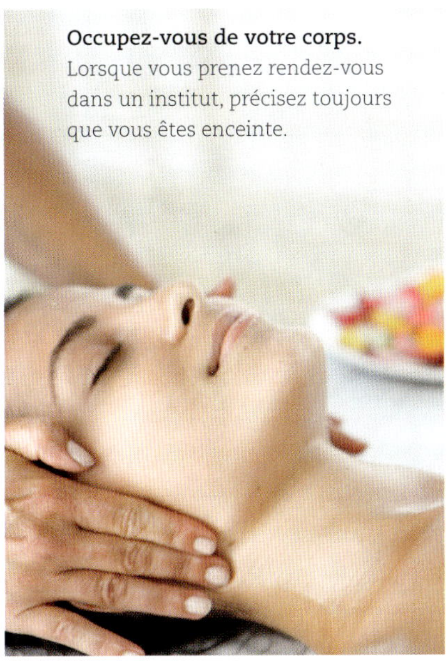

Occupez-vous de votre corps. Lorsque vous prenez rendez-vous dans un institut, précisez toujours que vous êtes enceinte.

LA STATION DEBOUT

Il vous est peut-être de plus en plus difficile de rester debout longtemps. La prise de poids modifie votre centre de gravité et les changements hormonaux peuvent faire enfler vos pieds et déclencher des douleurs (voir p. 225 et 446).

Pour minimiser ces inconvénients :

- **Portez des chaussures de sport** ayant une bonne cambrure afin de diminuer les tensions au niveau de la colonne vertébrale et éviter de développer une aponévrosite, inflammation douloureuse fréquemment localisée dans le pied, ce qui vous facilitera encore moins la vie.
- **Évitez de porter des chaussures à hauts talons,** qui sont non seulement peu confortables mais qui risquent aussi de vous faire perdre l'équilibre.
- **Assurez-vous que vos chaussures maintiennent parfaitement vos pieds** et si besoin est achetez-en une nouvelle paire. Il est fréquent que les pieds des femmes enceintes s'élargissent et ne retrouvent plus leur forme initiale.
- **Pratiquez régulièrement une activité physique** et évitez la station debout prolongée. Si vous ne pouvez pas faire autrement, accordez-vous régulièrement une pause.

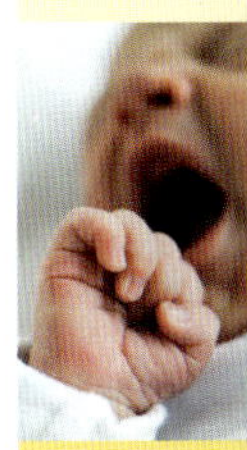

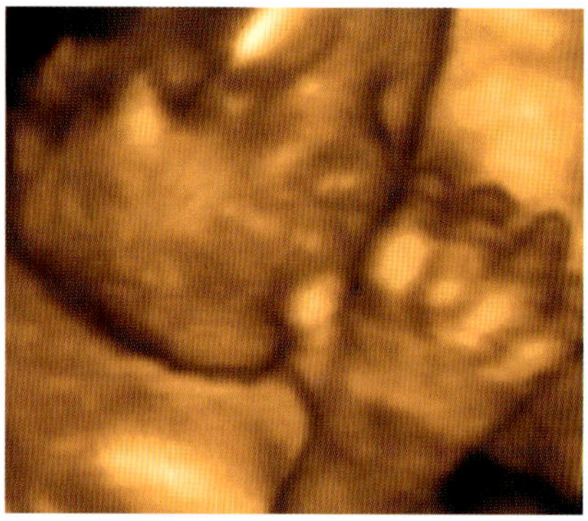

VOUS ÊTES À 24 SEMAINES ET 4 JOURS

Encore 108 jours...

BÉBÉ AUJOURD'HUI

Le bébé suce son pouce. La technique de l'échographie en 3D utilise des images prises en 2D et les associe les unes aux autres. Pour les échographies en 4D, on fait se succéder plusieurs images en 3D, ce qui donne une impression de mouvement.

Un mécanisme naturel de régulation de la température corporelle à l'intérieur de l'utérus garde bébé en permanence au chaud.

La température à l'intérieur de l'utérus est d'un tiers à un demi-degré celsius supérieure à la température corporelle de la mère. La température de votre corps étant parfaitement contrôlée, votre bébé n'a jamais froid. Depuis quelques jours, de la graisse brune s'accumule au niveau de son cou, de sa poitrine et de son dos. Après la naissance, cette graisse fournira à la fois de l'énergie et de la chaleur. Dans l'utérus, le bébé ne peut pas utiliser cette graisse comme source de chaleur. Il semble que la peau laisse s'échapper un peu de la température corporelle du bébé. Cette chaleur traverse la paroi utérine pour passer dans le liquide amniotique avant d'être évacuée par les tissus du corps de la mère. Cependant, la régulation de la température est principalement assurée par l'apport sanguin au placenta. Le placenta agit comme un échangeur de chaleur et garde le sang qui part du bébé dans les artères ombilicales à une température constante et égale à la température du sang oxygéné qui est acheminé vers le bébé par la veine ombilicale.

Après la naissance, la température du corps du bébé chute rapidement. Or le bébé n'est pas encore capable de frissonner et ne peut maintenir sa température constante. C'est pourquoi il est immédiatement posé sur le corps de sa mère, peau contre peau, avant d'être emmitouflé.

LES BONS EN-CAS

Au fur et à mesure que votre grossesse avance, vous aurez tendance à faire des petits repas plutôt que des gros et à prendre des en-cas.

Faites le plein de collations faciles à transporter et gardez-les dans une boîte hermétique. En voyage, emportez :

- Des graines ou des fruits à coque non salés.
- Des bretzels, des biscuits à l'avoine, des galettes de riz ou de maïs, des gressins.
- Des fruits secs, riches en fer. Essayez les pêches, les figues, les pruneaux, les raisins et les abricots. Prenez-les le moins sucré possible.
- Une pomme ou une clémentine.

Chez vous, faites des mini-repas rassasiants et riches en nutriments, avec des œufs, du fromage ou une soupe avec une tranche de pain grillé complet par exemple. À chaque en-cas, ajoutez un légume comme une carotte râpée, des bâtonnets de poivron ou de céleri, quelques tomates cerises ou du cresson.

Pour des collations saines plus faciles, ayez toujours un bol de fruits frais, des baies ou du raisin au frigo.

Qu'il soit à base de produits laitiers ou pas, un yaourt, ou équivalent, est un en-cas rapide et facile à digérer. Prenez-le sans sucre et ajoutez des morceaux de fruits frais, une poignée de muesli ou des fruits à coque. L'été, les yaourts glacés sont des en-cas très rafraîchissants.

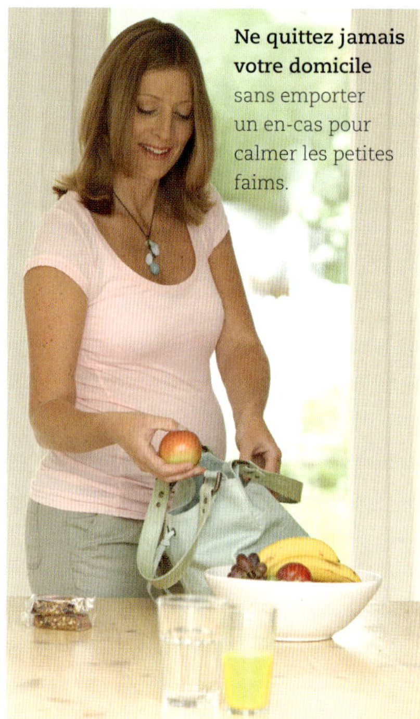

Ne quittez jamais votre domicile sans emporter un en-cas pour calmer les petites faims.

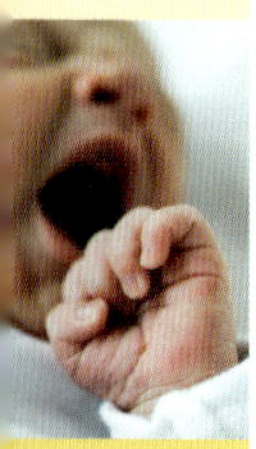

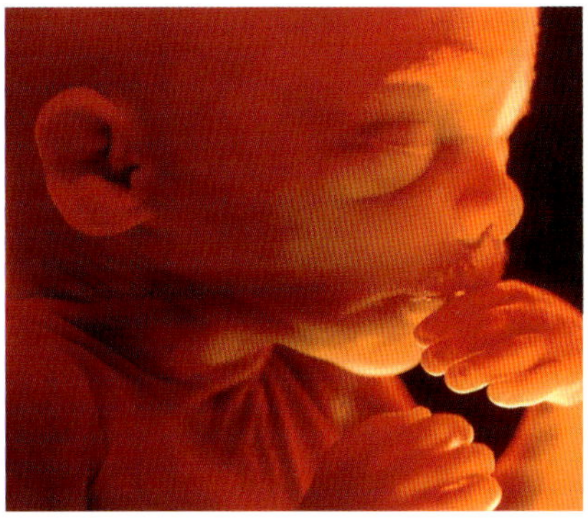

VOUS ÊTES À 24 SEMAINES ET 5 JOURS

Encore 107 jours...

BÉBÉ AUJOURD'HUI

Le bébé est légèrement de profil et la peau autour du cou est ridée ce qui, à ce stade de la grossesse, est normal. En effet, le fœtus grandit très vite alors que la graisse se stocke lentement, ce qui donne cette impression que le bébé porte un costume trop grand pour lui.

Après avoir mangé, vous avez parfois du mal à digérer. Voici quelques conseils pour rétablir un bon transit.

Vous avez bon appétit mais vous digérez mal. La progestérone favorise le relâchement des muscles du système digestif. La digestion est ralentie alors que les sphincters, muscles annulaires situés à chacune des extrémités de l'estomac, sont de moins en moins efficaces. Par conséquent, vous souffrez de brûlures d'estomac. Par ailleurs, plus les semaines passent, plus votre bébé grossit et appuie sur votre estomac, diminuant ainsi l'espace nécessaire pour digérer les aliments.

Pour faciliter la digestion, mangez peu, souvent et lentement, ne dînez pas trop tard et évitez la nourriture grasse et épicée. Ne prenez pas de traitement sans demander conseil à votre médecin ou à votre pharmacien.

Essayez des remèdes naturels comme la menthe poivrée, sèche ou fraîche, très efficace. Le menthol qu'elle contient relâche les muscles de l'appareil digestif. En raison de son effet carminatif, c'est une solution efficace contre les gaz, les nausées et les troubles de la digestion. Buvez une infusion de menthe poivrée ou sucez des bonbons à la menthe, en particulier après un repas copieux.

L'AVIS... DU NUTRITIONNISTE

Comment soulager la constipation ? Augmentez votre apport en fibres en mangeant des céréales pour petit-déjeuner, du pain complet ou un porridge à l'avoine. Mangez des légumineuses comme les lentilles.

Intégrez chaque jour des céréales complètes, des légumes et des fruits à votre alimentation. Les pruneaux contiennent des fibres mais aussi du sorbitol, un laxatif naturel.

Les fibres gonflent les selles, mais il vous faudra boire beaucoup d'eau pour les éliminer facilement. Enfin, n'oubliez pas que l'activité physique est aussi un atout. N'hésitez pas à demander conseil à votre médecin ou sage-femme. Environ un tiers des femmes enceintes souffrent de constipation, autant dire qu'ils connaissent le problème.

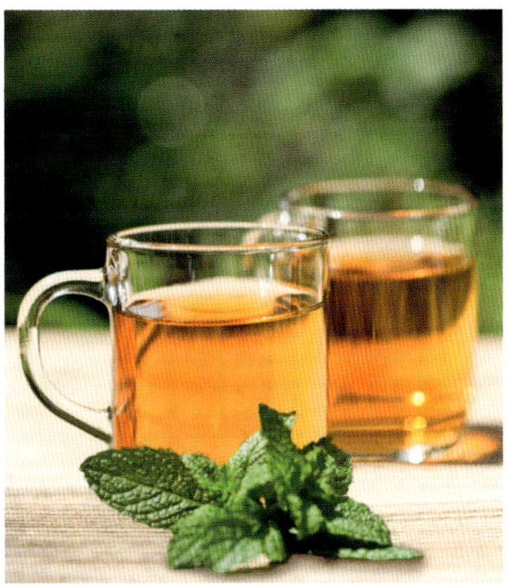

Laissez infuser des feuilles de menthe poivrée fraîches ou séchées dans de l'eau chaude et buvez une tasse après chaque repas.

GROS PLAN SUR... LES PAPAS

Le congé paternité

Le congé paternité est consenti par le Code du travail depuis 2002. Il est accordé aux salariés, mais aussi aux travailleurs indépendants, aux chefs d'entreprise et aux chômeurs. Il accorde 11 jours de congés consécutifs indemnisés dans les 4 mois suivant la naissance du bébé et peut être ou non cumulé avec les 3 jours d'absence accordés pour la naissance. Pour plus d'informations, consultez le site de la Caisse primaire d'assurance maladie (voir p. 480).

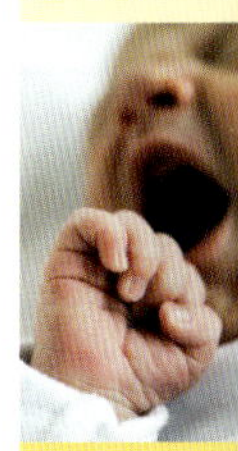

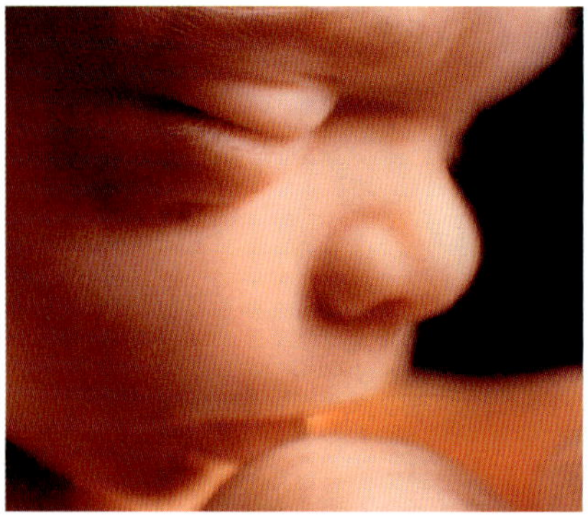

VOUS ÊTES À 24 SEMAINES ET 6 JOURS

Encore 106 jours…

BÉBÉ AUJOURD'HUI

Le nez est parfaitement dessiné et le fœtus qui, jusque-là se contentait d'avaler le liquide amniotique, est maintenant capable d'inspirer et d'expirer par chaque narine. Comme les adultes, une narine est toujours plus fortement sollicitée que l'autre.

Les proportions du corps de votre bébé se rapprochent de plus en plus de celles qu'il aura à la naissance.

Jusqu'au 3e mois, la tête était presque aussi grosse que le reste du corps ; maintenant, la tête, le tronc et les jambes sont proportionnés. Pourtant, comparée à la tête d'un adulte, la tête de votre bébé à la naissance vous paraîtra certainement très grosse par rapport au reste du corps : en réalité, elle équivaut à un quart de la longueur totale du corps.

Bien qu'encore très maigre, votre bébé commence à stocker des graisses. Jusque vers la 14e semaine, presque tous les bébés font la même taille et le même poids et ce n'est qu'à partir de maintenant que le patrimoine génétique et les conditions environnementales vont faire la différence.

De ce fait, il est plus difficile après la 24e semaine de se fier aux échographies pour définir la date présumée de gestation et le terme. En effet, comme nous l'avons vu précédemment (voir p. 138), c'est soit entre la 12e et la 13e SA – lorsque le fœtus est mesuré de la tête au coccyx –, ou lors de l'échographie du deuxième trimestre, entre la 22e et la 24e SA, quand le tour de la tête et de l'abdomen et la longueur fémorale sont mesurés (voir p. 214-215), que l'échographiste peut donner la datation la plus précise.

Si, pour une raison ou une autre, vous n'avez pas encore passé la deuxième échographie, il est encore temps de le faire cette semaine. À cette occasion, les organes du bébé seront attentivement examinés, notamment les cavités cardiaques et les reins.

TOUT EST DANS LE VENTRE

On dit en général que si vous portez votre bébé bas, vous aurez un garçon et que si vous le portez haut, il s'agit d'une fille. Or, tout dépend en fait de votre ceinture abdominale, de la tonicité des muscles utérins et de la position du bébé.

Voici quelques-unes des autres idées reçues qui, prétendument, permettent de deviner le sexe de votre enfant : vous avez grossi du visage, vous attendez une fille ; votre sein droit est plus gros que votre sein gauche, vous donnerez naissance à un garçon ; votre conjoint grossit, vous aurez une fille !

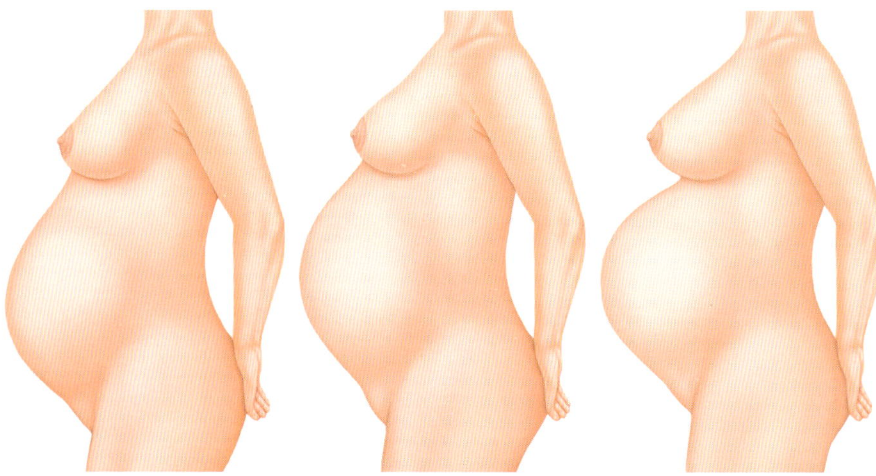

Femme portant son bébé bas.

Femme portant son bébé haut.

Femme portant son bébé en avant.

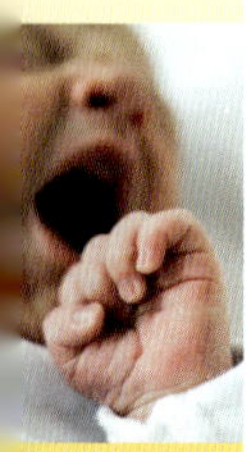

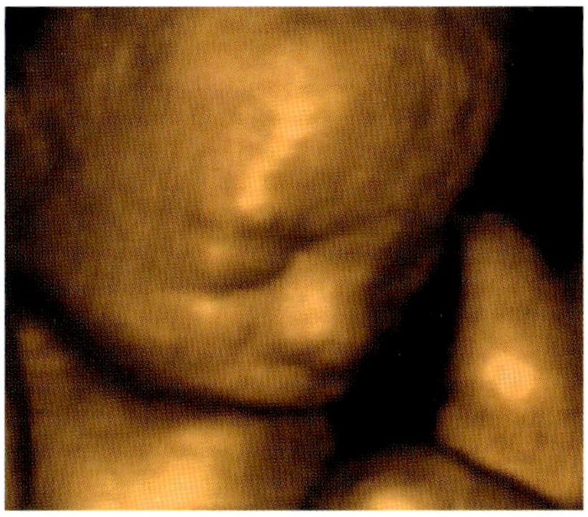

VOUS ÊTES À 25 SEMAINES EXACTEMENT

Encore 105 jours…

BÉBÉ AUJOURD'HUI

Sur le cliché ci-contre, le bébé a la tête penchée en avant. Son bras droit est fléchi au niveau du coude et passe devant son cou, alors que son bras gauche, dans la partie ombrée, est à peine visible. La pointe d'un genou apparaît juste sous l'avant-bras droit.

Attendez-vous à ce que l'on vous raconte des histoires d'accouchement qu'il serait préférable de taire…

NE PAS OUBLIER

Les accompagnants à la naissance

Vous aurez sans doute besoin d'être soutenue le jour J. Il est donc grand temps de voir à qui vous pourriez faire appel.

- **Des études prouvent** que les femmes qui sont soutenues lorsqu'elles accouchent ont moins recours à une péridurale (p. 404-405), à un accouchement assisté médicalement (voir p. 436-437), ou à une césarienne, et accouchent généralement plus rapidement.
- **Les femmes soutenues par leur conjoint** franchissent plus facilement le cap de la maternité, l'allaitement au sein se fait généralement plus rapidement et elles souffrent moins de dépression postnatale.
- **La personne qui vous accompagnera en salle de naissance ne sera pas nécessairement votre conjoint ou votre compagnon,** mais une amie proche elle-même déjà mère de famille, voire une sœur ou votre maman. Vous ne pouvez généralement pas être accompagnée par plusieurs personnes.

C'est un fait établi : toutes les mères de famille aiment raconter aux femmes enceintes le déroulement de la naissance de leur bébé à grand renfort de détails. Attendez-vous à ce que des personnes inconnues vous racontent des faits peu rassurants !

Tout part d'une bonne intention : vous « prévenir » et vous dire ce qu'est « réellement » un accouchement, en un mot, vous expliquer ce que vous devez faire ou ne pas faire comme demander une péridurale pour ne pas souffrir le martyre. Mais attention ! chaque femme est unique et il n'y a pas deux accouchements identiques. Quoi qu'on vous raconte, respectez votre plan de naissance. Nul ne peut, à ce jour, prédire si vous accoucherez rapidement et sans souffrir ou, au contraire, si l'accouchement sera long et douloureux. La seule chose que vous puissiez faire aujourd'hui, c'est de donner rendez-vous à ces interlocutrices dans quelques semaines afin de leur raconter comment s'est déroulé votre accouchement.

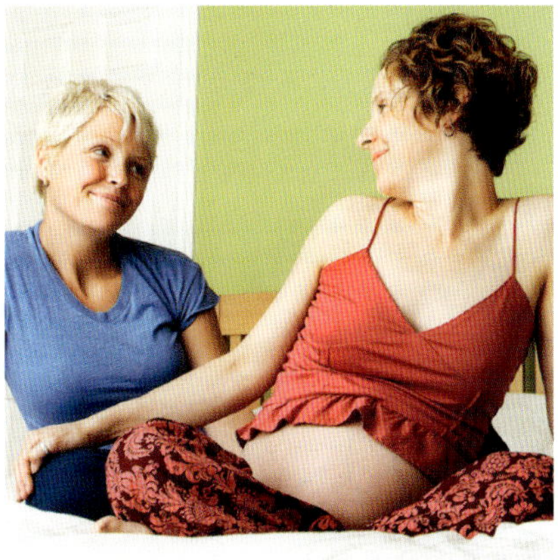

Avoir une amie ou un membre de votre famille à vos côtés lorsque les premiers signes du travail apparaîtront vous sera d'un grand réconfort et rassurera votre conjoint.

LE RÔLE DES ACCOMPAGNANTES

Les accompagnantes à la naissance, ou doulas, sont des femmes qui soutiennent les futures mamans sur le plan émotionnel ainsi que sur le plan physique avant, pendant et après l'accouchement. Très présentes outre-Atlantique, mais encore rares en France, les doulas ne sont pas des médecins ou des sages-femmes, mais peuvent servir d'intermédiaire entre le couple et l'équipe médicale. Leur rôle est de soutenir la femme enceinte, notamment dans la préparation à l'accouchement et à la gestion de la douleur. Leur fonction ne s'arrête souvent pas à la naissance et elles prodiguent conseils et assistance sur l'allaitement et les soins à donner au nouveau-né.

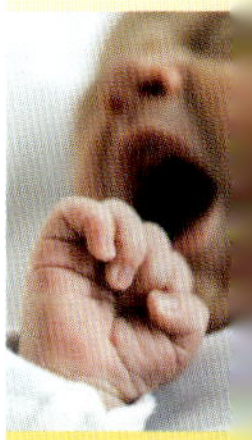

Troisième trimestre : la dernière ligne droite

SEMAINE	26	27	28	29	30	31	32

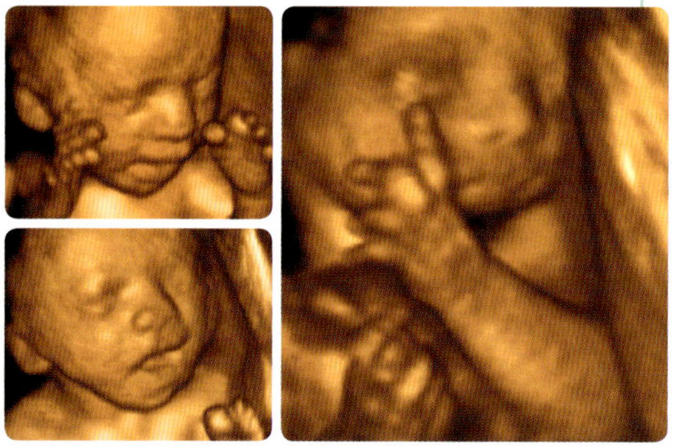

Un être nouveau apparaît. Votre bébé est un individu à part entière. Ses organes sont presque en état de fonctionner, mais il aurait encore besoin d'une assistance médicale s'il venait à naître maintenant.

Entre la 26e et la 40e semaine, votre bébé va grossir de 2,5 kg et grandir de 20 cm.

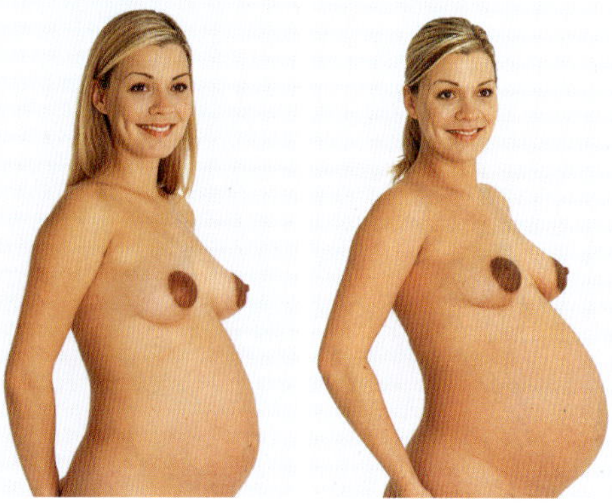

Le troisième trimestre Votre bébé remplit tout l'utérus et pousse sur les côtes inférieures.
Vous êtes prête pour la naissance Votre ventre est énorme, et vous, fatiguée, essoufflée, et excitée.

La mesure de l'abdomen permet d'évaluer le développement du bébé. D'autres tests répondront à toutes les inquiétudes.

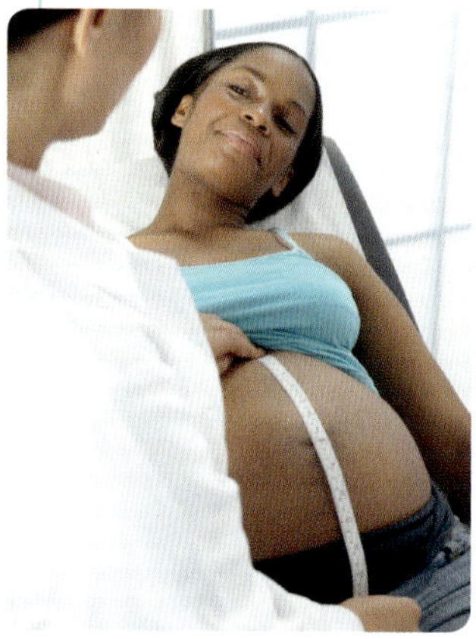

Un nouveau dans la famille Faites participer vos enfants à l'arrivée du bébé pour le choix des vêtements et du prénom.

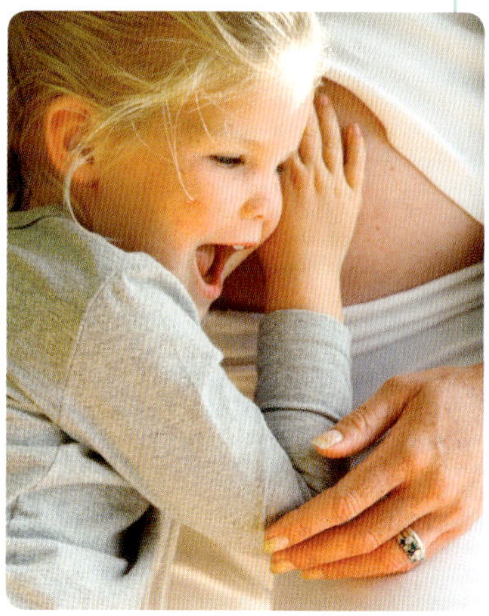

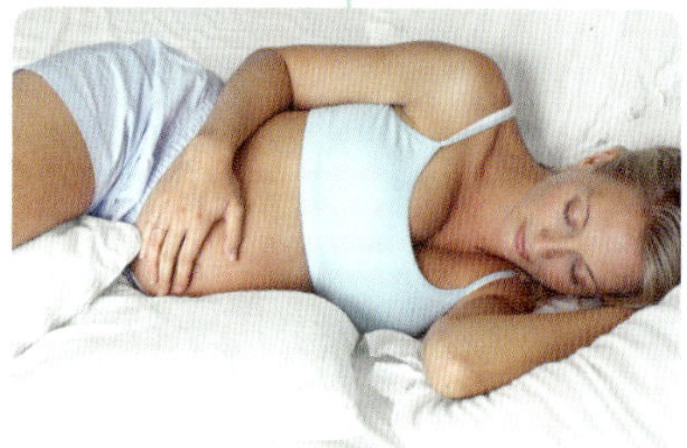

Un sommeil confortable Soulagez-vous du poids de votre ventre avec des d'oreillers pour vous caler dans le lit.

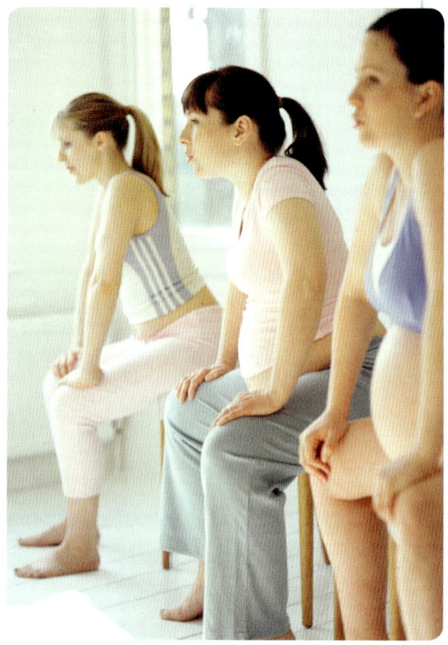

Les cours de préparation à l'accouchement vous aideront à vous préparer mentalement et physiquement à la naissance qui approche, et à vous sentir plus sûre de vous.

C'est la dernière ligne droite, vous ne pensez plus qu'à la naissance de votre bébé.

33 | 34 | 35 | 36 | 37 | 38 | 39 | 40

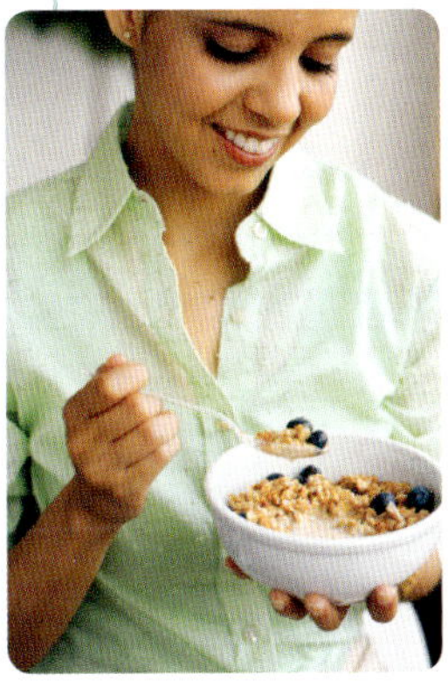

Les fibres vous font du bien Un apport adéquat est très important en fin de grossesse où une digestion paresseuse aggrave les risques de constipation.

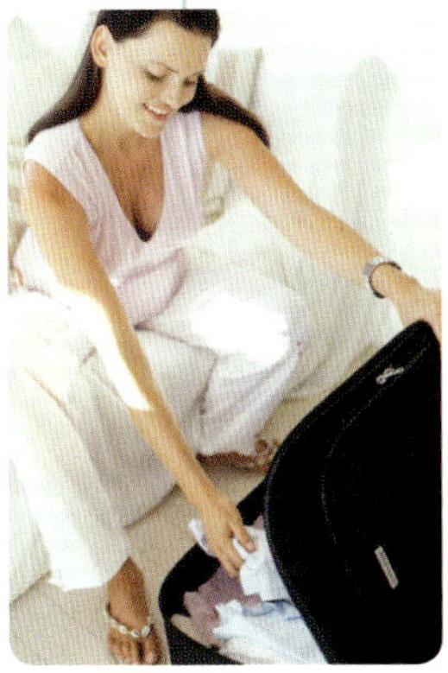

Enfin prête Le jour J est proche. Si vous accouchez à l'hôpital, préparez vos bagages à l'avance pour éviter tout stress inutile.

À l'approche du terme, vous allez vous émerveiller sur la taille de votre ventre.

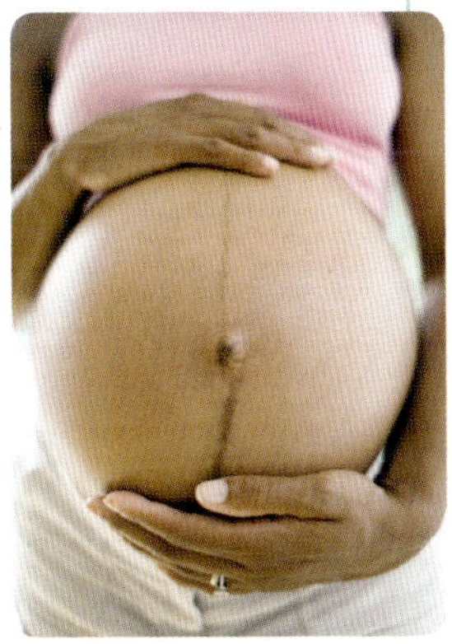

Le saviez-vous? À 38 semaines, le rôle du placenta est presque terminé, il vieillit.

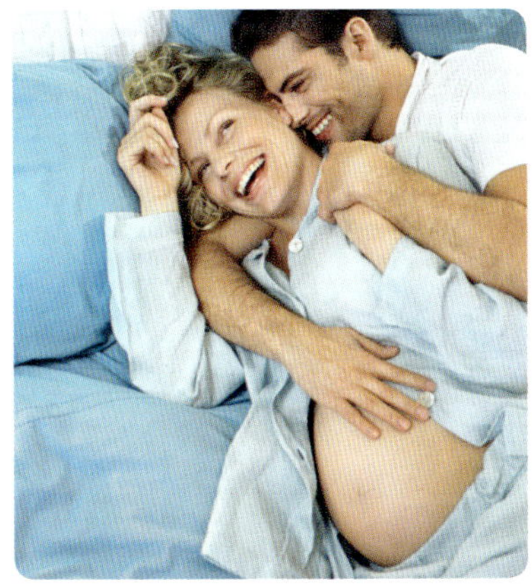

Déclencher l'accouchement Si vous avez atteint la 40e semaine sans signe de début de travail, vous allez penser à des moyens de le déclencher. Pourquoi pas en faisant l'amour.

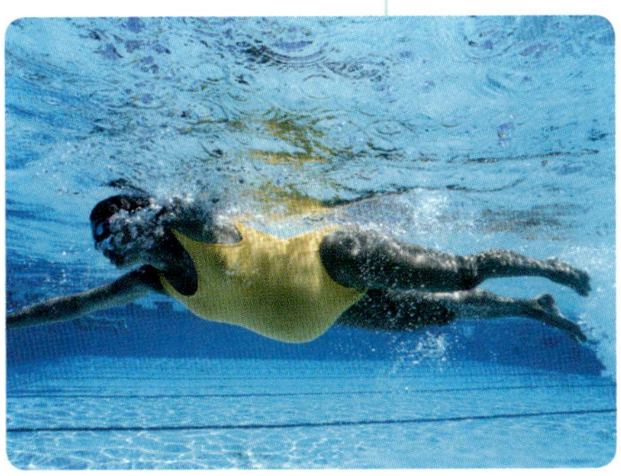

Supporter son poids Continuez de nager aussi longtemps que possible, car l'eau vous libère de votre poids supplémentaire.

À la 38e semaine Votre bébé est à l'étroit pour bouger et pour donner des coups de pied, mais vous le sentez toujours bouger. Continuez à vous intéresser à ses mouvements.

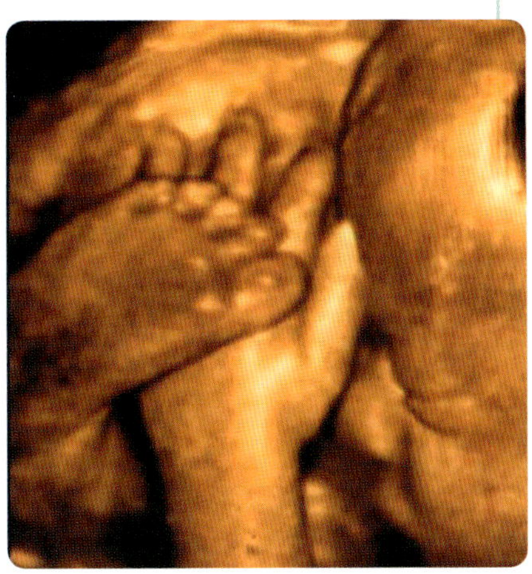

Le saviez-vous? À 33 semaines, votre bébé grossit rapidement et commence à ressembler à un nouveau-né.

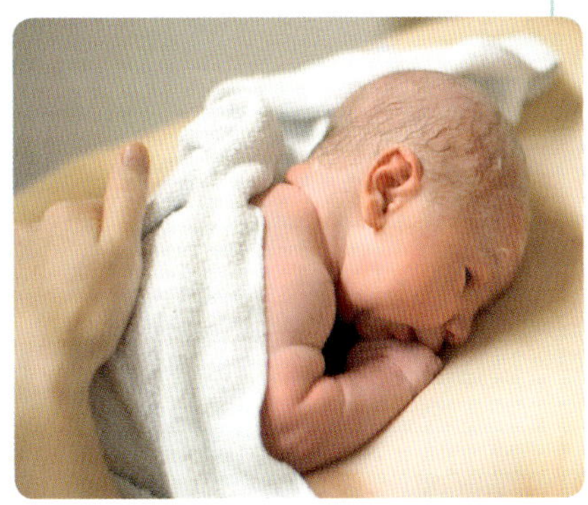

Bonjour bébé Enfin là! Cela valait la peine d'attendre! Un contact physique immédiat avec la mère est bénéfique au nouveau-né.

La 26e semaine

CE TRIMESTRE, VOUS ALLEZ LITTÉRALEMENT SENTIR LE POIDS DE LA GROSSESSE.

C'est votre dernier tour de piste, et votre gros ventre n'a pas fini de se développer. Votre bébé va bouger avec plus de vigueur et réagir aux bruits et à la musique. Ses neurones commencent à se connecter et sa coordination s'améliore. Poursuivez jusqu'au bout les cours de préparation à l'accouchement pour le plaisir, faire des rencontres et collecter des informations.

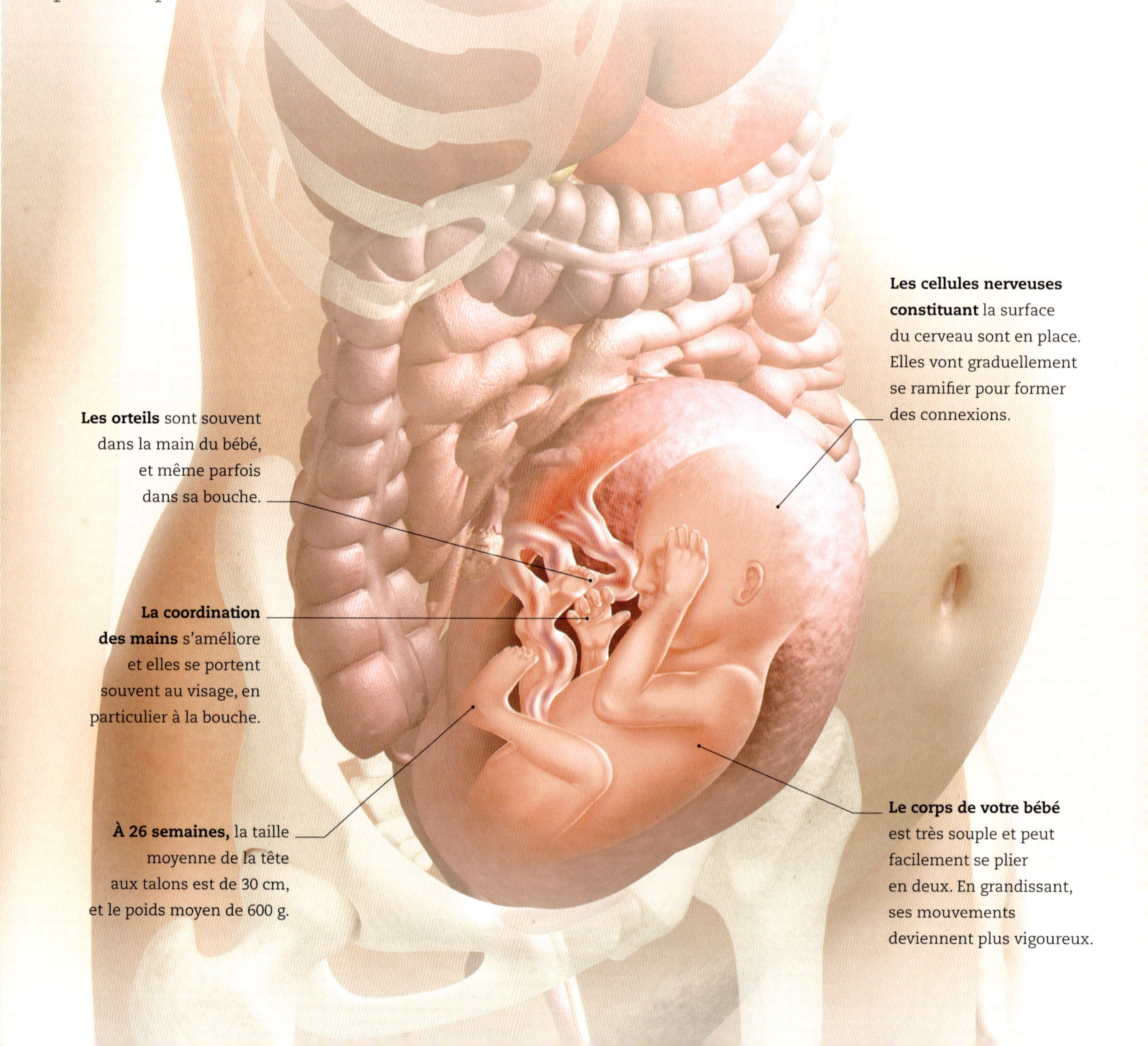

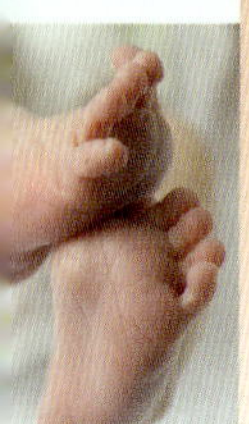

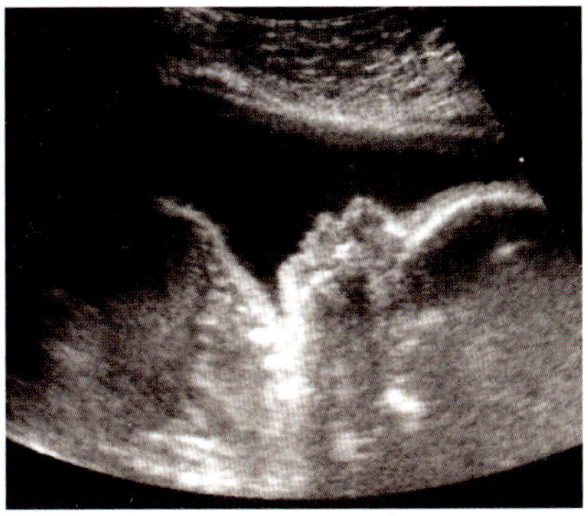

VOUS ÊTES À 25 SEMAINES ET 1 JOUR

Encore 104 jours…

BÉBÉ AUJOURD'HUI

Ici, le bébé regarde vers le haut. Son profil se dessine de plus en plus finement avec le nez, les lèvres et le menton clairement visibles. Le cou est encore court et, comme le montre l'image, la tête assez proche de la poitrine.

Vos cours de préparation à l'accouchement sont aussi l'occasion de vous informer sur la nouvelle vie qui vous attend avec un bébé.

Après vous être inscrite vers la 18e SA, vous allez maintenant commencer à assister aux cours de préparation à l'accouchement dispensés par les hôpitaux ou les sages-femmes libérales, dans leur cabinet ou chez vous. Le but de ces cours est de vous informer sur la grossesse, l'accouchement et les premières semaines qui suivent la venue au monde de votre bébé. Vous y apprendrez par exemple les techniques de relaxation, de respiration, et les différents moyens de soulager la douleur. Vous recevrez des conseils sur le nécessaire à acheter pour le bébé et sur des aspects importants après la naissance tels que l'allaitement, le sommeil et le change. Les gens sont généralement très motivés, avides de comprendre comment les choses vont se passer, et contents de rencontrer d'autres personnes qui vivent la même expérience qu'eux, car ces sessions ne servent pas seulement à collecter des informations mais également à faire de nouvelles rencontres, ce qui n'est pas facile pour tout le monde. Mais en tant que futurs parents, vous trouverez certainement des sujets de conversation communs. Le simple fait de parler de vos symptômes et de vos craintes vous rassurera, en particulier si vos interlocuteurs vivent la même expérience. Il est très rassurant de voir que vous n'êtes pas la seule à traverser certaines émotions. Les amis que vous vous ferez dans ces cours constitueront un groupe de soutien qui vous sera d'une aide précieuse après l'accouchement.

GROS PLAN SUR… VOTRE CORPS

Les douleurs costales

Au fur et à mesure que l'utérus se dilate, la cage thoracique est comprimée vers l'extérieur, ce qui peut provoquer une certaine gêne, plus probable si vous présentez une faible ossature ou que vous attendez des jumeaux. Cela peut être pire si votre bébé donne des coups de pied ou passe beaucoup de temps en position de siège où sa tête appuie sur le diaphragme et la cage thoracique. La position assise, où les organes internes sont encore plus comprimés, peut aggraver la douleur.

En cas d'activité sédentaire, levez-vous et marchez aussi souvent que possible. Si vous êtes contrainte de rester assise longtemps, ajustez votre position jusqu'à ce que vous en trouviez une confortable.

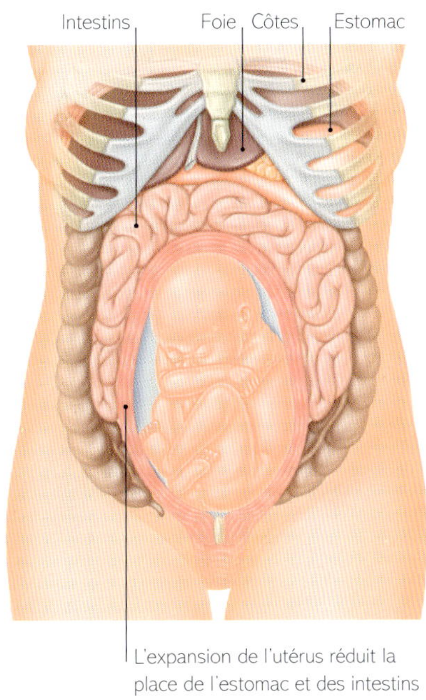

L'expansion de l'utérus réduit la place de l'estomac et des intestins

L'AVIS… DU MÉDECIN

Je pense avoir attrapé une infection vaginale. Peut-elle affecter le bébé ? Une infection vaginale risque peu d'affecter votre bébé car le bouchon muqueux situé au niveau du col de l'utérus est une barrière efficace. Vous pouvez ressentir les symptômes suivants : démangeaisons, irritations et pertes nauséabondes. Votre médecin vous prescrira un traitement.

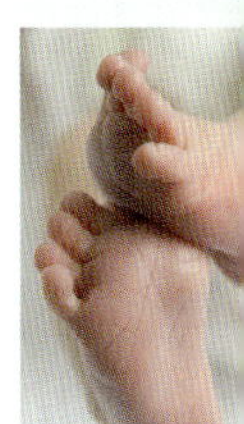

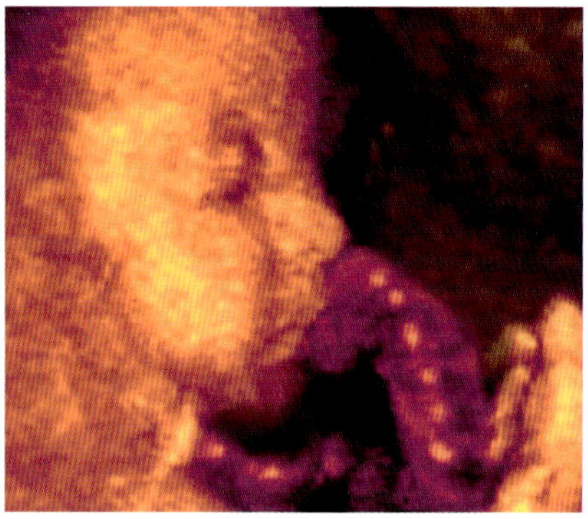

VOUS ÊTES À 25 SEMAINES ET 2 JOURS

Encore 103 jours…

BÉBÉ AUJOURD'HUI

Cette image en 3D montre le profil du bébé. Le cordon ombilical passe derrière la tête en arrière-plan, et les paupières sont toujours fermées. Des réserves de graisse donnent maintenant au visage une forme plus arrondie.

Deux minuscules glandes contrôlent à présent la croissance du bébé, et lui permettront de supporter le stress de sa vie à venir.

D'une taille proportionnelle à celle du corps, les glandes surrénales de votre bébé sont 20 fois plus grosses que les vôtres et sont situées au pôle supérieur de chaque rein. De forme grossièrement triangulaire, elles possèdent une couche externe, ou cortex, qui produit des hormones stéroïdiennes comme le cortisol, et une couche interne ou médullaire. L'adrénaline, et la noradrénaline qui lui est apparentée, sont sécrétées par la zone médullaire en réponse au stress. L'adrénaline prépare le corps à faire face ou à fuir, en améliorant la disponibilité du glucose et en augmentant les pulsations cardiaques et la tension artérielle. Ces réactions d'adaptation vitales vont permettre au bébé de maintenir un environnement stable à l'intérieur de l'utérus, et le préparent au stress de sa vie future extérieure. C'est pourtant le cortex externe qui manifeste le plus d'activité pour produire trois sortes d'hormones destinées à coordonner le développement du bébé : les minéralocorticoïdes qui régulent l'équilibre en sel, les glucocorticoïdes qui aident à réguler la disponibilité en sucres, en graisses, et en acides aminés dans le sang, et les androgènes, hormones sexuelles mâles, telles que la testostérone. C'est le cortex qui est responsable de la grande taille des glandes surrénales du bébé ; ces dernières diminueront rapidement de volume au cours des deux premières semaines qui suivront la naissance.

L'AVIS… DU MÉDECIN

J'ai découvert des grosseurs dans mes seins. Dois-je m'en inquiéter? Les grosseurs dans les seins peuvent être normales pendant la grossesse, en particulier au troisième trimestre où la poitrine se prépare à nourrir le bébé. Elles sont en général molles et peuvent se déplacer, mais parlez-en à votre médecin qui confirmera si elles sont bien en relation avec la grossesse.

GROS PLAN SUR… LES JUMEAUX

À quel point les jumeaux sont-ils semblables ?

Les jumeaux issus d'un même œuf ont le même ADN et sont des clones naturels qui se ressembleront beaucoup : ils auront la même couleur de cheveux, d'yeux et de peau, ainsi que le même groupe sanguin et tissulaire.

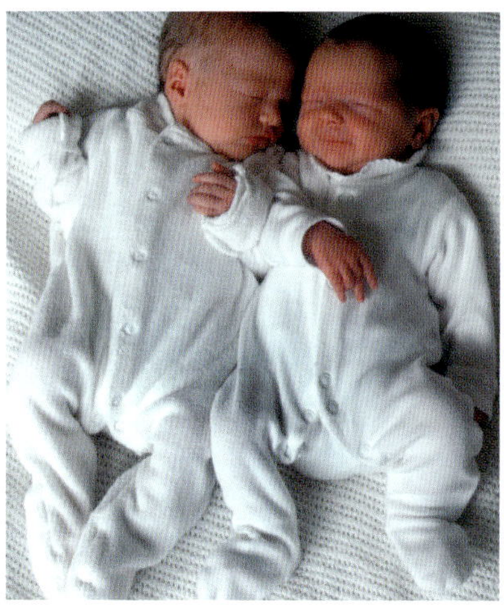

Cependant, l'environnement n'est jamais tout à fait le même pour chaque bébé, même avant la naissance. De légères différences dans la circulation sanguine et de position dans l'utérus peuvent avoir de profonds effets.

- **Ils peuvent présenter des différences** de poids, de taille et de forme de la tête.
- **Chaque jumeau a des empreintes digitales** et un motif de l'iris uniques.
- **Les vrais jumeaux** peuvent manifester des personnalités différentes, en partie du fait de dissemblances subtiles dans leur très proche environnement.

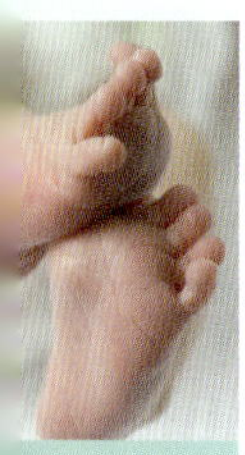

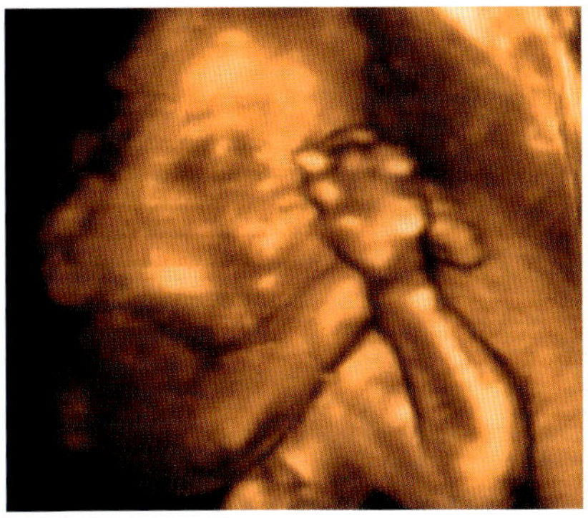

VOUS ÊTES À 25 SEMAINES ET 3 JOURS

Encore 102 jours...

BÉBÉ AUJOURD'HUI

Ce bébé a les mains devant le visage. En haut à droite, on aperçoit la paroi interne de l'utérus. L'ombre de l'image donne l'impression de cheveux, mais, même s'il y en avait à ce stade, les ultrasons ne permettent pas une précision suffisante pour les révéler.

Assister ensemble aux sessions prénatales est un bon moyen pour votre compagnon de rester étroitement impliqué dans votre grossesse.

Tous les futurs papas ne sont pas motivés par les cours de préparation à l'accouchement qui peuvent les mettre mal à l'aise. Si votre compagnon est réticent, expliquez-lui le but de ces formations et pourquoi sa présence est importante pour vous. Vous pouvez lui dire que vous aimeriez qu'il soit informé du déroulement de l'accouchement pour qu'il ne soit pas inquiet le jour venu. Il pourrait trouver utile de discuter avec d'autres hommes qui ont suivi ces formations lorsqu'ils étaient eux-mêmes de futurs papas. Certaines sessions regroupent parfois hommes et femmes en même temps, alors que d'autres sont destinées uniquement aux femmes, par exemple pour les techniques de respiration, pendant lesquelles les hommes sont réunis à part pour partager leurs inquiétudes. Si ce travail supplémentaire représente un problème pour votre compagnon, demandez la liste des sujets abordés chaque semaine et sélectionnez ensemble ceux qui vous paraissent les plus pertinents. Si votre compagnon est bien informé, il sera plus impliqué dans votre grossesse et plus confiant dans sa capacité à vous soutenir pendant l'accouchement.

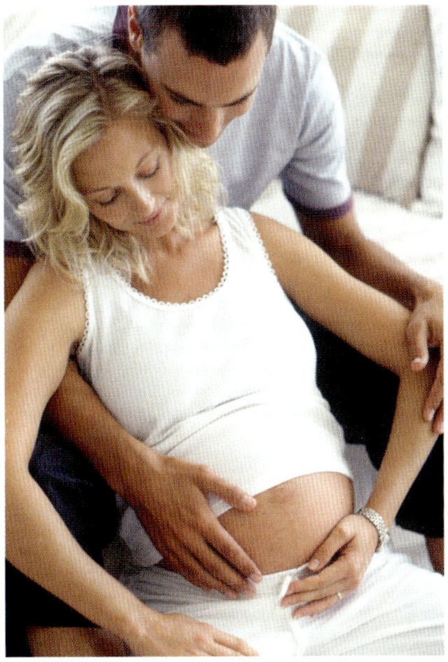

Ce que vous apprenez pendant les sessions prénatales va renforcer vos liens. Restez proches l'un de l'autre à la maison, et passez du temps ensemble à sentir votre bébé bouger.

NE PAS OUBLIER

Vos droits pendant la grossesse

Pour bénéficier de la protection sociale et des congés :

- **Envoyez votre certificat médical de grossesse** avec accusé de réception à votre employeur en l'informant de la date prévue de l'accouchement. Ce n'est pas obligatoire, mais nécessaire pour bénéficier de la protection sociale.
- **Votre compagnon** devra également informer son employeur pour bénéficier d'un congé parental (voir p. 349).

GROS PLAN SUR... LES RELATIONS

Anticipez les changements dans vos relations

Même si cela peut paraître évident, votre relation avec votre compagnon ne sera plus la même après la naissance du bébé. Soudain, il ne sera plus uniquement question de vous et de lui, mais vous devrez vous adapter à un nouvel arrivant avec de nombreux besoins, qui vous réveillera en pleine nuit. Vous aurez forcément moins l'occasion de vous occuper l'un de l'autre, et même votre intimité physique risque d'en souffrir, tellement vous vous sentirez épuisés les premiers temps. Le mieux est d'en parler avec votre compagnon avant la naissance pour accepter plus facilement ce changement, somme toute normal, qui vous fera passer du statut de couple à celui de famille.

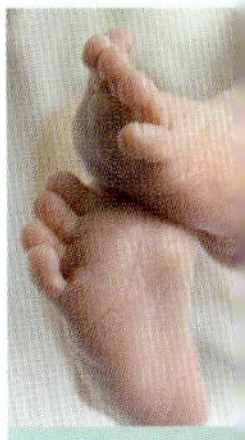

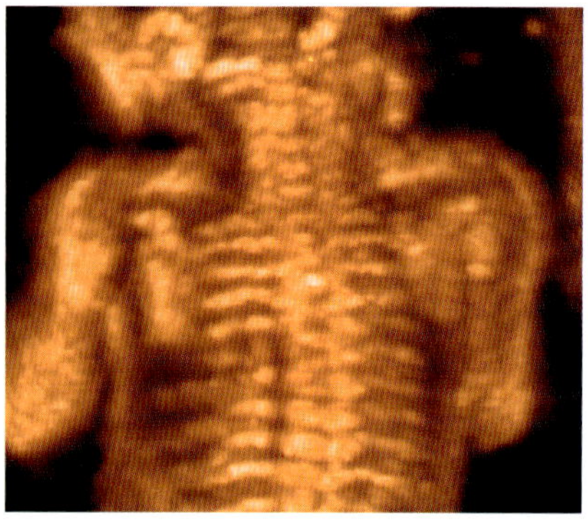

VOUS ÊTES À 25 SEMAINES ET 4 JOURS

Encore 101 jours…

BÉBÉ AUJOURD'HUI

Cette image 3D vous montre le bébé de dos, avec un réglage qui fait ressortir le squelette. Vous pouvez clairement percevoir la colonne vertébrale, les côtes et les omoplates. Cette technique d'imagerie offre de nombreuses possibilités de suivi du développement du bébé.

Tous les neurones sont maintenant à la surface du cerveau ; il ne leur reste plus qu'à créer des connexions les uns avec les autres.

Le cerveau de votre bébé est si complexe qu'il a besoin de toute la durée de la grossesse, non seulement pour se développer, mais également pour mûrir. Sans cesse de nouvelles connexions et des voies sensorielles se créent.

Les fibres nerveuses de la matière grise prennent naissance au centre du cerveau, sur la surface extérieure des ventricules latéraux ; il y a un ventricule par hémisphère cérébral. À l'intérieur de ces derniers se trouve le plexus choroïde, une structure souple en forme d'algue qui produit le fluide dans lequel baigne le cerveau et la moelle épinière de votre bébé. En circulation permanente autour du cerveau, ce fluide le protège du contact avec la structure dure des os du crâne qui l'entoure.

Le mouvement graduel ondulatoire des cellules nerveuses de la matière grise, qui a commencé il y a plus de 12 semaines, est maintenant terminé. Arrivées à la surface du cerveau, ces cellules ont besoin de mûrir et de créer des connexions multiples, autrement dit des synapses avec d'autres cellules.

La surface du cerveau de votre bébé est à ce stade encore très lisse, mais au fur et à mesure que le cortex mûrit, six couches distinctes commencent à se former, qui lui donneront son aspect froissé.

GROS PLAN SUR… VOTRE VENTRE

Le ventre : le montrer ou le cacher ?

Faire ressortir le ventre à l'aide de vêtements ajustés, ou le camoufler avec des vêtements plus amples, est un choix qui vous est propre.

- **Si vous avez envie d'afficher votre ventre,** vous serez à l'aise dans des vêtements extensibles qui s'étireront au fur et à mesure que votre ventre grossira. Mais votre peau risque de se montrer sensible aux vêtements trop près du corps. Des hauts serrés attireront l'attention sur votre poitrine.
- **Si vous préférez camoufler votre profil bombé,** optez pour des vêtements plus larges comme les tuniques, les blouses et autres surchemises. Très confortables, elles dissimuleront votre ventre plus longtemps.
- **Si vous voulez sortir le ventre nu,** attendez qu'il fasse chaud. Vous pourrez peut-être porter des hauts d'avant votre grossesse. Utilisez une crème solaire à fort indice de protection, la peau étant plus fragile pendant la grossesse.

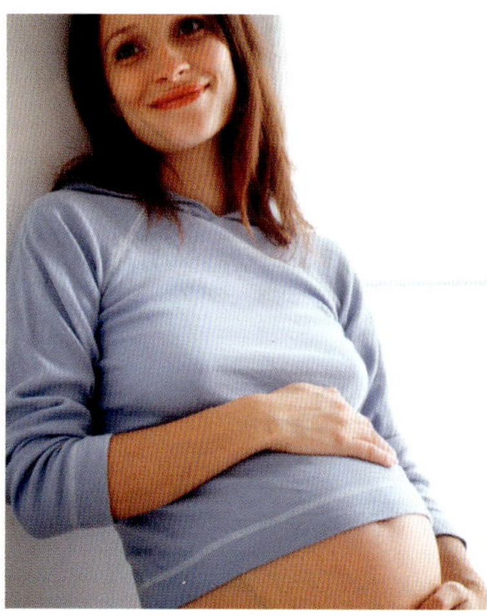

L'AVIS… DE LA SAGE-FEMME

Je prends beaucoup de poids. Est-ce que je dois adapter ma façon de nager ? Vous risquez de devoir adopter une nage plus confortable au cours des deux derniers mois de votre grossesse : beaucoup de femmes choisissent le dos ou la nage indienne.

Si vous n'avez pas envie de faire des longueurs de bassin, laissez-vous simplement flotter dans la piscine pour vous soulager du poids de votre ventre et réduire les douleurs du bas du dos.

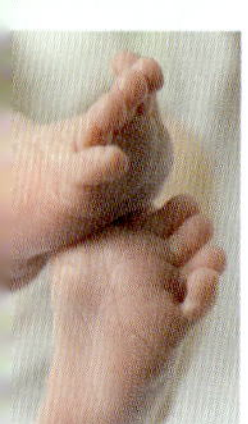

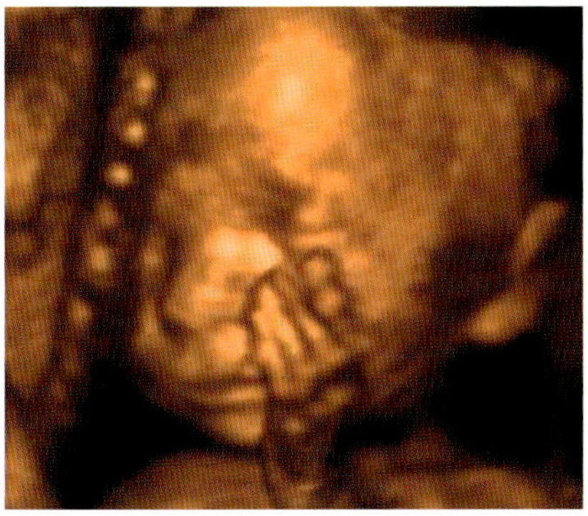

VOUS ÊTES À 25 SEMAINES ET 5 JOURS

Encore 100 jours...

BÉBÉ AUJOURD'HUI

Les mains sur les joues, les yeux fermés et les oreilles à peine visibles en arrière-plan, ce bébé a l'air particulièrement paisible. Sur la gauche, on peut voir le cordon ombilical qui le relie au placenta.

La personnalité de votre bébé mettra plusieurs années à se forger, mais il a déjà dans l'utérus des goûts et des aversions.

Pendant que votre bébé continue de grossir vous vous demandez sûrement comment il sera : facile à vivre ou exigeant ? Amusant ou sérieux ? Solitaire ou sociable ? Turbulent ou calme ? Vous pouvez penser que les bébés viennent au monde avec une personnalité déjà construite, ou que leur personnalité à la naissance va continuer de se développer en grandissant. Le débat entre l'inné et l'acquis continue de diviser, mais selon toutes probabilités, la personnalité est un mélange des deux : certains aspects peuvent déjà être définis avant la naissance, alors que d'autres se développeront plus tard pendant l'enfance, et même l'âge adulte.

Vous remarquerez que votre bébé manifeste déjà certains goûts ; il peut, par exemple, bouger ou donner des coups de pied en réaction à un certain style de musique, même s'il est difficile de dire si ses mouvements indiquent qu'il l'apprécie ou pas !

Votre bébé reçoit beaucoup de stimuli à l'intérieur de l'utérus. Au cours du troisième trimestre, il peut ressentir des vibrations et entendre les bruits de votre corps comme les battements du cœur, mais aussi les bruits extérieurs tels que les gens qui parlent. Il sait si vous êtes en mouvement ou immobile, moments pendant lesquels vous sentirez ses mouvements, parce qu'il peut communiquer davantage lorsque vous êtes au repos.

Par ailleurs, il continue à se préparer à la vie qui l'attend après la naissance par des mouvements respiratoires, la déglutition, et il peut même sucer son pouce.

LES ACHATS POUR LE BÉBÉ

Préparer l'arrivée du bébé n'implique pas de faire des dépenses inutiles. Voici une liste de ce dont il aura besoin :

- **Lait :** le lait maternel est gratuit... et idéal ! Sinon, vous aurez besoin de lait infantile, de biberons, de tétines et d'un moyen de stérilisation.
- **Couches :** vous avez le choix entre les couches jetables ou réutilisables, ou une combinaison des deux (voir p. 291). Vous aurez également besoin de lingettes.
- **Lit :** le bébé peut dormir dans un lit d'enfant dès la naissance pour vous éviter les frais d'un berceau. Si le lit est d'occasion, achetez un matelas neuf.
- **Grenouillères :** n'achetez pas trop de taille naissance.
- **Moyen d'être transporté :** un landau, un combiné (qui puisse se mettre en position horizontale) ou un porte-bébé.
- **Siège auto :** c'est une obligation légale pour les déplacements en voiture. Ne l'achetez pas d'occasion.

Ce dont votre bébé peut se passer :

- **Table à langer :** une serviette sur une surface plane (lit, commode) peut suffire.
- **Chauffe-biberon :** vous pouvez faire chauffer le biberon dans une casserole.
- **Couffin :** empruntez-en un si nécessaire.

Faites des économies en achetant sur Internet, cherchez des boutiques d'occasions et échangez les vêtements et les jouets entre amis.

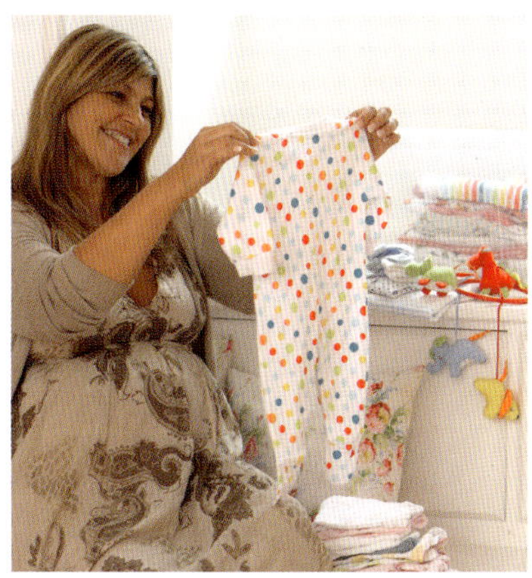

Les grenouillères deviennent vite trop petites : découpez les pieds s'ils sont trop courts et demandez à vos amis de ne pas acheter de taille naissance.

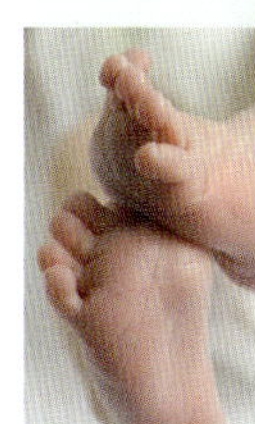

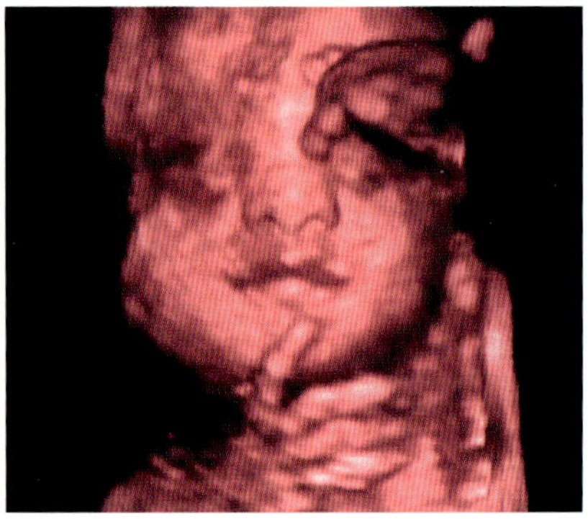

VOUS ÊTES À 25 SEMAINES ET 6 JOURS

Encore 99 jours…

BÉBÉ AUJOURD'HUI

Les images en 3D peuvent être colorisées de différentes manières. Celle-ci montre qu'à ce stade, les lèvres de votre bébé sont bien dessinées. Les lèvres sont la partie du corps la plus sensible et les mains de votre bébé s'y portent souvent.

Votre bébé peut accomplir des mouvements coordonnés avec les mains et les pieds, serrer le poing ou saisir ses orteils.

La coordination des mouvements des mains de bébé s'améliore considérablement, et il les porte maintenant régulièrement au visage, en particulier à la bouche. Le visage, et notamment les lèvres, sont extrêmement sensibles, ce qui lui provoque une sensation très agréable lorsqu'il réussit à coordonner un mouvement doux et volontaire entre la main (ou le pied) et la bouche. Il lui reste encore beaucoup de place dans l'utérus pour bouger à son aise et faire des mouvements et des galipettes. Par ailleurs, il est extrêmement souple : il peut sans difficulté se plier en deux, les pieds au niveau de la bouche ou même au sommet du crâne.

En effet, ses os se solidifient en commençant par l'intérieur, et la partie extérieure est encore faite de cartilage mou.

L'AVIS… DE LA SAGE-FEMME

Pourquoi est-ce que j'ai aussi chaud lorsque je fais de l'exercice? Pendant la grossesse, votre température corporelle s'élève à cause du fort taux de progestérone, de votre poids qui augmente et des efforts plus importants que vous impose votre nouvelle silhouette. L'exercice produit de la chaleur et élève votre température encore davantage, ce qui vous donne très chaud. Vous transpirez également davantage du fait des hormones de grossesse qui provoquent la dilatation des vaisseaux sanguins, et donc un afflux de sang plus important vers les tissus cutanés (ce qui explique aussi le beau teint rosé de certaines femmes) qui permet à votre corps d'évacuer la chaleur plus rapidement. Ceci implique que même si vous avez plus chaud pendant l'effort, vous vous rafraîchirez également plus vite que d'ordinaire. Pendant l'exercice, pensez à :

- **Boire de l'eau à température ambiante** avant, pendant et après l'effort.
- **Porter des vêtements amples,** qui laissent respirer la peau.
- **Ne pas faire d'efforts** en situation chaude et humide.

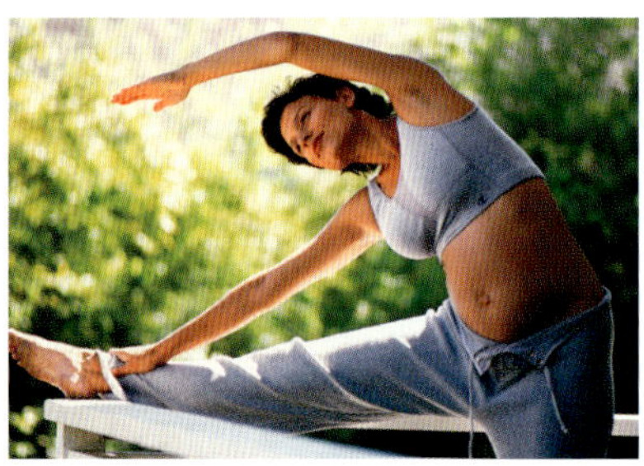

GROS PLAN SUR… VOTRE BÉBÉ

Le poids de naissance

Votre prise de poids pendant la grossesse a une incidence sur le poids de naissance du bébé, et peut avoir des conséquences sur sa santé. Les professionnels de santé affirment qu'une suralimentation du fœtus entraîne un poids de naissance élevé qui prédispose le nouveau-né à des problèmes de santé pendant l'enfance. La grossesse est donc un jeu d'équilibre, la mère a besoin d'un apport calorique suffisant, mais sans excès, sans prendre trop de poids.

Être en surpoids ou prendre trop de poids pendant la grossesse augmente par ailleurs le risque de diabète gestationnel (voir p. 473), de césarienne et de complications lors de l'accouchement.

Si vous avez pris trop de poids, même si vous ne pouvez plus revenir en arrière, reprenez une alimentation équilibrée sans tarder. Après l'accouchement, ou à la fin de l'allaitement, il est indispensable d'essayer de retrouver progressivement votre poids de forme et avant de faire un autre bébé.

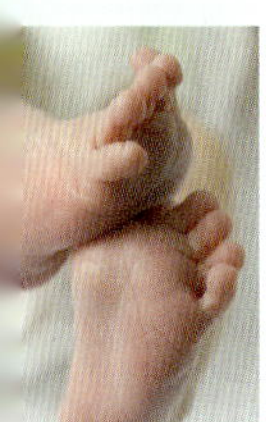

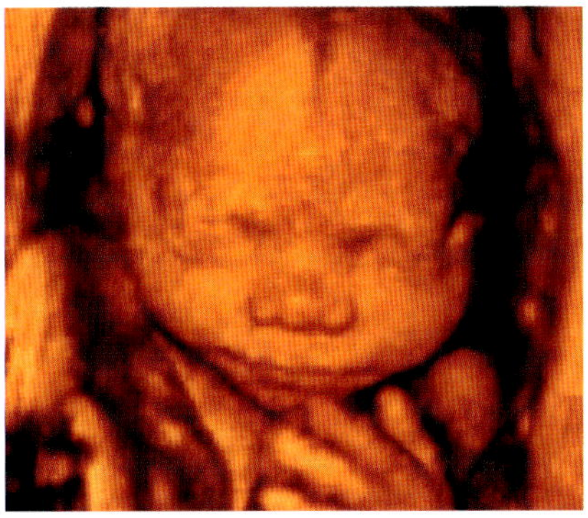

VOUS ÊTES À 26 SEMAINES EXACTEMENT

Encore 98 jours...

BÉBÉ AUJOURD'HUI

La fontanelle (ligne sombre), l'espace situé entre les deux os frontaux est presque fermée. Les os de la partie gauche et droite se rapprochent en ne laissant entre eux qu'un petit espace qui permettra le développement de la tête et du cerveau.

Le rêve est une fonction naturelle très saine de votre cycle de sommeil, même si en ce moment les rêves perturbants peuvent être légion.

Les rêves agités sont courants pendant le troisième trimestre. Vous ne rêvez peut-être pas plus souvent que d'ordinaire, mais la difficulté à trouver une position confortable et le fait de vous lever régulièrement pour aller aux toilettes peuvent expliquer que vous vous souveniez de vos rêves plus souvent que lorsque vous ne vous réveillez pas pendant cette phase.

Il est fréquent de rêver à des bébés ou à des jeunes enfants en danger, et il n'est pas rare que les femmes se sentent perturbées par ce genre de rêves, mais vous devez vous persuader qu'ils ne sont en aucun cas prémonitoires de ce qui vous attend. Le rêve est un moyen de filtrer les émotions négatives pour que vous n'ayez pas à les vivre réellement. Bien que ces rêves soient perturbants, ils vous aideront à prendre conscience de vos peurs naturelles concernant le bien-être de votre bébé et à y faire face le moment venu.

LA VISITE DE L'HÔPITAL

Au cours de la préparation à la naissance, vous pouvez être amenée à visiter l'hôpital. Non seulement vous aurez ainsi l'occasion de voir par vous-même dans quelles conditions vous allez accoucher, mais également de réfléchir à des problèmes pratiques tels que le parking, les procédures d'admission, ce dont vous aurez besoin, et les commodités comme les cafés et les boutiques pour les visiteurs.

Enfin, cette visite est une chance de vous rassurer, et de vous préparer psychologiquement avec votre partenaire pour le jour J et pour ceux qui suivront la naissance.

Voyez cette occasion comme une mission d'investigation. Demandez quels sont les programmes des cours de préparation à l'accouchement proposés par l'hôpital (voir p. 303), et s'il lui arrive de les modifier. Demandez combien de mamans occuperont votre chambre et les modalités pour obtenir une chambre individuelle. Renseignez-vous sur l'assistance qui vous sera fournie au cours des premières 24 heures. La plupart des hôpitaux attendent aujourd'hui de la maman qu'elle garde son bébé avec elle la nuit. Renseignez-vous sur les heures de visite et sur le nombre de visiteurs autorisés en même temps. Demandez également combien d'enfants naissent chaque année dans l'établissement, et combien d'entre eux par césarienne (ou autre procédure d'urgence).

Renseignez-vous sur qui va vous accoucher, la durée des tours de garde, et ce qui est fait pour assurer la continuité des soins pendant l'accouchement. Y a-t-il une piscine ou des bains disponibles ? Ont-ils des machines et autres moyens de soulager la douleur ? Possèdent-ils des tire-lait maternel ?

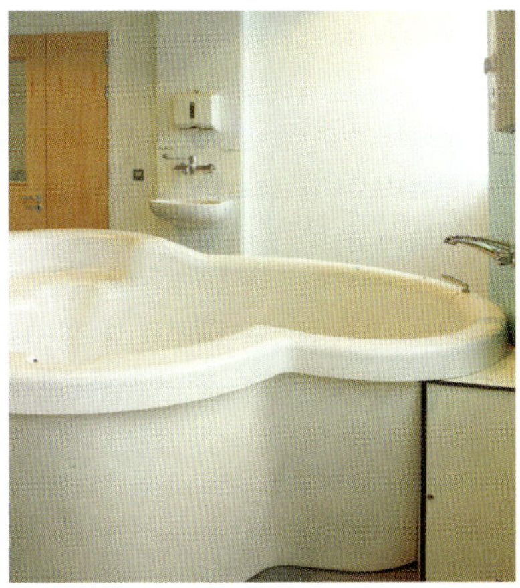

Bien que vous n'en aurez sûrement pas besoin, visitez l'unité de néonatalogie, qui regroupe les soins spéciaux pour les bébés (voir p. 452-453). Il peut être rassurant d'avoir vu ces équipements et compris dans une mesure raisonnable à quoi ils servent.

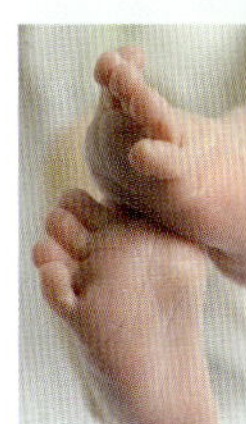

La 27e semaine

IL EST PROBABLE QUE VOTRE BÉBÉ VOUS EMPÊCHE PAR MOMENTS DE DORMIR.

L'espace se réduit dans votre utérus. Il est possible que votre bébé vous donne maintenant quelques coups de poing et de pied douloureux en bougeant et en s'étirant. Bien que cela ne soit pas très agréable, ils vous confirment que le bébé se porte bien. Détendez-vous dans un lit ou dans un bain, et regardez votre ventre. Vous serez surprise et amusée par la manière dont il se déforme.

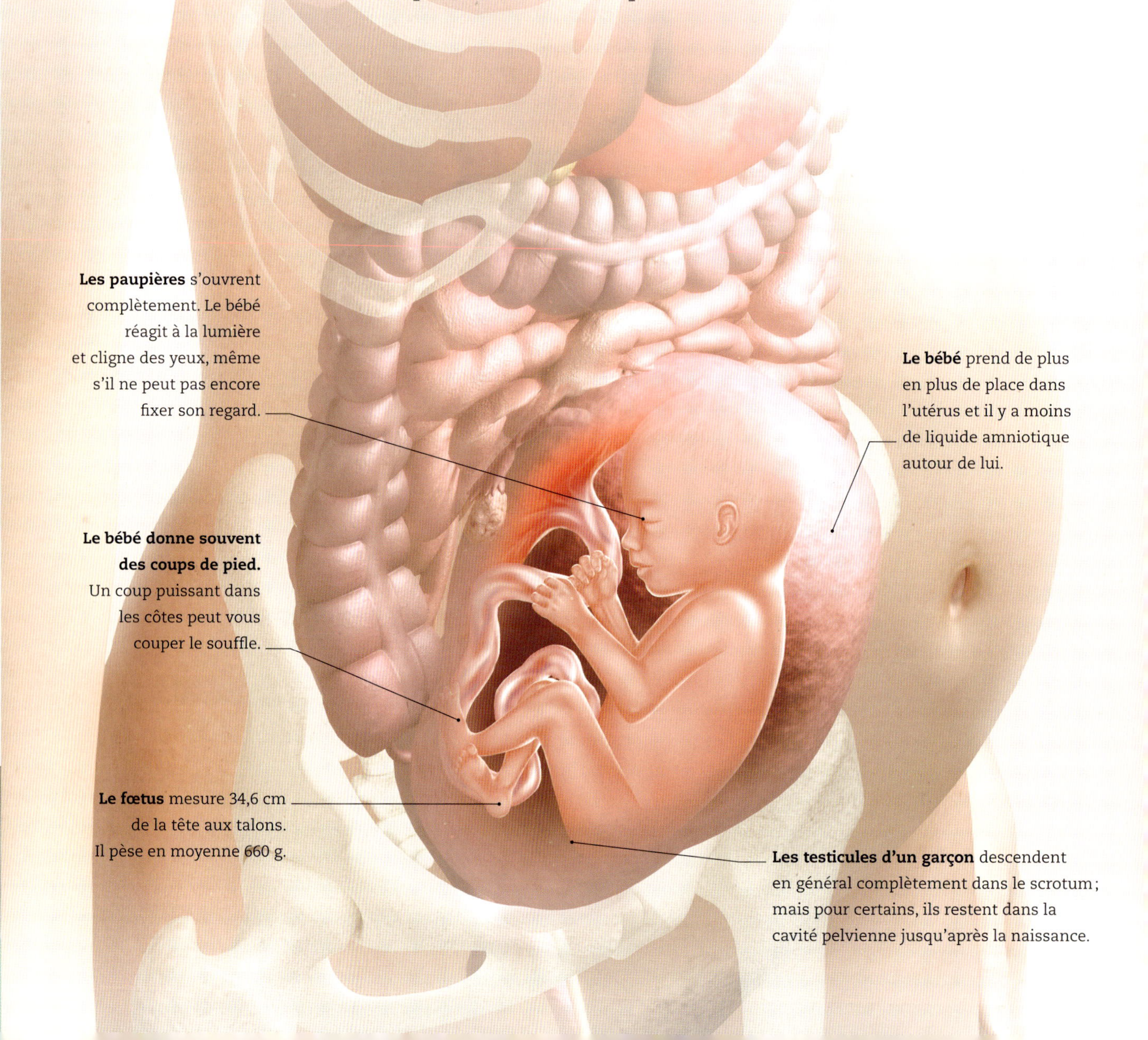

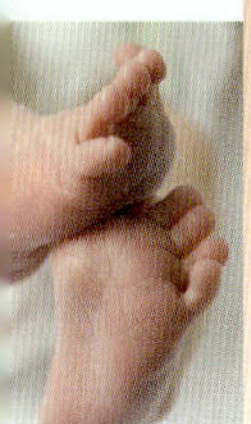

VOUS ÊTES À 26 SEMAINES ET 1 JOUR

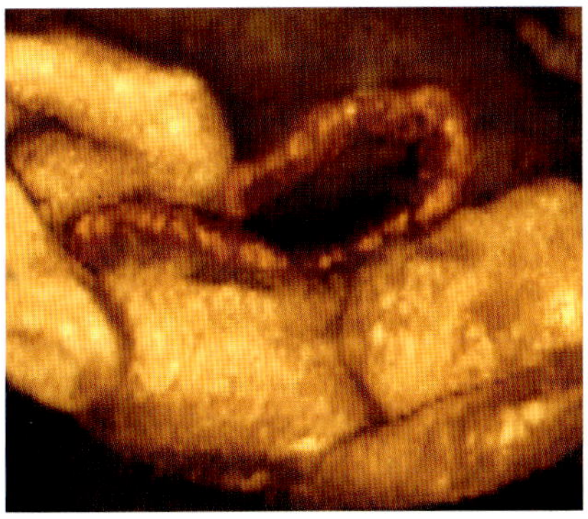

Encore 97 jours...

BÉBÉ AUJOURD'HUI

Cette image montre très clairement le cordon ombilical qui se développe avec le bébé, et qui est, à ce stade de la grossesse, approximativement de la même longueur que lui, c'est-à-dire environ 35 cm.

Pendant que vous essayez de vous reposer, il est gênant de sentir votre bébé bouger, mais considérez ceci comme le signe que tout va bien.

Vous avez peut-être remarqué que votre bébé est plus actif à certaines périodes qu'à d'autres, en particulier lorsque vous essayez de vous reposer ! Lorsque vous êtes occupée ou distraite, vous êtes moins attentive aux mouvements de votre bébé. Mais lorsque vous vous asseyez pour surélever vos jambes ou que vous allez vous coucher, votre bébé choisit ce moment pour faire de l'exercice.

Souvenez-vous que, comme le nouveau-né, le fœtus passe de longues périodes à dormir, pendant lesquelles vous ne le sentirez pas actif, et qu'il est bon pour lui ne pas être en état d'agitation permanente. Chaque bébé à un cycle éveil/sommeil qui lui est propre, et il n'y a pas de règle concernant les moments où il devrait donner des coups de pied ou rester calme.

Si vous repérez les périodes d'activité de votre bébé et que vous vous inquiétiez de ne pas le sentir bouger, essayez de vous allonger sur le côté ou d'écouter de la musique pour voir s'il réagit. Si, malgré cela, vous êtes toujours inquiète, allez voir votre médecin ou une sage-femme qui vous examinera et vérifiera ses pulsations cardiaques.

Ne cherchez pas à tenir un compte précis des coups donnés par le bébé comme le font certaines femmes. Ce genre d'aide-mémoire n'est plus très utilisé de nos jours, à moins qu'il ne soit recommandé par votre médecin ou votre sage-femme, car il est susceptible de provoquer des inquiétudes inutiles. Les bébés ont leur propre rythme d'activité, ce qui est bien plus important que le nombre de coups qu'ils distribuent.

L'AVIS... D'UNE MAMAN

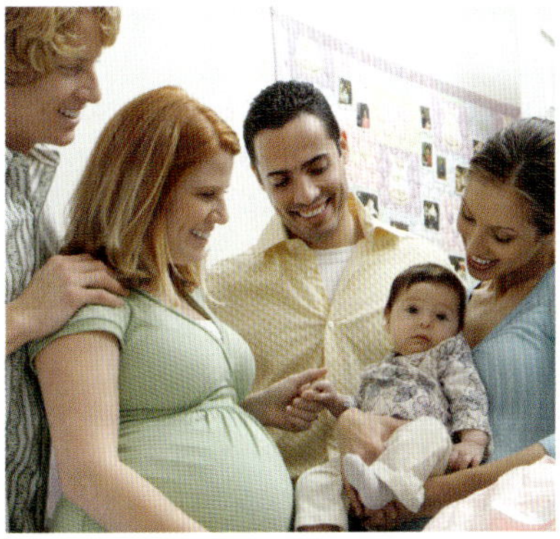

Je ne me suis jamais occupée d'un bébé et ne sais même pas changer une couche ! Comment vais-je pouvoir m'en sortir à la naissance ? Vous n'êtes pas la seule. Je n'avais pas non plus de bébés dans mon entourage et j'étais envahie de questions et d'angoisses quant à mes capacités à m'occuper correctement d'un nouveau-né. Heureusement, une amie avait un bébé de trois mois dont nous nous sommes occupés. Vous allez vite constater qu'il y a beaucoup de parents épuisés qui seraient ravis de vous confier temporairement leur bébé. Mais avant de le sortir de son milieu protégé, passez du temps en sa compagnie et celle de ses parents. Commencez à changer ses couches et à lui donner son biberon sous l'œil avisé de la maman.

Si vous la sentez confiante, proposez-lui de le prendre en charge pour quelques heures la première fois, puis une journée ou même une nuit. Ce sera excellent pour vous donner confiance et dissiper vos craintes. Lorsque le temps sera venu de vous occuper du vôtre, vous aurez quelques idées sur la manière de faire et serez plus confiante dans vos décisions.

BON À SAVOIR

Pendant la grossesse, votre volume sanguin est supérieur de 50 % à la normale.

À chaque battement, le muscle cardiaque pompe 40 % de sang en plus, et celui-ci contient 20 % de globules rouges supplémentaires.

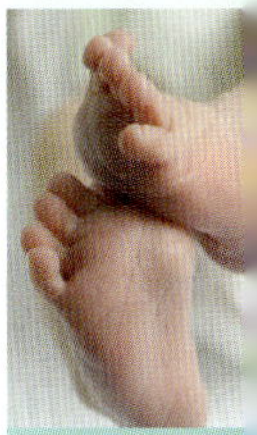

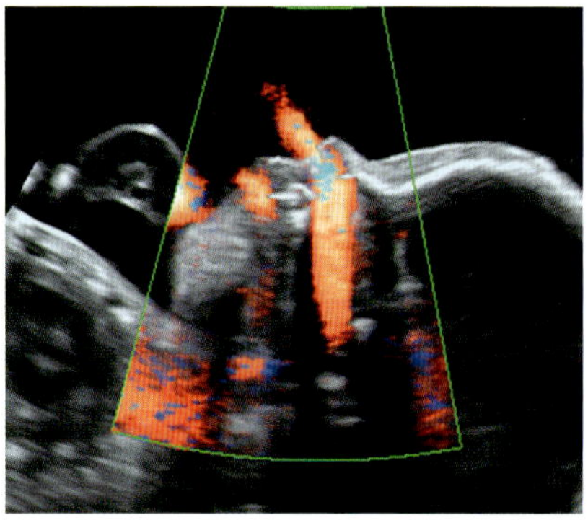

VOUS ÊTES À 26 SEMAINES ET 2 JOURS

Encore 96 jours…

BÉBÉ AUJOURD'HUI

Cette échographie colorisée montre le bébé en train d'aspirer du liquide amniotique (rouge, circulant dans le faisceau d'ultrasons). Il expire du fluide par les narines et un peu par la bouche.

Le développement des yeux et de la vue se poursuit, et votre bébé franchit une étape importante : il ouvre les yeux.

La formation des paupières a eu lieu à 9 semaines de grossesse, mais celles-ci sont restées collées jusqu'à maintenant. Toutefois, votre bébé n'est pas dans le noir complet car au fur et à mesure que votre utérus grossit, ses parois deviennent plus minces et laissent passer davantage de lumière.

À ce stade de développement, les yeux peuvent s'ouvrir. Même les yeux ouverts, la délicate structure du globe oculaire reste protégée par une fine membrane qui ne disparaîtra pas complètement avant le dernier mois de grossesse. Votre bébé ne réagit pas encore à la lumière de façon totalement coordonnée, mais il peut se tourner vers les fortes lumières ou réagir à un bruit qui le surprend en clignant des yeux, exactement comme le feraient des adultes et des enfants.

La rétine commence à peine à se tapisser de cônes et de bâtonnets photorécepteurs. Les cônes sont les éléments essentiels de la vision des couleurs et se développent après les bâtonnets, plus nombreux, qui transmettent une image en noir et blanc, et qui rendent possible la vision nocturne et périphérique. Des connexions se forment entre la rétine et le nerf optique, qui transmet les informations au cortex visuel situé à l'arrière du cerveau.

Même si votre bébé porte régulièrement ses mains au visage, ses mouvements sont maintenant mieux coordonnés et il ne touche pas ses yeux.

L'AVIS… DE LA SAGE-FEMME

J'ai des mamelons ombiliqués. Est-ce que je pourrai quand même allaiter ? Les bébés se nourrissent au sein et non pas au mamelon. Si votre bébé attrape correctement le sein, les mamelons ombiliqués ne devraient pas poser de problèmes. Environ 10 % des femmes présentent des mamelons plats ou ombiliqués. Le meilleur moyen de déterminer si vous pouvez allaiter est simplement d'essayer une fois que votre bébé est né. Certaines techniques seront plus adaptées à votre cas. Demandez à votre médecin ou sage-femme en cas de problème.

GROS PLAN SUR… LES JUMEAUX

Le développement des jumeaux

Les trois derniers mois de votre grossesse, vous risquez de grossir beaucoup. Plus vous attendez de bébés, plus votre corps doit s'adapter à leur développement. Essayez cependant de limiter votre prise de poids à 0,5 kg par semaine la première moitié de la grossesse, et un peu plus la seconde. Le développement des grossesses multiples ralentit autour de la 28e ou 29e semaine d'aménorrhée, comparé à celui des grossesses classiques, mais les bébés continuent à donner des coups de pied et à bouger dans le liquide amniotique, qui continue également à augmenter en volume jusqu'à la 36e semaine d'aménorrhée.

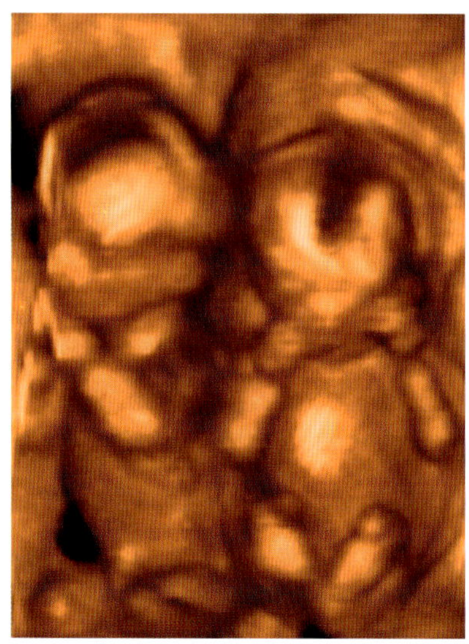

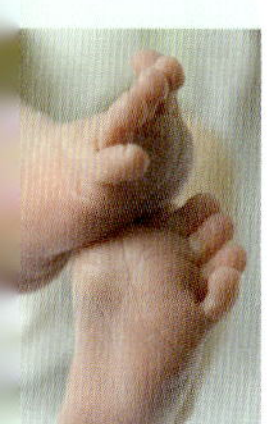

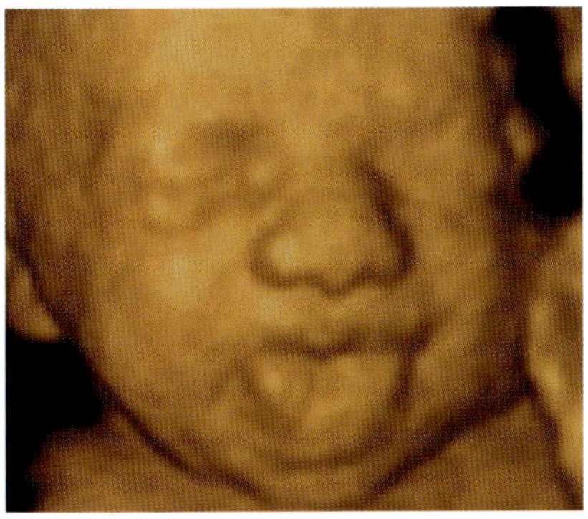

VOUS ÊTES À 26 SEMAINES ET 3 JOURS

Encore 95 jours…

BÉBÉ AUJOURD'HUI

Le bébé tire la langue ! Il peut lui arriver d'avaler du liquide amniotique, qui ne pénètre pas dans les poumons mais bien dans l'estomac. Le bébé ne ressent rien lors de l'échographie, à laquelle il ne réagit pas.

L'instinct protecteur des parents à l'égard de leurs enfants se réveille souvent quelques mois avant la naissance.

Vous allez sans doute vous sentir très protectrice à l'égard de votre bébé. Votre ventre agit comme un panneau de signalisation qui informe le monde extérieur du fait que vous êtes enceinte, mais vous pouvez vous sentir vulnérable au milieu d'une foule agitée ou lorsque vous faites du shopping. Dans ce cas, faites savoir autour de vous que vous êtes enceinte, pour que l'on vous accorde plus d'espace et peut-être même un siège.

En voiture, vous vous rendrez compte que vous conduisez plus prudemment que d'ordinaire, ou que vous devenez une passagère très nerveuse ou critique ; vous risquez même de devenir agressive à l'égard des conducteurs qui vous paraissent peu soucieux de votre sécurité.

Cet instinct de protection va de pair avec le fait de devenir mère. C'est le besoin de protéger votre bébé qui passe même avant votre propre sécurité. Mais soyez rassurée, votre bébé se trouve dans l'environnement le plus sûr qui soit, à l'intérieur de votre utérus, où il reçoit tout ce dont il a besoin : chaleur, nourriture et oxygène. Il est protégé par le liquide amniotique dans lequel il flotte et qui le préserve des chocs de la foule.

L'AVIS… DU MÉDECIN

Pourquoi dois-je passer un test de tolérance au glucose ? Pendant la grossesse, certaines femmes développent un diabète gestationnel (voir p. 373) qui disparaît après l'accouchement.

Des antécédents familiaux de diabète de gestationnel et un IMC élevé sont des facteurs favorisants. Si vous êtes à risque, votre médecin vous prescrira une hyperglycémie provoquée par voie orale (HPVO) entre la 24e et la 28e semaine de grossesse.

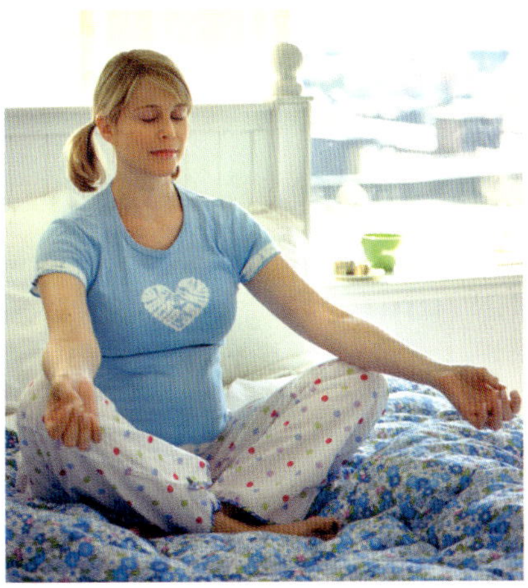

L'accouchement sous hypnose est possible, mais vous devez apprendre les techniques de relaxation et les pratiquer régulièrement.

PETITS SECRETS DE FEMMES

L'accouchement sous hypnose

Accoucher sous hypnose, dans un état de détente tel que vous ressentez à peine la douleur, paraît trop beau pour être vrai. Mais les résultats sont là et plusieurs études ont démontré que l'autohypnose permet aux femmes de se sentir moins anxieuses quant à la naissance et diminue sensiblement les interventions médicales et l'usage d'antidouleurs. Beaucoup d'entre elles accouchent d'ailleurs à domicile.

- **Les techniques de relaxation et de respiration** deviendront avec le temps quasiment automatiques, ce qui vous permettra d'aborder l'accouchement dans un état d'esprit calme et positif.
- **L'autohypnose** vous permet de contrôler votre corps et la douleur pendant l'accouchement.
- **Le secret réside dans la pratique régulière**, et un partenaire attentif qui vous aidera à améliorer ces techniques pour pouvoir les utiliser pendant l'accouchement.
- **Demandez à votre médecin ou à une sage-femme** une adresse proche de votre domicile (voir p. 480).

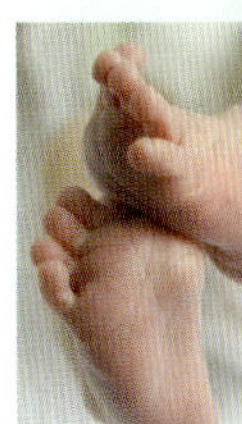

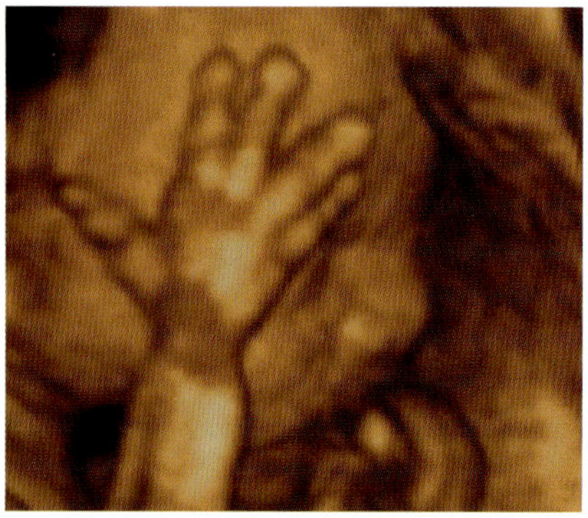

VOUS ÊTES À 26 SEMAINES ET 4 JOURS

Encore 94 jours…

BÉBÉ AUJOURD'HUI

Cette image 3D montre les cinq doigts du bébé dépliés devant son visage. Cette position est fatigante pour le bébé qui, la plupart du temps, a les poignets légèrement tendus et les doigts repliés, comme pour saisir tout ce qui flotte à portée.

Les organes reproducteurs sont en place : les testicules des garçons sont descendus et les ovaires des filles renferment les follicules.

L'AVIS… D'UNE MAMAN

Est-il normal de se disputer tout le temps alors que nous devrions attendre avec bonheur l'arrivée du bébé ? L'attente d'un bébé met à l'épreuve la relation la plus solide. La santé du bébé et les responsabilités parentales étaient au centre de la plupart de nos disputes. Lorsque nous commencions à en parler, nous nous rendions compte que nous avions des opinions différentes. J'étais sensible, irritable, d'humeur changeante, et souvent agressive sans raison.

Nous avons réussi à parler calmement et décidé de ne pas exagérer, d'éviter les sujets de dispute et de faire des compromis. En cas de désaccord, je m'arrêtais pour me dire : j'aime cet homme et nous allons avoir un bébé, est-ce que tout ceci est vraiment important ? Nous avons également pris le temps de faire ensemble des choses qui nous faisaient plaisir avant ma grossesse, en cherchant les occasions de rire et de calmer le stress. À l'arrivée du bébé, nous étions beaucoup plus détendus et finalement, nous sommes arrivés à prendre des décisions ensemble.

Si c'est un garçon, c'est maintenant que les testicules finissent de descendre dans les bourses, ce qui est souvent associé à un épanchement de liquide séreux autour des testicules, appelé hydrocèle. Ce fluide disparaîtra naturellement avant ou après la naissance.

Après la naissance, le muscle crémaster du cordon spermatique permet de soulever les testicules dans les bourses pour réguler leur température, et se détend lorsque celle-ci est trop élevée. Si votre bébé a un peu froid pendant un examen médical, le muscle crémaster rétracte les testicules, ce qui peut donner l'impression qu'ils ne sont pas encore descendus. Cette régulation de température n'est pas nécessaire dans l'utérus où les testicules descendent lentement dans les bourses. Il n'est pas rare qu'un testicule (ou les deux) ne soit pas descendu à la naissance. Votre médecin vérifiera cela au cours de l'examen médical et vous confirmera que les deux testicules sont bien descendus dans les bourses.

Contrairement aux ovaires, qui possèdent déjà les follicules contenant la totalité des ovocytes dont la femme disposera au cours de sa vie, les testicules ne produisent pas de spermatozoïdes avant la puberté.

La différence de vitesse de développement et de prise de poids est plus évidente de nos jours : les garçons tendent à être plus lourds que les filles à la naissance.

LA PRISE DE POIDS AU TROISIÈME TRIMESTRE

Le troisième trimestre, la prise de poids doit être régulière. Si votre poids était normal avant la grossesse, vous pouvez vous attendre à une prise de 0,5 kg par semaine environ jusqu'à la 35e ou 36e semaine, et peu par la suite. Cela est surtout dû au bébé, mais les réserves de graisse dont vous avez besoin pour la grossesse et l'allaitement sont également responsables de votre prise de poids. Votre médecin contrôlera son évolution lors des visites prénatales.

Courbe de prise de poids

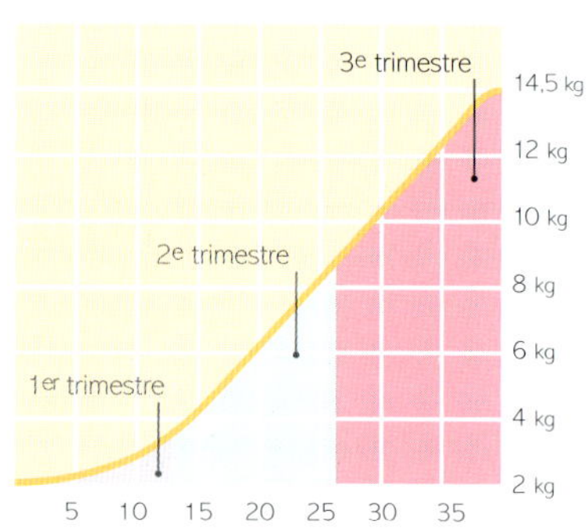

Semaines de grossesse

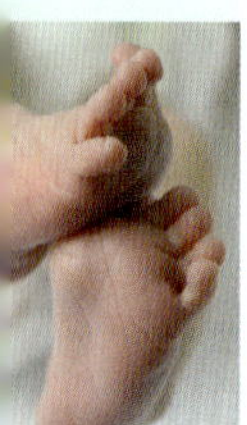

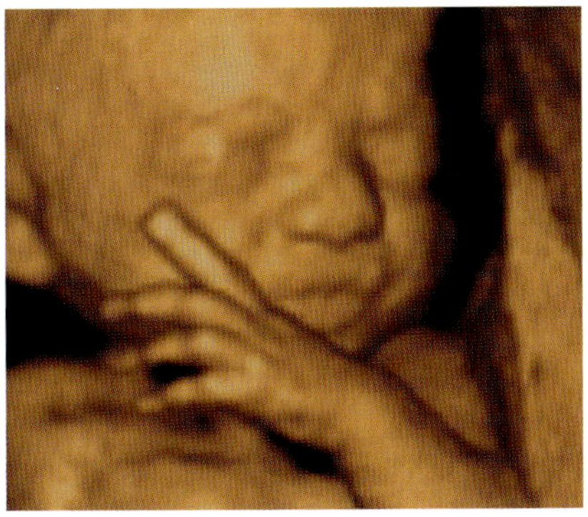

VOUS ÊTES À 26 SEMAINES ET 5 JOURS

Encore 93 jours…

BÉBÉ AUJOURD'HUI

Cette semaine, certains bébés commencent à ouvrir les yeux, mais si brièvement qu'il est difficile de le voir à l'échographie. Le bébé perçoit la lumière mais son cycle veille/sommeil ne correspond pas encore au jour et à la nuit.

Le bébé grossit de jour en jour, et vous allez davantage sentir sa présence et ses mouvements.

Aussi formidable que cela puisse être, sentir votre bébé bouger dans votre ventre peut s'avérer, à la longue, gênant. Au fur et à mesure qu'il grossit, il a de moins en moins de place pour bouger, surtout lorsqu'il donne des coups de pied ou s'étire contre les parois de l'utérus. Ses mouvements vont du pédalage léger à la crise de hoquet. Il arrive que votre bébé donne des coups puissants : si le coup arrive dans les côtes, il peut vous couper le souffle et vous faire mal. Un coup de pied risque également de vous réveiller, car beaucoup de femmes trouvent en général leur bébé plus actif la nuit. Si vous restez trop longtemps dans une position qui ne lui convient pas, par exemple si vous demeurez allongée sur un côté, il peut donner des coups jusqu'à ce que vous en changiez.

Bien que ces mouvements puissent être désagréables et vous surprendre parfois, ils ne font la plupart du temps que vous rappeler que votre bébé grandit en vous, et, à ce titre, vous devriez les attendre avec impatience !

L'AVIS… DU MÉDECIN

Si j'accouchais maintenant, mon bébé pourrait-il survivre ? On dit qu'un bébé est prématuré s'il est né avant la 36e semaine, et grand prématuré entre la 22e et la 33e semaine. Jusque récemment, les bébés nés avant la 28e semaine n'avaient que peu de chances de survie. Les avancées médicales permettent dorénavant aux unités de soins spéciaux de sauver des bébés nés à 22 semaines, même si c'est assez rare et que de graves séquelles, notamment cérébrales, sont à craindre. La 25e semaine est la limite légale à partir de laquelle l'hôpital ranime le bébé, à moins qu'il ne manifeste des signes de vitalité évidents.

Les grands prématurés présentent de gros risques de handicaps, même avec les meilleurs soins ; l'accouchement lui-même peut provoquer chez eux un énorme stress. Ils sont laissés aux soins des médecins, des sages-femmes et des infirmières les plus expérimentés.

L'accouchement doit avoir lieu dans un hôpital équipé d'une unité de soins spéciaux de néonatalogie pour nouveau-nés (voir p. 452-453). En cas d'impossibilité, les bébés sont transférés dans un centre spécialisé. Chaque journée de grossesse est une étape du développement, et plus l'accouchement est proche du terme (de la 37e à la 42e semaine), plus le bébé est prêt à vivre.

GROS PLAN SUR… LA SÉCURITÉ

Le couchage

Utilisez un couchage adapté et suivez les règles de sécurité (voir p. 444).

- **En plus de sa couche et de son body, mettez-lui un pyjama.** Inutile de couvrir votre bébé avec un drap ou une couverture. Assurez-vous que la température de sa chambre soit de 18-20 °C. Si la pièce est plus chaude, laissez-le en body (ou baissez le chauffage s'il y en a). Mettez-le dans une gigoteuse s'il fait plus froid. La température idéale est de 18 °C.
- **Si votre bébé dort dans un couffin ou un lit portable,** achetez des draps adaptés.
- **Si vous utilisez une gigoteuse,** assurez-vous qu'elle n'est ni trop grande ni trop petite et sans capuche.

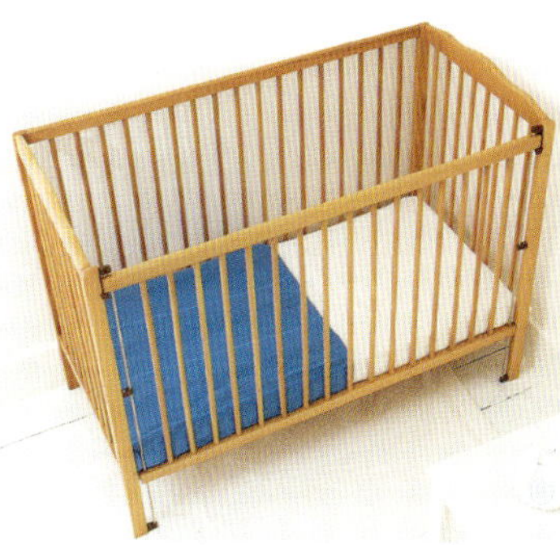

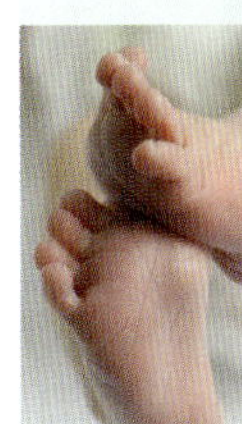

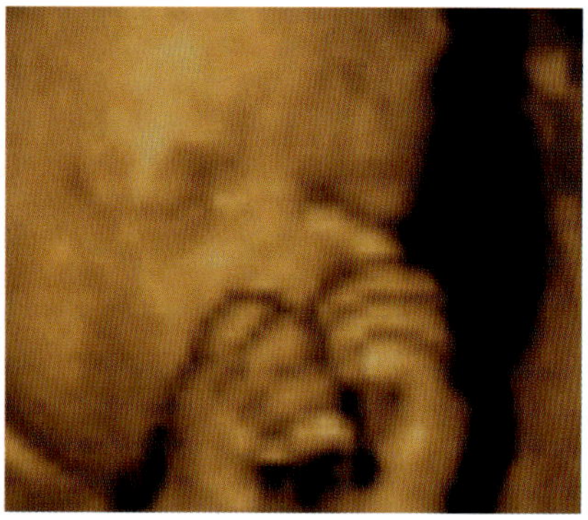

VOUS ÊTES À 26 SEMAINES ET 6 JOURS

Encore 92 jours…

BÉBÉ AUJOURD'HUI

À ce stade, votre bébé suce son pouce de mieux en mieux, et les échographies montrent que la plupart des bébés semblent y prendre plaisir. Il n'y a aucun doute sur le fait que cela provoque une impression agréable, voire rassurante pour votre bébé.

N'attendez pas d'être en congé maternité pour vous ménager des pauses si vous vous sentez fatiguée.

Tant que vous vous sentez bien, ayez une vie active. Il serait frustrant d'arrêter deux mois avant la date d'accouchement prévue et de voir le bébé arriver en retard ! Essayez de passer du temps avec votre remplaçante avant de partir en congé maternité, cela vous rassurera et vous aurez l'esprit tranquille. Si le travail est épuisant, essayez d'aménager vos journées en évitant de vous déplacer aux heures de pointe. À votre départ, vos collègues peuvent avoir envie de vous organiser une petite fête et d'acheter des cadeaux au bébé. Si l'on vous pose la question, suggérez des chèques-cadeaux, qui vous aideront à acheter les équipements les plus chers et éviteront les doublons. Vous pouvez aussi déposer une liste dans une boutique, ce qui vous permettra de choisir à l'avance.

AVOIR MAL AU DOS AU TROISIÈME TRIMESTRE

Pendant la grossesse, le mal de dos, qui est souvent une conséquence de la prise de poids et de la laxité des articulations, est **l'une des douleurs les plus** fréquentes. Les femmes qui font régulièrement du sport souffrent beaucoup moins du dos que les autres.

Faites des exercices pour renforcer les muscles abdominaux, qui soutiennent le ventre et le dos. Faites travailler vos bras et vos jambes. Rendez-vous p. 250 pour une série d'exercices efficaces.

Le poids excédentaire ne disparaîtra pas juste après la naissance car vous devrez porter le siège auto, le sac du bébé et les courses, en plus du nouveau-né. Il vaut donc mieux garder des muscles forts tout au long de la grossesse pour vous y préparer. Voici les cinq meilleurs conseils pour éviter de souffrir du mal de dos au troisième trimestre.

- **La forme :** faites travailler toutes les parties du corps (voir p. 196) pour mieux supporter le poids supplémentaire de la grossesse.
- **Le maintien :** offrez-vous une ceinture de maintien qui soulagera votre dos du poids du ventre. Elle soutiendra également votre ventre proéminent et pourra atténuer la pression sur vos jambes. Ceci est particulièrement important en cas de grossesse multiple.
- **Le sommeil :** vous pouvez dormir couchée sur le côté gauche, un coussin sous votre genou droit. Achetez ou empruntez un oreiller spécial qui soutiendra le dos et le ventre en même temps.
- **Les étirements :** la souplesse permet à votre dos de se relâcher et empêche les muscles d'être trop tendus.
- **La position assise :** Appuyez le dos contre le dossier de la chaise (voir p. 219), et utilisez un oreiller pour les reins si nécessaire. Si vous travaillez à un bureau, assurez-vous que le dossier de votre chaise soutient correctement votre dos.

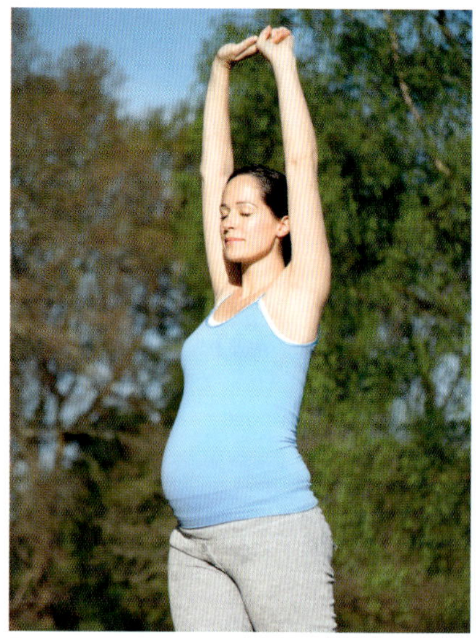

Étirez-vous le plus souvent possible pour vous détendre, en particulier avant et après l'exercice physique, et portez des vêtements confortables.

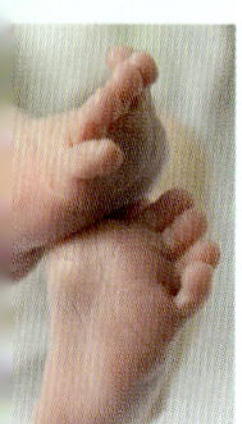

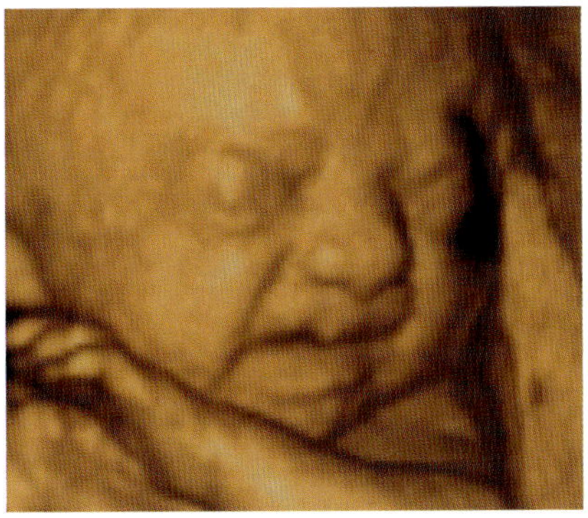

VOUS ÊTES À 27 SEMAINES EXACTEMENT

Encore 91 jours…

BÉBÉ AUJOURD'HUI

Les bébés font souvent de drôles de grimaces dans l'utérus, comme s'ils s'entraînaient à tous les types d'expression du visage qui seront, après la naissance, les moyens d'exprimer ses besoins et ses émotions.

Pendant le bain par exemple, il est surprenant de voir combien les mouvements du bébé déforment votre ventre.

Votre ventre est extraordinaire, il a déjà beaucoup changé au cours des 27 dernières semaines, et va continuer à grossir jusqu'à la naissance.

À l'intérieur, votre bébé poursuit sa croissance et s'agite. Lorsqu'il bouge et vous donne des coups de pied, prenez le temps de regarder la surface de votre ventre.

Le temps du bain est un moment privilégié pour regarder votre ventre. Vous constaterez que votre bébé est plus actif à ce moment car vous êtes détendue et que vous lui accordez de l'attention. Intégrez votre partenaire à ce moment fort de votre relation avec votre bébé, en l'encourageant à toucher votre ventre lorsque le bébé remue.

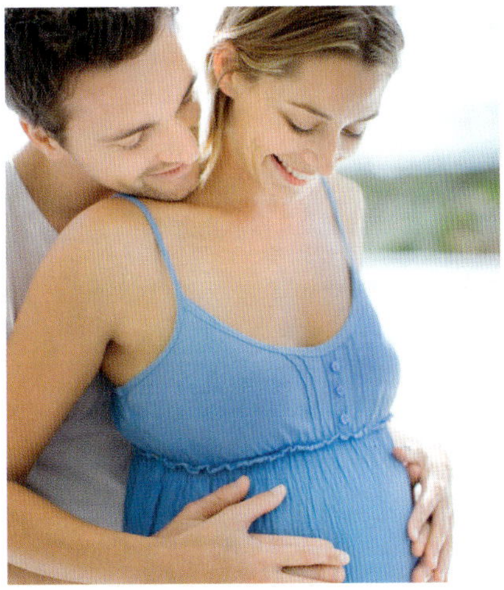

Sentir son bébé bouger est extraordinaire. Il se peut même que vous regrettiez votre ventre après la naissance.

L'AVIS… DE LA SAGE-FEMME

Mon ventre n'a pas grossi entre deux visites. Mon bébé se développe-t-il normalement ? De la 24e à la 36e ou 37e semaine, la mesure de la hauteur utérine, distance qui va du bord supérieur du pubis jusqu'au fond de l'utérus, permet de vérifier que le fœtus se développe normalement en poids et en taille.

En début de grossesse, ce type de mesure ne donne pas d'indication sur le développement du fœtus. La valeur de la hauteur utérine croît à mesure de l'avancée de la grossesse. De façon schématique, elle est égale, jusqu'au 7e mois, au nombre de mois de grossesse multiplié par quatre, puis elle augmente de 2 cm par mois les 2 derniers mois, jusqu'à atteindre 32 cm. Mais même dans ce cas, le développement de votre bébé n'est qu'une estimation qui n'est pas à 100 % exacte. En cas de doute, vous serez dirigée vers un spécialiste qui décidera si des analyses plus poussées sont nécessaires.

GROS PLAN SUR… LES PAPAS

Êtes-vous fatigués aussi ?

La grossesse est plus épuisante que la plupart des femmes ne l'imaginent. Au cours du troisième trimestre, la vessie de votre partenaire est sous pression et la réveille la nuit pour aller aux toilettes. La taille de son ventre commence à devenir gênante et elle peut avoir du mal à trouver une position confortable pour dormir. Les autres transformations qu'elle traverse, dont le déplacement des organes internes et les variations hormonales, peuvent également contribuer à son agitation.

Si elle a des troubles du sommeil, il est possible que vous en ayez également. La conséquence en est que vous êtes tous les deux en permanence épuisés sans que vous réussissiez à y remédier. Limitez vos activités sociales en soirée, et essayez d'aller vous coucher plus tôt, en prenant un peu de temps pour vous détendre ensemble juste avant, car vous ne réussirez pas à vous habituer à un cycle de sommeil perturbé.

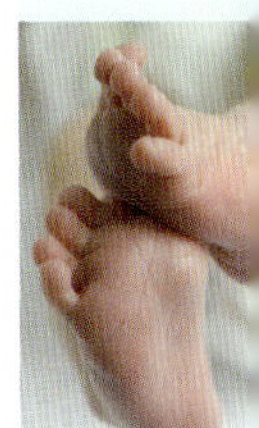

La 28e semaine

AVANT LA NAISSANCE, VOTRE BÉBÉ MANIFESTE DÉJÀ UN SCHÉMA COMPORTEMENTAL.

Le cycle veille/sommeil de votre bébé devient régulier ; de même ses respirations, ses bâillements et ses déglutitions. En revanche, votre vie peut vous paraître bouleversée au quotidien. Certaines choses dans votre vie ont changé et vous voyez moins vos amis parce que vous ne vous sentez pas toujours très sociable. Ne vous isolez pas, restez au moins en contact par téléphone et e-mail.

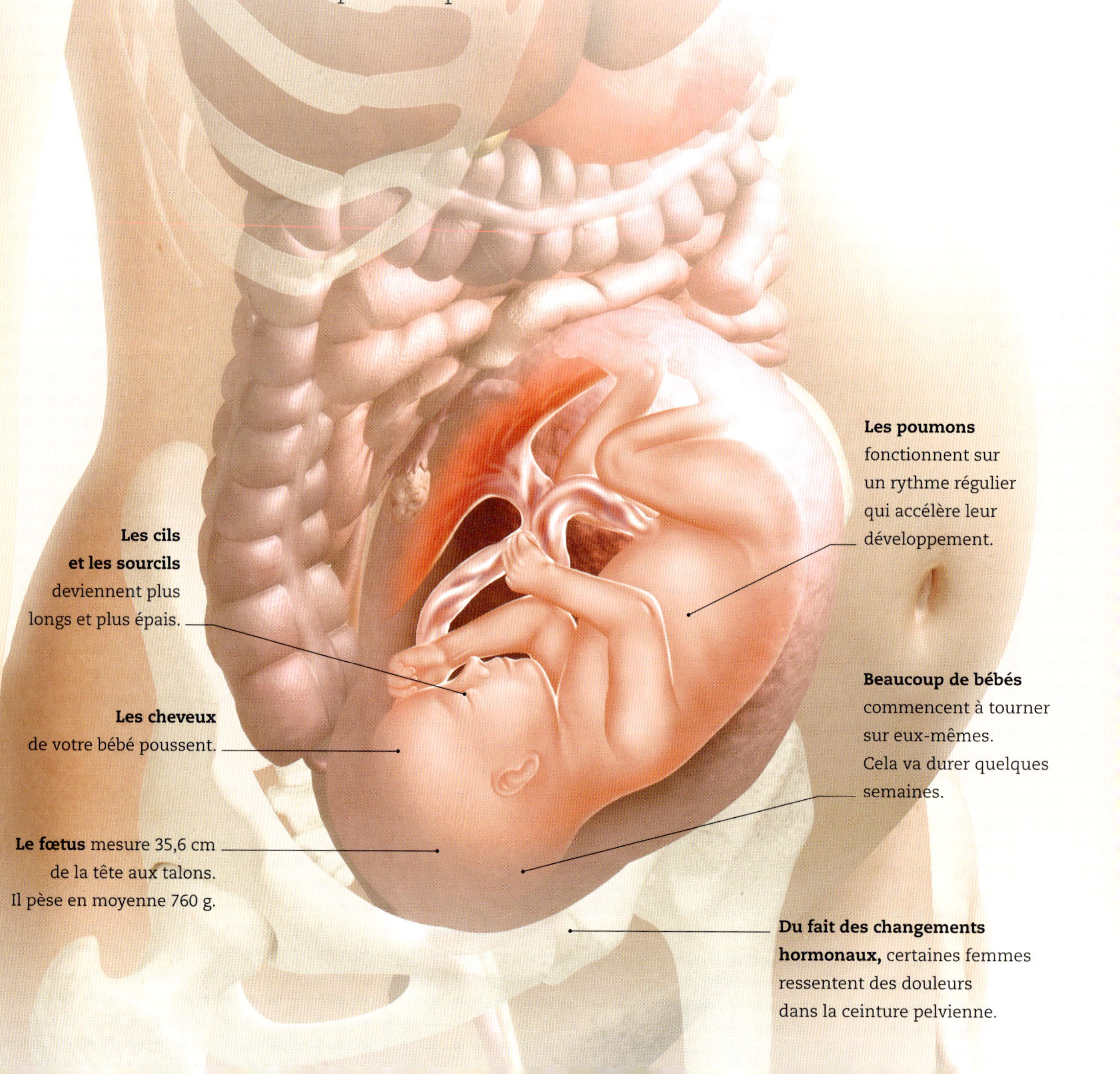

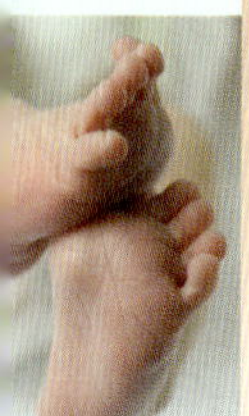

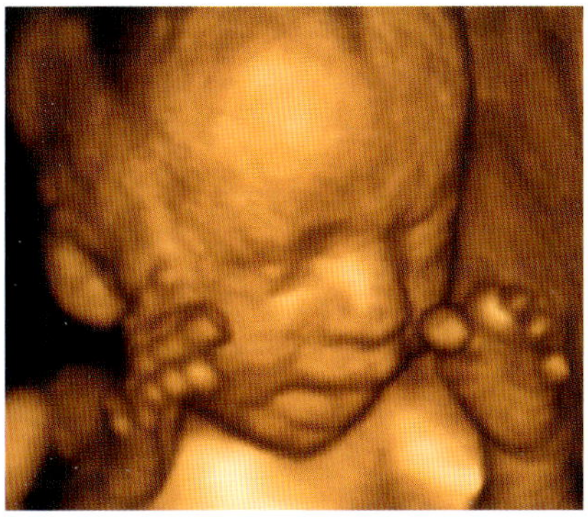

VOUS ÊTES À 27 SEMAINES ET 1 JOUR

Encore 90 jours...

BÉBÉ AUJOURD'HUI

Sur l'échographie, l'espace situé entre les os frontaux apparaît comme une ligne sombre sur la tête du bébé. Il ne s'agit pas d'une marque sur la peau, mais d'une surface sans os sous-jacents, que les ultrasons traversent sans être réfléchis.

Impliquez-vous dans des projets professionnels à moyen et à long terme pour continuer à vous sentir membre de l'équipe.

La difficulté de mener de front une maternité et une carrière peut se présenter alors que vous êtes encore enceinte. En fonction de votre travail, vous pourriez vous voir écartée des projets à long terme ou futurs, vos collègues considérant que vous ne pourrez pas les suivre jusqu'au bout, ou que vous ne reprendrez pas le travail à la fin de votre congé maternité. Certains risquent même de vous traiter différemment simplement parce que vous êtes enceinte, considérant que vous n'êtes plus à même de faire votre travail correctement. Votre avis peut avoir moins d'importance du fait que vous ne serez plus là pour le défendre. Tout ceci est d'autant plus démotivant que vous savez effectivement que vous ne serez pas là à l'aboutissement de certains projets.

Personne ne peut être certain de toujours faire partie d'une entreprise six mois ou un an plus tard, mais vous savez à quelle date vous allez partir et quand vous reprendrez après vos congés. Continuez à faire votre travail, et faites clairement savoir que vous entendez intervenir dans tous les projets, même si vous ne devez pas les suivre jusqu'à leur conclusion. Si, à ce stade, vous pensez reprendre le travail après la naissance, dites-le à vos collègues susceptibles de douter de votre engagement à long terme.

Vous pouvez également préparer votre départ en congé maternité en répartissant votre charge de travail, ou en participant à la recherche de votre remplaçant. Le fait de vous organiser maintenant rendra cette période qui précède vos congés de maternité plus facile.

L'AVIS... D'UNE MAMAN

Dois-je acheter une baignoire pour bébé ou utiliser la nôtre pour faire sa toilette? Je pensais qu'une baignoire pour bébé était un luxe inutile, mais j'ai changé d'avis. Un de ses gros avantages est de pouvoir l'utiliser dans toutes les pièces, même s'il faut alors transporter l'eau.

J'étais un peu nerveuse la première fois que j'ai baigné mon bébé, depuis que des parents expérimentés m'avaient dit qu'il était délicat de tenir un bébé remuant dans une grande baignoire. Une baignoire pour bébé est moins inquiétante et permet de prendre confiance. Toutefois, cette baignoire devient rapidement trop petite et encombrante (à moins de la donner à une personne à qui elle peut servir).

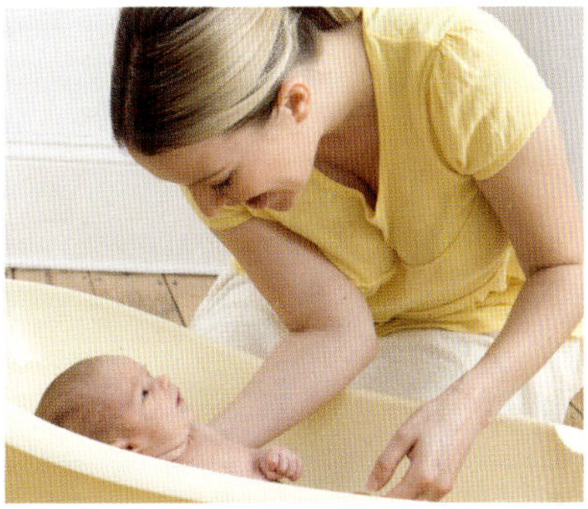

À partir du 6e mois, beaucoup de parents optent pour un siège de bain qui se pose dans la baignoire familiale. Vous pouvez même prendre un bain ensemble, bien que vous puissiez trouver l'eau tiède du bain de votre bébé trop froide pour vous.

BON À SAVOIR

Plus votre utérus grossit, plus il comprime votre diaphragme, ce qui rend difficile une respiration profonde.

En fait, vous inspirez davantage d'air. N'essayez pas de lutter contre la tendance à creuser le dos, ce qui ouvre votre cage thoracique pour laisser entrer plus d'air et équilibre le poids de votre ventre.

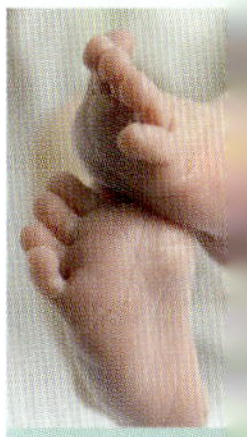

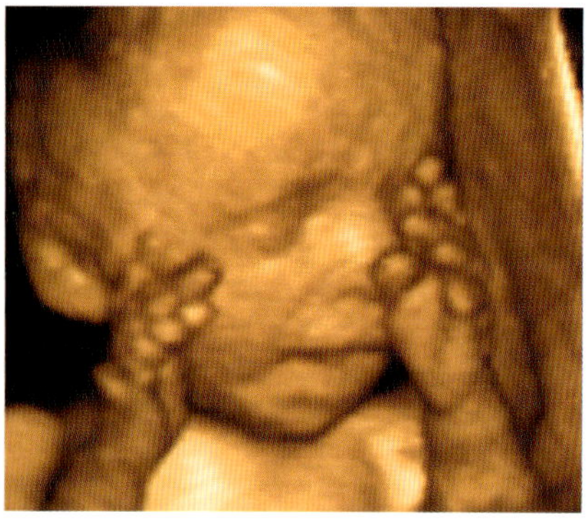

VOUS ÊTES À 27 SEMAINES ET 2 JOURS

Encore 89 jours…

BÉBÉ AUJOURD'HUI

Sur cette échographie, le bébé semble content. Il sourit, fait des grimaces, plisse le front, tire la langue… Les attitudes et les comportements du bébé avant la naissance sont plus visibles de nos jours grâce aux échographies 3D.

Le cycle veille/sommeil de votre bébé est très semblable à celui qu'il aura dans les semaines qui suivent sa naissance.

Les bâillements de votre bébé, qui ont été jusqu'ici occasionnels, deviennent maintenant plus fréquents et peuvent se répéter. Le réflexe de déglutition est apparu à la 25e semaine, mais il a encore besoin de temps pour être davantage coordonné.

Les mouvements respiratoires sont une étape cruciale pour le bon développement des poumons, même si le bébé ne respire pas à proprement parler puisqu'il est plongé dans un milieu sans air, fait uniquement de liquide amniotique. Les poumons sont remplis de liquide produit par les tissus pulmonaires eux-mêmes, dont de petites quantités sont expulsées à chaque mouvement respiratoire. À chaque expiration, le diaphragme descend, la poitrine rentre, le larynx se détend, et un peu de liquide s'échappe. Seule une faible quantité du liquide contenu dans les poumons s'échappe, que l'on estime à environ 0,5 %, par opposition aux 20 % d'air inspiré et expiré à chaque mouvement respiratoire après la naissance. Votre bébé respire depuis quelques semaines, mais de manière aléatoire. La fréquence des mouvements respiratoires de votre bébé commence maintenant à refléter son cycle veille/sommeil qui est mieux établi, et devient plus régulier.

GROS PLAN SUR… L'ALIMENTATION

Manger un peu plus

Vous voilà enfin au 3e trimestre de votre grossesse et vous risquez d'avoir faim comme jamais. C'est normal, votre bébé grossit rapidement pour préparer votre rencontre !

À ce stade, vous devez augmenter votre apport énergétique d'environ 200 calories par jour, à l'aide de repas légers et d'en-cas « santé ». Voici quelques suggestions :

- 2 cuillerées à soupe de yaourt à la grecque avec une banane de taille moyenne.
- 300 g de soupe à la tomate avec une tartine de pain complet et de fromage frais.
- 20 g d'amandes entières et 50 g d'abricots secs.
- 2 galettes de riz, 50 g de raisins et 30 g de comté.
- Une tranche de pain complet et 135 g de haricots blancs.

Alors que votre apport calorique quotidien augmente, il est important de rester active. Cela vous aidera notamment à ne pas être constipée.

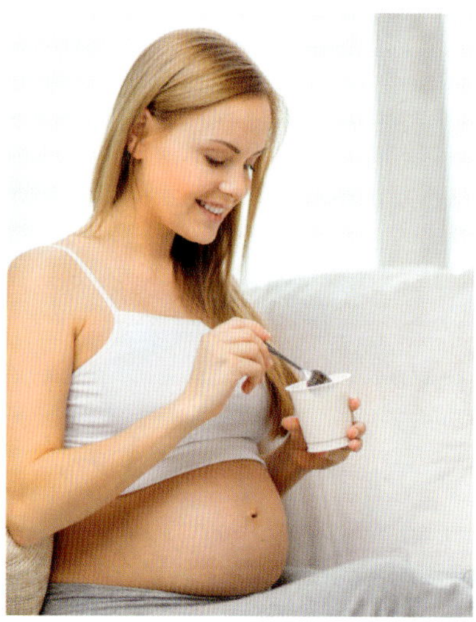

NE PAS OUBLIER

Les soins prénataux

Une visite prénatale a dû être programmée cette semaine ; la prochaine aura lieu dans 1 mois (31e semaine).

À chaque visite, votre tension artérielle est mesurée et la présence de protéines dans vos urines contrôlée. La sage-femme vérifie également la taille du bébé en mesurant la hauteur utérine. N'hésitez pas à lui poser des questions.

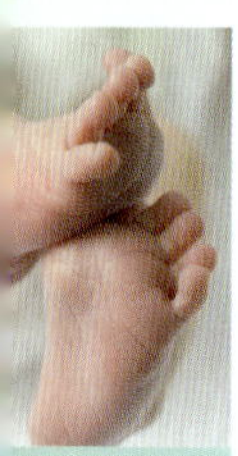

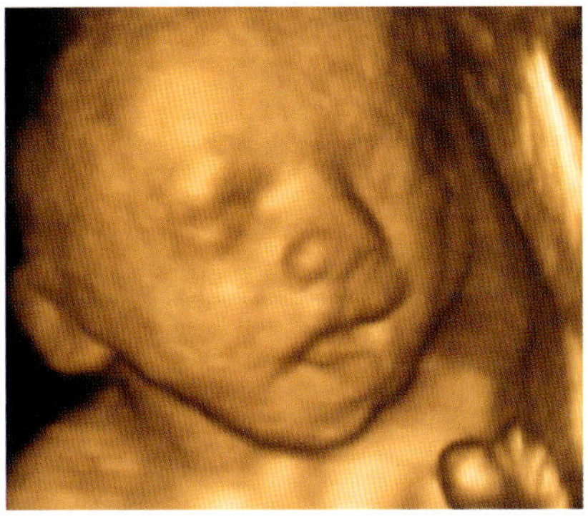

VOUS ÊTES À 27 SEMAINES ET 3 JOURS

Encore 88 jours…

BÉBÉ AUJOURD'HUI

Les bâillements de votre bébé sont maintenant plus coordonnés, plus fréquents et plus rapprochés. On pourrait croire que l'image montre un doigt, en bas à droite, mais il s'agit en fait du pied qui se trouve à côté de la bouche.

La grossesse est un sujet sur lequel tout le monde a son opinion à donner, même si vous pensez ne pas avoir besoin d'aide !

Bien qu'il soit normal d'être fière et par là même protectrice à l'égard de votre ventre, il peut vous paraître très agaçant que quelqu'un d'autre vous surprotège à votre tour ! Vous allez constater que tout le monde a son idée sur votre grossesse, et surtout sur ce que vous devriez faire ou ne pas faire pour rester en forme. Certaines femmes se sentent rassurées par ce genre d'attentions, mais d'autres supportent beaucoup moins bien ces attitudes et ces conseils étouffants. Si vous faites partie des dernières, dites-vous que les gens sont bien intentionnés et restez tolérante.

Mais si tout cela devient trop pesant, essayez de parler aux donneurs de leçons que sont en général votre partenaire, votre mère ou votre belle-mère. Expliquez-leur que vous faites de votre mieux et que vous savez ce que vous devez et ne devez pas faire grâce aux conseils du médecin et de la sage-femme qui vous suivent. Remerciez-les poliment pour leur attention et rassurez-les sur le fait que vous prenez bien soin de vous et du bébé.

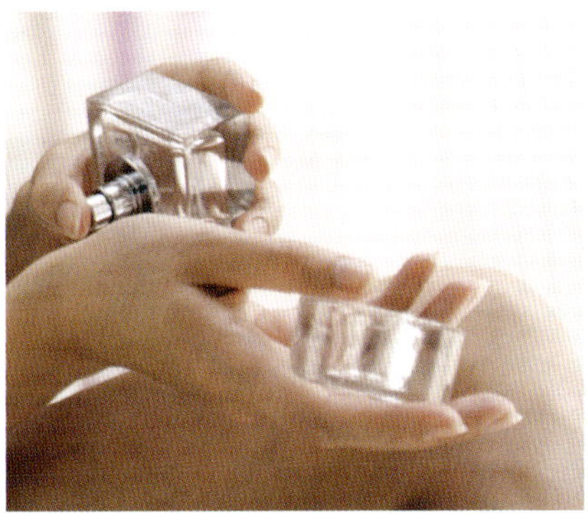

Choisissez bien le parfum que vous portez, car même ceux auxquels vous êtes habituée peuvent vous provoquer des nausées ou des étourdissements.

GROS PLAN SUR… VOTRE SANTÉ

La tension artérielle

Dans environ un quart des premières grossesses, les femmes souffrent d'hypertension, qui peut être le signe d'une prééclampsie (avec la présence de protéines dans les urines). La prééclampsie (voir p. 474) risque d'affecter le foie et les reins, et si elle n'est pas traitée, conduire à l'éclampsie, maladie grave qui provoque des convulsions. En cas de prééclampsie, votre pression sanguine sera sérieusement contrôlée, et vous serez placée sous traitement jusqu'à ce que l'accouchement puisse être déclenché ou pratiqué par césarienne.

PETITS SECRETS DE FEMMES

Les odeurs corporelles

Pendant la grossesse, vous pourriez dégager une odeur corporelle plus forte que d'ordinaire, en raison d'une augmentation de la transpiration et des pertes vaginales. Consultez votre médecin si c'est le cas ou si vous avez des pertes de couleur jaunâtre, ce qui pourrait être le signe d'une infection. Quelques conseils :

- **Lavez-vous régulièrement,** appliquez du déodorant et emportez avec vous des lingettes rafraîchissantes.
- **N'utilisez pas votre parfum** habituel s'il se dénature sur votre peau ou s'il vous provoque des migraines. Utilisez plutôt une eau de toilette, plus légère et moins entêtante.
- **Optez pour des déodorants biologiques,** sans paraben ni sels d'aluminium.
- **Évitez les vêtements serrés :** portez des vêtements larges en fibres naturelles qui absorbent la transpiration et laissent respirer la peau.
- **Portez des dessous en coton,** et changez-les plus régulièrement que d'ordinaire si nécessaire.
- **Portez des serviettes hygiéniques** si nécessaire pour vous sentir fraîche.

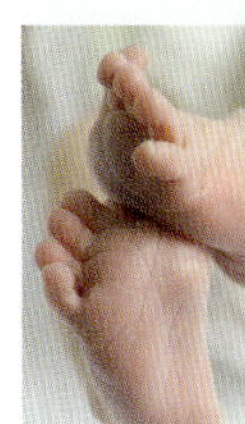

Contrôler le développement fœtal

La sage-femme qui vous reçoit pour les visites prénatales ne se contente pas de contrôler votre santé pendant votre grossesse : elle surveille aussi le développement du bébé, et vous enverra passer d'autres tests en cas de doutes.

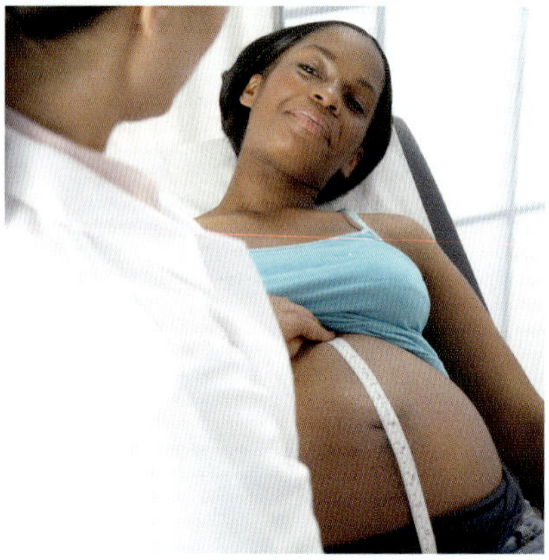

La mesure de votre ventre permet de vérifier le développement du bébé.

La croissance du bébé

Dans une grossesse normale, le ventre est mesuré au cours des visites prénatales pour contrôler le développement du bébé. La distance en centimètres entre la partie supérieure de l'os pubien et le haut de l'utérus (le fundus) doit être équivalente au nombre de semaines de grossesse, avec plus ou moins 2 cm de tolérance. Par exemple, à la 26e semaine, la mesure doit être comprise entre 24 et 28 cm. La hauteur utérine n'est significative qu'entre la 24e semaine et les 36e ou 37e semaine, car dès que le bébé descend dans le bassin en fin de grossesse, la mesure est faussée. En cas de variation plus importante, votre médecin vous fera passer une échographie pour contrôler le développement (voir ci-dessous) et la quantité de liquide amniotique. En cas de problème, le développement sera surveillé de plus près toutes les deux semaines par une échographie car un contrôle du développement plus fréquent permet de mieux se rendre compte si le bébé grossit normalement. Dans certains cas d'obésité, de grossesse multiple et de gros fibrome utérin, par exemple, l'examen échographique est le seul moyen précis pour évaluer la croissance du fœtus.

DES RÉSULTATS CLAIRS

Les courbes de croissance

Si votre médecin ou une sage-femme a quelques doutes sur le développement de votre bébé, il demandera un certain nombre d'échographies sur une période donnée, où les mesures de la tête, de l'abdomen et des membres seront enregistrées afin de pouvoir tracer des courbes de croissance. Les mesures de la tête et de l'abdomen sont des plus importantes car un déséquilibre dans leur développement peut indiquer un problème.

Les trois courbes de chacun des graphiques ci-dessous indiquent la plage normale de développement. La courbe rouge du milieu, appelée 50e percentile, représente la croissance moyenne. Les courbes roses au-dessus et au-dessous, les 90e et 10e percentiles, indiquent les limites d'un développement normal. Une mesure régulière de la circonférence de la tête et de l'abdomen fournit une courbe de croissance claire. Dans le cas présent, le développement de la tête est normal, mais celui de l'abdomen ralentit, probablement en relation avec un problème de placenta, lui-même provoqué par un trouble chez la mère. Par exemple, une tension artérielle élevée (voir p. 283) ou du diabète (voir p. 473) affecteront la circulation sanguine dans le placenta. Si le bébé reçoit moins de sang, l'oxygène et les nutriments qu'il transporte peuvent être envoyés vers les organes vitaux, comme le cœur et le cerveau, aux dépens des organes abdominaux, ce qui entraîne donc un développement déséquilibré de la tête et de l'abdomen.

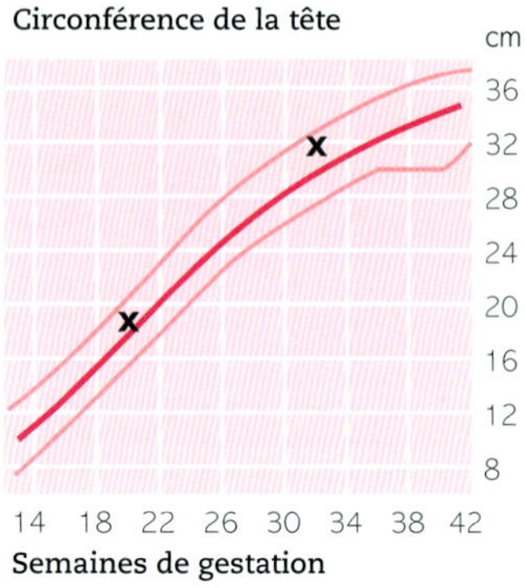

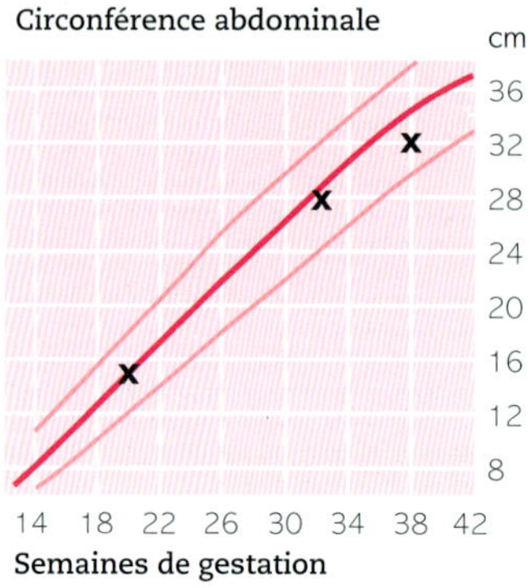

Les échographies en fin de grossesse

En fin de grossesse, le bébé est trop gros pour être vu en entier à l'écran. Sa taille va être déterminée à l'aide de plusieurs mesures et une formule mathématique, comme pour l'échographie de la 20e semaine (voir p. 214). Les mesures incluent la largeur de la tête (diamètre bipariétal), les périmètres crânien et abdominal, et permettent de tracer un graphique sur une période donnée (voir encadré page précédente). La longueur du fémur peut également être mesurée.

Si votre bébé est au-dessous du 10e percentile, ou présente un petit abdomen, d'autres tests seront nécessaires pour vérifier qu'il va bien ; au-dessus du 90e percentile, il faudra rechercher la présence de diabète gestationnel (voir p. 473). Si votre bébé risque de faire plus de 5 kg, l'accouchement par voie naturelle sera compromis et une césarienne pourra être programmée.

Le bien-être du bébé

En cas de doutes sur la croissance du bébé, un contrôle de l'activité cardiaque et/ou l'établissement du profil biophysique fœtal permettront de vérifier ses réactions aux stimuli et la présence de signes de souffrance fœtale. Si vous avez une maladie susceptible d'affecter le développement du bébé (voir encadré page précédente), un ou deux des tests ci-dessus peuvent être réalisés par sécurité une ou deux fois par semaine après la 32e semaine, qu'il y ait ou non des doutes sur la croissance du bébé. Certains hôpitaux utilisent également l'échographie Doppler pour explorer les flux sanguins dans le placenta.

Le contrôle de l'activité cardiaque fœtale utilise le cardiotocographe (voir p. 418). Deux capteurs sont placés sur le ventre pour détecter les contractions utérines et les battements du cœur du bébé. Un moniteur imprime le tracé des résultats. Le rythme cardiaque s'accélère en réponse aux contractions et aux mouvements du fœtus. Les résultats sont rassurants si le cœur accélère deux fois sur une période de 20-30 minutes, sans décélérations importantes. Entre 10 et 20 % des bébés présentent moins de deux accélérations, ce qui ne signifie en rien qu'il y ait un problème, mais que votre bébé était sûrement endormi et qu'il faudra recommencer.

Le score de Maning Si, à la suite du contrôle de l'activité cardiaque du bébé, le médecin a quelques doutes, un score de Maning sera établi. Il combine les résultats de la cardiotocographie précédente avec l'examen de quatre autres paramètres du bien-être fœtal que sont le volume de liquide amniotique, le mouvement, la tonicité du fœtus, c'est-à-dire une extension avec un retour à la flexion des membres ou du tronc, ou la fermeture de la main, et la respiration. Chaque facteur positif reçoit une note de deux points. Un résultat de huit points est donc très rassurant.

COMPRENDRE LES RÉSULTATS

L'échographie Doppler

Elle renseigne sur la circulation du sang dans le placenta. Si le placenta fonctionne bien, le sang circule librement. En cas de problème de placenta, le sang circule mal et le cœur du bébé doit faire des efforts pour le pomper. Dans les cas extrêmes, on constate des périodes où la circulation du sang est même arrêtée, ou se fait à contre-sens, dans le cordon ombilical. Si le bébé est viable, un accouchement prématuré sera alors envisagé.

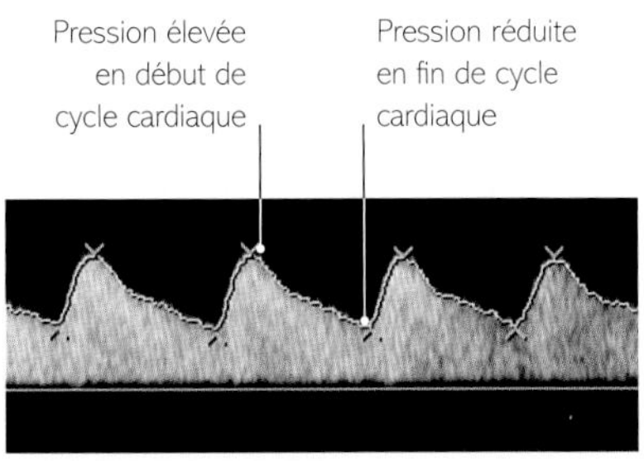

Un examen Doppler normal montre une circulation sanguine continue dans le placenta. La pression, élevée en début du cycle cardiaque, diminue en fin du cycle sans disparaître complètement.

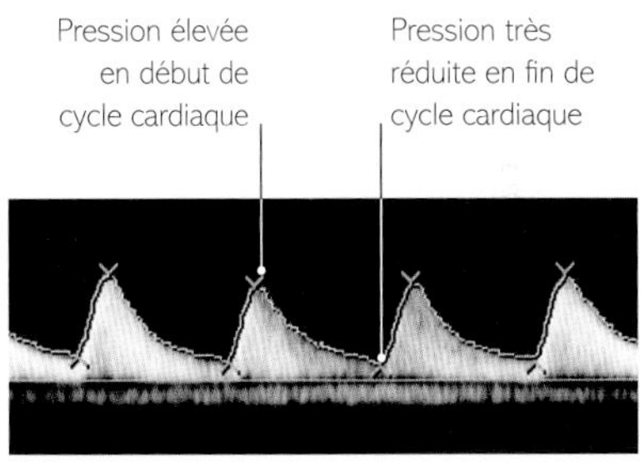

Un résultat anormal montre une pression élevée normale en début de cycle et un débit très réduit ou inexistant en fin de cycle. Le bébé ne reçoit pas assez d'oxygène, ce qui risque d'affecter son développement.

QUESTIONS / RÉPONSES

Certaines femmes tiennent le compte des coups de pied de leur bébé. Dois-je en faire autant ?

Autrefois, le compte des coups de pied était conseillé pour vérifier que le bébé allait bien, mais les femmes sont plutôt encouragées aujourd'hui à être à l'écoute des rythmes de leur bébé, indicateurs plus fiables. Si vous sentez un changement dans le mode de fonctionnement de votre bébé, appelez votre médecin ou votre sage-femme immédiatement.

Est-il possible que mon bébé bouge trop ?

Plus votre bébé bouge, plus vous pouvez vous sentir heureuse, même s'il vous réveille la nuit, car c'est sans conteste un signe de bonne santé et de bien-être fœtal. Soyez rassurée : un fœtus actif ne présage pas d'un enfant hyperactif.

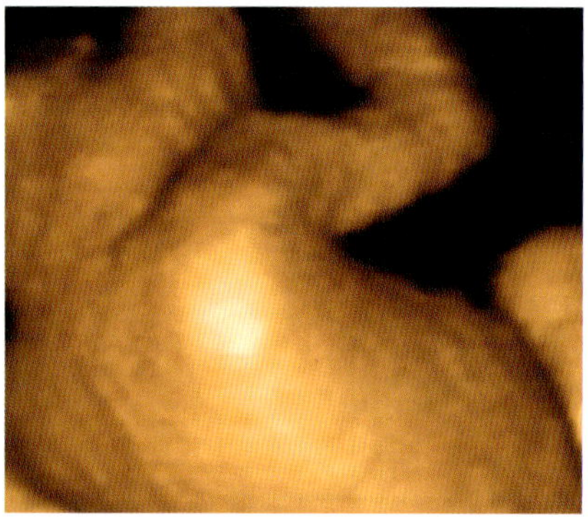

VOUS ÊTES À 27 SEMAINES ET 4 JOURS

Encore 87 jours...

BÉBÉ AUJOURD'HUI

Sur cette image, le bébé est vu de dos. La peau est nettement moins translucide qu'auparavant car le fœtus stocke de la graisse sous la peau, ce qui va constituer en grande partie la raison de sa prise de poids à partir de maintenant.

Les cils, les sourcils et les cheveux de votre bébé poussent, et lui prend toute la place dont il a besoin dans l'utérus.

Les yeux de votre bébé sont maintenant ouverts. Ses cils et sourcils ont poussé, et ses cheveux s'allongent de plus en plus.

Il est plus que probable qu'il utilise maintenant tout l'espace qui lui est offert, et il peut très bien se trouver en position de siège (les fesses en bas), au moins une partie de son temps comme c'est le cas dans un tiers des grossesses à ce stade. Toutefois, sa position a peu de chances de se stabiliser avant la 36e ou 37e semaine, et sa position d'aujourd'hui n'est donc pas une indication de celle qu'il aura au moment de l'accouchement. La forme de l'utérus favorisant naturellement la position tête en bas, seulement 3 à 4 % des bébés restent en position de siège au-delà de la 37e semaine, mais il est vous est très difficile (ainsi qu'à votre sage-femme) de connaître la position de votre bébé qui est très souple et dont les coups de pied ne vous renseignent absolument pas. Une échographie pourrait très bien le montrer plié en deux, avec les pieds au niveau de la tête.

LES EXAMENS SANGUINS

Entre la 26e et la 30e semaine, une prise de sang permettra de vérifier que vous n'êtes pas anémiée. Si vous avez une carence, des comprimés en fer vous seront prescrits. À cause de l'augmentation du plasma sanguin, le taux d'hémoglobine peut chuter en cours de grossesse, et il vaut mieux s'en préoccuper maintenant. Les comprimés de fer risquent d'entraîner des problèmes de digestion comme la constipation ou la diarrhée ; aussi, n'hésitez pas à demander à changer le traitement si vous ne pas le supportez pas. Certains médicaments sous forme liquide sont moins agressifs pour le système digestif que les comprimés, mais demandez l'avis de votre médecin. Le même prélèvement servira à vérifier de nouveau votre groupe et Rhésus sanguins. Si vous êtes de Rhésus négatif, on vous fera une injection d'immunoglobulines anti-D (voir p. 123) entre la 27e et la 29e semaine, et une autre après la naissance.

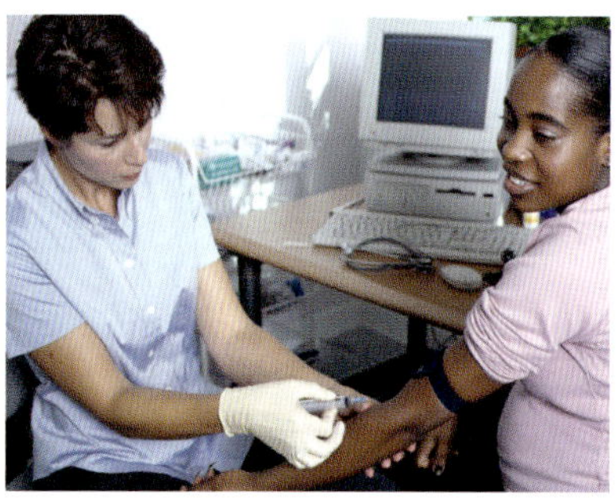

GROS PLAN SUR... VOTRE SANTÉ

Les douleurs de la ceinture pelvienne

Lorsque les éternuements sont douloureux, que vous vous dandinez pour marcher, et que vous retourner dans le lit devient une épreuve (voir p. 470), vous souffrez de douleurs pelviennes. Elles touchent 1 femme enceinte sur 5, et sont la conséquence des changements hormonaux qui modifient le fonctionnement de la ceinture pelvienne. Dans ce cas, essayez de suivre les conseils suivants :

- Gardez le bassin et le dos alignés pour vous mettre au lit ou monter en voiture (placez un sac en plastique sous vos fesses pour vous aider à pivoter).
- Dormez sur le côté gauche avec un oreiller sous le genou droit.
- Portez des chaussures confortables.
- Évitez les tâches pénibles comme le ménage ou les courses.
- Prenez des bains chauds relaxants.
- Demandez à votre médecin de vous prescrire une ceinture de maintien du bassin.
- Ayez recours à la kinésithérapie ou à l'acupuncture.

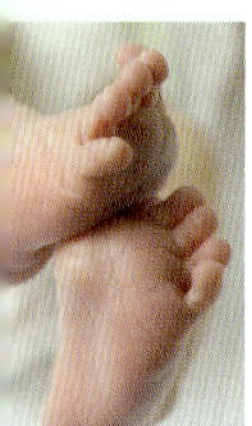

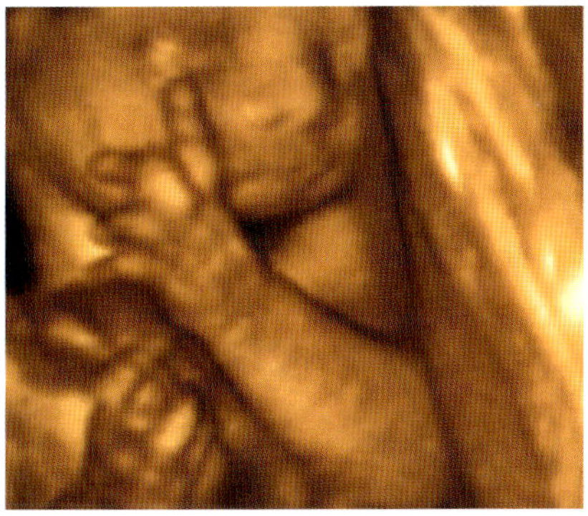

VOUS ÊTES À 27 SEMAINES ET 5 JOURS

Encore 86 jours…

BÉBÉ AUJOURD'HUI

Un doigt du bébé est proche de l'œil. Même si les yeux n'étaient pas fermés, un réflexe naturel empêche, la plupart du temps, les doigts et les orteils de les toucher. De plus, les ongles sont encore très courts.

La décision de faire un bébé tout en étant seule n'est pas facile ; mais avec du soutien, vous pouvez être heureuse de cette naissance.

Il est rassurant de savoir que beaucoup de femmes ont un bébé sans conjoint et ne considèrent pas pour autant la vie comme un combat sans fin. Même s'il serait faux de prétendre qu'être parent unique est aussi facile que de partager les responsabilités, c'est tout à fait possible avec du soutien ; même les femmes mariées peuvent parfois se sentir seules ! De plus, vous avez peut-être de bonnes raisons de vouloir un bébé, par exemple votre âge, et cette détermination vous donnera la force nécessaire.

Toutes les femmes enceintes ont besoin de quelqu'un à qui se confier, comme la mère ou une amie proche. Il est important d'être soutenue dans cette prise de décision à long terme, de recevoir des informations précises, et d'avoir du temps pour réfléchir, sans avoir à supporter ni la peur ni la pression des autres. Un soutien de confiance, qui sera là lorsque vous en aurez besoin, en particulier au moment de l'accouchement et des premières semaines de vie avec le bébé, vous aidera à évacuer le stress, à voir la situation plus clairement et à élaborer des projets.

Vous devriez déjà commencer à ce stade à réfléchir à la personne que vous voudriez avoir comme soutien pour la naissance. C'est une décision très importante qui ne doit pas être prise à la légère.

CONSTITUEZ-VOUS UN RÉSEAU DE SOUTIEN

- **Les femmes enceintes** ont besoin d'aide autant sur le plan émotionnel que pratique. C'est d'autant plus vrai si vous êtes seule.
- **Profitez des visites médicales prénatales** pour établir une bonne relation avec votre sage-femme, qui est une source d'informations inestimable.
- **Inscrivez-vous aux cours de préparation à l'accouchement.** Si vous êtes disponible, allez plutôt aux séances en journée, moins fréquentées par les couples. Essayez également de vous inscrire à des cours de yoga ou d'aquagym.
- **Dressez la liste des personnes en qui vous pouvez avoir confiance :** amie(s), ou même votre propre mère, qui souhaiterait partager cette expérience avec vous.
- **Ne laissez pas votre fierté repousser l'aide que l'on vous propose.** La plupart des membres de la famille et des amis voudront sincèrement vous soutenir durant votre grossesse.

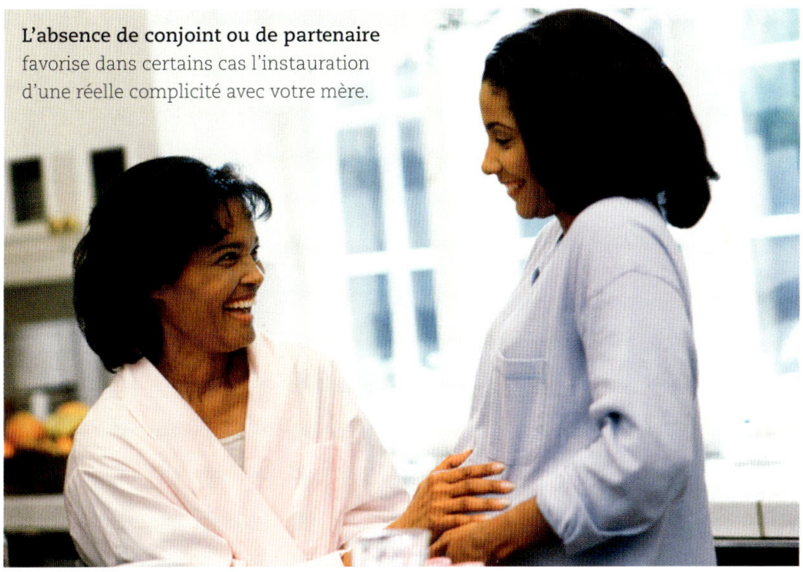

L'absence de conjoint ou de partenaire favorise dans certains cas l'instauration d'une réelle complicité avec votre mère.

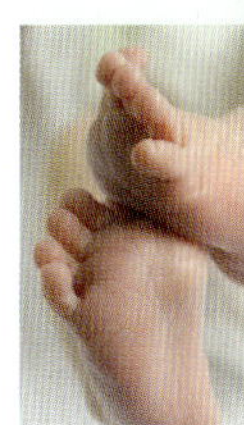

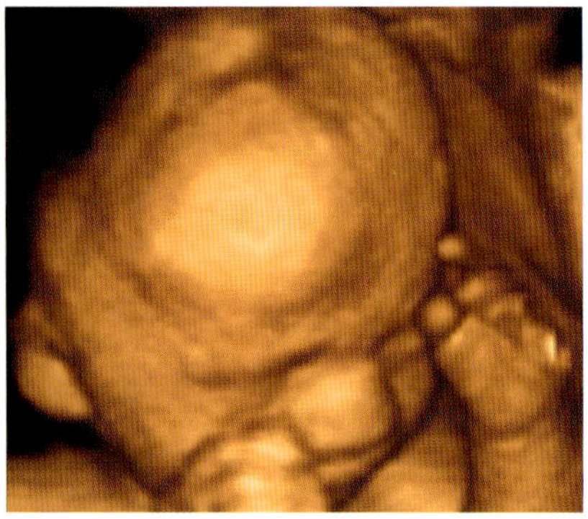

VOUS ÊTES À 27 SEMAINES ET 6 JOURS

Encore 85 jours…

BÉBÉ AUJOURD'HUI

Bien que les ultrasons ne puissent les révéler, votre bébé a maintenant des cheveux, et ses cils et sourcils ont poussé. L'aspect et la couleur des cheveux ont beaucoup d'importance dans son apparence, mais ils ne sont pas visibles à l'écran.

Même s'il est difficile de rester fraîche en étant enceinte en plein été, une grossesse en hiver est également contraignante.

La plupart des femmes hésitent, et on les comprend, à acheter pour leur grossesse un manteau d'hiver qu'elles ne porteront sûrement plus après ou du moins pas jusqu'à une éventuelle deuxième grossesse. Rassurez-vous, il y a peu de chances que vous en ayez besoin, car vous risquez d'avoir très chaud en fin de grossesse, et trouver que plusieurs couches de vêtements sont plus confortables qu'un gros manteau. De plus, avoir plusieurs couches de vêtements superposées permet de les retirer plus facilement s'il vous arrive d'avoir trop chaud pendant vos déplacements.

Au besoin, vous pourrez toujours aller piocher dans la garde-robe de votre compagnon pour lui emprunter un manteau que vous arriverez à boutonner malgré votre gros ventre si vous devez rester dehors longtemps, ou vous procurer d'occasion un manteau bien large pour les quelques mois de votre grossesse.

Vous pourrez aussi porter votre manteau habituel déboutonné avec une longue écharpe sur le devant pour couvrir la partie qui n'est pas protégée par le manteau.

Pensez également à la possibilité d'acheter un grand châle pour les mois d'hiver, qui servira également à vous tenir chaud avec votre bébé après la naissance, surtout si vous le portez dans une écharpe, ou pour les tétées imprévues en extérieur.

En hiver, faites très attention aux conditions de verglas. Assurez-vous de porter des chaussures plates qui limiteront les risques de glissade.

L'AVIS… DU NUTRITIONNISTE

J'ai entendu dire que j'avais besoin de plus de vitamine B1 (thiamine) au 3e trimestre. C'est vrai ? La thiamine est l'une des vitamines du groupe B. Elle contribue au métabolisme des glucides (voir p. 14) et libère dans l'organisme l'énergie dont vous avez besoin au dernier trimestre.

Les femmes qui ont tendance à beaucoup vomir peuvent souffrir d'une carence en thiamine et avoir besoin d'une supplémentation. La vitamine B1 n'étant pas stockée par l'organisme, un apport régulier est essentiel.

Si vous mangez de la viande, le porc est une excellente source de thiamine, le poisson aussi. Cuisinez un sauté de porc maigre ou une darne de saumon par exemple.

Si vous êtes végétarienne ou végane, consommez de l'avoine, du riz complet, de l'extrait de levure et des céréales pour petit-déjeuner enrichies.

GROS PLAN SUR… LES JUMEAUX

Les aspects pratiques

En cas de grossesse multiple, vous devrez apporter quelques modifications à votre espace intérieur. Pour éviter les risques de mort subite du nourrisson, il est recommandé que les bébés dorment dans la chambre des parents au cours des 6 premiers mois. Certains parents font dormir leurs nouveau-nés dans le même lit (voir p. 335), mais ceci n'est pas recommandé pour des raisons de sécurité. Une contrainte légale vous impose d'utiliser un siège auto par bébé dès que vous les prenez en voiture, même de la clinique jusqu'à chez vous.

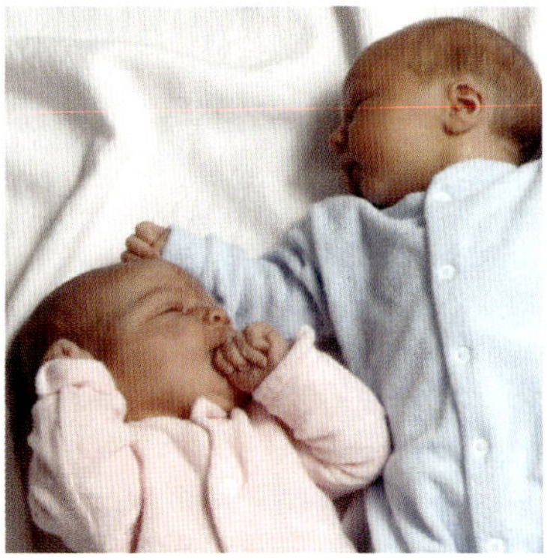

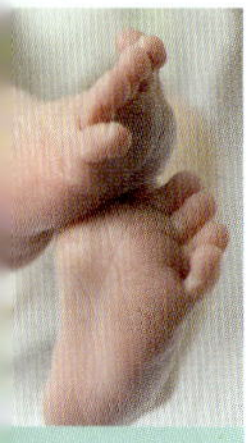

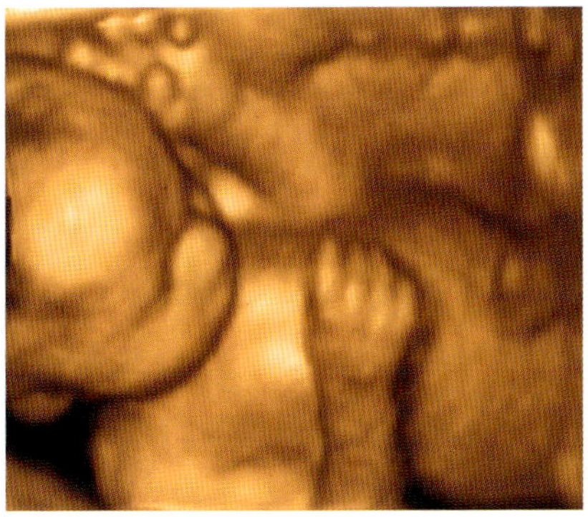

VOUS ÊTES À 28 SEMAINES EXACTEMENT

Encore 84 jours...

BÉBÉ AUJOURD'HUI

La quantité de liquide amniotique ainsi que l'espace dans l'utérus approchent de leur maximum. Sur cette échographie 3D, le bébé regarde vers le bas, en direction du cordon ombilical. Il est toujours susceptible de changer de position plusieurs fois par jour.

Si vous êtes la première de votre groupe d'amies à avoir un bébé, préparez-vous à des changements dans vos relations.

Les amitiés évoluent au fur et à mesure que vous avancez dans la vie. Vous avez eu des amies à l'école, au collège, et au travail, dont sûrement une ou deux proches tout au long de ces années. Mais les amitiés se créent souvent avec les gens avec lesquels vous traversez les mêmes expériences, et vous pourriez vous sentir très à l'aise avec d'autres femmes vivant une situation analogue à la vôtre pendant la période de grossesse ou avec des enfants en bas âge.

Vous vous ferez de nouvelles amies pendant les cours de préparation à l'accouchement et les séances postnatales, ou dans d'autres situations comme les cours de bébés nageurs. En rencontrant de nouvelles amies, vos anciennes relations risquent d'évoluer. Les amies sans enfants auront peut-être du mal à comprendre votre nouveau comportement de mère et votre intérêt centré sur votre enfant, et finiront par s'éloigner. Ce n'est bien évidemment pas toujours le cas, et des amitiés restent inchangées malgré des chemins de vie différents.

L'AVIS... DE LA SAGE-FEMME

J'ai vu sur un site Internet une annonce pour un siège auto d'occasion. Y a-t-il la moindre raison de ne pas l'acheter? N'utilisez pas un siège auto de seconde main, à moins de parfaitement connaître les propriétaires, car il pourrait avoir subi des dommages.

Les experts en sécurité routière vous conseillent de n'utiliser un siège auto d'occasion que s'il appartient à un membre de la famille ou si vous êtes absolument certaine de son excellent état. Ils déconseillent par conséquent fortement l'achat d'un siège auto d'occasion pour votre bébé en magasin, par annonce, ou sur Internet

GROS PLAN SUR... LA NUTRITION

Les aliments bio

Manger bio est un choix personnel, dicté avant tout par vos convictions et aussi vos moyens financiers.

Les fruits et légumes bio contiennent moins de pesticides, d'engrais synthétiques et d'herbicides. Les viandes, la volaille, les œufs et les produits laitiers sont issus d'animaux élevés selon des normes drastiques en matière de bien-être, sans l'utilisation systématique d'antibiotiques par exemple. Les produits bio devraient donc contenir moins de résidus de pesticides. En France, la législation sur le bio est très stricte.

Malgré des années de recherche sur le sujet, il n'a pas été clairement démontré que les produits bio contiennent plus de nutriments que les autres. Quelques études suggèrent que certains fruits et légumes renferment plus de vitamines antioxydantes. Les légumes bio contenant moins d'eau, leurs vitamines sont peut-être plus concentrées. Il a récemment été prouvé que le lait bio apporte plus d'acides gras oméga 3 que le non bio.

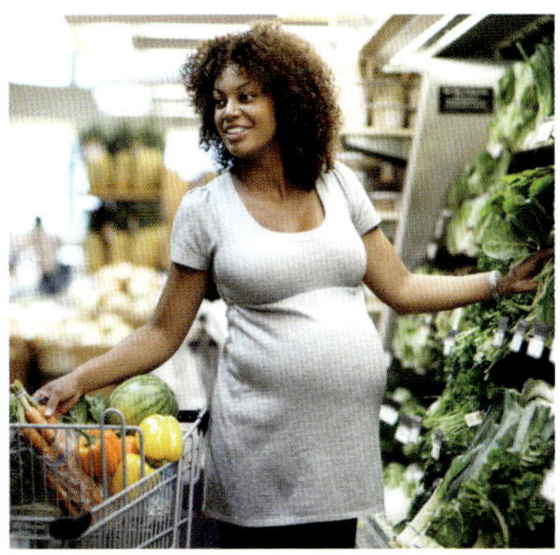

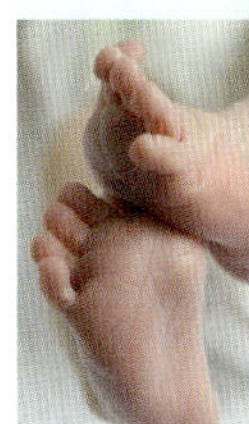

La 29e semaine

PROFITEZ DE CE DERNIER TRIMESTRE POUR VOUS ORGANISER AVANT LA NAISSANCE.

La grossesse commence sûrement par moments à vous peser, mais vous avez beaucoup de moyens de vous occuper. Renseignez-vous sur les avantages et les contraintes de l'allaitement au sein, préparez la chambre de votre bébé, et dressez une liste de ce que vous devez acheter pour le bébé : bodys, couches, grenouillères, bavoirs… Commencez à acheter un peu chaque semaine.

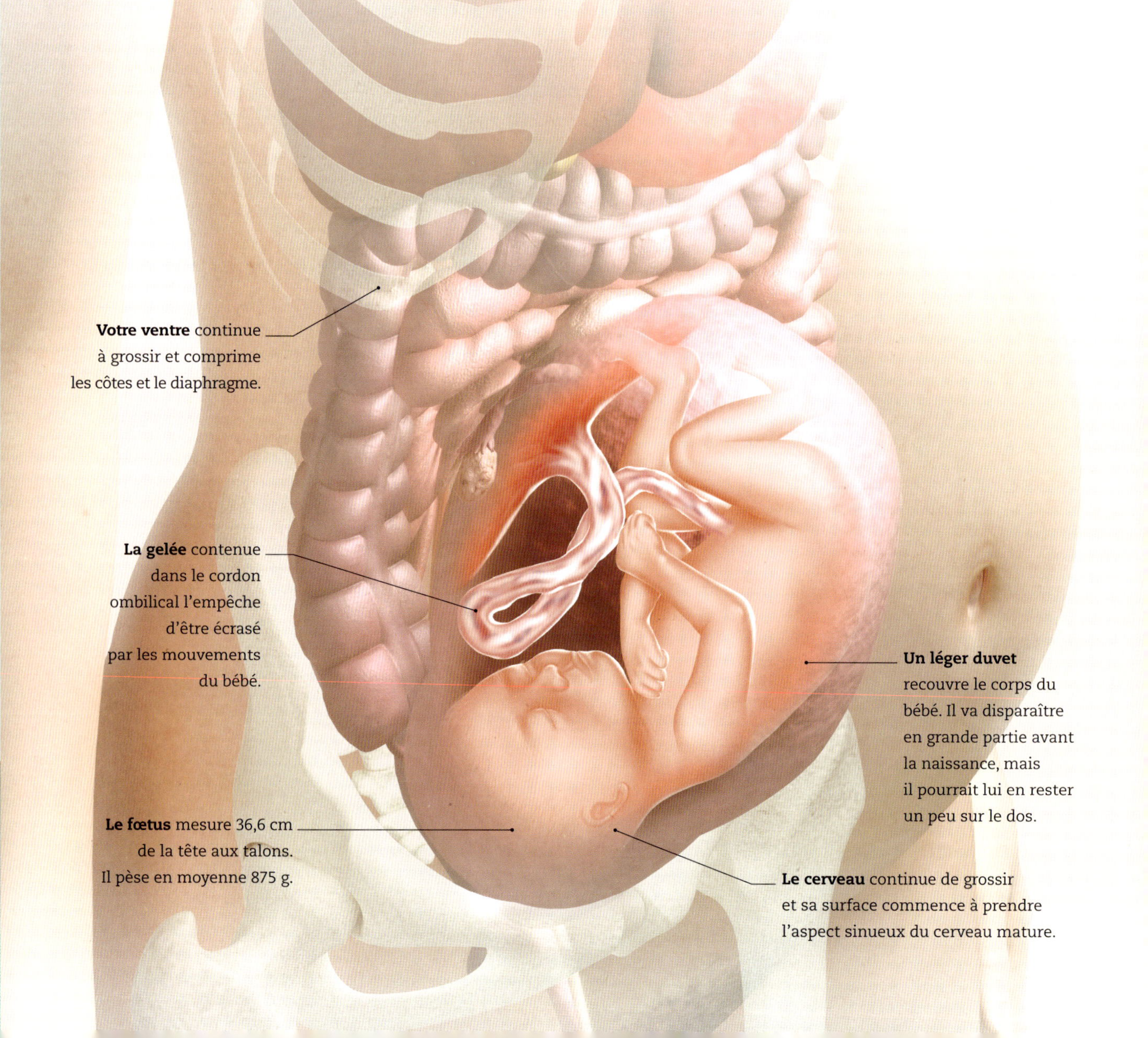

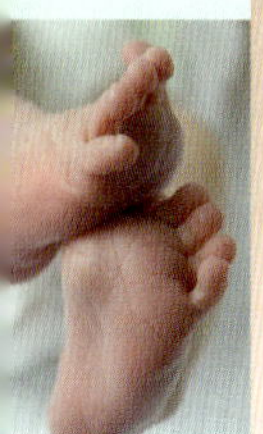

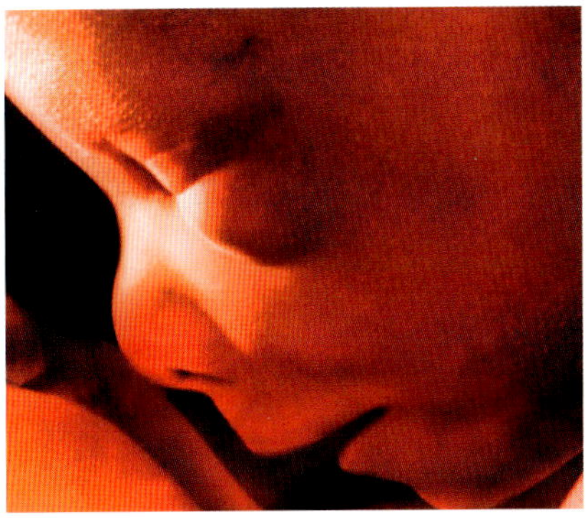

VOUS ÊTES À 28 SEMAINES ET 1 JOUR

Encore 83 jours…

BÉBÉ AUJOURD'HUI

Si votre bébé venait à naître maintenant, il aurait besoin d'une assistance respiratoire, mais ses poumons sont développés au point que ses chances de survie hors de l'utérus sont nettement meilleures qu'auparavant.

Il n'est jamais trop tôt pour penser aux conséquences financières du congé parental, et à la reprise du travail après la naissance.

Le congé maternité est une parenthèse, loin du monde du travail. Ce changement peut s'avérer perturbant, même si vous savez que vous serez bientôt occupée avec votre bébé. Pendant votre congé maternité, vous toucherez des indemnités journalières établies en fonction de votre statut social. Entre le congé pathologique prénatal pouvant vous être prescrit par votre médecin, le congé maternité d'au moins 6 semaines avant l'accouchement, et de 10 semaines de repos postnatal, l'arrêt maladie ou le congé spécifique à l'allaitement que prévoient certaines entreprises à la suite du congé maternité, et la possibilité d'un congé parental sans solde qui peut aller jusqu'à trois ans, vous risquez de rester éloignée de toute activité professionnelle pendant longtemps, tout en conservant le droit de récupérer votre emploi à la fin de cette période. Si vous n'êtes pas salariée (en profession libérale ou si vous êtes sous le régime des commerçants par exemple), le congé maternité risque de provoquer une baisse de revenu non négligeable au sein de votre foyer. Parlez avec votre partenaire de la manière dont vous pensez gérer cette période.

Même si l'échéance vous semble lointaine, commencez à réfléchir à la reprise du travail après la naissance. Si d'un point de vue économique vous vous sentez contrainte de reprendre à temps complet, envisagez tout de même la possibilité d'un temps partiel, voire de travailler à la maison un ou deux jours par semaine. Commencez également à réfléchir à la garde de votre bébé (voir p. 332).

LES COUCHES

Un temps supplantées par les couches jetables, tellement pratiques, les couches lavables retrouvent les faveurs de celles qui veulent allier écologie et économie.

- **Les couches jetables** sont minces, très absorbantes, et garderont votre bébé au sec toute la nuit. Cependant, elles coûtent cher (jusqu'à 1500 € par enfant avant qu'il soit propre), et participent grandement à l'augmentation des déchets de votre foyer. Il existe maintenant des couches biodégradables à base d'amidon de maïs, qui n'utilisent pas d'agents blanchissants et de produits chimiques toxiques.
- **Les couches lavables** sont moins coûteuses, même si l'investissement doit se faire en une fois (comptez 600 € environ pour une vingtaine de couches). Le lavage et le séchage sont contraignants, mais sachez qu'on ne lave pas la partie souillée : on place au fond de la couche un voile en papier que l'on jette dans les toilettes avec les selles. L'impact environnemental est réel au niveau de l'utilisation de l'eau. Elles doivent être changées plus souvent que les jetables et sont un peu plus difficiles à manipuler.
- **L'alternance des deux types de couches** est un choix avisé. Achetez un paquet de couches jetables, pratiques quand vous sortez ou lorsque vous confiez votre bébé à une baby-sitter, et utilisez les couches lavables le reste du temps.

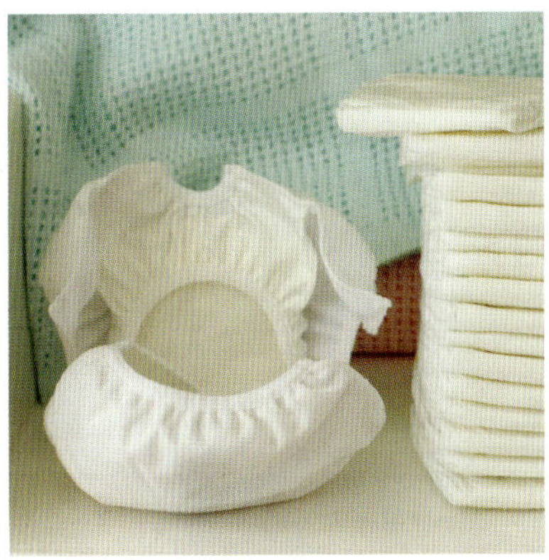

Les couches lavables (à gauche) coûtent moins cher, mais imposent un rythme régulier de nettoyage. **Les couches jetables** (à droite) sont très pratiques, mais chères et polluantes.

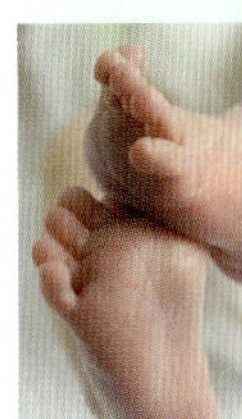

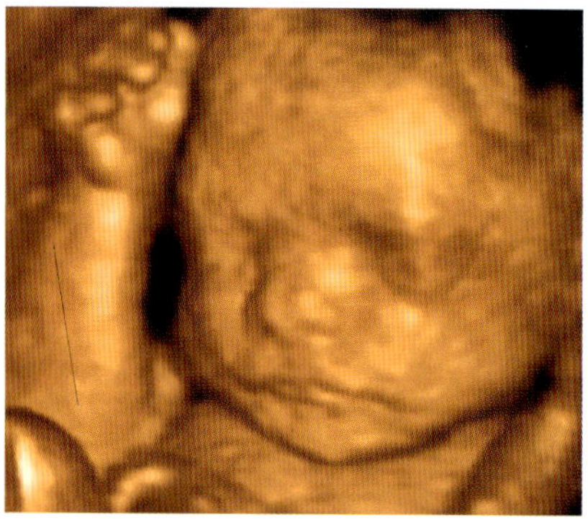

VOUS ÊTES À 28 SEMAINES ET 2 JOURS

Encore 82 jours…

BÉBÉ AUJOURD'HUI

Le bébé a le menton contre la poitrine et un bras levé. On peut apercevoir sur la gauche un morceau du genou et du cordon ombilical. Le bébé pourrait d'ores et déjà être la tête en bas, mais il lui reste encore du temps pour tourner.

Le cordon ombilical relie le bébé au placenta, qui représente son système de survie jusqu'à la naissance.

La plupart des cordons ombilicaux se développent jusqu'à une longueur équivalente à la taille du bébé, soit 50 cm en moyenne. Le cordon ombilical présente jusqu'à 40 spirales sur sa longueur, qui ont sept fois plus de chances d'être des spirales gauches que droites. Elles sont apparues dès la 9e semaine, plus nombreuses du côté du bébé que du placenta, ce qui peut s'expliquer comme une réaction aux mouvements du bébé. Le cordon ombilical contient trois vaisseaux sanguins : une veine qui alimente le bébé en sang riche en oxygène provenant du placenta et deux artères qui ramènent le sang désoxygéné et les déchets du fœtus vers le placenta. Le diamètre du cordon est inférieur à 2 cm, et contient une sorte de gélatine, la gelée de Wharton, qui protège les vaisseaux sanguins et dans laquelle ils baignent. La composition liquide de la gelée et la forme torsadée du cordon préviennent la compression de ce dernier.

Après la naissance, la sage-femme vérifie le cordon qui, dans 1 % des cas, ne compte qu'une seule artère ombilicale. Cette anomalie peut être la cause de troubles rénaux chez le fœtus.

L'AVIS… DU MÉDECIN

Mon bébé aura-t-il des problèmes de santé en cas de faible poids de naissance ? On dit qu'un poids de naissance est faible lorsqu'il est inférieur à 2,5 kg. Dans la plupart des cas, ces bébés sont des prématurés dont la majorité profite bien et reprendra un poids normal rapidement, mais certains ont des difficultés. Il existe de nombreuses manières d'éviter un faible poids de naissance : manger sain pour prendre un poids convenable (voir p. 99), ne pas fumer ni boire d'alcool, réduire le stress, et vous rendre à toutes les visites prénatales pour contrôler votre santé et celle de votre bébé.

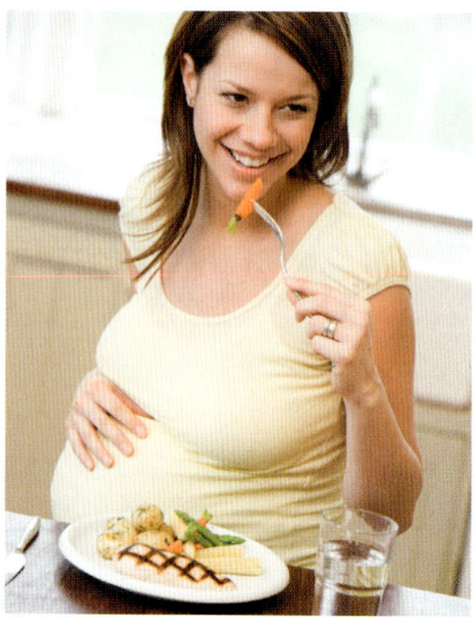

GROS PLAN SUR… VOTRE CORPS

Les jambes sans repos

Le syndrome des jambes sans repos provoque un besoin irrépressible de remuer les jambes. Il se manifeste au repos et rend le sommeil difficile. La cause exacte n'est pas connue, mais pourrait être en relation avec un déséquilibre en dopamine, une substance chimique du cerveau dont le niveau peut être affecté par un manque de fer. Ce syndrome disparaîtra après la grossesse. Pour minimiser les effets du syndrome des jambes sans repos :

- **Assurez-vous que votre alimentation** comporte un apport suffisant de fer (voir p. 154).
- **Si vous ressentez des impatiences lorsque vous êtes couchée,** prenez un bain de pieds froid ou passez un gant de toilette imbibé d'eau froide sur vos jambes avant de vous mettre au lit, puis, une fois couchée, surélevez vos jambes à l'aide de plusieurs oreillers.
- **Évitez les stimulants** tels que la caféine, mangez des aliments contenant du tryptophane (voir p. 177), l'acide aminé qui contribue à la détente et au sommeil, et évitez de faire de l'exercice avant de vous mettre au lit.

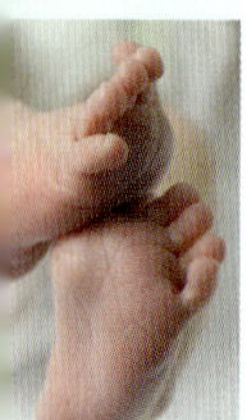

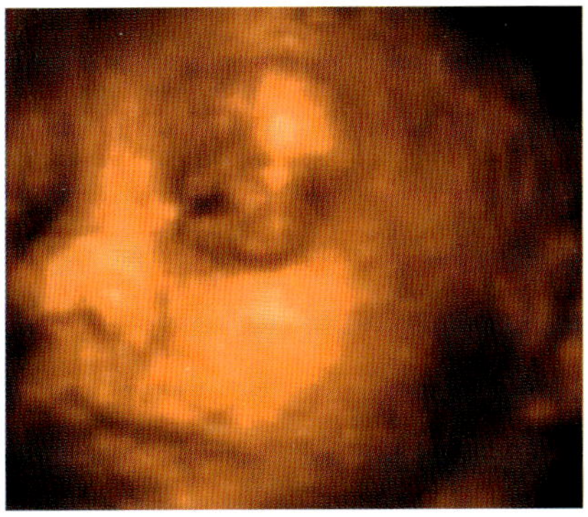

VOUS ÊTES À 28 SEMAINES ET 3 JOURS

Encore 81 jours…

BÉBÉ AUJOURD'HUI

Cette image montre les yeux qui s'ouvrent : on peut apercevoir la pupille sombre. Les ultrasons ne permettent pas un rendu précis des couleurs, et le blanc des yeux paraît de la même couleur que les paupières ou le visage.

Si votre ventre concentre sur lui toutes les attentions, alors il est temps de penser à vous.

Comme la plupart des femmes enceintes, vous avez peut-être le sentiment de disparaître derrière votre gros ventre, que vous êtes perdue dans le rôle de future maman. La plupart des gens ne vous demandent même plus comment vous vous sentez. Plutôt que « Comment allez-vous ? », ils vous demandent : « Comment va le bébé ? »

On oublie souvent, soi-même, mais surtout les amis, les collègues, les gens de la rue, que derrière une femme enceinte se cache une femme, c'est-à-dire un être singulier. Cet oubli est souvent source de frustration. Si votre entourage ne voit en vous que le bébé qui croît en votre sein, alors n'hésitez pas à reporter par moments toute votre attention sur… vous-même.

GROS PLAN SUR… L'ALIMENTATION

S'alimenter jour après jour

Vous avez besoin de beaucoup de protéines pour favoriser la croissance de votre bébé et pour rester en forme. Consommez des œufs, du fromage, des viandes maigres, du poisson, des légumes secs ou des céréales complètes à tous les repas. Ne lésinez pas sur les fruits et légumes, les fruits à coque, les graines et les glucides complexes (voir p. 92). Divisez vos repas en 5 à 7 prises par jour. Si vous avez l'habitude d'une soupe et d'un sandwich au déjeuner, mangez une soupe aux légumes en milieu de matinée et le sandwich plus tard. Préparez des en-cas à base de légumes crus, de fromage, de fruits à coque et de fruits frais, et grignotez dans le courant de l'après-midi. Essayez de prendre un bol de céréales en début de soirée, suivi de fruits un peu plus tard. Il n'existe pas de règle quant au moment des repas, laissez-vous guider par votre faim. N'oubliez pas qu'il est facile de trop manger car, lorsque vous êtes enceinte, votre appétit est perturbé par les hormones.

L'AVIS… DU MÉDECIN

Pourquoi est-ce que je ressens une douleur aiguë dans le bas du dos et dans la jambe? Cela ressemble à une sciatique : une douleur aiguë le long du nerf sciatique, le plus long du corps, qui est coincé dans une articulation du bas du dos. Votre grossesse n'est pas en cause, mais elle risque de l'aggraver. Des bains et des compresses chauds, ainsi que des massages doux de la part d'un praticien expérimenté, peuvent vous soulager. Des exercices de yoga et en piscine renforceront les muscles du dos, mais voyez avec votre médecin si vous pouvez vous lancer dans un nouveau programme d'exercices physiques. Surveillez votre posture (voir p. 249) et portez des chaussures confortables vous procurant un bon maintien. Demandez à votre médecin ou à une sage-femme de vous orienter vers un kinésithérapeute qui vous indiquera des exercices pour soulager la douleur et limiter les risques de récidive.

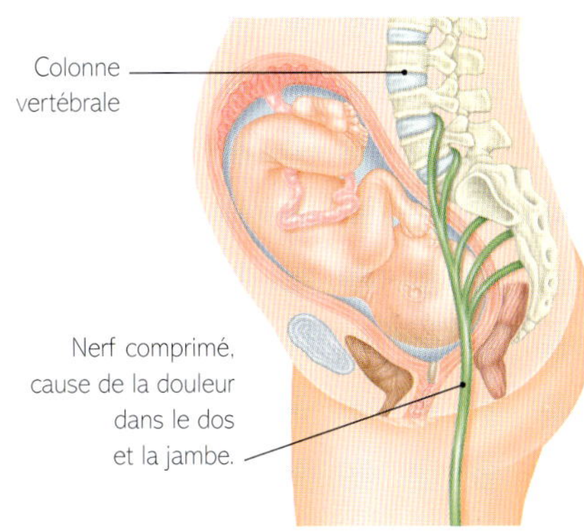

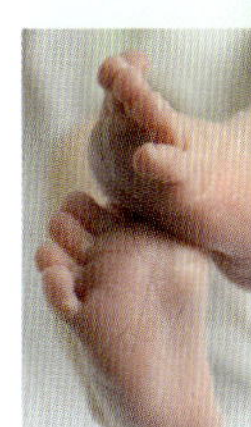

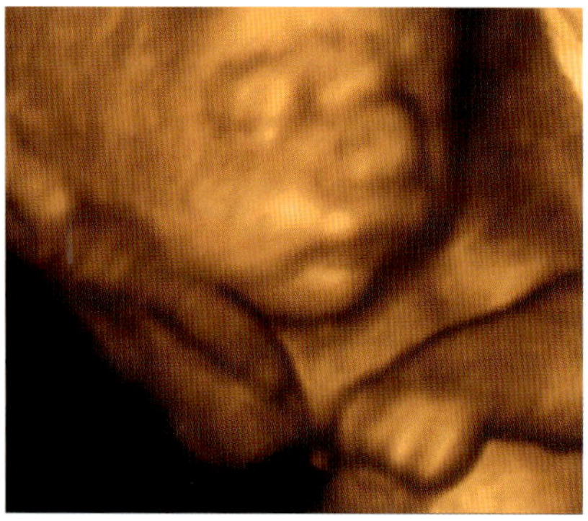

VOUS ÊTES À 28 SEMAINES ET 4 JOURS

Encore 80 jours...

BÉBÉ AUJOURD'HUI

Le cycle veille/sommeil est maintenant plus régulier, mais pour autant vous ne pouvez pas déduire de son activité qu'il est réveillé. En effet, la plupart des mouvements que vous ressentez se produisent pendant qu'il dort.

La croissance de votre bébé dépend de nombreux facteurs, et le rythme de son développement varie en cours de grossesse.

La régularité de la croissance de votre bébé dépend d'un apport continu d'éléments nutritifs. La plupart passent à travers le placenta sans subir de transformation préalable, alors que certaines substances sont synthétisées par le placenta le temps de la gestation. C'est le cas de la thyroxine, une hormone thyroïdienne essentielle au bon développement du fœtus, dont la production dépend du taux d'iode maternel qui traverse le placenta. Celui-ci forme une barrière quasi-parfaite à la thyroxine maternelle, permettant à la femme enceinte et au bébé de réguler le taux de thyroxine de manière autonome.

Si des facteurs génétiques ont largement déterminé la taille du bébé en début de grossesse, les facteurs environnementaux deviennent maintenant plus importants. Le poids de naissance de votre bébé sera déterminé à 40 % par des facteurs génétiques et à 60 % par des facteurs environnementaux. Votre bébé grossit régulièrement de la 24e semaine jusqu'aux deux où trois dernières semaines, durant lesquelles la croissance se poursuit plus lentement (les jumeaux se développent comme des bébés uniques jusqu'à la 28e semaine, puis leur croissance ralentit). Les organes internes du bébé ont une part importante dans ce développement. Le foie et le cerveau continuent en particulier de grossir et la masse musculaire augmente. Plus tard, des graisses se déposeront sous la peau en arrondissant les traits du bébé.

BON À SAVOIR

Le pourcentage de vrais jumeaux est stable depuis quelques années.

Les vrais jumeaux représentent environ le tiers des grossesses gémellaires, indépendamment de l'âge ou de l'origine géographique de la mère.

GROS PLAN SUR... LES JUMEAUX

Les achats pour des jumeaux

Les vêtements pour vos jumeaux doivent être faciles à enfiler et à retirer, et lavables en machine. Vous recevrez certainement des vêtements en cadeau; aussi, n'achetez que le nécessaire. Pour chaque bébé, vous aurez besoin d'au moins:

- Six bodys
- Six grenouillères
- Deux vestes
- Un ou deux chapeaux (pour le soleil)
- Plusieurs lingettes et bavoirs

Gardez à l'esprit en achetant les couches que les jumeaux sont souvent plus petits à la naissance, et que vous aurez souvent à changer de taille au cours des premiers mois.

Achetez une poussette double de bonne qualité qui vous servira longtemps. Un modèle côte-à-côte est préférable à un tandem car les bébés peuvent se voir et communiquer au fur et à mesure qu'ils grandissent. Il existe aussi des modèles où les bébés sont face à face.

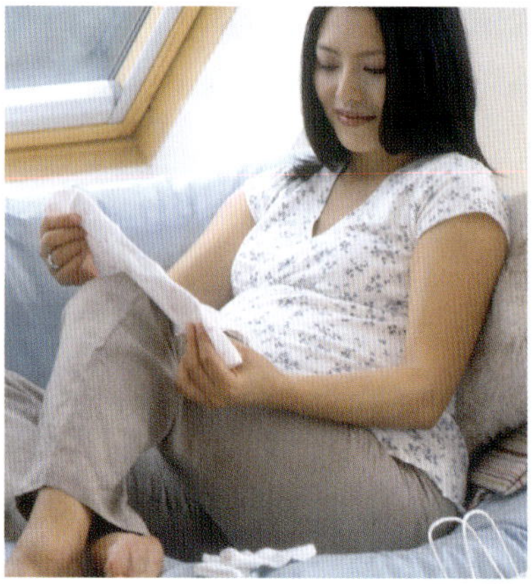

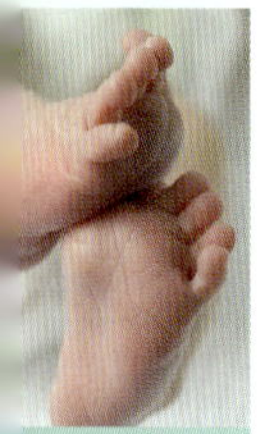

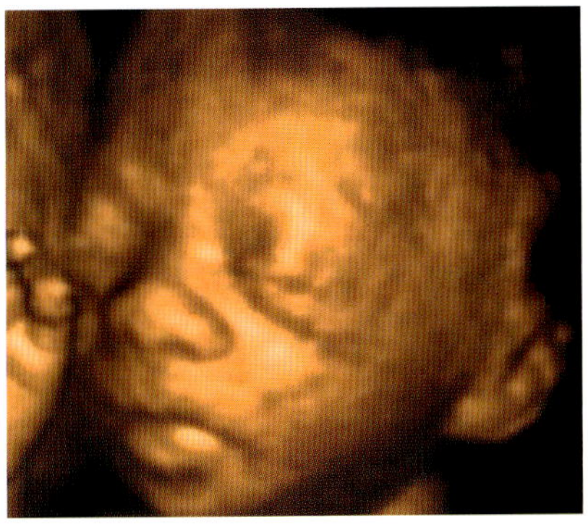

VOUS ÊTES À 28 SEMAINES ET 5 JOURS

Encore 79 jours…

BÉBÉ AUJOURD'HUI

Même si la plupart des bébés se ressemblent sur les échographies en 3D, certaines caractéristiques physiques comme les oreilles, les lèvres ou le nez peuvent permettre de les différencier. À partir de maintenant, ces différences vont s'accentuer.

L'allaitement au sein est naturel, mais les débuts peuvent s'avérer délicats. Informez-vous, maintenant que vous avez le temps.

Les femmes sont très incitées à allaiter au sein car ce type d'alimentation présente de nombreux avantages pour la mère et le bébé, et participe à la formation des liens affectifs. On vous demande peut-être déjà si vous comptez allaiter au sein, et il est normal que vous n'en sachiez encore rien tant que vous n'avez pas essayé.

Beaucoup de femmes souhaitent allaiter au sein, mais ont peur de ne pas savoir s'y prendre. Vous trouverez des conseils auprès de la PMI (protection maternelle et infantile) ; il existe également à l'échelon national la Leche League France (voir p. 480), qui informe sur l'allaitement et le soutien aux femmes allaitantes. Vous pouvez également suivre des cours de préparation où vous seront expliqués les avantages de l'allaitement au sein et les aspects pratiques de la question, comme la position du bébé, de manière que vous soyez tous les deux à l'aise et le bébé bien agrippé au sein (voir p. 449).

L'allaitement au sein demande une période d'adaptation. Votre sage-femme saura aussi vous prodiguer tous les conseils nécessaires. Une fois que l'habitude est prise, l'allaitement est bénéfique à la santé du bébé, à votre silhouette, et constitue un moyen extraordinaire de rester proche de votre bébé.

PETITS SECRETS DE FEMMES

Les pertes

Certaines femmes enceintes constatent des fuites de lait maternel (colostrum) lors d'un massage ou d'une stimulation sexuelle des seins, ou parfois même sans raison apparente. On pourrait penser que cela prouve que tout fonctionne bien, mais les femmes qui ne présentent pas ce symptôme seront parfaitement capables le moment venu de produire du lait pour nourrir leur bébé.

GROS PLAN SUR… LE BIO

Aliments fermentés

Les aliments bio ou fermentés comme les yaourts, le kimchi, les condiments en marinade, la choucroute et le miso (pâtes japonaises utilisées dans les soupes) contiennent des enzymes et des bactéries qui favorisent la digestion et l'équilibre de la flore intestinale. En cas de digestion paresseuse, de constipation, optez pour ces aliments, mais n'oubliez pas qu'ils sont salés, alors consommez-les avec modération.

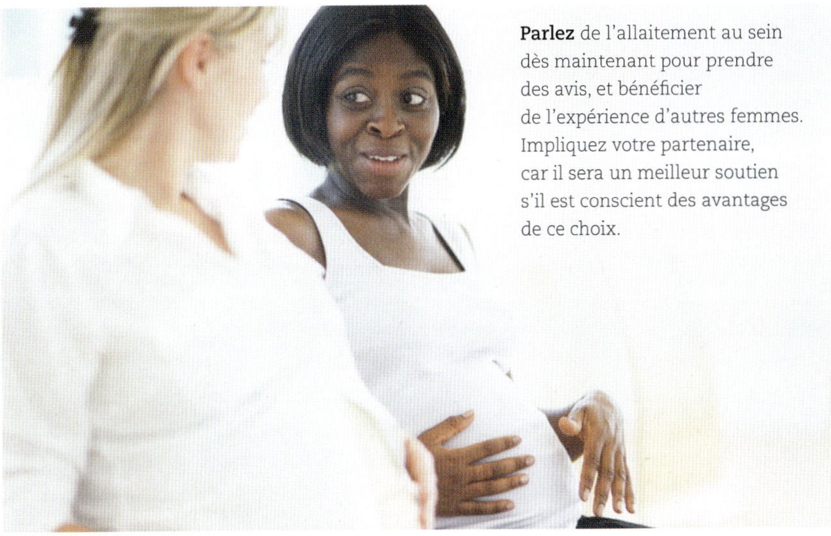

Parlez de l'allaitement au sein dès maintenant pour prendre des avis, et bénéficier de l'expérience d'autres femmes. Impliquez votre partenaire, car il sera un meilleur soutien s'il est conscient des avantages de ce choix.

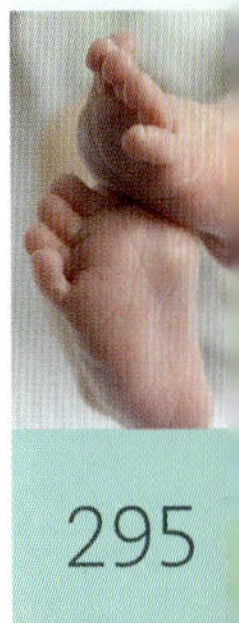

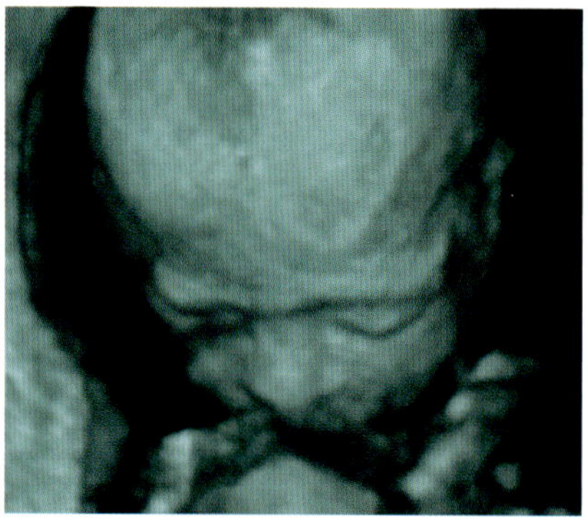

VOUS ÊTES À 28 SEMAINES ET 6 JOURS

Encore 78 jours…

BÉBÉ AUJOURD'HUI

En apparence, votre bébé est complètement formé. Mais la majorité de ses organes internes se développe toujours. Même s'il est important que le fœtus arrive à terme, certains organes continueront de se former après la naissance, en particulier le cerveau et les poumons.

Le mal de dos n'est pas une malédiction inévitable liée à la grossesse. De nombreux moyens permettent de le soulager, voire de l'éviter.

Le yoga, comme beaucoup d'autres exercices d'étirement, est d'une aide précieuse pendant la grossesse, car il renforce les ligaments et détend les parties contractées. Bien qu'il soit plus facile de se mettre au repos si vous avez très mal, des assouplissements légers réduisent les contractions musculaires et soulagent la colonne vertébrale, atténuant ainsi la douleur. L'exercice physique stimule également votre énergie et facilite l'accouchement et la récupération. Pratiquez en priorité les exercices d'assouplissements et faites de la relaxation en cas de mal de dos. Pour celles qui souffrent d'intenses douleurs, demandez à votre partenaire de vous masser la zone sensible avec 3 ou 4 gouttes d'huile de lavande diluée dans une cuillère à soupe d'huile de pépins de raisin, pour aider les muscles à se détendre. Si cette partie est enflammée, appliquez de la glace pendant 5 à 10 minutes, plusieurs fois par jour.

L'AVIS… D'UNE MAMAN

J'en ai assez d'être enceinte ! Comment vais-je bien pouvoir supporter les mois qui viennent ? J'ai ressenti la même chose vers le 6e mois, mais les trois derniers sont passés plus bien plus rapidement avec tout ce que j'ai eu à faire. Entre les cours de préparation à l'accouchement et les visites médicales plus rapprochées, la préparation de la chambre et les achats pour le bébé, j'ai fait de mon mieux pour continuer à voir toutes mes amies et le temps est passé très vite.

GROS PLAN SUR… VOTRE CORPS

Limiter les douleurs dorsales

Comme votre bébé exerce une pression sur vos muscles abdominaux et que la relaxine assouplit vos ligaments, votre colonne vertébrale est de moins en moins soutenue. Conséquence, vos muscles luttent pour vous maintenir droite, ce qui peut provoquer des douleurs lombaires.

Soulever du poids sans respecter l'alignement du corps peut accentuer ces douleurs. Voici quelques conseils pour éviter que votre mal s'aggrave.

- **Pour soulever un poids du sol,** restez proche de l'objet avec les deux pieds au même niveau. Pliez les genoux et relevez-vous en utilisant les muscles des cuisses. Pour ramasser un objet, essayez de vous asseoir, de vous mettre à genoux, ou de vous accroupir pour l'atteindre, plutôt que de forcer sur le dos.
- **Pour soulever un poids lourd** (à éviter autant que possible), poussez plutôt que de tirer, pour faire travailler les jambes à la place du dos.
- **Pour monter en voiture** ou sur le lit, gardez le bassin et le dos alignés. Pour quitter le lit, roulez sur le côté pour vous mettre à genoux et poussez-vous avec les bras. Ensuite, passez doucement de cette position accroupie à la position assise en ramenant les jambes vers l'avant.

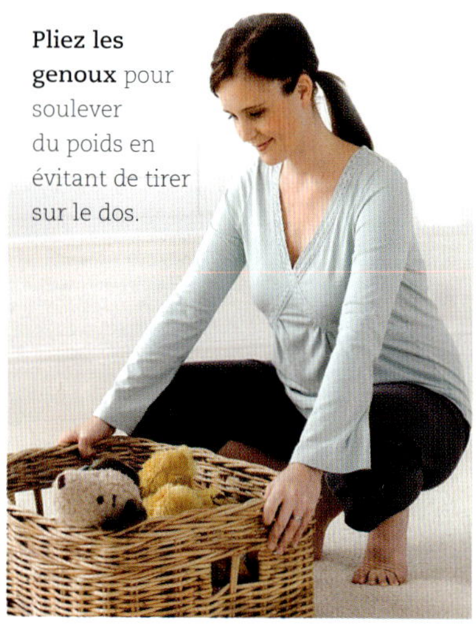

Pliez les genoux pour soulever du poids en évitant de tirer sur le dos.

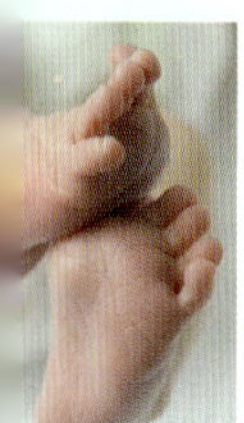

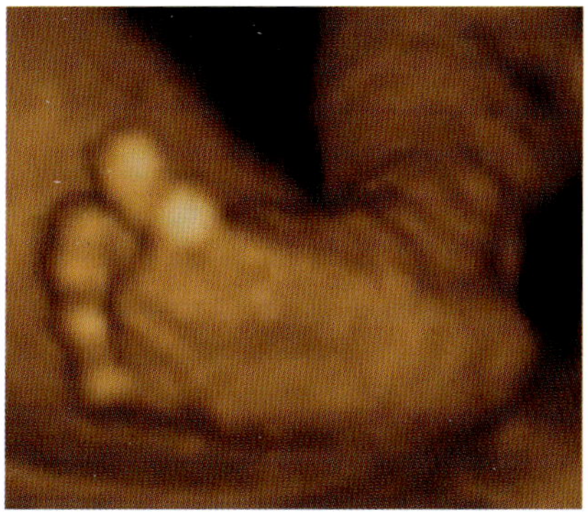

VOUS ÊTES À 29 SEMAINES EXACTEMENT

Encore 77 jours…

BÉBÉ AUJOURD'HUI

Cette image montre le détail d'un pied, qui peut très bien se situer au-dessus de la tête. Aussi, ne déduisez pas trop vite que la tête de votre bébé se trouve à l'opposé de l'endroit où vous sentez les coups de pied !

La grossesse est une période où vous êtes submergée d'informations, sans toujours savoir à quelle source vous fier.

Dans notre société moderne, les journaux, les magazines, les livres et Internet submergent les femmes d'informations sur la grossesse ; des photos rayonnantes de célébrités enceintes qui semblent ne pas avoir le plus petit souci dans l'existence abondent dans les médias ; différentes sources donnent des avis contradictoires sur un même sujet. Bien qu'Internet soit une source extraordinaire d'informations, il a également ses inconvénients : vous ne savez pas si les articles sont écrits par des professionnels de la santé et si les recommandations ne sont pas en désaccord avec les références médicales. Passer son temps à surfer à la recherche d'informations particulières peut à la longue s'avérer perturbant, voire effrayant.

Tous les risques concernant la santé du bébé sont susceptibles de vous laisser penser que vous n'êtes pas à la hauteur. Dites-vous que les femmes ont mis au monde des enfants pendant des siècles sans l'aide d'Internet ; si la quantité d'informations que vous trouvez vous donne le sentiment d'être plus à même de prendre des décisions réfléchies, alors continuez, mais arrêtez si elles vous apportent la confusion. Il est probablement plus censé de choisir un seul bon livre de référence comme source d'informations.

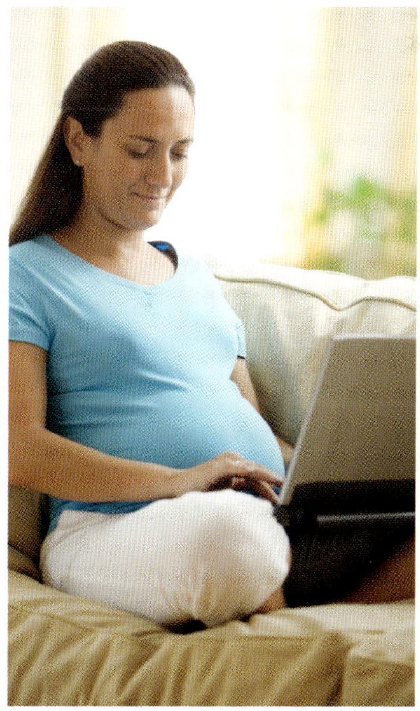

Utilisez Internet pour trouver des informations sérieuses sur la grossesse. Cependant, si vous avez des doutes, contentez-vous des conseils de votre sage-femme.

L'AVIS… DE LA SAGE-FEMME

Je pense nourrir mon bébé au biberon. Que dois-je acheter ? Vous aurez besoin de biberons, avec tétine, éventuellement d'un moyen de stérilisation (voir p. 449) et d'un lait maternisé adapté à l'âge de votre nourrisson. Le choix est large, et c'est à vous de voir ce qui vous correspond le mieux.

Vous serez peut-être obligée de changer le type de tétine et/ou de lait en fonction de votre bébé, aussi n'en achetez pas trop avant la naissance mais attendez l'avis de votre pédiatre.

GROS PLAN SUR… L'ALIMENTATION

Les myrtilles renforcent votre immunité

Selon une étude américaine, les myrtilles arrivent en tête de la liste des 40 fruits les plus antioxydants. Elles sont également une source de fibres très appréciable, surtout si, comme la plupart des femmes, vous souffrez de constipation. Ces baies contiennent également des éléments qui préviennent et réparent les dommages causés aux cellules du corps, renforcent votre système immunitaire et votre faculté à combattre les infections.

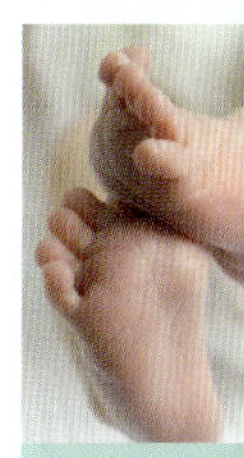

La 30e semaine

VOUS VOUS FATIGUEZ PLUS VITE, MAIS VOUS VOUS OCCUPEZ DE VOTRE MAISON.

Le besoin de la femme de rendre son environnement accueillant apparaît souvent lorsqu'elle approche du terme. Vous risquez d'être prise d'une frénésie de nettoyage et de décoration ! Même s'il est normal de vouloir ce qu'il y a de mieux pour votre bébé, ne vous épuisez pas. Le moindre déplacement et les visites médicales régulières représentent ces jours-ci beaucoup d'efforts. Si votre corps vous demande du repos, écoutez-le.

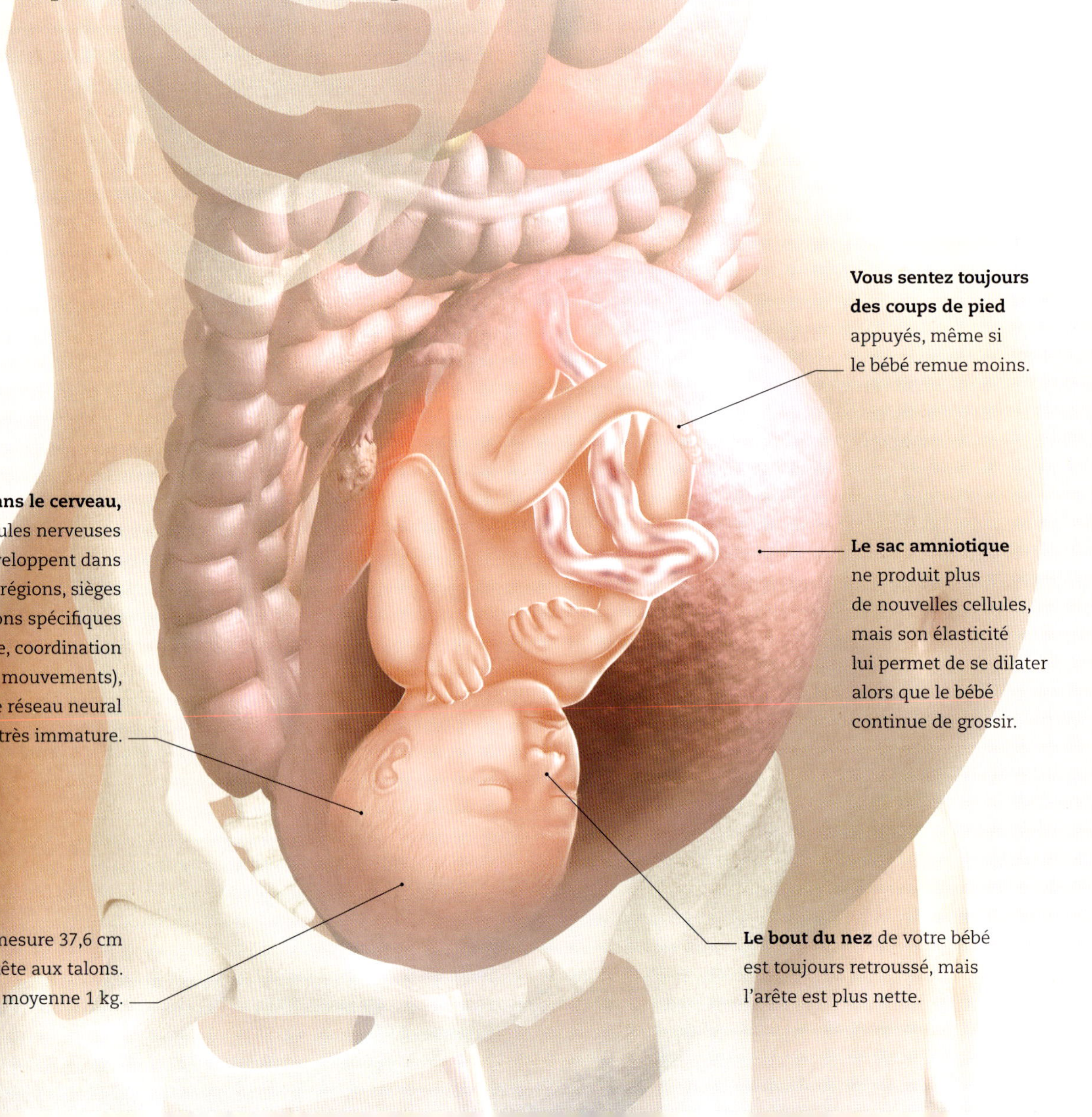

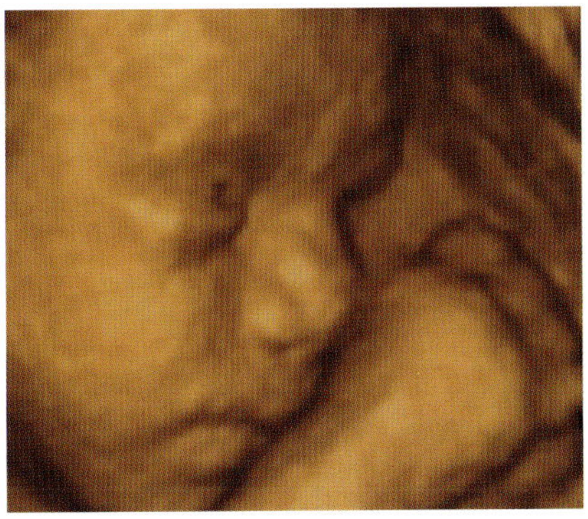

VOUS ÊTES À 29 SEMAINES ET 1 JOUR

Encore 76 jours…

BÉBÉ AUJOURD'HUI

Sur cette échographie, les yeux du bébé sont ouverts. L'intérieur de l'utérus n'est pas complètement plongé dans le noir et plus la grossesse avance, plus le bébé réagit à ce nouveau stimulus.

Préparez-vous à des visites médicales plus rapprochées, car votre médecin va demander à vous voir plus fréquemment.

N'oubliez pas que la grossesse est un événement sain et naturel, accompagné de visites médicales régulières de précaution. En effet, le temps passé dans la salle d'attente de l'hôpital, de votre sage-femme ou du médecin, entourée de gens atteints de maladies diverses pourraient finir par vous laisser penser que vous avez un problème médical… Même si vous passez beaucoup de temps à l'hôpital, vous êtes en bonne santé, mais simplement enceinte. À chaque visite prénatale, on vous demandera un échantillon d'urine dans lequel on recherchera la présence de protéines. Si vous trouvez de plus en plus difficile d'utiliser le petit flacon que l'on vous remet, ne vous inquiétez pas car très peu d'urine suffit. Même si vous ne voyez rien sous votre gros ventre, commencez à uriner et placez le flacon sous le jet pour récupérer un peu de liquide. L'urine est stérile (sauf en cas d'infection urinaire) et vous ne courez aucun risque à vous en mettre un peu sur les mains qu'il vous suffira de laver ensuite.

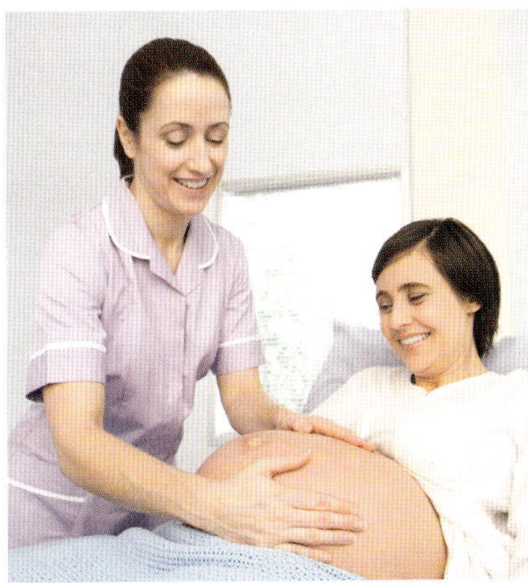

Les rendez-vous avec la sage-femme prennent du temps, mais ils vous garantissent que tout se déroule comme prévu.

L'AVIS… DU MÉDECIN

Nous savons que notre bébé sera trisomique. Comment nous préparer? Le fait de la savoir maintenant vous laisse le reste de la grossesse pour vous préparer à l'idée que votre enfant sera atteint de mongolisme. Vous n'aurez pas besoin d'équipements ou de jouets particuliers, mais de soutien émotionnel. Tournez-vous dès à présent vers les gens dont vous pensez qu'ils pourront vous l'offrir. Prenez contact avec une association de parents d'enfants trisomiques (voir p. 480) qui pourra vous conseiller et vous soutenir, et vous mettre en relation avec d'autres parents dans votre situation.

PETITS SECRETS DE FEMMES

L'accouchement non assisté

Accoucher sans l'assistance médicale d'une sage-femme ou d'un médecin peut paraître insensé, mais c'est là le choix d'une poignée de femmes qui y voient le meilleur moyen d'accueillir leur enfant. Certaines futures mamans le décident après une première expérience négative, d'autres veulent une mise au monde naturelle et privée, sans intervention médicale.

- **L'accouchement non assisté n'est pas illégal,** mais potentiellement très risqué car un accouchement en apparence banal peut se transformer rapidement en une urgence médicale ne pouvant être traitée que par des professionnels de la santé expérimentés. Des complications peuvent survenir, comme un manque d'oxygène pour le bébé.
- **Certaines femmes accouchent sans assistance de manière imprévue,** souvent rapidement et de manière satisfaisante pour la maman et le bébé. Mais le choix délibéré d'accoucher par soi-même est certainement une décision qui ne doit pas être prise à la légère.

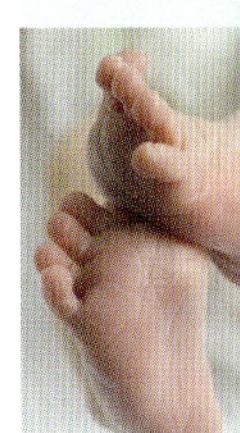

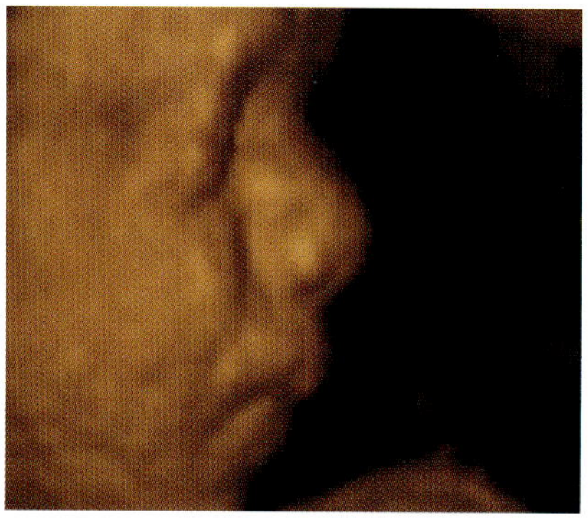

VOUS ÊTES À 29 SEMAINES ET 2 JOURS

Encore 75 jours…

BÉBÉ AUJOURD'HUI

L'arête du nez se dessine toujours davantage et le bout encore légèrement retroussé accentue son aspect épaté ; mais il s'affinera progressivement avec le visage qui s'allonge.

Le système nerveux se développe, mais il n'est pas assez mature pour que le bébé soit sensible à la douleur, à la température ou au toucher.

Une activité électrique est maintenant détectable dans cette matière grise de plus en plus plissée, qui est la partie du cerveau qui contrôle les fonctions les plus évoluées, telles que la mémoire et la conscience, ainsi que l'activité musculaire et les perceptions sensorielles, comme la vue et l'ouïe.

Les neurones du cortex et la partie extérieure de la matière grise se développent en plusieurs couches aux fonctions distinctes, un processus qui sera terminé dans cinq semaines environ, mais qui nécessitera encore une certaine maturation. Votre bébé vient au monde avec une quantité de neurones qui continue d'augmenter dans la petite enfance.

Pour fonctionner correctement et transmettre rapidement l'influx nerveux, les nerfs doivent être isolés par une gaine constituée d'une substance grasse appelée myéline, au cours du processus de myélinisation. Bien que tous les composants du système nerveux soient présents depuis le début du développement, les nerfs moteurs et sensoriels périphériques, la colonne vertébrale et le cerveau ont besoin de toute la durée de la grossesse pour se développer et pouvoir fonctionner de manière coordonnée. Le processus de myélinisation est en cours, mais ne sera pas terminé avant les toutes dernières semaines de grossesse, ce qui explique que votre bébé ne peut encore ressentir et reconnaître les informations relatives à la douleur, la température et le toucher, transmises par les nerfs cervicaux et vertébraux.

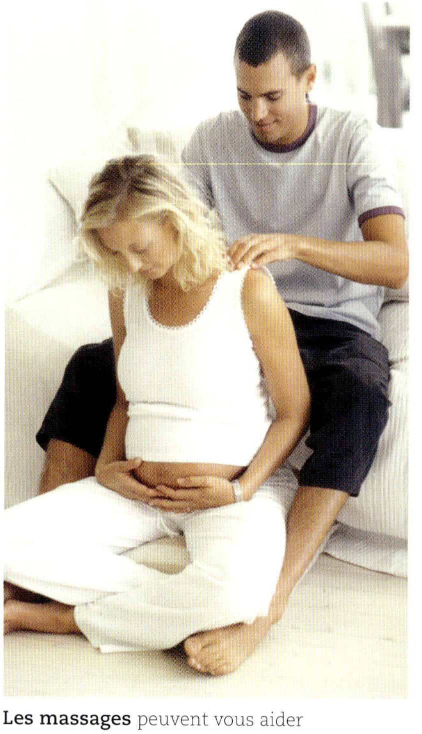

Les massages peuvent vous aider à vous détendre.

L'AVIS… DE LA SAGE-FEMME

Je suis saisie par la peur de l'accouchement! Comment puis-je calmer cette angoisse? Les contractions de Braxton Hicks (voir p. 410) apparaissent au 3e trimestre. Même si elles ne sont pas douloureuses, elles peuvent vous faire prendre conscience de l'accouchement. Cette angoisse a toutes les chances de disparaître d'elle-même.

Tout d'abord, souvenez-vous que plus vous serez détendue, plus l'accouchement sera facile. Essayez de visualiser votre bébé en train de venir au monde facilement dans un flot de liquide, en pensant aux contractions comme l'effort positif qui le pousse dans ce monde. Quelle que soit la durée de l'accouchement, restez convaincue que le bébé va bien et que la douleur est supportable. Souvenez-vous que même si vous prévoyez une naissance naturelle, vous pouvez à tout moment bénéficier d'un moyen de soulager la douleur.

Essayez de vous détendre et de profiter des derniers mois de votre grossesse. Prenez soin de vous, par exemple en vous faisant faire des massages et occupez-vous l'esprit. Mais surtout, ne vous inquiétez pas. Pensez à la naissance comme à l'accueil de votre bébé dans ce monde, et restez concentrée sur cette idée plutôt que sur tout autre souci.

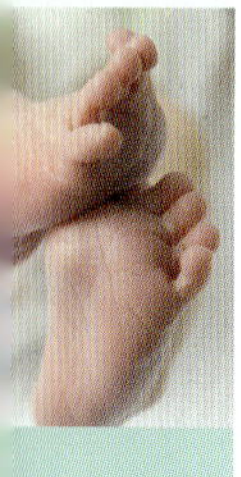

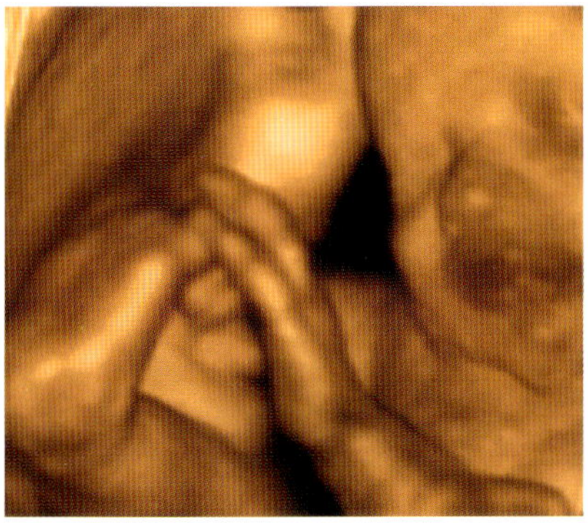

VOUS ÊTES À 29 SEMAINES ET 3 JOURS

Encore 74 jours…

BÉBÉ AUJOURD'HUI

Comme sur cette image, votre bébé se touche souvent les mains ou les pieds : cela envoie des informations sensorielles au cerveau par l'intermédiaire des nerfs. Ces derniers doivent être isolés par une gaine de myéline pour conduire l'influx nerveux.

Commencez à préparer la chambre du bébé tant que vous avez encore l'énergie de faire des achats et de participer à la décoration.

Même si vous faites dormir votre bébé dans votre chambre les 6 premiers mois, grand nombre de futurs parents aiment préparer à l'avance la chambre du bébé. Cette pièce pourra être utilisée pour ranger ses vêtements, les cadeaux que vous aurez reçus, lui donner le sein et changer les couches. Les ventes de produits d'occasion pour bébés sont une bonne opportunité d'acheter certains articles à prix réduits. Évitez cependant d'y acheter un siège auto (voir p. 289)

Si vous achetez un couffin d'occasion, il est recommandé d'y installer un matelas neuf. Les vêtements, les draps et les serviettes peuvent parfaitement être achetés de seconde main. Si ce n'est pas votre premier enfant, vous avez sûrement déjà plus ou moins tout ce dont vous avez besoin, à l'exception des produits jetables comme les couches (sauf si vous utilisez des couches lavables, voir p. 291).

Bien qu'il soit bon de vous préparer (les bébés arrivent parfois plus tôt que prévu), n'oubliez pas que vous ne serez pas enfermée chez vous pour toujours et qu'il n'est pas nécessaire de faire des réserves pour tenir un siège. Si vous manquez de quoi que ce soit, vous pourrez sortir faire des courses après la naissance.

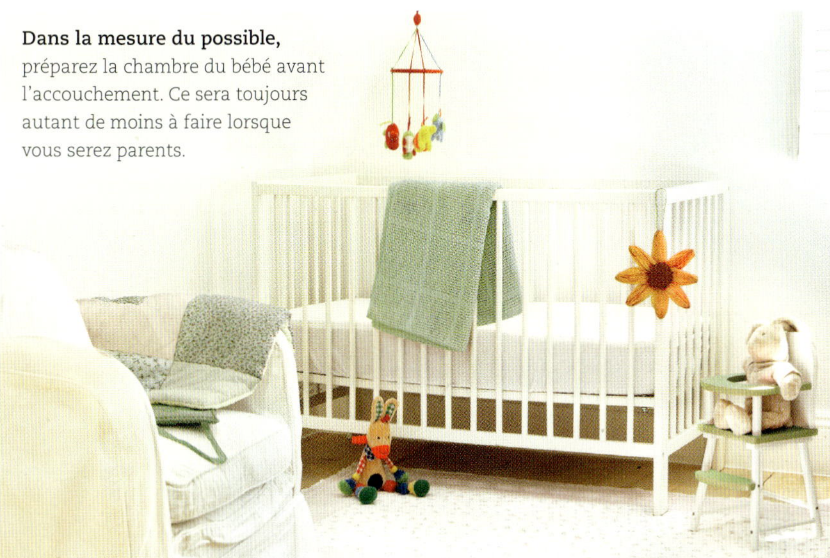

Dans la mesure du possible, préparez la chambre du bébé avant l'accouchement. Ce sera toujours autant de moins à faire lorsque vous serez parents.

L'AVIS… DE LA SAGE-FEMME

De quel système de transport ai-je besoin : d'un landau ou d'une poussette ? Devant l'ampleur de l'offre, la plupart des futurs parents ne savent pas quel moyen de transport adopter. Le choix des équipements doit répondre à vos habitudes de déplacement, à vos moyens de transport habituels et être adaptés à l'âge du bébé.

Si vous utilisez principalement la voiture, vous pouvez préférer une coque qui se fixe sur le landau et dans la voiture, ou un système auto et de transport séparés. Si vous marchez beaucoup, une poussette légère sera sûrement plus pratique qu'un landau. Pensez au temps que votre bébé va passer dans la poussette qui devra être confortable, inclinable en position couchée durant les six premiers mois, et réglable au fur et à mesure que votre bébé grandira. Elle doit également résister aux intempéries.

Si vous circulez beaucoup en ville, pensez à une poussette légère en plus de votre moyen principal. Faites le tour des magasins et des sites en ligne pour comparer les différents modèles et rechercher les meilleurs prix.

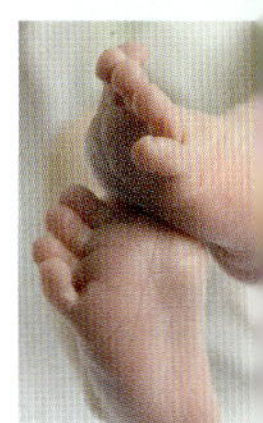

La préparation à l'accouchement

À l'approche du terme, il est temps de penser précisément à l'organisation de votre accouchement. Le fait d'être bien informée vous permettra de vous sentir plus confiante dans vos choix.

L'accouchement

Il est tout à fait recommandé de s'informer auprès de la sage-femme ou du médecin qui vous suit sur la façon dont va se dérouler l'accouchement. N'hésitez pas à poser des questions et à indiquer vos souhaits ou vos préférences si vous en avez. L'une des décisions que vous avez déjà prise concerne le choix de l'endroit, mais vous pouvez également penser à votre position pendant l'accouchement, ou au moyen de soulager la douleur que vous souhaitez (voir p. 396-407). Cependant, il faut vous montrer souple et accepter que le type d'accouchement que vous souhaiteriez ne soit pas tout à fait possible, voire contre-indiqué à cause d'un problème médical préexistant ou apparaissant en cours de travail, et vous préparer à accepter des changements de dernière minute. En général, l'accouchement des femmes en bonne santé qui ont eu une grossesse sans problème est confié à des sages-femmes, sous la direction de médecins, qui ne prennent le relais qu'en cas de nécessité.

Le lieu de l'accouchement Vous êtes déjà inscrite dans une maternité que vous avez probablement choisie avec votre médecin. Si vous avez rencontré des problèmes en cours de grossesse, par exemple du diabète gestationnel (voir p. 473) ou de l'hypertension (voir p. 283), vous avez été orientée vers une maternité de niveau II ou III (voir p. 102-103). Par contre, si votre grossesse s'est déroulée sans encombre et que vous ayez été bien informée, vous pouvez vous sentir suffisamment confiante pour choisir d'accoucher chez vous, dans un environnement familier. Au cours du troisième trimestre, une visite de l'hôpital serait l'occasion de visiter les salles de travail et de poser des questions sur la politique de l'établissement et les installations disponibles. Parlez-en à votre sage-femme.

Un accouchement actif Pendant les cours de préparation à l'accouchement, vous apprendrez certaines techniques de contrôle de la douleur à mettre en œuvre lors du travail. La plupart sont fondées sur la respiration et la détente et vous aideront à vous concentrer sans bloquer le travail. Le fait de rester immobile et dans une position droite pendant l'accouchement vous permettra de mieux maîtriser les contractions et de vous servir de la gravité pour expulser le bébé par les voies naturelles. Si vous voulez un accouchement actif, ceci peut remettre en question le moyen de soulager la douleur (voir page suivante) et le monitoring de l'accouchement (voir p. 418) qui risque de limiter

BON À SAVOIR

L'accouchement à domicile

À peine plus de 2 % des femmes accouchent à domicile. Si votre grossesse s'est déroulée sans complication, l'accouchement à domicile ne présente pas de risque particulier et il est peu probable qu'une intervention médicale soit nécessaire.

Cependant, sachez que 40 % des femmes qui accouchent de leur premier enfant doivent de toute façon aller à l'hôpital pendant le travail et que le risque de complications durant l'accouchement augmente, lui, de 1 %.

Parlez-en avec votre sage-femme et votre partenaire. Renseignez-vous sur l'hôpital sur lequel vous serez évacuée en cas de besoin et évaluez le temps nécessaire pour le rejoindre.

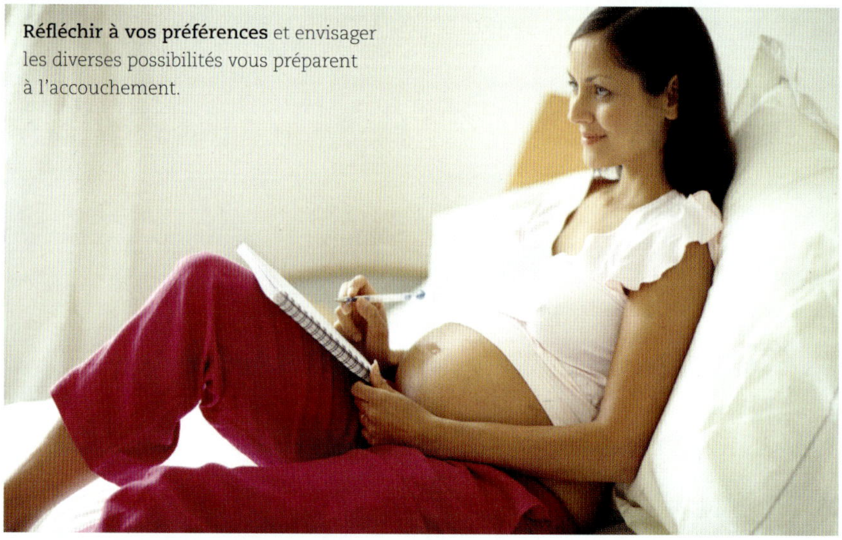

Réfléchir à vos préférences et envisager les diverses possibilités vous préparent à l'accouchement.

vos mouvements. Si l'équipe médicale insiste pour un monitoring continu, demandez à la sage-femme comment conserver une certaine mobilité, par exemple en utilisant un ballon d'accouchement, ou en adoptant la position à quatre pattes sur le lit ou sur un matelas au sol.

Les moyens de soulager la douleur

Les critères de choix sur les méthodes pour soulager la douleur dépendent du niveau de participation désiré (voir ci-dessous), et les effets de certains médicaments sur le bébé. Les moyens naturels tels que les techniques de respiration, l'accouchement en piscine, la neurostimulation transcutanée (voir p. 399), et certains moyens médicaux tels que le gaz, l'air, la péthidine ou autres injections d'opiacés (voir p. 402-403) permettent un accouchement actif. Toutefois, les produits comme la péthidine traversent le placenta et sont susceptibles d'affecter la respiration du bébé pendant l'accouchement. Les anesthésiques locaux comme la péridurale (voir p. 404), limitent vos mouvements et le besoin de pousser.

Votre projet de naissance

Bien sûr, tout n'est pas négociable lors d'un accouchement, et certaines décisions doivent parfois être prises pour votre sécurité et celle du bébé. Indiquer clairement vos préférences dans un projet de naissance vous aidera à avoir les idées claires. Transmettez ces informations à votre sage-femme. De plus grâce à votre projet de naissance, votre partenaire pourra faire respecter vos décisions lors de l'accouchement. Inscrivez-y clairement vos souhaits et besoins, par exemple si vous souffrez d'un handicap.

Travailler en équipe avec le personnel soignant vous aidera à vous sentir impliquée dans la prise de décision, quoiqu'il se passe.

BIEN SE RENSEIGNER

Les questions à se poser

Lorsque vous pensez au déroulement de votre accouchement, vous devez à la fois prendre en compte vos préférences et ce que l'hôpital peut vous offrir.

Les questions à vous poser

- Qui voulez-vous à vos côtés pendant l'accouchement ? Des personnes autres que votre conjoint peuvent-elles être à vos côtés lors du travail et/ou de l'accouchement ?
- Voulez-vous un accouchement où vous êtes totalement consciente et ressentez ce qu'il se passe ?
- Comment atténuer la douleur ?
- Dans quelle position aimeriez-vous accoucher ?
- Voulez-vous que la troisième phase de l'accouchement soit naturelle ou avec médicaments ?
- Comment allez-vous nourrir votre bébé ?

Les questions à poser à l'équipe médicale

- Les accouchements sont-ils provoqués ? Un monitoring du fœtus est-il prévu ?
- Le moyen d'atténuation de la douleur et le lieu de l'accouchement seront-ils différents en cas d'accouchement provoqué ?
- Est-il possible d'accoucher en piscine ?
- Peut-on utiliser l'aromathérapie et de la musique ?
- Est-ce que le bébé reste avec la mère durant tout le séjour à l'hôpital ?
- L'hôpital possède-t-il une unité de soins pour enfants malades ?
- Est-il possible de rentrer chez soi dès que l'on se sent prête ou existe-t-il un délai minimum de prise en charge ?

VIVRE L'ACCOUCHEMENT

Les grandes théories

Au XXe siècle, en Occident, l'accouchement s'est beaucoup médicalisé. En réaction, sont apparues des philosophies qui font valoir l'accouchement comme une expérience naturelle plutôt que médicale. Beaucoup sont désormais partie intégrante de l'approche actuelle.

Grantly Dick-Read, obstétricien anglais, a associé dans les années 1950 les douleurs de l'accouchement à la peur. Il prônait la respiration et la relaxation pour atténuer la douleur, et ses méthodes sont maintenant des plus courantes.

Ferdinand Lamaze s'est inspiré du scientifique russe Ivan Pavlov. Dans les années 1950, Lamaze étend l'idée à l'accouchement : les femmes peuvent être conditionnées à une réaction positive face à la douleur de l'accouchement.

Sheila Kitzinger s'est fait connaître dans les années 1960 en plaidant pour le droit des femmes de choisir leur manière de donner la vie.

Frédérick Leboyer, obstétricien français, a promu l'accouchement doux à travers son premier livre *Pour une naissance sans violence*. Il avance qu'une naissance traumatisante peut avoir un impact négatif sur la vie et propose une méthode où le bébé est immergé dans de l'eau chaude après la naissance et mis en contact physique avec sa mère.

Michel Odent recommande l'accouchement actif, en considérant que la femme agit d'instinct pendant le travail. Le centre d'accouchement de Pithiviers où il exerça présente le plus faible taux d'intervention médicale.

Janet Balaskas a fondé le mouvement pour l'accouchement actif en 1981. Dans son centre de Londres, elle enseigne la respiration, la relaxation et le yoga.

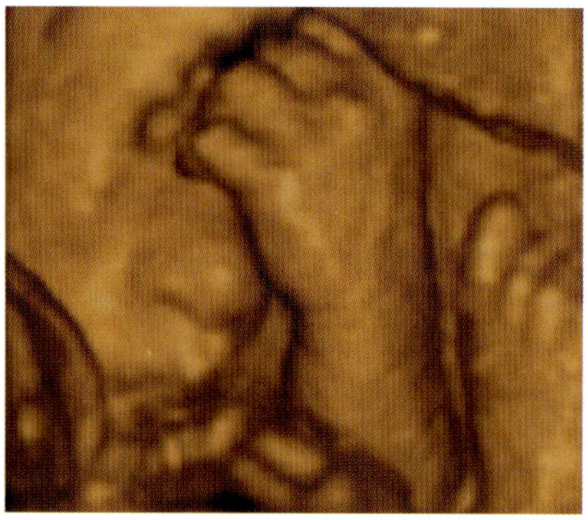

VOUS ÊTES À 29 SEMAINES ET 4 JOURS

Encore 73 jours…

YOUR BABY TODAY

In this image a hand is held up to the forehead and, to the right, part of a foot can be seen. The groove between the nose and the upper lip is visible and the nose has the characteristic "button" shape. It looks cramped in there but there is still room to move.

Votre bébé est protégé à l'intérieur du sac amniotique où il baigne dans le liquide jusqu'à la perte des eaux et l'accouchement.

Votre utérus ainsi que le sac amniotique se sont tous deux jusqu'à présent développés. À partir de maintenant, le sac s'étirera sans produire de nouvelles cellules.

Le sac amniotique est constitué de deux membranes distinctes, interne et externe, respectivement l'amnios et le chorion, le second est, au début de la grossesse, alimenté en sang, ce qui n'est plus le cas à ce stade. L'amnios, plus fin, peut glisser sur le chorion lorsque le bébé appuie dessus. Aucune de ces membranes ne possède de cellules nerveuses, ce qui explique que la rupture de la poche des eaux n'est pas douloureuse. Les deux membranes ne dépassent pas 0,5 mm d'épaisseur, mais des fibres de collagène les rendent très extensibles, ce qui est absolument essentiel au cours des derniers mois pour éviter une rupture prématurée. En fait, ces membranes sont si résistantes qu'il arrive qu'elles ne cèdent pas avant les dernières phases de l'accouchement (voir p. 411).

Leur rôle est double : non seulement elles contiennent le liquide amniotique et constituent une barrière aux infections par le col de l'utérus, mais elles contiennent également des substances formant des prostaglandines qui jouent un rôle important dans le déclenchement de l'accouchement. C'est l'une des raisons pour lesquelles le travail commence souvent lorsque les membranes ont cédé.

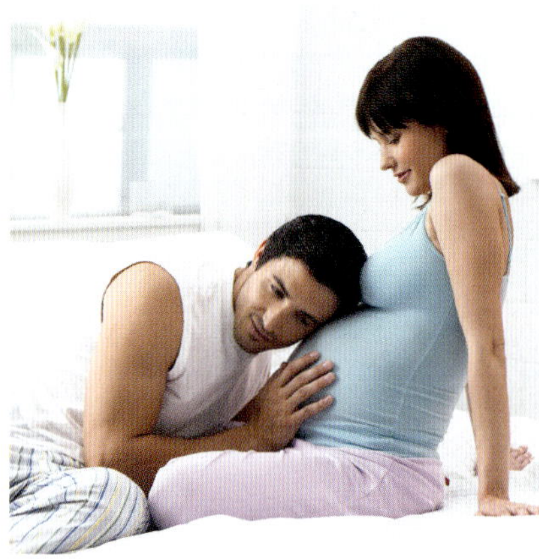

Votre bébé peut avoir plusieurs crises de hoquet par jour, que vous pouvez sentir sous la forme de séries de mouvements légers et réguliers.

BON À SAVOIR

L'amniocentèse et la biopsie du trophoblaste (voir p. 152 et 153), réalisés dans des cas très spécifiques sont les seuls examens qui permettent de déterminer avec certitude le sexe du bébé.

L'échographie peut induire en erreur, et contrairement à la croyance populaire, la taille et la forme du ventre ne sont pas des indicateurs fiables.

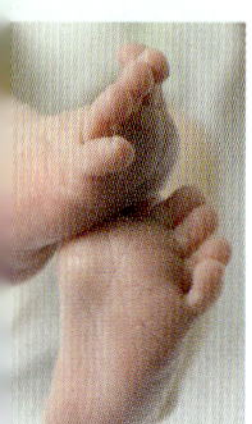

GROS PLAN SUR… LES PAPAS

Hoquet et coups de pied

Il vous est maintenant possible de sentir et de voir bouger votre bébé, souvent par des coups de poing et de pied qui se produisent plus fréquemment le soir, lorsque votre compagne s'assoit pour se détendre. Observer les mouvements de votre bébé est un excellent moyen de créer des liens avec lui, et par la même occasion avec votre compagne.

Votre bébé réagit à votre voix, à la musique, et peut même sursauter à des bruits inattendus (voir p. 256), bien qu'il soit impossible de dire si c'est parce qu'il les apprécie ou qu'ils l'agacent.

Assez régulièrement, votre bébé a également le hoquet (voir p. 204), et c'est là l'occasion de le sentir bouger mieux qu'à n'importe quel autre moment, car le hoquet dure un certain temps, alors que les coups de pied sont bien plus imprévisibles.

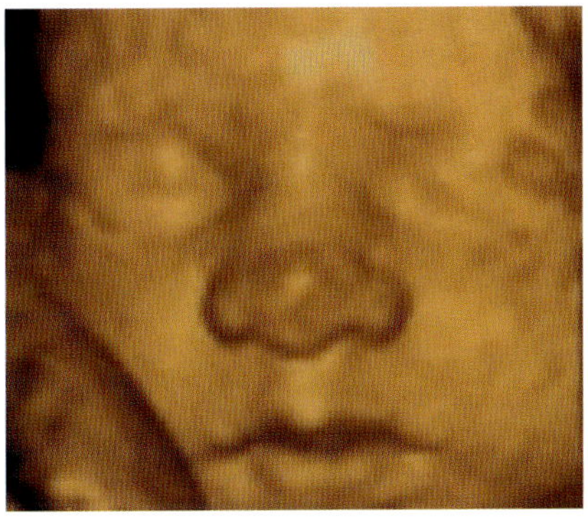

VOUS ÊTES À 29 SEMAINES ET 5 JOURS

Encore 72 jours...

BÉBÉ AUJOURD'HUI

La forme des lèvres est ici bien nette. Si vous-même ou votre partenaire présentez une fossette au-dessus de la lèvre supérieure, ou philtrum, bien marquée, il se peut que ce soit également le cas pour votre bébé.

La nature est bien faite : quelle que soit votre taille, votre bébé ne deviendra pas trop gros pour que vous puissiez le mettre au monde.

La largeur des hanches n'est pas forcément liée à la taille du bassin. Des hanches étroites ne sont donc pas synonymes d'accouchement difficile, pas plus que des hanches larges ne garantissent un accouchement sans problème.

Ce qui est certain, bien que la taille du bébé soit déterminée par des facteurs génétiques, c'est qu'elle est aussi limitée par la taille de l'utérus. Ainsi, même si votre enfant mesure un jour 1,80 m, son développement dans votre utérus sera limité par votre taille, car vous ne pourriez pas mettre au monde un trop gros bébé ; il rattrapera son poids après l'accouchement.

On parle de disproportion fœto-pelvienne quand le bébé est trop gros par rapport au bassin pour qu'il puisse s'engager. Ce problème est repéré avant l'accouchement et les conséquences sont prévues. Une radiopelvimétrie, radiographie du bassin, est effectuée pour évaluer la possibilité d'accoucher par les voies naturelles.

L'AVIS... DE LA SAGE-FEMME

Est-ce que les jumeaux finissent par ne plus pouvoir bouger dans le ventre ? Au cours du troisième trimestre, les jumeaux ont tendance à trouver une position dont ils ne bougent plus, et d'une manière générale plus tôt que ne le ferait un bébé unique. En général, avec les jumeaux, on constate beaucoup moins de mouvements à partir des 32e à 34e semaine. L'accouchement dépend largement de la position du bébé situé en partie basse du bassin. S'il a la tête en bas, un accouchement vaginal est possible, et le second bébé devrait également se retourner la tête en bas.

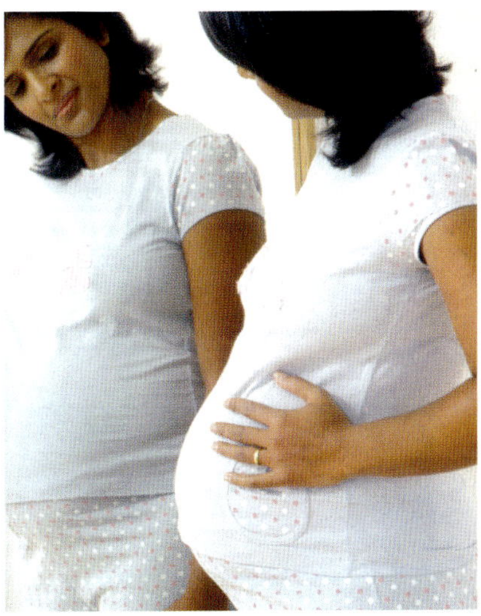

Vous vous demandez comment vous allez pouvoir mettre votre bébé au monde. Ne vous inquiétez pas et faites-vous confiance.

À FAIRE

Un réseau de soutien

Après la naissance, votre corps va retrouver sa silhouette en une nuit ; vous allez être pleine d'énergie et pressée de sortir. C'est un scénario improbable ! Un autre, plus réaliste, est que vous risquez de vous retrouver débordée par les tétées au point de ne plus trouver le temps de vous brosser les dents. Faites le nécessaire maintenant pour ne pas laisser le ressentiment s'installer au cours des prochains mois.

- **Parlez maintenant à votre partenaire** de la manière dont vous allez vous partager les corvées une fois parents.
- **Votre travail est de nourrir votre nouveau-né,** aussi vous aurez besoin de soutien domestique, en particulier les premières semaines. Recrutez de l'aide (famille et amis, ou engagez des professionnels si nécessaire). Déléguez pour ne pas avoir à penser aux courses, à la cuisine ou à la lessive.
- **Les nouveaux parents ont besoin d'un peu d'espace,** et il n'est jamais trop tôt pour prévoir une baby-sitter quelques semaines après la naissance. Si vous allaitez au sein, vous pourrez tirer votre lait.

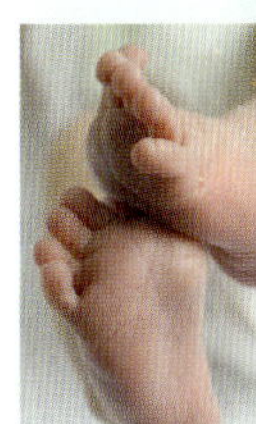

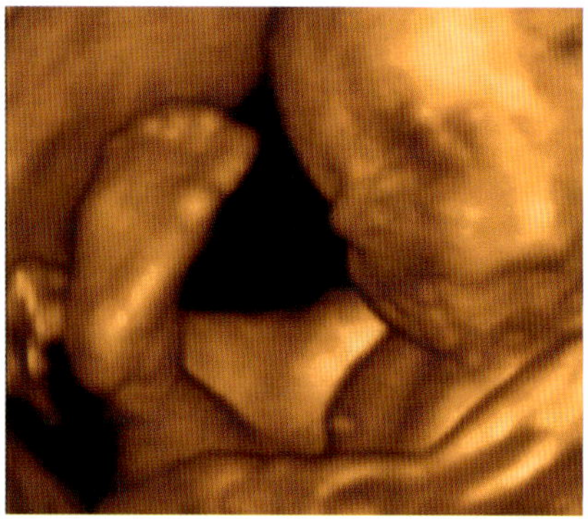

VOUS ÊTES À 29 SEMAINES ET 6 JOURS

Encore 71 jours…

BÉBÉ AUJOURD'HUI

De plus en plus de bruits parviennent jusqu'à votre bébé, qui réagit à certains parmi les plus forts. Le liquide dans lequel il baigne influence sa perception des sons, tout comme lorsque vous nagez la tête sous l'eau.

Votre volume sanguin n'atteindra pas son maximum avant quelques semaines, mais votre circulation est plus forte que jamais.

Votre volume sanguin est de l'ordre de 5 litres entre la 25e et la 35e semaine, soit une augmentation de 25 % par rapport à la normale. Cette augmentation du volume sanguin implique que votre cœur bat plus vite et plus fort. À ce stade de votre grossesse, vos vaisseaux sanguins sont aussi détendus que possible pour s'adapter à ce débit de sang plus important. Vous transpirez davantage, et votre température cutanée est plus élevée (le rayonnement rosé dont beaucoup de femmes font l'expérience).

Ce volume sanguin supplémentaire est accompagné d'une circulation de fluide beaucoup plus importante qui rend vos tissus plus épais. Il est normal que votre visage, vos doigts et vos chevilles soient enflés (voir p. 466), mais ces gonflements peuvent également être les symptômes d'une prééclampsie (voir p. 474), aussi est-il important de vous faire examiner par votre médecin ou une sage-femme.

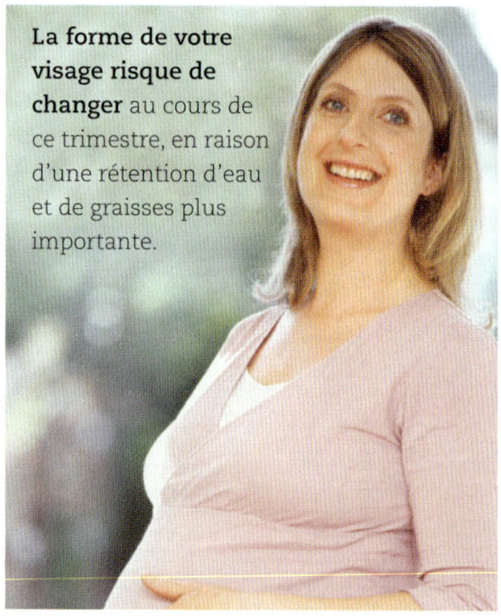

La forme de votre visage risque de changer au cours de ce trimestre, en raison d'une rétention d'eau et de graisses plus importante.

L'AVIS… DE LA SAGE-FEMME

J'ai le souffle court, dois-je m'en inquiéter? Non, pendant la grossesse vos poumons travaillent davantage pour satisfaire vos besoins supplémentaires en oxygène. Dans ce but, votre cage thoracique s'ouvre plus et votre capacité pulmonaire s'accroît considérablement, ce qui peut vous donner le sentiment de manquer de souffle, en particulier en milieu de grossesse.

Au cours des trois derniers mois, la plupart des femmes constatent qu'elles ont du mal à respirer même pendant des efforts légers, du fait que leur utérus en expansion comprime les poumons. Toutefois, un manque de souffle peut également être un signe d'anémie (voir p. 472) qui devra être traitée. Votre respiration deviendra plus facile lorsque votre bébé descendra dans le bassin avant la naissance (voir p. 361).

GROS PLAN SUR… LES JUMEAUX

L'activité physique sans danger

En cas de grossesse gémellaire, il vous est recommandé d'éviter les efforts excessifs et les exercices d'aérobic au cours du troisième trimestre. Les trois derniers mois sont particulièrement fatigants et vous n'en aurez sûrement pas l'envie. Vous allez également grossir plus vite qu'une femme enceinte d'un seul enfant, et cela vous gênera pour certaines activités.

Si vous tenez absolument à rester active, marchez ou nagez à votre rythme, ou inscrivez-vous à des cours de yoga prénatal ou de Pilates. Pour des efforts plus intenses, demandez d'abord conseil au personnel soignant.

Votre médecin et votre sage-femme contrôlent l'évolution des bébés et vous conseilleront de réduire votre niveau d'activité s'ils constatent un quelconque ralentissement dans leur développement. Quel que soit le sport que vous pratiquez, respectez toujours les consignes de sécurité (voir p. 18).

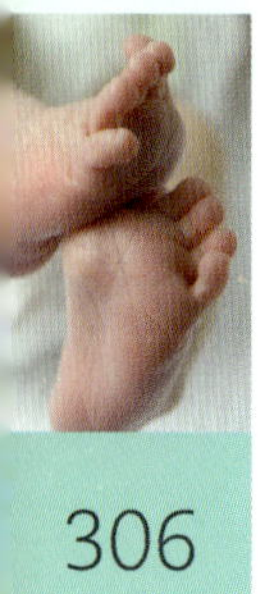

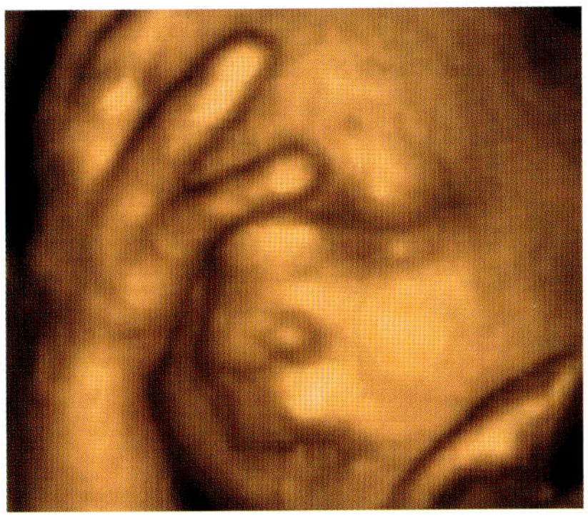

VOUS ÊTES À 30 SEMAINES EXACTEMENT

Encore 70 jours…

BÉBÉ AUJOURD'HUI

Sur certaines échographies, votre bébé semble en avoir assez ! En fait, tout au long de la grossesse, il passe la plupart de son temps dans un état de sommeil qui lui est indispensable, plutôt que dans un état d'éveil.

Vous voulez encore travailler quelques semaines, mais vous devrez peut-être faire quelques adaptations si vous vous sentez trop épuisée.

Un peu plus tard en cours de troisième trimestre, vous risquez d'être plus fatiguée que d'ordinaire. La tension physique va devenir évidente et vous vous sentirez mal à l'aise, hyperémotive et facilement exténuée. Des détails auxquels vous n'accordiez pas d'importance auparavant, comme le fait de rester debout ou de marcher beaucoup, vont devenir de plus en plus pénibles. Les déplacements, pour vous rendre à vos cours de préparation à l'accouchement, par exemple, vous fatigueront davantage. Dans ce cas, essayez d'aménager vos transports pour éviter les heures de pointe et les embouteillages et, dans les transports en commun, n'hésitez pas à demander si quelqu'un voudrait bien vous céder sa place en cas d'impossibilité.

Essayez également d'organiser votre travail en réfléchissant avec votre employeur à des moyens de le rendre moins physique, et demandez de l'aide pour transporter des dossiers lourds ou pour les déplacements sur de longues distances. Avant toute chose, n'oubliez pas de rester à l'écoute de votre corps : reposez-vous dans la journée si vous êtes épuisée, et prenez le temps de vous asseoir quelques minutes pour reprendre des forces si vos pieds et vos jambes sont douloureux.

L'ACCOUCHEMENT EN PISCINE

L'accouchement dans l'eau permet non seulement de limiter la douleur, le manque de confort et le stress de l'accouchement, mais facilite également la détente et réduit la tension artérielle. Les recherches montrent que l'eau chaude sur le bas du dos (la partie de la colonne vertébrale dont les nerfs sont en relation avec le bas-ventre), réduit les douleurs de l'accouchement et augmente le niveau d'endorphines, antidouleurs naturels, dans la même région. L'eau est, de plus, un excellent moyen de gérer les contractions. Si vous accouchez dans l'eau, le cordon ombilical de votre bébé continuera de l'alimenter en oxygène, mais il faudra l'amener à la surface rapidement pour l'inciter à respirer par ses propres moyens.

Vous pouvez louer une piscine pour votre domicile, ou utiliser celles que certains hôpitaux possèdent (voir p. 343). Assurez-vous de noter tous ces détails dans votre projet de naissance (voir p. 303). L'accouchement en piscine n'est pas recommandé si votre grossesse est considérée à risque.

GROS PLAN SUR… LES JUMEAUX

La césarienne

Plus de la moitié des jumeaux sont mis au monde par césarienne (voir p. 438-439). La plupart de ces accouchements sont le résultat d'une décision prise à l'avance. La césarienne relève de la chirurgie, mais elle représente souvent la solution la plus sûre pour les bébés, et pour la maman.

Lors d'une grossesse multiple, l'accouchement par voie basse peut être difficile, en particulier pour le second jumeau qui peut présenter des complications après la naissance du premier et devra être sorti d'urgence.

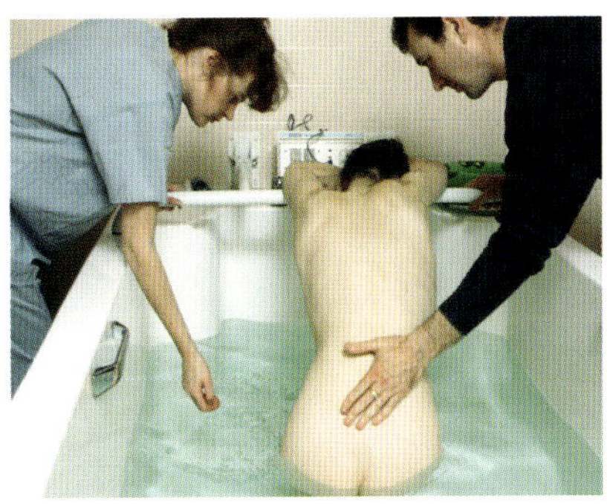

Louez une piscine d'accouchement si vous prévoyez de donner naissance chez vous. Demandez les disponibilités auprès de votre hôpital au cours de votre visite des installations.

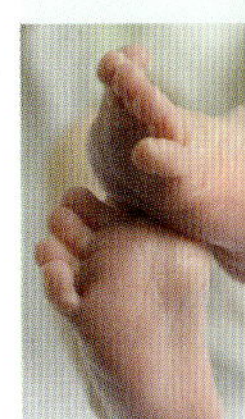

La 31e semaine

MÊME SI VOUS AVEZ EN TÊTE UN PLAN DE NAISSANCE, SOYEZ PRÊTE À VOUS ADAPTER.

Vous avez peut-être des idées bien arrêtées sur l'accouchement idéal. Toutefois, gardez l'esprit ouvert car de nombreux facteurs risquent d'influencer la manière dont votre bébé viendra au monde. Il n'est pas rare qu'une femme qui ne souhaitait pas de péridurale change d'avis en cours de travail. Profitez de l'expérience de l'équipe médicale pour lui poser toutes les questions concernant l'accouchement.

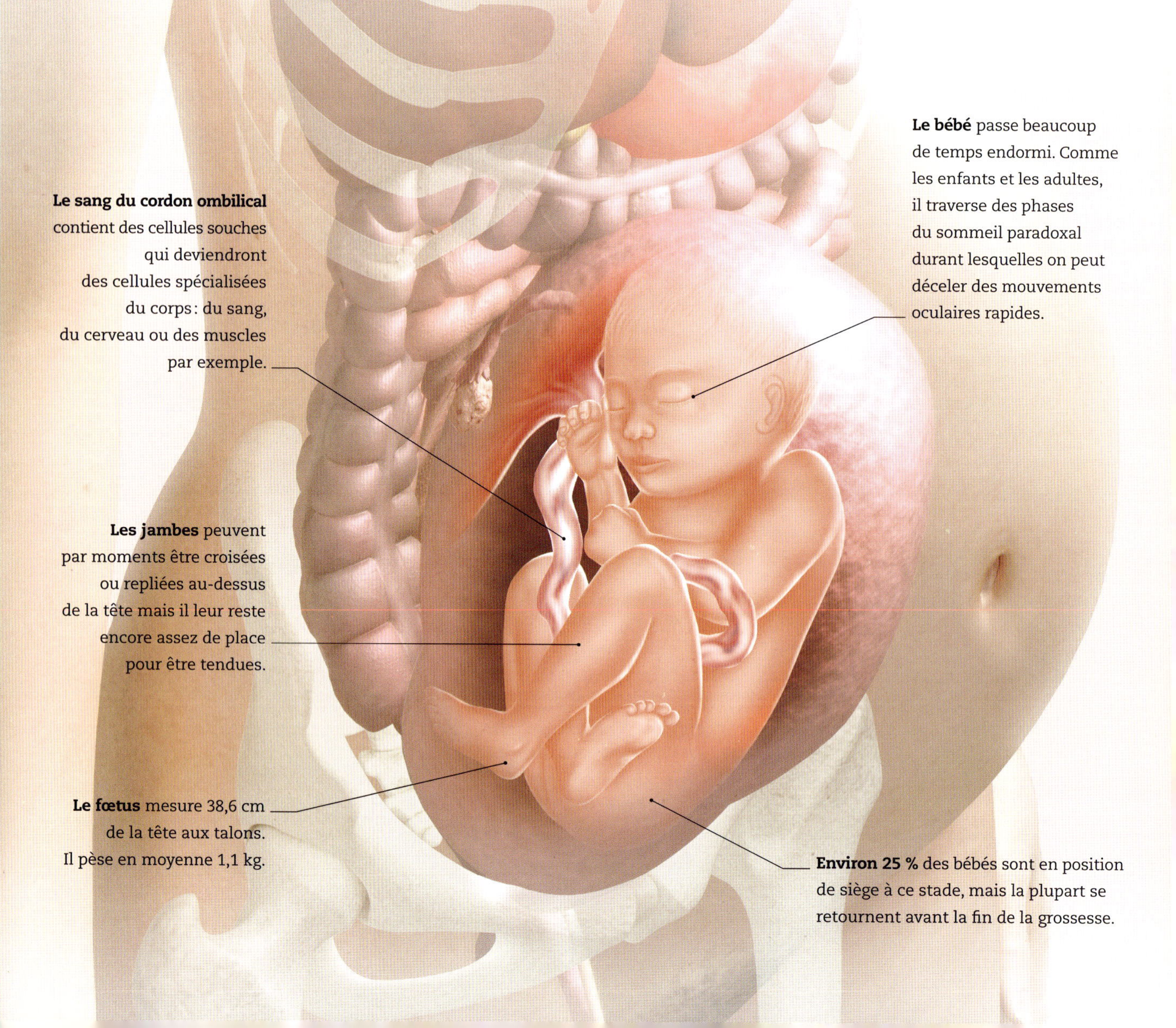

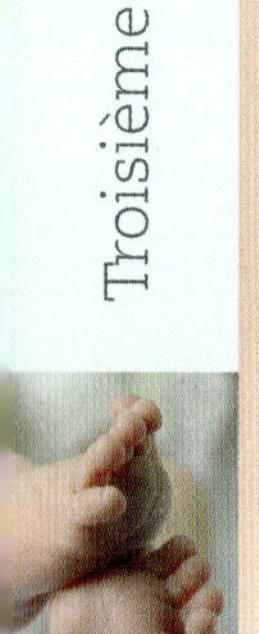

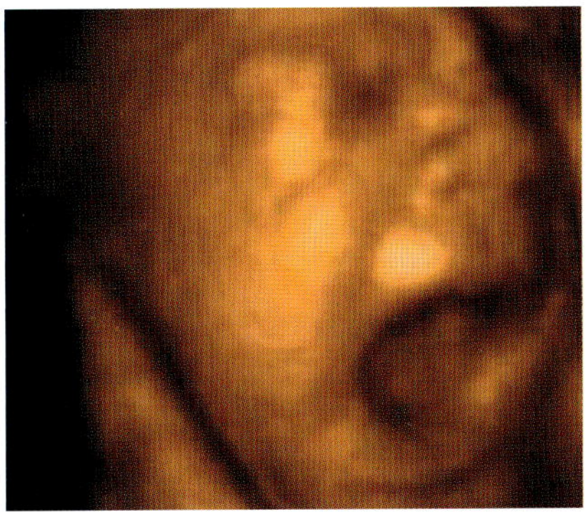

VOUS ÊTES À 30 SEMAINES ET 1 JOUR

Encore 69 jours…

BÉBÉ AUJOURD'HUI

À partir de maintenant, votre bébé va bâiller aussi souvent qu'au cours des premières semaines après sa naissance. La raison en reste inconnue, mais le fait de voir votre bébé bailler à l'échographie risque de vous faire bâiller aussi !

Il est temps de penser à l'endroit où votre bébé va dormir, plutôt que d'attendre le moment où vous le ramènerez de la maternité.

Il est recommandé de faire dormir votre bébé dans un lit d'enfant dans votre chambre au cours des 6 premiers mois, où vous pourrez le prendre plus facilement lorsqu'il pleure la nuit, surtout si vous l'allaitez au sein. Si toutefois vous souhaitez qu'il dorme avec vous dans votre lit, reportez-vous à l'encadré ci-dessous pour prendre connaissance des risques inhérents à cette pratique.

Souvenez-vous que les bébés ne sont pas forcément des dormeurs paisibles : ils peuvent remuer, grogner, et vous réveiller ainsi que votre partenaire. Si ce dernier doit travailler le lendemain, cette agitation risque de l'affecter. Vous le serez également, mais vous aurez la possibilité de récupérer un peu lorsque votre bébé dormira. Faites ce qu'il y a de mieux pour vous trois, même si cela implique que votre partenaire passe quelques nuits dans la chambre d'amis. Certains nouveaux parents sont si épuisés par la vie avec leur nouveau-né qu'ils dorment, même si leur bébé fait du bruit.

Si votre bébé dort dans une autre pièce, vous risquez d'avoir peur de ne pas l'entendre pleurer si vous n'utilisez pas un écoute-bébé. Lorsqu'il pleure encore à 3 heures du matin, rappelez-vous que le plus petit déplacement peut vous paraître très long.

DORMIR AVEC LE BÉBÉ

Vous pouvez préférer faire dormir votre bébé dans votre lit, en particulier si vous l'allaitez au sein. Ce n'est pas recommandé avant ses trois mois s'il est prématuré, si son poids ne dépassait pas les 2,5 kg à la naissance ou si vous-même ou votre partenaire ronflez, avez consommé de l'alcool, pris des sédatifs ou êtes épuisés. Même si vous dormez avec votre bébé lorsqu'il est plus âgé, assurez-vous que vous et votre partenaire ne risquez pas de lui rouler dessus.

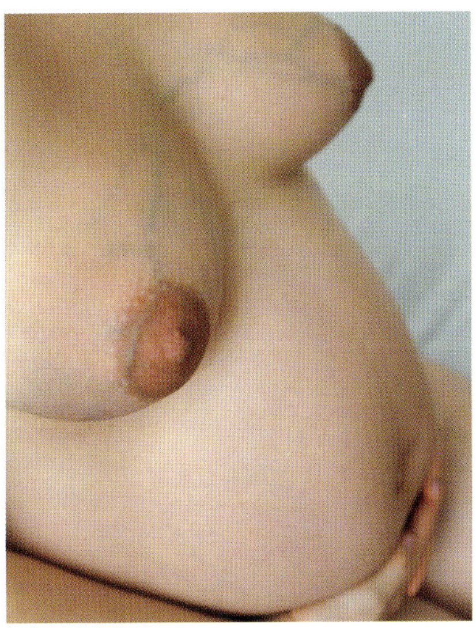

GROS PLAN SUR… VOTRE CORPS

La transformation de vos seins

Au cours du troisième trimestre, vos seins se préparent à l'allaitement ce qui peut entraîner certains désagréments. Ils vont gonfler et devenir lourds, les aréoles vont devenir plus sombres et vous pourrez avoir des montées de lait dans votre poitrine alors que le premier lait, le colostrum, commence à être produit. Quelques fuites sont également possibles (voir p. 295).

Les petites glandes à la surface des aréoles (les tubercules de Montgomery) vont également former de petites bosses. Des veines sombres peuvent apparaître sur la poitrine, en raison de l'afflux sanguin accru. Vos seins risquent également de se montrer plus sensibles qu'à l'ordinaire, en particulier au toucher. Prenez-en soin en portant un soutien-gorge adapté et en les hydratant tous les jours.

Votre poitrine va se transformer en préparation à l'allaitement, que vous projetiez d'allaiter ou non. Vos seins deviennent lourds et gonflés, les aréoles plus sombres et les veines plus visibles sous la peau.

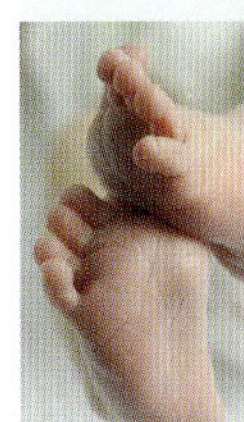

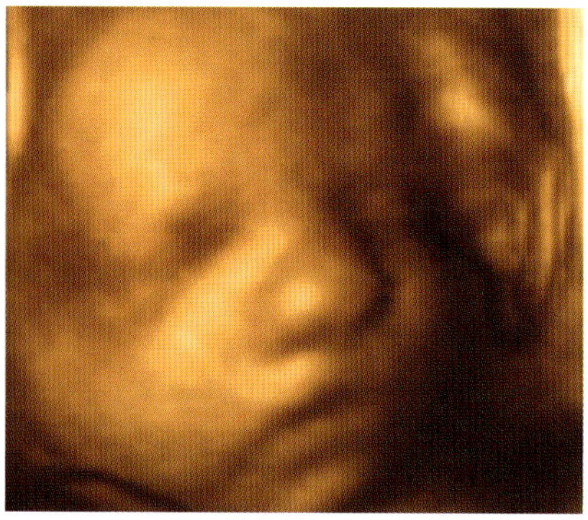

VOUS ÊTES À 30 SEMAINES ET 2 JOURS

Encore 68 jours…

BÉBÉ AUJOURD'HUI

Vous vous rendez compte que votre bébé est plus actif à certains moments. Il lui reste encore beaucoup de place pour bouger dans votre utérus, mais il est probable qu'il y ait un endroit où il aime particulièrement donner des coups.

Votre bébé a maintenant un rythme veille/sommeil bien établi, qui peut correspondre au vôtre ou lui être propre.

Quand et comment le rythme veille/sommeil de votre bébé se développe, relève un peu du mystère. Nul ne sait si votre propre rythme influence son cycle à lui ou s'il développe sa propre horloge interne. Cette horloge pourrait être influencée par la faible quantité de lumière qui pénètre dans l'utérus au cours des toutes dernières semaines de grossesse. Cependant, les scanographies du cerveau laissent apparaître qu'à ce stade de la grossesse, votre bébé a des périodes d'activité distinctes.

Le cycle est facilement analysable et alterne entre les périodes de repos, de sommeil avec mouvements oculaires rapides, d'éveil avec activité mais sans mouvements oculaires, et d'éveil avec beaucoup d'activité et de mouvements oculaires. Au cours du cycle veille/sommeil, les mouvements du bébé deviennent plus coordonnés et les périodes d'activité correspondent à une respiration régulière, des pulsations cardiaques et des mouvements oculaires plus rapides.

À ce stade de la grossesse, l'activité électrique du cerveau de votre bébé reflète les périodes de sommeil et de veille. Une électro-encéphalographie de son cerveau montrerait que la période la plus calme, qui correspond au sommeil profond, occupe presque la moitié de son temps. L'autre période la plus importante est le sommeil paradoxal, où les mouvements oculaires sont nombreux. C'est une phase de forte activité électrique dans le cerveau du bébé (c'est le moment des rêves), au cours de laquelle celui-ci peut être calme ou très agité. De ce fait, il n'est pas possible de dire, à un moment donné, si votre bébé est réellement éveillé ou en train de rêver. Paradoxalement, l'activité électrique la plus faible se produit au moment où le bébé est le plus éveillé, ce qui correspond à peine à 10 % du temps à ce stade.

LE DON DU SANG DU CORDON OMBILICAL

Le sang du cordon ombilical de votre bébé est riche en cellules souches qui sont « les blocs de construction » des tissus organiques, du sang et du système immunitaire.

Les études montrent que ces cellules souches sont très efficaces dans le traitement de plus de 70 maladies incluant l'arthrite juvénile, la leucémie, les problèmes cardiaques et les maladies du cerveau (voir p. 302).

En France, le prélèvement du sang dans le cordon ombilical peut se faire de trois manières :

- le don anonyme à une banque de sang publique
- le don privé, réservé aux familles à risque élevé de maladies, pour le traitement médical de l'enfant atteint ou d'un membre de sa famille
- la conservation dans une banque privée si votre enfant n'est pas malade.

Le prélèvement s'effectue dans quatre maternités : Paris, Bordeaux, Marseille et Besançon. Le sang, testé, sélectionné et congelé, est ensuite conservé par l'EFS. Ces cellules souches serviront à soigner les patients qui ne peuvent bénéficier de greffe de moelle osseuse.

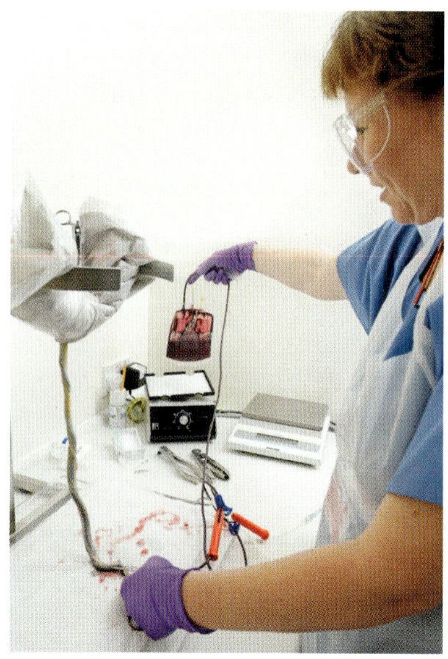

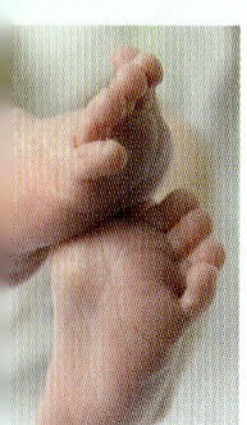

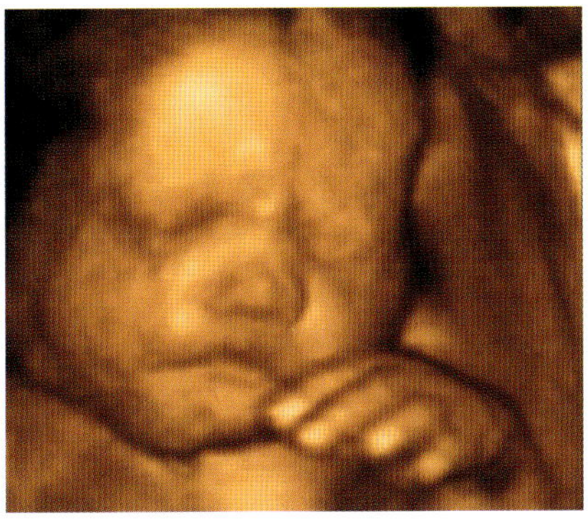

VOUS ÊTES À 30 SEMAINES ET 3 JOURS

Encore 67 jours...

BÉBÉ AUJOURD'HUI

La surprise est parfois grande de voir votre bébé changer d'expression de plus en plus vite. Ici, il semble faire la moue, mais la minute suivante, il peut bâiller, faire des grimaces ou être paisiblement endormi.

L'accouchement naturel est idéal, mais la meilleure des naissances est celle où votre bébé arrive à terme en toute sécurité.

La plupart des femmes veulent un accouchement naturel, sans intervention médicale. Il semble être la meilleure solution, et le fait d'y déroger peut être perçu comme un échec. Certaines femmes peuvent éprouver un sentiment de culpabilité lorsqu'elles ont recours à un antidouleur alors qu'elles pensaient ne pas en avoir besoin.

Gardez à l'esprit que certaines femmes ont un seuil de résistance à la douleur plus élevé et peuvent accoucher en jouant sur la respiration et la relaxation, alors que d'autres ont besoin de davantage de soutien. La douleur est subjective, et personne ne peut ressentir la vôtre ; si elle est trop forte pour vous, n'hésitez pas à demander de l'aide. Votre sage-femme vous expliquera les différentes options qui vous sont offertes (voir p. 402-407).

Un accouchement est un travail difficile, mais ne devrait pas être douloureux au point de vous effrayer. Un accouchement sous péridurale se déroule de manière plus heureuse et mieux contrôlée. L'équipe médicale est là pour vous aider, et n'interviendra que si nécessaire, dans votre intérêt et celui de votre bébé.

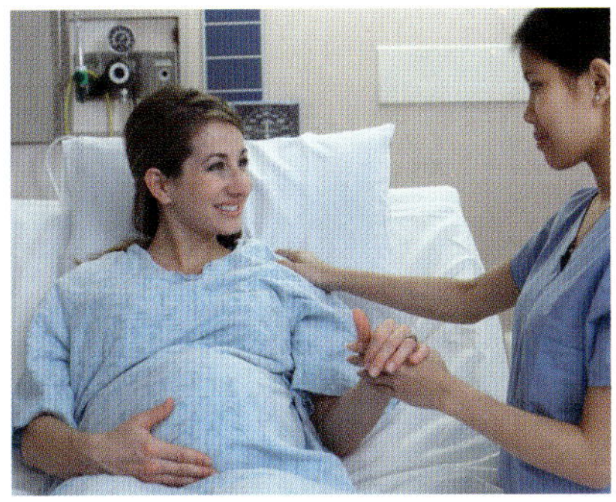

Une naissance naturelle est la priorité de la plupart des femmes, mais il vaut mieux vous préparer à une intervention médicale dans le cas où elle s'avérerait nécessaire.

DIFFÉRENTS AVIS SUR... L'ACCOUCHEMENT NATUREL

Je ne souhaite pas avoir recours à la péridurale, mais tout le monde me dit que je vais changer d'avis en cours de travail. Est-ce qu'ils ont raison ?

Une maman : rien ne peut vous préparer à un accouchement. Sous l'effet de la douleur, j'ai compris que mes plans minutieusement élaborés n'étaient pas réalistes. Aussi bien préparée que vous puissiez l'être, vous risquez de changer d'avis en cours de travail, et il vaut mieux accepter cette éventualité. Je me suis sentie un peu déçue de ne pouvoir me passer de péridurale, mais elle m'a aidée à me concentrer sur ce qui est important, la délivrance du bébé. Si vous y parvenez, alors vous avez réussi, peu importe la manière. Résister le plus longtemps possible ne vous rendrait pas service, ni à votre bébé, et ne ferait que vous épuiser.

Une sage-femme : beaucoup de femmes sont surprises par l'intensité de la douleur de l'accouchement, et oublient vite leurs plans idéalistes. Il vaut mieux pour tous les intervenants que vous donniez votre accord pour des solutions d'urgence, et gardiez l'esprit ouvert. Les antidouleurs (voir p. 396-407) et les interventions sont destinés à faciliter cette expérience personnelle, à vous et à votre bébé, et ne vous seront proposés qu'en cas de nécessité, ou si vous estimez qu'ils sont incontournables. Certaines femmes accouchent naturellement, d'autres ont besoin d'aide. Beaucoup de femmes changent d'avis sur l'accouchement naturel et il n'y a pas de mal à cela. Une maman dont la douleur est sous contrôle trouvera que son accouchement est plus rapide, et conservera beaucoup plus d'énergie pour son nouveau-né.

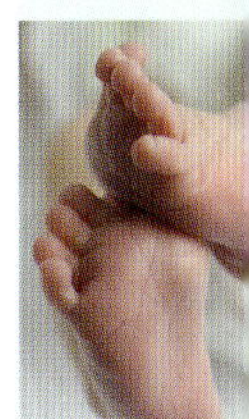

Les jumeaux

L'arrivée imminente de vos jumeaux colore votre humeur de joie mais la teinte aussi d'appréhension. Vous commencez déjà à penser à l'après-naissance.

La préparation à la naissance

Les grossesses multiples sont davantage susceptibles de présenter des complications, mais elles sont aujourd'hui plus sûres que jamais grâce à l'évolution des soins pré- et postnataux, qui ont considérablement amélioré les perspectives des bébés prématurés. Préparez-vous à l'accouchement en vous reposant beaucoup. Relever les jambes ou vous allonger favorisent la circulation du sang vers le placenta, et donc le développement de vos bébés. Les muscles de votre plancher pelvien subissant une contrainte supplémentaire, les exercices pour les renforcer (voir p. 69) sont particulièrement importants pour ce type de grossesse.

ANTICIPER

Les relations avec plusieurs bébés

Bien souvent, les femmes en cours de grossesse multiple se demandent comment elles vont pouvoir créer des liens avec plusieurs bébés. Il est vrai que les relations peuvent être plus difficiles avec des jumeaux. Il paraît effectivement impossible d'être tout à fait disponible affectivement lorsque l'on est épuisée de s'occuper de deux bébés. Cette prise de conscience et la programmation d'une aide supplémentaire pour l'après-naissance réduiront votre anxiété. Acceptez également les propositions de garde qui vous permettront de passer du temps avec un seul bébé.

LES JUMEAUX

La position des bébés dans l'utérus

Les dernières semaines, vos bébés vont se placer pour l'accouchement. En général, ils sont en position verticale. Dans 75 % des cas, le premier a la tête en bas (position céphalique) ; le second peut avoir la tête en bas, être en position de siège, ou en travers de l'utérus. Vous pouvez deviner leur position en fonction des coups, mais seule l'échographie peut la confirmer. Une césarienne est recommandée à partir de triplés, ou si le premier jumeau est en position de siège ou en travers (dans 25 % des cas). Un accouchement par les voies naturelles est envisageable lorsque les deux jumeaux ont la tête en bas. Si le premier a la tête en bas, mais quand le second est en position de siège ou en travers, les opinions divergent. Parlez-en avec votre obstétricien.

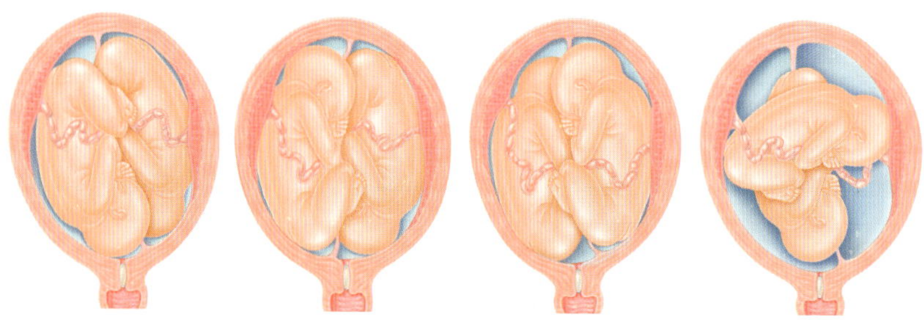

Les deux bébés ont la tête en bas — Un bébé tête en bas et l'autre en siège — Les deux bébés sont en siège — L'un a la tête en bas et l'autre est en travers

Une grossesse plus courte Les bébés multiples naissent en général plus tôt que les bébés uniques, faute de place. De plus, dans le cas de grossesses multiples, le placenta devient moins performant en fin de grossesse. La durée idéale de la grossesse est raccourcie : il est admis que le terme est à 37 semaines pour les jumeaux, à 34 semaines pour les triplés, et à 32 semaines pour les quadruplés. Le poids moyen de naissance de chaque jumeau est de 2,5 kg à terme.

Il est possible que vous accouchiez plus tôt que prévu car près de 50 % des jumeaux sont des prématurés. Cependant, de nos jours, les soins spécialisés pour prématurés permettent de sauver plus de 80 % des bébés nés à 23 semaines et pesant moins de 1 kg.

Se préparer à accueillir plus d'un bébé

Même si vos jumeaux se ressemblent énormément, ce sont des êtres uniques, et les considérer comme tels favorisera leur développement et votre relation avec eux. Même en cours de grossesse, certaines futures mamans remarquent combien leurs bébés sont différents à partir de leurs mouvements dans le ventre.

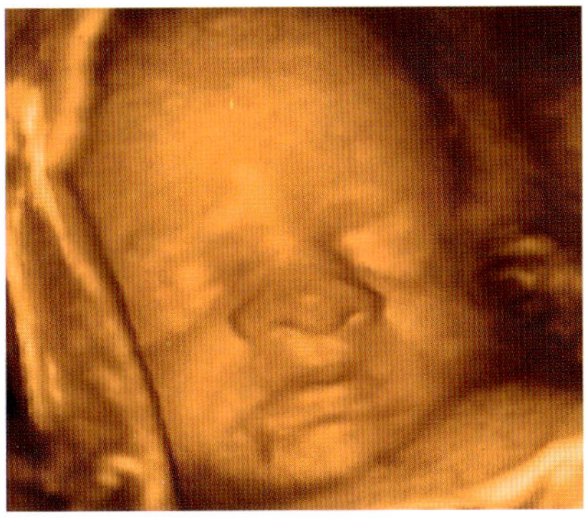

VOUS ÊTES À 30 SEMAINES ET 4 JOURS

Encore 66 jours…

BÉBÉ AUJOURD'HUI

Sur cette échographie 3D, le bras du bébé est levé contre sa tête. Ce type d'imagerie montre les caractéristiques physiques externes, mais également internes. Ici, par exemple, vous pouvez voir l'oreille du bébé à travers son bras.

À l'intérieur de l'utérus, au cours des premiers mois, votre bébé dépend de votre système immunitaire pour lutter contre les infections.

Si votre système immunitaire considérait votre bébé comme un corps étranger, il le combattrait. Heureusement, vous et lui êtes conçus de manière que cela ne se produise pas. Votre bébé ne peut pas produire d'anticorps (qui vous attaqueraient) tant qu'il se trouve dans l'utérus. Vous êtes sa seule protection contre les infections, non seulement dans l'utérus, mais également dans les premiers temps après la naissance, ce qui est possible du fait que les anticorps de votre système immunitaire traversent le placenta et passent dans le sang du bébé. Le fait d'être immunisée contre des maladies comme la rougeole, les oreillons, la poliomyélite ou toute autre infection grave, protège votre bébé contre ces maladies, car il bénéficie de vos anticorps.

Cette immunité dite passive se perd avec le temps, d'autant qu'il n'est pas allaité au sein, et à partir de deux mois votre bébé devra être vacciné pour développer ses propres anticorps.

GROS PLAN SUR… VOTRE CORPS

Ces dernières années, de nombreuses études ont été menées sur les femmes enceintes qui pratiquent une activité physique. Il ressort qu'une activité physique modérée et sans risque chez les femmes en bonne santé est bénéfique aussi bien pour la mère que pour le bébé.

Voici quelques réponses à des idées reçues :

- **L'exercice physique va faire du mal à mon bébé si je bouge trop.** Votre bébé est protégé par le liquide amniotique et alimenté par le placenta. En respectant les règles élémentaires de sécurité (voir p. 18), et en évitant les sports violents et ceux où les risques de chute ou de blessure sont importants, vous ne mettrez pas votre bébé en danger.
- **En faisant de l'exercice, je vais consommer des nutriments dont mon bébé a besoin.** La croissance de votre bébé est suivie lors de chaque consultation prénatale. Votre médecin ou votre sage-femme surveille s'il grossit normalement ou si vous avez besoin d'augmenter vos apports caloriques. En cas de doute, mangez un peu plus le jour où vous faites de l'exercice, mais optez pour des en-cas santé.
- **Faire travailler mon ventre va faire du mal à mon bébé.** Vous pouvez faire des abdominaux, mais aux 2ᵉ et 3ᵉ trimestres, évitez de vous allonger sur le dos. En effet, dans cette position, votre utérus hypertrophié et le poids du bébé risquent d'appuyer sur la veine cave (gros vaisseau qui ramène le sang vers le cœur), faisant chuter votre tension artérielle et pouvant ainsi compromettre l'alimentation en oxygène du bébé. Le premier symptôme indicateur d'un problème est un vertige : si vous basculez sur le côté gauche, il devrait disparaître. En cas de doute, consultez votre médecin ou votre sage-femme. Faites les exercices proposés p. 250. Ils sont sans danger pour votre bébé.

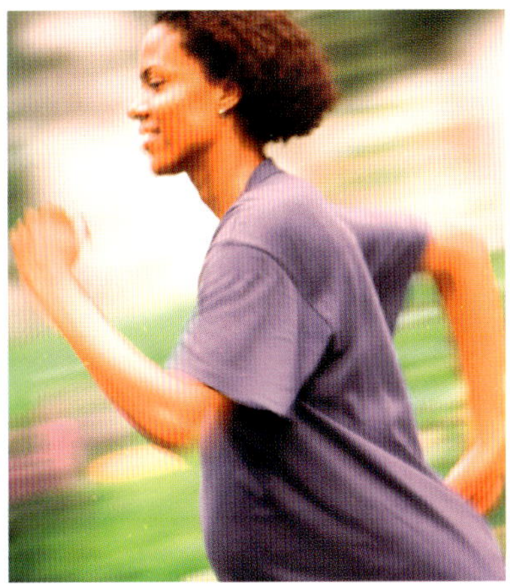

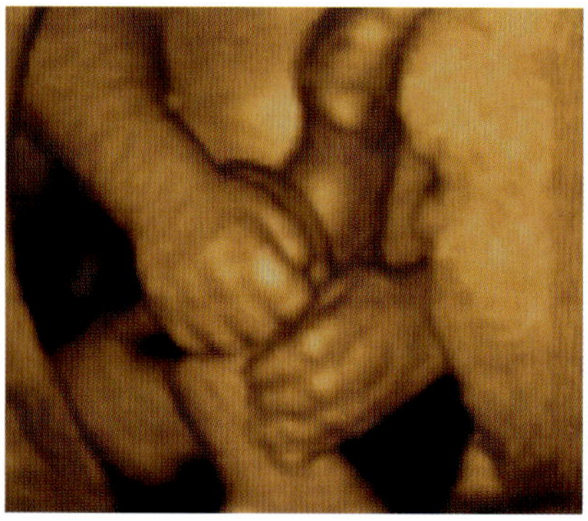

VOUS ÊTES À 30 SEMAINES ET 5 JOURS

Encore 65 jours...

BÉBÉ AUJOURD'HUI

Le bébé saisit entre ses mains le cordon ombilical attaché à ce qui deviendra le nombril. Sa forme en spirale et la gelée de Wharton dont il est composé l'empêchent de s'entortiller et le protègent des doigts curieux.

Contrairement à de nombreux pays, les maisons de naissance peinent à s'implanter en France.

La maison de naissance se définit comme un lieu où peuvent accoucher de manière « naturelle » les femmes n'ayant pas de problème particulier. Bien implantées aux États-Unis, au Canada et dans plusieurs pays frontaliers (Allemagne, Grande-Bretagne, Pays-Bas), elles peinent à arriver en France en raison du statut juridique particulier qu'il faudrait mettre en place pour de telles structures. Elles ont néanmoins été autorisées pour 5 ans à titre expérimental (loi votée en novembre 2013). L'assurance des sages-femmes pose également un problème juridique. Par ailleurs, même si la majorité des obstétriciens et des sages-femmes serait prête à se positionner en faveur des maisons de naissance, les risques liés à de possibles complications impossibles à traiter durant l'accouchement freinent leur implantation.

En effet, les seuls actes médicaux possibles dans une maison de naissance sont ceux que peut effectuer une sage-femme, qui dispose de son matériel (appareil de monitoring, matériel de perfusion et de suture entre autres). Une césarienne, l'utilisation d'un forceps ou d'une ventouse obstétricale sont donc exclues. En cas de complication, la parturiente devra être transférée vers la maternité la plus proche.

L'AVIS... DE LA SAGE-FEMME

Je vais accoucher à mon domicile. Est-ce que mes enfants de quatre et six ans peuvent être présents ? Rien n'est plus miraculeux que la naissance d'un bébé, et il est tout à fait naturel de vouloir que vos enfants participent à cet événement.

Toutefois, réfléchissez bien avant de leur donner votre feu vert car même l'accouchement le plus facile reste une épreuve, et vos enfants pourraient être choqués de vous voir souffrir, voire crier et pleurer, et leur petit frère ou leur petite sœur sortir de votre corps couvert de diverses matières. Cela dit, beaucoup d'enfants réagissent très bien à cette expérience s'ils savent à quoi s'attendre. Aussi, expliquez-leur clairement tous les détails. Prévenez-les que vous allez certainement crier, voire hurler et qu'ils ne doivent pas s'inquiéter. Dites-leur également que vous risquez de pleurer et même de vomir, qu'ils risquent de voir du sang et que le bébé sera attaché par le cordon ombilical. S'ils sont impressionnables, placez-les à la hauteur de votre tête, ou faites-les entrer dans la pièce immédiatement après que ce soit terminé.

ACCOUCHER CHEZ SOI

La perspective de rester dans votre lit, entourée de ceux que vous aimez, est pour certaines femmes (moins de 1 % en France) une raison suffisante pour choisir d'accoucher à la maison. Vous vous y sentirez plus à l'aise pour marcher, essayer plusieurs positions d'accouchement en vous servant de la gravité, tout ce qui peut accélérer et faciliter le travail. Une sage-femme libérale vous suivra et vous expliquera tout ce que cela implique. Inscrivez-vous par prudence dans la maternité la plus proche au cas où la fin de la grossesse se compliquerait.

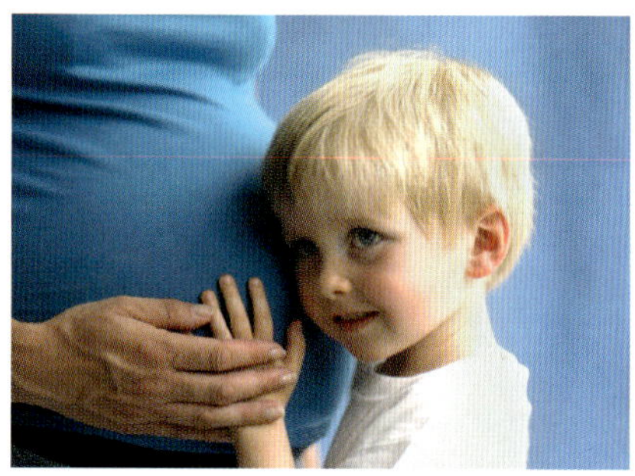

Il est important de préparer vos autres enfants à l'arrivée d'un nouveau bébé. Faites-les participer le plus possible à votre grossesse, laissez-les toucher votre ventre, encouragez-les à parler au bébé, et emmenez-les avec vous aux visites de contrôle.

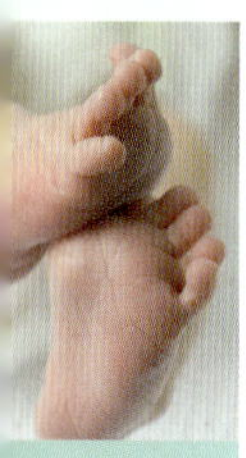

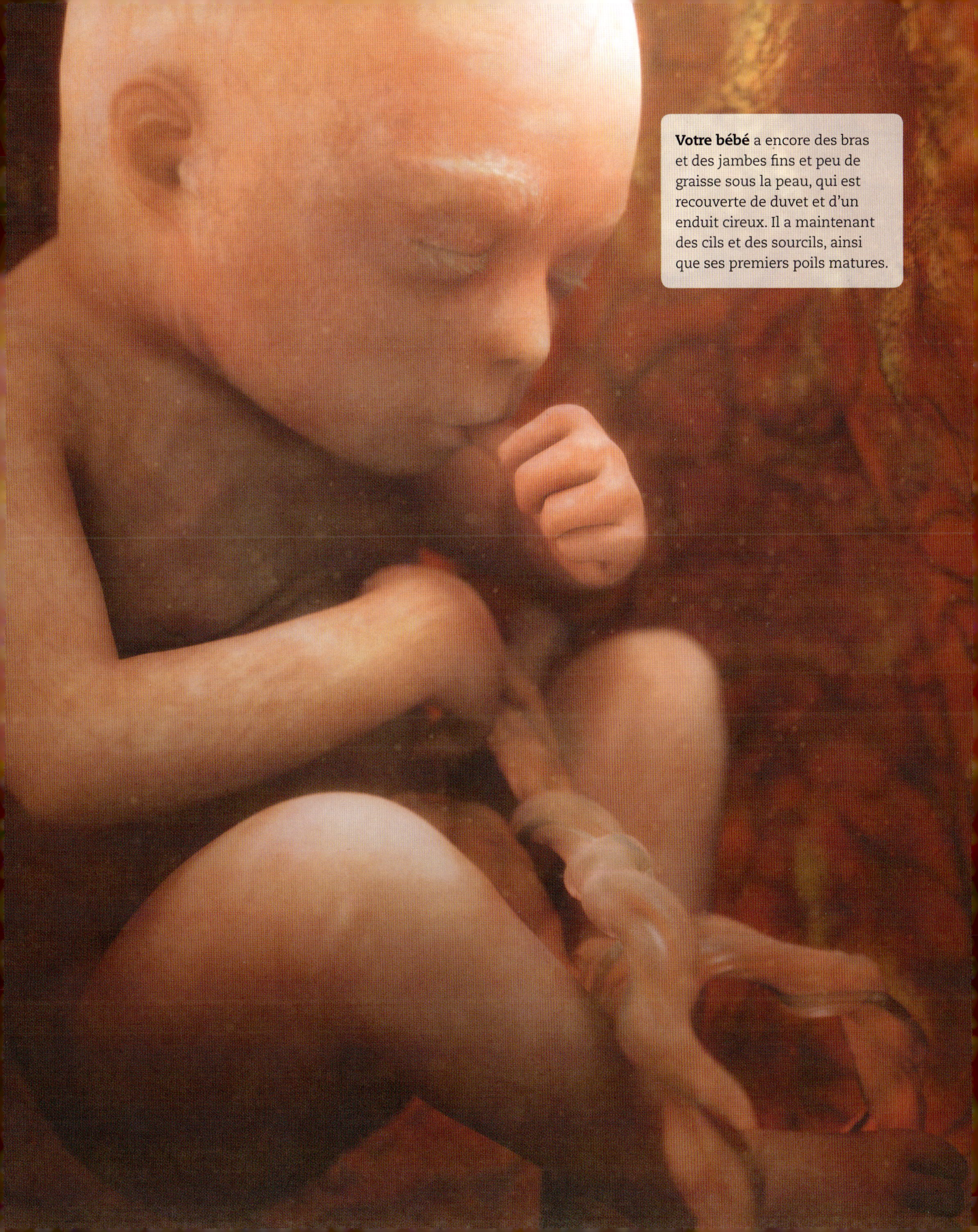

Votre bébé a encore des bras et des jambes fins et peu de graisse sous la peau, qui est recouverte de duvet et d'un enduit cireux. Il a maintenant des cils et des sourcils, ainsi que ses premiers poils matures.

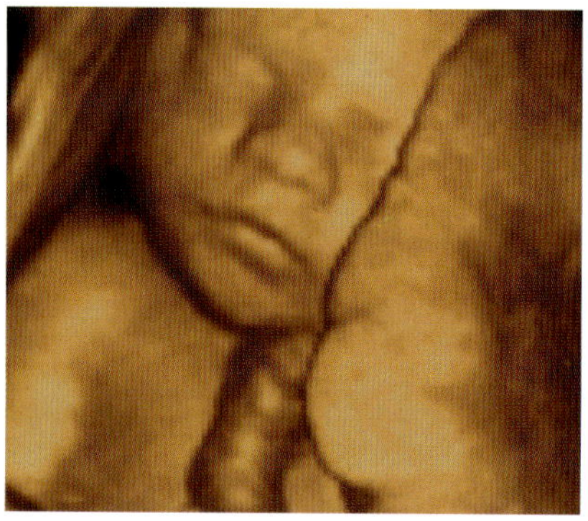

VOUS ÊTES À 30 SEMAINES ET 6 JOURS

Encore 64 jours…

BÉBÉ AUJOURD'HUI

Le bébé s'appuie sur le placenta que l'on voit sur la droite, avec le cordon ombilical sous le menton. Ses yeux sont fermés car cette image a été prise pendant que le bébé était très calme, dans sa phase de sommeil profond.

La production de globules rouges de votre bébé bat son plein et votre système immunitaire pourrait théoriquement commencer à l'attaquer.

À la 30e semaine, les globules rouges de votre bébé, qui étaient fabriqués par le foie, sont désormais produits dans la moelle osseuse. Son groupe sanguin sera déterminé par le vôtre et celui de votre partenaire. Les quelques globules rouges de votre bébé qui traversent le placenta sont détruits par vos anticorps.

Votre groupe sanguin n'a pas d'importance. En effet, si les anticorps, des groupes sanguins A, B, AB ou O attaquent les globules de votre bébé présents dans votre circulation, ils sont trop gros pour traverser le placenta et attaquer votre bébé.

La situation est différente pour le système Rhésus (Rh), si la maman est Rh- et son bébé Rh+. Ce problème concerne environ une femme enceinte sur onze. Tant que le sang du fœtus et celui de la mère ne se rencontrent pas, la grossesse suit un cours normal. Mais si les globules rouges de la mère et ceux du fœtus se rencontrent, l'organisme de la mère va produire des anticorps capables de traverser le placenta et de s'attaquer aux globules rouges du bébé, au risque de provoquer une anémie. C'est rarement le cas lors d'une première grossesse. Afin d'éviter que le problème se pose lors des grossesses suivantes, une femme Rh- recevra une injection d'immunoglobuline anti-D pendant la grossesse, puis une après l'accouchement si son bébé est Rh+. Les anti-D détruisent les cellules fœtales présentes dans le sang de la mère, évitant ainsi la production d'anticorps qui pourraient détruire les globules rouges du bébé.

LE LIQUIDE AMNIOTIQUE

Votre bébé excrète et absorbe environ 0,5 litre d'urine par jour, et le liquide amniotique atteint un volume maximum de 1 litre la 35e semaine. Après quoi, il commence à diminuer et peut descendre entre 100 et 200 ml pour un accouchement en retard (voir p. 393).

Une diminution importante de la quantité de liquide amniotique, l'oligoamnios (voir p. 473), peut être le signe d'une croissance restreinte ou de problèmes rénaux. Une trop grande quantité de liquide amniotique, l'hydramnios, se rencontre dans les grossesses de jumeaux ou de triplés, et est également associée à des anomalies physiques chez le bébé ou du diabète chez la maman.

À 41 semaines, il est généralement conseillé de déclencher l'accouchement (voir p. 432). Si vous refusez, la quantité de liquide amniotique sera vérifiée par le biais d'une échographie. Si elle est insuffisante, il est vivement conseillé de provoquer l'accouchement.

GROS PLAN SUR… VOTRE SANTÉ

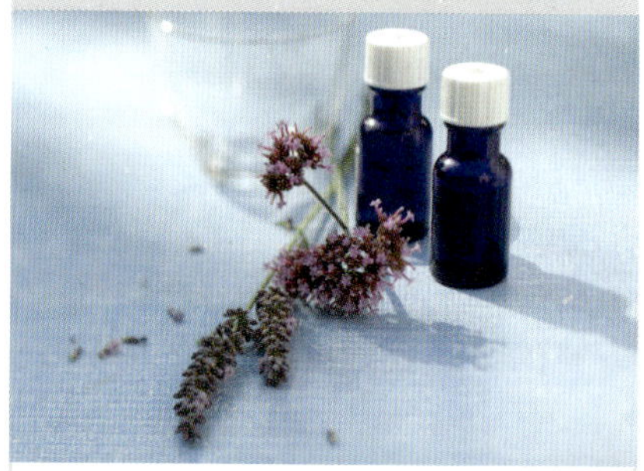

Une bonne nuit

L'insomnie est un problème courant en cours de grossesse et peut entraîner tension, anxiété et irritabilité.

- **Les tisanes** de passiflore sont sans risque pendant la grossesse. Prises avant d'aller dormir, elles favorisent détente et sommeil.
- **Les huiles essentielles** telles que la lavande et la camomille romaine peuvent être ajoutées au bain ou quelques gouttes versées sur l'oreiller pour calmer et détendre.
- **Les remèdes homéopathiques** tels que *Passiflora* 6CH, *Coffea cruda* 6CH, et *Nux vomica* 6CH peuvent être utilisés avant d'aller au lit et en cas de réveil nocturne.
- **Les fleurs de Bach** (voir p. 372) permettent de soulager le stress et favorisent le sommeil.

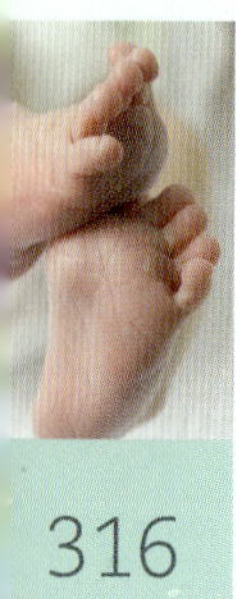

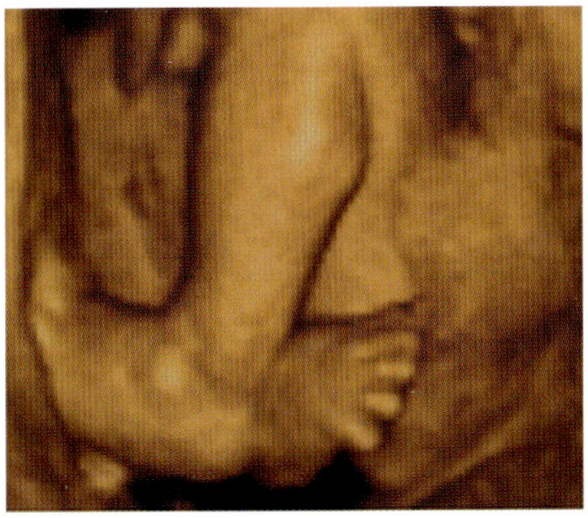

VOUS ÊTES À 31 SEMAINES EXACTEMENT

Encore 63 jours...

BÉBÉ AUJOURD'HUI

Ici, les jambes de bébé sont croisées, mais il peut encore les étendre complètement et même les replier pour amener ses pieds sur la tête. Toutefois, il se retrouve souvent dans cette position les jambes croisées.

La péridurale est un moyen classique d'atténuation des douleurs de l'accouchement, utile si votre seuil de résistance est faible.

Beaucoup de femmes choisissent d'accoucher sans douleur grâce à la péridurale (voir p. 404-407) avant l'accouchement. Il faut tout de même savoir que le travail doit être bien engagé avant que vous puissiez en bénéficier, et que vous ressentirez toujours quelques contractions douloureuses. La péridurale est généralement efficace, mais il arrive que la douleur ne soit pas complètement anesthésiée ou qu'elle le soit moins d'un côté que de l'autre. Certaines femmes choisissent ce moyen car elles savent qu'elles ne pourront pas supporter les douleurs de l'accouchement, d'autres décident dans un premier temps de ne pas y avoir recours mais changent d'avis à mi-parcours. Si vous en êtes à votre première grossesse, il vous est impossible de savoir comment vous allez réagir à la douleur.

La césarienne planifiée (voir p. 438-439) est pratiquée pour des raisons médicales, comme pour un placenta trop bas (voir p. 212), et pas pour le confort de la future maman. Il s'agit d'une intervention chirurgicale sérieuse qu'il est préférable d'éviter la plupart du temps car le temps de récupération post-natal est plus long que pour un accouchement vaginal.

PETITS SECRETS DE FEMMES

La tocophobie

Elle désigne une peur intense de l'enfantement. Il en existe deux types : la tocophobie primaire qui se manifeste avant la première grossesse, parfois au cours de l'adolescence, et la tocophobie secondaire qui se déclenche à la suite d'un premier accouchement traumatisant. Cette peur peut prendre la forme de cauchemars, de fortes angoisses et de crises de panique.

Si vous souffrez de tocophobie, votre sage-femme vous dirigera vers un obstétricien ou un psychologue qui vous aidera à gérer ce trouble psychologique. Certains experts croient à l'efficacité de l'hypnose sur ces peurs inconscientes de l'enfantement. Une césarienne peut être planifiée (voir p. 438-439) si votre peur de l'accouchement naturel ne peut être dépassée.

GROS PLAN SUR... LES RELATIONS

Les positions amoureuses confortables

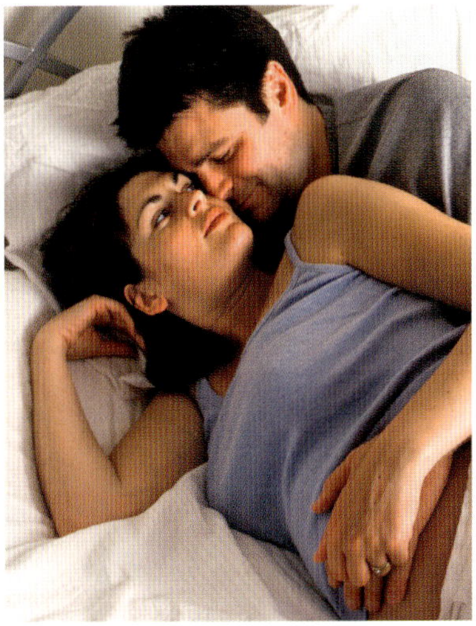

À partir de maintenant, il vous faudra peut-être chercher des positions amoureuses plus confortables. La plupart des femmes trouvent la position dite « du missionnaire » de plus en plus inconfortable du fait que leur ventre est comprimé. La position où vous êtes au-dessus ou celle où votre partenaire est derrière vous, vous paraîtront sûrement plus agréables.

Il existe d'autres positions qui ne limitent pas votre plaisir et restent confortables, comme les deux partenaires assis, la femme à genoux avec son partenaire derrière elle, et les deux partenaires allongés sur le côté.

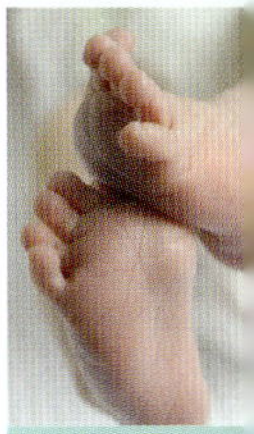

La 32e semaine

VOTRE SAGE-FEMME VA COMMENCER À SURVEILLER LA POSITION DE VOTRE BÉBÉ DANS L'UTÉRUS.

Le bébé n'a pas encore adopté sa position finale, qui sera évaluée à chaque examen de routine. Il lui reste encore de la place dans l'utérus pour remuer les membres, et il devient de plus en plus fort et actif. Vous allez tout savoir à son sujet! Au fur et à mesure que votre ventre grossit, vous risquez d'avoir plus de mal à rester aussi active, et les positions assise ou allongée vont vite devenir inconfortables.

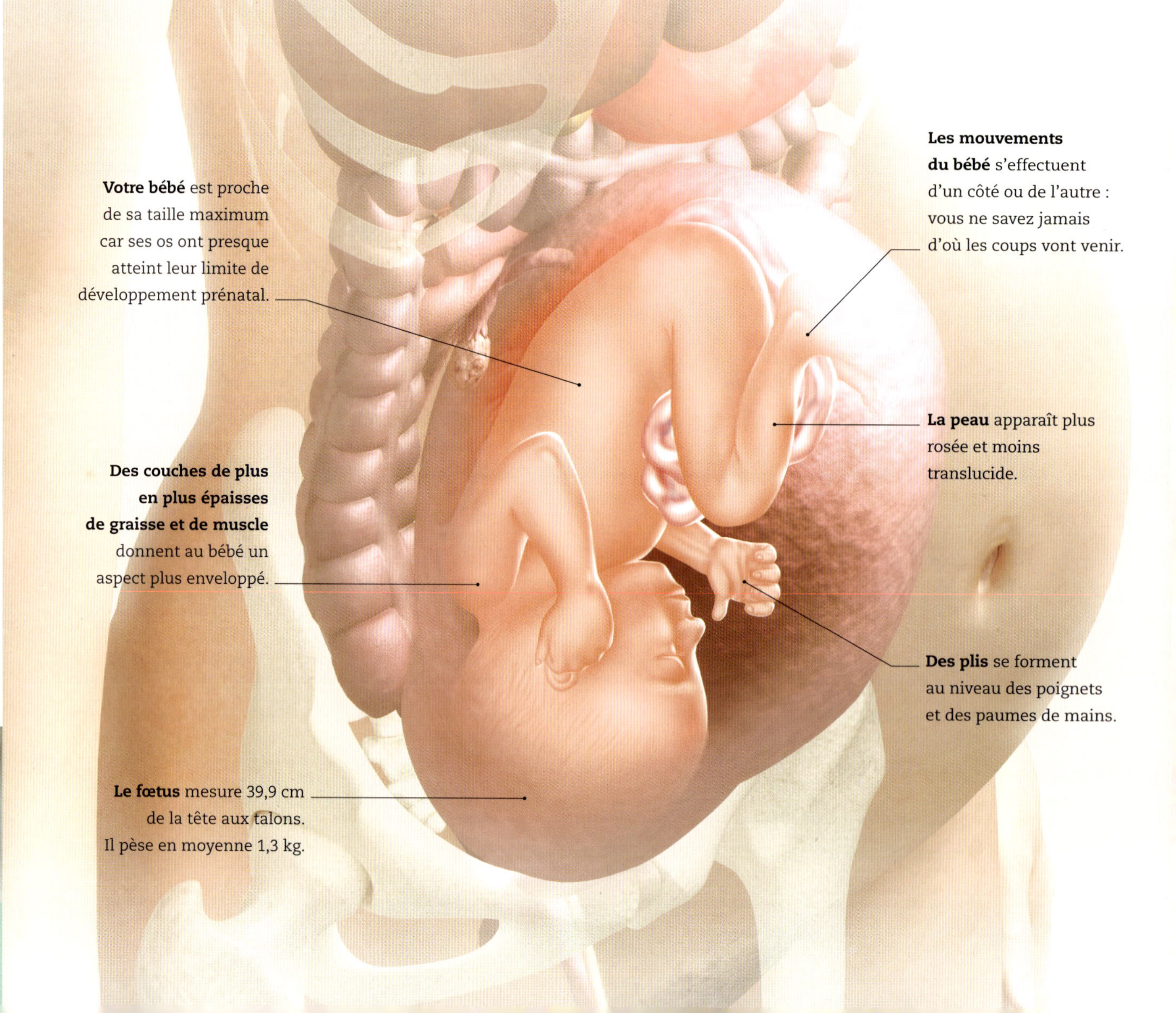

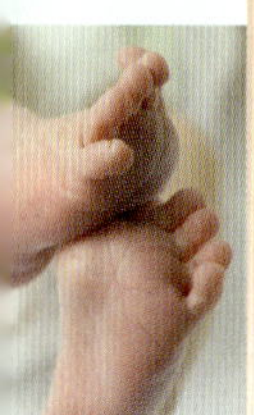

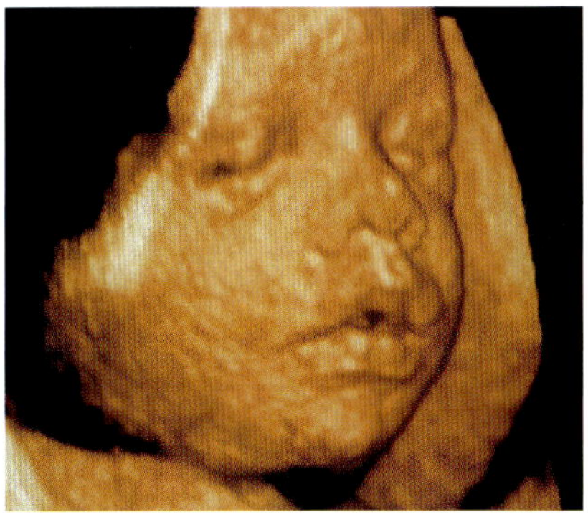

VOUS ÊTES À 31 SEMAINES ET 1 JOUR

Encore 62 jours...

BÉBÉ AUJOURD'HUI

Le volume de liquide amniotique sera à son maximum entre les 32e et la 36e semaine : environ 980 ml. Il diminuera ensuite progressivement et, à la 40e SA, il n'est plus que de 840 ml. Si le terme est dépassé, il peut diminuer encore, ce qui met le fœtus en danger.

Si vous écoutez de la musique durant votre grossesse, votre bébé sera sensible à son rythme et elle le bercera.

Vous avez peut-être remarqué que votre bébé s'agite lorsque vous écoutez de la musique. On a constaté que les fœtus bougent et même respirent au rythme de la musique, et certains pensent même que plusieurs styles de musique favorisent le développement de leur cerveau, mais aucune étude scientifique ne le prouve.

Une étude sur le sujet affirme que la structure des compositions musicales de Mozart stimulerait le développement cérébral davantage que tout autre genre de musique, y compris les autres compositeurs classiques. Cette théorie a toutefois été discréditée. Une autre recherche a constaté que des collégiens qui écoutaient de la musique classique manifestaient une amélioration temporaire de leur intelligence spatiale. Cependant, la recherche n'a été menée ni sur des enfants ni sur des bébés, ni même renouvelée, tendant à prouver une seule chose : ses résultats sont nuls et non avenus.

Que la musique classique favorise l'intelligence de votre bébé ou non, elle est toujours bénéfique pendant la grossesse ; et si vous vous laissez emporter par son rythme, votre bébé appréciera d'être bercé dans son sommeil.

L'AVIS... DE LA SAGE-FEMME

Qu'est-ce exactement qu'un accouchement actif? Le fait de rester mobile pendant la première phase du travail et pouvoir être debout, accroupie, à genoux ou à quatre pattes, pendant la deuxième phase, rend l'accouchement plus facile et moins douloureux. Se servir de la gravité facilite en effet l'ouverture du bassin et encourage la tête du bébé à appuyer sur le col de l'utérus pour favoriser la dilatation. Pour rester active :

- **Entraînez-vous à rester accroupie** (voir p. 424). La position accroupie est efficace pour accélérer le travail, mais rester dans cette position est difficile. Assurez-vous d'être bien soutenue par votre partenaire, un mur ou une chaise solide.
- **Détendez-vous** à l'aide d'un ballon de naissance ou d'un gros pouf.
- **Servez-vous d'une piscine d'accouchement** pour vous détendre.
- **Si vous avez besoin d'un goutte-à-goutte,** pour un accouchement provoqué (voir p. 432), demandez-en un à roulettes afin de pouvoir vous déplacer.
- **Choisissez une péridurale mobile** qui vous permettra de rester active.
- **Si le fait de vous allonger** arrête les contractions, relevez-vous et recommencez à marcher.

GROS PLAN SUR... VOTRE CORPS

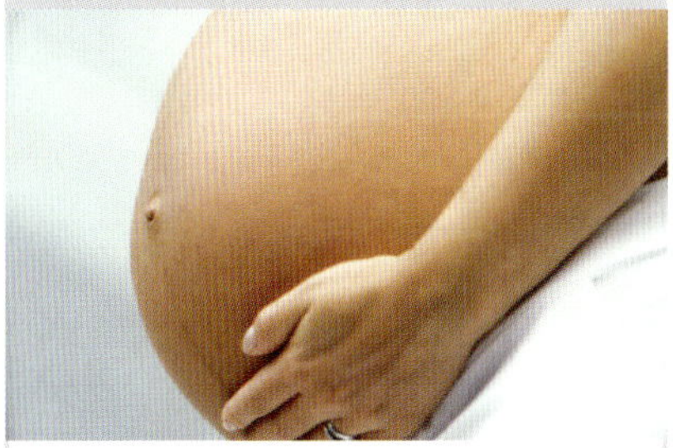

Un nombril saillant

Vous pourriez être surprise de constater que votre nombril parfait est maintenant saillant. C'est tout à fait normal et cela s'explique par la pression exercée par l'expansion rapide de votre utérus, qui appuie sur l'abdomen et le pousse vers l'extérieur. Certaines femmes trouvent cela disgracieux et choisissent de porter des jupes ou des pantalons à taille haute pour le cacher. Vous pouvez aussi vous offrir une ceinture de grossesse (voir p. 179).

Un nombril saillant est l'un des effets courants de la grossesse, et il redeviendra normal quelques mois après l'accouchement, bien que vous puissiez constater que, comme d'autres parties de votre corps, il puisse s'affaisser un peu.

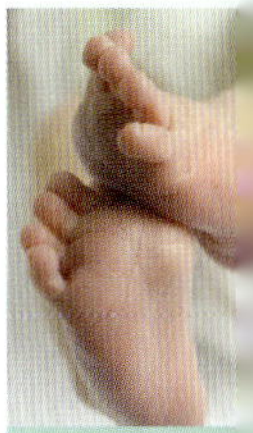

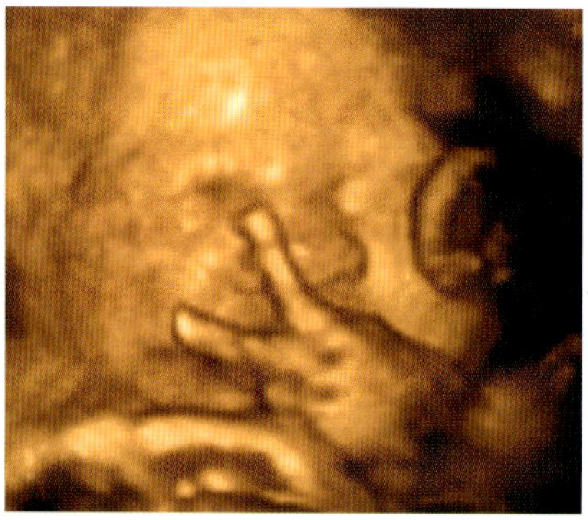

VOUS ÊTES À 31 SEMAINES ET 2 JOURS

Encore 61 jours...

BÉBÉ AUJOURD'HUI

La coordination des mouvements des mains de votre bébé continue de s'améliorer, son cerveau est plus à même d'interpréter les informations qu'il reçoit. Ses yeux s'ouvrent souvent mais peu de temps, ce qui réduit les risques de contact avec un doigt.

Votre bébé a maintenant sa taille de naissance, mais il est encore très maigre, il doit grossir et fabriquer du muscle.

À ce stade de la grossesse, les masses musculaire et graisseuse de votre bébé augmentent régulièrement. Sa peau est maintenant plus épaisse et moins translucide, et commence à virer du rouge au rose du fait que les vaisseaux sanguins sont recouverts de davantage de chair. La glande pituitaire de votre bébé sécrète l'hormone de croissance, mais n'influence pas son développement avant la naissance, contrairement à d'autres facteurs de croissance comme l'insuline. Sa taille finale est maintenant établie car le squelette du fœtus est proche de sa dimension finale, mais votre bébé est toujours relativement maigre.

Une échographie pourrait donner une bonne estimation de son poids de naissance, qui dépendra principalement du moment de la naissance car il continue de grossir jusqu'aux derniers jours de la grossesse, même s'il produit plus de graisse que de muscle au cours des toutes dernières semaines.

Le poids de naissance de votre bébé dépend en grande partie de son matériel génétique. Cela est vrai aussi pour sa taille. De récentes études ont montré que les gènes paternels stimulent la croissance, alors que ceux de la mère la limitent pour préserver ses propres ressources.

GROS PLAN SUR... LES JUMEAUX

Comment les habiller

Certes les jumeaux sont adorables lorsqu'ils sont habillés de la même façon, et il est plus facile d'acheter ce qui vous plaît en double plutôt que d'acheter des vêtements uniques. Cependant, il est plus facile de les différencier lorsqu'ils sont habillés de manière différente et cela permet en outre à chacun d'eux d'être avant tout considéré comme un être unique.

De plus, vous n'allez tout de même pas changer les deux jumeaux chaque fois que l'un d'entre eux se salit, et vous infliger par ce biais une surcharge de travail considérable. Utilisez les vêtements propres à votre disposition sans chercher à les assembler. Les nouveau-nés se moquent de la manière dont ils sont habillés, mais si vous leur donnez l'habitude de leur mettre les mêmes habits, ils finiront par s'y habituer et seront surpris le jour où ce ne sera plus le cas.

Vous pouvez habiller vos bébés comme bon vous semble, mais envisagez les possibilités :

- **De les habiller avec les mêmes vêtements de couleurs différentes** ou avec des motifs différents, ou encore des habits différents de mêmes couleurs.
- **De les habiller de la même manière uniquement pour les occasions spéciales,** comme un portrait de famille ou un mariage.

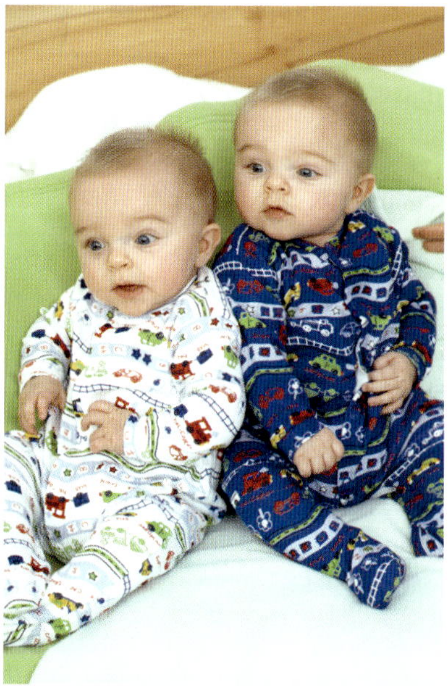

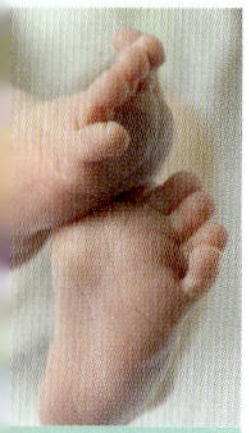

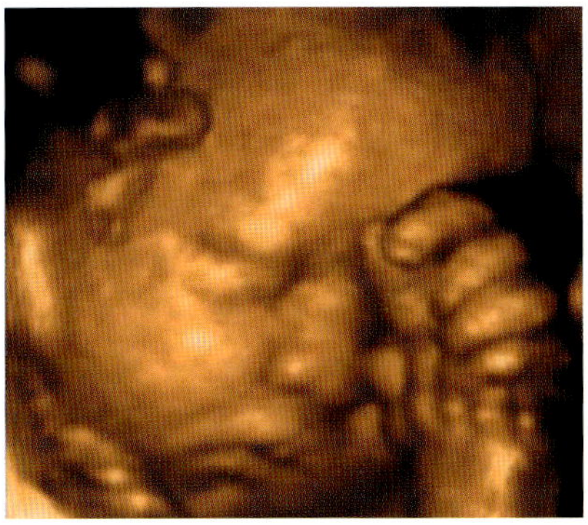

VOUS ÊTES À 31 SEMAINES ET 3 JOURS

Encore 60 jours…

BÉBÉ AUJOURD'HUI

Ici, on peut voir que le cordon ombilical repose sur l'épaule du bébé. Il est parfaitement normal que, par moments, le cordon ombilical entoure le bébé, en particulier au cours des prochaines semaines où il va souvent changer de position. Heureusement, il ne risque pas de s'étouffer.

Les chocs et les bousculades font partie intégrante de votre quotidien, mais votre bébé ne s'en rend sûrement pas compte.

L'AVIS… D'UNE MAMAN

Je trouve de plus en plus difficile de me concentrer sur mon travail. Comment faire pour passer au mieux ces dernières semaines? Au fur et à mesure que vous grossissez, vous risquez de perdre de l'énergie et d'avoir du mal à vous concentrer, ce qui est normal mais peut constituer un problème dans votre travail. Tout d'abord, faites des pauses régulières pour surélever vos jambes ou fermer les yeux pendant quelques minutes. Buvez suffisamment car la déshydratation affecte les performances. Prenez des petits en-cas réguliers pour ne pas vous fatiguer trop vite, en particulier des aliments riches en fer comme les fruits secs.

Notez sur un aide-mémoire tout ce qui est important et dont vous devez vous rappeler, même les choses les plus insignifiantes, pour compenser les omissions et garder votre esprit libre afin de vous concentrer sur votre travail. Établissez en début de journée la liste des tâches à accomplir dans l'ordre des priorités. Enfin, accordez-vous suffisamment de sommeil pour que celui-ci soit vraiment réparateur.

Votre ventre grossit de plus en plus. Pendant que vous marchez, il se balance de gauche à droite à chaque pas, avec le risque de vous faire tomber. Gardez toujours à l'esprit que vous êtes beaucoup plus grosse que d'ordinaire ; en effet, il se peut que vous essayiez encore, par habitude, de vous glisser dans de petits espaces ou entre les tables et les chaises des restaurants, espaces qui ne vous posaient aucun problème auparavant et où vous vous retrouvez maintenant un peu coincée et maladroite. Même s'il vous arrive parfois de heurter un obstacle avec votre ventre, ce n'est absolument pas grave car votre bébé est protégé par le liquide amniotique qui absorbe les chocs occasionnels. Dans quelques semaines, vous allez retrouver votre silhouette, ou presque, et vous n'aurez aucune peine à oublier votre gros ventre et l'inconfort qu'il aura occasionné !

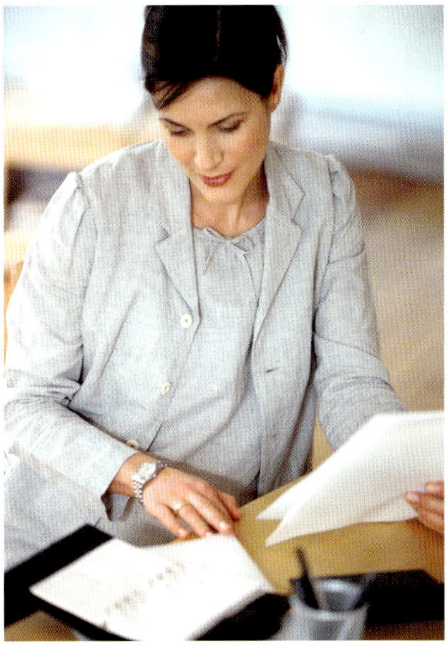

Pour vous aider à vous concentrer sur votre travail, conservez un aide-mémoire à portée de main pour y noter tout ce que vous avez à faire.

GROS PLAN SUR… VOTRE SANTÉ

Les palpitations cardiaques

Les palpitations (voir p. 469) correspondent à une accélération passagère du rythme cardiaque, à l'irrégularité du pouls ou tout simplement à la perception exagérée des battements du cœur. Elles sont fréquentes en fin de grossesse et sont le résultat de changements dans la circulation sanguine associés à un ventre volumineux, bien qu'un stress (inutile) puisse également jouer un rôle. Cependant, si les palpitations s'accompagnent de douleurs dans la poitrine ou d'essoufflement, ou si elles se produisent plus régulièrement, parlez-en à votre sage-femme.

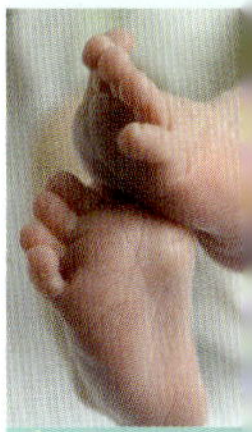

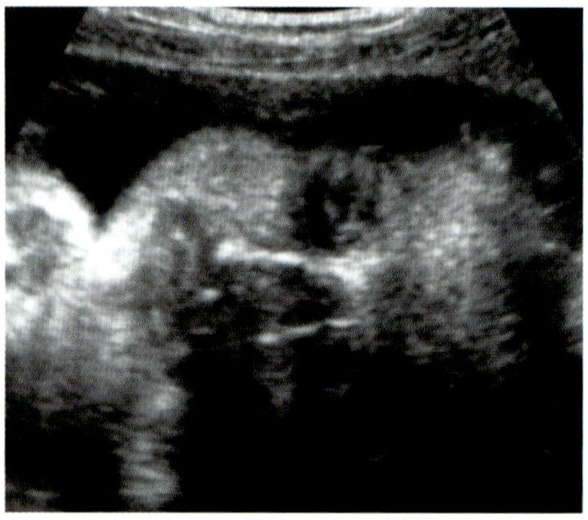

VOUS ÊTES À 31 SEMAINES ET 4 JOURS

Encore 59 jours…

BÉBÉ AUJOURD'HUI

L'image échographique permet de mesurer le fémur, la tête et l'abdomen, afin d'estimer le poids du bébé. Il est intéressant de noter qu'en moyenne à ce stade, les garçons commencent à devenir plus lourds que les filles.

La masse musculaire de votre bébé augmente et son tonus croît. Il exécute des mouvements complexes avec plus de force.

Le tonus musculaire de votre bébé se développe progressivement. Cette semaine, le contrôle de la tête s'améliore et le tonus musculaire des membres inférieurs lui autorise des mouvements à la fois fluides et complexes. Le développement des bras est en retard sur celui des jambes de 3 semaines. Les échographies montrent que le bébé est de plus en plus souvent en position fœtale, ce qui n'est pas seulement dû à un manque d'espace, mais également au fait que les muscles fléchisseurs du bébé (qui déterminent la flexion des coudes, des hanches et des genoux) ont plus de tonus que les muscles extenseurs (qui provoquent l'extension des mêmes articulations). Vous constatez également que votre bébé bouge maintenant bien plus qu'il ne l'a jamais fait auparavant. Vous ne ressentez que les mouvements touchant les parois de l'utérus, mais il exécute beaucoup d'autres petits mouvements dont vous n'avez pas conscience. Ils sont cependant très importants car ils favorisent la coordination du bébé, renforcent son squelette et augmentent sa masse musculaire, dont le nombre de cellules va croissant jusqu'à la 38e semaine. Au-delà, les cellules musculaires s'étirent et se développent en réaction à l'activité physique, en amplifiant encore la masse et le tonus musculaires.

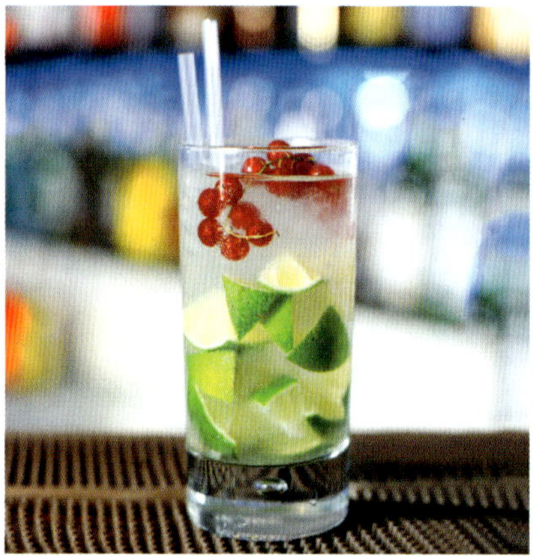

Inutile de vous mettre à l'écart quand tout le monde fait la fête autour de vous ! Buvez des jus de fruits frais et variez les plaisirs en essayant différents mélanges.

LES BOISSONS À PRIVILÉGIER

Voici quelques boissons saines :

- Un milk-shake composé de baies fraîches et nutritives.
- Jus de fruits (pomme, raisin, abricot, fraise…) et eau pétillante.
- Jus d'ananas, jus d'orange pressée, jus de fruits de la passion, jus de mangue, lait de coco.
- Consommez toutes sortes de fruits ou de légumes de saison et de fruits surgelés mixés ou passés à la centrifugeuse, au gré de vos envies.

Si vous souffrez de diabète gestationnel, consommez des sodas non sucrés.

L'AVIS… DE LA SAGE-FEMME

Est-ce qu'un orgasme peut déclencher le travail ? Au cours d'une grossesse sans problème, un orgasme ne déclenchera pas l'accouchement (voir p. 431), et à terme ne provoquera le début de l'accouchement que s'il doit se produire de toute manière. Si vous présentez des signes d'accouchement prématuré, ou si la poche des eaux s'est rompue (voir p. 411), il vaut mieux éviter les relations sexuelles car le taux d'ocytocine, l'hormone qui provoque la contraction de l'utérus, augmente quand le désir s'intensifie, et l'orgasme risque de provoquer des contractions dites de Braxton Hicks (voir p. 410).

Si vous avez dépassé le terme et que votre corps soit prêt à l'accouchement, une relation sexuelle peut favoriser son déclenchement pour deux raisons : la prostaglandine du sperme va aider le col de l'utérus à se détendre et favoriser la dilatation, et les fausses contractions stimulées par l'orgasme ont plus de chance de se transformer en vraies contractions de travail.

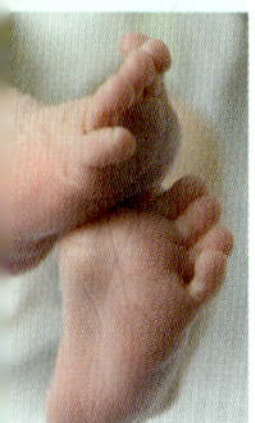

VOUS ÊTES À 31 SEMAINES ET 5 JOURS

Encore 58 jours...

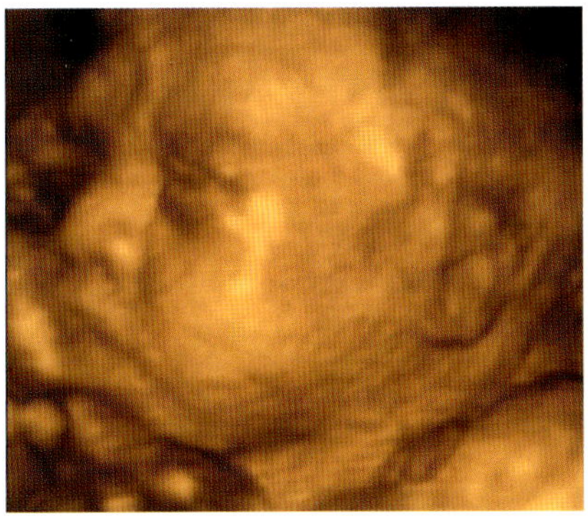

BÉBÉ AUJOURD'HUI

Ici, le bébé a les yeux ouverts et le front plissé. Le tonus musculaire des membres augmente progressivement, et il teste celui des muscles de son visage, ce qui conduit à certaines mimiques qui ne reflètent pas nécessairement ses émotions.

La position de votre bébé influera sur le mode d'accouchement, mais il reste encore beaucoup de temps pour que les choses changent.

Lors de chaque examen prénatal, votre sage-femme évalue la manière dont le bébé se présente (voir p. 336). Environ 15 % des bébés sont en position de siège durant la 32e semaine, mais seulement 3 ou 4 % le restent au moment du terme dans la mesure où ils ont encore beaucoup d'espace pour se retourner. Au-delà de la 35e ou 36e semaine, il est peu probable que le bébé change de position, car il commence à être à l'étroit, et sa liberté de mouvement s'en trouve diminuée. Un médecin vous conseillera sur la manière de repositionner le bébé (voir p. 329) ou vous proposera de faire une version par manœuvre externe (voir p. 364 et 433), une procédure destinée à retourner le bébé. En cas de position de siège pressentie, elle vous recommandera un examen échographique vers la 37e ou la 38e semaine d'aménorrhée afin de s'assurer de la position du bébé car il lui est difficile d'être totalement certaine à la palpation qu'elle touche les fesses ou la tête.

GROS PLAN SUR... LES PAPAS

Le bon équilibre

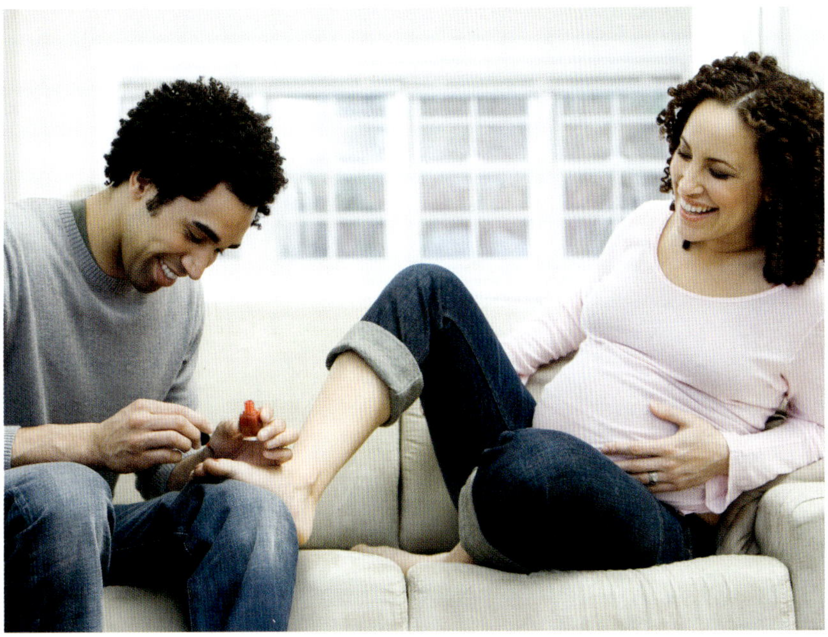

En fin de grossesse, votre partenaire ne pourra plus être aussi active que d'ordinaire et devra notamment limiter, voire cesser complètement, les tâches ménagères. Si c'est un plaisir pour certaines, ce renoncement n'est pas accepté facilement par toutes les femmes car il les rend dépendantes, y compris pour les choses les plus simples.

Vous serez pour elle d'un grand soutien au cours des dernières semaines, mais veillez à ne pas tomber dans la surprotection. Peut-être voudriez-vous devenir son chevalier servant, vous occuper de tout dans la maison. Ne le faites pas de manière trop ostensible. Anticipez ses attentes et aidez-la au meilleur moment et de la manière qui lui convient, tout en la laissant respirer et faire ce qui lui plaît.

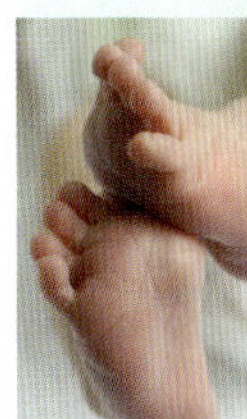

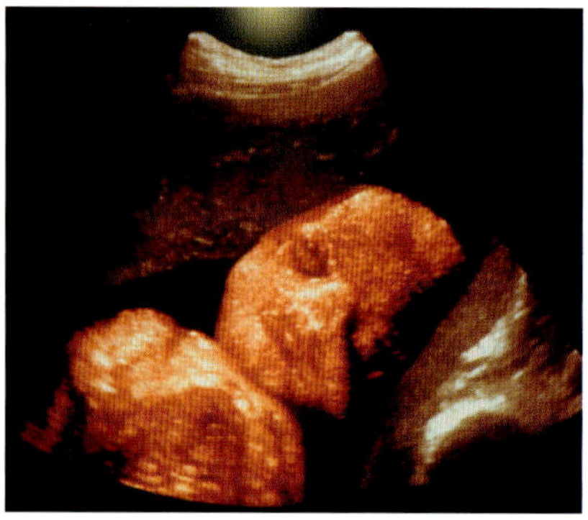

VOUS ÊTES À 31 SEMAINES ET 6 JOURS

Encore 57 jours…

BÉBÉ AUJOURD'HUI

Cette image montre parfaitement le volume de liquide amniotique qui entoure votre bébé à ce stade, en sombre à l'écran. Les taches à l'intérieur du liquide sont des cellules cutanées et capillaires que le bébé perd au fur et à mesure qu'il grandit.

Si le troisième trimestre de votre grossesse coïncide avec la période d'été, vous devrez vous prémunir au mieux de la chaleur.

Lorsqu'il fait chaud, l'augmentation de la température corporelle est encore plus difficile à supporter. Restez bien hydratée en buvant beaucoup d'eau. Vous pouvez garder sur vous un brumisateur d'eau que vous aurez éventuellement laissé au réfrigérateur la nuit pour le refroidir, afin de vous rafraîchir lorsque le besoin se fait sentir. Portez des vêtements sans manches, par exemple en lin ou en coton, qui laisseront votre peau respirer. Si vous voulez garder les bras couverts, choisissez des vestes à manches courtes ou des gilets en coton. N'oubliez pas de porter un chapeau et des lunettes de soleil, en particulier si vous devez subir une exposition en plein soleil. Les chaussures ouvertes laisseront vos pieds respirer et sont recommandées si vous avez les pieds gonflés (voir p. 466).

GROS PLAN SUR… VOTRE BÉBÉ

Les battements cardiaques du bébé

Depuis le tout début de votre grossesse, le cœur de votre bébé bat, et rien n'est plus satisfaisant et rassurant que de l'écouter par vous-même. Les sages-femmes sont équipées d'instruments d'écoute cardiaque, le plus souvent un écho-Doppler (qui utilise la technologie des ultrasons). Le cœur d'un bébé bat entre 120 et 160 pulsations par minute, soit bien plus que votre propre cœur, qui bat normalement à moins de 100. L'écoute régulière des pulsations cardiaques a pour objectif de s'assurer que leur fréquence se situe dans une plage normale et de rassurer les futures mamans. En cas de rythme cardiaque anormal, ou si le cœur accélère ou ralentit de manière inattendue, des tests seront pratiqués pour vérifier que votre bébé ne souffre pas d'anomalies cardiaques. Certaines femmes trouvent que l'écoute des battements du cœur de leur bébé les aide à créer des liens avant même la naissance.

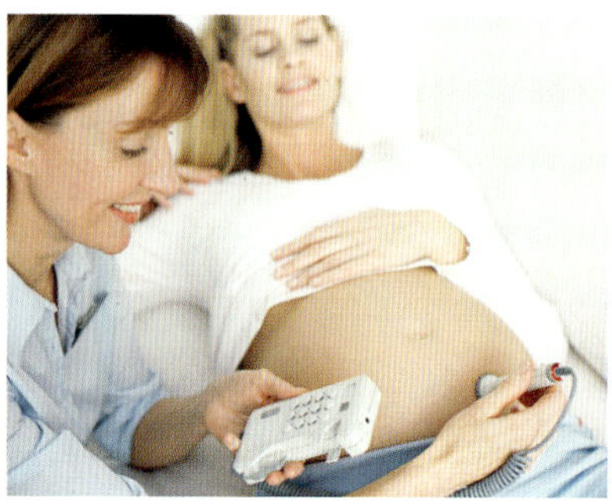

PETITS SECRETS DE FEMMES

Les premières heures

Voici quelques petites choses à garder en tête pour vous préparer aux premières heures après la naissance :

- **Vous risquez de trembler** de tout votre corps et de vomir. Ne vous inquiétez pas, ceci est tout à fait normal.
- **Le nouveau-né ne sait pas forcément prendre le sein** (voir p. 448-449). Comme vous, il doit s'adapter.
- **Les douleurs post-accouchement** (sensation de pression dans l'utérus lorsque le bébé tète), peuvent être presque aussi douloureuses que les contractions.
- **Les premières selles et urines** peuvent être douloureuses.
- **Vous risquez de vous sentir très vulnérable,** et d'avoir besoin de votre mère au cours des premiers jours de maternité.
- **Les lochies (pertes de sang après l'accouchement)** peuvent être importantes et vous devrez utiliser des serviettes hygiéniques de grande taille.
- **La relation avec le nouveau-né** ne s'établit pas toujours immédiatement.

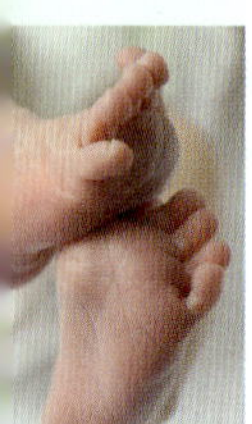

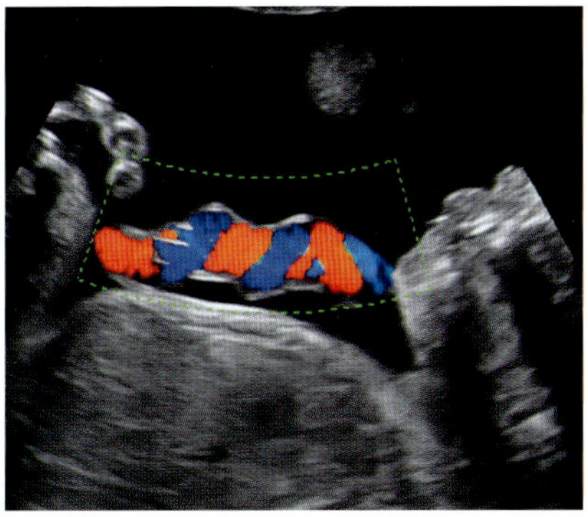

VOUS ÊTES À 32 SEMAINES EXACTEMENT

Encore 56 jours...

BÉBÉ AUJOURD'HUI

Cette image montre la circulation sanguine dans le cordon ombilical. Les artères ombilicales qui ramènent le sang vers le placenta sont colorées en bleu, et s'enroulent autour de la veine ombilicale centrale, ici colorée en rouge.

Pour dormir bien et suffisamment, essayez de vous détendre et de ne penser à rien.

Il se peut que vous ayez des difficultés à trouver le sommeil, en partie à cause de votre ventre qui rend certaines positions inconfortables, mais également à cause de tout ce à quoi vous devez penser en ce moment. Prenez le temps de vous détendre le soir, de préférence avec votre partenaire. Le simple fait de ne penser qu'à vous, à votre compagnon et à votre bébé pendant 10 minutes va vous revigorer.

Adoptez une position confortable et concentrez-vous sur ce qui se passe à l'intérieur de votre corps, en oubliant tous vos petits tracas. Essayez tout d'abord de réguler votre respiration ; puis essayez de vous rappeler un souvenir agréable, un moment où vous vous sentiez bien, par exemple au moment de vos dernières vacances ; enfin, détendez chacun de vos muscles les uns après les autres, ou imaginez une boule de lumière traverser lentement vos membres et votre corps, et sentez-en la chaleur et la détente qu'elle procure.

Vous pouvez impliquer votre partenaire à cette séance de relaxation en lui faisant poser les mains ou la tête sur votre ventre pour qu'il synchronise sa respiration avec la vôtre. Le simple fait de rester tous les deux couchés côte à côte, même sans parler, va vous détendre et vous rapprocher.

UNE TENUE POUR LE SPORT

Au cours du dernier trimestre, porter une tenue appropriée lorsque vous faites de l'exercice constitue un atout, tant du point de vue de vos performances que dans vos sensations physiques.

Pendant la grossesse, malgré votre ventre rond et votre poitrine opulente, vous pouvez garder fière allure dans vos vêtements de sport. Choisissez la bonne taille ; inutile d'essayer de rentrer dans les habits que vous portiez il y a 3 mois : vous seriez comprimée et auriez du mal à respirer.

Il existe aujourd'hui toute une gamme de vêtements conçus pour laisser votre ventre découvert. Cependant, si vous préférez rester couverte pendant l'exercice, un grand T-shirt et un pantalon de survêtement large suffiront. L'essentiel est de porter les vêtements confortables, qui vous laissent libre de vos mouvements.

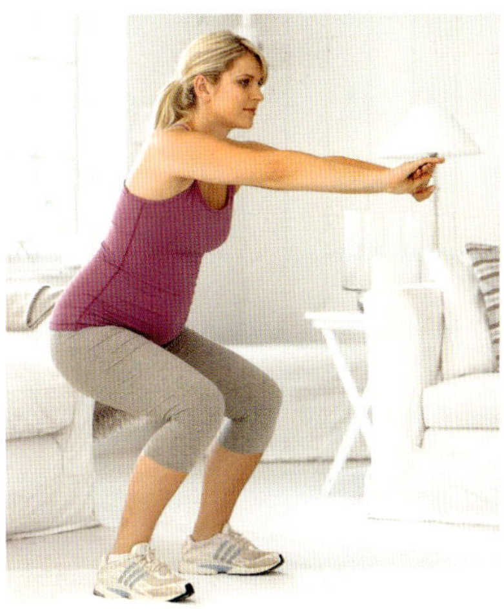

Les ceintures de grossesse sont bien utiles, notamment si vous faites des exercices cardio-vasculaires, surtout en cas de grossesse multiple. La plupart sont en matériau extensible et ferment avec des bandes de Velcro permettant de les ajuster à la taille de votre ventre. Vous pouvez également fabriquer une ceinture à l'aide de bande de crêpe que vous enroulez autour de votre région pelvienne, juste en dessous du ventre, pour en supporter le poids.

Votre poitrine a également besoin d'un maintien supplémentaire à ce stade de la grossesse, en particulier lorsque vous faites de l'exercice. Un soutien-gorge bien ajusté est indispensable à toute activité, pour éviter que les tissus fragiles de la poitrine ne se déchirent sous un poids trop important. Si votre poitrine est vraiment très lourde et que vous pensiez qu'un soutien-gorge de sport n'est pas suffisant pour la soutenir, portez-le sur votre lingerie habituelle.

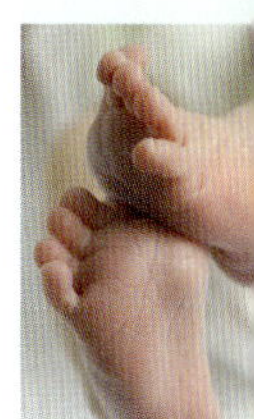

La 33e semaine

IL EST SOUVENT BIEN DIFFICILE D'ANTICIPER CE QUE SERA LA VIE AVEC UN NOUVEAU-NÉ !

Toutes les futures mamans ont du mal à imaginer ce que sera leur vie après l'arrivée du bébé. Leurs rêves et leurs espoirs des derniers mois sont sur le point de devenir réalité, mais une réalité susceptible d'être différente de celle envisagée. Rappelons, s'il est besoin, qu'il vous faut dès à présent penser à des questions pratiques comme la garde éventuelle du bébé. Continuez à avoir une alimentation saine, vous retrouverez votre silhouette plus facilement après l'accouchement.

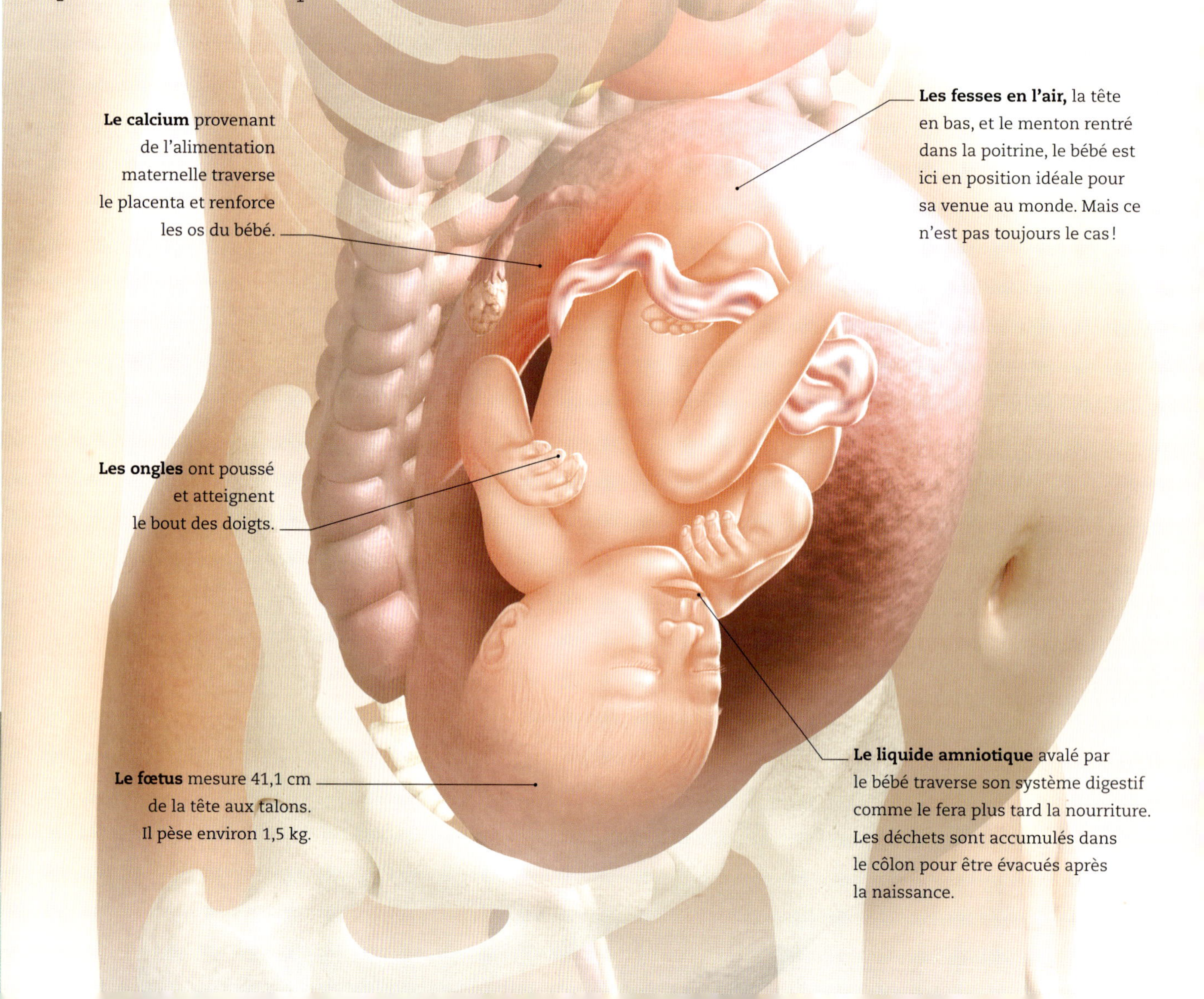

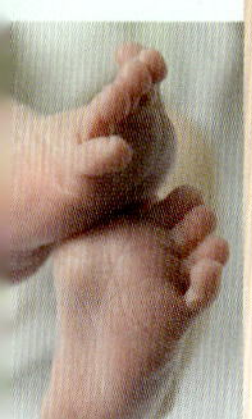

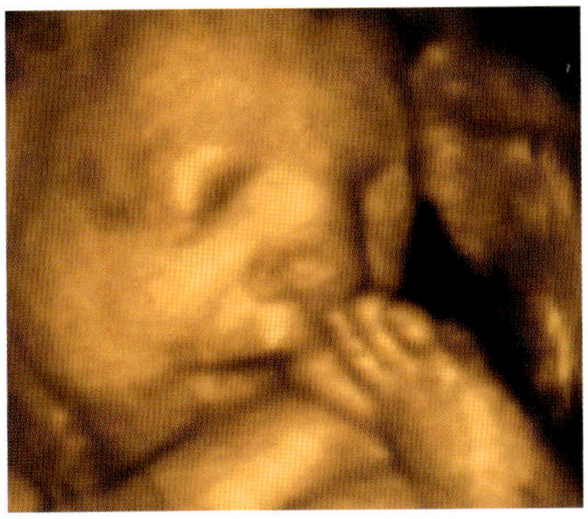

VOUS ÊTES À 32 SEMAINES ET 1 JOUR

Encore 55 jours…

BÉBÉ AUJOURD'HUI

Sur cette image, les doigts de la main sont repliés sur le menton et un pied se trouve au niveau de la bouche. Votre bébé est encore relativement maigre et ses articulations très souples lui permettent de se contorsionner.

Vous pensez à l'après-naissance et votre tour de taille vous inquiète déjà. Est-ce bien nécessaire ?

À ce stade du troisième trimestre, vous continuez à grossir de 0,5 kg par semaine environ, mais votre prise de poids a tendance à ralentir au cours des dernières semaines de grossesse. Votre ventre est très dilaté et le nombril sûrement saillant et perceptible à travers vos vêtements (voir p. 319). Il se peut qu'au cours du deuxième trimestre, vous ayez vu apparaître une ligne verticale sombre au milieu de l'abdomen résultant d'une hyperpigmentation particulièrement visible chez les femmes à la peau mate (voir p. 170).

Comme la plupart des femmes, vous êtes certainement très excitée à l'idée d'avoir un bébé, mais d'avance un peu inquiète de ne pas retrouver votre silhouette après la naissance. Certaines femmes ont même très peur que leur ventre ne retrouve jamais sa forme antérieure. Rassurez-vous cependant : en faisant modérément de l'exercice et en gardant un régime alimentaire sain et équilibré comme celui que vous avez actuellement, vous retrouverez votre silhouette d'avant grossesse et votre nombril retournera à sa place de lui-même. Mais souvenez-vous que cela demande du temps : après tout, il vous a fallu neuf mois pour prendre ces kilos.

L'AVIS… DE LA SAGE-FEMME

Je voudrais travailler jusqu'à l'accouchement, en ai-je le droit? En France, le congé prénatal est de 6 semaines pour le premier ou le deuxième enfant, 8 semaines pour le troisième, 12 semaines pour les jumeaux et 24 semaines pour les triplés ou plus.

Vous pouvez remplacer 3 semaines de congé prénatal en congé postnatal, mais il vaut mieux respecter le délai légal du congé pour vous reposer et tout préparer pour l'arrivée du bébé.

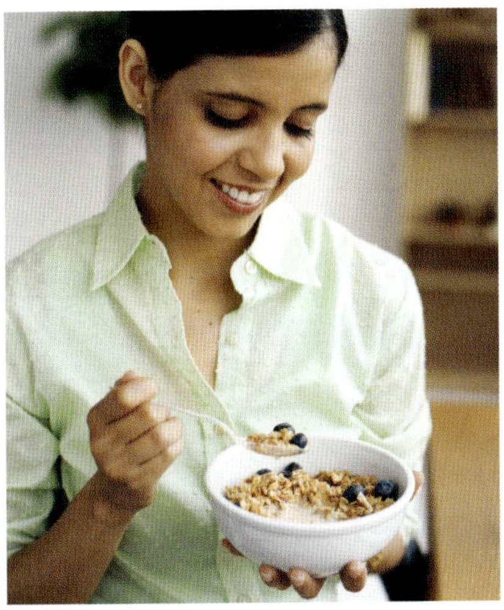

Une alimentation riche en fibres est bonne pour la santé à tout moment de la vie, en particulier au 3e trimestre de la grossesse. Elle contribue à prévenir la constipation. Prenez des en-cas à base de céréales et de pain complets.

GROS PLAN SUR… L'ALIMENTATION

Merveilleuses fibres

Manger des fibres est le moyen le plus naturel d'avoir un bon transit. En effet, elles aident à prévenir ou soulager la constipation, problème fréquent au cours du dernier trimestre.

Privilégiez donc une alimentation à base de céréales complètes, de légumineuses, de graines, de légumes et de fruits. En France, les spécialistes recommandent un apport de 25 à 30 g de fibres par jour, ce qui n'est pas toujours facile à atteindre. Cependant, si à chaque repas vous consommez des céréales complètes riches en fibres, des légumineuses et mangez un minimum de cinq portions de fruits et légumes par jour, vous serez sur la bonne voie.

Grâce aux fibres, non seulement vous vous sentirez plus rassasiée, mais vous mangerez moins et prendrez donc moins de poids. Si votre petit-déjeuner est riche en fibres, vous n'aurez peut-être pas envie d'un en-cas une heure plus tard.

En outre, les fibres contribuent à la gestion du diabète, font baisser le taux de cholestérol et réduisent les risques de problèmes cardiaques.

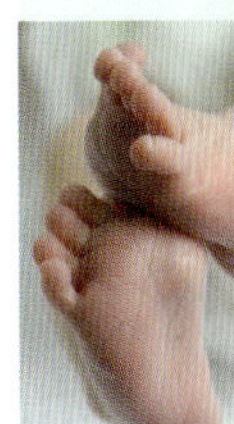

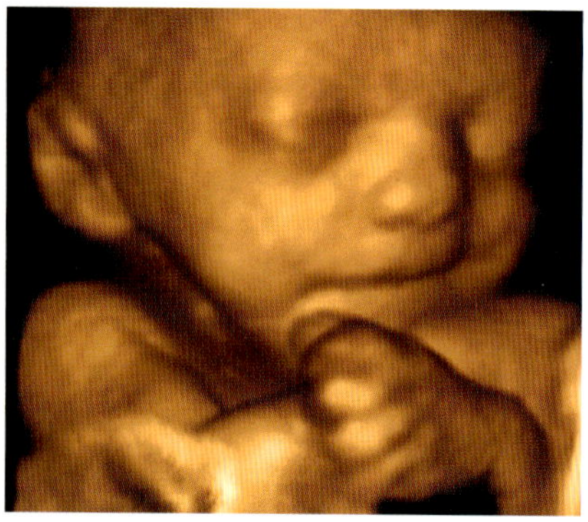

VOUS ÊTES À 32 SEMAINES ET 2 JOURS

Encore 54 jours…

BÉBÉ AUJOURD'HUI

Cette semaine, les ongles de votre bébé ont atteint le bout de ses doigts. Baignés dans le liquide amniotique, ils sont très mous, et ce n'est qu'après la naissance que votre bébé risque de commencer à se gratter et aura besoin de moufles.

Toutes les 40 minutes, le bébé avale assez de liquide amniotique pour remplir son estomac, liquide qui retourne ensuite dans le sac amniotique.

Votre bébé avale et filtre presque un demi-litre de liquide amniotique par jour, qui lui apporte des éléments nutritifs tels que des protéines et favorise le développement de ses intestins. Son sens du goût est supposé développé au point de reconnaître dans le liquide qu'il boit le goût de la nourriture épicée si vous en avez consommée.

Le liquide amniotique ne pénètre pas dans les poumons, mais traverse l'œsophage jusqu'à l'estomac où il est stocké pendant un certain temps. À ce stade, l'estomac se remplit environ toutes les 40 minutes, mais à partir de la 35ᵉ semaine, il grossit et cette fréquence diminue à 80 minutes. Les contractions musculaires dirigent le liquide par vagues à travers l'intestin grêle puis le gros intestin, où l'eau est à nouveau absorbée, et seuls les déchets (ou méconium) arrivent dans le côlon, la partie finale du gros intestin. Le méconium s'accumule dans le gros intestin, qui en est complètement rempli au moment de la naissance. Les bébés n'éliminent généralement pas le méconium avant la naissance, mais rapidement après. Ce dernier est principalement constitué de cellules cutanées, de duvet, et de vernix. Sa couleur verdâtre est due à la présence de bilirubine, un produit de la dégradation de l'hémoglobine du sang.

GROS PLAN SUR… LA NAISSANCE

Les fausses alertes

Au cours des quelques prochaines semaines, pendant que vous attendrez avec votre partenaire l'arrivée du bébé, vous risquez d'avoir quelques fausses alertes, en particulier s'il s'agit de votre premier enfant. Une fausse alerte peut se déclencher à tout moment du jour ou de la nuit, sans considération pour les rendez-vous et les plannings !

Il vous sera utile de vous familiariser tous les deux avec les signes indiquant que le travail commence : contractions régulières, de plus en plus fréquentes et nombreuses, rupture de la poche des eaux, etc. (voir p. 409-411). Si, malgré tout, vous avez des doutes, prenez contact avec votre sage-femme pour vous assurer que le travail n'a pas commencé.

LES DÉMANGEAISONS

La peau du ventre qui démange est un problème lié à la déshydratation provoquée par son étirement. Essayez d'utiliser une crème hydratante régulièrement.

Des démangeaisons sévères sur le ventre, la paume des mains ou la plante des pieds peuvent être un signe de cholestase gravidique (voir p. 473), un trouble rare de la grossesse d'origine hépatique, dans lequel les sels biliaires pénètrent dans le sang en provoquant des démangeaisons de la peau sans éruptions. Ce trouble peut également entraîner une déficience en vitamine K, qui est une vitamine favorisant la coagulation du sang, et aggraver le risque de saignements de la mère et de l'enfant. Il existe des traitements et des suppléments efficaces de vitamine K. Certaines études recommandent de provoquer alors l'accouchement (autour de la 37ᵉ semaine) pour éviter les complications. Ce problème se résout après la naissance, en général sans dommages du foie à long terme.

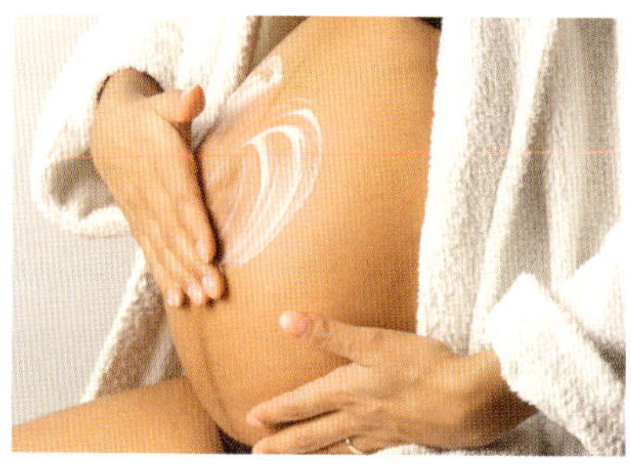

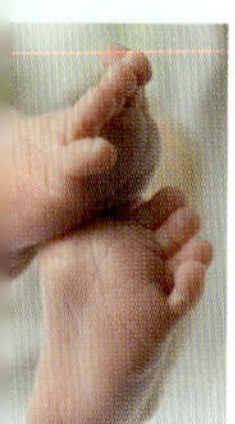

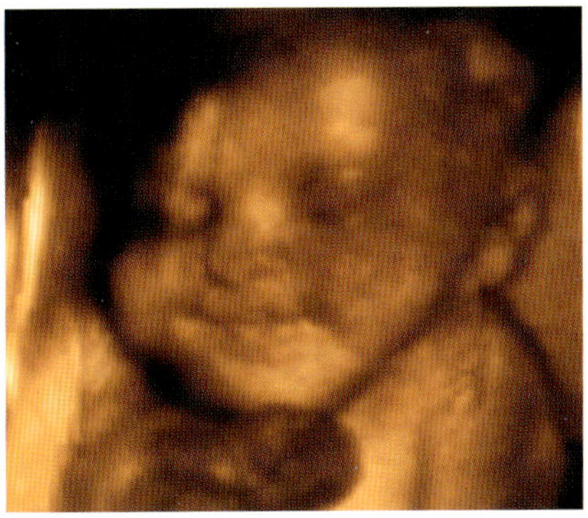

VOUS ÊTES À 32 SEMAINES ET 3 JOURS

Encore 53 jours…

BÉBÉ AUJOURD'HUI

Votre posture influence la position de votre bébé dans l'utérus. La gravité a un certain effet sur lui, et votre position, debout ou assise, ou le côté sur lequel vous êtes allongée, font bouger le bébé dans un sens ou dans un autre.

Votre ventre grossit encore et vous pouvez éprouver le besoin de le soutenir, notamment pendant que vous marchez.

Vous avez sûrement, depuis un certain temps déjà, adapté vos exercices physiques à la taille de votre ventre, et remplacé le jogging par de longues marches plus ou moins rapides. Mais si vous constatez que le simple fait de marcher vous provoque des douleurs ou une certaine gêne au niveau du ventre ou du bassin, soutenez votre ventre avec vos deux mains pour soulager le bassin et le dos de son poids, et atténuer cette désagréable impression que votre bébé risque de tomber.

Pensez à vous offrir une ceinture de grossesse en matière extensible, ou fabriquez-la à l'aide d'une bande de tissu de crêpe. Elle va s'avérer utile pour soutenir le ventre et éviter les douleurs du bas du dos.

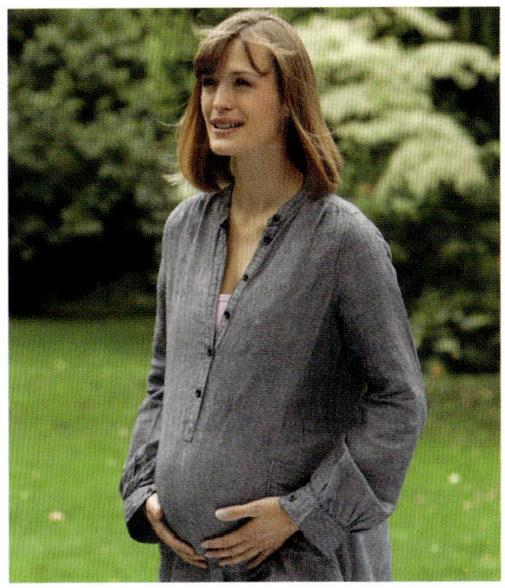

Le fait de marcher rapidement lorsque votre grossesse est avancée va faire se balancer votre ventre et vous aurez peut-être besoin de le soutenir avec les mains.

L'ÉCOUTE-BÉBÉ

Les écoute-bébés ont fait leur apparition au début des années 1980 et le marché en propose aujourd'hui un très large choix. Bien que les modèles soient différents, ils possèdent au minimum deux unités de base : l'une pour transmettre les bruits du bébé, et l'autre que vous gardez à vos côtés pour entendre s'il pleure ou s'il s'agite. Les écoute-bébés vidéo, grâce auxquels on peut voir et entendre l'enfant, rencontrent un franc succès.

Certains sont équipés de la vision nocturne, de la possibilité de parler au bébé ou d'un détecteur de température et fonctionnent aussi bien avec des piles que sur secteur. Votre choix dépendra de vos goûts et surtout de votre budget !

GROS PLAN SUR… VOTRE BÉBÉ

Comment repositionner le bébé

Vos mouvements en fin de grossesse ont de l'influence sur la position du bébé qui, dans l'idéal, devrait se présenter de dos la tête en bas, avec le menton dans la poitrine. Pour favoriser cette position fœtale :

- **Mettez-vous à quatre pattes quelques minutes** et bougez les hanches d'un côté à l'autre, sans vous faire mal au dos.
- **Asseyez-vous en plaçant les genoux plus bas que le bassin,** le corps légèrement incliné vers l'avant.
- **Agenouillez-vous sur le sol,** en vous appuyant sur des coussins.
- **Appuyez-vous sur un ballon de naissance,** les jambes légèrement écartées et les genoux plus bas que les hanches, puis remuez le bassin.
- **Asseyez-vous en tailleur** avec le dos droit et les plantes des pieds appuyées l'une contre l'autre. Posez les coudes à l'intérieur des cuisses et poussez doucement les genoux vers le sol.
- **Nagez :** la brasse favorise l'ouverture du bassin.

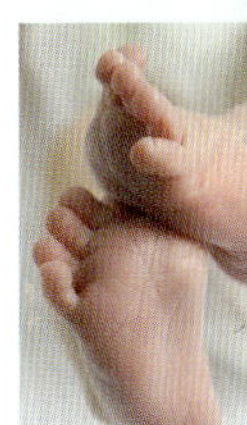

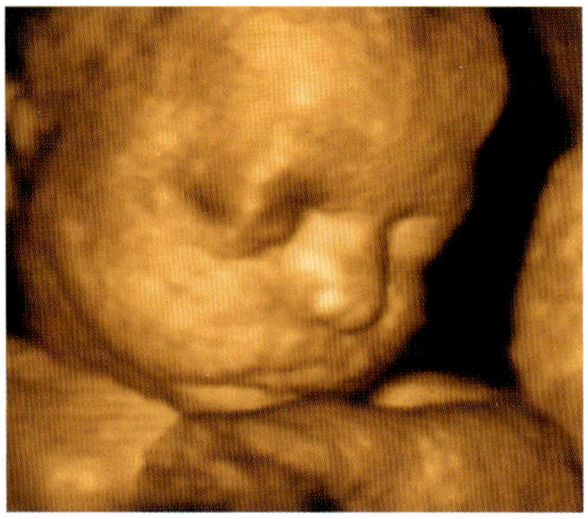

VOUS ÊTES À 32 SEMAINES ET 4 JOURS

Encore 52 jours…

BÉBÉ AUJOURD'HUI

L'arête du nez est mieux formée, le visage s'arrondit et certains bébés peuvent même paraître potelés à partir de maintenant. Les ombres autour de la tête donnent de plus en plus l'impression qu'il a des cheveux.

À ce stade de la grossesse, les ongles du bébé ont atteint leur taille définitive et recouvrent l'extrémité des doigts.

Les ongles des mains de votre bébé ont commencé à se former à la 23e semaine. Étant donné que les membres supérieurs se développent toujours avant les membres inférieurs, les ongles des pieds ont commencé à pousser 4 semaines après. Au bout des doigts et des orteils, se forme tout d'abord un repli cutané, à la base duquel les cellules durcissent progressivement pour former une couche protectrice au cours du processus de kératinisation.

Les ongles poussent grâce à la formation de nouvelles cellules dans le lit de l'ongle. Il faut 9 semaines pour que les ongles atteignent leur taille finale.

La couleur rosée de cette couche kératineuse correspond au lit de l'ongle situé en dessous, partie particulièrement riche en vaisseaux sanguins. Au-delà, l'ongle devient blanc. Même si le bébé ne peut pas se griffer dans l'utérus, les ongles devront être coupés rapidement après la naissance quand ils auront un peu durci. Ils sont si fins et si mous que, dans un premier temps, vous pourrez les limer avant de les couper avec des ciseaux pour bébés.

GROS PLAN SUR… VOTRE CORPS

Le yoga est excellent pour le corps et l'esprit pendant la grossesse, et pourrait se révéler comme une étape essentielle de votre préparation si vous optez pour un accouchement actif (voir p. 333). Un professeur certifié vous préparera un programme adapté à votre corps et à l'évolution de votre grossesse. Les étirements illustrés ci-dessous sont parfaits pour ouvrir le bassin et renforcer les jambes. Leur pratique régulière pendant la grossesse facilitera leur application de manière efficace et sûre au moment de l'accouchement. La posture accroupie est plus facile si un partenaire vous soutient derrière.

La position accroupie. Adoptez-la uniquement si vous la trouvez facile à maintenir avec les talons au sol et le dos droit.

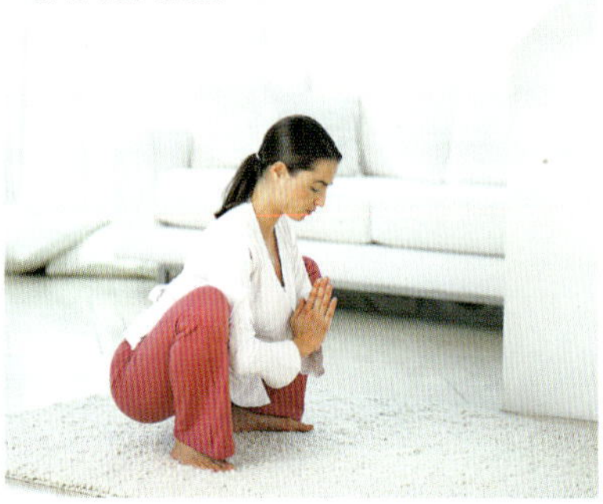

Tendez la jambe gauche devant vous et repliez la droite. Tournez délicatement le corps en posant les mains au sol.

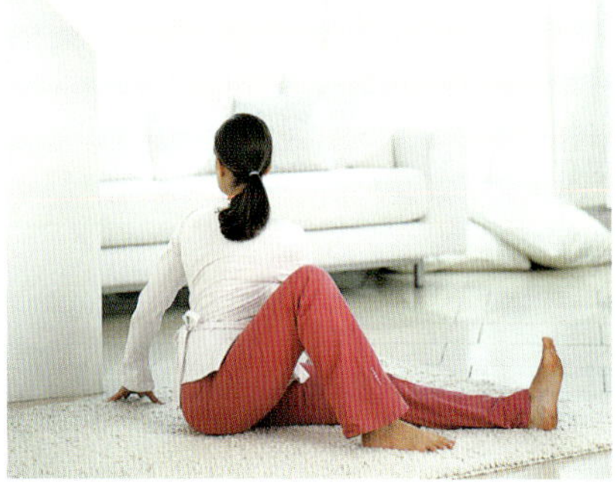

Asseyez-vous avec une jambe tendue sur le côté, et l'autre repliée sous le ventre. Étirez-vous vers le haut sans cesser de respirer profondément.

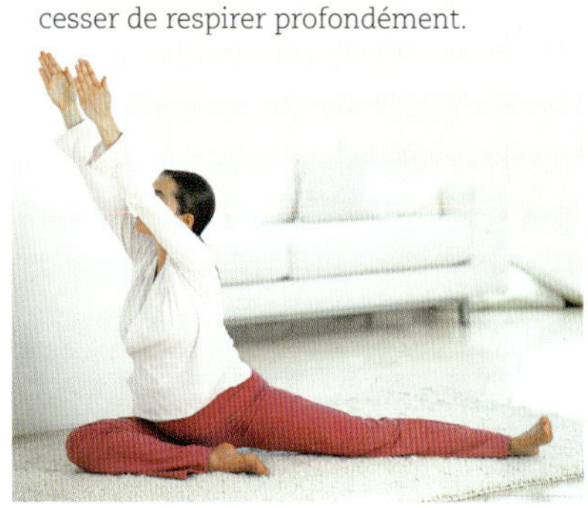

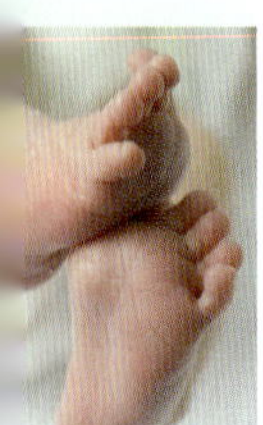

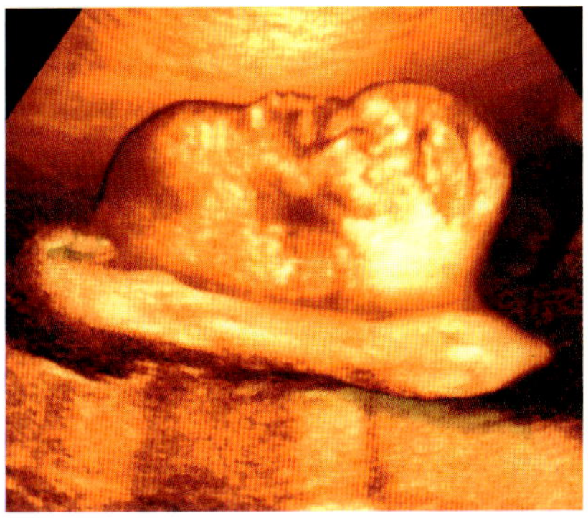

VOUS ÊTES À 32 SEMAINES ET 5 JOURS

Encore 51 jours...

BÉBÉ AUJOURD'HUI

Sur cette image en 3D, le bébé est allongé sur le côté avec un bras sous la tête. L'échographie permet de voir la structure interne du bras, dont les os du coude et de l'avant-bras, qui apparaissent sous la forme de reflets brillants.

Pour vous habituer à l'arrivée prochaine de votre bébé, pensez déjà à ce que sera votre vie en sa compagnie.

La famille et les amis commencent sûrement à vous demander comment vous avez prévu de vous organiser après la naissance et ce qu'elle va changer pour vous.

S'il s'agit de votre premier bébé, vous avez du mal à vous projeter dans le rôle de maman, et même si vous avez déjà des enfants, l'arrivée d'un nouveau membre dans votre famille constitue toujours un événement unique. Vous vous doutez que la vie va continuer, mais il vous est difficile de l'envisager au-delà de l'accouchement.

Continuez à parler avec vos proches, confiez-leur vos sentiments d'excitation, la peur de ne pas être prête... Présentez-leur vos projets et souhaits pour après la naissance, par exemple des visites des grands-parents et des autres personnes importantes, de vos projets éventuels de baptême pour donner un parrain et une marraine à votre enfant, ou de votre volonté de ne rien faire. Tout ceci va vous aider à réaliser que vous n'êtes pas seulement enceinte, mais qu'un bébé est sur le point d'arriver.

L'AVIS... DE LA SAGE-FEMME

Que vont m'apporter les cours de préparation à l'accouchement? Ils vous offrent la possibilité d'échanger des informations et des idées dans un environnement convivial et d'évoquer les questions concernant l'accouchement.

Vous y rencontrerez également d'autres futurs parents avec lesquels vous créerez une amitié qui pourra se poursuivre au-delà de la naissance. Pendant ces cours, vous recevrez des informations sur :

- **Les aides à l'accouchement éprouvées,** telles que la respiration, les massages, et les exercices de visualisation positive.
- **Les différents moyens de soulager la douleur** (voir p. 396-407).
- **Le soutien pratique** que vous pouvez attendre de la personne qui va assister à l'accouchement.
- **Les éléments que vous devez penser à préparer** pour un accouchement à domicile ou à l'hôpital (voir p. 341 et 358).

On vous renseignera aussi sur la manière de vous préparer à la naissance, sur ce à quoi vous attendre les premiers jours, sur les moyens de récupérer ainsi que sur la façon de vous occuper d'un nouveau-né : comment le nourrir (au sein ou au biberon), lui faire sa toilette, changer ses couches...

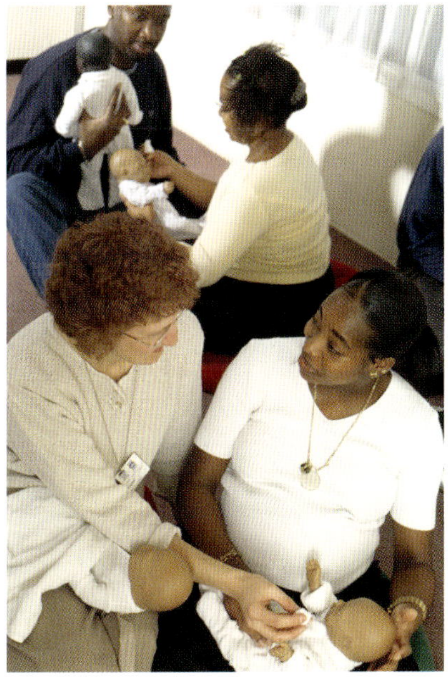

Les sessions prénatales sont une opportunité d'échanger des idées et des informations avec d'autres futurs parents, voire de créer des amitiés durables.

BON À SAVOIR

Lors du 1er accouchement, le col de l'utérus se dilate de 0,5 cm/h, et de 1,5 cm/h lors des suivants.

La maman pousse environ une heure pour son premier accouchement, et une demi-heure pour un second bébé.

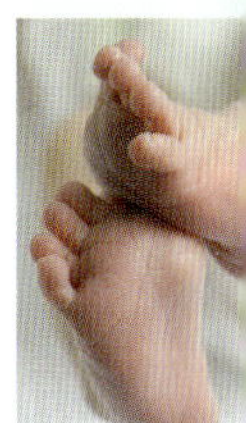

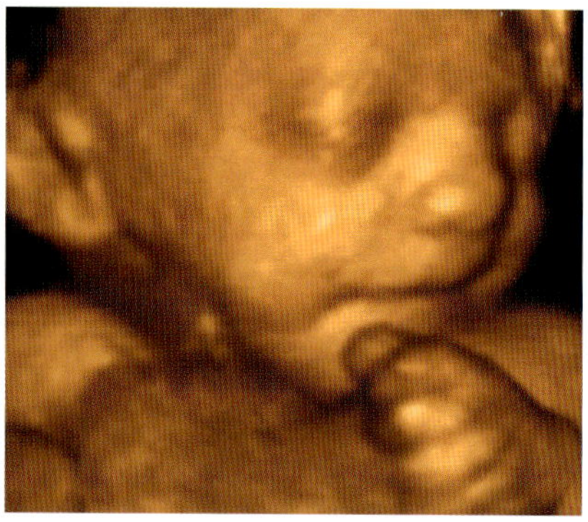

VOUS ÊTES À 32 SEMAINES ET 6 JOURS

Encore 50 jours...

BÉBÉ AUJOURD'HUI

Le bébé esquisserait-il un sourire ? Il lui arrive souvent de tirer la langue et de faire toutes sortes de mimiques. Comme vous le savez déjà sûrement, il peut aussi être pris de hoquet que vous pouvez ressentir.

Avec un nouveau-né, vous ne verrez pas passer les jours. Commencez dès maintenant à penser à sa garde.

Il peut paraître insensé de penser à faire garder votre bébé avant même qu'il ne soit venu au monde, mais il est avisé de songer aux différentes possibilités pendant que vous en avez encore le temps. Il existe deux types de garde : à domicile et hors domicile. Dans le premier cas, vous pouvez bénéficier de l'aide de votre mère, d'une assistante maternelle, d'une jeune fille au pair (ce qui est tout à fait possible si vous travaillez depuis chez vous et pouvez garder un œil sur elle), d'un membre de la famille ou d'un ami qui serait prêt à se déplacer chez vous pour s'occuper du bébé. Pour la garde hors du domicile, plusieurs possibilités vous sont offertes selon le lieu où vous vivez, comme les garderies, les crèches d'entreprises, les assistantes maternelles, et même grands-parents à leur domicile. Avant d'arrêter votre choix sur un mode de garde, n'hésitez pas à vous renseigner sur les coûts et les possibilités dans votre quartier, à visiter les centres d'accueil proches de chez vous pour vous faire une idée des conditions de garde, et décider dès à présent ce qui vous convient le mieux. De plus, n'oubliez pas que les centres d'accueil sont généralement très prisés, et même si vous ne connaissez pas avec précision la date à laquelle vous allez retourner travailler, il est conseillé d'inscrire votre bébé à l'avance pour réserver sa place pour quand le moment sera venu.

GROS PLAN SUR... LES PAPAS

La présence à l'accouchement

Beaucoup de futurs papas s'inquiètent d'assister à l'accouchement. La raison en est souvent qu'ils appréhendent d'être les témoins d'une des expériences les plus douloureuses qu'une femme puisse vivre, sans vraiment savoir comment l'aider.

Vous pouvez assister votre partenaire de différentes manières : en restant attentif à ses besoins, en parlant pour elle si elle ne peut le faire, en lui répétant les consignes du personnel soignant lorsqu'elle ne les entend pas bien, en lui donnant à boire, en lui frottant le dos, en lui épongeant le visage et en la rassurant.

Les cours de préparation à l'accouchement (voir p. 331) vous apprendront beaucoup sur ce moment d'une grande intensité et la manière de soutenir physiquement et émotionnellement votre partenaire.

LES APPORTS EN CALCIUM

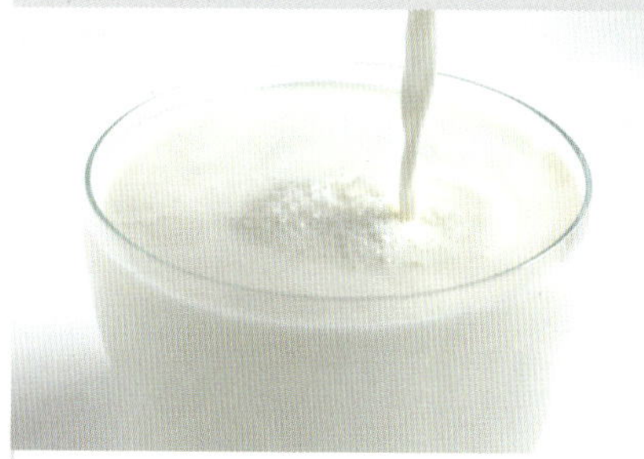

Le calcium arrive à votre bébé par le placenta. Il est essentiel pour le développement de son squelette et de ses dents. Votre corps s'adapte afin de transmettre au fœtus tout le calcium dont il a besoin. Si votre alimentation est (ou a été) pauvre en calcium, alors votre organisme puisera dans vos os. Votre bébé n'en manquera pas, mais vous si. Vous devez donc en consommer quotidiennement pour ne pas vous décalcifier.

La vitamine D est essentielle pour que votre corps métabolise le calcium. N'oubliez pas d'en prendre 10 μg par jour. Assurez-vous de consommer des aliments riches en calcium, comme des produits laitiers, essentiels pour limiter la perte de masse osseuse. Un verre de lait apporte 300 des 800 mg de calcium dont vous avez besoin quotidiennement.

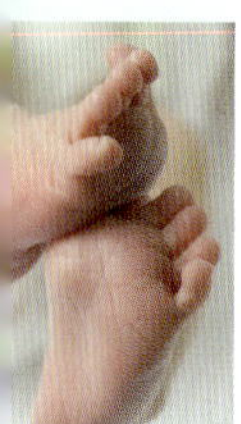

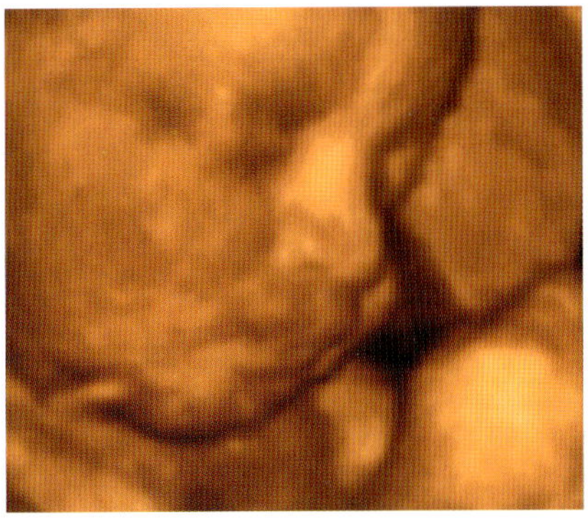

VOUS ÊTES À 33 SEMAINES EXACTEMENT

Encore 49 jours…

BÉBÉ AUJOURD'HUI

Les poumons du bébé sont bientôt prêts à assumer leur fonction dans la respiration. Toutefois, à 33 semaines, la plupart des bébés auraient encore besoin d'une assistance respiratoire en cas de naissance prématurée.

Le choix de la personne qui sera présente à l'accouchement est une décision importante à laquelle il est temps de penser.

Vous pouvez choisir la personne de votre entourage qui vous semble apte à vous apporter son soutien pour assister à l'accouchement. Si vous souhaitez plus d'une personne à vos côtés, demandez l'autorisation avant la naissance et ne vous offusquez pas si l'équipe soignante refuse. Vous pouvez demander à votre mère, à votre sœur ou à une amie proche de rester auprès de vous le plus longtemps possible avant de rentrer en salle de naissance.

Dans le cas où votre partenaire devrait être absent, pour des raisons de déplacement professionnel à l'étranger par exemple, n'hésitez pas à chercher du soutien dans votre cercle familial ou auprès de l'équipe soignante. Bien évidemment, que votre partenaire soit présent ou non, parlez-en avec lui auparavant. Il pourrait être mécontent de la présence de votre mère, mais expliquez-lui pourquoi vous tenez y. Rappelez-vous qu'il s'agit d'une occasion spéciale pour lui aussi et qu'il peut avoir ses préférences.

Il est également temps d'envisager la possibilité de garder un souvenir de l'accouchement (photo ou vidéo), à moins que vous ne préfériez profiter à temps plein de votre partenaire !

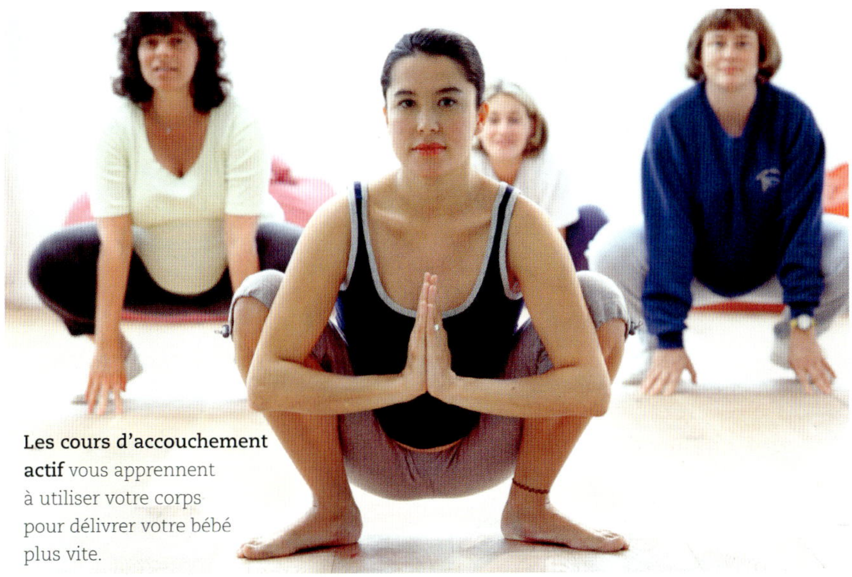

Les cours d'accouchement actif vous apprennent à utiliser votre corps pour délivrer votre bébé plus vite.

NE PAS OUBLIER

La préparation à l'accouchement

L'objectif des cours est de permettre aux femmes d'acquérir des techniques de relaxation et de respiration utiles lors du travail, mais aussi de rencontrer d'autres couples pour partager votre expérience. Il existe plusieurs méthodes de préparation :

- **L'accouchement sans douleur** est la méthode la plus souvent proposée. Elle se fonde sur la relaxation et la respiration pour maîtriser sa douleur.
- **Le yoga** améliore la posture et la circulation, et contribue à éliminer le stress par la respiration. Il facilite la récupération du tonus musculaire après la naissance.
- **La sophrologie** fait appel aux techniques d'hypnose inspirées du yoga pour se relaxer. Elle permet d'envisager l'accouchement sans angoisse en diminuant les douleurs de l'accouchement.
- **Les maternités** proposent des cours de préparation à la naissance et à la parentalité. Huit séances sont entièrement remboursées par la Sécurité sociale. Renseignez-vous auprès de l'établissement où vous allez accoucher.

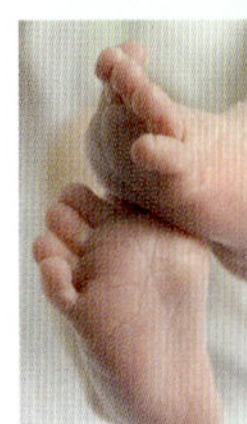

La 34e semaine

À PARTIR DE MAINTENANT, VOTRE BÉBÉ EST PRESQUE PRÊT À AFFRONTER LE MONDE EXTÉRIEUR.

Si votre bébé venait à naître cette semaine, il aurait encore besoin d'une aide respiratoire et alimentaire, mais il est rassurant de savoir qu'il est pratiquement prêt à survivre dans le monde extérieur. Toutefois, il est improbable que vous accouchiez maintenant. Profitez-en pour travailler les exercices de relaxation que vous avez appris pour l'accouchement. Vous devez les maîtriser totalement pour qu'ils soient utiles pendant le travail.

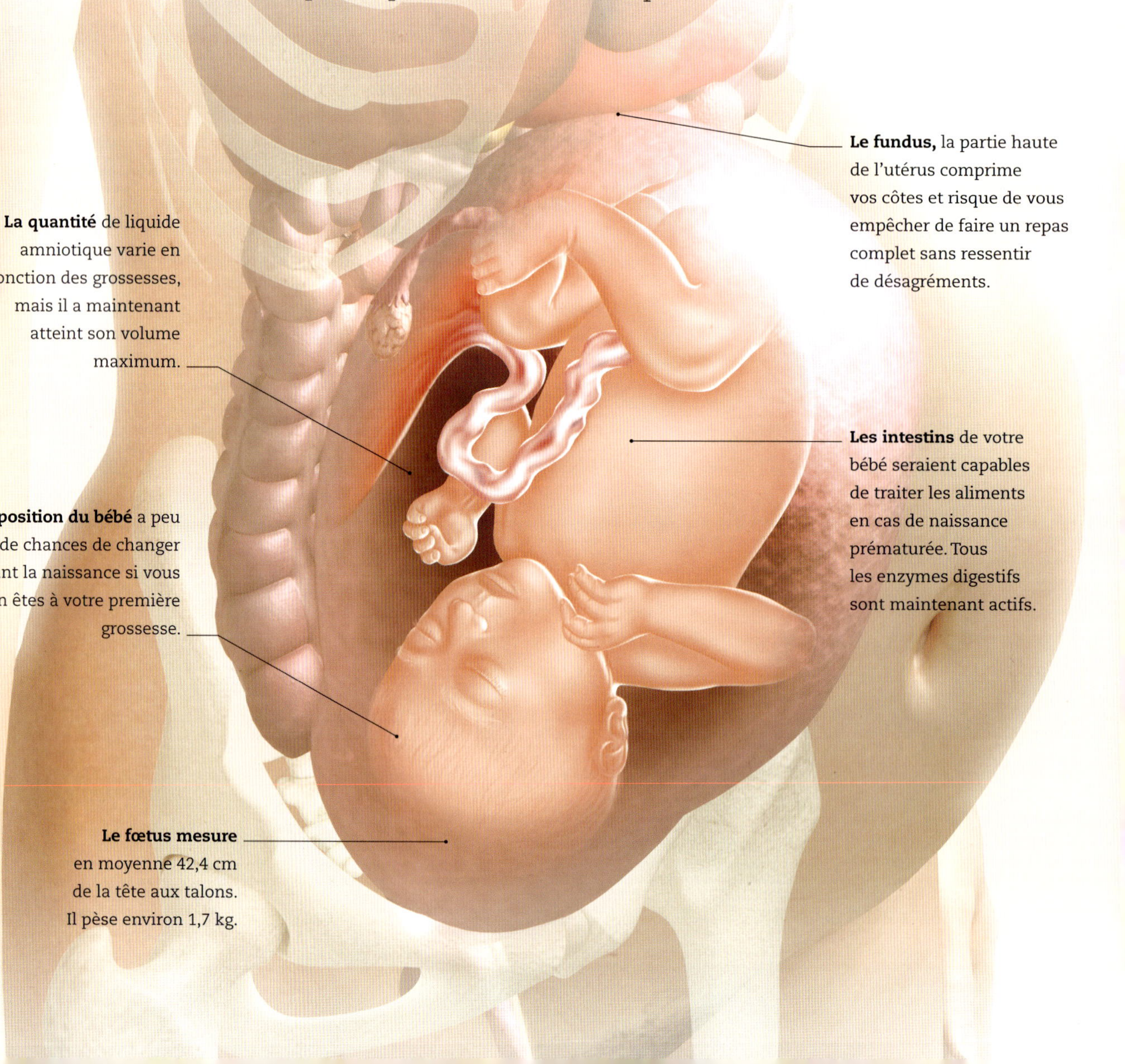

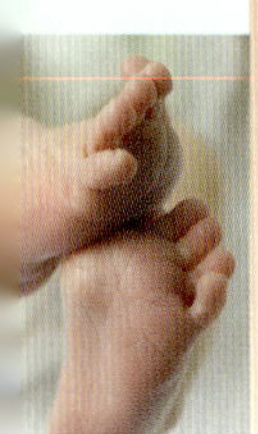

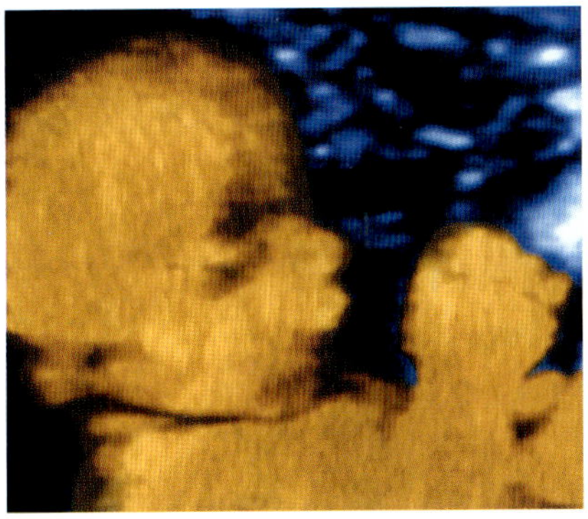

VOUS ÊTES À 33 SEMAINES ET 1 JOUR

Encore 48 jours...

BÉBÉ AUJOURD'HUI

La tête de votre bébé est la partie la plus lourde de son corps. La gravité et la forme de votre utérus favorisent la position tête en bas. Demandez à votre médecin ou à une sage-femme s'ils peuvent déterminer la position du bébé au cours de votre prochaine visite médicale.

Un accouchement prématuré est fort probable en cas de grossesse gémellaire, et vous allez être surveillée de très près.

Vous êtes à 6 semaines du terme, mais si vous attendez des jumeaux, vous devriez vous préparer à les accueillir dès maintenant. En effet, le terme normal d'une grossesse gémellaire complète est de 37 semaines, mais la moitié des accouchements se produisent avant le terme. De plus, comme leur corps est davantage sollicité, les femmes qui attendent des jumeaux présentent plus de risques d'hypertension artérielle, de prééclampsie, d'insuffisance placentaire, de diabète gestationnel. Ceci dit, beaucoup d'entre elles accouchent naturellement.

Dans le cas où les bébés ne sont pas dans une position la tête en bas, ou que le placenta se trouve dans une position délicate (voir p. 214-215), une césarienne est recommandée. Certains médecins préfèrent, par précaution, délivrer les jumeaux par césarienne pour que le second n'éprouve pas de difficultés pendant l'accouchement, en particulier s'il n'a pas la tête en bas. Les prématurés présentent davantage de risques de complications que les bébés nés à terme. La césarienne leur permet de venir au monde rapidement et sans subir des heures stressantes de travail.

Si vos bébés partagent le même sac ou le même placenta, l'induction de l'accouchement ou la césarienne vous seront proposées à 34-37 semaines, notamment si un bébé grossit moins bien que l'autre (voir p. 130).

BON À SAVOIR

Le poids moyen à la naissance des jumeaux est de 2,6 kg.

Le poids de naissance des bébés uniques est de 3,5 kg. Il n'est pas rare de constater une différence de poids entre les deux bébés. Le poids moyen de naissance des triplés est de 1,8 kg, et celui des quadruplés de 1,4 kg.

Si vous savez que votre accouchement de jumeaux va être provoqué ou qu'une césarienne est programmée, vous avez l'avantage de mieux pouvoir vous préparer à l'arrivée de votre bébé.

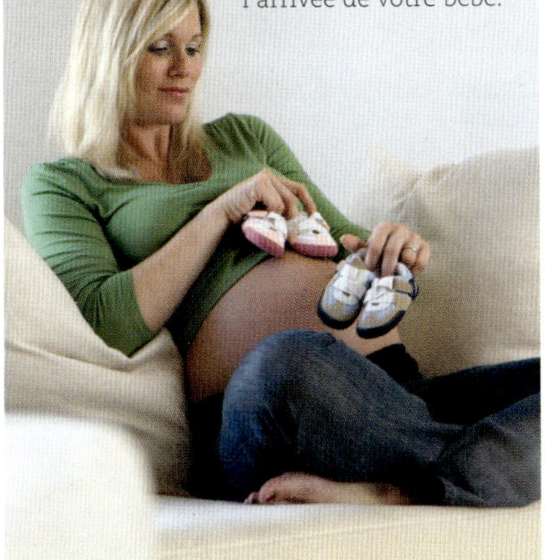

L'AVIS... DU MÉDECIN

J'attends mes jumeaux dans deux semaines. Pourrais-je les coucher dans le même lit? Après avoir partagé pendant de longs mois l'espace réduit d'un utérus, il semble naturel de laisser dormir les jumeaux ensemble. Les études confirment non seulement que ce n'est pas dangereux jusqu'au troisième mois, mais également que cela permet de réguler leur température corporelle et leurs cycles de sommeil. Mais à partir du troisième mois, il est important qu'ils aient leur propre espace de sommeil, de manière à recevoir une attention individuelle et la possibilité de développer leur propre cycle de sommeil. Si les vrais jumeaux feront sans doute leurs nuits au même moment, ce n'est pas toujours vrai pour les faux jumeaux. Laissez-les trouver le rythme qui leur convient, sachant qu'il est avéré que les pleurs de l'un ne gênent pas l'autre.

Placez-les côte à côte ou tête contre tête. Dans l'idéal, chacun aura sa propre gigoteuse pour ne pas avoir trop chaud. Comme pour tout autre bébés, les jumeaux doivent être couchés sur le dos (voir p. 444) pour diminuer les risques de mort subite du nourrisson.

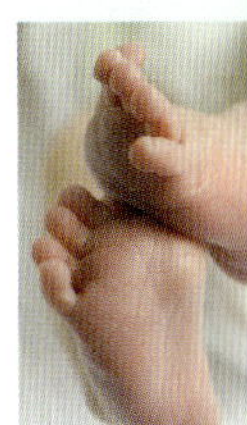

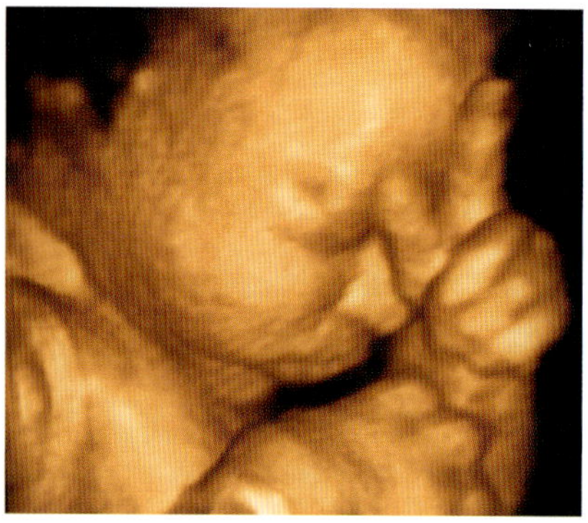

VOUS ÊTES À 33 SEMAINES ET 2 JOURS

Encore 47 jours…

BÉBÉ AUJOURD'HUI

Sur cette échographie 3D, le bébé a les fesses en l'air. Même si cela ne se voit pas, on peut le déduire du fait que la partie supérieure de sa tête est dans l'ombre du bassin de la mère, et cela donne l'impression qu'il a des cils et des sourcils.

Avec une ouïe bien développée, votre bébé n'est sûrement pas aussi tranquille qu'il le souhaiterait à l'intérieur de votre utérus.

Même si certains sons aigus ne traversent pas les tissus corporels et la barrière amniotique, votre utérus n'est pas un endroit aussi paisible que vous pourriez le croire. En fait, il y règne un bruit de fond permanent produit par les battements de votre cœur, votre respiration et les borborygmes de votre estomac. L'utérus et le liquide amniotique empêchent beaucoup de sons de faible intensité d'atteindre le bébé, mais en revanche, le bruit des voix pénètre facilement. Votre bébé est déjà habitué aux sons répétitifs, et il mémorise maintenant les bruits familiers, en particulier votre voix. Vous remarquerez qu'il sursaute et réagit à des bruits inhabituels qui font accélérer son cœur.

GROS PLAN SUR… VOTRE BÉBÉ

La position et la présentation du bébé

La sage-femme estime la position du bébé lors de chaque visite prénatale.

Sa position peut-être verticale ou horizontale (transversale). Le terme « présentation » fait référence à la partie de votre bébé située au niveau du col de l'utérus et qui sortira en premier lors de l'accouchement.

La présentation la plus classique est la tête en bas et les fesses en l'air, que l'on appelle la présentation céphalique. La présentation par le siège indique que le bébé a, à l'inverse de la présentation précédente, les jambes en bas et la tête en haut. Une variante existe, où la tête est en haut, et une jambe est tendue vers le bas alors que la seconde est repliée. La présentation antérieure correspond à la tête en bas et le dos tourné, alors que la présentation postérieure montre le visage face au nombril, ce qui peut prolonger le travail et augmenter les risques d'un accouchement assisté (voir p. 388).

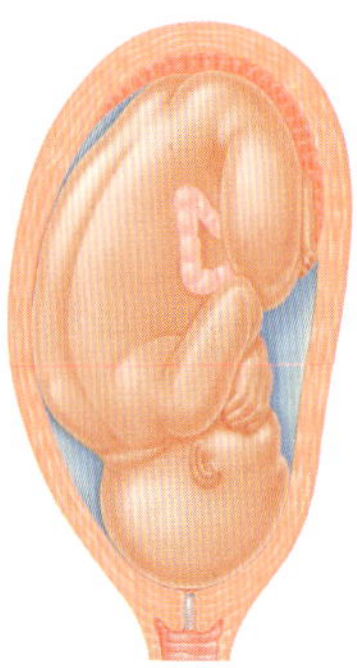

Position céphalique

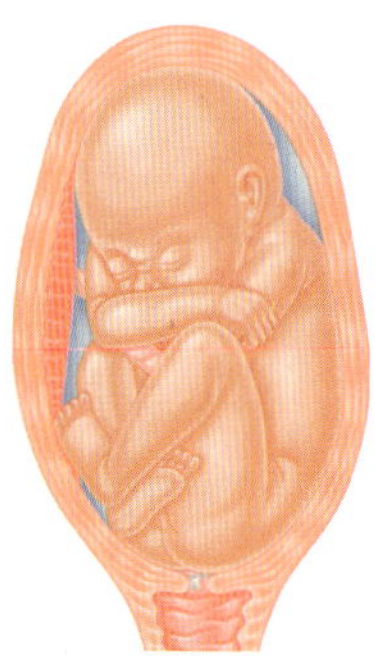

Position de siège

L'AVIS… DE LA SAGE-FEMME

Pourquoi pratiquer un massage périnéal régulièrement ? Massez cinq minutes par jour votre périnée (la zone située entre le vagin et l'anus) avec de l'huile neutre, cela réduit les risques de déchirure et d'épisiotomie (voir p. 427) au moment de l'expulsion, ainsi que les douleurs postnatales à cet endroit sensible, même après une épisiotomie. Vous pourrez d'ailleurs continuer à vous masser après la naissance.

Étapes du massage :

- Lavez-vous les mains. Appliquez de l'huile neutre ou une huile de massage sur votre périnée et vos pouces, puis glissez les deux pouces de deux centimètres à l'intérieur du vagin. Étirez délicatement le vagin jusqu'à ce que vous sentiez une légère brûlure.
- Maintenez alors la pression sans bouger jusqu'à ce que cette sensation disparaisse, puis massez délicatement la partie basse du vagin avec les pouces et tirez vers l'avant avec les pouces crochetés pour étirer la peau.
- Si vous n'êtes pas sûre de faire la première partie correctement, demandez conseil à votre sage-femme.

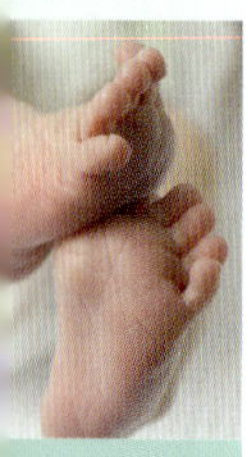

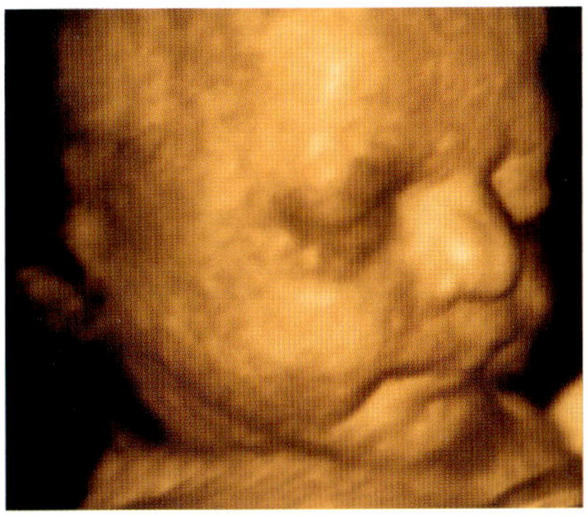

VOUS ÊTES À 33 SEMAINES ET 3 JOURS

Encore 46 jours…

BÉBÉ AUJOURD'HUI

Depuis longtemps déjà, il n'est plus possible de voir le bébé en entier sur l'image, car le scanner ne peut pas reculer pour montrer le corps en entier. Il faut déplacer la sonde pour voir une zone après l'autre.

La plupart des femmes veulent attendre le plus longtemps possible avant de partir en congé maternité, mais ménagez-vous.

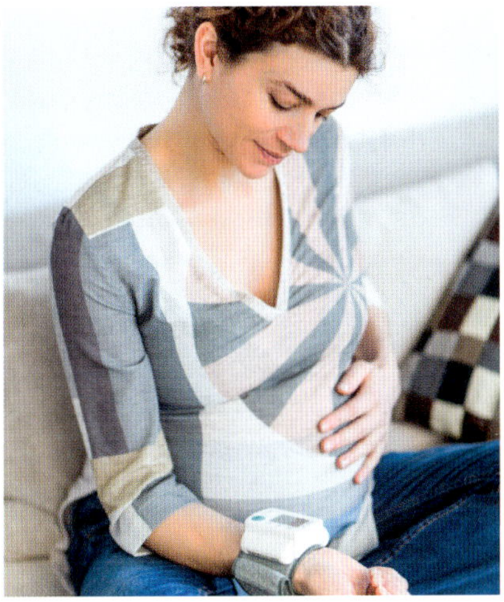

Votre tension est régulièrement contrôlée, car une valeur trop élevée pourrait indiquer une prééclampsie (voir p. 474).

Il n'y a en général pas de risques à travailler jusqu'au début de votre congé maternité, soit 6 semaines avant le terme, dans le cas d'une grossesse simple. Certaines femmes vont travailler jusqu'au dernier moment, mais il est très probable que vous commenciez à ressentir beaucoup plus de fatigue.

Si vous vous sentez épuisée au point de ne pas pouvoir poursuivre votre activité professionnelle, parlez-en à votre responsable sans délai et allez consulter votre médecin qui vous prescrira un congé pathologique s'il l'estime nécessaire, jusqu'à ce que vous soyez en droit de prendre vos congés maternité. Une autre option consiste à adopter si possible des horaires de travail flexibles, afin d'effectuer les déplacements domicile/travail à des moments de moindre affluence et de limiter la fatigue des transports. Si votre métier vous le permet, pensez également à l'éventualité de travailler chez vous, au moins de temps en temps, pour limiter vos déplacements.

GROS PLAN SUR… VOTRE SANTÉ

Les examens indispensables

Certains des examens réguliers que l'on vous fait passer au cours du troisième trimestre sont destinés à vérifier l'absence de prééclampsie (voir p. 474) qu'une tension élevée associée à la présence de protéines dans les urines peut évoquer, ainsi qu'une sudation abondante, en particulier du visage et/ou des chevilles.

L'AVIS… DE LA SAGE-FEMME

Que dois-je faire si je décide de ne pas reprendre le travail après mon accouchement?

La législation est un peu compliquée et le mieux est de demander un conseil juridique en fonction de votre propre situation, ou encore contacter votre assurance-maladie, mais vous devez savoir que toute femme enceinte peut rompre son contrat de travail sans avoir à payer l'indemnité de rupture de contrat.

Si vous ne désirez pas reprendre le travail à la fin de votre congé maternité, vous devez adresser votre démission à votre employeur en respectant un délai de préavis de 15 jours qui ne doit pas dépasser la date de reprise prévue sinon, vous serez théoriquement contrainte de reprendre le travail jusqu'à la fin de cette période, à moins que vous n'arriviez à trouver un accord avec votre direction pour un départ à l'amiable.

N'oubliez pas qu'une démission ne vous donne pas le droit aux prestations de chômage, sauf en cas de situation particulière comme la mutation ou le changement de travail de votre partenaire. Cela vous obligerait en effet à quitter votre emploi pour le suivre sur un nouveau lieu de résidence, suffisamment éloigné du précédent pour justifier votre démission.

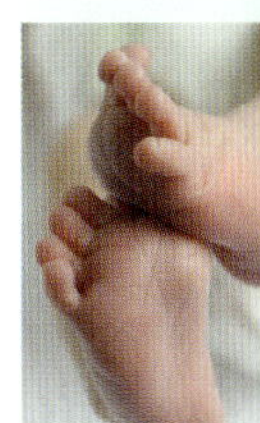

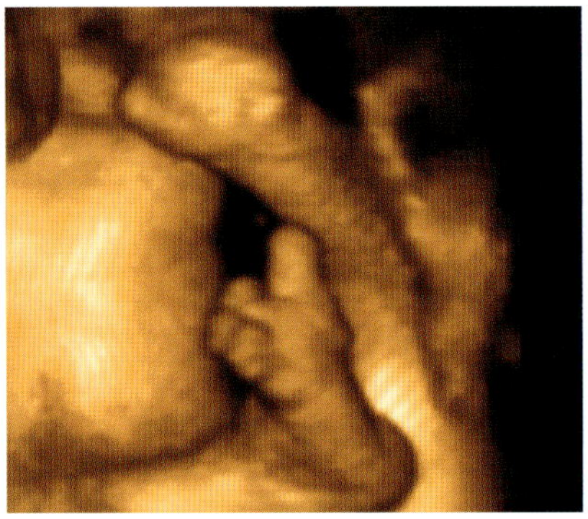

VOUS ÊTES À 33 SEMAINES ET 4 JOURS

Encore 45 jours…

BÉBÉ AUJOURD'HUI

Ici, le bébé a les orteils tendus, mais il ne fait pas que donner des coups de pied. Vous ressentez également ses mouvements d'épaules, ses coups de poings, et les contacts de ses fesses et de sa tête contre votre utérus.

La taille de votre ventre est maintenant en fonction de la taille de votre bébé, car la quantité de liquide amniotique va diminuer.

La quantité de liquide amniotique qui entoure et protège votre bébé a maintenant atteint son volume maximum et le placenta a presque terminé sa croissance.

Le liquide amniotique est primordial pour le développement des poumons du bébé, la maturation de l'intestin, les besoins en protéines et le contrôle de la température. Il permet également au bébé de bouger facilement car il se trouve dans un état d'apesanteur. Votre bébé baigne dans environ 1 litre de liquide amniotique, même si le volume de liquide peut varier entre 300 ml et 2 litres. Il arrive qu'il n'y ait pas assez ou trop de liquide amniotique, des états connus respectivement sous les noms d'oligoamnios et de hydramnios (voir p. 473). Dans ces situations, qui peuvent s'avérer dangereuses pour le fœtus, la future maman est surveillée de près et l'accouchement sera probablement provoqué.

La quantité de liquide étant très variable, la taille de votre ventre ne reflétait pas jusqu'à présent celle du bébé.

En fin de grossesse, au fur et à mesure que la quantité de liquide amniotique diminue, votre bébé est moins bien protégé et vous ressentez mieux ses mouvements, même si, en grossissant, il a de moins en moins de place pour bouger.

BON À SAVOIR

L'une des inquiétudes les plus courantes des femmes en fin de grossesse est que la poche des eaux se rompe en public.

Il y a peu de risque que le liquide amniotique s'écoule d'un coup, mais plutôt qu'il coule en filet du fait que, de par sa position tête en bas, le bébé fait bouchon contre le col de l'utérus et empêche le liquide de sortir. Si cela se produit en public, ne vous inquiétez pas, vous ne manquerez pas de gens pour vous aider.

GROS PLAN SUR… LES PAPAS

Votre valise pour la maternité

Dès que votre compagne entre en phase de travail, vous devez vous attacher à lui apporter votre aide physique et morale. De la même manière que vous l'aidez à préparer à l'avance sa valise pour la maternité (voir p. 358), il serait judicieux de faire également la vôtre, car vous allez vraisemblablement vous retrouver dans une unité d'accouchement pour plusieurs heures sans que personne ne s'occupe de vous.

Pensez à emporter :

- À manger
- À boire
- Un oreiller
- De quoi lire ou écouter de la musique
- De la monnaie pour le parking, le café et autres boissons des distributeurs automatiques
- Une liste des numéros de téléphone s'ils ne sont pas déjà en mémoire dans votre téléphone portable
- Une caméra ou un appareil photo

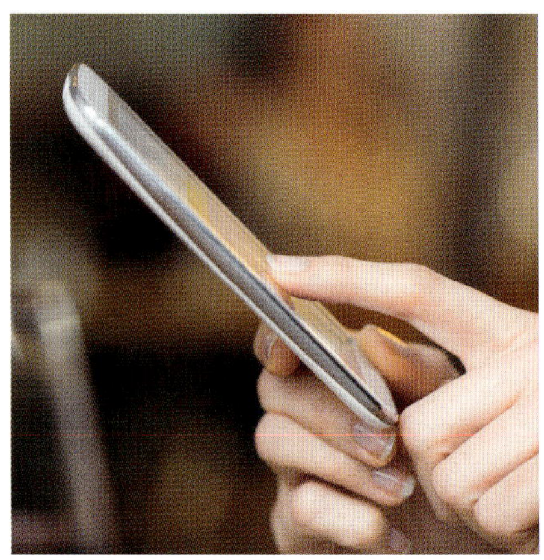

Le téléphone portable est un moyen rapide d'informer la famille et les amis de la naissance. Assurez-vous d'avoir enregistré tous les numéros avant le grand jour !

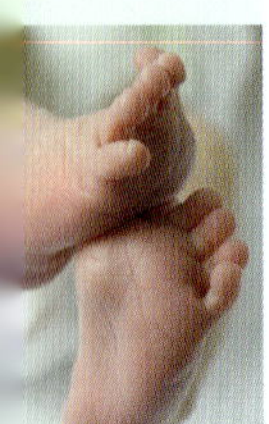

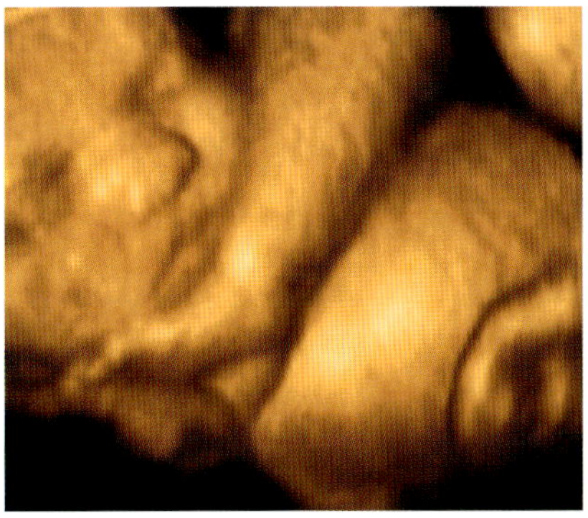

VOUS ÊTES À 33 SEMAINES ET 5 JOURS

Encore 44 jours...

BÉBÉ AUJOURD'HUI

Sur cette image, le bébé est en position transversale (voir p. 336), en travers de l'utérus. Mais il a peu de chances de rester ainsi au fur et à mesure que la grossesse progresse, sauf si vous avez déjà eu des enfants, votre utérus étant alors plus souple.

Entraînez-vous chez vous à faire les exercices de respiration et de relaxation que vous avez appris aux cours de préparation.

Si vous vous sentez inquiète et tendue, la douleur vous paraîtra plus difficile à supporter. Vous avez tout intérêt à apprendre à vous détendre et à rester calme au cours des 6 semaines qui vous restent, en pratiquant les techniques de respiration et de relaxation qui vous aideront pendant l'accouchement. La pratique régulière est la clé car il faut du temps pour entraîner votre esprit à se détendre à volonté, en particulier sous l'effet de la douleur.

Faites les exercices sur de courtes périodes, le plus souvent possible, idéalement tous les jours. Fermez les yeux et ralentissez le rythme de la respiration, en inspirant par le nez et en expirant par la bouche. Sur l'inspiration, visualisez l'air lorsqu'il pénètre dans votre corps et le détend, puis évacuez toutes les douleurs sur l'expiration. Vous pouvez impliquer votre partenaire en lui demandant de respirer avec vous ou de compter lentement vos inspirations et expirations jusqu'à cinq.

Certaines femmes s'entraînent en se pinçant le bras pour ressentir une douleur physique. La pratique de ces techniques quand vous êtes encore détendue vous aidera à les appliquer efficacement le grand jour.

BON À SAVOIR

Dans les transports en commun japonais, vous pourriez sans doute trouver une place assise.

Vous n'êtes pas la seule à constater que qu'on ne vous cède la place spontanément dans les transports en commun. Au Japon, il existe une « brigade du savoir-vivre », dont la mission est de s'assurer que les jeunes gens cèdent leur place aux personnes qui en ont vraiment besoin.

La banane est un fruit excellent à manger avant de faire de l'exercice, car il constitue un apport d'énergie lent et régulier.

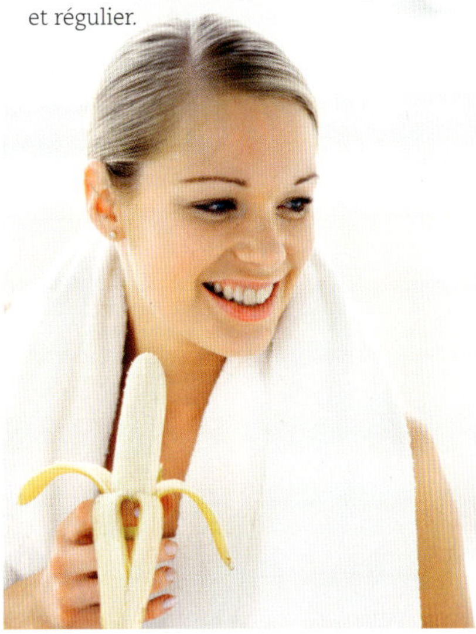

GROS PLAN SUR... L'ALIMENTATION

Du carburant pour l'activité physique

Les besoins en nutriments sont plus élevés lorsque vous faites de l'exercice, d'autant plus quand vous êtes enceinte. Ce n'est pas le moment de penser au régime, mais de faire les choix en matière d'apports caloriques alimentaires. Avant un effort physique, prenez 1 à 2 heures avant un en-cas à base de protéines et 30 minutes avant un en-cas à base de glucides, comme une barre énergétique. Prenez également de petits en-cas répartis tout au long de la journée en vous inspirant des suggestions suivantes :

- Un petit pain tartiné d'une fine couche de beurre ou de margarine
- Une pomme ou une banane, accompagnée d'une poignée d'amandes
- Une poire et deux tranches de fromage
- Des morceaux de carotte, de céleri, de concombre et de pain, trempés dans deux cuillères à café de houmous
- Du fromage blanc de campagne tartiné sur deux biscuits salés ou deux tranches de pain complet.

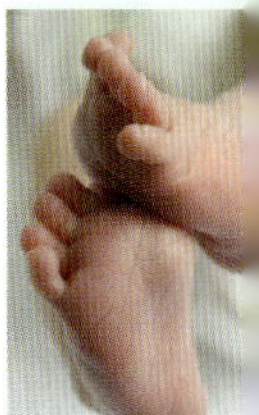

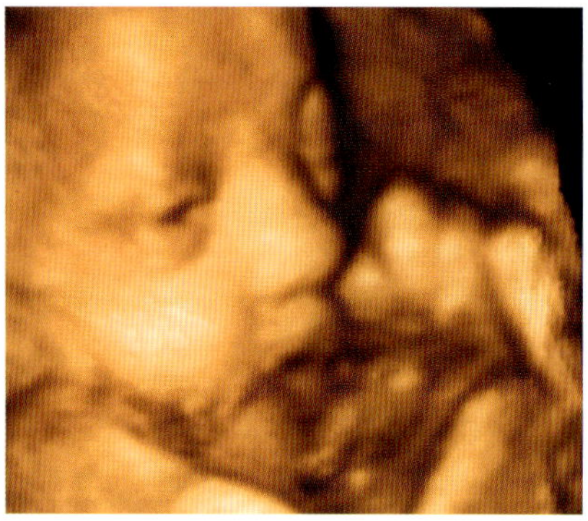

VOUS ÊTES À 33 SEMAINES ET 6 JOURS

Encore 43 jours…

BÉBÉ AUJOURD'HUI

Le bébé est maintenant capable de produire tous les enzymes servant à la digestion des aliments qui permettent de faire fonctionner son appareil digestif, et il serait capable d'ingérer du lait s'il naissait aujourd'hui.

Votre placenta est une ligne de vie, indispensable à la croissance et au développement de votre bébé.

Même si le placenta grossit plus rapidement au cours des 3 premiers mois de grossesse, son rôle, qui consiste à transférer l'énergie et les nutriments à votre bébé, est très important lors du 3e trimestre.

Les glucides que vous ingérez sont dégradés en glucose que le placenta se charge d'apporter au bébé pour satisfaire ses besoins énergétiques. Ceci implique de convertir une partie du glucose en réserves de graisses protectrices, essentielles, car si votre bébé naît prématurément il n'aura pas eu le temps d'accumuler assez de graisses pour avoir chaud.

Les protéines que vous mangez sont dégradées en acides aminés. Le placenta garde environ 30 % de plus d'acides aminés dans le sang de votre bébé qu'il y en a dans le vôtre. Manger des protéines est essentiel à la fabrication de nouvelles cellules et des organes vitaux de votre bébé.

Pendant ce trimestre, les graisses issues de votre alimentation sont indispensables. Elles sont dégradées et traversent le placenta sous la forme d'acides gras oméga 3, utilisés pour fabriquer les tissus qui contribuent au développement du système nerveux, du cerveau et des yeux.

SE RELEVER D'UNE POSITION ALLONGÉE

Après les exercices au sol ou un repos en position allongée, vous avez du mal à vous relever. Ce mouvement simple peut tirer sur vos muscles abdominaux détendus et n'est pas facilité par votre centre de gravité déplacé. La technique ci-dessous a été mise au point par des professeurs de yoga pour vous aider à vous relever d'une position couchée. Comme pour tout mouvement délicat qui implique un changement d'équilibre à ce stade de la grossesse, prenez votre temps et pensez à respirer lentement et profondément.

Étape 1 : Les genoux pliés, roulez sur le côté droit en ramenant le genou de dessous au niveau de la taille. Gardez la main droite dans le prolongement du genou.

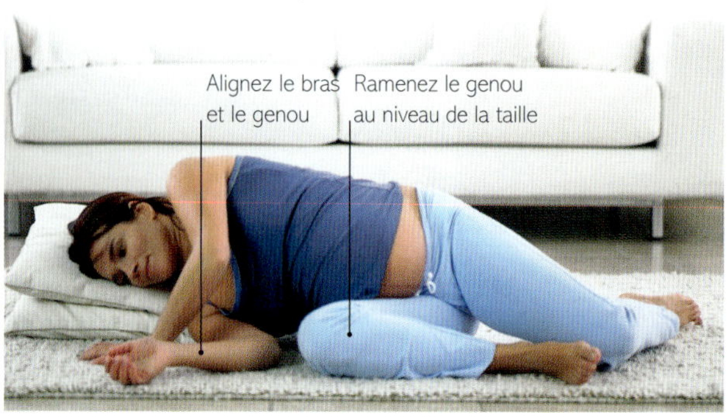

Étape 2 : Transférez votre poids sur la main et le genou gauche. Placez le genou droit sous la hanche droite, la main droite sous l'épaule droite, et mettez-vous lentement à quatre pattes.

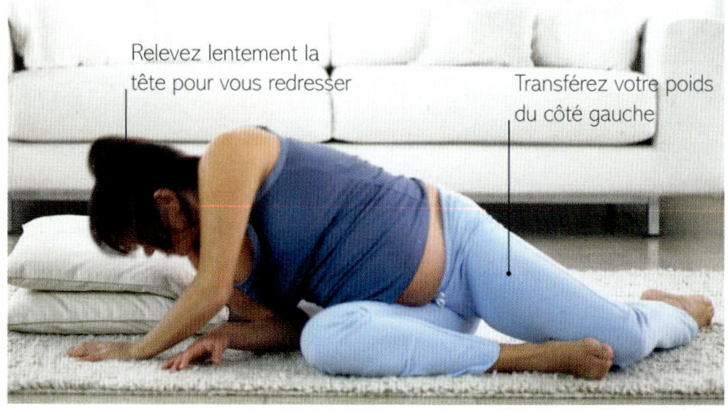
Relevez lentement la tête pour vous redresser
Transférez votre poids du côté gauche

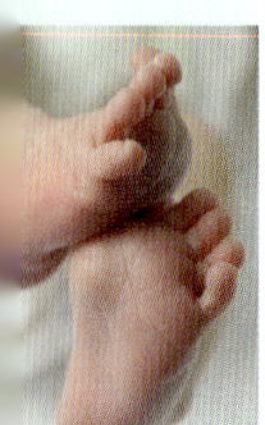

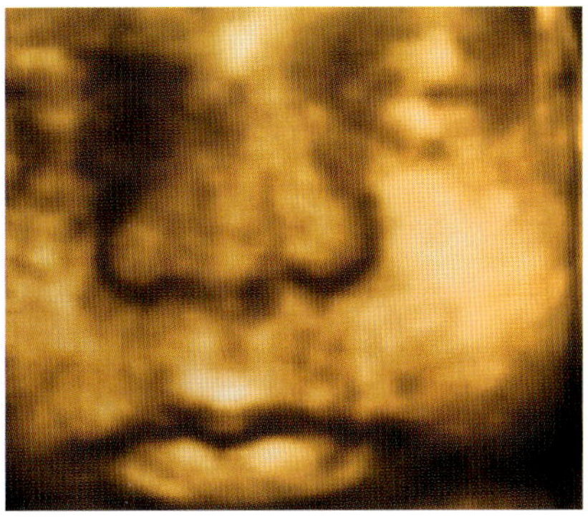

VOUS ÊTES À 34 SEMAINES EXACTEMENT

Encore 42 jours…

BÉBÉ AUJOURD'HUI

Ce gros plan du visage montre clairement les lèvres et les paupières légèrement entrouvertes. L'ombre sur la gauche de l'image provient de la paroi utérine, très proche du bébé à ce stade de la grossesse.

Si votre grossesse se déroule normalement et que vous ayez choisi d'accoucher à domicile, assurez-vous d'y être bien préparée.

L'AVIS… DE LA SAGE-FEMME

À quoi dois-je penser en particulier pour un accouchement à domicile? Rassemblez tous les éléments nécessaires à l'accouchement dans la pièce où il se déroulera, et séparez ce qui vous concerne de ce qui servira au bébé.

En dehors des éléments purement pratiques comme les vêtements, les produits de toilette et les serviettes hygiéniques, pensez à de la musique, à une liste de numéros de téléphone et éventuellement à une caméra. Faites une liste des courses à acheter avant la date du terme car il est bon d'avoir un réfrigérateur bien rempli pour préparer les premières semaines. Votre bébé aura besoin de couches, de coton hydrophile, de bodys, de vêtements et d'une gigoteuse.

Si vous avez d'autres enfants, pensez à assurer leur garde.

Envisagez également les circonstances qui vous imposeraient d'être transférée à l'hôpital. Ceci peut se produire avant, pendant et après l'accouchement. Même si vous préférez ignorer cette possibilité, préparez tout de même une valise (voir p. 358), le cas échéant.

Historiquement, les femmes ont accouché chez elles pendant des générations. Ce n'est qu'au XXe siècle qu'elles ont commencé à accoucher à l'hôpital. Si vous pensez accoucher chez vous, sachez que la majorité des naissances ne nécessite aucune intervention médicale, et que vous pouvez changer d'avis et être transférée à l'hôpital si, par exemple, vous vous décidez pour une péridurale ou que votre sage-femme vous informe que le bébé a besoin d'assistance. Sachez cependant que peu de sages-femmes en France pratiquent l'accouchement à domicile.

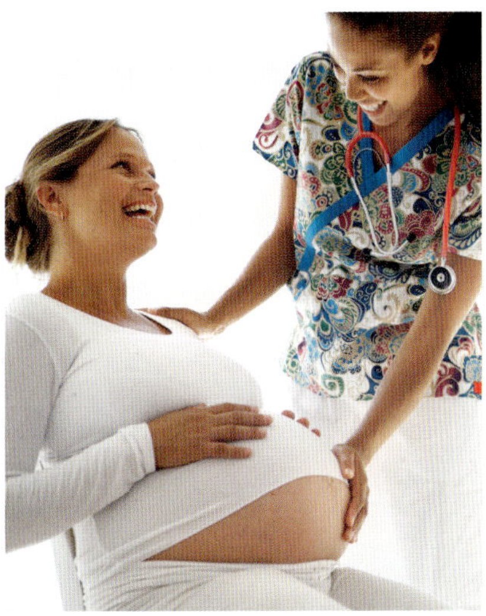

La relation avec votre sage-femme est encore plus importante si vous accouchez chez vous, et elle est votre unique support médical.

NE PAS OUBLIER

Les streptocoques B

Les streptocoques de groupe B sont des bactéries présentes dans le vagin de nombreuses femmes (entre 20 et 30 % des femmes enceintes en ont). Connues sous l'acronyme SBG, ces bactéries sont généralement inoffensives chez l'adulte, mais en l'absence de traitement peuvent provoquer une grave infection chez le nouveau-né.

- **En France, le dépistage se fait** à la 28e SA, ou entre les 32e et 36e SA. Si le résultat est positif, un traitement à base d'antibiotiques sera prescrit pendant l'accouchement pour réduire les risques d'infection du bébé.
- **Le test, simple et indolore,** consiste à effectuer un prélèvement sur les régions rectale et vaginale, qui sera analysé en laboratoire.
- **Si le test est positif** et que le traitement est administré dès le début du travail, les risques pour le bébé sont limités.
- **Vous pouvez contracter une infection** lors de votre deuxième grossesse, même si vous y avez échappé au cours de la première.

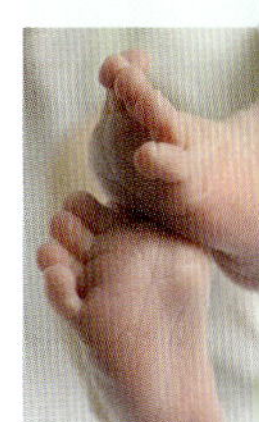

La 35e semaine

ESSAYER DE RESTER ACTIVE, MÊME SI C'EST EN VOUS DANDINANT.

Sans doute n'êtes-vous pas très encline à faire de l'exercice, et pourtant vos efforts seront récompensés. En effet, plus vous bougerez, plus vous conserverez de l'énergie. Des exercices doux vous aideront également à soulager les douleurs de fin de grossesse. Les coups du bébé ne seront plus localisés aux mêmes endroits car il a moins de place pour s'étirer. Le bébé se prépare au monde extérieur en s'entraînant à la succion et à concentrer sa vision.

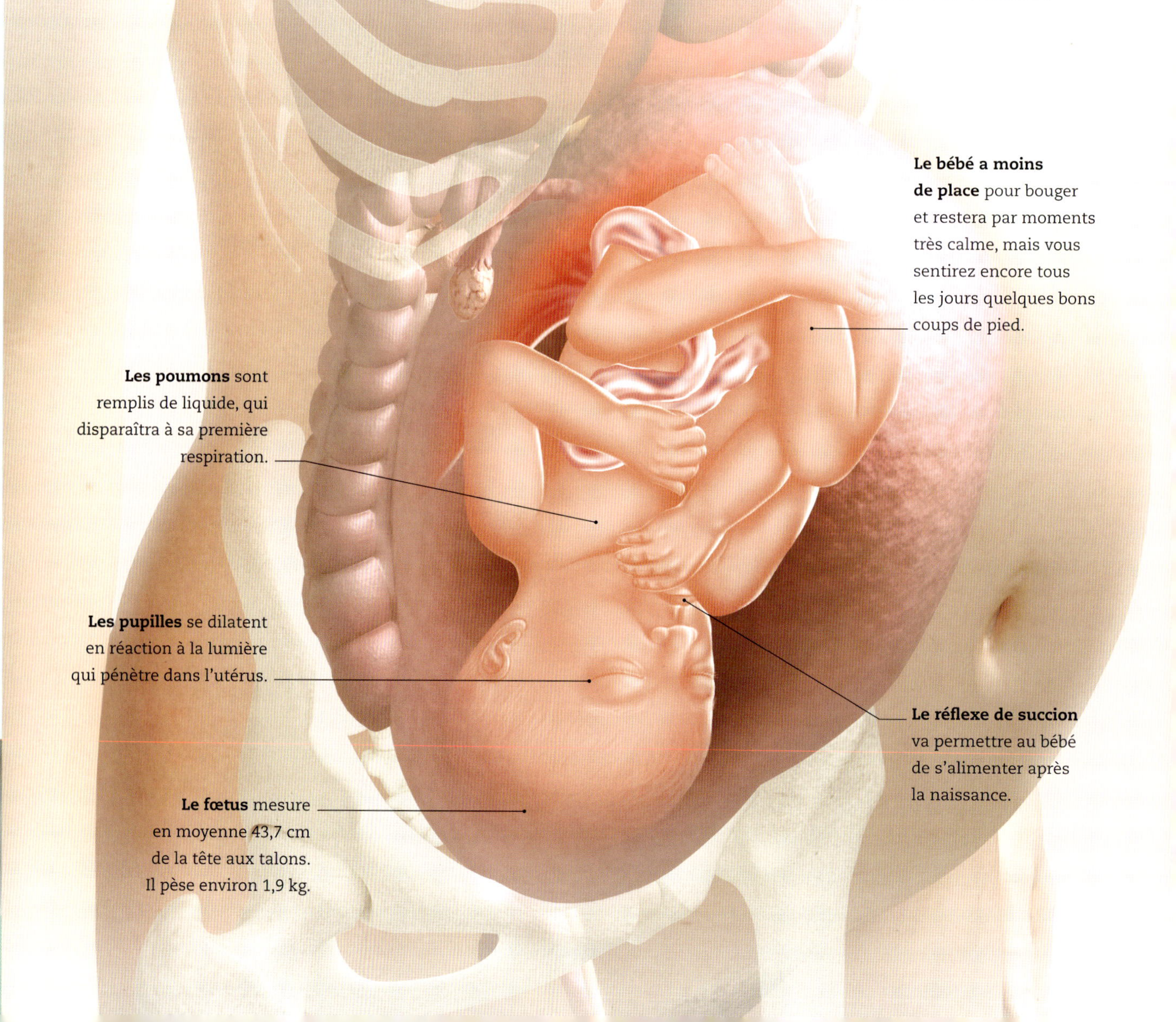

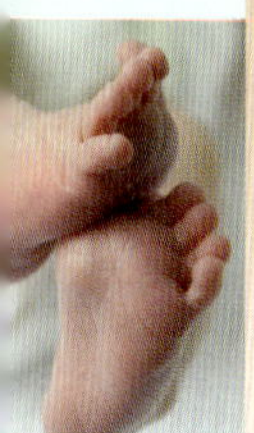

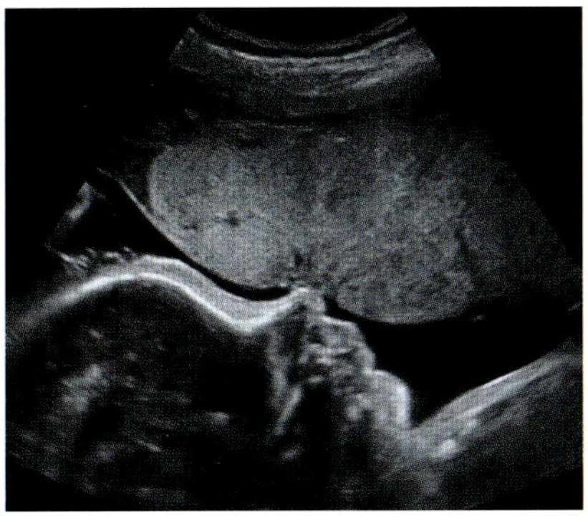

VOUS ÊTES À 34 SEMAINES ET 1 JOUR

Encore 41 jours…

BÉBÉ AUJOURD'HUI

Ce profil montre le nez du bébé qui frôle le placenta. Celui-ci ne grossit plus et commence à régresser, mais continue à subvenir aux besoins du bébé en énergie.

Votre taille détermine en partie vos activités quotidiennes et quelques nouvelles adaptations pratiques s'imposent.

Votre posture a constamment évolué en même temps que votre ventre s'est arrondi. Pour compenser ce poids supplémentaire que vous portez, vous vous penchez légèrement en arrière, en particulier dans les descentes. Vous marchez en canard, et ce sera encore pire lorsque le bébé commencera à descendre dans le bassin (voir p. 361) dans quelques semaines.

Il est tout à fait normal à ce stade avancé de la grossesse de vous déplacer plus lentement que d'ordinaire. Le simple fait de sortir du lit, de vous lever d'une chaise ou de ramasser un objet sur le sol, risque de devenir une épreuve ; quant à lacer vos chaussures, vernir ou couper vos ongles des pieds, cela peut devenir tout simplement impossible. Essayez de poser les pieds sur un tabouret pour attacher vos lacets sans avoir à vous pencher trop en avant. Si vous avez besoin d'aide, n'hésitez pas à demander à votre compagnon ou à votre entourage. Il peut vous paraître gênant de dépendre des autres, mais n'oubliez pas que ce n'est que temporaire et bientôt fini.

L'AVIS… DE LA SAGE-FEMME

Puis-je accoucher en piscine à l'hôpital? Certaines maternités ont des piscines ou vous offrent la possibilité d'en louer une, d'autres ne peuvent les accepter.

Si votre maternité possède une piscine pour les accouchements, n'oubliez pas qu'elle pourrait déjà être utilisée au moment où le travail commencera pour vous. De plus, certaines unités d'accouchement accepteront de laisser le travail se dérouler en piscine, mais pas la délivrance.

GROS PLAN SUR… VOTRE SANTÉ

Grossesse et diabète

Que votre diabète soit antérieur à la grossesse, ou que vous développiez un diabète gestationnel (voir p. 473), vous devrez être suivie attentivement car le diabète est un facteur de complications chez la femme enceinte.
Pour la future maman, il s'agit notamment de l'hypertension artérielle, de l'apparition de caillots sanguins, d'une pré-éclampsie (voir p. 474), d'un hydramnios (voir p. 473) et d'un risque plus élevé d'accouchement par césarienne. Pour le fœtus, les risques de malformations congénitales sont plus élevés et la croissance *in utero* peut être trop lente ou trop rapide.

La surveillance de la glycémie limite les risques d'anomalie congénitale, d'accoucher d'un enfant mort-né ou de naissance d'un bébé trop gros, qui peut engendrer des complications lors de l'accouchement. Le secret d'une grossesse sereine et d'un bébé en bonne santé lorsque vous êtes diabétique, réside dans la gestion de votre alimentation. Un diététicien vous aidera à consommer au quotidien plus de glucides et de fibres et à limiter vos apports en graisses et sucres. Parfois, des comprimés ou des injections quotidiennes d'insuline sont nécessaires.

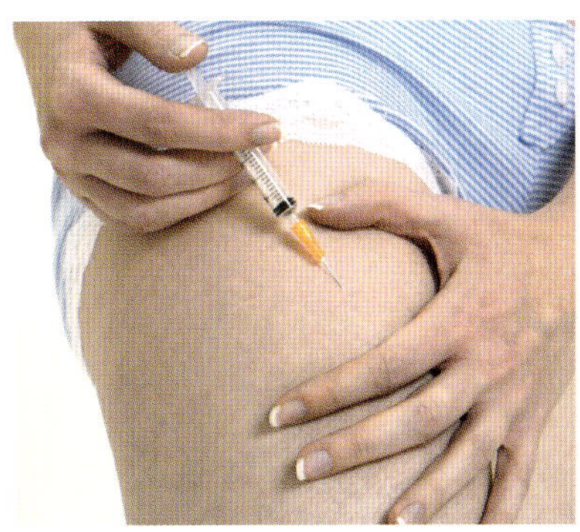

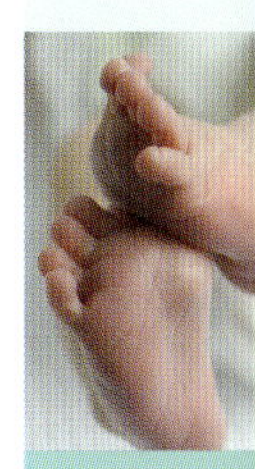

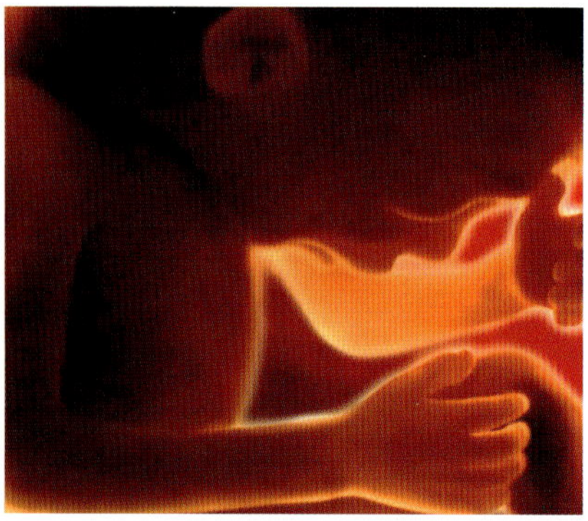

VOUS ÊTES À 34 SEMAINES ET 2 JOURS

Encore 40 jours…

BÉBÉ AUJOURD'HUI

À l'arrière des yeux du bébé, les cellules nerveuses qui identifient les couleurs, les cônes, sont les dernières à se développer, mais elles vont traiter plus de la moitié des informations visuelles reçues.

Votre bébé cligne des yeux et apprend à accommoder sa vision. Ses pupilles se dilatent en réaction à la lumière qui pénètre dans l'utérus.

Les yeux de votre bébé ont commencé à se développer seulement 2 semaines après la conception et leurs structures principales se sont formées au cours des 4 semaines suivantes. Les yeux continuent cependant leur développement tout au long de la grossesse, et les nerfs optiques au-delà.

Les mouvements des yeux sont constatés à partir de la 18e semaine, mais ils sont peu fréquents et aléatoires. Ils deviennent plus réguliers à partir de la 26e semaine où les yeux commencent à s'ouvrir mais ne sont encore pas bien coordonnés. C'est au cours des dernières semaines que se manifeste une alternance de cycles de repos et de mouvements rapides (MOR).

Votre bébé est aujourd'hui plus réactif à la lumière qui parvient à pénétrer dans l'utérus.

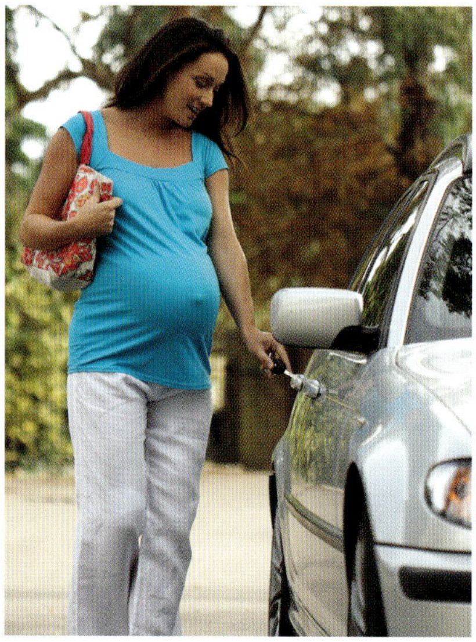

Vous pouvez prendre la voiture en fin de grossesse, mais vous risquez d'avoir du mal à y rester assise trop longtemps.

L'AVIS… D'UNE MAMAN

Pendant mon congé maternité, j'ai peur que ma remplaçante ne fasse un meilleur travail que moi. Que puis-je faire ? J'avais la même crainte jusqu'à la naissance où mon bébé m'a fait oublier tout ce qui touchait à mon travail. Non seulement je n'ai rien perdu de mes compétences, mais je suis devenue plus efficace à gérer plusieurs tâches à la fois. Lorsque j'ai repris mon activité professionnelle, j'ai trouvé le travail plus facile que de m'occuper du bébé.

Ne vous inquiétez pas, non seulement vous avez des droits en matière de sécurité d'emploi (voir p. 348-349), mais vous aurez l'occasion de prouver de nouveau votre valeur lorsque votre bébé sera en garde. Entre-temps, appréciez votre congé maternité, car il passera rapidement.

LES SORTIES

Dans la plupart des cas, la voiture est sans danger pendant les derniers mois de grossesse. Toutefois, si vous n'arrivez plus à vous concentrer au volant, ou que la position de conduite est inconfortable pour vous, n'utilisez plus la voiture. En conduisant, placez votre ceinture de sécurité sous votre ventre (voir p. 253) pour prévenir tout danger pour vous et votre bébé en cas d'accident.

Les transports en commun sont également un bon moyen pour se déplacer, mais n'hésitez pas à faire valoir vos droits à bénéficier d'une place assise ! Le fait d'être secouée dans un train ou un bus n'a rien d'idéal, non pas parce que cela risque de blesser le bébé, mais plutôt à cause du risque de chute dû à votre centre de gravité déplacé. De longues périodes en position debout risquent également de provoquer un gonflement au niveau des chevilles et des pieds.

Si vous vous sentez mal, quittez le train ou le bus et asseyez-vous dans un endroit frais et aéré, de préférence avec les jambes surélevées, pendant environ 20 minutes. Pensez à prendre toujours de l'eau avec vous lorsque vous sortez.

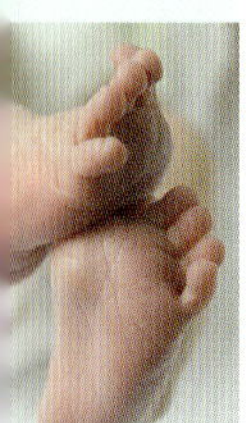

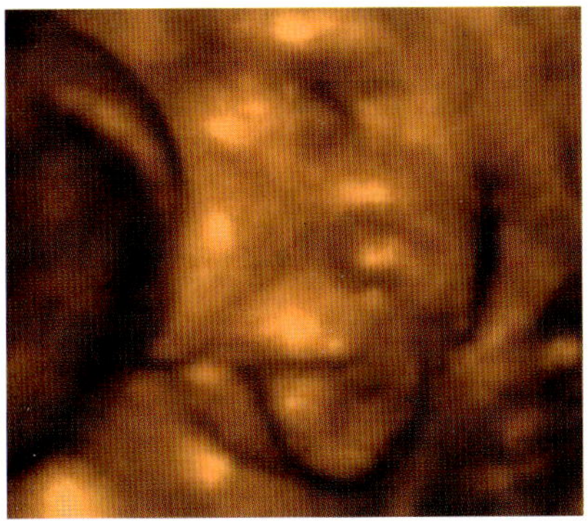

VOUS ÊTES À 34 SEMAINES ET 3 JOURS

Encore 39 jours...

BÉBÉ AUJOURD'HUI

Votre bébé tire souvent la langue dans l'utérus car il acquiert le réflexe de succion, vital pour avaler ensuite la nourriture. C'est le réflexe dit des points cardinaux – qui provoque un mouvement en direction d'un point de stimulation – qui lui fera trouver le sein ou le biberon.

N'hésitez pas à chercher des solutions économiques pour vous procurer ce dont vous avez besoin pour la naissance.

Habiller votre bébé ne doit pas nécessairement vous coûter cher. N'hésitez pas à demander à votre famille et à vos amis s'ils n'ont pas gardé des vêtements qu'ils pourraient vous prêter. Ceux qui ne prévoient plus d'avoir d'autres enfants seront sûrement très heureux de vous les donner. Organisez avec votre entourage des réunions d'échange. Beaucoup de mamans attendent un enfant de sexe différent de leur aîné, et peuvent avoir envie d'adapter la layette du nouvel arrivant. Assurez-vous que les vêtements que vous récupérez sont en bon état et lavez-les sans faute avant l'arrivée du bébé.

Vous pouvez également parcourir les solderies ou profiter des périodes de soldes pour faire des affaires. Internet est aujourd'hui une plateforme d'échange et d'achat incontournable, notamment si vous ne vivez pas en ville. Parcourez les sites dédiés à la naissance et à la maternité, notamment les rubriques forum ou petites annonces, sans pour autant négliger les sites de ventes aux enchères, ceux des magazines ou des marques spécialisées.

Souvenez-vous également que vous allez sûrement recevoir beaucoup de vêtements en cadeaux à la naissance du bébé. Si vous savez déjà ce que vous voulez, vous pouvez déposer une liste de naissance dans le magasin de votre choix, ou demander des chèques-cadeaux pour ce magasin. Évitez de n'acheter que des tailles naissance, que le bébé ne pourra porter que quelques jours seulement. Demandez aussi que l'on vous offre des vêtements plus grands (3 à 6 mois), que vous pourrez utiliser dans un deuxième temps.

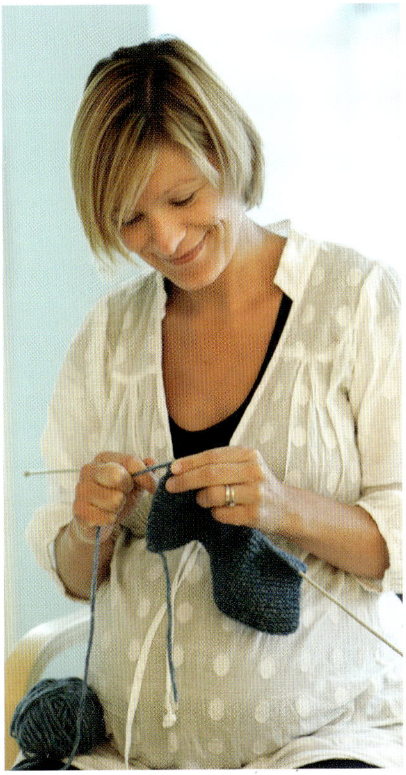

Vous savez tricoter? Pourquoi ne pas confectionner quelques habits pour votre bébé ?

GROS PLAN SUR... LES PAPAS

Un peu impressionnable ?

Il est tout à fait normal d'être inquiet au sujet de l'accouchement, mais concentrez-vous sur votre partenaire et la satisfaction de ses besoins pour détourner votre attention et réduire le stress. Développez si possible de bonnes relations avec le personnel soignant dans les semaines qui viennent. Cela vous permettra d'être plus à l'aise pour exprimer vos inquiétudes et avoir toutes les informations dont vous avez besoin.

Si vous vous sentez tourner de l'œil le jour venu, quittez la pièce car l'attention de la sage-femme sera entièrement dirigée vers votre partenaire. Si vous n'avez pas le temps de sortir, asseyez-vous immédiatement avec la tête plus basse que les hanches, ou allongez-vous avec les jambes surélevées. Essayez de vous calmer en respirant lentement et profondément. Vous verrez que cet état disparaît très vite.

Pour éviter de vous sentir mal, veillez à ne pas avoir trop chaud, à manger et à boire régulièrement pour éviter l'hypoglycémie.

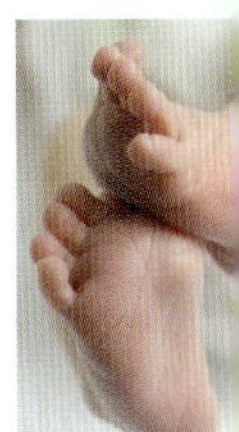

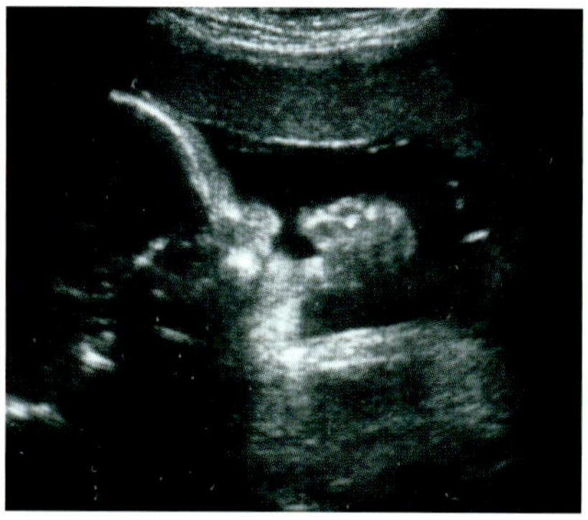

VOUS ÊTES À 34 SEMAINES ET 4 JOURS

Encore 38 jours…

BÉBÉ AUJOURD'HUI

Cette échographie 2D a capturé l'instant où le bébé est en train de sucer son pouce. Il apprend peu à peu à coordonner ce mouvement complexe avec ceux de la respiration, tout en baignant dans le liquide amniotique.

À l'intérieur de l'utérus, votre bébé développe le réflexe de succion qui lui permettra de s'alimenter après la naissance.

L'AVIS… DE LA SAGE-FEMME

Ma mère m'a proposé de rester avec nous après l'accouchement. Est-ce une bonne idée ? Certains couples préfèrent passer les premiers jours seuls chez eux, à s'habituer à leur nouvelle vie de parents. Il est également important de vous occuper du nouveau-né à votre manière, bien qu'une aide puisse parfois s'avérer très précieuse.

Si vous entretenez de bonnes relations avec votre mère, sa présence vous sera sûrement plus utile que dérangeante. Cependant, n'hésitez pas à fixer gentiment quelques règles, à savoir que si son aide est la bienvenue, vous désirez faire les choses à votre manière et disposer de suffisamment d'espace pour créer des liens avec votre bébé. Demandez-lui de s'occuper des tâches ménagères plutôt que directement du bébé, pour que votre partenaire ne se sente pas exclu dans ces moments importants.

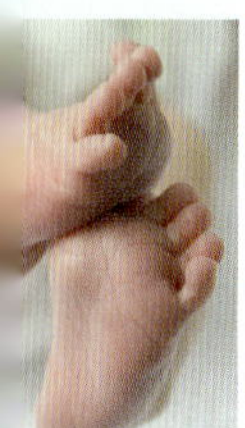

À ce stade de votre grossesse, vous n'avez sûrement plus envie de passer des heures à courir les magasins pour les affaires du bébé. Vous gagnerez beaucoup de temps en commençant à faire une présélection sur catalogue, bien installée dans votre fauteuil.

Le réflexe de succion se manifeste déjà à un stade moins avancé de la grossesse, mais l'expérience des prématurés démontre que ce n'est pas avant cette période que le bébé est suffisamment fort et coordonné pour téter avec aisance. Votre bébé pratique la succion, et ce réflexe, combiné à celui des points cardinaux qui le fait se tourner vers une source de stimulation, lui permettra de s'alimenter.

Vous constaterez le réflexe des points cardinaux après la naissance lorsque votre bébé tournera la tête vers tout ce qui touchera sa joue, et commencera à remuer les lèvres à la recherche de l'objet.

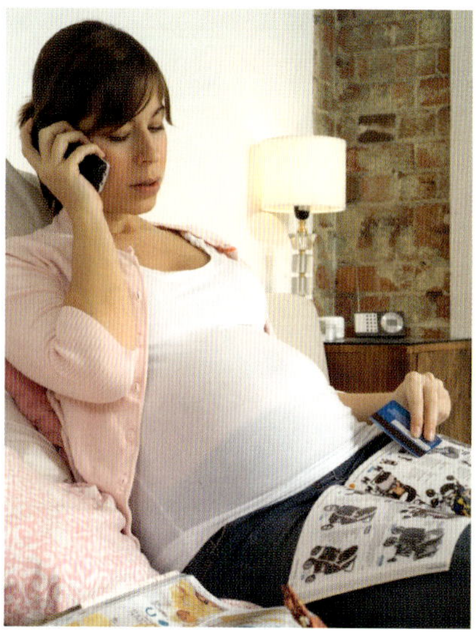

Une fois que l'allaitement sera bien établi vers 4 mois, ce réflexe disparaîtra. À partir de là, votre bébé contrôlera mieux le processus et saisira directement le mamelon (voir p. 448-449) ou la tétine.

Pendant qu'il est encore dans l'utérus, il n'y a aucun risque que votre bébé aspire accidentellement du liquide amniotique dans les poumons car ils sont déjà remplis d'un liquide ; de plus la pression ainsi que le larynx du bébé maintiennent le liquide amniotique à l'extérieur. Après la naissance, certains réflexes permettent de différencier la respiration et la déglutition. La respiration s'effectue toujours par le nez pour faciliter l'alimentation.

ÊTES-VOUS PRÊTE ?

Vous serez bientôt trop fatiguée pour faire les magasins. Essayez de faire vos achats petit à petit, mais il est préférable de faire certains d'entre eux avant la 37e semaine, au cas où le travail commencerait. Tout d'abord, achetez les produits de soin pour bébé dont vous aurez besoin juste après la naissance (voir p. 269), un siège auto et un lit d'enfant. Si vous avez des difficultés à faire les courses en fin de grossesse, pensez à la possibilité d'acheter par correspondance.

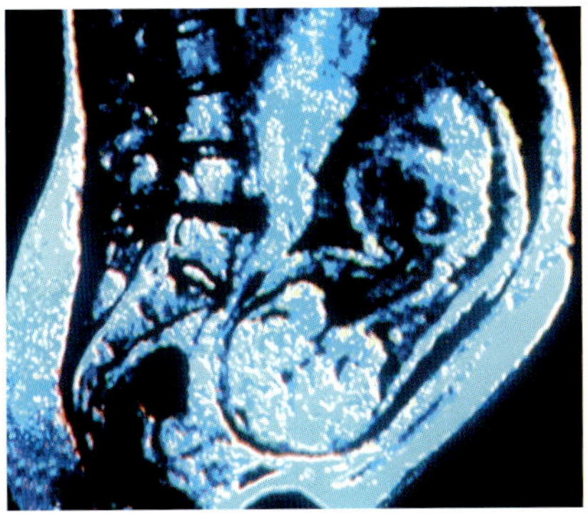

VOUS ÊTES À 34 SEMAINES ET 5 JOURS

Encore 37 jours…

BÉBÉ AUJOURD'HUI

Voici l'IRM d'une grossesse. La colonne vertébrale de la maman est située sur la gauche de l'image, et le bébé est positionné la tête en bas. Une IRM est rarement utile pendant la grossesse, mais elle s'avère sans danger en cas de besoin.

Vous allez être très attentive à la moindre de vos douleurs au cours de ces dernières semaines de grossesse.

À ce stade de la grossesse, vous risquez d'interpréter le moindre élancement comme le début du travail. Rappelez-vous qu'il est plus probable que vos douleurs soient dues à la constipation ou à l'étirement des ligaments.

Vous ressentirez peut-être des contractions dites de Braxton Hicks, qui ne correspondent qu'à des contractions isolées de l'utérus qui s'échauffe avant le travail, et permettent d'envoyer davantage de sang vers le placenta au cours des dernières semaines de grossesse. Certaines femmes ne les remarquent même pas, alors qu'elles sont très inconfortables pour d'autres. Détendez les muscles utérins en changeant de position, marchez, ou prenez un bain chaud pour soulager la gêne passagère.

Si vous avez des doutes sur la nature des contractions, n'hésitez pas à consulter une sage-femme.

L'AVIS… D'UNE MAMAN

Matériel pour faciliter l'allaitement :

- **Les soutiens-gorge d'allaitement** peuvent se dégrafer par l'avant, ou sont munis de Velcro. Choisissez la bonne taille sans oublier que votre poitrine va gonfler lorsque le lait commencera à monter. Vous aurez besoin d'au moins deux soutiens-gorge d'allaitement pour les alterner.
- **Les crèmes hydratantes pour mamelons** sont très utiles en cas de gerçures.
- **Les coussinets d'allaitement** (jetables ou lavables) se glissent dans votre lingerie et absorbent les écoulements de lait entre les tétées. Il existe aussi des coquilles d'allaitement pour recueillir les éventuelles pertes de lait.
- **Les oreillers d'allaitement** en forme de « V » ne sont pas indispensables, mais participent à votre confort et à celui de votre bébé.
- **Les lingettes** spéciales permettent d'essuyer le lait en surplus.
- Éventuellement, **un tire-lait et des biberons** pour conserver le lait.

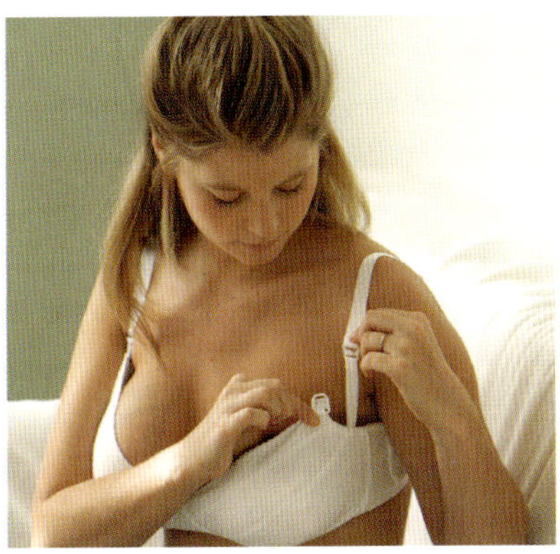

NE PAS OUBLIER

L'allaitement

Si vous avez décidé d'allaiter, vous avez fait le meilleur choix possible pour votre bébé et vous-même (voir p. 448-449). Toutefois, il n'est pas toujours évident les premières fois de faire les bons gestes. Voici quelques conseils pour vous préparer :

- **Lisez sur le sujet.** Si vous vous posez des questions, vous verrez que d'autres femmes se les posent aussi et vous trouverez les réponses. Il est par exemple utile de savoir comment positionner correctement le bébé (voir p. 448).
- **Parlez de vos inquiétudes** avant la naissance à votre sage-femme ou à des amies qui ont déjà allaité.
- **Regardez la façon dont les autres femmes s'y prennent.** Vous pouvez être gênée à l'idée d'allaiter en public, et voir comment s'y prendre discrètement vous sera utile. Vous pouvez également demander à une amie de vous montrer.
- **Contactez les associations,** qui peuvent vous donner des conseils utiles : Solidarilait, la Leche Leage France ou le lactarium de la région Île-de-France (voir p. 480).

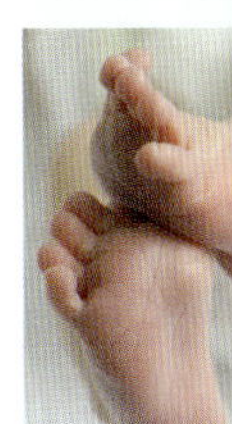

Les droits de la femme enceinte

L'arrivée d'un bébé constitue un changement majeur dans la vie des nouveaux parents qui manquent souvent de temps et de moyens. Renseignez-vous sur vos droits en matière de congés et d'allocations afin de vous faciliter la transition.

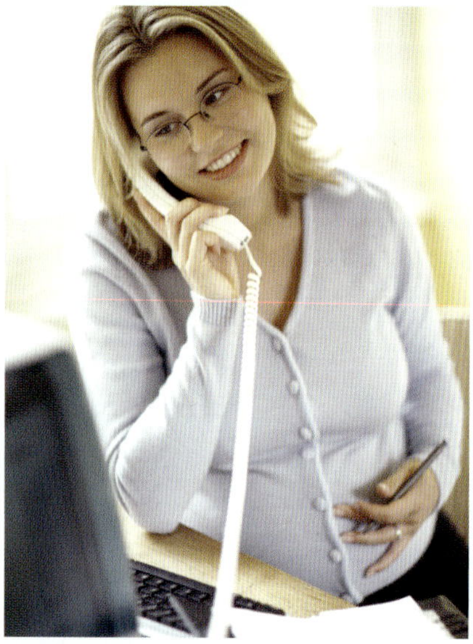

Le fait de vous renseigner sur vos droits vous donnera un sentiment de sécurité pendant votre congé maternité.

AIDE-MÉMOIRE

Durée du congé

La durée du congé maternité dépend du nombre d'enfant(s) attendu(s) et du nombre d'enfant(s) déjà à charge. Vous avez la possibilité de réduire la période de congés prénatal de 3 semaines maximum et de la reporter après l'accouchement.

- **Si vous attendez un enfant,** votre congé sera de 16 semaines si c'est votre premier ou votre deuxième enfant, et de 26 semaines si c'est votre troisième enfant.
- **Si vous attendez des jumeaux,** le congé est de 34 semaines.
- **Si vous attendez des triplés ou plus,** votre congé sera de 46 semaines.

Le congé maternité

Le congé maternité est une interruption temporaire de travail, durant laquelle vous pourrez percevoir des indemnités dont le montant est basé sur votre salaire. Par ailleurs, vous êtes assurée de retrouver votre poste ou un poste similaire au sein de votre entreprise lorsque vous reprendrez le travail. C'est donc une protection légale à laquelle vous avez droit, si vous bénéficiez de la sécurité sociale, quelle que soit votre ancienneté dans l'entreprise.

Les conditions de travail pendant votre grossesse Vous pouvez bénéficier d'autorisations d'absence sans diminution de salaire pour vous rendre aux examens médicaux obligatoires dans le cadre de la surveillance médicale de la grossesse et des suites de l'accouchement. Si votre poste est incompatible avec la grossesse, un changement momentané d'emploi, sans diminution de salaire, peut vous être proposé. D'autre part, sachez que vous ne pouvez pas être licenciée, mais vous pouvez en revanche démissionner sans préavis.

Si votre état de santé le justifie médicalement, vous pouvez bénéficier d'un congé pathologique ; la durée du congé maternité peut être alors augmentée de 2 semaines maximum avant la date présumée de l'accouchement.

Lors de votre congé maternité Votre contrat de travail est suspendu, mais il sera assimilé à du travail effectif pour le calcul de vos congés et pour la détermination de votre ancienneté. Vous êtes toujours protégée contre un licenciement

Le jour de votre reprise du travail, vous bénéficierez d'une visite médicale de reprise par le médecin du travail.

BON À SAVOIR

Les indemnités journalières

Pour en bénéficier, vous devez :

- **cesser toute activité** pendant au moins 8 semaines ;
- **être inscrite en tant qu'assurée sociale** depuis au moins 10 mois à la date présumée de l'accouchement ;
- **avoir cotisé** sur un salaire égal à 1015 fois la valeur du SMIC horaire pendant les 6 mois précédant la date du début du repos prénatal ou de la grossesse, soit avoir travaillé 200 heures dans les 3 mois civils ou 90 jours précédant l'une ou l'autre date.

Les indemnités

Si vous êtes salariée Le montant de vos indemnités journalières est calculé sur la base des salaires perçus au cours des 3 mois précédant le début du congé de maternité. Le salaire de référence est donc le salaire brut des 3 derniers mois de salaire, diminué de la part salariale des cotisations légale et conventionnelle et de la contribution sociale généralisée (CSG), dans la limite du plafond de Sécurité sociale. Tous les éléments de rémunération sont pris en compte, y compris le treizième mois, les heures supplémentaires régulières et les primes éventuelles. Le salaire net des 3 derniers mois est divisé par 90 pour obtenir le gain journalier de base.

Votre employeur peut maintenir votre salaire, mais ce n'est pas une obligation légale. Consultez votre convention collective pour connaître les conditions de maintien de votre salaire durant votre congé maternité.

QUESTIONS/RÉPONSES

Quelle démarche dois-je faire auprès de mon employeur pour bénéficier du congé maternité ?

En tant que salariée, pour bénéficier de ce congé, vous devez obligatoirement avertir votre employeur du motif de votre absence et de la date à laquelle vous avez l'intention de reprendre votre travail. Cette formalité doit être effectuée par lettre recommandée avec accusé de réception.

Quelles démarches dois-je faire auprès de l'assurance-maladie pour être indemnisée ?

C'est à votre employeur d'envoyer à l'assurance-maladie une attestation de salaire dès le début de votre période de congé prénatal. Pensez à vous assurer auprès de lui qu'il a bien effectué cette démarche. C'est en fonction de ces informations que sont calculées vos indemnités journalières.

Je suis en période d'essai pour le poste de mes rêves, mais je suis enceinte de 8 semaines. Est-ce que je risque de ne pas avoir le poste si je l'annonce ?

Légalement, l'employeur ne peut pas refuser de vous embaucher ou résilier votre contrat pendant la période d'essai en prenant pour motif votre grossesse. Si vous pensez que cela est votre cas, il existe des recours juridiques.

Si vous êtes indépendante Si vous êtes artisane, commerçante ou exercez une profession libérale, vous bénéficiez d'une allocation forfaitaire de repos maternel pour compenser la diminution d'activité, qui est versée en deux fois. Une indemnité journalière forfaitaire supplémentaire est versée si vous arrêtez votre activité pendant 30 jours consécutifs.

Le congé paternité

Le congé paternité est un droit ouvert à tout salarié. Vous pouvez en bénéficier quelles que soient votre ancienneté ou la nature de votre contrat (CDI, CDD, temps partiel, intérimaire, saisonnier…) et votre situation familiale (mariage, PACS, union libre, divorce ou séparation). Il vous est ouvert même si vous ne vivez pas avec votre enfant ou avec sa mère.

Le congé paternité s'ajoute aux 3 jours d'absence autorisés par le Code du travail, est d'une durée maximale de 11 jours consécutifs au plus (samedi, dimanche et jour férié compris) pour un enfant et de 18 jours consécutifs au plus pour une naissance multiple.

Il peut débuter immédiatement après les 3 jours ou à un autre moment, mais dans les 4 mois qui suivent la naissance de l'enfant. Le congé peut durer moins de 11 jours, mais il n'est pas fractionnable.

Le congé parental d'éducation

Le congé parental d'éducation peut être accordé à tout salarié qui justifie d'une ancienneté minimale de 1 an dans son entreprise à la date de la naissance. Le congé parental a une durée initiale maximale de 1 an. Il peut être prolongé deux fois, sans toutefois excéder la date du troisième anniversaire de l'enfant. Il peut débuter à tout moment jusqu'au troisième anniversaire de l'enfant. Il suspend le contrat de travail, vous êtes donc assuré de retrouver un poste dans votre entreprise à votre retour.

Recommencer à travailler

De retour dans votre entreprise, vous bénéficiez d'aménagements de votre temps de travail :

- Vous avez le droit de demander une réduction hebdomadaire d'au moins un cinquième de votre temps de travail, à condition de ne pas travailler moins de 16 heures par semaine.
- Si vous allaitez toujours, vous disposez d'une heure par jour à prendre sur vos heures de travail pendant 1 an à compter de la naissance. Cette heure n'est pas légalement rémunérée mais beaucoup de conventions collectives l'incluent.
- En revanche, vous n'êtes pas assurée de retrouver votre poste, mais un poste équivalent en termes de salaire et de responsabilités.

Le remboursement des frais médicaux

Les examens obligatoires sont remboursés par la sécurité sociale. D'autre part, si vous accouchez à l'hôpital ou en clinique conventionnée, vous n'avez pas besoin d'avancer les frais d'accouchement, qui seront réglés directement à l'établissement par votre caisse d'assurance maladie. En revanche, les dépassements d'honoraires des médecins hospitaliers exerçant à titre libéral à l'hôpital sont à votre charge ou à celle de votre mutuelle. En clinique non conventionnée, les frais d'hospitalisation seront remboursés sur la base des tarifs de l'assurance maladie. Attention, les tarifs pratiqués sont généralement plus élevés.

LES ALLOCATIONS FAMILIALES

La prestation d'accueil du jeune enfant (PAJE) comprend :

- **la prime à la naissance** versée une seule fois pour chaque enfant avant sa naissance (selon vos ressources) ;
- **l'allocation de base,** attribuée par famille. En cas de naissances multiples, il est versé autant d'allocations de base que d'enfants nés du même accouchement (selon vos ressources) ;
- **un complément de libre choix d'activité (Clca)** si vous avez cessé ou réduit votre activité professionnelle pour élever votre (ou vos) enfant(s) ;
- **un complément de libre choix du mode de garde** si vous faites garder votre (ou vos) enfant(s) de moins de 6 ans par une assistante maternelle agréée, par une garde à domicile, par une association ou une entreprise habilitées ou par une microcrèche (selon vos ressources).

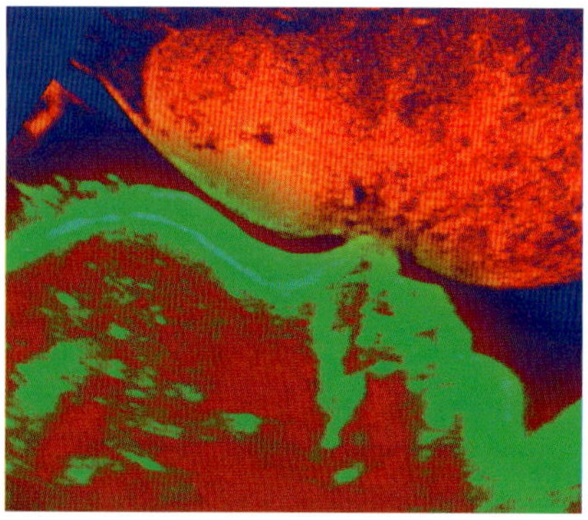

VOUS ÊTES À 34 SEMAINES ET 6 JOURS

Encore 36 jours...

BÉBÉ AUJOURD'HUI

Le placenta, coloré en rouge au-dessus du bébé coloré en vert, reçoit maintenant de votre système circulatoire 0,5 litre de sang par minute. C'est la raison pour laquelle votre volume sanguin a considérablement augmenté dans les premiers mois de grossesse.

Il n'est jamais trop tard pour améliorer votre condition physique, et tout ce que vous ferez maintenant sera bénéfique pour l'accouchement.

L'AVIS... DU MÉDECIN

Pourquoi est-ce que certains bébés naissent prématurément? Plusieurs facteurs influencent les probabilités d'un accouchement prématuré. On peut citer en particulier des problèmes obstétriques antérieurs de la maman, de sa mère ou sa sœur, une maladie contractée pendant la grossesse, l'état de santé général de la femme avant la grossesse, les grossesses multiples, un problème fœtal tel qu'un ralentissement de la croissance, imputables aux habitudes de vie.

Au cours des dernières semaines de grossesse, vous devez rester active. Continuez à faire de l'exercice de manière régulière et vous en retirerez les bénéfices en termes de condition physique, de confiance et d'énergie supplémentaire.

Choisissez des activités qui vous plaisent, comme la natation et la marche, qui ont souvent les faveurs des femmes enceintes à ce stade avancé de leur grossesse car elles contribuent à améliorer votre forme et à vous détendre.

Il est difficile de dire exactement le temps que vous devez accorder à votre activité physique car celui-ci est en fonction de l'intensité de l'effort fourni. Si votre emploi du temps le permet, préférez plusieurs séances de moyenne intensité par semaine à une seule séance hebdomadaire longue et épuisante.

Écoutez toujours votre corps et arrêtez-vous si vous avez l'impression d'avoir trop forcé. Si vous faites de l'exercice, mangez des en-cas énergétiques pour faire le plein d'énergie (voir p. 339), car au 3e trimestre, les besoins nutritionnels de votre bébé sont très importants.

LES UNITÉS KANGOUROU

Si votre bébé prématuré est admis dans une unité spécialisée (voir p. 452-453), sachez qu'il existe maintenant des unités kangourou, où le bébé est placé en incubateur mais reste près de sa mère.

La méthode kangourou a été développée à Bogota en Colombie pour faire face au manque d'incubateurs pour les nouveau-nés prématurés. Elle consiste à porter votre bébé contre votre peau et à le garder entre les seins avec la tête tournée de telle manière que son oreille soit collée au niveau de votre cœur. Cette méthode s'est avérée très bénéfique car elle contribue à stabiliser les rythmes cardiaque et respiratoire, et à allonger les périodes de sommeil. La température corporelle du bébé est régulée par celle de la mère, ce qui implique qu'il a moins d'efforts à faire pour rester au chaud.

Tout ceci lui permet de préserver son énergie pour le développement cérébral et la prise de poids. L'allaitement est également plus profitable et certains « bébés kangourou » ne descendent pas en dessous de leur poids de naissance.

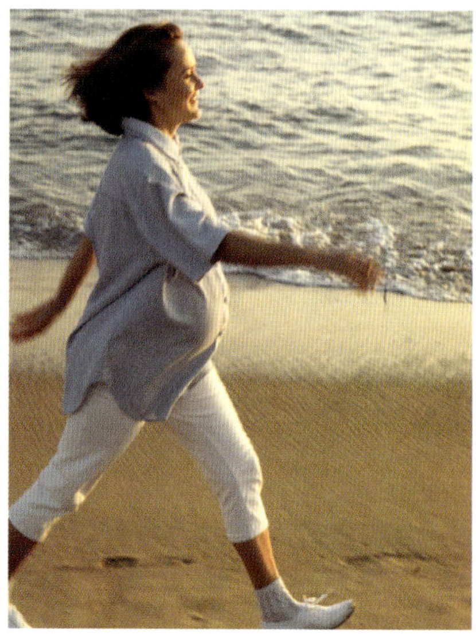

Une promenade quotidienne vous rendra tonique. C'est une bonne préparation à toutes celles que vous ferez ensuite avec votre bébé.

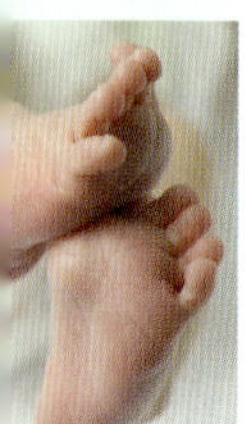

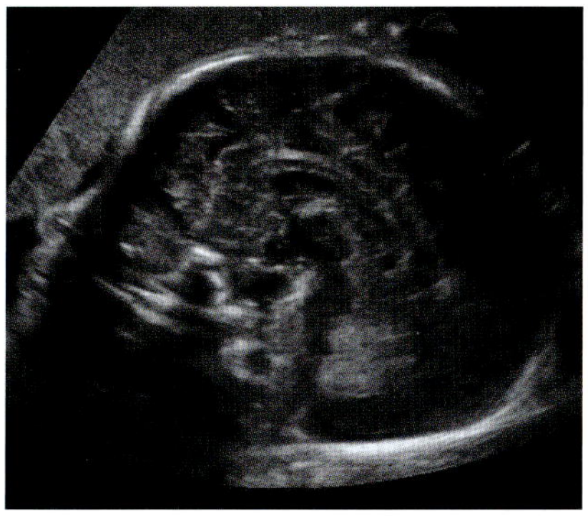

VOUS ÊTES À 35 SEMAINES EXACTEMENT

Encore 35 jours…

BÉBÉ AUJOURD'HUI

Le cerveau du bébé continue de se développer. Cette image d'échographie montre la présence de circonvolutions cérébrales qui commencent à donner à ce dernier son aspect habituel. Les reflets clairs proviennent du crâne.

Vous allez vous sentir de plus en plus « maman »: vous serez alors impatiente d'accoucher.

Avant la naissance, il est difficile d'imaginer la relation que vous allez tisser avec votre bébé, même si vous ressentez déjà avec lui un lien étroit qui s'est mis en place pendant la grossesse.

Heureusement, en règle générale, le bébé suscite dès la naissance un très grand élan maternel et les liens affectifs vont assez vite se nouer. Les autres bébés peuvent vous laisser indifférente, mais le vôtre éveillera en vous toutes sortes de sentiments qui vous sont encore inconnus. Il est normal de vous inquiéter de tout ce qui touche à la maternité, mais une fois que le bébé sera né, vos priorités vont devenir très claires, tout comme votre affection, même si la création des liens entre une mère et son enfant n'est pas toujours immédiate.

Dans certains cas, une dépression postnatale (voir p. 475) ou le baby blues (voir p. 447) peuvent interrompre l'évolution naturelle de l'instinct maternel à l'égard de son bébé.

L'AVIS… DE LA SAGE-FEMME

Serai-je capable d'allaiter mes jumeaux? Bien sûr, mais n'hésitez pas vous renseigner auprès de structures spécialisées dans l'allaitement (voir p. 480) dès la naissance. Apprenez les bonnes positions (voir p. 448-449) dès le départ, pour prendre confiance en vous, et continuer seule.

Beaucoup de mamans de jumeaux estiment que le moyen le plus simple consiste à les allaiter en même temps, en utilisant un coussin spécialement conçu que vous pouvez déjà vous procurer. Il existe plusieurs positions possibles pour l'allaitement au sein des jumeaux qu'une sage-femme peut également vous indiquer.

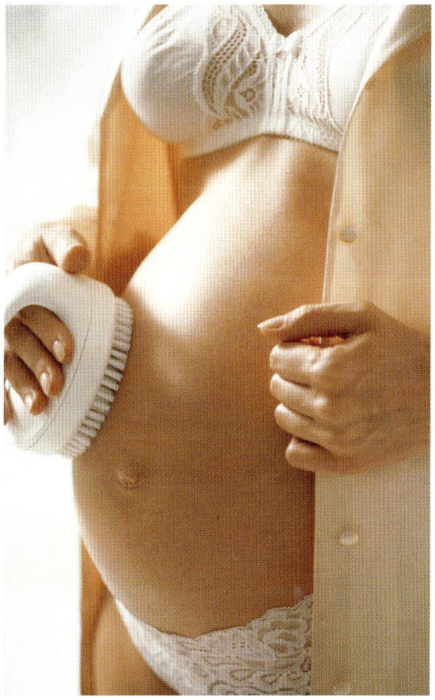

GROS PLAN SUR… VOTRE CORPS

Chouchoutez-vous !

Prenez soin de vous car vous aurez moins de temps pour vous après la naissance. Il est important pour vous de vous sentir belle et détendue.

- **Passez chez la manucure,** mais évitez la pose de faux ongles qui ne feront pas bon ménage avec le bébé.
- **Offrez-vous un soin du visage revitalisant** qui vous fera vous sentir belle, rajeunie, et détendue.
- **Faites-vous couper les cheveux** car il est probable qu'il s'écoulera un certain temps avant que le coiffeur ne vous revoie à nouveau. Choisissez une coupe facile à entretenir après l'arrivée du bébé.
- **Si vous ressentez des douleurs,** prenez rendez-vous pour un massage avec un praticien spécialisé dans les grossesses.
- **Allez chez le pédicure** car il vous est difficile, voire impossible, de vous occuper seule de vos pieds.

Des gommages doux et des crèmes hydratantes rendront la peau de votre ventre aussi lisse que possible ; s'ils ne pourront pas empêcher les vergetures, mais ils amélioreront l'aspect de la peau.

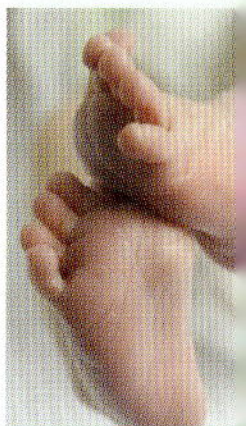

La 36e semaine

ABORDEZ LA QUESTION DU MODE D'ACCOUCHEMENT AVEC VOTRE COMPAGNON.

N'attendez pas la dernière minute pour régler certains détails. Tout doit être prêt lorsque le travail se déclenchera, peut-être plus tôt que vous ne l'imaginez. Préparez-vous à faire face à la situation, pensez aux détails pratiques tels que la garde des enfants, et même celle de votre animal domestique, demandez à vos proches si vous pouvez compter sur eux et préparez votre valise.

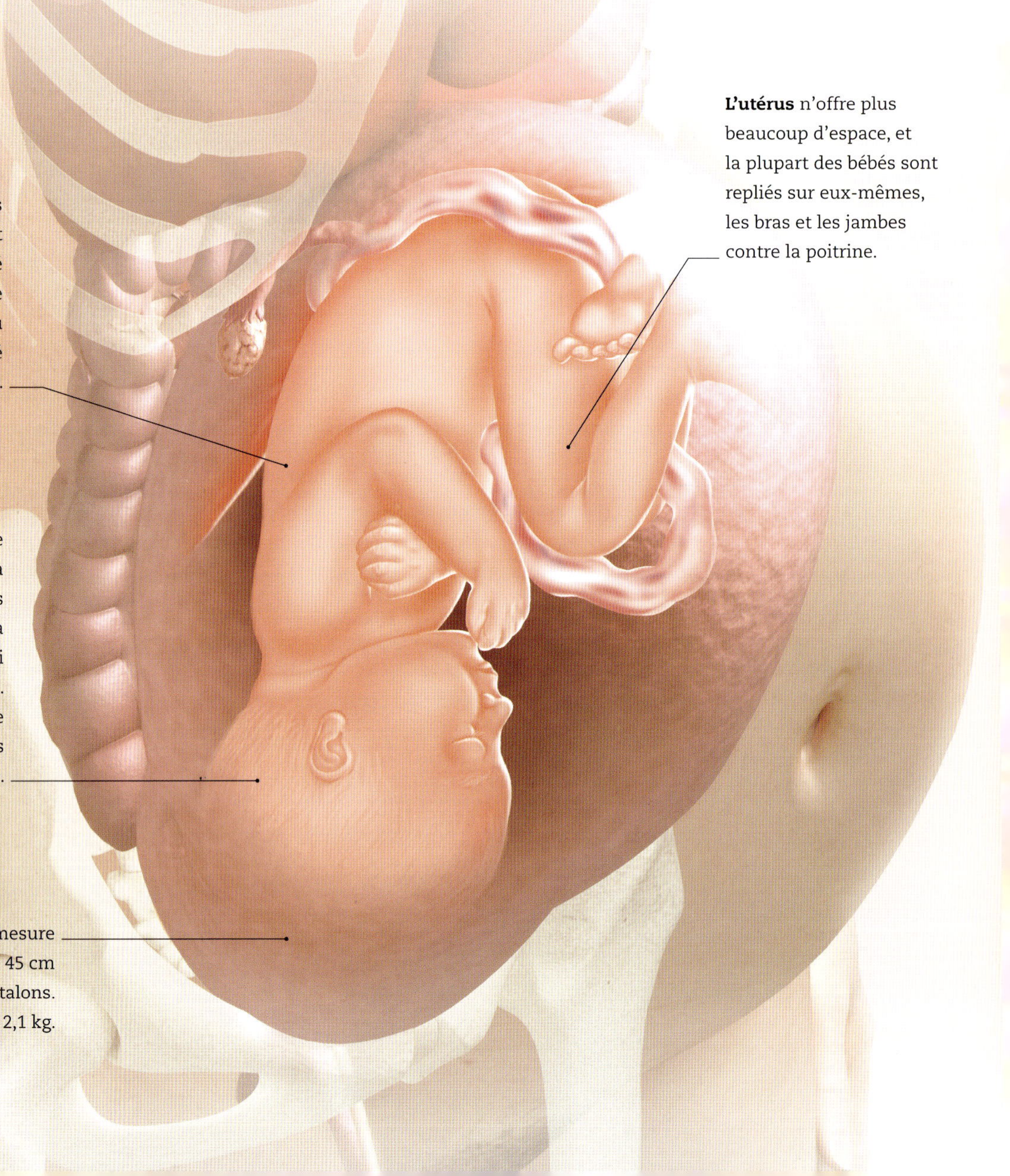

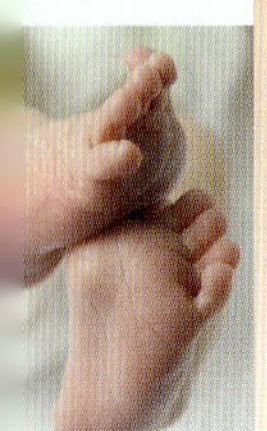

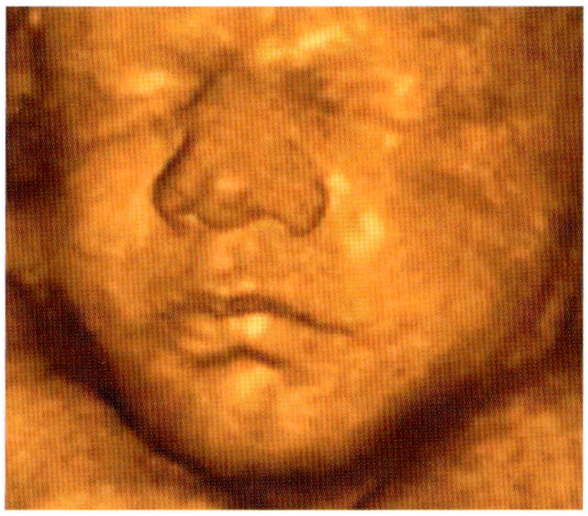

VOUS ÊTES À 35 SEMAINES ET 1 JOUR

Encore 34 jours…

BÉBÉ AUJOURD'HUI

La couleur des yeux et des cheveux du bébé est déterminée génétiquement avant la naissance. Malheureusement, aussi détaillée que puisse être une image échographique, elle ne peut que révéler les formes des structures, mais jamais les véritables couleurs.

Votre vie sociale est peut-être déjà en train de changer, alors que le bébé n'est même pas encore arrivé.

L'envie de rester chez vous est tout à fait normale à ce stade de la grossesse. Vous allez peut-être hésiter à prendre des engagements pour les prochaines semaines, juste au cas où. Cependant, n'hésitez pas à fixer des rendez-vous avec vos amis car ils comprendront très bien si vous annulez à la dernière minute. Vous verrez également que dès que vous serez en congé maternité, vous serez ravie de quitter la maison le soir.

Ne manquez pas les occasions de sortir avec votre partenaire pendant ces dernières semaines, car les dîners à l'extérieur en amoureux ne seront sûrement plus au programme après l'arrivée du bébé.

L'AVIS… DE LA SAGE-FEMME

Mes pieds sont enflés, que dois-je faire? Les œdèmes au niveau des chevilles et des pieds sont le résultat d'une accumulation excessive de liquide dans les tissus, liée à l'augmentation du volume sanguin (voir p. 466). Il s'agit d'un problème courant en fin de grossesse car le volume sanguin continue d'augmenter. Le gonflement s'aggrave en fin de journée et lorsqu'il fait chaud. Il existe quelques moyens pour réduire les gonflements comme surélever les jambes quand vous êtes assise, remuer les pieds régulièrement, vous allonger sur le sol en appuyant les pieds contre le mur, et porter des collants ou des bas de contention (voir p. 225) qui améliorent la circulation. Buvez également beaucoup, surtout de l'eau, pour stimuler les reins et réduire la rétention d'eau. Évitez les diurétiques car les études ont démontré qu'ils sont susceptibles d'affecter diversement le fœtus.

GROS PLAN SUR… VOTRE CORPS

Le pouvoir apaisant de l'eau

Même si vous vous sentez trop grosse pour faire de l'exercice, nager est une activité très conseillée en fin de grossesse, car l'eau porte le poids de votre ventre et vous fait sentir moins lourde. Nagez lentement et détendez-vous dans l'eau. Vous pouvez continuer à suivre des cours de natation prénatale, spécialement adaptés aux femmes enceintes.

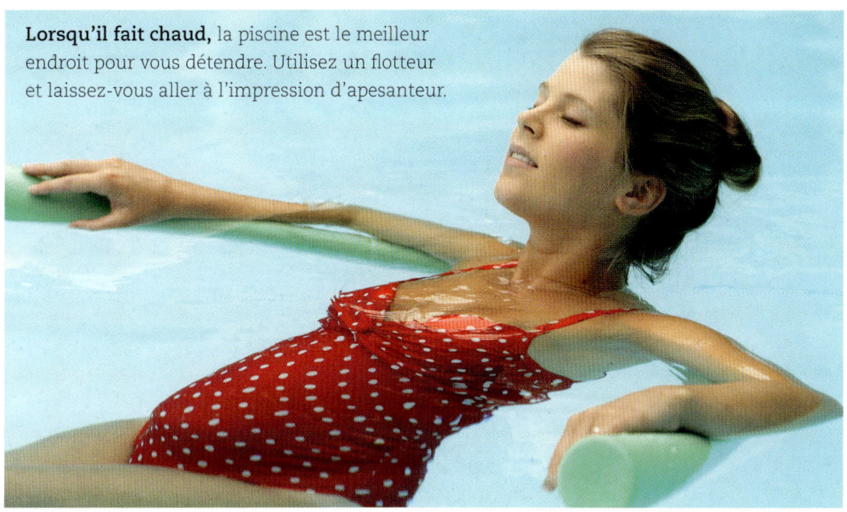

Lorsqu'il fait chaud, la piscine est le meilleur endroit pour vous détendre. Utilisez un flotteur et laissez-vous aller à l'impression d'apesanteur.

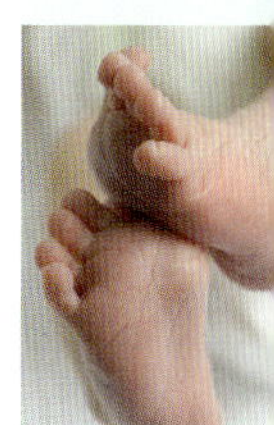

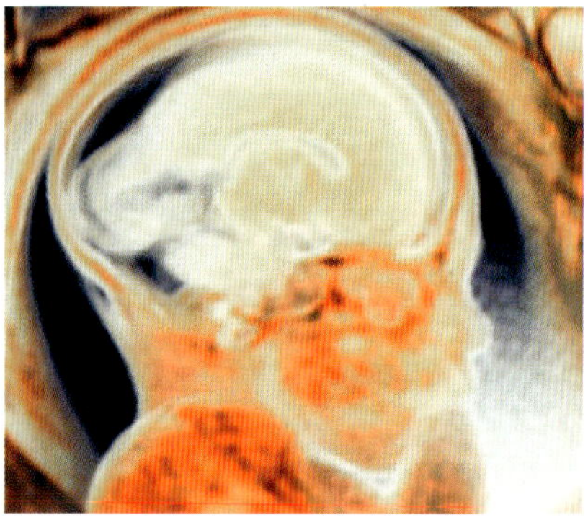

VOUS ÊTES À 35 SEMAINES ET 2 JOURS

Encore 33 jours…

BÉBÉ AUJOURD'HUI

Cette image dévoile les détails du cerveau du bébé. L'IRM montre bien les structures du système nerveux central, mais le temps qu'elle demande et la difficulté d'interprétation des images l'excluent des examens de routine.

Les yeux du bébé commencent à développer leur propre couleur, mais le bébé aura de toute façon les yeux assez clairs à la naissance.

Quelle sera la couleur des yeux de votre bébé? L'iris contrôle la quantité de lumière qui pénètre à l'intérieur de l'œil. Il lui donne également sa couleur, en fonction de la quantité de mélanine qu'il contient, la même substance qui donne sa couleur à la peau.

Votre bébé n'aura pas forcément les yeux de la même couleur que les vôtres ou que ceux de votre partenaire (voir p. 55). La plupart des bébés à la peau claire naissent avec une faible quantité de mélanine dans les yeux, dont l'iris sera gris ou bleu. Lorsque la peau est sombre, la quantité de mélanine est plus importante, et les yeux sont en général gris foncé ou marrons. Leur couleur évolue après la naissance car la mélanine est produite en réaction à la lumière, et ce n'est pas avant un an qu'elle sera définitive.

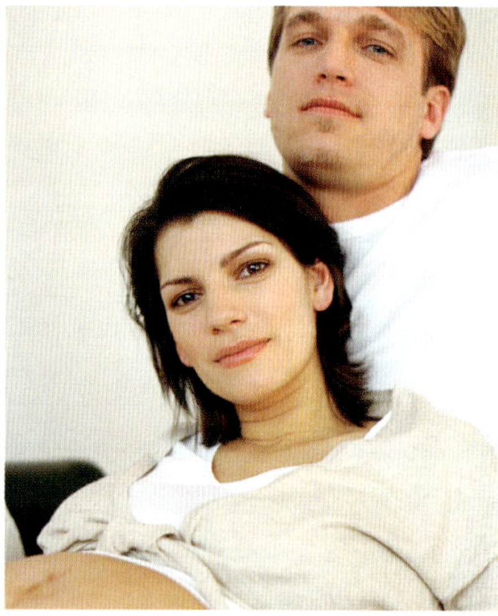

Si la couleur de vos yeux et de vos cheveux est très différente de celle de votre partenaire, vous aurez du mal à imaginer à qui votre bébé va ressembler. C'est bien après la naissance que ses couleurs définitives apparaîtront.

LA VISUALISATION

La visualisation est un moyen efficace de vous préparer à l'accouchement. Essayez de pratiquer cet exercice pendant les dernières semaines en commençant par cet exercice de relaxation de base.

Contractez puis détendez doucement chacun de vos muscles en descendant depuis le sommet du crâne jusqu'aux orteils, en vous concentrant sur la respiration. Imaginez ensuite l'évolution positive de l'accouchement, avec le bébé qui flotte dans l'eau et qui est doucement balancé lorsque les contractions commencent. Les tensions que vous ressentez ne sont que les parois de votre utérus qui guident votre bébé vers le monde, et les contractions des vagues sur lesquelles vous vous laissez porter.

GROS PLAN SUR… VOTRE CORPS

La césarienne

Si vous devez accoucher par césarienne, il vaut mieux savoir à quoi vous attendre après la naissance. Une césarienne est une intervention chirurgicale importante après laquelle vous resterez mobile, mais vous devrez prendre beaucoup de repos et éviter les charges lourdes pendant les premières semaines. Si vous avez d'autres jeunes enfants ou si vous êtes seule à la maison, essayez de recruter toute l'aide possible pour la période postopératoire. Évitez les courses qui impliquent le transport des sacs lourds, et choisissez plutôt l'achat en ligne ou la livraison à domicile.

Il est conseillé de ne pas conduire les six premières semaines suivant la césarienne. Si vous décidez de le faire malgré tout, vérifiez que vous êtes assurée, et veillez à ce que la ceinture de sécurité ne vous gêne pas et que vous pouvez effectuer les manœuvres sans difficulté, y compris les arrêts d'urgence.

Il faut en général 6 semaines pour récupérer complètement d'un accouchement par césarienne, et pour qu'elle cicatrise complètement.

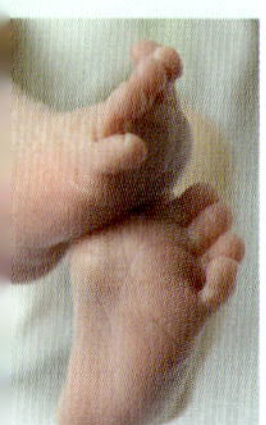

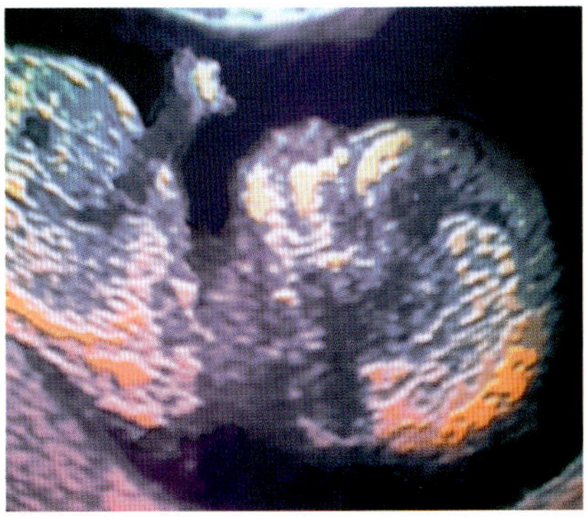

VOUS ÊTES À 35 SEMAINES ET 3 JOURS

Encore 32 jours…

BÉBÉ AUJOURD'HUI

Cette semaine, les poumons sont presque totalement opérationnels ; ils sont donc capables de remplir leur fonction en cas de naissance prématurée, qui est considérée comme telle jusqu'à la 37ᵉ semaine d'aménorrhée.

N'oubliez pas que le changement va aussi affecter la vie de votre partenaire. Essayez de l'inclure dans la préparation à l'accouchement.

Toute l'attention de l'équipe médicale et des proches est inévitablement portée à la femme à l'approche de la naissance, mais il ne faut pas négliger le futur papa, qui est probablement inquiet à l'idée d'assister à l'accouchement et notamment de vous voir souffrir. Certains hommes culpabilisent même de ne pouvoir prendre sur eux une partie de la douleur et aider davantage.

Votre partenaire pense peut-être aussi à la responsabilité qui sera la sienne à l'égard d'un nouveau-né dans quelques petites semaines. Parlez avec lui si vous le sentez tendu, et faites-le participer le plus possible en lui demandant de vous aider à faire face aux inconvénients de la grossesse et aux préparatifs de l'accouchement. Si vous avez émis des désirs particuliers pour l'accouchement (voir p. 181 et 303), passez-les en revue avec lui et discutez de ce qui pourrait se passer et de quelle manière il devra réagir le jour venu.

Vous pouvez pratiquer les positions et les techniques de relaxation pour le travail, de manière qu'il comprenne mieux comment vous assister. Si possible, emmenez-le avec vous à votre dernière visite prénatale afin qu'il puisse évoquer ses inquiétudes avec une sage-femme.

L'AVIS… DE LA SAGE-FEMME

J'accouche de jumeaux la semaine prochaine. Serai-je capable de les aimer autant tous les deux ? Bien que cela puisse être un problème, il est probable que, plutôt que de favoriser un bébé par rapport à l'autre, vous accordiez plus d'attention à celui qui pourrait en avoir le plus besoin sur le moment.

Il est également possible que la tension provoquée par la présence de deux bébés dans la maison retarde la création des liens affectifs, de la même manière que si l'accouchement a été difficile, si les parents sont épuisés, ou si un bébé a du mal à s'alimenter ou est plus grincheux que l'autre. Mais ceci ne signifie pas que les liens ne se formeront pas avec le temps.

Dans toutes les familles, on assiste à des flux et des reflux d'affection entre parents et enfants. Lorsque les parents ont deux enfants d'âges différents, ils les aiment de manière différente, mais cela ne signifie pas que leur amour pour le premier se fasse au détriment du second. Si vous êtes toujours inquiète après la naissance, parlez-en à une sage-femme ou prenez contact avec d'autres mères de jumeaux (voir p. 480).

GROS PLAN SUR… LES PAPAS

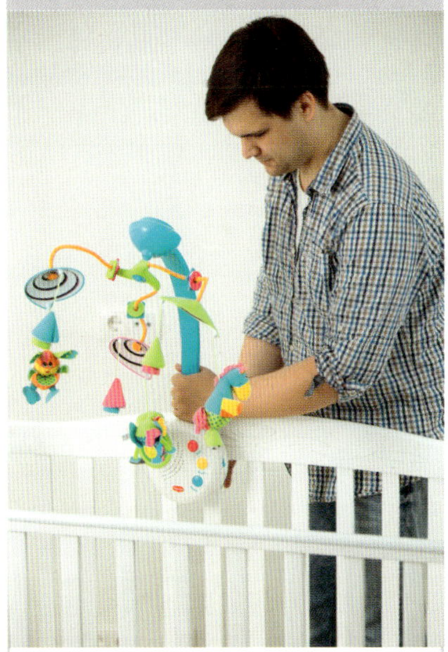

Se préparer

Voici quelques points à vérifier :

- **Un lit nacelle** est indispensable pour transporter le bébé en voiture. Installez-le dès maintenant.
- **Le lit d'enfant** si vous pensez en utiliser un pendant les premières semaines.
- **Les affaires du bébé** doivent avoir trouvé leur place. Il est plus pratique de tout regrouper dans la chambre du bébé.

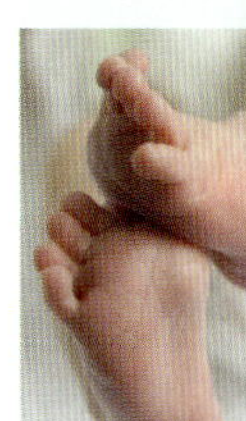

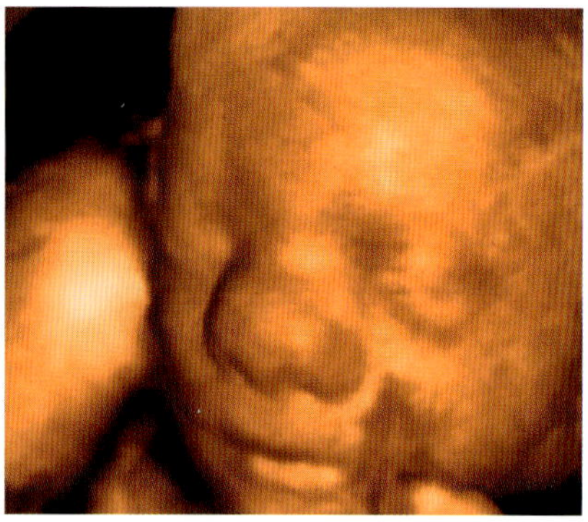

VOUS ÊTES À 35 SEMAINES ET 4 JOURS

Encore 31 jours…

BÉBÉ AUJOURD'HUI

Le cœur de votre bébé bat vite, entre 110 et 160 pulsations par minute, et il continuera à ce rythme après la naissance. Il faudra plusieurs années avant que sa fréquence cardiaque ne descende aux alentours de 70 pulsations par minute, comme les adultes.

Les poumons ne sont pas complètement opérationnels avant ces dernières semaines où d'importants développements se produisent.

Imaginez le poumon comme un arbre dont la trachée serait le tronc d'où partent les branches, les bronches, lesquelles se divisent à plusieurs reprises en brindilles se terminant par des structures délicates appelées alvéoles, les feuilles de l'arbre dans lesquelles les échanges gazeux vont se produire.

Les alvéoles commencent à se développer à la 24e semaine et continuent à se multiplier tout au long de la grossesse. Elles contiennent les cellules productrices du surfactant qui les maintient ouvertes, et deviennent à ce stade totalement opérationnelles.

LE REPOS FORCÉ

Dans certains cas, vous serez admise à l'hôpital pour vous reposer avant le terme de votre grossesse :

- **En cas de prééclampsie** (voir p. 474), des mesures seront mises en œuvre pour réduire votre tension artérielle.
- **En cas de saignements vaginaux,** qui peuvent être la conséquence d'un placenta prævia (voir p. 214 et 215) ou d'un décollement du placenta (voir p. 473).

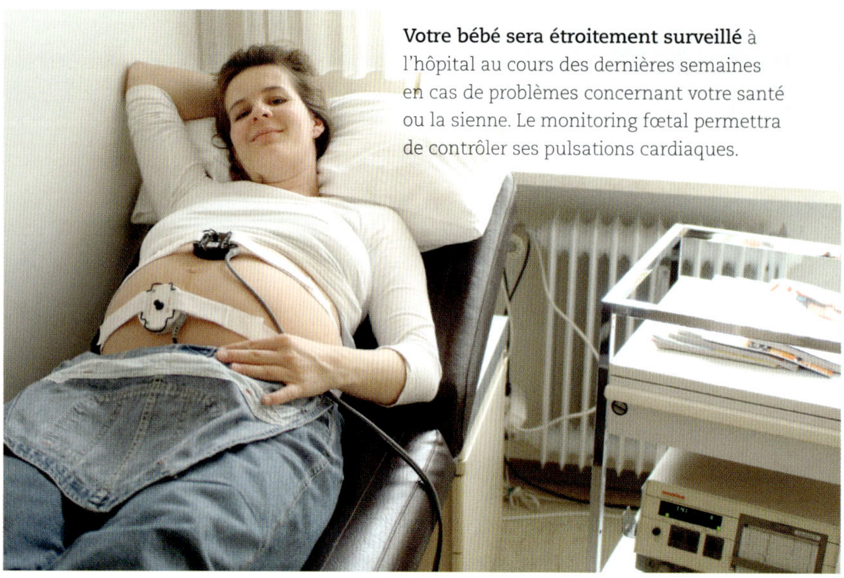

Votre bébé sera étroitement surveillé à l'hôpital au cours des dernières semaines en cas de problèmes concernant votre santé ou la sienne. Le monitoring fœtal permettra de contrôler ses pulsations cardiaques.

GROS PLAN SUR… VOTRE CORPS

Restez musclée

Entretenir votre musculature et faire en parallèle quelques assouplissements et des exercices d'intensité moyenne jusqu'à l'accouchement contribuent à limiter les douleurs du dos et les tensions osseuses, et vous apportent énergie et détente.

Aussi longtemps que vous vous sentez bien et respectez les consignes de la page 18, vous pouvez continuer à pratiquer une activité sportive.

Le plus important à ce stade est de faire preuve de bon sens et de rester à l'écoute de votre corps. Si vous souffrez, ressentez de la fatigue ou des vertiges, cessez immédiatement et consultez votre médecin. Vous devez adapter vos efforts en fonction de la fatigue que provoque le poids supplémentaire, ce qui implique de diminuer l'intensité ou la durée des exercices, mais pas de les arrêter si vous vous sentez bien.

Inspirez-vous des exercices proposés page 90 et page 250, mais à ce stade, n'en faites aucun qui vous impose de vous allonger sur le dos, même si vous pensez être capable de vous relever.

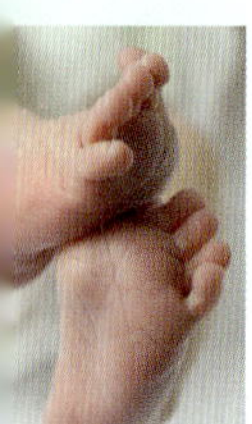

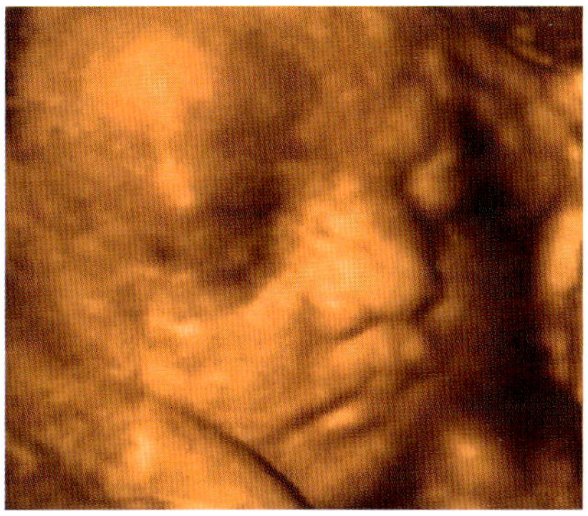

VOUS ÊTES À 35 SEMAINES ET 5 JOURS

Encore 30 jours…

BÉBÉ AUJOURD'HUI

La plupart des bébés baignent encore dans un volume important de liquide amniotique, mais les ombres du placenta et des parois de l'utérus ainsi que la position fœtale repliée laissent penser que le bébé est à son stade définitif de développement.

Occupez-vous des problèmes pratiques au cas où le travail se déclencherait maintenant.

Avec maintenant 4 semaines devant vous, il est temps de vous assurer que vous pouvez joindre votre partenaire à tout moment au cas où l'accouchement se déclencherait alors qu'il n'est pas à vos côtés, en particulier pendant ses journées de travail. De son côté, il devra laisser son téléphone portable allumé et à sa portée, et éviter autant que possible les déplacements trop lointains. Si vous avez d'autres enfants, des personnes à charge ou des animaux de compagnie, prenez soin de penser à quelqu'un pour s'occuper d'eux pendant votre séjour à l'hôpital. Expliquez à vos aînés ce qui va se passer pour qu'ils soient préparés à partir chez leurs grands-parents ou qui que ce soit susceptible de veiller sur eux. En cas de césarienne et selon leur âge, ils auront également besoin de quelqu'un pour prendre soin d'eux après votre retour de l'hôpital. Rassurez vos enfants en leur disant que vous n'êtes pas malade et que vous allez revenir, mais que vous devez aller à l'hôpital pour l'arrivée du bébé. En fonction de l'âge des enfants, vous pouvez acheter avec eux un cadeau pour le bébé, ou leur confier la tâche d'ouvrir les cadeaux de naissance, ce qu'ils feront avec joie ! Prévoyez aussi quelques petits cadeaux pour les aînés.

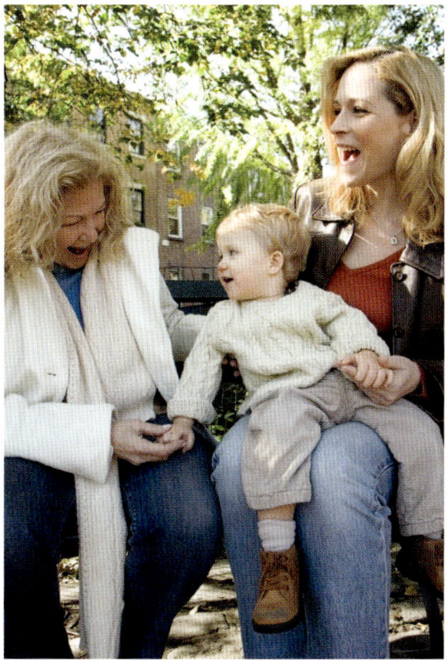

Dans les dernières semaines de grossesse, faites en sorte que vos enfants passent du temps avec les membres de la famille qui vont s'occuper d'eux pendant votre séjour à l'hôpital.

BON À SAVOIR

52 % des femmes qui ne veulent pas faire appel aux moyens de soulager la douleur changent d'avis.

Selon une étude récente du NICE (National Institute for Clinical Excellence), les femmes sous-estiment les douleurs de l'accouchement, et ne sont pas suffisamment informées sur les moyens disponibles pour les soulager (voir p. 402-407).

L'AVIS… DE LA SAGE-FEMME

Mon bébé prématuré est dans une unité de soins intensifs. Est-il utile de tirer mon lait ? Oui, cela est très utile. Le lait maternel permet de transmettre l'immunité de la maman au bébé. Les prématurés étant plus sensibles aux infections, tirer votre lait est un excellent moyen d'aider votre bébé pendant qu'il est en soins intensifs. Le lait maternel est également plus digeste pour le bébé, ce qui est d'autant plus important que les bébés prématurés ont un appareil digestif moins développé que les bébés à terme.

C'est également un bon moyen de créer des liens affectifs avec votre bébé. Vous traversez probablement une période très stressante pendant laquelle vous vous sentez impuissante. Le fait de savoir que vous aidez activement votre bébé vous aidera énormément psychologiquement.

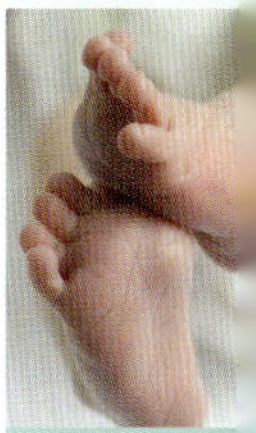

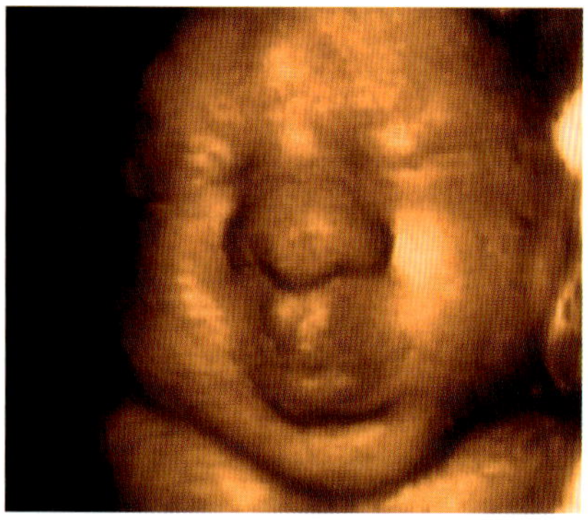

VOUS ÊTES À 35 SEMAINES ET 6 JOURS

Encore 29 jours…

BÉBÉ AUJOURD'HUI

La plupart des bébés sont maintenant en position longitudinale (la tête en bas dans le bassin). Même si la place dans l'utérus est limitée dans ces dernières semaines, le bébé peut encore tourner s'il se présente en position de siège.

Des développements complexes se produisent dans les poumons pour permettre au bébé de respirer par lui-même après la naissance.

La circulation sanguine dans les poumons du bébé reflète le développement de ses voies respiratoires. Elle est spécifique au fœtus et s'adaptera à la respiration lors de la naissance, une fois le cordon ombilical sera coupé.

Le sang quitte le cœur par le ventricule droit et passe à travers une valve antiretour, pénètre dans l'artère pulmonaire. Celle-ci se divise ensuite en deux branches destinées à chaque poumon. En attendant que le bébé respire de lui-même, le canal artériel détourne le sang des poumons du bébé pour l'amener directement dans le corps ; les poumons ne reçoivent que 10 % environ du volume sanguin du bébé. Ce canal se fermera après la naissance lorsque les poumons se dilateront. Le réseau sanguin des poumons a terminé son développement et se divise en vaisseaux de plus en plus fins en se rapprochant des alvéoles.

Si votre bébé naît par césarienne, il devra expulser ce liquide par lui-même. C'est la raison pour laquelle les césariennes sont généralement prévues après la 39e semaine. Les bébés qui naissent par césarienne plus tôt ont parfois du mal à éliminer ce liquide de leurs poumons et peuvent avoir besoin d'aide pour respirer dans les heures qui suivent la naissance.

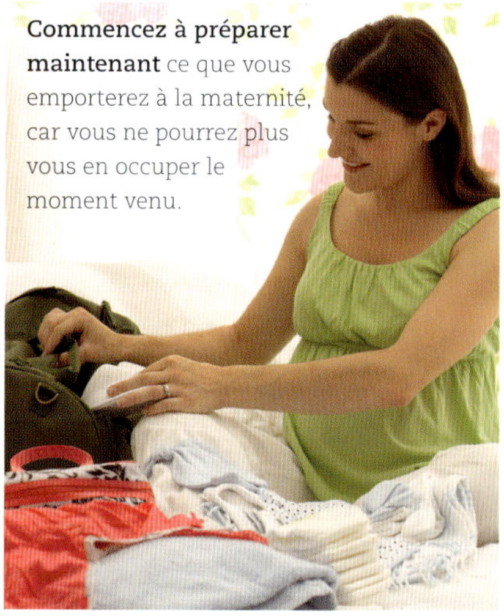

Commencez à préparer maintenant ce que vous emporterez à la maternité, car vous ne pourrez plus vous en occuper le moment venu.

LA VALISE POUR L'HÔPITAL

Pensez à ce dont vous et votre bébé aurez besoin et, en cas de césarienne, prévoyez pour quelques jours de plus.

Pour vous-même :

- Chemise de nuit
- Sous-vêtements
- Soutiens-gorge d'allaitement
- Chaussons
- Robe de chambre
- Brosse à cheveux
- Brosse à dents
- Produits de toilette
- Serviettes hygiéniques
- Coussinets d'allaitement et crème pour mamelons
- Vêtements confortables au cas où vous devriez rester plus longtemps

Pour le bébé :

- Bodys
- Grenouillères
- Couvertures
- Couches
- Sac à couches
- Coton hydrophile
- Crème pour le change
- Lingettes bébé
- Chapeau et vêtement chaud pour le retour. et qui gardera le bébé au chaud.

Autres éléments utiles :

- Appareil photo et/ou caméra
- Musique pour l'accouchement
- Livres et magazines
- Huile de massage
- Gants de toilette
- Brumisateur

Votre partenaire peut lui aussi préparer sa valise (voir p. 338).

Ajoutez des fruits à coque, des barres de céréales, des galettes de fruits, des fruits secs, et une bouteille d'eau.

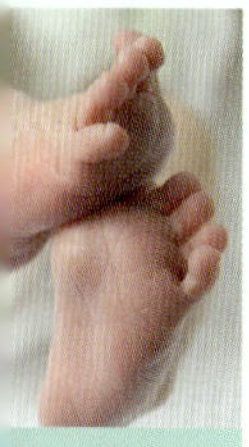

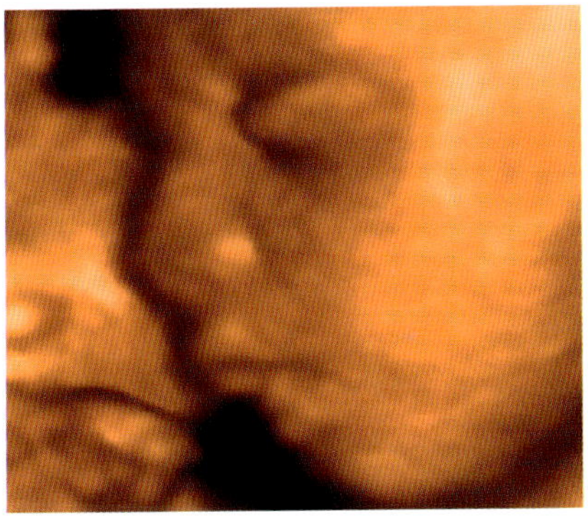

VOUS ÊTES À 36 SEMAINES EXACTEMENT

Encore 28 jours…

BÉBÉ AUJOURD'HUI

Vous remarquerez peut-être un changement dans les mouvements de votre bébé, à cause du volume réduit de liquide amniotique, et donc de l'espace limité pour bouger. Chaque mouvement est cependant plus susceptible d'être perçu du fait que le bébé touche les parois de l'utérus.

Toutes les femmes enceintes ont besoin d'aide au cours des dernières semaines, et c'est d'autant plus vrai si vous êtes célibataire.

PETITS SECRETS DE FEMMES

Fêter l'arrivée du bébé

Cette fête est courante aux États-Unis. C'est un bon moyen de vous retrouver entre amies. Organisez-la vous-même ou demandez à votre meilleure amie de prendre les choses en main si vous êtes trop fatiguée.

Voici quelques idées :

- Les soins du corps : une manucure ou une pédicure mutuelle entre les invitées, ou recrutez une esthéticienne pour l'après-midi.
- Un cadeau commun : regroupez-vous pour offrir quelque chose à la future maman, utile comme un siège-auto, ou agréable comme une journée au spa.
- Prévoyez des jeux, comme deviner le sexe du bébé, son poids, et la date de l'accouchement.
- Les rafraîchissements : apportez du champagne, des boissons non alcoolisées, des amuse-gueules et un gâteau.

Que vous soyez seule par choix ou par obligation, vous risquez d'être envahie d'émotions diverses au cours des semaines à venir. Il est certain que procréer alors que l'on est célibataire implique davantage de responsabilités, mais avec un peu d'aide de la part de vos amis et des membres de la famille, vous ferez de ces dernières semaines une expérience positive.

Si vous avez peur d'accoucher seule, recherchez le soutien d'un proche joignable à tout moment. La personne que vous aurez choisie devra demander l'autorisation à son employeur de prendre un congé pour vous soutenir dès que le travail commencera. En attendant, pendant votre congé maternité, occupez-vous l'esprit le plus possible.

N'hésitez pas à demander de l'aide pour les achats de dernière minute ou pour préparer la maison à l'arrivée du bébé. Beaucoup de personnes seront flattées que vous leur demandiez de vous tenir compagnie et de vous aider à vous organiser.

Pensez à vous et simplifiez-vous d'ores et déjà la vie en préparant des repas que vous congèlerez pour faire des réserves pour les semaines suivant la naissance.

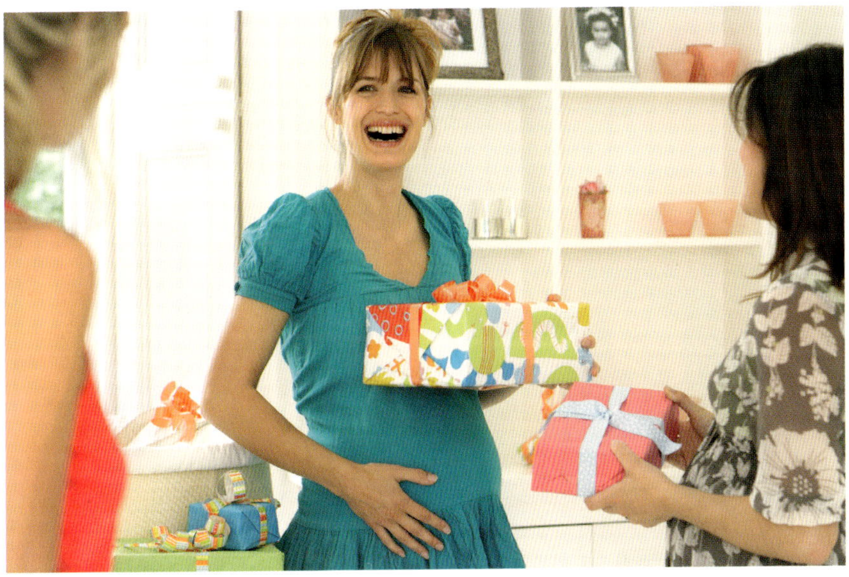

Si vous organisez une fête pour l'arrivée de votre bébé, vous recevrez sans doute des cadeaux pour lui et pour vous.

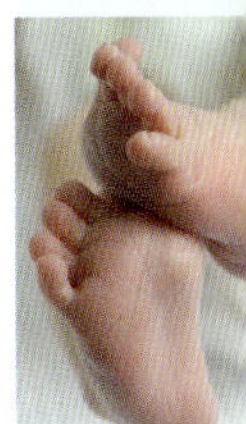

La 37e semaine

VOUS AVEZ CERTAINEMENT L'IMPRESSION QUE LE POIDS DE VOTRE VENTRE PEUT VOUS FAIRE TOMBER.

Vous êtes proche de votre taille maximum. Cette semaine peut-être, le bébé va descendre plus bas dans le bassin. Votre ventre tire vers le bas et modifie votre silhouette, ce qui n'implique pas forcément que le travail est imminent. N'ayez pas peur que le bébé « tombe », il vous reste sûrement un peu de temps pour profiter de vos congés maternité et vous organiser.

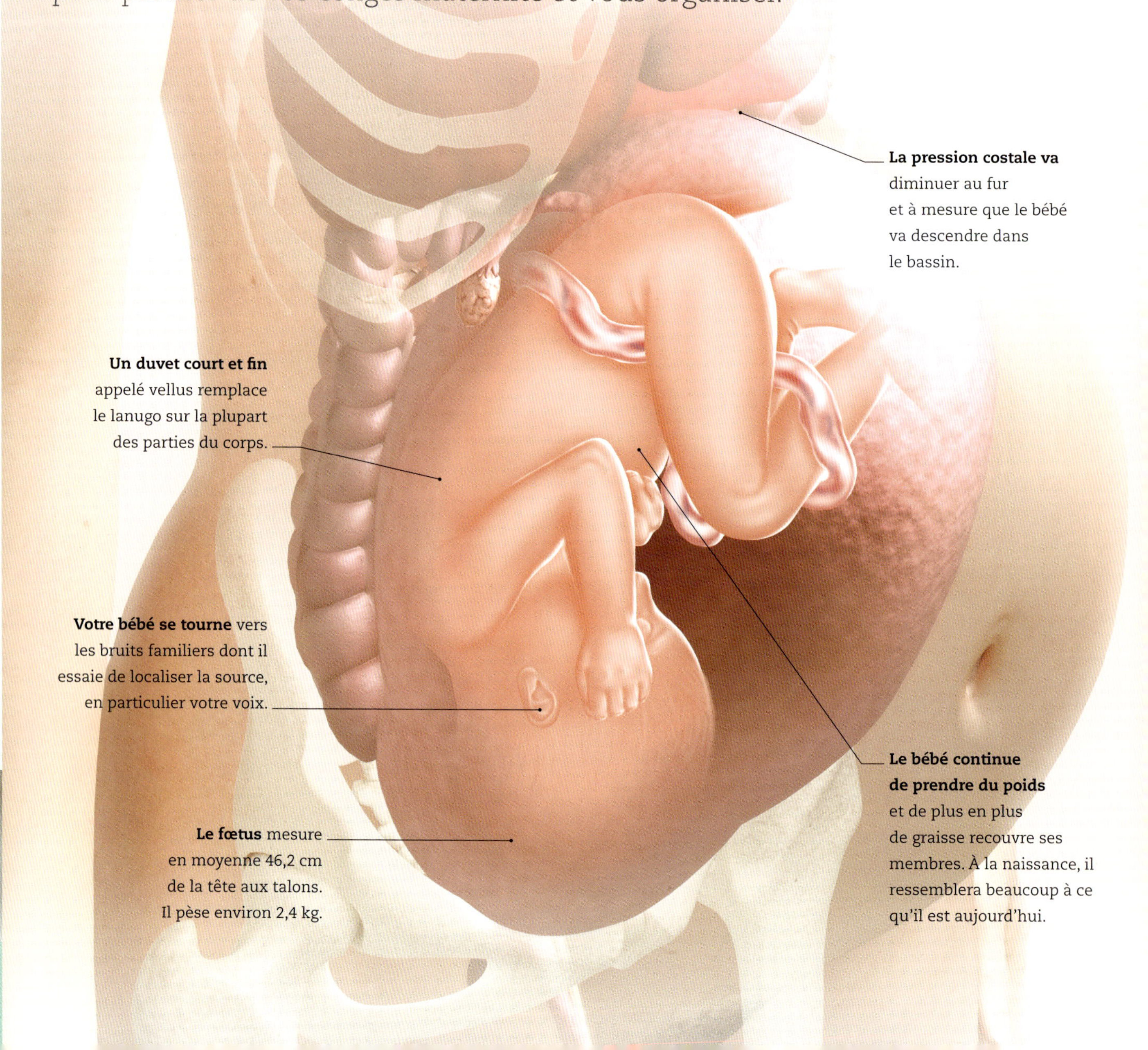

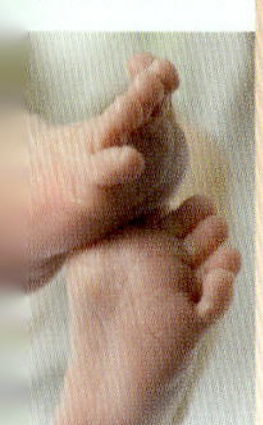

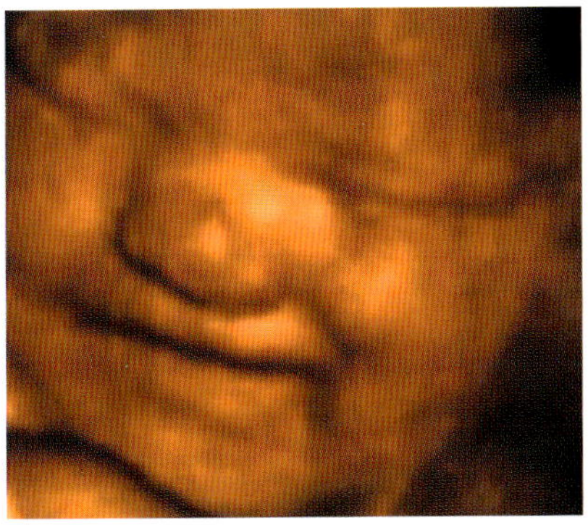

VOUS ÊTES À 36 SEMAINES ET 1 JOUR

Encore 27 jours…

BÉBÉ AUJOURD'HUI

Sur cette image, le bébé se présente en position postérieure. Cela est courant à ce stade mais de moins en moins fréquent à mesure que la grossesse avance. La sage-femme peut désormais sentir avec certitude la position du dos du bébé.

Vous êtes déjà probablement en congé maternité. C'est à la fois un soulagement et en même temps une période riche en émotions.

Si vous avez reporté de 3 semaines votre congé prénatal, vous allez vous arrêter de travailler à la fin de cette semaine. Le congé maternité est une étape importante de la grossesse. C'est maintenant que vous risquez de vraiment prendre conscience du fait que vous allez devenir maman. Heureusement, il vous reste encore quelques semaines pour vous faire à cette idée.

Ce répit vous permet de ralentir le rythme et vous évite la fatigue des transports. Mais cela ne signifie pas rester enfermée ; continuer à voir du monde est important. Bien qu'il soit bon de garder le contact avec vos collègues de travail, ne tombez pas dans le piège de répondre aux sollicitations professionnelles et de vous informer de tout ce qui se passe dans l'entreprise. Vous avez peut-être peur de perdre un peu d'identité pendant vos congés maternité, mais n'ayez crainte, vous allez vous retrouver affairée au travail avant même de l'avoir réalisé.

Essayez de profiter de cette période qui précède la naissance pour vous organiser et vous préparer à l'arrivée du bébé (voir p. 366).

L'AVIS… DE LA SAGE-FEMME

Est-ce que je sentirai le bébé s'engager ? Vous vous sentirez plus légère et la respiration sera plus facile car vos poumons auront davantage de place. Votre abdomen paraîtra moins gros et le ventre plus bas lorsque le bébé s'engagera dans la filière pelvi-génitale. La pression sur la vessie vous fera uriner plus souvent, et il se peut que vous ressentiez davantage de douleurs pelviennes.

L'ENGAGEMENT DANS LE BASSIN

L'engagement commence lorsque la tête du bébé franchit la limite supérieure du petit bassin appelée détroit supérieur pour se préparer à la naissance, ce qui peut se produire à n'importe quel moment durant ces dernières semaines. Cet engagement sera confirmé par un toucher vaginal. La descente peut se produire subitement ou se faire en douceur.

La longueur du col de l'utérus va se réduire progressivement au cours du travail jusqu'à s'effacer totalement. Puis la dilatation commence lentement, de 1 à 5 cm, puis accélère, de 5 à 10 cm (10 cm correspondant à une dilatation complète). Quand le bébé sera suffisamment bas, il sera prêt à l'expulsion.

Lorsque le bébé s'engage, vous vous sentez différente. Si vous ressentez un certain malaise au niveau du bassin et du périnée, évitez de rester trop longtemps en position debout.

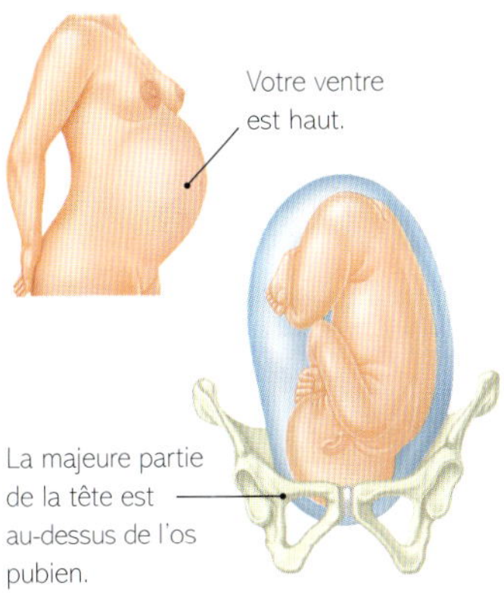

Bébé non engagé : La tête du bébé commence à descendre dans le bassin, mais est encore située au-dessus de l'os pubien.

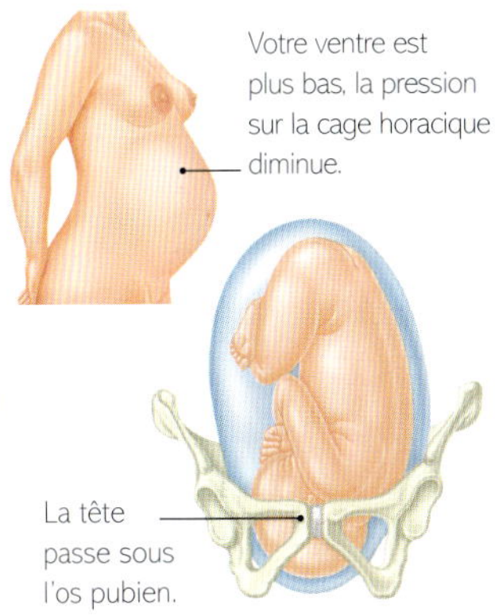

Bébé engagé : Le bébé descend dans le bassin et se prépare à la naissance. Votre ventre change de forme.

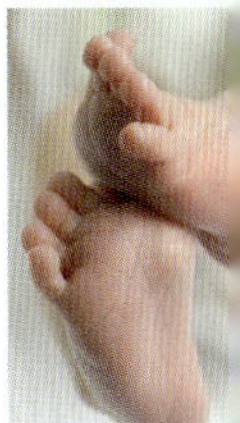

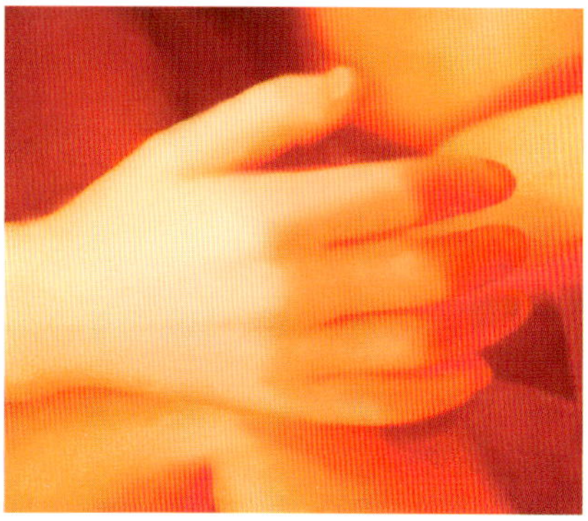

VOUS ÊTES À 36 SEMAINES ET 2 JOURS

Encore 26 jours…

BÉBÉ AUJOURD'HUI

Bien que quasiment invisible à l'image, une fine couche de vernix recouvre le bébé. Cet enduit protecteur qui limitait au début la perte d'eau par la peau, évite maintenant un contact direct avec le liquide amniotique.

Avez-vous commencé votre nid ? Ce besoin de préparer un endroit protégé et confortable pour votre bébé est un instinct primaire.

PETITS SECRETS DE FEMMES

Le moulage du ventre

Il existe des kits de moulage en plâtre qui vous permettent de garder un souvenir de votre grossesse. Vous pouvez aussi le faire vous-même.

Il vous faudra :

- Des bandes de plâtre
- De la vaseline
- Un seau d'eau chaude
- Un ou deux assistants (ce n'est pas obligatoire, mais ils peuvent être utiles pour apporter des rafraîchissements).

Comment vous y prendre :

1. Portez une culotte qui ne craint rien (la plus petite possible).
2. Appliquez généreusement de la vaseline sur le ventre et la poitrine.
3. Prenez une position confortable.
4. Trempez les bandes de plâtre les unes après les autres dans l'eau, et appliquez-les jusqu'à former une couche épaisse.
5. Asseyez-vous le temps du séchage et bougez le moins possible, au moins pendant 30 minutes.
6. Retirez le plâtre lorsqu'il est bien dur et peignez le moulage si vous en avez envie.

Le besoin de faire son nid se fait généralement sentir dans les dernières semaines de grossesse et provoque un regain d'énergie qui vous pousse à tout mettre en ordre.

Laissez la fée du logis qui sommeille en vous cuisiner, ranger et débarrasser, mais allez-y lentement car trop d'efforts pourraient déclencher le travail plus tôt que prévu. Certains hommes ressentent également le besoin de faire leur nid, mais plutôt dans leurs domaines traditionnellement réservés, comme la voiture ou l'abri de jardin. Si c'est le cas de votre partenaire, vous pourrez au moins compter sur un véhicule rutilant, un jardin au carré et une pelouse impeccable !

Si ce besoin ne se fait pas sentir chez vous, n'oubliez pas que votre bébé se moque que les placards soient parfaitement rangés, cependant il faut quand même que vous fassiez la poussière.

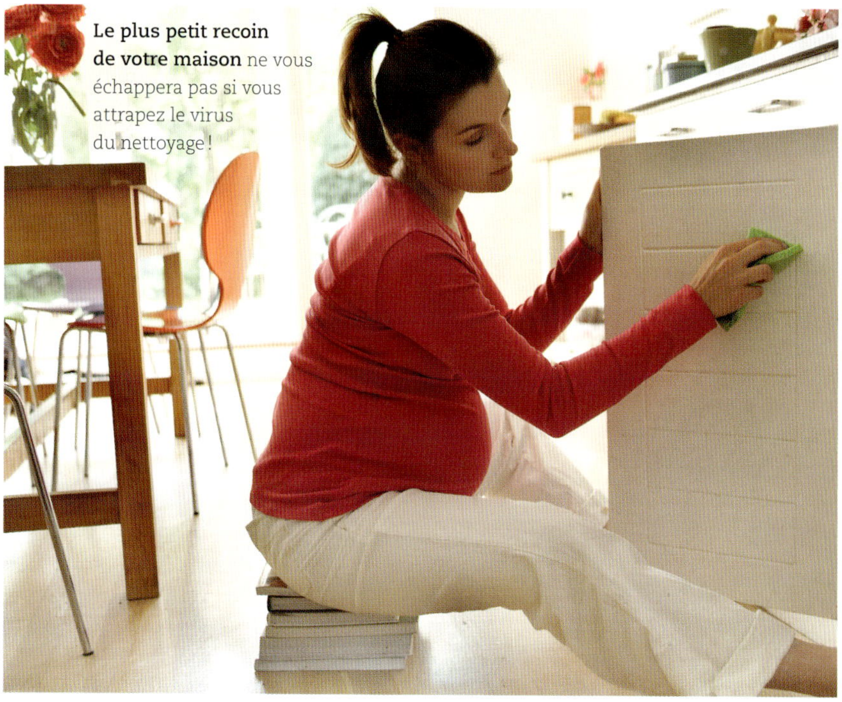

Le plus petit recoin de votre maison ne vous échappera pas si vous attrapez le virus du nettoyage !

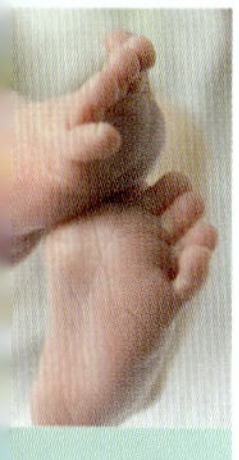

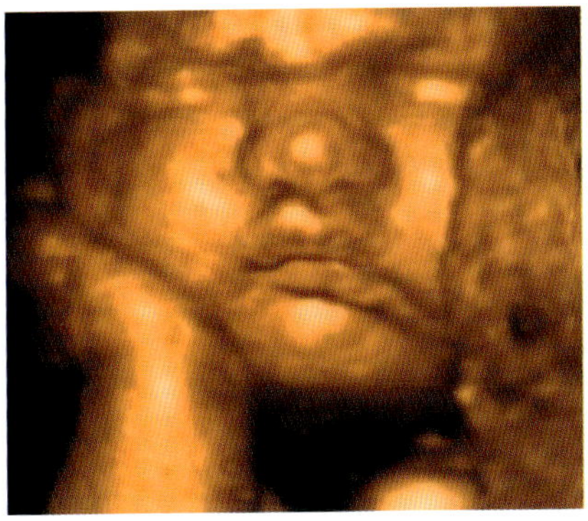

VOUS ÊTES À 36 SEMAINES ET 3 JOURS

Encore 25 jours…

BÉBÉ AUJOURD'HUI

Un petit bout de cordon ombilical au niveau de la bouche donne à ce bébé un air particulièrement grincheux. Sur la droite de l'image, on peut apercevoir le placenta qui cache une partie du visage.

Votre ventre se fait encore davantage sentir au quotidien en gênant vos mouvements et en modifiant votre alimentation.

Vous commencez peut-être à en avoir assez de votre ventre qui rend vos activités quotidiennes de plus en plus difficiles. Les mouvements les plus élémentaires comme passer une porte ou vous lever du canapé deviennent plus délicats. Il n'y a rien que vous puissiez faire si ce n'est vous montrer patiente et vous concentrer sur la manière de passer au mieux ces dernières semaines. Vous retrouverez une silhouette plus fine sous peu.

PETITS SECRETS DE FEMMES

La naissance lotus

La naissance lotus consiste à ne pas couper le cordon ombilical toujours relié au placenta après la naissance, et à attendre qu'il sèche et tombe de lui-même, en général au bout de 4 jours.

Cette pratique est inspirée des traditions indonésiennes, où le placenta a une grande portée symbolique. La naissance lotus ne peut être mise en œuvre que lors d'un accouchement à domicile, car aucune maternité ne prendra en charge ce genre de pratique.

Les défenseurs de la naissance lotus affirment que la naissance est plus douce car le bébé n'est pas brutalement séparé de cet organe qui lui a été essentiel pendant 9 mois.

En cours de grossesse, il est normal de manger plus souvent qu'en temps ordinaire, et moins chaque fois. Votre utérus a tellement grossi que vos autres organes disposent de moins de place, et votre estomac vous semble plein plus rapidement. Mais il se vide également plus vite et vous avez faim à nouveau. N'hésitez pas à multiplier les en-cas, mais choisissez des aliments sains et nutritifs, comme des fruits, des céréales, voire du fromage blanc, plutôt que d'engloutir des sucreries ou des chips.

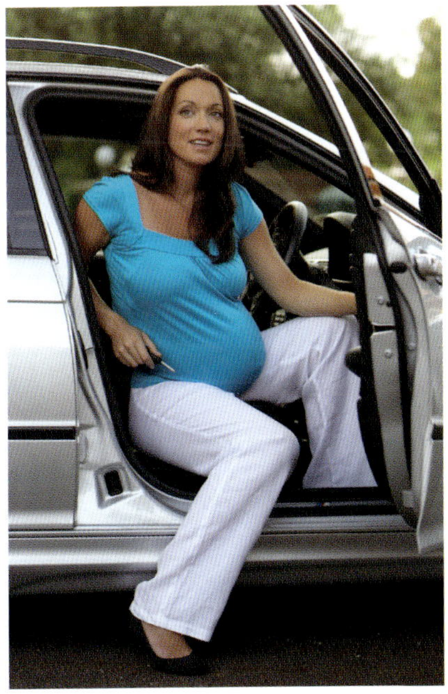

S'asseoir derrière un volant va devenir de plus en plus difficile durant les dernières semaines de grossesse. Limitez vos déplacements et faites des arrêts réguliers si vous devez voyager longtemps. N'oubliez pas votre ceinture de sécurité (voir p. 252).

GROS PLAN SUR… VOTRE BÉBÉ

À propos de l'allaitement

Vous avez peut-être déjà réfléchi à la question de l'allaitement. Gardez l'esprit ouvert. Certaines femmes, pourtant très motivées, trouveront très dur d'allaiter, alors que d'autres, qui n'aimaient pas l'idée, trouveront au contraire cela très facile. Même si vous n'allaiterez peut-être pas aussi longtemps que vous le voulez, essayez de mettre votre bébé au sein. L'alimentation équilibrée dont vous avez pris l'habitude pendant votre grossesse produira un lait maternel qui apportera des anticorps et des substances protectrices qui stimuleront son immunité.

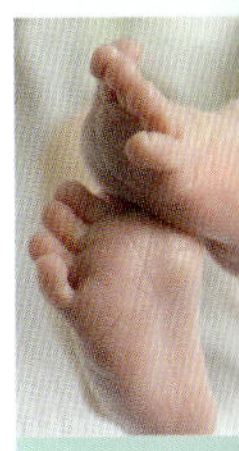

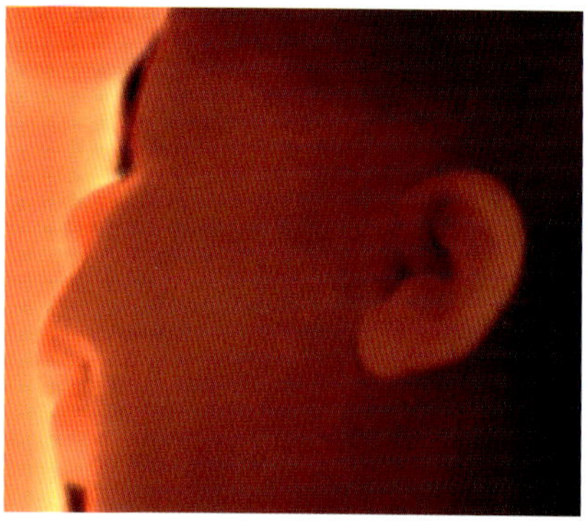

VOUS ÊTES À 36 SEMAINES ET 4 JOURS

Encore 24 jours…

BÉBÉ AUJOURD'HUI

Votre bébé est maintenant mieux équipé pour la vie après la naissance. Les parties internes et externes de l'oreille sont complètement formées. Il entend le bruit de votre sang qui circule, de vos battements de cœur et il reconnaît votre voix.

Votre bébé perd le duvet qui l'a recouvert pendant plusieurs semaines, mais il pourrait en rester encore un peu s'il naissait maintenant.

Le lanugo est un duvet très fin qui recouvre le corps du bébé et qui n'est pas, comme les poils des adultes, associé aux glandes sudoripares. Il commence à tomber dans le liquide amniotique au cours des toutes dernières semaines avant la naissance. Votre bébé avale le lanugo avec le liquide amniotique, ce qui ne pose aucun problème du fait que ce duvet est une source importante de protéines essentielles à son développement. Il a été estimé que les deux tiers des protéines contenues dans le liquide sont absorbées par le bébé, et lui apportent 15 % de ses besoins en protéines. Le lanugo est progressivement remplacé par le vellus, un duvet court, doux et exempt de pigments (comme on en trouve plus fréquemment sur les femmes et les enfants). Le poil terminal est plus épais, dru et long, et pousse d'abord au niveau des sourcils, puis des cils, et enfin des cheveux. Chez les adultes, les poils terminaux se développent également sur le visage, les parties pubiennes et sous les aisselles.

GROS PLAN SUR… VOTRE CORPS

Cherche petit coin désespérément

Au cours du 3e trimestre, vous avez de nouveau envie d'uriner fréquemment. Le poids du bébé appuie de plus en plus sur la vessie. Si la miction est douloureuse, il est possible que vous ayez contracté une infection urinaire. Prenez contact avec votre médecin qui vous prescrira un examen.

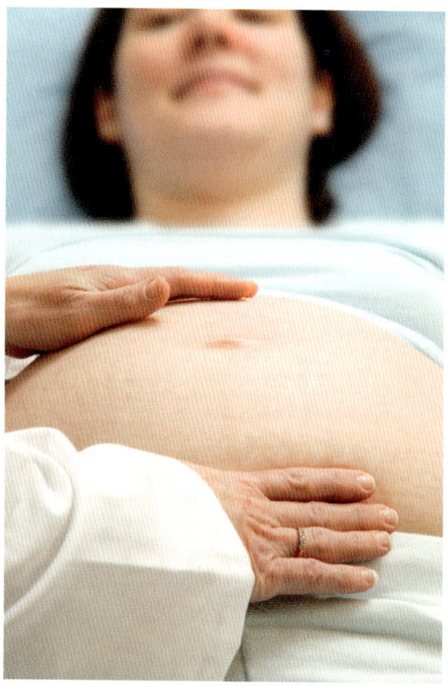

Une sage-femme examine votre ventre pour vérifier la position du bébé. S'il se présente en position de siège, un obstétricien peut tenter de le retourner. En cas d'échec, une césarienne peut s'avérer nécessaire.

L'AVIS… DU MÉDECIN

J'ai entendu parler de médecins qui retournent les bébés en position de siège. Comment font-ils? Certains obstétriciens essaient de retourner le bébé en fin de grossesse en effectuant une version par manœuvre externe dont le taux de réussite avoisine les 50 %. Ils dirigent délicatement le bébé vers la position tête en bas en appuyant sur le ventre de la maman avec les mains, en se guidant grâce à l'échographie. Un médicament pour détendre les muscles utérins peut vous être administré. Si la première échographie révèle une position particulière, que le bébé est trop gros ou la quantité de liquide amniotique trop faible pour lui offrir suffisamment de protection, la version ne sera pas poursuivie, car elle comporte trop de risques. Si vous êtes Rhésus négatif, vous recevrez une injection d'immunoglobulines anti-D (voir p. 123) à la suite de l'intervention à cause du faible risque de saignement du placenta. Cette pratique n'est pas recommandée en cas de grossesse multiple, après des saignements, si le placenta est bas (voir p. 212), si la poche des eaux s'est rompue ou s'il existe un problème connu chez le bébé.

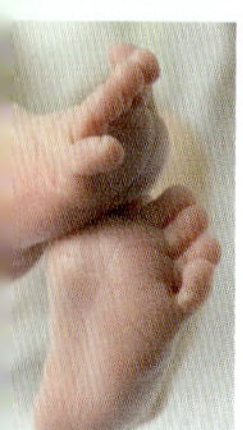

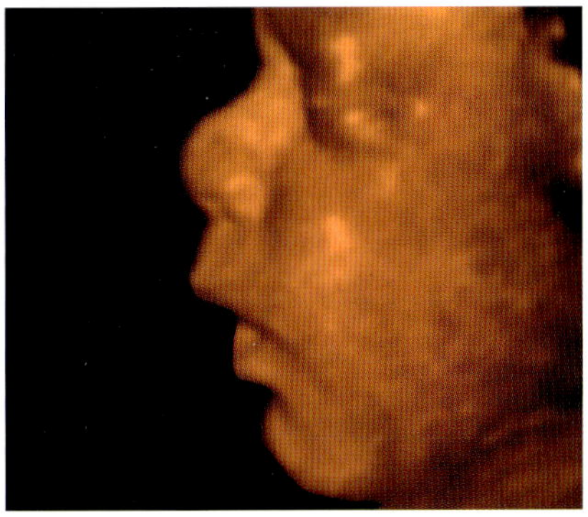

VOUS ÊTES À 36 SEMAINES ET 5 JOURS

Encore 23 jours…

BÉBÉ AUJOURD'HUI

À ce stade de la grossesse, les échographies 3D sont très nettes. Toutes les parties du visage sont bien développées et le bébé est très expressif. Il ne lui reste que quelques jours avant d'arriver à terme.

Ne soyez pas gênée pendant l'accouchement. Le personnel soignant a été confronté à tous les cas de figure avant vous.

Beaucoup de femmes ont peur de perdre le contrôle de leur corps pendant l'accouchement, d'uriner ou d'émettre des selles au moment où elles poussent. Ceci peut très bien se produire, mais vous ne le remarquerez sûrement même pas. La sage-femme nettoiera simplement avec des gants et de la gaze.

En fait, lorsque vous serez en plein travail, ce sera le dernier de vos soucis. Votre seul problème sera d'expulser le bébé.

Gardez à l'esprit que vous pouvez recourir à des moyens de soulager la douleur, car vous ne connaîtrez votre seuil de résistance qu'en plein travail.

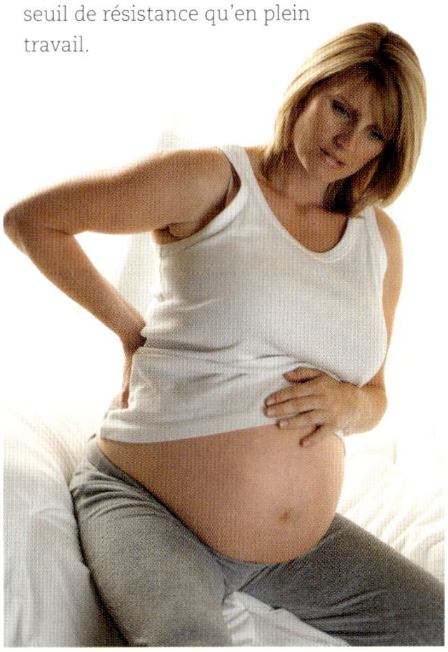

DIFFÉRENTS AVIS… SUR LE CONTRÔLE DE LA DOULEUR

Que faire si je ne supporte pas la douleur ?

Un médecin : si vous êtes inquiète, prenez le temps de vous renseigner sur la péridurale et les différents moyens de soulager la douleur avant l'accouchement, même si vous ne pensez pas les utiliser. Il n'y a pas de honte à changer d'avis au cours du travail car toutes les femmes ne réagissent pas de façon égale à la douleur. L'objectif principal est de mettre au monde un bébé en bonne santé, et de conserver suffisamment d'énergie et un mental positif. Cela dit, pour pouvoir bénéficier de la péridurale, une consultation avec un anesthésiste avant l'accouchement est obligatoire.

Une maman : pendant mon accouchement, la douleur m'a littéralement coupé le souffle, et j'ai vraiment pensé que je ne pourrais pas continuer. Changer de position, marcher et utiliser un ballon de naissance m'ont aidé à passer le temps, mais elles ne m'ont pas vraiment soulagée. Je ne cessais de me répéter à moi-même : « Tu peux le faire. » Se motiver soi-même aide à supporter la douleur. Je me souviens vaguement que lorsque la douleur est à son apogée, c'est le début de la délivrance, et cela aide de savoir que la fin est proche, même si cela m'a paru long à venir. Concentrez-vous sur votre désir de tenir votre bébé dans vos bras, et pensez à vos contractions comme un pas supplémentaire vers cet instant.

Une sage-femme : Les femmes qui sont préparées à la douleur la trouvent moins forte que ce à quoi elles s'attendaient, et parviennent à la contrôler grâce aux exercices respiratoires et aux massages. Mais si vous trouvez la douleur insoutenable, n'hésitez pas à demander la péridurale. Une simple piqûre peut rendre le processus plus supportable. Aucune femme ne peut savoir comment son accouchement va se dérouler, et il arrive que le bébé lui-même rende les choses plus difficiles en se présentant dans une position particulière, ou en appréciant un peu trop la vie intra-utérine pour la quitter rapidement ! Si vous estimez avoir assez souffert, conservez votre énergie en demandant l'aide dont vous avez besoin. Une femme qui met au monde un bébé en pleine santé a un accouchement réussi, et c'est ce qui est le plus important.

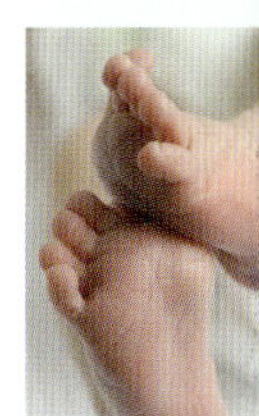

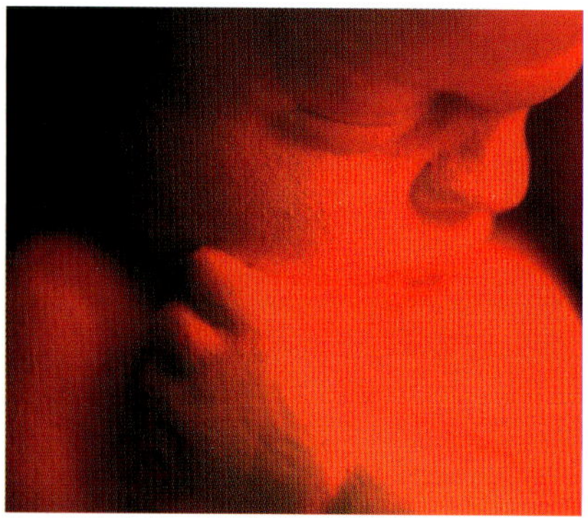

VOUS ÊTES À 36 SEMAINES ET 6 JOURS

Encore 22 jours…

BÉBÉ AUJOURD'HUI

Votre bébé est capable de reconnaître les sons les plus familiers qu'il entend dans votre ventre, en particulier votre voix. Vous remarquerez que les bruits forts le font sursauter au cours de ces dernières semaines.

Si vous manquez d'énergie, reposez-vous quand vous le pouvez et gardez une alimentation bien équilibrée.

Comme de nombreuses femmes au 3e trimestre, vous avez peut-être peu d'appétit et ne parvenez pas à faire un repas complet.

Il est important de maintenir votre apport calorique afin d'avoir des niveaux d'énergie au top. Essayez de faire des petits repas plus souvent, assurez-vous que votre alimentation contient des glucides, des protéines, des fruits et des légumes en quantité suffisante (voir p. 14 à 17).

En plus des petits repas, vous constaterez que vous prenez plus d'en-cas. Optez pour des collations saines et faites en sorte de toujours en avoir lorsque vous sortez.

Un peu d'exercice comme de la marche chaque jour vous aidera à rester en forme.

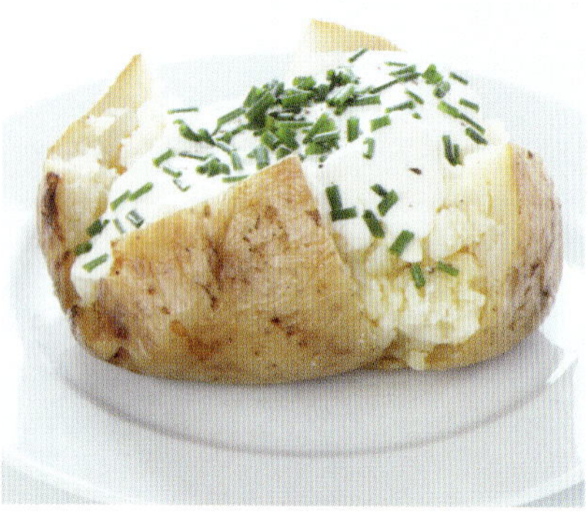

Une pomme de terre en robe des champs avec ou sans sauce, est un excellent mini-repas, riche en glucides. Les pâtes sont également un bon moyen de faire le plein d'énergie.

PROFITER DE SON CONGÉ MATERNITÉ

Le congé maternité est une excellente occasion de vous préparer à la naissance de votre bébé. C'est un moment unique pour vous occuper de vous.

- **Prenez le temps de vous reposer :** vous avez beaucoup à faire, mais pensez à conserver votre énergie pour la naissance et les semaines qui suivent.
- **Préparez votre valise** (voir p. 358) pour la maternité, ou le nécessaire pour un accouchement à domicile (voir p. 341).
- **Faites la liste** des personnes à contacter après la naissance.
- **Quelques remèdes naturels** vous seront utiles pendant et après l'accouchement. En homéopathie, pensez à *Arnica* 30CH pour les douleurs, à *Kali phos* 30CH pour la fatigue, à *Calendula* 30CH pour la récupération après une épisiotomie, des points de suture, ou une césarienne, et à *Aconit* 30CH pour les chocs et les traumatismes. L'odeur de l'huile de lavande est très apaisante pendant le travail, et n'oubliez pas les fleurs de Bach (voir p. 372) qui peuvent aussi vous apporter une aide appréciable.
- **Préparez quelques repas à surgeler.** Rien n'est plus agréable qu'un bon repas tout prêt à mettre sur la table lorsque vous avez les bras chargés d'un nouveau-né et que vous manquez de temps et d'énergie.
- **Triez les vêtements de votre bébé** par taille pour ne pas avoir à fouiller dans toute la pile chaque fois.
- **Préparez à l'avance** les enveloppes timbrées pour les faire-part de naissance, ou un fichier informatique à adresser par e-mail, dans lequel vous n'aurez plus qu'à insérer la photo du nouveau-né et ses mensurations au dernier moment.
- **Offrez-vous une manucure, une pédicure ou un massage,** car vous risquez de manquer de temps et peut-être d'argent après l'arrivée du bébé. Essayez de vous libérer l'esprit et de vous sentir au mieux.
- **Exprimez votre créativité** en peignant la chambre du bébé, en faisant de la couture, un tour de lit, un album, ou en écrivant tout simplement une lettre à votre bébé que vous placerez dans une boîte souvenir. Ces petites touches personnelles seront des trésors dans quelques années.
- **Sortez déjeuner avec vos parents et vos amis** car vous les verrez moins souvent au début de votre nouvelle vie de maman.

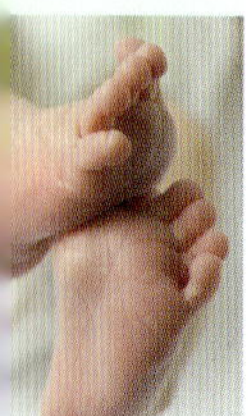

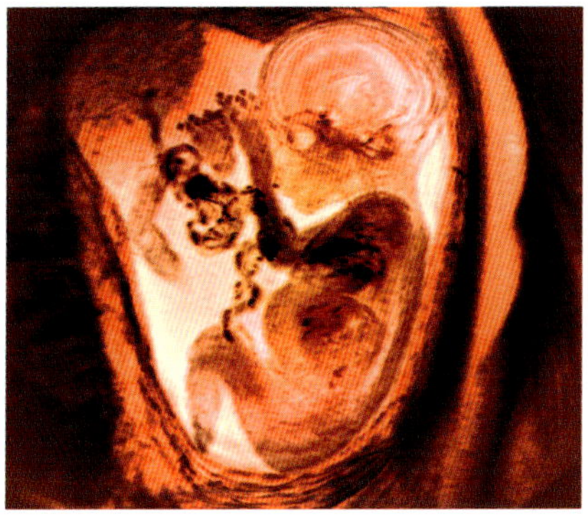

VOUS ÊTES À 37 SEMAINES EXACTEMENT

Encore 21 jours…

BÉBÉ AUJOURD'HUI

Ce bébé est en position de siège, le cordon ombilical relié au placenta visible en haut et à gauche de l'image. Approximativement 3 % des bébés se retrouvent en position de siège au-delà de la 37e semaine.

Votre bébé entend maintenant de nombreux bruits, qui lui seront déjà familiers lorsqu'il viendra au monde.

Les bruits pénètrent facilement à l'intérieur de l'utérus à ce stade avancé de la grossesse, et il n'existe aucun doute sur le fait que votre bébé les entend et y réagit avant la naissance. Il sursaute aux bruits forts et se tourne vers les bruits familiers dont il cherche à identifier la provenance. Il n'est pas seulement capable de percevoir une plus large palette de fréquences, il fait également la différence entre les bruits et se souvient des plus familiers comme le son de votre voix ou de celle de son papa. C'est la raison pour laquelle vos voix l'apaiseront lorsqu'il sera né.

Votre bébé respire plus vite lorsqu'il se concentre sur les bruits, et son rythme cardiaque s'accélère. Bien qu'il soit capable d'entendre dès la naissance, son ouïe va s'affiner et ses tympans devenir plus sensibles. Il entendra alors de mieux en mieux.

L'AVIS… DE LA SAGE-FEMME

Et si je ne pouvais pas allaiter? Il est normal d'avoir des doutes, mais la plupart des femmes ont suffisamment de lait et il leur reste juste à apprendre à bien mettre le bébé au sein. À ce stade, il est même possible que vous ayez des fuites de colostrum (voir p. 295).

Rappelez-vous que le lait ne monte pas d'un seul coup après la naissance (voir p. 448). Même si quelques problèmes se posent, persévérez si vous êtes vraiment décidée à allaiter au sein et ne renoncez pas parce que c'est plus pratique pour votre partenaire, ou qu'on vous a dit que ce n'était pas indispensable de nourrir le bébé au sein.

Même si vous décidez de ne pas allaiter, vous pourrez toujours avoir un contact privilégié avec votre bébé au moment des biberons.

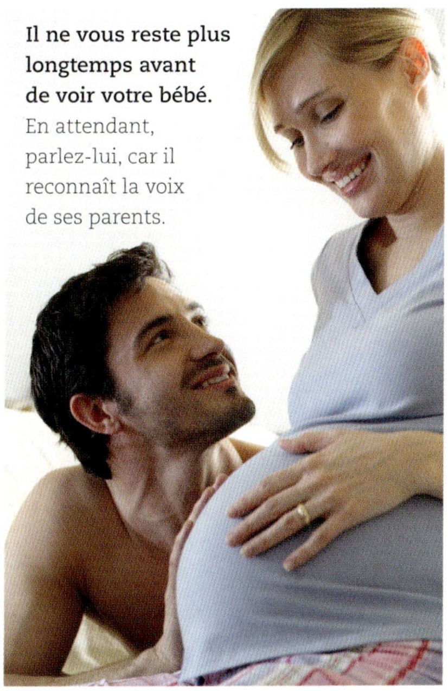

Il ne vous reste plus longtemps avant de voir votre bébé. En attendant, parlez-lui, car il reconnaît la voix de ses parents.

GROS PLAN SUR… LES PAPAS

Dernières semaines

Sachez que vous n'êtes pas le seul futur papa à vous sentir perplexe juste avant l'arrivée imminente de votre bébé. Pour commencer, attendez-vous à de grands changements à la maison. Pendant ses congés maternité, votre compagne risque de se lancer dans un tourbillon d'activités liées à l'arrivée imminente de votre bébé et aura besoin de vous.

Apportez-lui votre aide au quotidien et votre soutien psychologique au cours des prochaines semaines, mais n'oubliez pas de vous occuper de vous également. Saisissez toutes les occasions de prendre un peu de repos, car même si c'est la mère, qui allaite, qui souvent s'occupe du bébé la nuit, votre sommeil sera malgré tout perturbé après la naissance. Profitez maintenant de vos amis, mais sans vous épuiser à sortir, et continuez vos activités sportives si vous en avez.

Il est normal de vous sentir inquiet en pensant à ce qui vous attend, mais vous verrez que tout va se mettre en place. Pensez au moment où vous tiendrez enfin votre nouveau-né dans les bras !

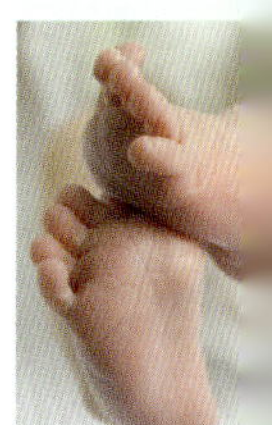

La 38e semaine

MÊME SI VOTRE GROSSESSE A ÉTÉ HEUREUSE, VOUS AVEZ PEUT-ÊTRE HÂTE QU'ELLE SE TERMINE.

Le bébé semble prêt, et vous aussi, alors qu'est-ce qu'il attend ? Ce n'est probablement pas encore le moment, surtout si c'est votre premier enfant. Votre utérus est, pour encore environ une semaine, le meilleur endroit pour son développement final. Si vous avez d'autres enfants, vous pouvez leur dire que le bébé ne se fera plus attendre longtemps.

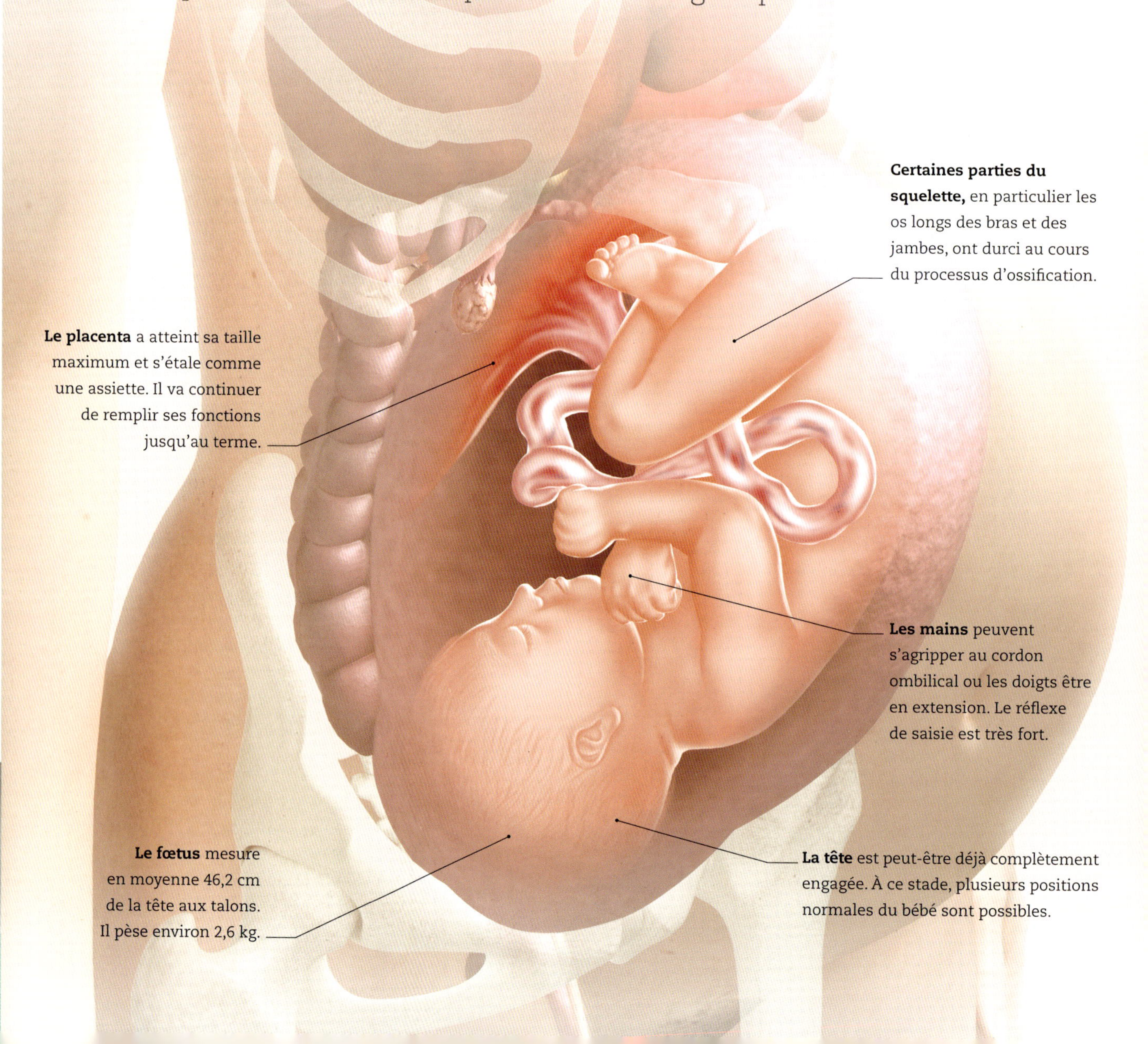

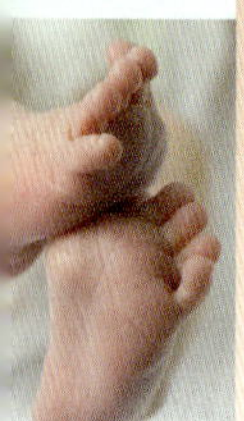

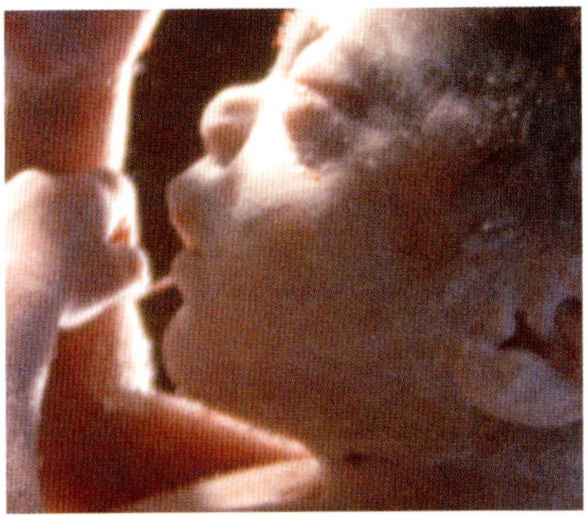

VOUS ÊTES À 37 SEMAINES ET 1 JOUR

Encore 20 jours…

BÉBÉ AUJOURD'HUI

Le terme est presque atteint et votre bébé est formé dans les moindres détails. À partir de maintenant, il va simplement grossir pour avoir suffisamment d'énergie et pouvoir maintenir sa température corporelle après la naissance.

Commencez à vous préparer à la naissance dès maintenant. Restez pratique et positive et vous en garderez un souvenir formidable.

BON À SAVOIR

L'hypnose peut vous rendre plus confiante pendant la période qui précède l'accouchement.

Une étude a également démontré que les primipares présentent sous hypnose un accouchement plus court. Elles poussent en moyenne 1 heure pendant la deuxième phase, au lieu des 2 heures en moyenne pour un premier bébé.

Le meilleur moyen de garder un bon souvenir de la naissance de votre bébé est de rester aussi en forme et reposée que possible avant le début du travail, ceci pour vous laisser un maximum de chances d'être résistante et de garder la tête froide pendant ce moment chargé d'émotions.

Si vous avez fait le plein d'énergie, vous resterez active pendant le travail, ce qui réduira le recours aux antidouleurs (voir p. 403), susceptibles de provoquer des nausées et des somnolences. Par ailleurs, ces médicaments peuvent vous donner l'impression de ne pas vivre pleinement l'accouchement. Il est également utile d'avoir quelqu'un auprès de vous pour vous soutenir tout au long de l'accouchement et vous aider par la suite à rassembler vos souvenirs. Les photos et les vidéos sont également de bons aide-mémoire.

Si, après la naissance, vous n'arrivez pas à vous souvenir de certains moments, demandez aux personnes qui étaient présentes, car vous pourriez avoir envie de noter votre expérience dans un journal.

GROS PLAN SUR… LES PAPAS

Les professionnels de la santé

À l'approche de la naissance, et en particulier pendant l'accouchement, les contacts avec les professionnels de la santé sont inévitablement plus nombreux mais très centrés sur votre compagne. Ces derniers sont là pour vous renseigner et vous rassurer, mais vous risquez parfois d'avoir l'impression que vous n'existez pas ou que votre avis n'a aucune importance, ce qui peut paraître très frustrant surtout si vous êtes pleinement impliqué dans la grossesse.

Gardez à l'esprit que les professionnels de la santé accordent toute leur attention à la personne qui en a le plus besoin, à savoir votre partenaire. Si vous voulez être entendu, sachez qu'ils sont souvent débordés et soyez clair et précis dans vos demandes. Vous pouvez rédiger vos questions avant de les rencontrer. Quant aux sages-femmes, elles feront de leur mieux pour vous aider à soutenir votre partenaire.

Puisque c'est avec vous que votre partenaire entretient la relation la plus proche, une attitude positive de votre part fera toute la différence durant sa grossesse et son accouchement. Soyez patient et déterminé, tout en faisant preuve de la souplesse nécessaire.

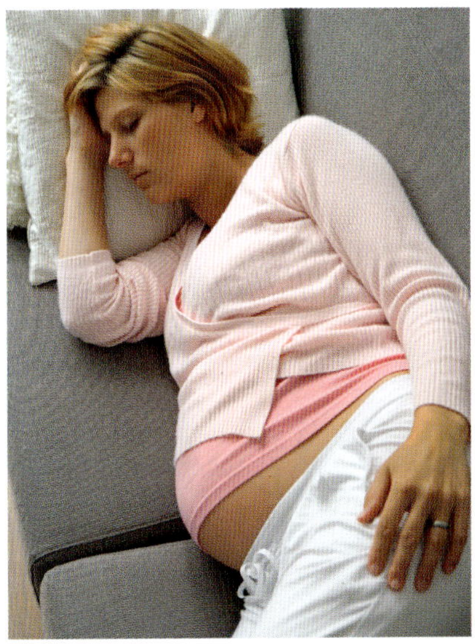

Reposez-vous beaucoup pendant les prochaines semaines afin d'aborder l'accouchement dans le meilleur état d'esprit possible.

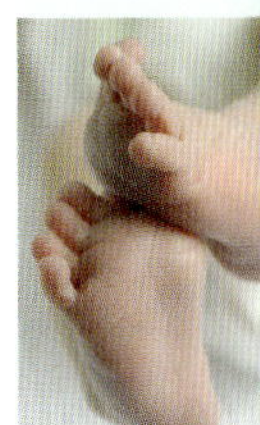

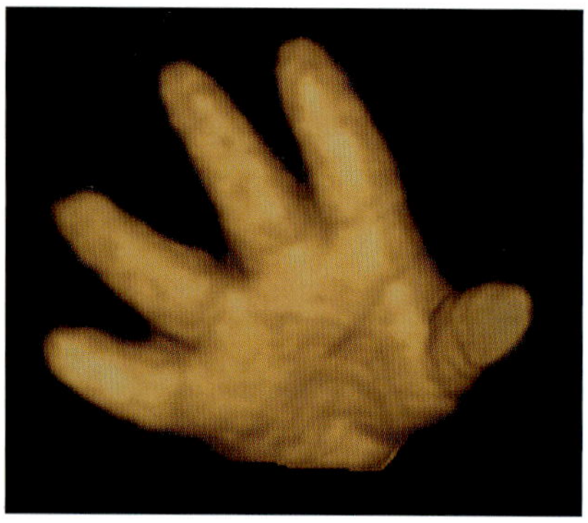

VOUS ÊTES À 37 SEMAINES ET 2 JOURS

Encore 19 jours…

BÉBÉ AUJOURD'HUI

Un gros plan 3D de la main montre une peau plissée. Tout comme les empreintes digitales, les plis cutanés des mains et des pieds sont uniques. Le réflexe de saisie est fort et le bébé commence à agripper tout ce qui entre en contact avec ses paumes de mains.

Votre bébé tire profit de ces derniers jours dans l'utérus pour achever son développement.

PETITS SECRETS DE FEMMES

À bas les poils !

Le rasage des poils pubiens est une question souvent occultée, bien qu'à l'esprit de beaucoup de femmes enceintes.

Il s'agit d'un choix personnel qui dépend de la gêne occasionnée. Ne vous sentez pas obligée de vous épiler parce que d'autres l'ont fait. En dehors de toute autre considération concernant l'accouchement proprement dit, la repousse démange et ne sera pas la bienvenue dans les jours qui suivront la naissance.

Toutefois, vous pourriez vouloir les raccourcir, et épiler ou raser les poils isolés, dans un souci d'hygiène postnatale, pour éviter que les écoulements de sang ne restent collés.

Si vous devez accoucher par césarienne, sachez que la partie supérieure (au moins) de vos poils pubiens sera rasée à l'hôpital ; peut-être allez-vous préférer le faire vous-même.

Votre bébé a maintenant moins de place pour bouger et il va bientôt, si ce n'est déjà fait, s'installer dans une position confortable, la tête en bas. La forme de l'utérus favorise cette position, dont il ne pourrait sortir qu'au prix d'un effort important. Il reste suffisamment de liquide amniotique pour protéger le bébé qui continue d'essayer de bouger dans cet espace de plus en plus réduit.

Bien qu'il n'ait pas changé d'environnement, son comportement est maintenant exactement le même que celui d'un nouveau-né. Il se tourne vers la lumière et bâille autant qu'un nouveau-né, tout en continuant d'inspirer et d'expirer le liquide amniotique de manière rythmique.

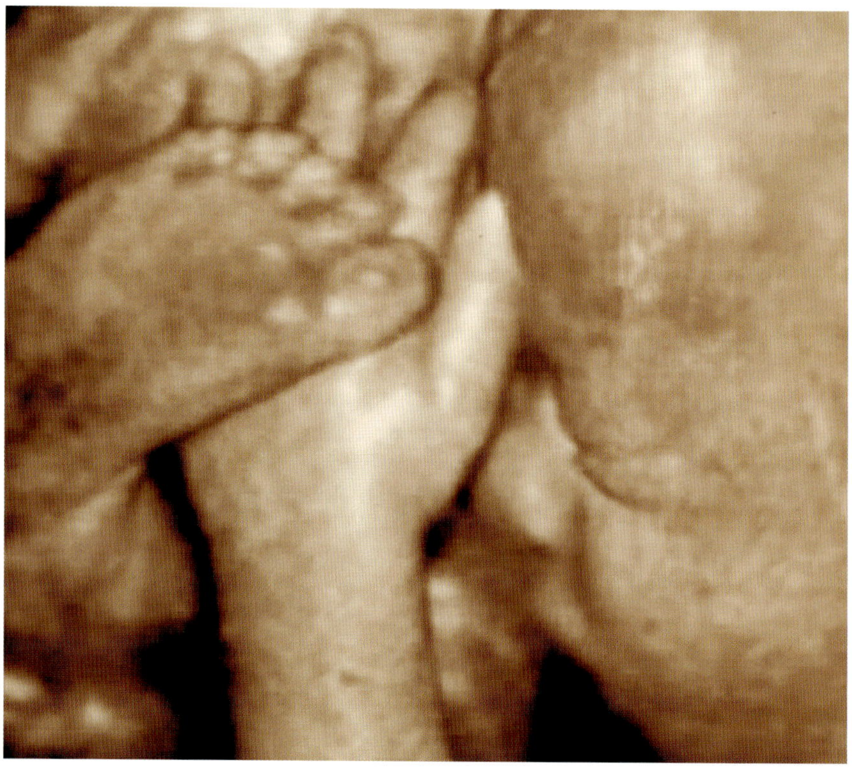

Votre bébé est à l'étroit dans l'utérus. Il ne lui faudra pas longtemps avant qu'il se positionne la tête en bas et qu'il s'engage dans le bassin pour faire son entrée dans le monde.

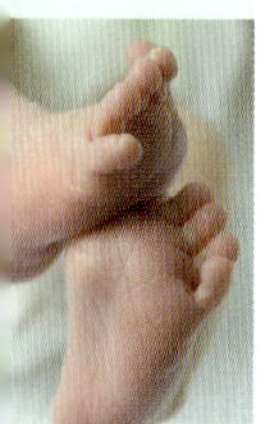

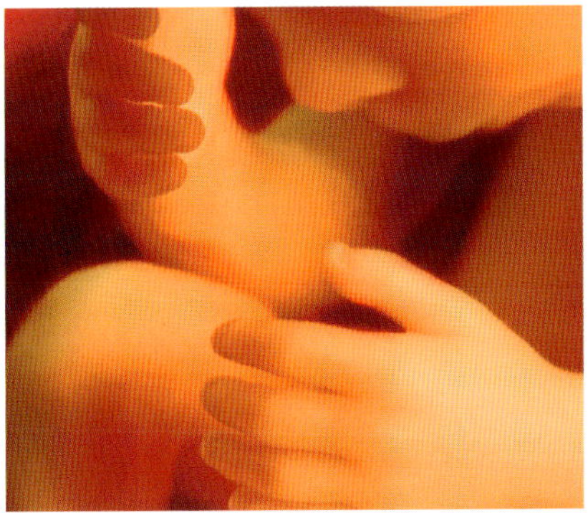

VOUS ÊTES À 37 SEMAINES ET 3 JOURS

Encore 18 jours...

BÉBÉ AUJOURD'HUI

La possibilité que le travail commence augmente de jour en jour. Vous risquez de ressentir des contractions de Braxton Hicks, destinées à assouplir le col de l'utérus. Mais, protégé dans le liquide amniotique, votre bébé a peu de chances de les percevoir.

Il est temps de penser à la vie après la naissance, et de vous assurer que vous allez bénéficier de l'aide adéquate.

Même à ce stade de la grossesse, il vous est encore difficile d'imaginer la vie avec votre bébé à la maison. Avec votre partenaire, vous allez sûrement vous débrouiller sans aucune aide extérieure, mais il est toujours précieux et rassurant d'avoir quelqu'un sur qui compter, juste au cas où.

Après la fatigue accumulée pendant plusieurs semaines de mauvais sommeil et les rigueurs de l'accouchement, les réveils nocturnes et les efforts d'adaptation à votre nouvelle vie vous amèneront probablement à demander un peu d'aide. Il est très appréciable d'avoir un bon réseau de soutien, dans l'idéal constitué de la famille et d'amis proches auxquels vous fier, et qui savent à quel moment ils doivent vous laisser seuls. Le simple fait de vous préparer un bon repas, ou de surveiller le bébé une petite heure pour vous accorder une sieste, vous paraîtra un répit inestimable.

Gardez sous la main le numéro de téléphone de la sage-femme qui vous a suivie durant toute votre grossesse et des organismes spécialisés dans l'allaitement (voir p. 480) de manière à pouvoir leur demander conseil. Parlez également au téléphone avec les futures mamans que vous avez rencontrées à vos cours de préparation à l'accouchement car elles sont à même de vous comprendre mieux que quiconque. Ne refusez pas l'aide ménagère qui vous est proposée. Le fait de vous décharger de ces tâches vous permettra de vous détendre et de vous concentrer sur le bébé.

Limitez, en temps et en nombre, les invitations au cours des premiers jours, et informez vos hôtes à l'avance que les visites seront de courte durée. Vous serez sans doute pressée de montrer votre bébé, mais les visites étant épuisantes, montrez-vous patiente et attendez d'être mieux installée dans votre nouvelle vie.

GROS PLAN SUR... L'ALIMENTATION

Des en-cas sains

Les repas copieux vous laissent un sentiment de lourdeur abdominale, et des repas trop espacés dans le temps risquent de provoquer des vertiges et des faiblesses liés à une hypoglycémie car le bébé absorbe continuellement du glucose. Des en-cas sains sont la solution pour manger ni trop, ni trop peu et équilibré.

- **Faites le plein** de fruits secs et de fruits à coque.
- **Ayez toujours des fruits frais** au réfrigérateur, bien meilleurs que le chocolat pour stabiliser votre glycémie.
- **Les œufs durs** (à conserver au réfrigérateur) sont des en-cas pratiques et nutritifs.
- **Achetez ou préparez des sucettes de jus de fruits** congelés. Certaines femmes trouvent rafraîchissant d'en manger pendant le travail.

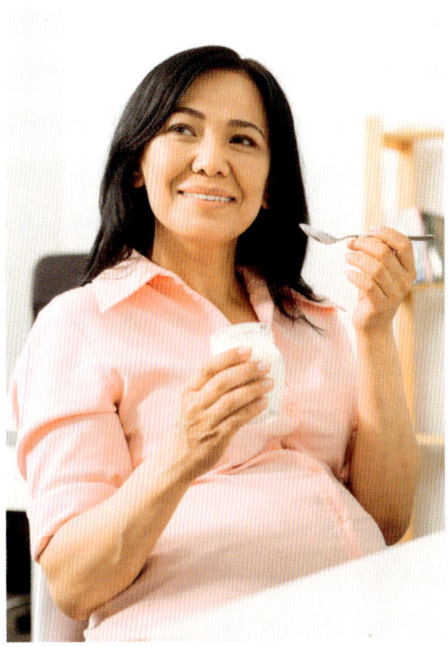

Les yaourts sont des en-cas sains et nutritifs à n'importe quel moment de la journée. Vous pouvez les agrémenter de biscuits ou de fruits secs.

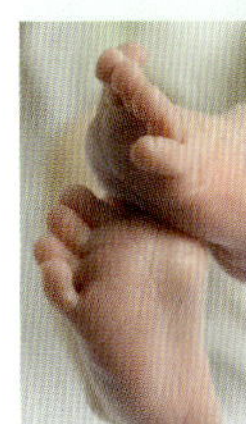

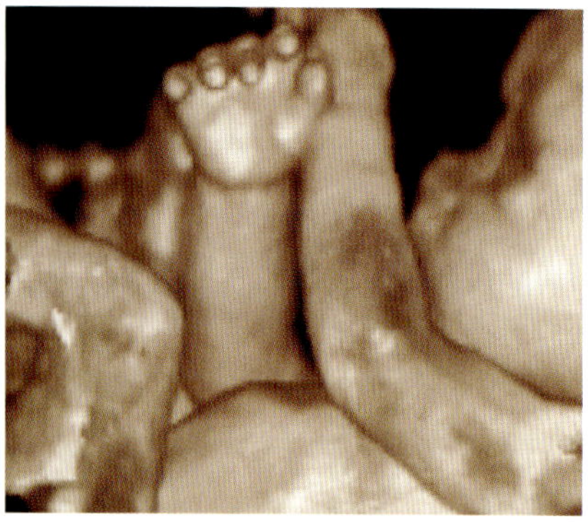

VOUS ÊTES À 37 SEMAINES ET 4 JOURS

Encore 17 jours…

BÉBÉ AUJOURD'HUI

Le déclencheur à l'origine du travail est encore un mystère. Est-ce que le signal vient de votre corps ou le bébé y joue-t-il un rôle ? Chaque accouchement est unique, et le déclenchement de votre premier peut être très différent de celui de votre second.

Les os de votre bébé durcissent progressivement grâce à l'apport de calcium.

Les os de votre bébé durcissent grâce au processus d'ossification : les cellules osseuses déposent des sels de calcium sur le cartilage, solidifiant ainsi les os. Pour satisfaire cette demande en calcium qui s'est considérablement accrue, votre corps absorbe le calcium des aliments plus facilement.

À ce stade de la grossesse, ce processus est terminé pour certains os longs des membres supérieurs et inférieurs, l'humérus, le fémur et le tibia. L'ossification se produisant à des moments précis de la grossesse, il est possible d'utiliser ces étapes comme repères de l'avancée de la grossesse grâce à l'échographie.

L'ossification apparaît parfois quelques jours plus tôt chez les filles que les garçons et, fait intéressant, la rotule ne s'ossifie qu'après la naissance.

L'AVIS… DU MÉDECIN

J'ai constaté un léger saignement. Dois-je m'en inquiéter? Un saignement en fin de grossesse peut indiquer un détachement partiel ou total du placenta de l'utérus, connu sous le nom d'hématome rétroplacentaire (voir p. 473), ou un placenta bas, connu sous le nom de placenta prævia (voir p. 212). En cas de placenta prævia, les saignements s'accompagnent de pertes de mucus (voir p. 391 et p 411). Il peut nécessiter un accouchement avant terme (voir p. 431). Consultez toujours votre médecin en cas de saignements, quel que soit le stade de la grossesse.

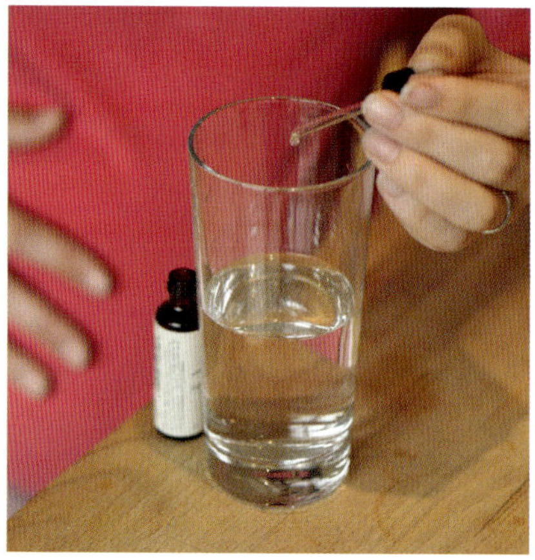

Pour absorber les fleurs de Bach diluez quatre gouttes dans un verre d'eau et buvez-en une gorgée par intervalles, ou mettez les gouttes directement sous la langue à l'aide de la pipette. Lisez toujours la notice avant de prendre un remède.

BON À SAVOIR

Si votre partenaire avait un poids au-dessus de la moyenne à la naissance, ce ne sera pas forcément le cas de votre bébé.

Le poids de naissance dépend du mélange de gènes dont le bébé hérite. Si votre partenaire est grand et bien bâti, et vous petite après avoir été un minuscule bébé, la surprise peut être totale !

LES FLEURS DE BACH

Les mélanges d'essences florales sont conçus pour calmer et recentrer votre énergie. Certains pensent qu'elles favorisent la détente et la concentration. Les élixirs floraux du Dr Bach, et en particulier le mélange Rescue Remedy, sont considérés efficaces pendant le travail et les semaines précédant et suivant la naissance surtout si vous êtes angoissée, bouleversée, stressée, déprimée, ou si vous avez simplement besoin d'un stimulant pendant un accouchement long et difficile. Mais demandez conseil à votre médecin.

Placez quelques gouttes sous la langue ou diluez-les dans l'eau (voir ci-dessus). Ces mélanges sont également commercialisés sous forme de crèmes pour des applications localisées, ou de sprays.

Essayez les différentes formes dès maintenant, avant l'accouchement.

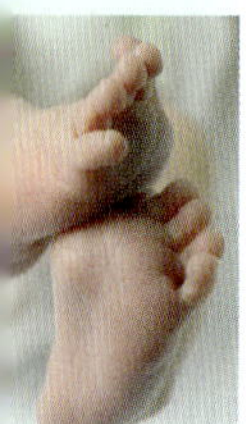

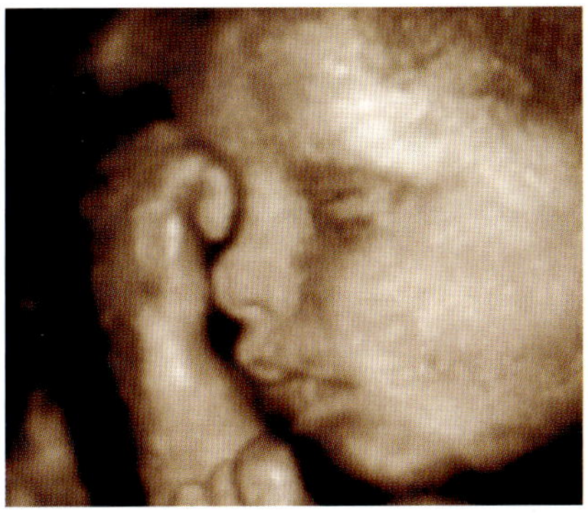

VOUS ÊTES À 37 SEMAINES ET 5 JOURS

Encore 16 jours…

BÉBÉ AUJOURD'HUI

La taille de votre utérus a peut-être légèrement diminué du fait que la tête du bébé descend davantage dans le bassin, ce qui réduit la pression sur vos côtes et vous apporte un soulagement bienvenu à ce stade de la grossesse.

Avant la venue du nouvel arrivant, il est important de préparer les autres jeunes membres de la maisonnée.

La manière d'annoncer l'arrivée du bébé à vos enfants dépend de leur âge. Un très jeune enfant se montrera sûrement plus intéressé par les jouets du bébé que par le petit frère ou la petite sœur. Un enfant un peu plus âgé sera peut-être choqué et jaloux de l'arrivée d'un nouveau venu qui va monopoliser l'attention de ses parents. Il peut se croire délaissé si vous ne l'avez pas préparé à ce qui l'attend.

Il est bon de le préparer plusieurs semaines à l'avance en lui expliquant que le bébé aura besoin de beaucoup d'attention, qu'il devra être nourri et changé régulièrement, et qu'il ne sera peut-être pas très amusant pendant les premiers mois. Réfléchissez à la manière dont votre aîné pourrait se rendre utile et expliquez-lui de quoi le bébé aura besoin après la naissance. Utilisez des livres pour lui montrer à quels changements il doit s'attendre et encouragez-le à parler de ce qu'il ressent et comment il imagine la vie après l'arrivée du bébé.

Laissez-le choisir un cadeau pour le bébé, et offrez-lui-en un dont il a vraiment envie pour fêter l'arrivée de ce nouveau membre de la famille. Demandez aux grands-parents ou aux amis proches de s'occuper de lui et de le sortir maintenant et après la naissance, de manière qu'il soit occupé et reçoive une attention supplémentaire.

L'AVIS… DE LA SAGE-FEMME

Ma mère a eu des difficultés à ma naissance. Dois-je m'attendre à des problèmes identiques aux siens? Comme la plupart des femmes, vous êtes au courant des détails de votre naissance.

Certains vous diront que vous aurez le même type d'expérience que votre mère a eu avec vous, que votre bébé va arriver en avance ou en retard, ou que l'accouchement sera plus ou moins rapide ou pénible. Ce n'est pas nécessairement vrai. Depuis votre naissance, l'obstétrique a fait des progrès considérables, et même si vous vous retrouvez devant les mêmes obstacles au cours de l'accouchement, ils seront traités de manière différente.

Chaque femme, et par conséquent chaque accouchement, est unique, et vous devez éviter de penser que votre accouchement sera difficile tout simplement parce que le sien l'a été.

Essayez de créer un lien entre votre aîné et le bébé. Demandez-lui ce qu'il pense que le bébé est en train de faire dans le ventre. Encouragez-le à trouver des prénoms, en lui expliquant que vous ne les choisirez peut-être pas.

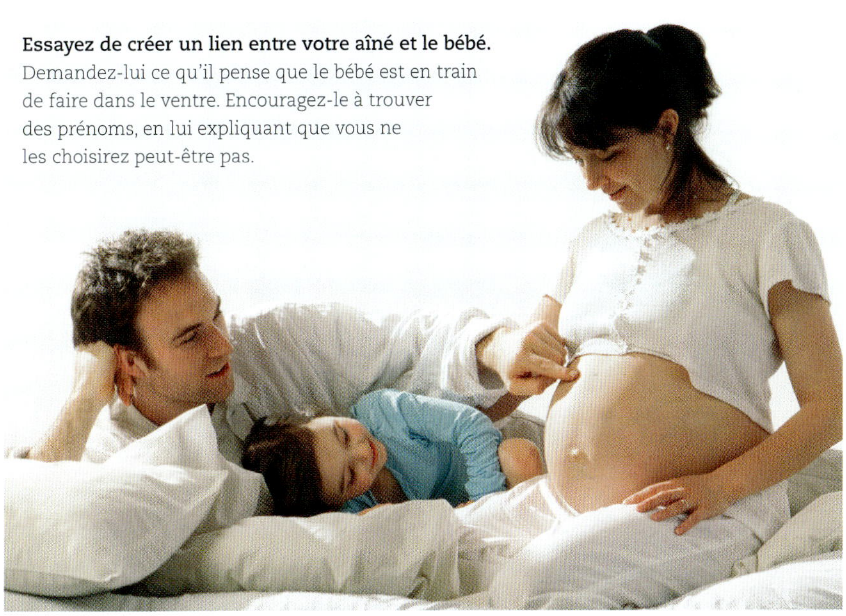

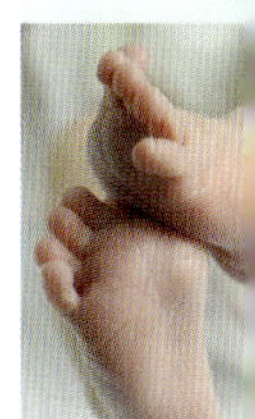

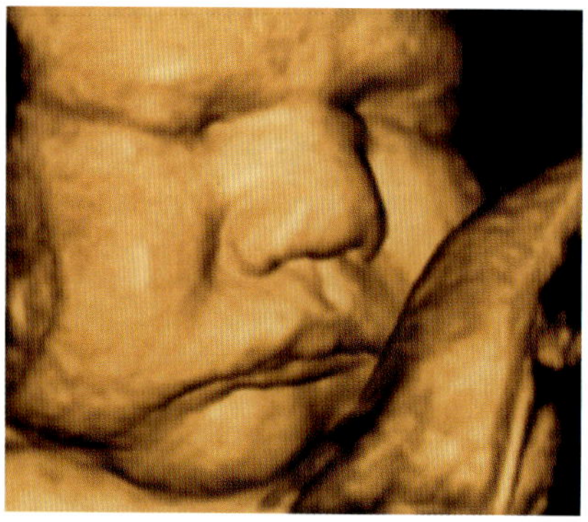

VOUS ÊTES À 37 SEMAINES ET 6 JOURS

Encore 15 jours…

BÉBÉ AUJOURD'HUI

La mesure de la hauteur utérine ne donne à ce stade qu'une estimation approximative de la taille du bébé. Celui-ci n'est peut-être pas encore descendu dans le bassin et le volume de liquide amniotique dans lequel il baigne est variable.

Le nouveau-né est capable de saisir fermement le doigt qui lui est présenté. Ce réflexe d'agrippement existe déjà dans l'utérus.

Votre bébé a développé un puissant réflexe d'agrippement dans l'utérus. Sa prise est si forte dès la naissance qu'il est capable de supporter son propre poids. Ce réflexe dure jusqu'à l'âge de 6 mois où le bébé commence à décider de ce qu'il veut saisir ou non.

Il est intéressant de noter que ce même réflexe se remarque également au niveau des pieds. Dès que vous touchez la plante du pied, les doigts de pied ont tendance à essayer de s'enrouler autour de votre doigt. Ce réflexe plantaire persiste un peu plus longtemps avant de disparaître vers l'âge de 12 mois. Un autre réflexe provoque l'extension des orteils en cas de contact avec le bord du pied. Ces réflexes, comme les autres qu'il a développés in utero, sont très primitifs, et bien qu'ils soient supposés protéger le bébé, leur fonction exacte n'est pas vraiment déterminée.

BON À SAVOIR

Le deuxième accouchement est en général moins long que le premier.

Même s'il apparaît plus facile, le deuxième bébé pourrait être plus gros que le premier, ou placé différemment. De nombreux facteurs sont à prendre en considération.

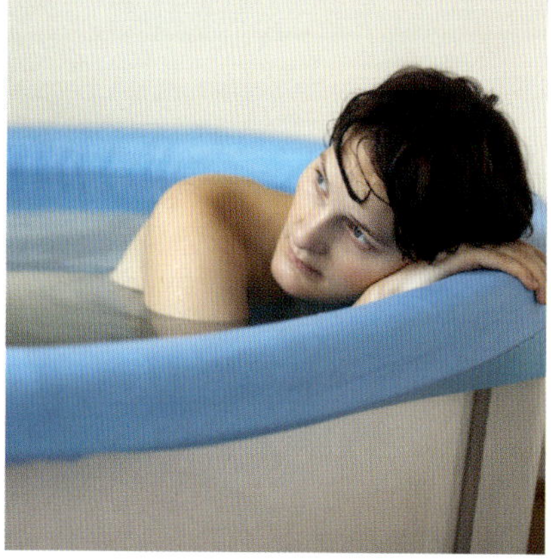

La piscine de naissance est un excellent moyen de vous détendre et d'accélérer le travail. Il est admis que l'eau provoque la sécrétion d'ocytocine qui déclenche les contractions.

PETITS SECRETS DE FEMMES

Chouette alors !

Dans la mythologie et certaines traditions, la chouette a un lien important avec la grossesse :

- **En France,** si une femme enceinte entend le cri d'une chouette elle accouchera d'une fille.
- **Au pays de Galles,** si une femme enceinte entend le hululement d'une chouette, elle sera bénie.
- **À Babylone,** des amulettes de chouette protégeaient les futures mamans.

L'AVIS… DE LA SAGE-FEMME

Est-il exact que les accouchements naturels ou dans l'eau sont ce qu'il y a de mieux pour le bébé ? La plupart des spécialistes s'accordent sur le fait que l'accouchement vaginal normal est le plus sûr, autant pour la maman que le bébé. Dans le cas d'un accouchement sans complication, il est également préconisé de s'immerger dans l'eau, afin d'atténuer la douleur.

Cependant, certaines situations peuvent rendre impossible l'accouchement vaginal. En cas de problème, l'équipe médicale vous informera sur les moyens les plus sûrs de délivrer le bébé.

Il est important de penser au type d'accouchement que vous souhaitez, mais vous devez vous tenir prête à vous adapter en fonction des circonstances. Demandez à votre sage-femme si l'hôpital possède une piscine de naissance que vous pourriez utiliser ; elle vous permettra de vous détendre.

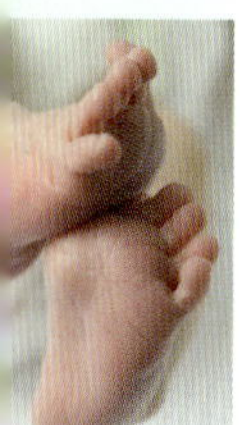

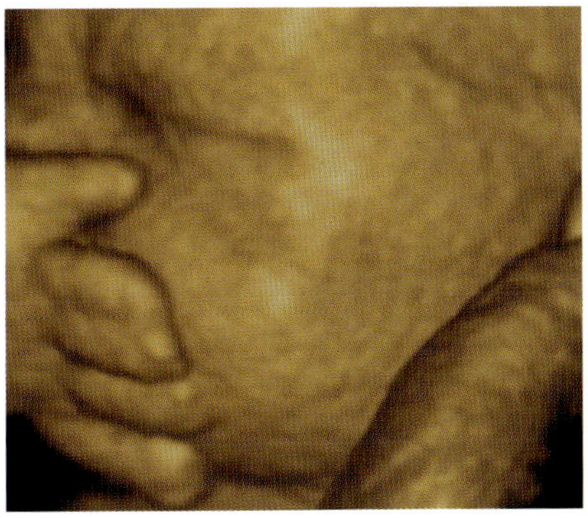

VOUS ÊTES À 38 SEMAINES EXACTEMENT

Encore 14 jours…

BÉBÉ AUJOURD'HUI

Sur l'image, le bébé a la main devant la bouche. Il passe son temps à sucer tout ce qui se présente, en particulier les mains, les pouces et les doigts, car il lui devient maintenant difficile d'atteindre ses orteils.

Si vous ne connaissez pas le sexe de votre bébé, votre impatience augmente ; si vous le connaissez, choisir un prénom sera plus facile.

Connaître le sexe de votre bébé est utile pour choisir un prénom ou acheter des vêtements en conséquence. N'oubliez pas toutefois qu'il existe un risque que l'échographie (voir p. 214-215) vous ait donné une information erronée. Mais les deux échographies suivantes garantissent théoriquement la validité de l'information !

La seule manière d'être absolument certaine du sexe de votre bébé est d'avoir passé un examen comme une amniocentèse ou un prélèvement de villosités choriales (voir p. 152-153). Si vous connaissez le sexe, vous n'aurez pas la surprise au moment de l'accouchement, mais vous pourrez plus facilement créer des liens avec le bébé tout au long de la grossesse en sachant à quoi vous attendre.

Si vous ne connaissez pas encore le sexe, ce sera pour vous une bonne surprise que de le découvrir après l'épreuve de l'accouchement, même si certaines femmes affirment qu'elles sentent instinctivement si elles portent un garçon ou une fille, et qu'elles seraient très surprises de réaliser qu'elles se sont trompées.

Essayez de garder l'esprit ouvert et de ne pas vous braquer sur un sexe particulier.

PETITS SECRETS DE FEMMES

Fille ou garçon ?

Vous vous posez toujours la question ? Ces vieilles croyances populaires peuvent vous donner un indice…

- **Si vous avez les mains douces,** c'est une fille. Si elles sont rugueuses, c'est un garçon.
- **Si le futur papa est nerveux,** c'est une fille. S'il est calme, c'est un garçon.
- **Si vous tenez votre tasse de café à deux mains,** c'est une fille. Si vous la prenez par l'anse, c'est un garçon.
- **Si votre nombril est sensible,** c'est une fille. Si vous avez les pieds froids, c'est plutôt un garçon.

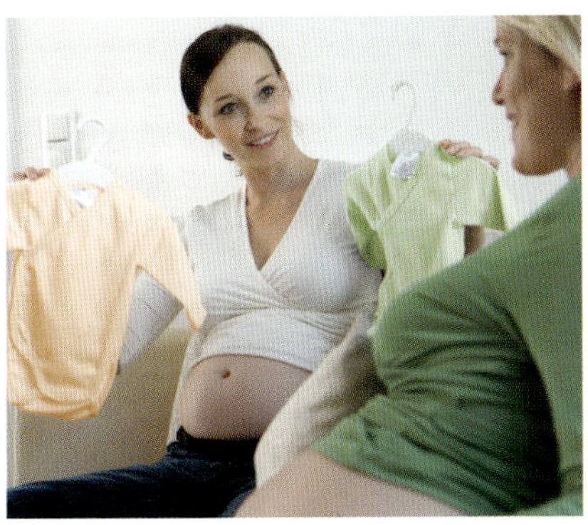

Même si vous ne connaissez pas le sexe de votre bébé, vous pouvez acheter quelques habits. De nombreux vêtements pour les nourrissons sont unisexe.

L'AVIS… DU MÉDECIN

Mon bébé se présente en position postérieure. Quelles sont les conséquences sur mon accouchement? Dans cette position, le bébé est face à votre nombril plutôt qu'à votre colonne vertébrale (voir p. 336). L'accouchement risque d'être plus long et fatiguant. Vous pouvez essayer les mêmes méthodes que pour un bébé en position de siège (voir p. 329), pour l'inciter à se retourner en position antérieure.

La plupart du temps, le bébé se retourne sous l'effet des contractions lorsque le travail est bien engagé. Si ce n'est pas le cas, les forceps ou la ventouse obstétricale s'avéreront nécessaires (voir p. 436-437).

BON À SAVOIR

Votre corps est fait pour supporter l'accouchement.

Personne n'aime la douleur, mais votre taux d'endorphine va augmenter pendant le travail pour vous aider à résister. Rassurez-vous en vous souvenant que plus les contractions seront fortes, plus vous aurez les moyens de les supporter.

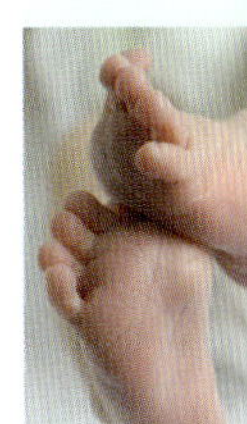

La 39e semaine

VOUS ÊTES EN ÉTAT D'ALERTE PERMANENTE, ATTENTIVE AU MOINDRE ÉLANCEMENT.

Observez les indices qui vous informent que l'accouchement est imminent, et n'hésitez pas à appeler votre sage-femme en cas de doute. L'excitation va de pair avec l'énervement, et ceci est également valable pour votre partenaire. Personne ne sait comment votre accouchement va se dérouler, mais commencez à discuter du rôle de votre partenaire.

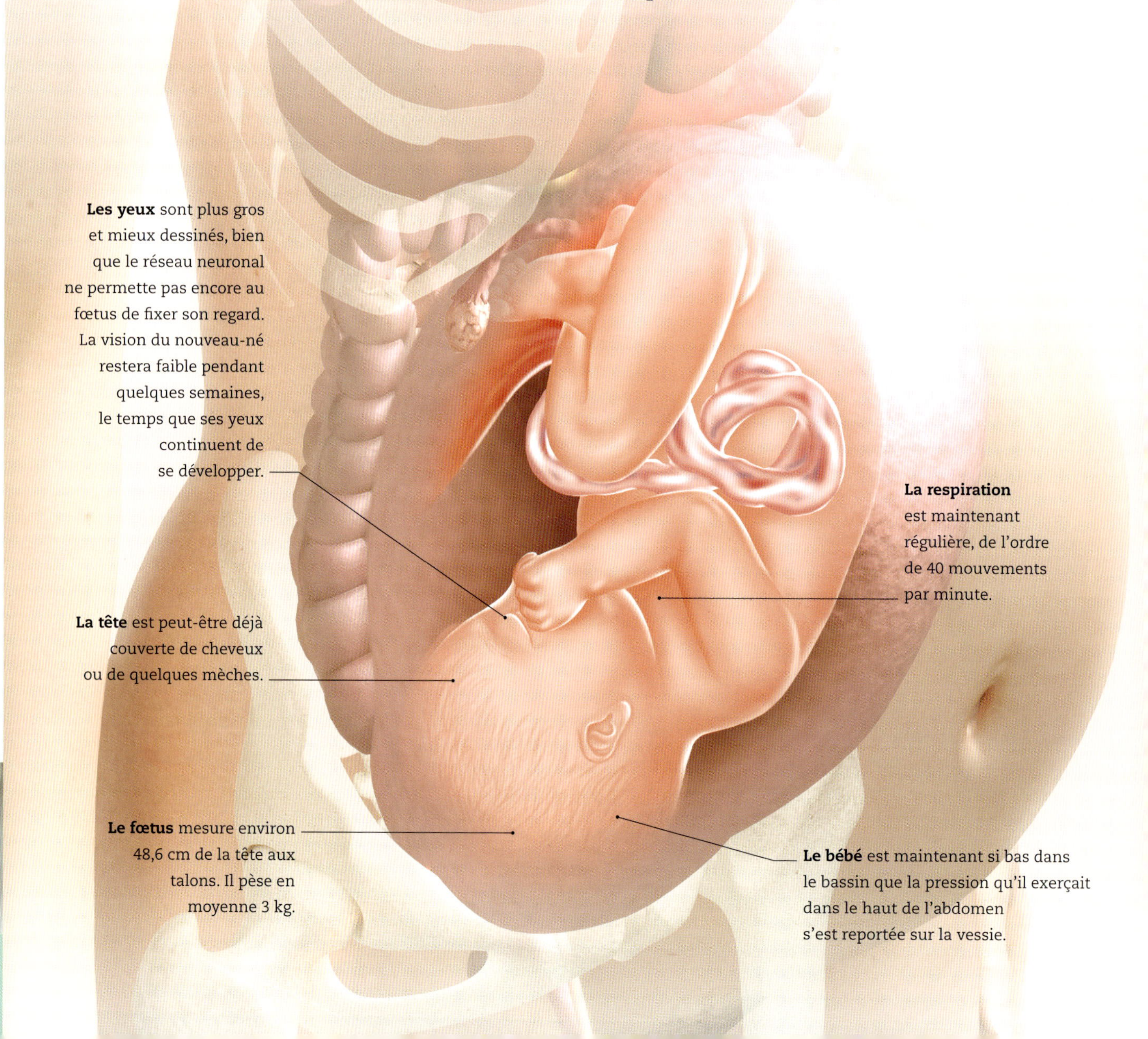

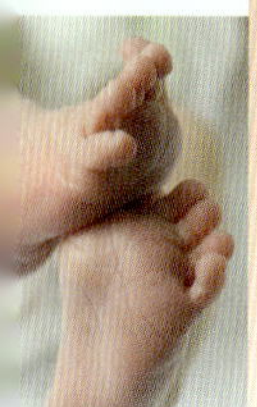

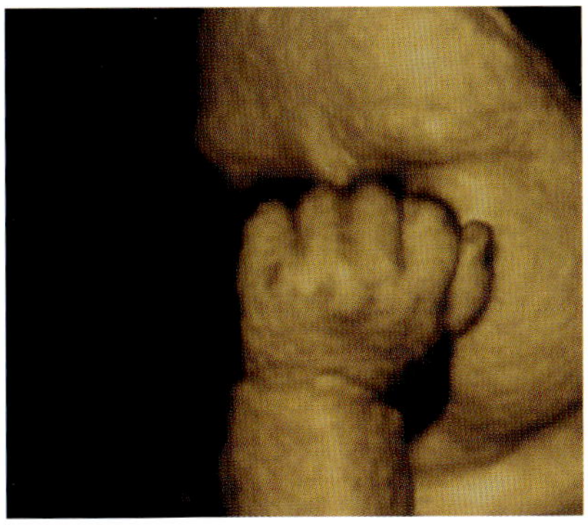

VOUS ÊTES À 38 SEMAINES ET 1 JOUR

Encore 13 jours…

BÉBÉ AUJOURD'HUI

La main du bébé est dans une position analogue à celle montrée sur la page précédente, le poing collé contre le visage. Tous ses mouvements favorisent le renforcement de son système musculaire et sa coordination, du simple coup de pied à la fermeture des doigts.

L'accouchement est imminent et vous êtes dans l'attente. Restez active pour endiguer votre impatience.

Vous allez devoir vous reposer beaucoup ces deux prochaines semaines. Vous vous sentez de plus en plus fatiguée et n'aspirez plus qu'à rester chez vous les jambes surélevées, et le répondeur branché pour filtrer les appels des curieux qui veulent savoir s'il est enfin arrivé.

Il n'y a rien de mal à cela, mais rappelez-vous que le meilleur moyen de stimuler l'accouchement consiste à rester active. La moindre petite marche stimule la production d'hormones qui vous permettront de vous sentir de meilleure humeur et d'être plus positive lorsque le travail commencera. Essayez de vous imposer une ou deux activités quotidiennes, comme déjeuner avec une amie, aller faire quelques brasses ou acheter quelques articles de dernière minute, en faisant bien attention de vous arrêter et de surélever les jambes dès que vous êtes fatiguée. Faites attention aux activités dans lesquelles vous vous engagez et évitez celles qui sont trop épuisantes ou potentiellement dangereuses. N'oubliez pas que votre centre de gravité est perturbé en ce moment, et qu'il vous est maintenant fortement déconseillé de tapisser la chambre ou de porter des charges lourdes : votre nid doit être prêt !

Si le temps vous paraît suspendu, essayez de le remplir le mieux que vous pouvez. N'oubliez pas que d'ici quelques semaines, il sera entièrement consacré à votre nouveau-né.

PETITS SECRETS DE FEMMES

Le pouvoir de la musique

Les études montrent que les femmes qui écoutent de la musique pendant leur grossesse sont moins stressées et ont moins besoin d'antidouleurs. Les bébés qui naissent accompagnés par la musique sont également plus calmes.

Une comparaison entre les différents styles a démontré que les sons instrumentaux de la musique classique sont ceux qui favorisent le plus la détente. Les titres familiers peuvent vous aider à oublier la douleur et certains rythmes à vous concentrer sur la respiration. Préparez-vous une sélection de morceaux choisis avant l'accouchement.

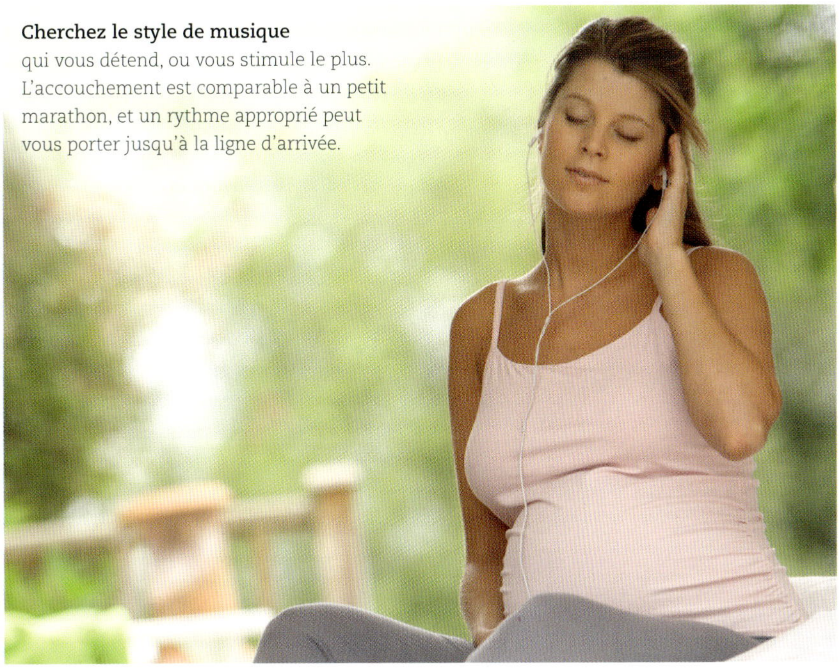

Cherchez le style de musique qui vous détend, ou vous stimule le plus. L'accouchement est comparable à un petit marathon, et un rythme approprié peut vous porter jusqu'à la ligne d'arrivée.

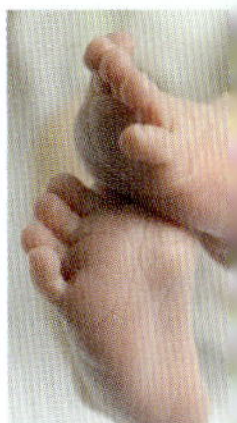

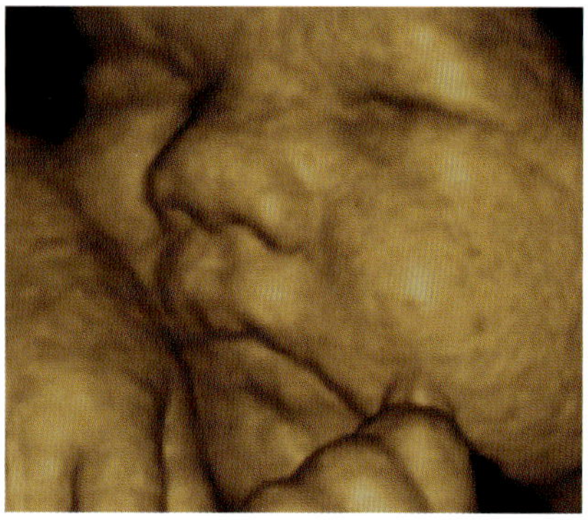

VOUS ÊTES À 38 SEMAINES ET 2 JOURS

Encore 12 jours…

BÉBÉ AUJOURD'HUI

La tête de votre bébé est engagée dans le bassin et conserve sa forme arrondie. Ce n'est qu'au moment de l'accouchement que les os du crâne se rapprochent en lui conférant une forme allongée qui permet au bébé de passer plus facilement par la filière pelvi-génitale.

Votre bébé va naître avec de grands yeux, mais il lui faudra un certain temps avant d'avoir une vision claire.

Les yeux du bébé ont presque leur taille adulte dès la naissance. Bien que les yeux continuent de grandir très légèrement jusqu'à l'adolescence, et le cristallin toute la vie, les yeux ont dès la naissance les trois quarts de leur taille adulte. Les cônes et les bâtonnets de la rétine permettent la vision des couleurs, du noir et du blanc, mais l'acuité visuelle reste encore faible, de l'ordre de 6/120e. Cela signifie que si le bébé pouvait lire, il lui faudrait se rapprocher à 6 m pour voir une lettre qu'une personne avec une vue parfaite pourrait lire à 120 m. C'est la raison pour laquelle le nouveau-né ne semble pas prêter attention à ce qui l'entoure car il a du mal à fixer son regard, et les muscles de ses yeux sont faibles. Cependant, il peut voir à une distance de 30 cm, qui correspond approximativement à la distance entre votre poitrine et votre visage, ce qui signifie que votre bébé voit votre visage lorsqu'il tète.

Il lui faudra de 6 à 8 semaines avant de pouvoir fixer et suivre un objet en mouvement, quatre mois avant d'évaluer les distances, et 2 ans avant que sa vision n'atteigne 10/10.

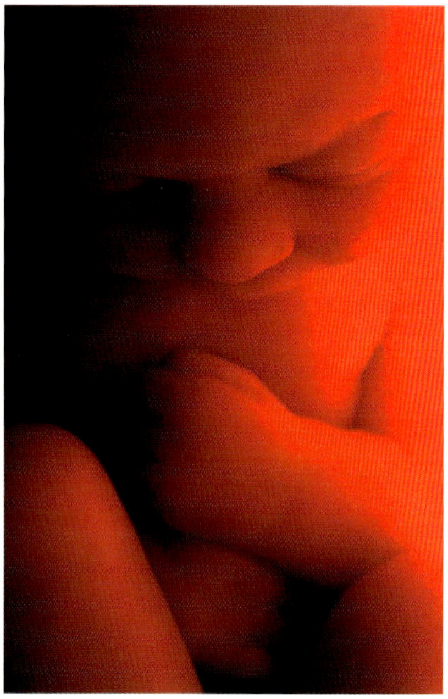

Votre bébé a pris du poids de manière régulière au cours de ces dernières semaines. S'il naissait maintenant, il aurait déjà un aspect dodu.

BON À SAVOIR

95 % des bébés ne naissent pas à la date du terme prévue. Ils sont 25 % à arriver plus tôt, et 70 % plus tard.

Il existe un créneau de cinq semaines entre la 37e et la 42e semaine d'aménorrhée, considéré comme normal et sans danger dans le milieu médical. Toutefois, une attente d'un mois peut paraître longue. Laissez un message sur votre boîte vocale pour informer que vous rappellerez dès que le bébé sera là, occupez-vous, allez chez le coiffeur (ce qui est plus facile sans un nouveau-né dans les bras), rencontrez des amis, mais prenez aussi le temps de vous reposer.

L'AVIS… DE LA SAGE-FEMME

Je n'ai pas l'habitude de jurer, mais est-il exact que je risque d'invectiver mon partenaire en cours d'accouchement? C'est possible, mais personne ne vous le reprochera. Une naissance est un moment très pénible, et il est possible que vous vous sentiez très émotive, irritable et agressive. Ne vous inquiétez pas de ce que vous pourriez dire ou faire, mais restez concentrée sur l'accouchement et demandez un antidouleur si nécessaire. Votre partenaire de naissance ne prendra pas ces injures pour lui car il verra que vous n'êtes pas vraiment vous-même, surtout s'il reste auprès de vous tout au long du travail et constate ce que vous traversez. Vous risquez également de vous mettre en colère contre l'équipe médicale, mais elle a l'habitude.

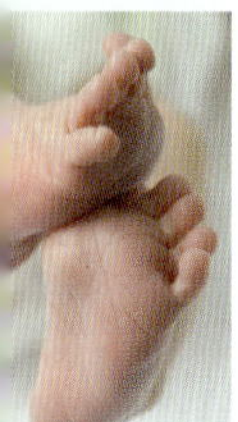

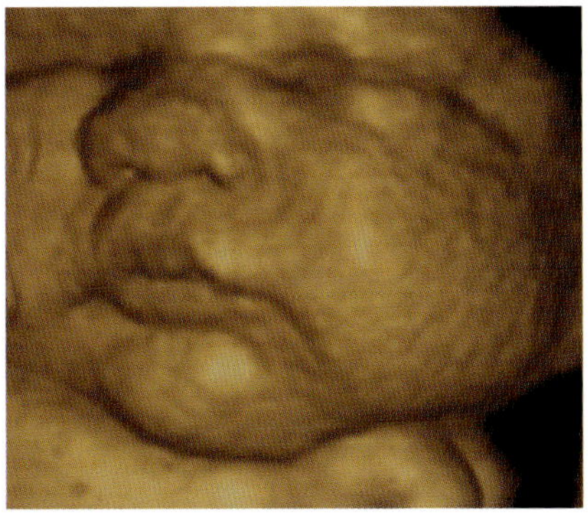

VOUS ÊTES À 38 SEMAINES ET 3 JOURS

Encore 11 jours…

BÉBÉ AUJOURD'HUI

Cette image de bébé joufflu montre à quel point votre bébé a fait des réserves de graisse. Son poids de naissance dépendra du jour de l'accouchement car il continue de grossir dans l'utérus, même si c'est à un rythme moindre que précédemment.

Si vous accouchez chez vous, essayez de faciliter le travail de la sage-femme autant que possible en vous organisant.

Si vous accouchez à domicile, passez cette semaine à vérifier que tout est prêt et que la pièce prévue pour la naissance est propre, confortable et à bonne température.

La sage-femme risque de commencer à vous apporter les instruments dont elle aura besoin. Pour lui faciliter la tâche, assurez-vous que le lit (si vous prévoyez d'en utiliser un) est facilement accessible de tous les côtés, et que vous avez à disposition plusieurs oreillers et draps de rechange.

Même si vous préférez accoucher dans une semi-obscurité, pensez que la sage-femme pourrait avoir besoin d'une lumière puissante, en particulier après la naissance si elle doit vous faire des points de suture.

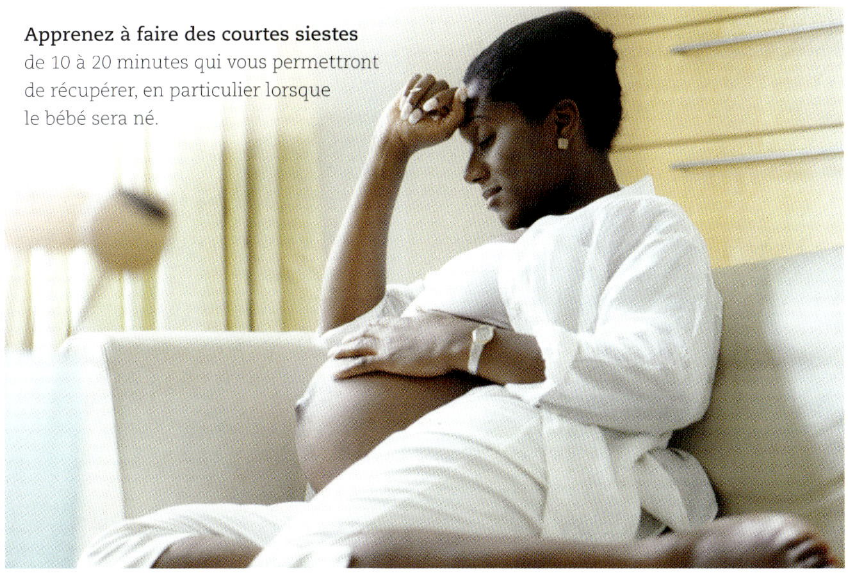

Apprenez à faire des courtes siestes de 10 à 20 minutes qui vous permettront de récupérer, en particulier lorsque le bébé sera né.

PETITS SECRETS DE FEMMES

La poussée

Est-ce que pousser le bébé vers la sortie est naturel et instinctif? Toutes les femmes ressentent le besoin de pousser pendant l'accouchement, mais elles y résistent parfois sous l'effet de la douleur. Les anesthésies locales comme la péridurale (voir p. 404-405) peuvent affecter le besoin de pousser. Votre sage-femme vous dira à quel moment vous devez pousser.

L'AVIS… DE LA SAGE-FEMME

Je me sens déjà si fatiguée, comment vais-je supporter l'accouchement? Tout d'abord, saisissez la moindre opportunité de vous reposer, même si cela implique plusieurs siestes par jour. Le moindre moment de repos fera la différence en termes d'énergie, en particulier si votre sommeil est perturbé la nuit, et cela vous permettra de récupérer assez de forces pour votre vie quotidienne.

Lorsque vous vous sentez suffisamment en forme pour être active, essayez de faire un peu d'exercice, ce qui favorisera un sommeil reposant. Nager apporte de l'énergie, vide la tête, soulage du poids du ventre et détend les muscles et les articulations douloureuses.

Mangez des aliments contenant du tryptophane (voir p. 177), qui facilite le sommeil avant d'aller vous coucher, et des glucides (voir p. 92) pendant la journée, pour garder un taux de sucre stable dans le sang et éviter les coups de pompe.

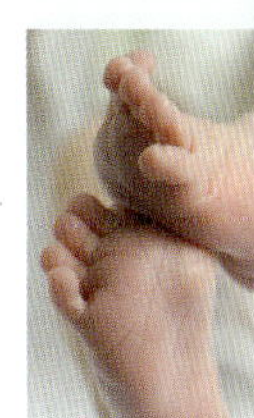

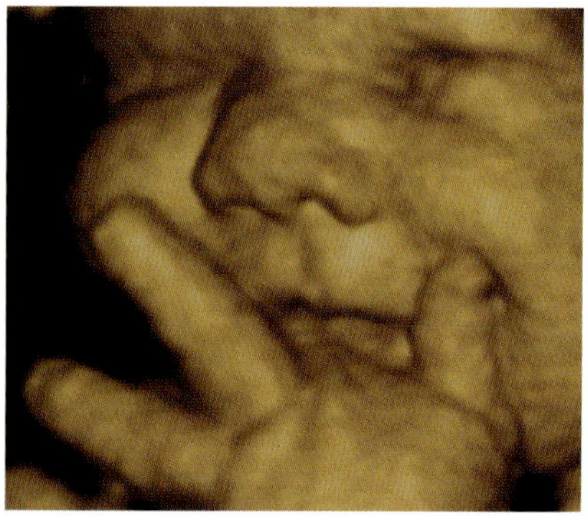

VOUS ÊTES À 38 SEMAINES ET 4 JOURS

Encore 10 jours…

BÉBÉ AUJOURD'HUI

Les muscles du cou de votre bébé se sont renforcés et il peut maintenant relever la tête. Après la naissance toutefois, il ne sera plus en état d'apesanteur dans le liquide amniotique, et vous devrez lui soutenir la tête à tout moment pendant que vous le porterez.

Est-ce que votre bébé rêve déjà ? Beaucoup de ses mouvements se produisent pendant qu'il est en sommeil profond.

Votre bébé respire depuis la 10e semaine d'aménorrhée, mais le rythme est maintenant passé de quelques mouvements d'une durée de l'ordre de 10 secondes, à une fréquence régulière d'approximativement 40 respirations par minute, qui continuera après la naissance.

Les mouvements des yeux ont également évolué avec des périodes de mouvements oculaires rapides d'une durée de 25 minutes, suivies de périodes de repos de 25 minutes. Ces mouvements oculaires rapides correspondent à des périodes de forte activité et un rythme cardiaque plus élevé. Le fait que votre bébé remue ne signifie donc pas forcément qu'il soit éveillé.

Bien que votre bébé ne puisse plus s'étirer aussi librement qu'auparavant, vous devriez continuer à le sentir bouger au moins 10 fois par jour, signe d'un bébé en bonne santé.

GROS PLAN SUR… L'ALIMENTATION

L'énergie de la poussée

Aucun doute, le travail fatigue et donne soif ! Heureusement, à moins d'avoir besoin d'une anesthésie, la future maman peut boire et manger à tous les stades du travail. Cela dit, nombre d'entre elles n'ont aucun appétit quand le travail a commencé. Demandez l'avis de l'équipe médicale. Buvez des boissons énergétiques et de l'eau pour avoir de l'énergie et contrer la fatigue du travail (après avoir demandé conseil à l'équipe médicale. Il est préférable de siroter votre boisson petit à petit que boire de grandes quantités à chaque fois. Prévoyez des en-cas nutritifs et des boissons (voir p. 358).

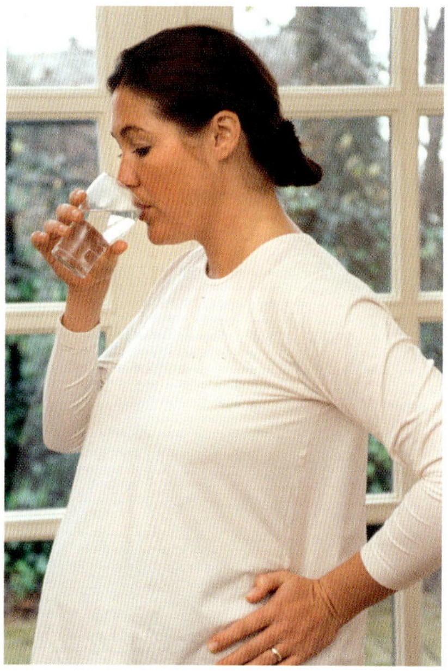

Pendant l'accouchement, il est essentiel de rester bien hydratée. Votre corps sera en plein effort et vous aurez probablement chaud.

L'AVIS… DE LA SAGE-FEMME

Qu'est-ce qu'un décollement des membranes et puis-je en bénéficier à la place d'un déclenchement si je dépasse le terme ? Avant de déclencher l'accouchement au-delà de la 41e semaine d'aménorrhée, il est recommandé de proposer aux femmes un décollement des membranes pour vérifier l'état du col de l'utérus.

Un décollement des membranes implique que votre médecin ou sage-femme insère un doigt dans le col de l'utérus pour pratiquer un mouvement circulaire destiné à décoller les membranes de l'utérus, et ainsi stimuler la libération d'hormones qui provoquent les contractions. Si le processus n'est pas très agréable, il n'est pas non plus douloureux, même s'il peut provoquer un léger saignement. Ensuite, vous constaterez une perte de mucus taché de sang, ce qui est parfaitement normal (voir p. 411).

Le décollement des membranes permet d'augmenter les chances que l'accouchement se déclenche de manière naturelle dans les 48 heures, sans avoir recours au déclenchement (voir p. 432). Votre sage-femme vous tiendra informée des autres méthodes en temps utile.

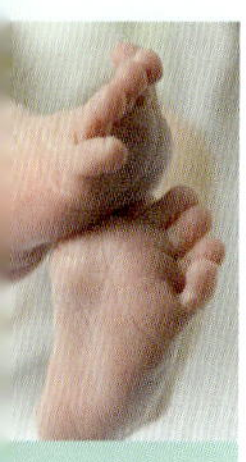

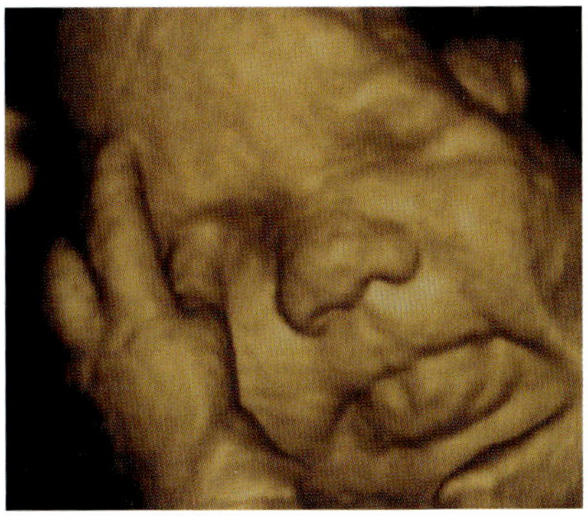

VOUS ÊTES À 38 SEMAINES ET 5 JOURS

Encore 9 jours…

BÉBÉ AUJOURD'HUI

Vous êtes la mieux placée pour évaluer le poids de votre bébé, surtout si vous pouvez le comparer à une grossesse précédente. L'échographie permet d'estimer son poids, mais comme pour toutes les autres mesures à ce stade, la marge d'erreur est importante.

Ne vous contentez pas d'attendre les contractions, familiarisez-vous avec les signes qui indiquent que l'accouchement est imminent.

LE MONITORING FŒTAL

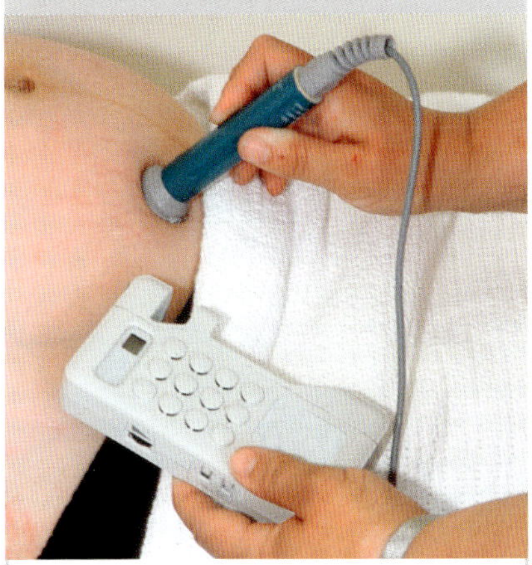

S'il n'y a pas de complications ni de raisons de s'inquiéter, le rythme cardiaque de votre bébé sera contrôlé à l'aide d'un système portatif semblable à celui utilisé au cours de vos visites prénatales. Pendant la première phase du travail, la sage-femme écoutera le cœur du bébé toutes les 15 minutes pendant 60 secondes après une contraction puis, dans la deuxième phase du travail, toutes les 5 minutes pendant 60 secondes après une contraction. En cas de complications pendant la grossesse ou de problèmes pendant le travail, la sage-femme vérifiera le rythme cardiaque à l'aide d'un cardiotocographe (voir p. 418).

À quel moment l'accouchement commence-t-il vraiment? Pour une première grossesse, il peut être difficile de reconnaître les signes indiquant que le bébé arrive. Certaines femmes ressentent une gêne persistante dans le bas du dos qui devient douloureuse. Vous risquez de remarquer une perte de mucus (voir p. 411) pouvant très bien se produire avant que le travail ne commence vraiment. Vous pouvez même perdre les eaux. Même si elle ne s'accompagne pas de contractions, informez votre personnel soignant de la rupture de la poche des eaux.

Enfin, le signe le plus évident correspond aux contractions douloureuses de l'utérus, qui vont devenir de plus en plus fortes et régulières au cours de l'accouchement. Les contractions sont associées à l'effacement et à la dilatation du col de l'utérus, et votre sage-femme vous examinera pour vérifier le niveau de progression du travail (voir p. 414-415).

Si vous pensez que le travail a commencé, restez calme et appelez l'hôpital. Parlez de vos symptômes et surtout de vos contractions. Si elles se produisent toutes les 5 minutes et durent 1 minute (chronométrez), et qu'elles sont fortes au point de vous obliger à arrêter ce que vous êtes en train de faire, il est vraiment temps d'aller à l'hôpital, ou d'appeler votre sage-femme si vous accouchez à domicile.

L'AVIS... DU MÉDECIN

Combien de temps dois-je rester à l'hôpital après la naissance? En France, la durée du séjour sera de 3 ou 4 jours si vous avez eu un accouchement par voie basse. Quelques maternités vous permettent de sortir au bout de 3 jours si l'accouchement s'est bien passé, que vous n'ayiez eu ni épisiotomie ni déchirure, et si le bébé est en bonne santé. Si vous avez eu une césarienne, votre séjour durera environ une semaine.

Toutefois, des sorties le lendemain de l'accouchement sont possibles si vous et l'enfant êtes en bonne santé et que vous préfériez être chez vous, notamment pour garder vos enfants. Vous devez avoir l'accord de l'obstétricien et du pédiatre. Des soins à domicile sont mis en place.

Si votre bébé est né prématurément, s'il n'arrive pas à téter ou à maintenir sa température corporelle, vous ne pourrez pas rentrer chez vous tout de suite. S'il doit rester en soins intensifs, vous pourrez venir le voir dans l'unité de soins spéciaux (voir p. 452-453).

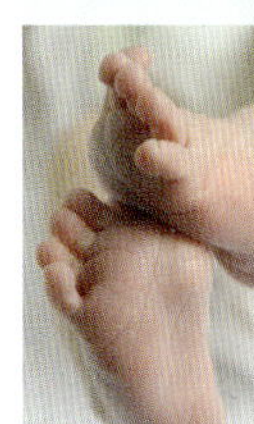

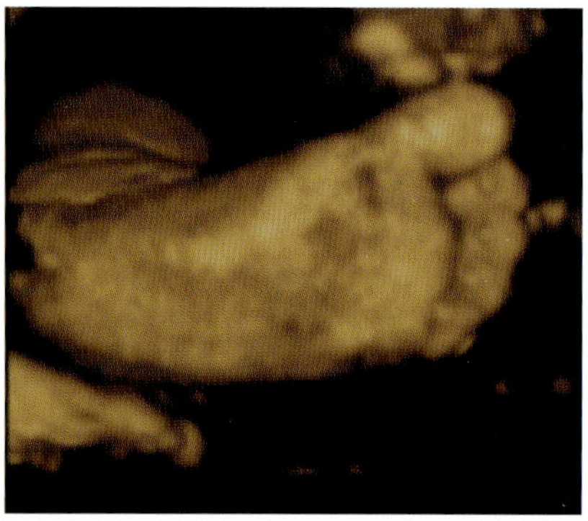

VOUS ÊTES À 38 SEMAINES ET 6 JOURS

Encore 8 jours...

BÉBÉ AUJOURD'HUI

Les mouvements de votre bébé sont limités à certaines zones car il ne peut plus changer facilement de position. Bien que la nature de ces mouvements ait changé, il continue de bouger beaucoup.

À l'approche de la dernière semaine, vous vous sentez tout à la fois un peu inquiète et excitée.

Il est tout à fait normal d'être un peu inquiète quand l'accouchement est imminent, en particulier s'il s'agit de votre premier. N'essayez pas de refréner vos émotions, mais partagez vos angoisses avec votre partenaire qui a également besoin d'être rassuré. Si vous avez des préoccupations particulières, parlez-en à votre sage-femme car elle a l'habitude d'apaiser ces inquiétudes. Occupez-vous l'esprit, ne serait-ce qu'en faisant des mots croisés, pour vous détendre.

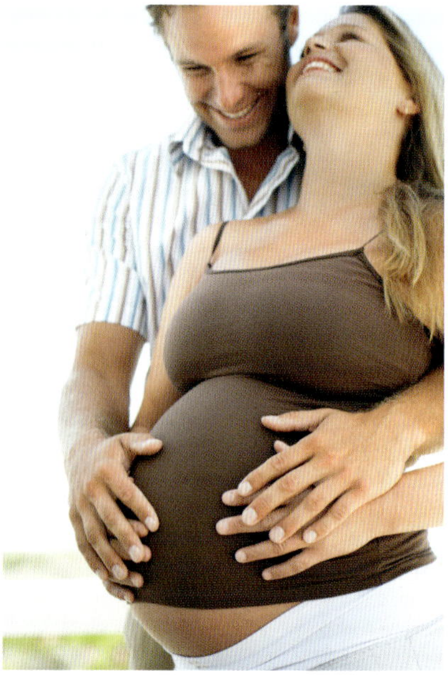

Vous aurez plus que jamais besoin l'un de l'autre pendant ces 2 dernières semaines.

GROS PLAN SUR... LES PAPAS

Les phases du travail

La durée de la première phase du travail est variable (voir p. 408 à 421). Lors d'un premier accouchement, le prétravail, ou phase latente, peut durer plus de 24 heures. En cas de doute sur ce qu'il faut faire, demandez conseil à votre sage-femme. Lors des accouchements suivants, cette phase est généralement beaucoup plus courte.

Votre rôle consiste à soutenir la future maman à tout point de vu et à la calmer. N'hésitez pas à appeler la sage-femme, qui vous aidera à évaluer l'avancement de cette première phase. Prévoyez du temps pour vous rendre à l'hôpital. Pensez à reconnaître le trajet avant le jour J (voir encadré ci-dessous). Votre compagne peut parfois manquer de lucidité. Vous serez alors le mieux à même de savoir ce dont elle a besoin. À vous de défendre son point de vue et de discuter avec l'équipe médicale quand elle ne sera pas en mesure de le faire elle-même. Vous saurez aussi la rassurer et l'encourager.

Vous devez également trouver le moyen de la rassurer et l'aider dans les positions qu'elle choisira d'adopter au cours de la deuxième phase (voir p. 422-427) correspondant à l'expulsion du bébé. Pendant la troisième phase (voir p. 428-429), vous pourrez être amené à couper le cordon et à tenir le bébé dans vos bras pendant qu'elle expulse le placenta.

L'AVIS... DU MÉDECIN

Quels sont les signes qui indiquent qu'il est trop tard pour partir à l'hôpital? De manière générale, si vous ressentez un besoin urgent de pousser, c'est qu'il est peut-être trop tard pour espérer accoucher à l'hôpital. Si vous vous retrouvez dans cette situation, contactez votre maternité qui vous enverra une équipe médicale pour vous assister. Elle prendra également contact avec une sage-femme de garde, même si celle-ci risque d'arriver après l'équipe médicale. Sinon, vous pouvez également faire appel à une ambulance.

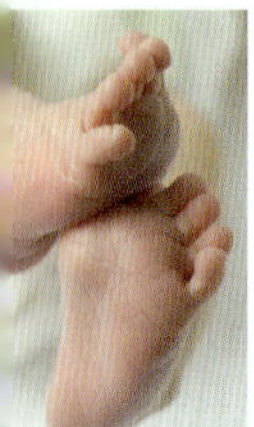

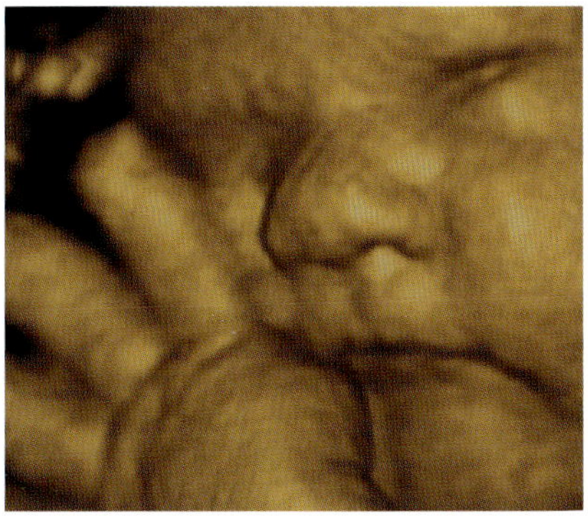

VOUS ÊTES À 39 SEMAINES EXACTEMENT

Encore 7 jours…

BÉBÉ AUJOURD'HUI

Une quantité importante de liquide amniotique à ce stade avancé de la grossesse permet de bien voir ce bébé. Le volume de liquide amniotique est désormais extrêmement variable, mais en général de l'ordre d'un demi-litre.

Mettez à profit ce temps qui vous reste pour parler avec votre partenaire de la manière dont il va pouvoir vous aider le jour venu.

C'est le bon moment pour préparer votre partenaire à l'aide qu'il pourra vous apporter lorsque le travail aura commencé. Par exemple, rassemblez dans une boîte les remèdes naturels que vous avez l'intention de prendre, et expliquez-lui à quel moment vous pensez en avoir besoin.

Certaines femmes ne supportent pas le moindre contact pendant l'accouchement, mais d'autres trouvent les massages du dos, ou simplement des mains et des pieds, très réconfortants. Même si vous ne pouvez savoir ce qui vous convient avant d'être en plein travail, votre partenaire peut s'exercer dès maintenant à vous masser avec des huiles apaisantes (voir p. 163), ce qui ne peut pas vous faire de mal.

Si votre partenaire a suivi avec vous les cours de préparation à l'accouchement, il connaît les techniques de respiration et de relaxation que vous pouvez commencer à pratiquer ensemble, et sur lesquelles votre sage-femme peut vous apporter ses conseils.

Discuter avec d'autres nouveaux papas sur ce qu'il convient de faire ou de ne pas faire en tant que partenaire de naissance peut également lui être utile.

BON À SAVOIR

Quel que soit leur poids, la plupart des fœtus de 40 SA ont approximativement la même taille.

La taille des nouveau-nés est remarquablement constante : 95 % d'entre eux mesurent entre 45 et 55 cm. Par contre, le poids de naissance peut varier considérablement.

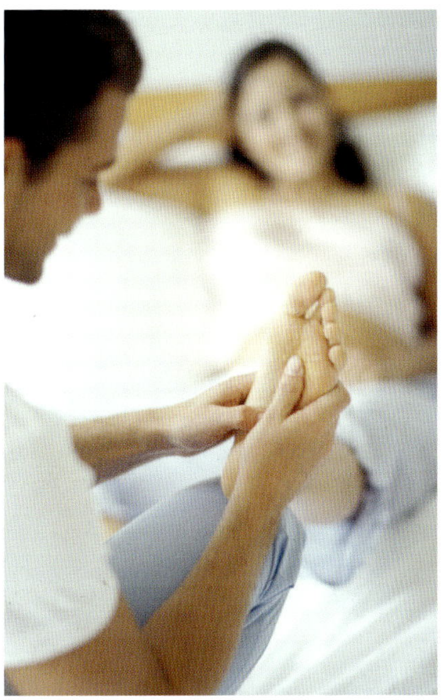

Les massages des pieds peuvent être très relaxants dans les premières phases du travail, même si vous ne supportez pas habituellement qu'on vous les touche.

LES PRÉPARATIONS FINALES

Il est étonnant qu'après 40 semaines d'aménorrhée ce soit toujours la panique pour tout organiser au moment de partir pour l'hôpital. Pour éviter l'affolement de dernière minute :

- **Assurez-vous que votre valise est prête** (voir p. 358). Faites éventuellement la liste des ultimes détails à régler au dernier moment.
- **Prévoyez un peu de monnaie** pour le parking ou les boissons des distributeurs automatiques.
- **Répartissez les tâches,** votre partenaire pouvant par exemple se charger des en-cas.
- **Allez reconnaître le chemin** de l'hôpital, repérez les endroits qui risquent d'être encombrés, cherchez des raccourcis et les places de parking les plus susceptibles d'être libres. Il peut également être utile de chronométrer le temps de transport à divers moments de la journée, afin d'éviter les heures de pointe. Cherchez également comment accéder à la maternité de nuit.
- **Surtout ne paniquez pas.** La plupart des futurs parents arrivent à l'hôpital trop longtemps à l'avance, et doivent rentrer chez eux !

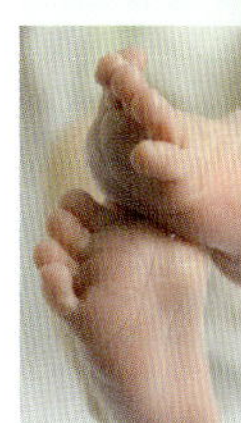

La 40e semaine

VOUS ÊTES MAINTENANT SUR LE POINT DE FAIRE LA CONNAISSANCE DE VOTRE BÉBÉ.

Comme la plupart des futures mamans, le suspense durera peut-être au-delà du terme prévu. Le grand moment est sur le point d'arriver et il sera à la hauteur de votre attente et de vos inquiétudes. Mais dès que vous tiendrez votre bébé dans les bras, vous ne perdrez pas de temps à repenser à ces 40 dernières semaines, car vous serez émerveillée par ce petit miracle.

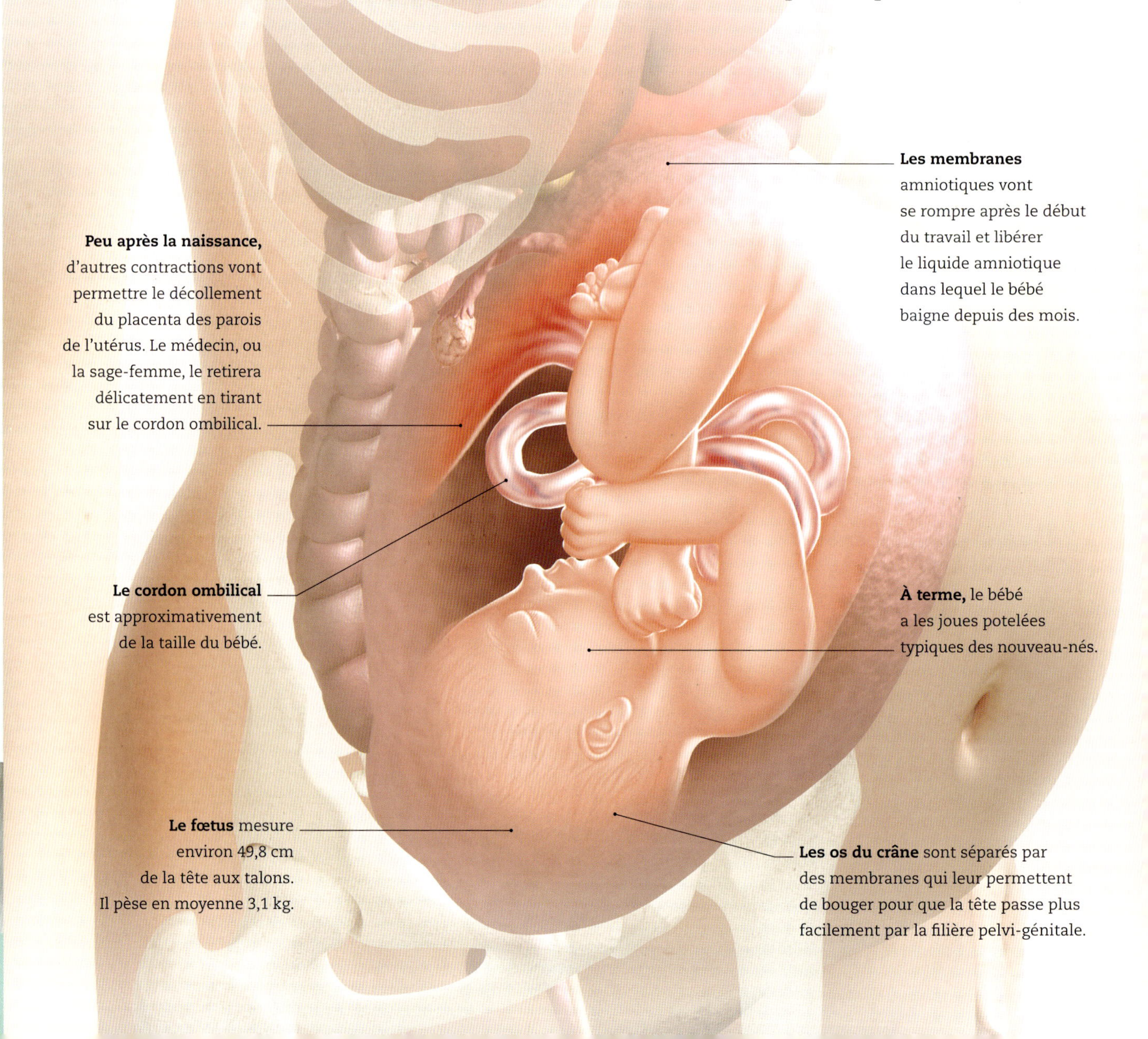

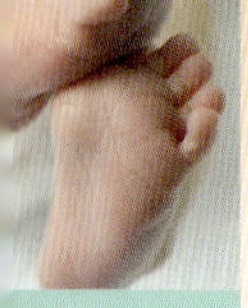

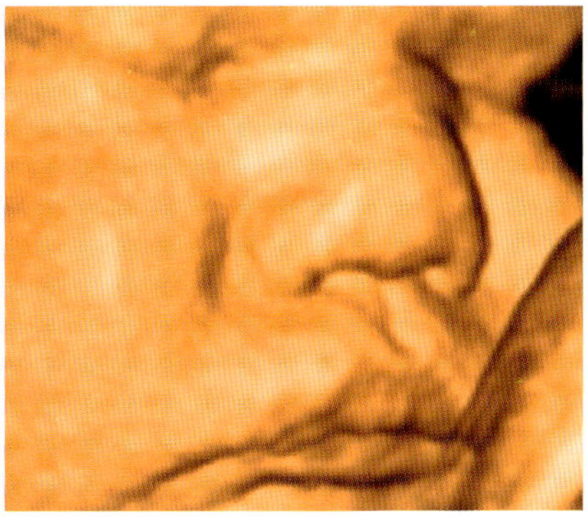

VOUS ÊTES À 39 SEMAINES ET 1 JOUR

Encore 6 jours…

BÉBÉ AUJOURD'HUI

Si vous devez subir une césarienne, elle vous sera proposée maintenant, à la fois pour éviter que le travail ne se déclenche de manière imprévue, et de délivrer le bébé trop tôt. Il est toujours préférable que le bébé naisse le plus près possible du terme.

Faites une ultime mise au point sur le déroulement idéal de votre accouchement pour vérifier que tout est prêt.

Vous avez certainement déjà pensé à la façon dont vous voulez accoucher, et il est possible que vous n'y ayez pas repensé depuis (voir p. 181 et 303). Maintenant que l'accouchement est imminent, repensez-y avec votre partenaire pour vérifier que vous n'avez pas changé d'avis. Vous pourriez, par exemple, vous orienter vers une naissance plus naturelle, ou inversement, vouloir une péridurale. Parlez-en avec l'obstétricien ou votre sage-femme si besoin est. Votre partenaire étant votre porte-parole auprès des médecins et des sages-femmes pendant l'accouchement dans le cas où vous ne pourriez pas formuler vos requêtes vous-même, vos désirs doivent être clairs dans sa tête.

Souvenez-vous toutefois que vous ne pouvez pas encore savoir comment vous vous sentirez pendant le travail. Gardez l'esprit ouvert et soyez prête à vous adapter à la situation dans l'intérêt de votre bébé. Demandez l'avis de votre partenaire car c'est un grand jour pour lui aussi, puisqu'il va faire la connaissance de son bébé. Il peut être inquiet et avoir besoin d'être rassuré sur le rôle qu'il devra jouer. Expliquez-lui de quelle manière il pourra le mieux vous aider, que ce soit par des massages ou tout simplement en vous tenant la main. Exprimez vos sentiments respectifs pendant cette préparation à l'accouchement, parlez de vos inquiétudes et de vos espoirs.

L'AVIS… DU MÉDECIN

Puis-je refuser que l'accouchement soit provoqué? Vous pouvez dire non à toute intervention, et avant d'envisager une stimulation (voir p. 432), l'équipe médicale doit évaluer toutes les options. Si vous désirez retarder la stimulation de l'accouchement après la 42e semaine d'aménorrhée, vous devrez peut-être vous rendre à la maternité pour une échographie Doppler (voir p. 285) afin de vérifier la circulation du sang dans le placenta et évaluer le volume de liquide amniotique qui entoure le bébé. Tout ceci permet de s'assurer de l'efficacité du placenta et du bien-être du bébé.

L'HARMONIE DU COUPLE

Il peut être difficile de penser à autre chose qu'à la naissance à ce stade avancé de la grossesse, mais essayez de vous concentrer sur votre partenaire et sur votre couple: ce sont vos derniers moments à deux!

- **Passez du temps avec votre partenaire:** Partagez de bons moments à deux avant que le bébé ne vous prenne tout votre temps et que la fatigue ne vous gagne. Parlez de vos espoirs et de vos angoisses concernant la manière dont votre vie va changer.
- **Faites l'amour,** même si vous vous trouvez trop grosse ou trop fatiguée, car il est bon de ne pas négliger votre relation sexuelle. Et qui sait, cela pourrait déclencher le travail (voir p. 393).

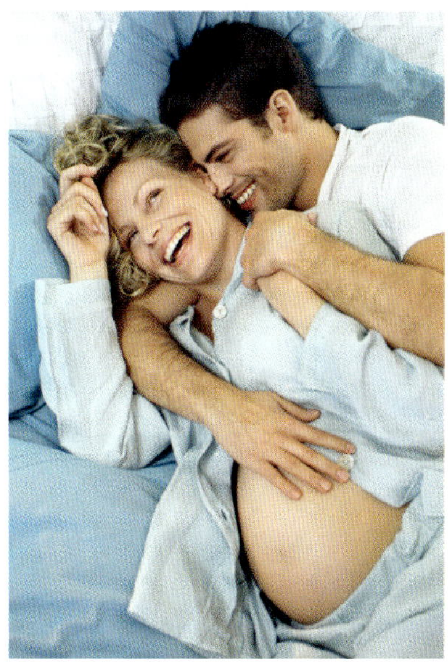

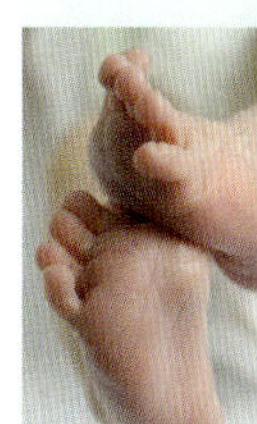

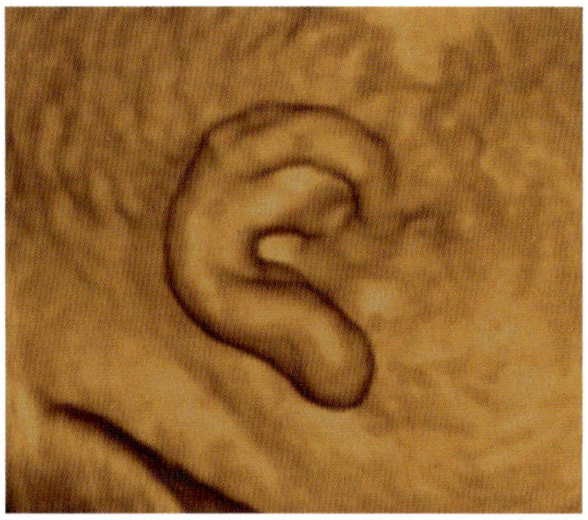

VOUS ÊTES À 39 SEMAINES ET 2 JOURS

Encore 5 jours...

BÉBÉ AUJOURD'HUI

Cette échographie 3D montre un lobe de l'oreille particulièrement proéminent. Les contours sombres font penser à des poils, mais ne sont en fait que des ombres (même si de nombreux bébés ont des poils à ce stade).

Les os de votre bébé ont atteint une certaine dureté, et ce processus d'ossification se poursuivra jusqu'à l'adolescence.

Le squelette de votre bébé s'est graduellement transformé de cartilage mou en os au cours du processus d'ossification (voir p. 372), qui commence au centre de l'os pour s'étendre vers l'extérieur. À la fin de la grossesse, l'ossification est terminée, sauf sur l'extrémité des os longs des doigts et des orteils qui sont encore cartilagineux pour permettre la croissance de l'enfant.

Les os de la voûte crânienne sont légèrement différents de la structure des os longs. En effet, ils se développent à partir d'une structure membraneuse plutôt qu'à partir de cartilage. Autre particularité, ils ne se soudent pas complètement avant plusieurs années, et restent séparés les uns des autres par un tissu conjonctif formant d'une part des zones appelées sutures, et d'autre part des zones plus larges appelées fontanelles à la jonction de plus de deux os. Leur fonction est de permettre le mouvement relatif des os du crâne pour faciliter la descente de la tête du bébé dans le bassin pendant l'accouchement. Ces lignes de sutures et les fontanelles permettent également à la sage-femme de repérer la position de la tête pendant le travail. Après la naissance, vous remarquerez que la tête de votre bébé a une forme allongée mais cela est de courte durée : la forme change rapidement lorsque les os retrouvent leur position normale.

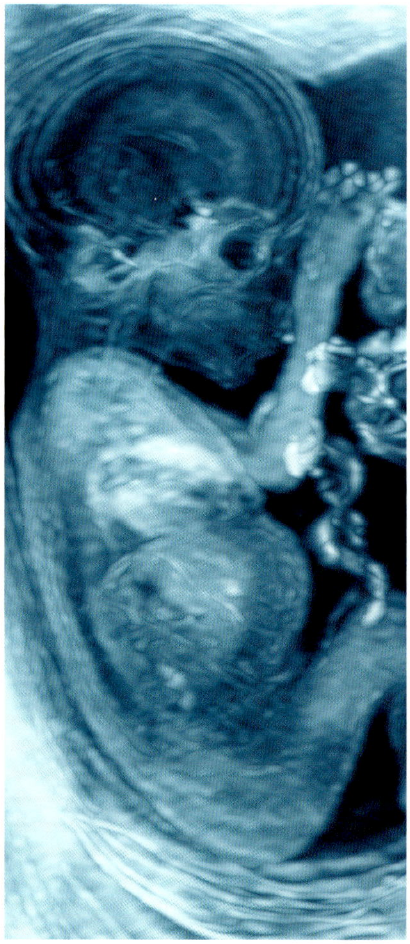

L'imagerie à résonance magnétique (IRM) montre un fœtus qui approche du terme. On distingue le cerveau, la colonne vertébrale, le cœur, le foie et les poumons, ainsi que le cordon ombilical sur la droite de l'image.

LE SAVIEZ-VOUS ?

Les usages du placenta

L'idée de consommer le placenta risque de vous soulever le cœur, mais c'est ce que font presque tous les mammifères... et quelques femmes. Dans certaines cultures, on considère que le placenta possède des propriétés spirituelles, et les adeptes de la placentophagie pensent que les éléments qu'il contient, comme la vitamine B6, atténuent les risques de dépression postnatale.

En effet, le placenta a la particularité d'être composé de cellules vivantes et très jeunes. Une qualité dont s'étaient emparés les fabriquants de cosmétiques : autrefois, ils intégraient des cellules de placenta dans leurs crèmes pour leur vertu régénératrice. Cette propriété était également utilisée pour les soins aux grands brûlés. Mais le risque de transmission d'infection était tel que l'utilisation de tissu placentaire est aujourd'hui interdite ! Les placentas sont donc systématiquement détruits.

Cependant, les chercheurs peuvent utiliser les cellules souches présentes dans le sang du cordon ombilical. Par ailleurs, une analyse du placenta est parfois réalisée pour rechercher les causes d'une grossesse difficile.

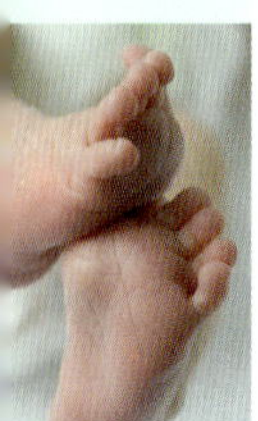

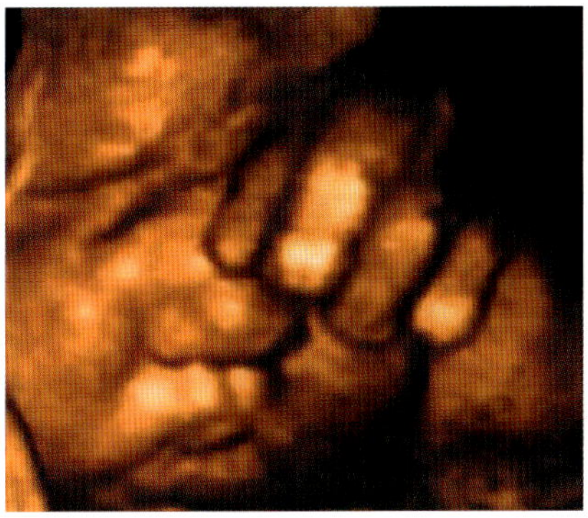

VOUS ÊTES À 39 SEMAINES ET 3 JOURS

Encore 4 jours...

BÉBÉ AUJOURD'HUI

Au moment de l'accouchement, votre bébé n'a plus de place pour se toucher le visage ou la tête, mais il continue à remuer. Vous ne remarquez sûrement plus ces mouvements car vous êtes préoccupée par les contractions.

Les questions risquent d'être nombreuses cette semaine : vous allez penser que le monde entier attend l'arrivée de votre bébé !

Lors de cette dernière semaine de grossesse, les interrogations des uns et des autres peuvent devenir usantes. Vous risquez d'avoir l'impression que tout le monde attend après vous, surtout s'il s'agit de votre premier bébé.

Vous allez sûrement prendre un certain plaisir à recevoir toute cette attention, car elle témoigne de l'attachement de vos proches à votre bonheur. Mais si vous dépassez le terme, il pourrait s'avérer frustrant de devoir toujours donner la même réponse décevante. Essayez d'être patiente et de vous rappeler que les gens sont simplement contents pour vous et presque aussi frustrés que vous l'êtes par l'attente.

La date du terme prévue n'arrange pas les choses, car tout le monde l'a en tête, sauf le bébé qui ne fera son entrée dans le monde que lorsqu'il se sentira prêt (voir p. 378). Jusqu'à 41 semaines d'aménorrhée, soit 40 semaines et 6 jours, le bébé ne risque rien. Si la pression devient trop forte, laissez vos proches filtrer les appels et promettre de tenir informés les uns et les autres du moindre changement.

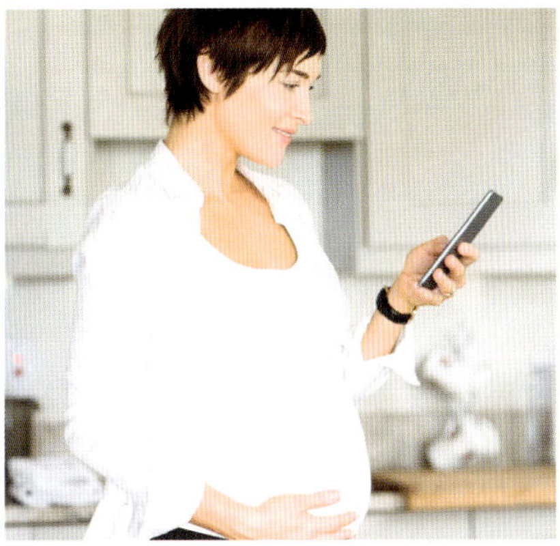

La messagerie électronique vous permet d'envoyer un message groupé pour informer tout le monde que le bébé n'est pas encore arrivé.

L'AVIS... DE LA SAGE-FEMME

J'ai entendu parler d'hôpitaux en sous-effectifs et de femmes en plein travail qui ne trouvent pas de lit. Est-ce exact ? On constate une pénurie de sages-femmes. Beaucoup d'hôpitaux emploient du personnel auxiliaire pour apporter de l'aide à leurs sages-femmes, mais il arrive malheureusement que les maternités soient pleines, même si cela ne se produit que rarement. En l'absence de lits disponibles, il vous en sera trouvé un dans un autre hôpital vers lequel vous serez transférée. La plupart des maternités ne restent pas pleines très longtemps et s'organisent pour vous rapatrier le plus tôt possible.

GROS PLAN SUR... VOTRE CORPS

Les fausses contractions

Vous risquez de ressentir des contractions d'entraînement connues sous le nom de Braxton Hicks, en particulier en fin de grossesse. Il est facile de les confondre avec les vraies contractions et de vous précipiter à l'hôpital alors que votre corps n'en est qu'à ses premiers échauffements. Vous pouvez également ressentir des contractions régulières, mais qui ne durent pas. Tout ceci est parfaitement normal.

Le signe évident d'un travail imminent est la rupture de la poche des eaux, accompagnée ou non de la perte du bouchon muqueux (voir p. 411) qui peut avoir été perdu largement avant. Il arrive qu'aucun des deux ne se manifeste avant le début du travail.

Vous ne saurez avec certitude que l'accouchement est en cours que lorsque les contractions seront régulières, toutes les 15 minutes (chronométrez les intervalles). Les vraies contractions sont plus longues, plus fortes, de plus en plus rapprochées, et ne disparaissent pas en marchant ou en changeant de position.

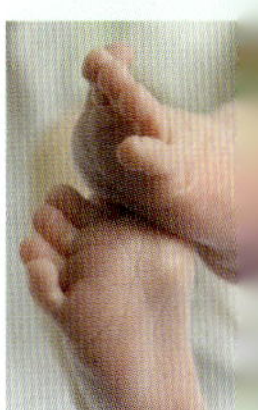

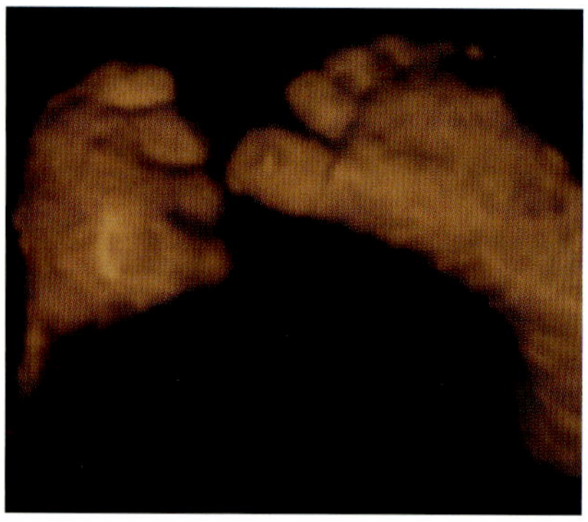

VOUS ÊTES À 39 SEMAINES ET 4 JOURS

Encore 3 jours…

BÉBÉ AUJOURD'HUI

Cette image prouve que même à ce stade, votre bébé est encore capable de toucher ses pieds (pied à droite et main à gauche). Toutefois, du fait du manque de place, il ne peut plus se mettre les pieds sur la tête.

Ne vous inquiétez pas si votre bébé n'est pas encore engagé car ceci n'a pas de relation avec la date d'accouchement.

De multiples raisons peuvent expliquer pourquoi votre bébé n'est pas encore engagé, parmi lesquelles : la forme de votre bassin qui pourrait impliquer que la tête ne puisse descendre sans la pression des contractions ; une forte musculature qui maintiendrait le bébé dans une autre position ; le relâchement des muscles du ventre après une première grossesse susceptible de laisser le bébé bouger librement sans qu'il ressente le besoin d'engager la tête ; et le poids élevé du bébé qui pourrait avoir du mal à descendre dans le bassin avant le début des contractions.

LES POSITIONS DU BÉBÉ

Dès que le bébé a la tête en bas et commence à descendre dans le bassin, il peut adopter plusieurs positions. Elles sont déterminées par l'orientation du dos et de l'occiput (partie arrière de la tête). La plus classique est la position occipito-latérale gauche. Les positions de siège (voir p. 433) sont déterminées par l'orientation des fesses.

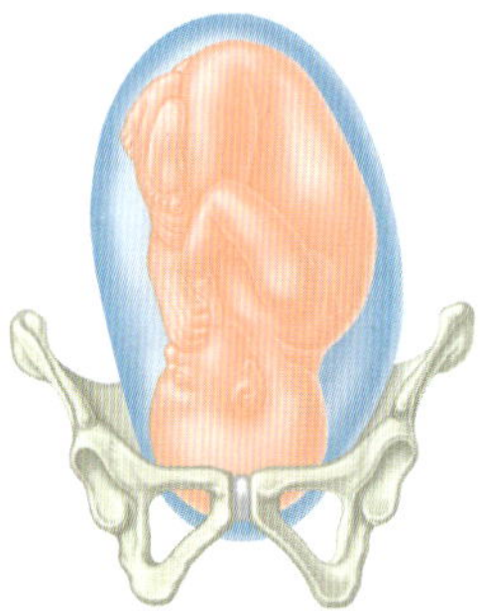

Occipito-latérale gauche

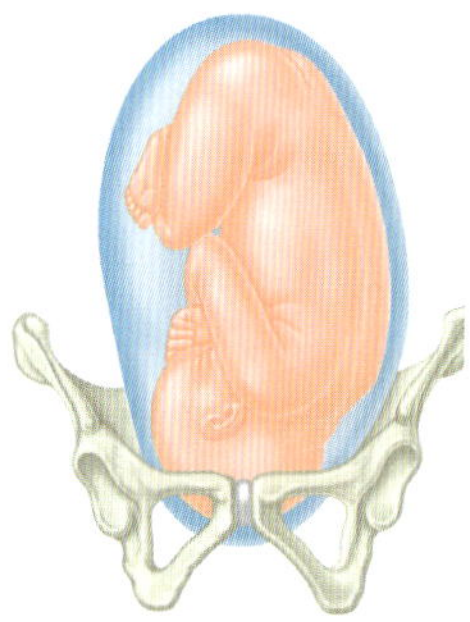

Occipito-antérieure gauche

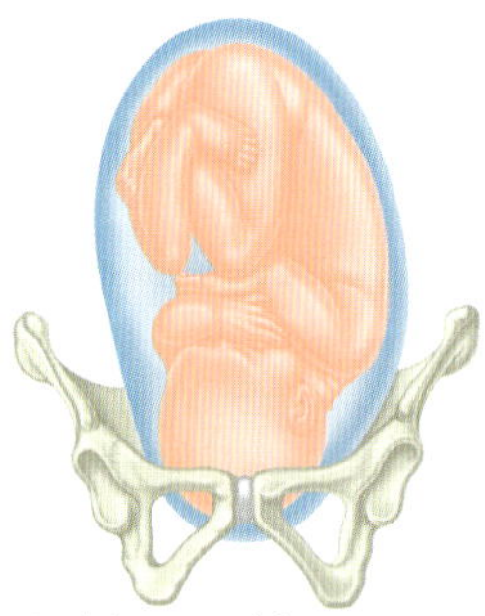

Occipito-postérieure gauche

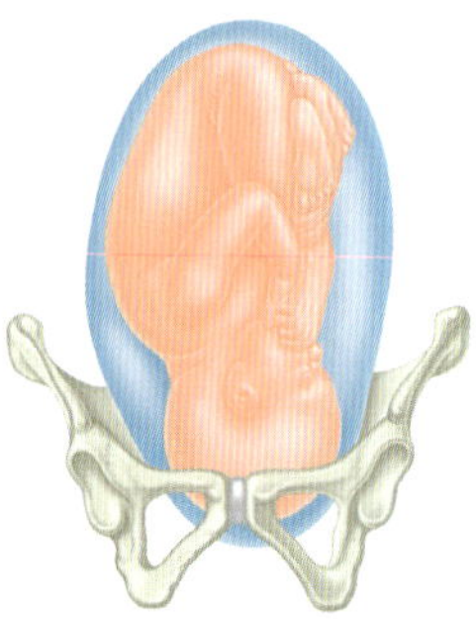

Occipito-latérale droite

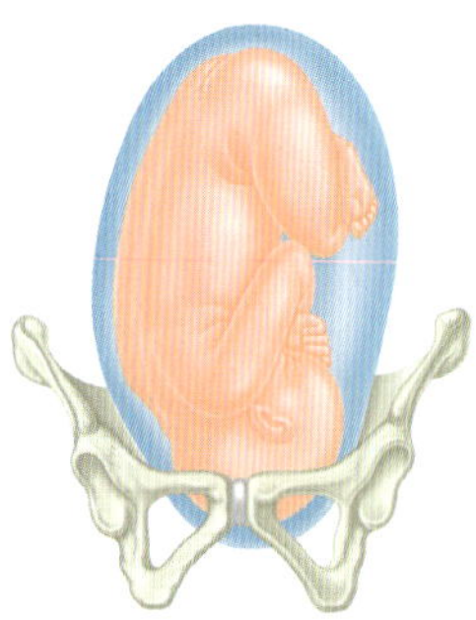

Occipito-antérieure droite

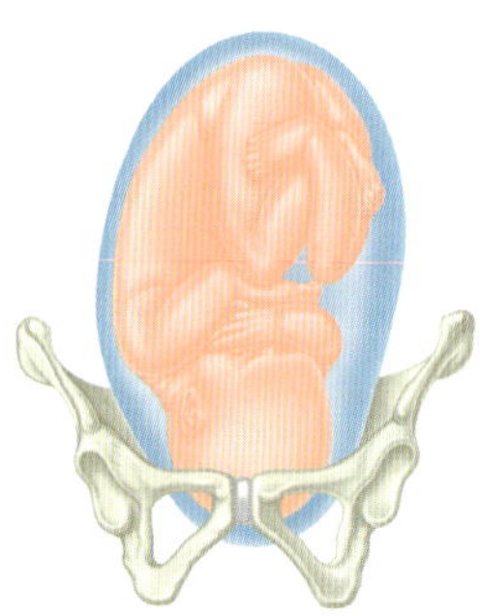

Occipito-postérieure droite

Occipito-latérale gauche : le dos et l'occiput sont dirigés vers le côté gauche de la mère, perpendiculairement à la colonne vertébrale.

Occipito-antérieure gauche : le dos et l'occiput sont dirigés davantage vers l'avant de l'utérus et le côté gauche de la mère.

Occipito-postérieure gauche : le dos et l'occiput sont dirigés vers la colonne vertébrale et le côté gauche de la mère.

Occipito-latérale droite : le dos et l'occiput sont dirigés vers le côté droit de la mère, perpendiculairement à la colonne vertébrale.

Occipito-antérieure droite : le dos et l'occiput sont dirigés davantage vers l'avant de l'utérus et le côté droit de la mère.

Occipito-postérieure droite : le dos et l'occiput sont dirigés vers la colonne vertébrale et le côté droit de la mère.

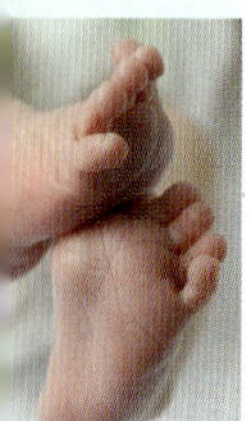

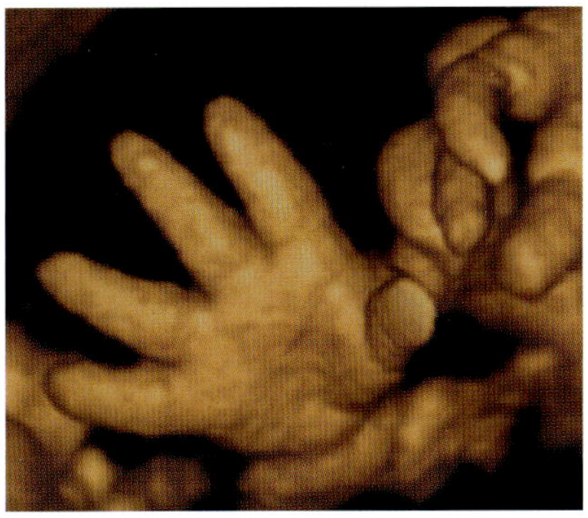

VOUS ÊTES À 39 SEMAINES ET 5 JOURS

Encore 2 jours…

BÉBÉ AUJOURD'HUI

Cette belle image de la main montre les plis qui s'y sont formés. Les lignes sur la paume des mains et la plante des pieds sont uniques à chaque bébé, ce que vous pourrez constater lorsque le vôtre sera enfin là.

L'inquiétude relative à l'accouchement (son déroulement, d'éventuelles complications…) est commune à la quasi-totalité des femmes.

Vous abordez l'accouchement avec des sentiments partagés. Vous voudriez que votre bébé soit déjà né, mais vous avez peur de la naissance. La plupart des femmes s'inquiètent de la douleur, de leur santé et de celle de leur bébé. Gardez à l'esprit que la majorité des accouchements se passe sans complication et que la plupart des nouveau-nés sont en parfaite santé.

Même si vous vous préparez depuis 9 mois, vous pouvez ne pas vous sentir prête. Ceci est en partie dû à la peur de l'inconnu, de ce bébé que vous ne connaissez pas encore, ainsi que de l'accouchement et des semaines qui vont lui succéder. Il est totalement impossible de prédire comment tous ces événements qui vont radicalement changer votre vie se dérouleront.

Même si vous ne vous sentez pas tout à fait prête, ayez confiance dans votre capacité à prendre soin du nouveau-né. En fait, vous avez sûrement déjà commencé à être mère en vous préoccupant de l'alimentation et de la protection du bébé avant même qu'il soit né, et cet instinct maternel va continuer de vous guider.

L'AVIS… DU MÉDECIN

Quelle est la différence entre une césarienne programmée et une césarienne en urgence? Une césarienne peut être programmée pendant la grossesse pour délivrer le bébé avant que le travail ne commence. Il s'agit en général d'une décision fondée sur des considérations d'ordre médical, bien que certaines femmes puissent la choisir pour des raisons pratiques, ou pour éviter l'épreuve de l'accouchement. La césarienne en urgence se pratique en cours de travail lorsqu'une complication particulière se présente et que l'équipe médicale juge que c'est la solution la plus sûre pour la mère et pour l'enfant.

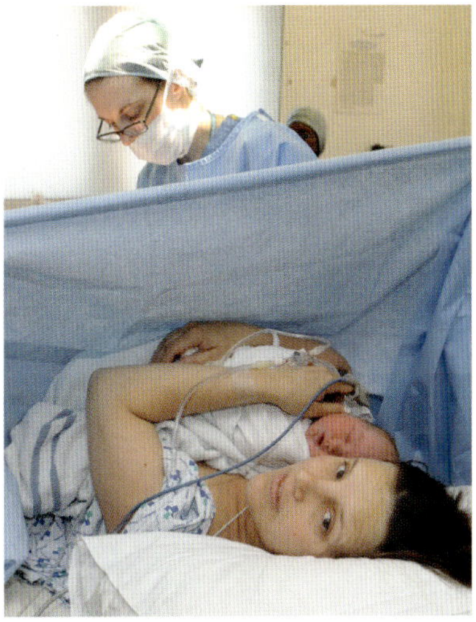

LES MALADIES NOSOCOMIALES

Les médias parlent beaucoup des maladies nosocomiales, comme le staphylocoque doré, résistant aux antibiotiques. Sur la peau des personnes en bonne santé, cette bactérie ne présente aucun danger, mais elle peut infecter les individus fragiles. Une bonne hygiène préventive, comme le lavage des mains, limite les risques, et il y a peu de chances que vous l'attrapiez à l'hôpital. Le personnel de santé utilise des solutions antiseptiques. À l'hôpital, tous les services se servent de gels hydro-alcooliques pour le lavage des mains.

Outre les mesures d'hygiène générale en vigueur dans tous les établissements de soins, les hôpitaux évitent la propagation des bactéries en dépistant les personnes infectées et en les transférant dans une chambre où elles seront seules.

Aujourd'hui, quelques hôpitaux sont équipés d'un robot de laboratoire qui permet un dépistage ultrarapide chez les patientes entrantes – notamment les femmes devant avoir une césarienne – des bactéries responsables de maladies nosocomiales. L'objectif étant de mettre en place un traitement avant l'intervention.

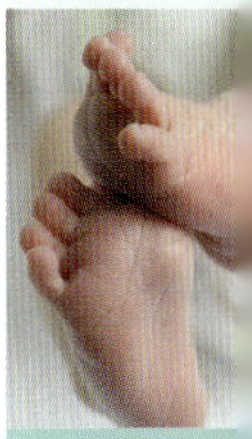

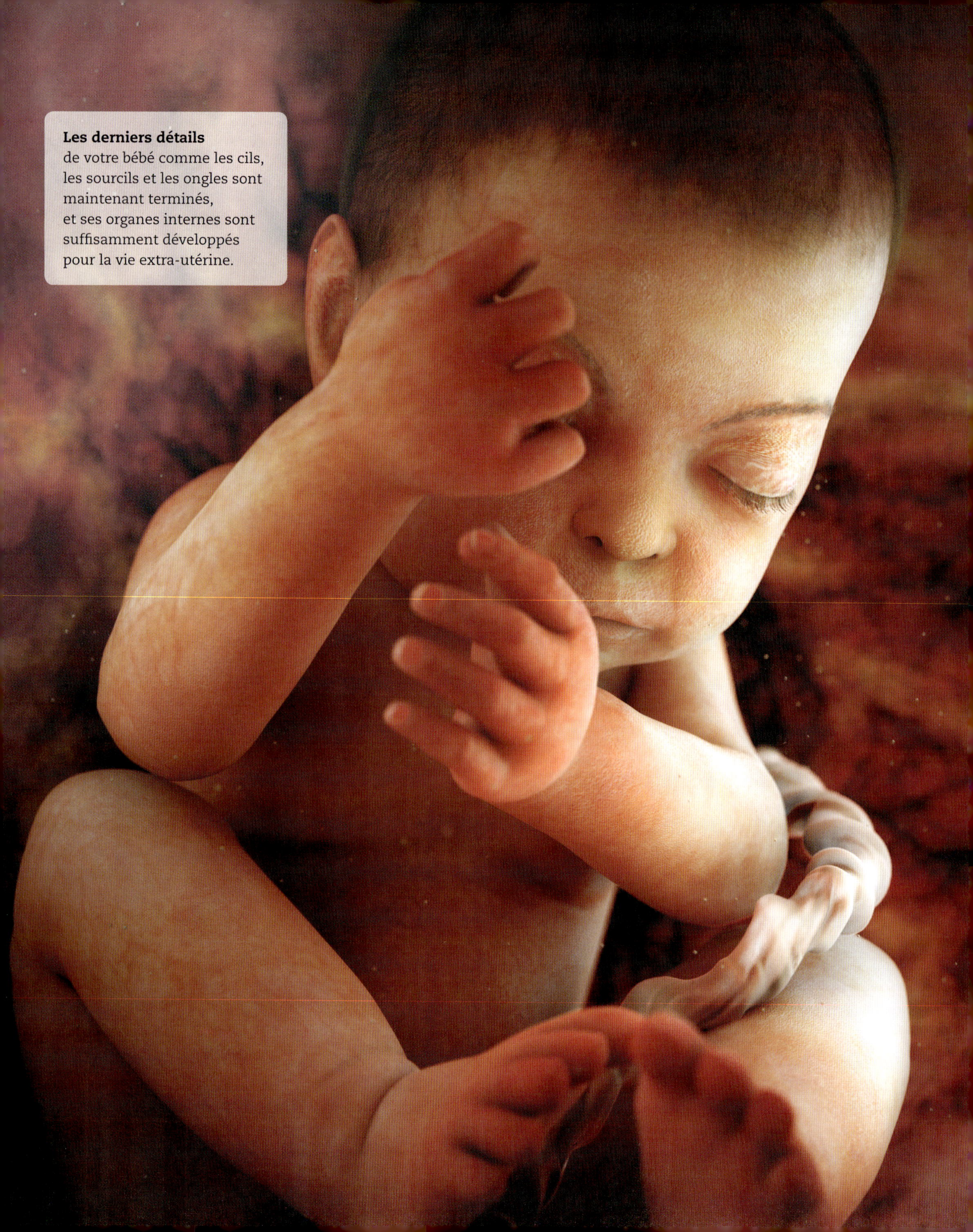

Les derniers détails de votre bébé comme les cils, les sourcils et les ongles sont maintenant terminés, et ses organes internes sont suffisamment développés pour la vie extra-utérine.

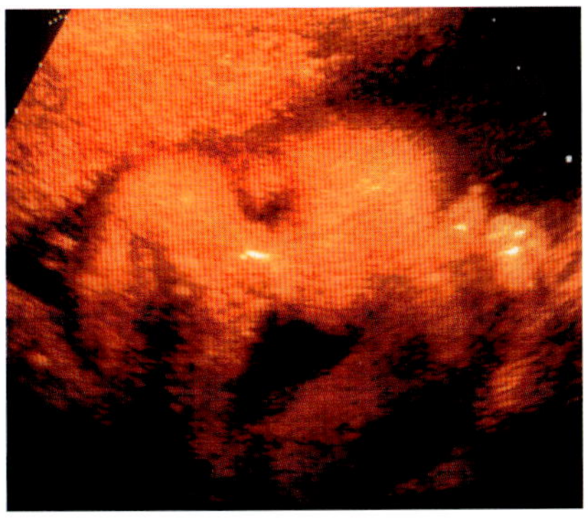

VOUS ÊTES À 39 SEMAINES ET 6 JOURS

Encore 1 jour…

BÉBÉ AUJOURD'HUI

Grâce aux récentes techniques d'imagerie médicale, il est possible de suivre précisément l'évolution d'un fœtus. Les techniques d'échographie 2D et 3D ont rendu ces images encore plus lisibles… et plus émouvantes.

L'estomac de votre nouveau-né sera achevé, mais son faible niveau d'acidité ne lui permettra de se nourrir que de lait les premiers mois.

UNE TISANE POUR LE TRAVAIL

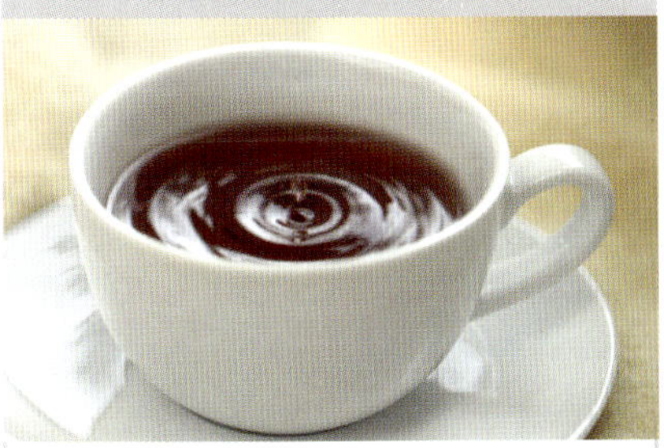

La tisane de feuilles de framboisier, à ne pas confondre avec une infusion de framboises, est utilisée depuis de nombreuses années pour stimuler le travail. Certaines études ont montré que boire une infusion de feuilles de framboisier raccourcit la deuxième phase du travail. En boire après la 36e semaine, ne présente pas de risque.

Cerise sur le gâteau, cette tisane, très nutritive, contient de la vitamine A, C, E et B, et des minéraux comme le calcium le magnésium et le fer, autant d'éléments indispensables pour une grossesse en bonne santé.

Après l'accouchement, l'infusion de feuilles de framboisier facilite le retour de l'utérus à sa taille d'origine et favorise également la montée de lait.

Votre bébé ne produit que peu d'acide gastrique, contrairement aux adultes, et conserve plus longtemps qu'eux le liquide amniotique dans l'estomac, ce qui favorise son faible niveau d'acidité. Cela n'est pas si mauvais pour le bébé qui passe encore son temps à hoqueter, à se retourner la tête en bas et à essayer de coordonner ses mouvements respiratoires et de déglutition.

Après la naissance, l'acidité de son estomac va rapidement augmenter au cours des 24 premières heures, mais n'atteindra le niveau d'un adulte qu'après trois mois. C'est la raison pour laquelle l'alimentation solide n'est pas introduite avant l'âge de quatre mois révolus, et qu'il est conseillé d'attendre 6 mois avant de commencer le sevrage. Des études ont montré que donner avant 6 mois des aliments solides aux bébés nourris au sein favorise les diarrhées, les infections respiratoires et les allergies. Mais cette observation n'a pas été confirmée pour les bébés nourris au biberon.

PETITS SECRETS DE FEMMES

Tête-à-tête

Il est difficile de faire connaissance avec votre nouveau-né au milieu d'un flot continu de visiteurs. Pourquoi ne pas oublier le monde pour passer quelques jours seuls à la maison ? Le bébé va dormir beaucoup et vous donnera l'occasion d'en faire autant. Vous aurez tout le temps de faire les présentations plus tard.

Vos hormones vont s'affoler et vous pouvez vous attendre à traverser des hauts et des bas, en particulier lors de la montée de lait (voir p. 448-449).

Votre partenaire a également besoin de temps pour s'adapter à son bébé et apprendre à changer les couches. Collez donc un message « ne pas déranger » sur la porte d'entrée, branchez le répondeur téléphonique, et enfermez-vous avec votre petite famille.

L'AVIS… DE LA SAGE-FEMME

Qu'est-ce que la perte du bouchon muqueux? Pendant la grossesse, un bouchon de mucus comparable à de la gelée ferme l'extrémité du col de l'utérus pour prévenir les infections (voir p. 411). Ce bouchon tombe vers la fin de la grossesse et, bien qu'il puisse indiquer l'imminence de l'accouchement, il lui arrive de se déloger jusqu'à 6 semaines avant le début du travail.

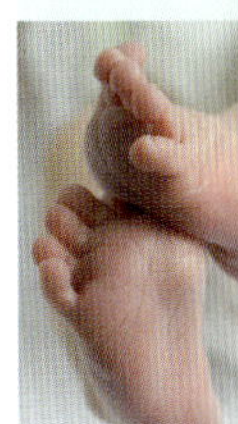

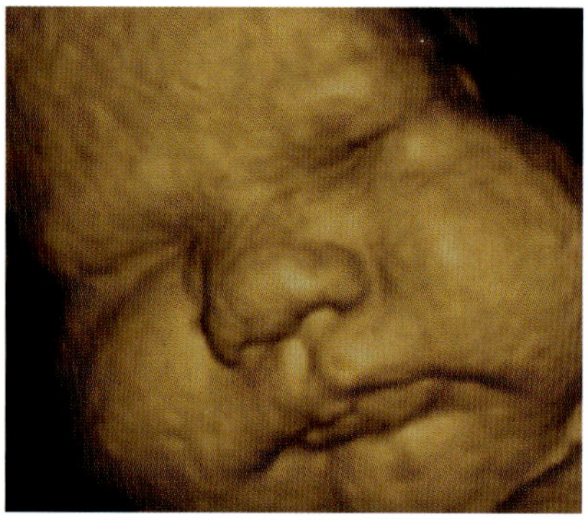

VOUS ÊTES À 40 SEMAINES EXACTEMENT

Encore 0 jour…

BÉBÉ AUJOURD'HUI

Votre bébé est maintenant prêt pour le monde extérieur. Des changements rapides vont se produire dès sa première inspiration, où il va devoir s'adapter instantanément en passant de l'environnement liquide de votre utérus à l'air extérieur.

Ces 40 semaines ont pu vous sembler longues, mais seront oubliées dès l'instant où vous tiendrez votre bébé dans les bras.

Félicitations ! Si vous n'avez pas encore votre nouveau-né dans les bras, cela ne saurait tarder, et votre vie en sera transformée à tout jamais. Même la grossesse la plus interminable est inexplicablement oubliée dès que le travail commence et que vous réalisez que votre bébé est presque là.

Vous allez accoucher et oublier également la souffrance après en avoir longuement parlé avec la famille et les amis proches. En fait, tout ce qui précède le moment où vous tenez le bébé dans vos bras pour la première fois devient sans importance dès que vous réalisez que vous avez créé ce qu'il y a de plus merveilleux au monde : une vie. Aussi, bravo et bonne chance, car ceci n'est que le début des plus belles années de votre existence.

BON À SAVOIR

58 % des parents interrogés récemment estiment que le prénom qu'ils ont donné à leur bébé contribuera à son succès dans la vie.

La plupart pensent qu'il est plus facile de prénommer un garçon qu'une fille, et à peine 3 % affirment qu'ils changeraient ce prénom s'ils le pouvaient.

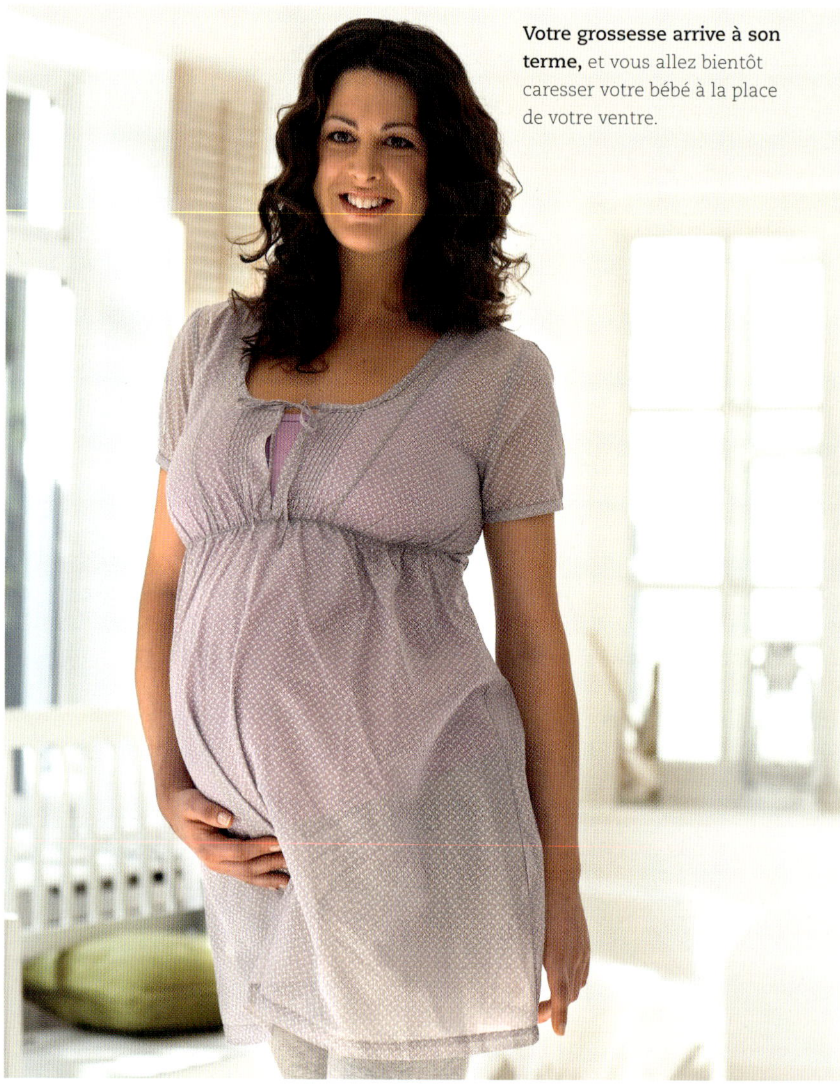

Votre grossesse arrive à son terme, et vous allez bientôt caresser votre bébé à la place de votre ventre.

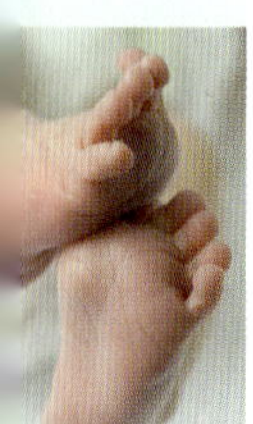

Le bébé se fait attendre

Votre bébé est considéré en retard si le travail n'a pas commencé à la 40e semaine d'aménorrhée. Ceci n'a rien d'inhabituel car la plupart des femmes n'accouchent pas à 40 semaines exactement. Un accouchement qui se déroule entre la 37e et la 42e semaine est considéré normal.

Le pourquoi d'un bébé en retard reste un mystère du fait que l'élément déclencheur du travail est inconnu. Vous êtes plus susceptible de dépasser le terme si vous en êtes à votre première grossesse, si vous avez déjà accouché en retard d'un premier bébé, où si c'est une habitude de famille ! Certains prétendent que ce phénomène est plus fréquent chez les femmes bien alimentées, et que les grossesses durent plus longtemps en été qu'en hiver. Une échographie en début de grossesse est plus fiable pour déterminer la date de l'accouchement que vos dernières règles, et présente moins de risque de vous laisser croire que le terme est dépassé.

Ce qui va se passer

Au-delà de 41 semaines d'aménorrhée, la santé de votre bébé est menacée du fait que le placenta perd de son efficacité. En fonction des règles de l'hôpital, il vous sera proposé une stimulation entre la 41e et la 42e SA (voir p. 432). Ce qui suit est également possible.

Le décollement des membranes Après la 40e SA, votre sage-femme peut essayer un décollement des membranes, en introduisant un doigt ganté dans le col de l'utérus pour l'assouplir et augmenter vos chances de 30 % que le travail se déclenche dans les 48 heures. C'est sans danger pour vous et le bébé, mais cela risque de provoquer des contractions et un léger saignement.

Les contrôles à partir de la 42e SA Le personnel médical vous incitera très fortement à déclencher l'accouchement (voir p. 432) si rien ne s'est produit vers la 41e SA. En effet, plus le temps passe, moins le placenta remplit ses fonctions et les risques de complications sont réels. Vous serez étroitement surveillée : échographies pour surveiller le rythme cardiaque fœtal et le volume de liquide amniotique, ou des cardiotocographies (voir p. 418) pour surveiller tout signe de déficience placentaire.

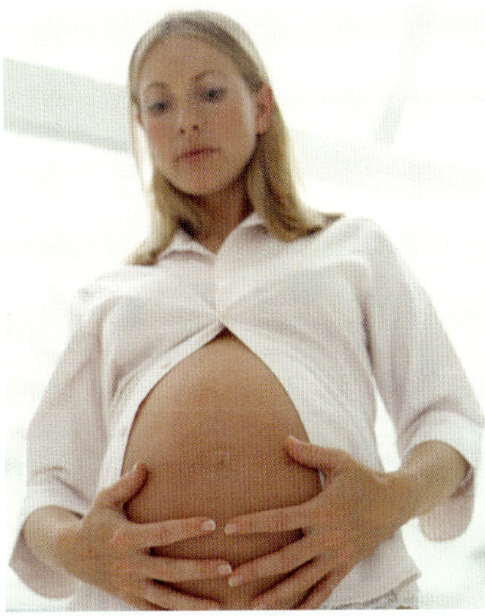

Dépasser la date du terme peut s'avérer stressant, mais souvenez-vous que c'est très fréquent et tout à fait normal.

Comment vous vous sentez

Hormis le stress physique et mental considérable que peut entraîner le dépassement de la date du terme, ce dernier ne présente aucun risque pour votre santé si vous ne souffrez pas déjà d'un problème médical. Vous pouvez également avoir peur que votre bébé devienne trop gros et que l'accouchement soit difficile, mais le poids pris par votre bébé la dernière semaine ne fera pas grande différence.

BON À SAVOIR

Le déclenchement du travail

Même s'il n'existe pas de remède miracle pour déclencher le travail, certaines techniques sans risque stimulent le processus naturel dans la période qui précède l'accouchement.

- **Le moyen le plus agréable d'essayer de déclencher l'accouchement est de faire l'amour** avec votre partenaire. Le sperme contient des prostaglandines qui peuvent agir comme stimulant utérin naturel, bien que leur efficacité ne soit pas démontrée. Ce n'est pas dangereux pour le bébé, sauf s'il existe un problème de croissance fœtale ou un saignement du placenta.
- **La stimulation des mamelons pendant une relation sexuelle** ou une autostimulation favorisent la production d'ocytocine par l'hypophyse, qui stimule les contractions et l'assouplissement du col de l'utérus.
- **La marche et l'activité physique** sont susceptibles de provoquer une légère augmentation des contractions en favorisant la descente du bébé dans le bassin.
- **La tisane de feuilles de framboisier** est réputée augmentée l'activité utérine (voir p. 391). Elle est bénéfique pour la santé, et n'a jamais été associée à des complications pendant la grossesse.
- **Certains remèdes homéopathiques** sont recommandés.

Le travail et l'accouchement

Au fur et à mesure que le moment tant attendu approche, vous vous interrogez peut-être sur ce qui vous attend, et de quelle manière vous allez faire face à l'effort physique et mental que l'accouchement va vous imposer. Informez-vous sur la manière dont évolue un accouchement et sur les différentes options pour soulager la douleur afin d'aborder le travail dans un état d'esprit positif.

Soulager la douleur

CONNAÎTRE LES ANTIDOULEURS EST UTILE POUR CHOISIR CE QUI VOUS CONVIENT.

Pendant le travail, même si vous bénéficiez du soutien physique et émotionnel de votre sage-femme et de votre partenaire, vous pouvez avoir besoin d'un antidouleur. La sage-femme vous aidera à maîtriser la douleur de manière naturelle à l'aide des techniques de respiration, mais si elle est trop intense, elle vous conseillera des analgésiques ou la péridurale (voir p. 402-407).

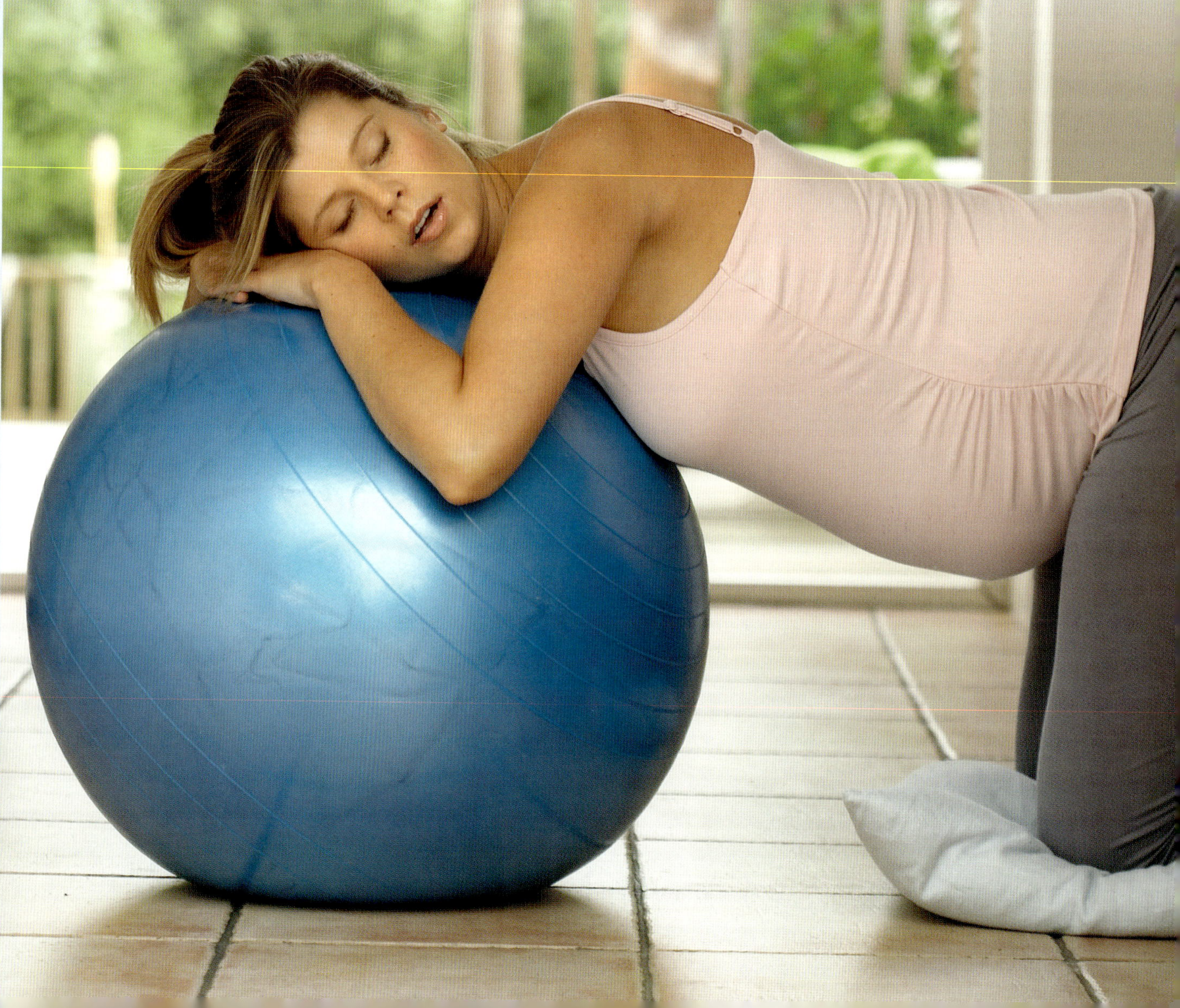

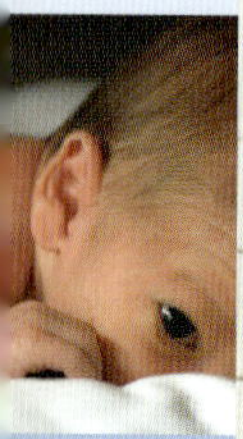

Maîtriser la douleur

Pour vous aider à supporter la douleur, il est important de bien comprendre comment celle-ci évolue pendant l'accouchement.

La douleur de l'accouchement est unique et très différente de celles de la vie quotidienne. En général, la douleur nous informe d'un dysfonctionnement, alors que celle de l'accouchement signale que le processus est en cours et que vous avez besoin d'un endroit sûr pour donner la vie. Certaines femmes préfèrent un environnement pas trop médicalisé qui a démontré certains avantages, dont une moindre consommation de médicaments antidouleur. C'est la raison pour laquelle certaines salles de travail sont aménagées dans un style moins hospitalier. D'autres femmes ont besoin de l'ambiance de l'hôpital qui les rassure sur la disponibilité d'un support médical et de moyens antidouleur plus puissants, comme la péridurale.

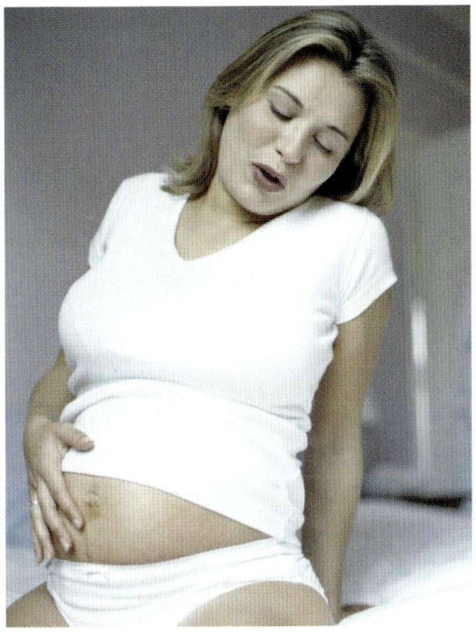

Tout savoir sur les douleurs de l'accouchement vous permettra de faire face.

SOULAGER LA DOULEUR PENDANT L'ACCOUCHEMENT

Vos besoins risquent d'évoluer en cours de travail, voici les différents moyens de soulagement de la douleur disponibles à votre disposition.

En début de 1re phase, le col de l'utérus commence à se dilater, les contractions sont légères et les méthodes de massage et de respiration efficaces. Si nécessaire, vous pouvez respirer un gaz analgésique car il calme la douleur de manière ponctuelle.

En phase active, le col de l'utérus s'ouvre et les contractions sont plus fortes et rapprochées. Si les méthodes naturelles et les antalgiques s'avèrent inefficaces, passez à des antidouleurs plus puissants comme la péridurale (voir p. 404-405).

En phase de transition, les contractions sont fortes et rapprochées. Le col est complètement dilaté. À ce stade, un analgésique comme le protoxyde d'azote (voir p. 402 et 403) est idéal car il n'a aucun effet sur le bébé, même à ce moment avancé du travail. Si vous êtes sous péridurale, la dose peut être augmentée.

Les 2e et 3e phases. Au cours de la 2e phase, entre l'ouverture totale du col et la naissance, les contractions sont fortes et durent plus longtemps, mais elles sont plus facile à gérer car vous commencez à pousser. Un gaz analgésique peut être utilisé. Les contractions sont légères pendant la 3e phase, l'évacuation du placenta, durant laquelle vous n'aurez plus besoin d'antidouleur.

La réaction des femmes à la douleur

Personne ne sait vraiment ce qui déclenche le travail, et chaque accouchement est unique. Il en est de même de la douleur qui peut varier considérablement d'une femme à l'autre. Certaines ont des accouchements sans douleur, d'autres parlent d'une douleur modérée et d'autres encore font l'expérience d'une forte souffrance. Il est évident que la peur fait monter le niveau d'adrénaline, qui rend la perception de la douleur plus intense. Le niveau de douleur ressentie dépend également de l'état émotionnel et d'excitation dans lequel vous vous trouvez, des éventuelles expériences précédentes, et enfin de la peur de l'inconnu pour les nouvelles mamans. Une bonne préparation en amont, et un soutien sensible et attentif tout au long de l'accouchement contribuent à calmer considérablement l'angoisse.

La préparation

La douleur évolue en fonction des différentes phases de l'accouchement. Son intensité et sa durée augmentent au fur et à mesure que le travail progresse, et les méthodes pour la gérer évoluent également dans le temps (voir encadré ci-contre).

Plus vous serez familière avec les méthodes de gestion de la douleur et les nombreux moyens naturels et chimiques destinés à l'atténuer (voir p. 398-401 et p. 402-407), plus il vous sera facile de maîtriser votre accouchement. Pour prendre les bonnes décisions concernant les moyens antidouleur, il est indispensable de comprendre leurs effets sur le corps au cours des trois phases du travail (voir p. 408-429).

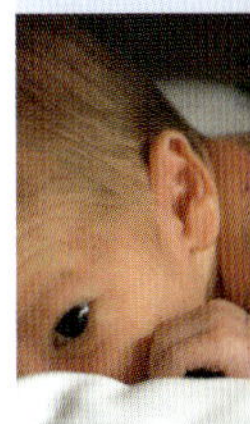

Les méthodes naturelles

Les techniques naturelles pour soulager la douleur sont variées. Adoptez celle qui vous conviendra le mieux avant l'accouchement.

Le travail s'accompagne d'une production naturelle d'hormones endorphines et encéphalines destinées à soulager la douleur. Les femmes sont aujourd'hui plus conscientes des méthodes naturelles comme l'accouchement actif, ainsi que des thérapies alternatives qu'elles peuvent utiliser en complément ou à la place des antidouleurs chimiques, pendant la grossesse, l'accouchement et les jours qui suivent. Ces thérapies sont assistées ou autoadministrées. La connaissance des avantages respectifs de ces moyens et de la manière de les utiliser est importante si vous pensez vous en servir le jour de l'accouchement.

Rester active

Il a été démontré qu'un accouchement actif aide les femmes à supporter la douleur et réduit la durée du travail. Historiquement, les femmes ont toujours été actives pendant le travail d'accouchement, jusqu'à ce que la médicalisation de la naissance en Occident finisse par généraliser la position couchée ou semi-assise, pratique pour le médecin. Cependant, force est de constater les effets bénéfiques de la mobilité lors du travail, qui accélère souvent le processus et aide à soulager la douleur.

Bien qu'il paraisse plus agréable de rester au lit entre les contractions, de nombreuses femmes affirment que lorsqu'elles se sentent soutenues, elles sont naturellement enclines à bouger, plutôt qu'à rester dans la position allongée qui amplifie la douleur et freine l'évolution du travail, puisqu'il ne bénéficie plus de l'effet de la gravité. Certaines interventions, comme le monitoring fœtal électronique (voir p. 418), les perfusions et certains analgésiques, limitent la mobilité.

LES TECHNIQUES DE RELAXATION

Il existe plusieurs techniques de relaxation adaptées à l'accouchement, car si vous êtes détendue, il vous sera plus facile de rester calme et à l'écoute de votre corps. Ces techniques incluent le contrôle de la respiration (voir ci-dessous), et l'écoute d'une musique douce, adaptée au retour sur soi.

Apprendre à respirer lentement et régulièrement pendant le travail vous aide à rester calme et concentrée. En général, votre respiration évolue en fonction de votre état. Elle accélère légèrement pendant une contraction, ou se bloque au risque de vous faire tourner la tête. Dans ce cas, vous devez vous concentrer pour la régulariser, comme la sage-femme vous le rappellera souvent. Utilisez les acquis des cours de préparation à l'accouchement. Inspirez en comptant jusqu'à cinq, et expirez jusqu'à sept, pour ralentir votre respiration, vous détendre et calmer la panique.

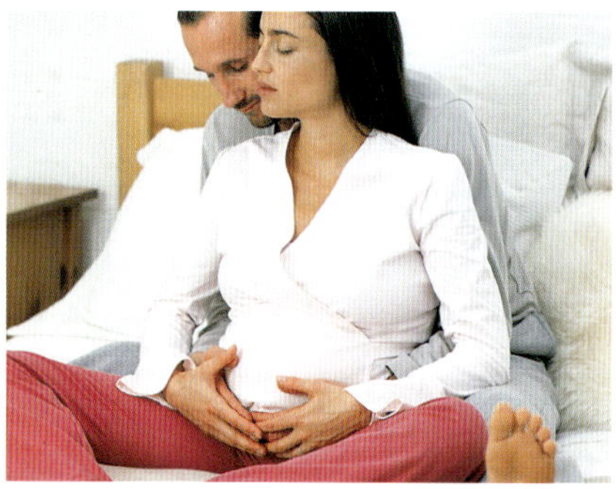

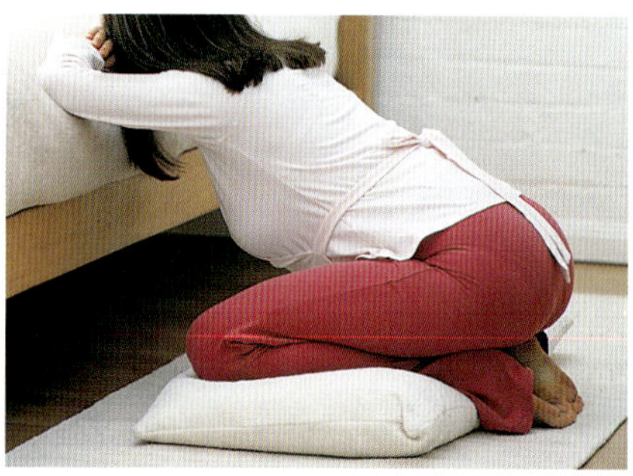

Le contrôle de la respiration pendant le travail apaise et vous aide à vous concentrer (en haut). **Penchez-vous en avant** tout en respirant pour soulager les contractions (en bas).

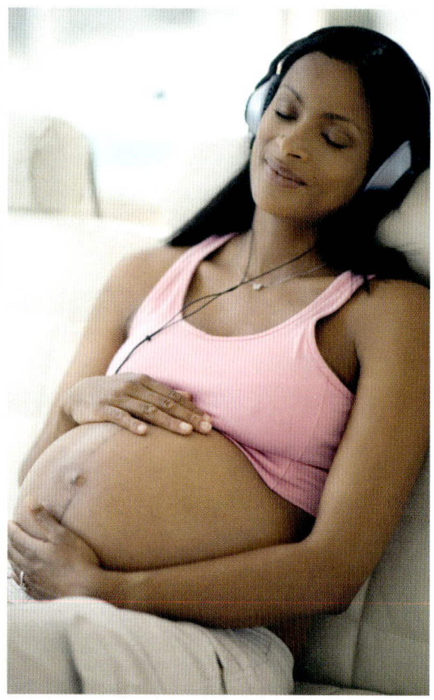

Écoutez une musique douce dans la première phase du travail est un bon moyen de vous détendre entre les contractions et de conserver votre énergie pour plus tard.

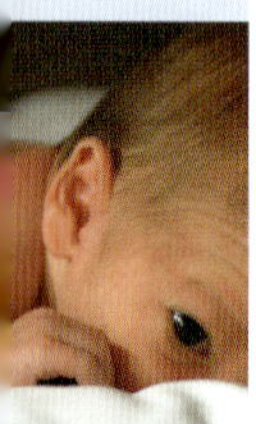

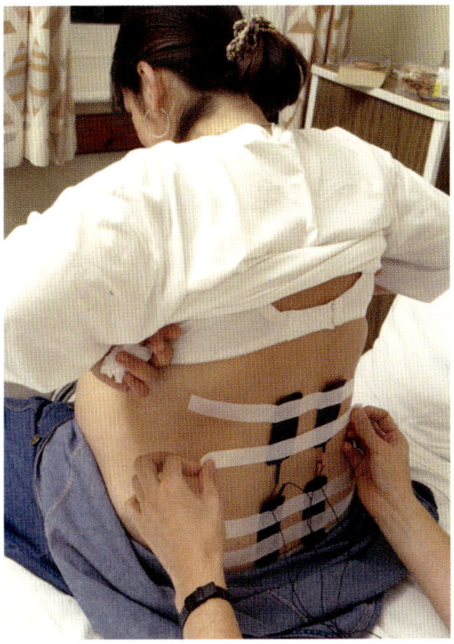

Lorsque les électrodes sont en place, vous pouvez bouger et chercher les positions les plus confortables.

Le TENS

La neurostimulation électrique transcutanée (TENS) limite le signal de douleur envoyé au cerveau. Ce petit système électrique peut être utilisé pendant l'accouchement, mais aussi en fin de grossesse (après la 36e SA) en cas de maux de dos ou de contractions de Braxton Hicks (voir p. 410).

Ce dispositif à piles possède de petits fils électriques raccordés à quatre électrodes dont les coussinets adhésifs sont posés sur le bas du dos. Il envoie des impulsions électriques le long des nerfs jusqu'au cerveau en bloquant ainsi les informations de douleur. Le dispositif stimule également la production par le cerveau d'hormones destinées à soulager la douleur, les endorphines et les encéphalines.

Le TENS est très efficace en début de travail, en particulier sur les douleurs du bas du dos. Il est de ce fait important de l'avoir avec soi dès le début du travail. Demandez à la maternité si on peut vous en prêter un, ou si vous devez le louer à l'avance. Le TENS a du succès du fait que vous pouvez le garder avec vous pendant le travail, et augmenter la puissance des impulsions électriques à l'aide d'un bouton pour vous adapter aux contractions.

Son absence d'effets secondaires connus figure parmi ses autres avantages, il est sans danger pour vous et le bébé, il vous permet de rester active, et il n'empêche pas l'usage d'autres moyens antidouleur (voir p. 402-403). Il présente cependant certains inconvénients : son efficacité est limitée aux douleurs modérées, sa pose rend les massages difficiles, et l'accouchement en piscine ou la pose d'une sonde péridurale est impossible.

L'eau

Beaucoup de femmes accordent à l'eau chaude un pouvoir relaxant et antalgique des douleurs de l'accouchement. La chaleur de l'eau détend les muscles, et l'eau favorise la flottabilité qui soulage la pression pelvienne. Au cours des dernières décennies, cette méthode naturelle est devenue plus accessible aux femmes car les maternités sont davantage équipées de piscines de naissance, même si la possibilité d'accoucher dans l'eau dépend du matériel disponible et de la présence de sages-femmes formées à ce type d'accouchements (voir p. 427). Vous pouvez également louer une piscine pour un accouchement à domicile.

L'hypnose

L'autohypnose, qui utilise les techniques de visualisation et de respiration pour induire un état de détente profonde excluant la peur, est un moyen de plus en plus utilisé pendant les accouchements. Le syndrome peur-tension-douleur fut décrit pour la première fois par l'obstétricien anglais Grantly Dick-Read (voir p. 303), qui prétendait que la peur empêche la production des hormones du plaisir (et antalgiques), l'endorphine et l'encéphaline. Il avançait que si la femme arrive à dépasser la peur, elle

Accoucher dans l'eau chaude est très relaxant car l'eau soulage la pression pelvienne, détend les muscles, et de ce fait réduit le stress.

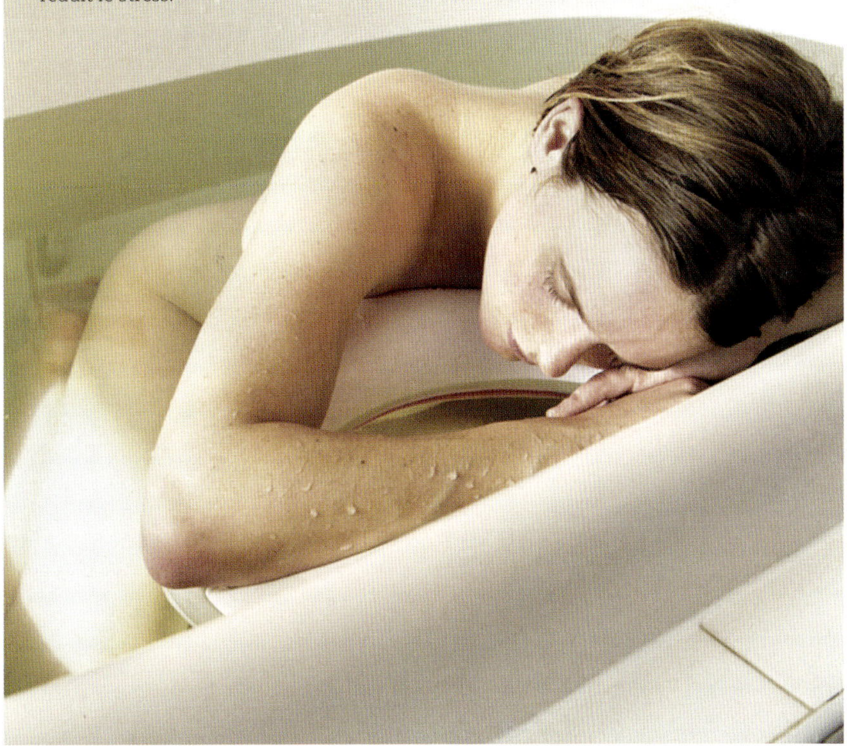

QUESTIONS/RÉPONSES

Puis-je être active pendant mon accouchement ?

Oui, la plupart des femmes le peuvent et y sont encouragées, aidées de supports tels qu'une chaise, un fauteuil en forme de poire ou un ballon de naissance. Rester active permet de ne pas bloquer le travail et changer de position aide à supporter la douleur. En arrivant à l'hôpital, informez l'équipe médicale que vous désirez être la plus active possible.

Vais-je perdre le contrôle si j'utilise l'hypnose ?

Non, vous serez profondément détendue, mais vous garderez le contrôle et serez consciente de tout ce qui se passe. L'autohypnose vous permettra simplement d'être moins anxieuse et de mieux gérer les douleurs de l'accouchement. Votre partenaire peut aussi vous aider à vous concentrer.

J'ai accouché une première fois par césarienne. Puis-je cette fois accoucher en piscine ?

Cela vous est déconseillé car les sages-femmes vont vouloir vous contrôler en permanence, vous et le bébé, ce qui n'est pas possible dans l'eau. Un contrôle rigoureux est nécessaire car vous présentez un très léger risque de déchirement de l'utérus, associé à une douleur aussi soudaine qu'aiguë, et une accélération de vos pulsations, même si parfois il n'est détecté qu'à travers le changement de rythme cardiaque du bébé.

À quel moment puis-je m'installer dans la piscine d'accouchement ?

C'est à vous de voir. La détente dans l'eau chaude est préconisée dans la 1re phase de l'accouchement, mais certaines sages-femmes préfèrent attendre une dilatation de 4 cm pour ne pas prendre le risque de ralentir les contractions.

peut dans la plupart des cas accoucher naturellement. Au cours d'un accouchement sous hypnose, vous êtes totalement consciente de ce qui se passe autour de vous, mais dans un état qui ressemble à un rêve éveillé. Vous pouvez suivre, avec la personne qui vous assistera le jour venu, des cours d'accouchement sous hypnose à partir de la 35e semaine d'aménorrhée et jusqu'à l'accouchement pour apprendre ces techniques avant le terme. Demandez à la maternité les adresses les plus proches de chez vous.

L'acupuncture

Le praticien utilise de fines aiguilles stériles placées sur des points précis du corps afin de calmer la douleur en stimulant la production d'endorphines. L'acupuncture est une branche de la médecine chinoise traditionnelle : elle définit des canaux le long desquels l'énergie, ou chi, circule dans le corps, et sur lesquels des blocages peuvent se produire. Les aiguilles permettent de libérer cette énergie, et ainsi de soulager la douleur. La plupart des femmes trouvent l'acupuncture efficace sur les symptômes légers de la grossesse, et certaines l'utilisent pendant l'accouchement. Elle ne présente aucun effet secondaire, ni pour la maman ni pour le bébé, et les aiguilles sont placées sur des points qui ne gênent pas les mouvements pendant le travail, par exemple les oreilles. Si vous voulez recourir à l'acupuncture pour votre accouchement, vous devrez trouver un praticien spécialisé dans ce domaine, qui restera auprès de vous tout au long du travail.

LES MASSAGES

Beaucoup de femmes trouvent les massages efficaces pendant le travail pour se détendre, favoriser un sentiment de bien-être et soulager la douleur. Dans l'idéal, votre partenaire de travail devrait avoir la possibilité d'assister à une démonstration au cours d'une session prénatale, et pratiquer avant l'accouchement. Le massage du bas du dos atténue la douleur dans cette zone, et celui de la tête, du cou, et des épaules permet de relâcher les tensions. Les thérapies du toucher comme le shiatsu et l'acupression soulagent également les douleurs et les tensions en augmentant le taux d'endorphine par l'application d'une pression sur des points spécifiques. Votre partenaire ou vous-même devrez apprendre ces techniques auprès d'un praticien expérimenté dont vous pourrez obtenir les coordonnées auprès d'une sage-femme.

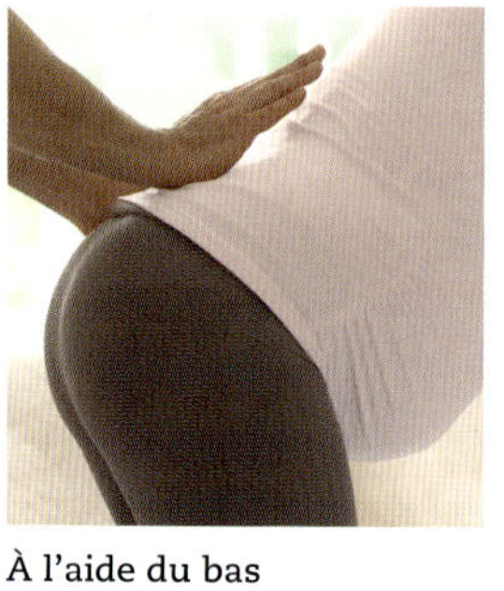

À l'aide du bas de la paume, appuyez fermement à la base de la colonne vertébrale. Massez ensuite le bas du dos.

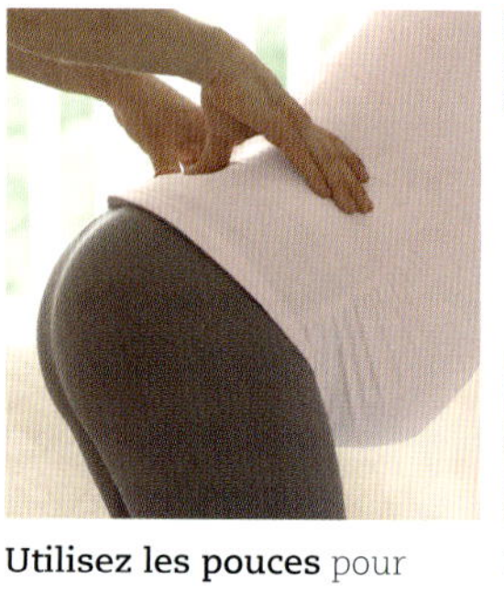

Utilisez les pouces pour masser le bas du dos par des mouvements circulaires, en descendant de la base de la colonne vertébrale jusqu'au fessier.

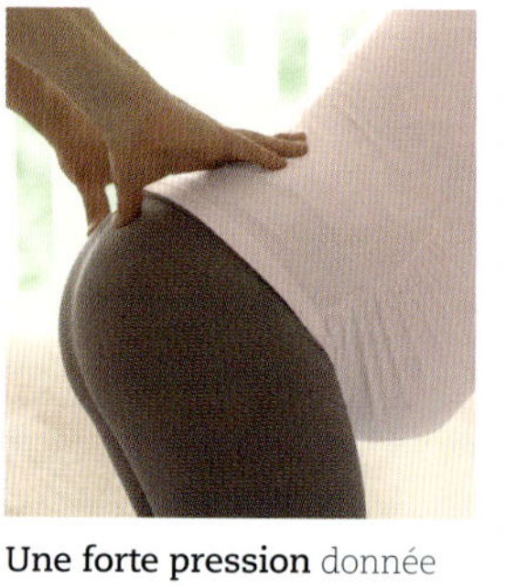

Une forte pression donnée à l'aide des pouces sur le fessier et le bas du dos aidera votre partenaire à relâcher les tensions dues aux contractions.

L'homéopathie

Elle se fonde sur le principe de similitude. Il existe de nombreux remèdes homéopathiques sans danger pendant l'accouchement, ainsi que des kits de naissance contenant un guide expliquant quel remède utiliser, et à quel moment. Certains remèdes doivent être pris régulièrement et à fréquence rapide pour provoquer une réaction. Un médecin homéopathe peut également vous faire une prescription adaptée à vos besoins. Bien que l'homéopathie souffre d'un manque de preuves sur son efficacité, de nombreuses femmes y font appel.

L'aromathérapie

Les huiles essentielles utilisées en aromathérapie sont issues des plantes et employées pour leurs propriétés thérapeutiques. Pendant l'accouchement, elles permettent de stimuler, de rafraîchir et d'apaiser. Certaines huiles comme la lavande réduisent l'anxiété pendant le travail, permettant ainsi de mieux gérer la douleur. Un peu d'huile essentielle diluée dans de l'eau sur les vêtements procure un effet apaisant, et un massage avec des huiles essentielles diluées dans une base possède des vertus thérapeutiques. Certaines sages-femmes sont formées à l'aromathérapie. Demandez à la maternité que vous avez choisie pour accoucher si elle peut vous offrir ce service ou vous mettre en relation avec un aromathérapeuthe qualifié près de votre domicile.

La réflexologie

La réflexologie se définit comme un massage spécifique des zones réflexes des pieds qui sont en relation avec les différentes parties du corps, pour améliorer la circulation du sang et relâcher les tensions. La réflexologie est de plus en plus utilisée entre les contractions des premières phases du travail, du fait que beaucoup de femmes veulent ensuite rester active et se déplacer pendant leur accouchement.

HISTOIRE D'UNE NAISSANCE NATURELLE À DOMICILE

Emma est une maman de 31 ans qui attend son deuxième enfant. Elle a accouché d'une petite fille aujourd'hui âgée de trois ans sans aucun problème. Sa nouvelle grossesse ayant été sans incident, elle a décidé cette fois-ci d'accoucher chez elle.

L'accouchement d'Emma : à 8 jours de retard sur le terme, ma sage-femme m'a proposé un décollement des membranes pour essayer d'induire le travail (voir p. 393). J'ai constaté par la suite quelques pertes de mucus (voir p. 411) et des contractions irrégulières. Pendant la nuit, je me suis réveillée avec des contractions toutes les 20 minutes. J'ai pris un bain chaud et un peu de paracétamol avant de retourner me coucher. Ma petite fille s'est réveillée à 6 h 45 et nous avons pris le petit déjeuner ensemble. Les contractions se rapprochaient à 10 minutes et devenaient plus fortes. Mon compagnon est resté à la maison.

À 8 heures, les contractions étaient espacées de 5 minutes et duraient de 50 à 60 secondes. Mon compagnon a appelé la sage-femme. J'ai commencé à utiliser la neurostimulation électrique transcutanée (TENS) (voir p. 399) pour m'aider à me concentrer. L'utilisation d'un ballon de naissance pour remuer le bassin m'a bien soulagée. Mon compagnon m'a massé les épaules et la partie la plus douloureuse de l'abdomen. La chaleur de ses mains était apaisante. Ma petite fille me tenait la main.

À 8 h 40, la sage-femme est arrivée et a vérifié ma tension, mon pouls, ma température, a tâté mon ventre, écouté le cœur du bébé, et prélevé un échantillon d'urine qui a soulagé la pression au niveau du pubis. Elle m'a confirmé que le travail était engagé et le col de l'utérus dilaté à 5 cm. Le col s'effaçait, la tête poussait vers le bas, et la poche des eaux était encore intacte. Je suis restée active en utilisant le TENS et en me penchant en avant. À 9 h 50, les contractions arrivaient toutes les deux minutes, très fortes, et d'une durée de 60 secondes. Ma mère est arrivée pour emmener ma fille au parc. J'avais chaud, j'ai bu une boisson fraîche et épongé mon visage à l'aide d'un linge humide. Balancer les hanches et cambrer les reins en position à genoux me soulageait.

À 10 h 30, j'ai respiré un peu de gaz antidouleur (voir p. 402), et j'ai fait la même chose pour les autres contractions. La sage-femme contrôlait le rythme cardiaque régulièrement.

À 11 heures, j'ai senti le besoin de pousser et la poche des eaux s'est rompue. Les contractions étaient très fortes et se succédaient toutes les minutes. J'ai senti la panique m'envahir mais la sage-femme m'a encouragée en me disant que le bébé serait bientôt là, et mon partenaire m'a aidé à me concentrer sur la respiration. La sage-femme a confirmé que le col était complètement dilaté et que j'étais prête à pousser. Mon petit garçon est né à 11 h 14 à 3,7 kg, et mon compagnon a coupé le cordon. La sage-femme m'a conseillé de mettre le bébé au sein pour stimuler la sécrétion d'ocytocine qui provoque les contractions et favorise l'expulsion du placenta. J'ai expulsé le placenta à 11 h 40 sans médicament (voir p. 429).

Les commentaires de la sage-femme : Emma et son compagnon étaient bien préparés et ont travaillé en équipe. Emma a été active et concentrée durant presque tout l'accouchement. Son sentiment de panique pendant la phase de transition est naturel, et nous l'avons bien soutenue. Elle a instinctivement trouvé la force nécessaire à un accouchement normal. Le travail a duré 9 heures, une durée moyenne pour une seconde naissance.

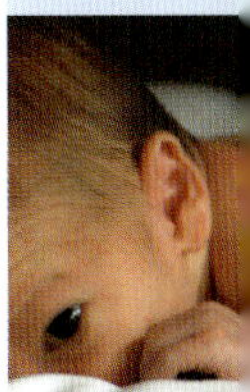

Les antidouleurs

Les médecins choisiront parmi différents principes analgésiques pour soulager au mieux votre douleur.

BON À SAVOIR

Il y a encore un siècle, il n'existait que peu de moyens de soulager la douleur pendant l'accouchement.

Au milieu du XIXe siècle, les propriétés du chloroforme sont découvertes, puis celles du protoxyde d'azote et des opioïdes. Au début du XXe siècle, les antidouleurs sont utilisés de manière abusive sur les femmes qui accouchent dans un état proche de l'inconscience. Un mouvement pour la naissance naturelle apparaît dans les années 1960 et 1970 en réaction à de tels abus, et une autre révolution voit le jour dans les années 1970 avec l'apparition de la péridurale.

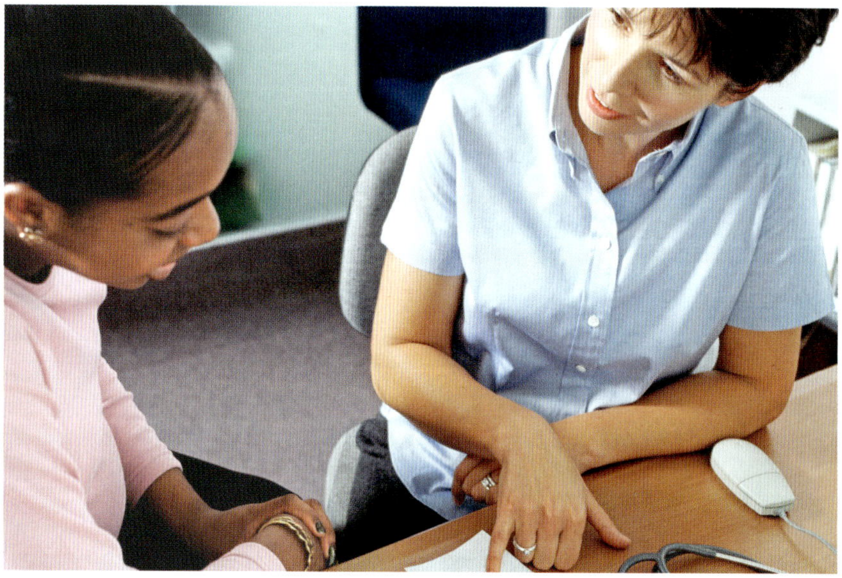

Parlez des différentes options de soulagement de la douleur avec une sage-femme et l'anesthésiste pour évaluer les avantages de chacune et choisir celle que vous préférez.

Parfois, la gestion naturelle de la douleur ne suffit pas à atténuer l'intensité croissante des contractions. Dans ce cas, des médicaments peuvent être associés aux techniques naturelles. Ainsi, si le travail est déclenché (voir p. 432) ou accéléré (p. 415), au lieu d'augmenter progressivement, les contractions sont plus fortes dès le début. Dans ce cas, il peut être nécessaire de soulager la douleur par d'autres moyens.

Il existe différentes solutions antidouleur pour le travail, y compris le protoxyde d'azote, mélange d'oxygène et d'oxyde nitreux, et les analgésiques opiacés, comme la buvopicïne ou la xylocaïne, administrées par voie intraveineuse ou péridurale. En cas de césarienne, vous aurez peut-être une rachianesthésie, semblable à la péridurale, mais plus forte, et dont les effets se dissipent rapidement après l'accouchement. Elle n'est jamais utilisée pour le travail, car elle est administrée en dose unique dont l'effet dure au maximum deux ou trois heures. En cas d'accouchement aux forceps, un bloc pudendal visant à engourdir le vagin et le périnée, peut vous être administré. Parfois, une anesthésie générale est effectuée lors d'une césarienne, le plus souvent quand il n'est pas possible de faire une rachianesthésie.

Adopter une approche de la gestion de la douleur unique pour toutes les patientes est inenvisageable. Informez-vous pour savoir à quoi vous attendre et éviter de stresser. Lisez la documentation fournie par votre sage-femme ou votre médecin, posez des questions, assistez aux cours de préparation à la naissance et rendez-vous à une consultation pré-anesthésique.

LE MODE D'ADMINISTRATION

Anesthésie par injection ou par inhalation ?

Anesthésie par injection

- La majorité des analgésiques sont injectés par un anesthésiste (péridurale, rachianesthésie, anesthésie générale) ou par l'obstétricien (anesthésie des nerfs du périnée).
- La pose d'un cathéter permet de prolonger l'anesthésie si besoin.

Anesthésie par inhalation

- Elle nécessite de suivre le rythme des contractions et de les anticiper, car son effet n'est pas immédiat.
- Elle risque de provoquer des somnolences et des nausées.

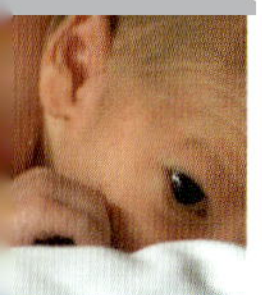

Les anesthésiques utilisés pour une péridurale

La buvopicaïne est un anesthésique local très utilisé lors des accouchements car sa durée d'action est longue : de 65 à 90 minutes, et ne traverse pas la barrière placentaire. En revanche, sa rapidité d'action est relativement faible, 10 à 20 minutes, ce qui nécessite de prévoir à l'avance son administration.

La naropéïne remplace de plus en plus la buvopicaïne car elle a une puissance analgésique égale mais laisse davantage de force à la femme enceinte pour expulser le bébé. Par conséquent, le recours à un instrument obstétrical (voir p. 436) est moins fréquent.

La lidicaïne, ou xylocaïne, a l'avantage d'avoir une rapidité d'action plus importante que les précédentes substances, environ 5 minutes, mais elle traverse davantage la barrière placentaire et diminue les capacités d'expulsion. Cet anesthésique est donc souvent réservés aux cas d'urgence lorsque l'équipe médicale soupçonne une souffrance fœtale.

Les adjuvants

L'administration de produits anesthésiques est presque toujours accompagnée d'autres produits qui complètent leurs effets ou les prolongent, à l'instar de l'adrénaline. Les morphiniques, quant à eux, complètent les effets des anesthésiques locaux. On parle alors de synergie analgésique. En effet, les anesthésiques agissent sur les fibres nerveuses alors que les morphiniques se fixent sur les récepteurs nerveux.

Le protoxyde d'azote médicinal

Également appelé gaz hilarant, il se compose de 50 % d'oxygène et de 50 % d'oxyde nitreux, qui a une action antidouleur. Acheminé à partir d'un tuyau fixé dans le mur ou d'une bouteille posée à côté du lit, il est administré par inhalation à l'aide d'un masque ou d'un embout buccal. Il est très utilisé dans certains pays, notamment au Royaume-Uni. Inhalez le gaz au début d'une contraction pour un effet maximum lors du pic. Son action est instantanée. L'inhaler entre deux contractions présente donc peu d'intérêt. Il provoque parfois des étourdissements ou des nausées.

L'ANALGÉSIE AUTO-CONTRÔLÉE

Le recours à une méthode d'analgésie auto-contrôlée permet à la femme qui accouche de prendre en charge sa douleur et par conséquent de mieux la maîtriser. Il existe deux types d'analgésie auto-contrôlée :

- **Le contrôle du maintien de l'anesthésie péridurale** permet d'adapter les doses de produit aux besoins réels de la femme. Des études ont fait apparaître que ce mode d'administration permet de diminuer de 20 à 50 % la quantité de produit injecté. Les avantages sont importants : la faculté d'expulsion n'est pas dégradée et le mouvement de rotation de la tête du bébé n'est pas altéré par les effets de l'anesthésie. Cependant, la durée du travail peut être allongée.
- **L'analgésie auto-contrôlée par voie intraveineuse** intervient fréquemment lorsqu'une péridurale n'est pas recommandée (voir p. 404). Les antidouleurs sont alors administrés par le biais d'une pompe analgésique raccordée à une veine par l'intermédiaire d'un petit tube, et contrôlée par la femme enceinte. Lorsqu'elle l'active, une quantité définie de produit va directement dans le sang. Le système peut également être programmé pour distribuer continuellement une faible dose de médicament, tout en laissant la possibilité de s'injecter une dose supplémentaire en cas de besoin. Le système est programmé pour ne pas distribuer de trop grandes quantités afin d'éviter toute surdose.

BON À SAVOIR

Évaluer l'intensité de la douleur

L'adéquation entre la quantité d'antidouleurs administrée et la souffrance de l'accouchée est un point d'équilibre idéal, pourtant assez difficile à atteindre.

- **Chaque femme est différente et ne ressent pas la douleur de la même façon.** Pour 80 % des femmes qui accouchent, la douleur est très forte. Les autres la considèrent comme supportable au prix d'un effort sur soi important. La douleur est quasiment inexistante pour seulement 1 % d'entre elles.
- **Le stress et l'anxiété,** notamment lors d'un premier accouchement, augmentent la douleur. C'est pourquoi les cours de préparation à l'accouchement et les méthodes de relaxation sont particulièrement utiles. Acupuncture, sophrologie, yoga, hypnose, chacune a ses avantages et leur efficacité dépend de chaque femme.
- **Le personnel médical a des repères pour évaluer la douleur :** il est à l'écoute tout au long de l'accouchement et surveille le comportement et les expressions du visage de la mère. Celle-ci peut aussi avoir en main une réglette échelonnée de 1 à 10 sur laquelle elle évalue sa douleur à l'aide d'un curseur.
- **On sait aujourd'hui que les effets secondaires des produits utilisés** (nausées, perte de sensation au niveau des membres inférieurs, voire perte de conscience) peuvent être atténués si les doses sont respectées.
- **Il est important que le bébé soit le plus possible protégé des effets des analgésiques** et des anesthésiants car ils peuvent provoquer des dysfonctionnements respiratoires ou cardiaques.

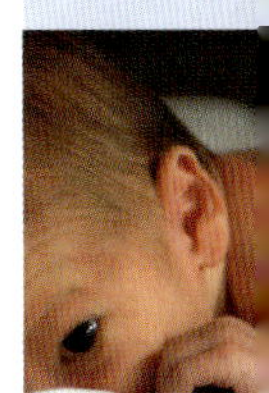

LE POUR ET LE CONTRE

La péridurale

Avantages

- La péridurale provoque un soulagement total de la douleur dans 90 % des cas. Les 10 % de femmes qui ne sont pas totalement soulagées ressentent une douleur résiduelle, mais constatent une amélioration notable.
- La péridurale ne présente aucun risque pour le bébé.
- La présence d'une sonde péridurale permet d'injecter à tout moment un anesthésique en cas d'utilisation forcée des forceps ou d'une ventouse (voir p. 436-437), ou de césarienne (voir p. 438-439). Elle limite également le risque d'avoir recours à une anesthésie générale.

Inconvénients

- Approximativement 1 femme sur 10 ne bénéficie pas d'un soulagement total avec la péridurale.
- Certaines femmes ressentent des maux de tête qui persistent lorsque la péridurale est terminée (voit p. 406).
- Il arrive rarement que les jambes ou les pieds paraissent lourds.

Il existe quelques risques très rares avec la péridurale

- Comme toutes les procédures invasives, la mise en place d'une péridurale peut provoquer une infection. La méningite apparaît dans 1 cas sur 100 000, et un abcès péridural dans 1 cas sur 50 000.
- Il existe 1 risque sur 170 000 de développer un caillot sanguin dans l'espace péridural (hématome péridural).
- Il existe 1 risque sur 100 000 que l'aiguille se déplace en entraînant l'inconscience, et 1 risque sur 250 000 qu'elle provoque une forme de paralysie. Autant dire que les risques sont minimes.

La péridurale

La péridurale est une anesthésie locale administrable à toutes les phases du travail d'accouchement pour anesthésier la région abdominale et calmer les douleurs des contractions.

Comment fonctionne la péridurale

Une aiguille creuse est insérée entre deux vertèbres lombaires. Un cathéter est ensuite introduit par l'aiguille dans l'espace péridural entourant la moelle épinière. Un anesthésique local est ainsi injecté pour envelopper les racines des nerfs transportant l'information de la douleur jusqu'au cerveau, afin de calmer, voire complètement supprimer la douleur.

La péridurale mobile Certaines maternités utilisent une combinaison d'anesthésique local à faible dose et d'opioïdes (antidouleur), qui vous laisse la possibilité de vous déplacer, de changer de position et d'utiliser des accessoires comme le ballon de naissance, de manière que le travail soit facilité par la gravité. Si les contractions sont trop fortes, la péridurale peut être utilisée pour injecter une plus forte dose d'opioïdes.

La péridurale à forte dose Si votre maternité ne vous propose pas la péridurale mobile, ou qu'elle n'est pas adaptée à votre cas, un anesthésique plus puissant sera utilisé. Celui-ci va endormir vos jambes ainsi que votre vessie, et vous forcer à rester au lit et à utiliser un cathéter. À un stade avancé de l'accouchement, le besoin d'une péridurale plus forte peut signifier que vous n'arrivez pas à expulser le bébé, par manque d'efficacité des muscles du plancher pelvien. Dans ce cas, votre sage-femme posera sa main sur votre ventre pour sentir le début des contractions, et vous dire à quel moment pousser. Dans certains cas (voir p. 436-437), un accouchement assisté peut s'avérer nécessaire.

À quel moment puis-je demander une péridurale? Du moment que vous avez eu un rendez-vous avec l'anesthésiste qui n'a pas décelé de contre-indication, vous pouvez la demander à tout moment. Ce rendez-vous est obligatoire entre la 34ᵉ et la 38ᵉ semaine d'aménorrhée, même si vous pensez accoucher sans la péridurale, au cas où une intervention d'urgence devrait être envisagée. Chaque femme ayant un seuil de résistance à la douleur différent, le moment varie d'une personne à l'autre, mais vous devez garder à l'esprit certains éléments dans le cas d'une péridurale en fin d'accouchement. Vous devrez rester complètement immobile pour limiter les risques pendant sa mise en place. Si le travail est trop avancé, l'anesthésiste vous la refusera dans votre propre intérêt. De plus, en fin d'accouchement, il sera peut être nécessaire d'administrer une forte dose pour obtenir des effets rapides, avec les inconvénients que cela comporte.

La péridurale n'est pas recommandée dans les cas où la femme a subi une intervention chirurgicale de la colonne vertébrale, ou est sous traitement pour fluidifier le sang. Il arrive très occasionnellement que la femme présente une infection que la péridurale puisse aggraver.

Les effets secondaires La péridurale présente quelques effets secondaires mineurs. Elle peut faire chuter la tension artérielle qui devra donc être contrôlée pendant tout l'accouchement. Dans ce cas, vous serez mise sous traitement et les doses suivantes seront réduites.

Les démangeaisons sont courantes pendant une péridurale, du fait de la libération d'histamine à cause des opioïdes de la péridurale mobile. Elles seront traitées ou disparaîtront d'elles-mêmes dans la plupart des cas. Si vous avez des démangeaisons, vous recevrez par la suite uniquement une plus forte concentration d'anesthésique local.

Il n'est pas rare de frissonner sous anesthésie péridurale, bien que ce cas soit plus fréquent lorsqu'un anesthésique local concentré est employé, comme pour les accouchements par césarienne. La

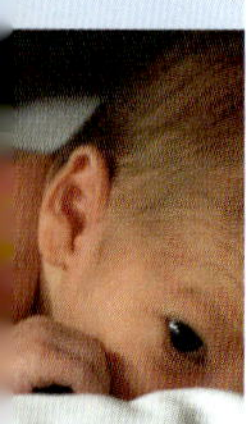

LA MISE EN PLACE D'UNE PÉRIDURALE

Si à la suite de votre entretien avec l'anesthésiste entre la 32e et la 38e semaine d'aménorrhée il n'y a pas de contre-indications à la pose d'une péridurale, vous pouvez la demander au cours de l'accouchement. Les contre-indications sont notamment certaines maladies neurologiques, des troubles de la coagulation sanguine, de la fièvre ou une infection de la peau dans le dos. Bien qu'elle soit désormais classique, le recours à une péridurale ne vous dispense pas d'une bonne préparation physique et psychologique.

La préparation Avant de commencer l'anesthésie péridurale, un tube de plastique est introduit dans une veine du dos de la main ou du bras pour installer un goutte-à-goutte. Le liquide injecté pendant la péridurale est destiné à prévenir la chute de votre tension artérielle. La sage-femme vous aidera à vous mettre en position assise sur le bord du lit avec les jambes pendantes, ou repliée sur le côté au bord du lit. La position dépendra des préférences de l'anesthésiste. Le bas du dos sera désinfecté à l'aide d'un antiseptique, et recouvert d'un drap pour réduire les risques d'infection. Un anesthésique local sera injecté dans les tissus environnants avant que l'aiguille ne soit mise en place. Cette partie sera ainsi anesthésiée pour s'assurer que l'insertion de l'aiguille péridurale ne soit pas douloureuse. Au moment de l'injection de l'anesthésique local, vous risquez de ressentir comme une égratignure et une piqûre rapide dans la zone située entre les vertèbres.

La procédure Il est important de ne pas bouger pendant que l'anesthésiste met l'aiguille en place entre deux contractions. En cas de difficultés, concentrez-vous sur votre respiration et restez aussi immobile que possible jusqu'à ce que ce soit terminé. Vous sentirez une pression dans le dos lorsque l'anesthésiste cherchera le petit espace péridural avec l'aiguille creuse. Une fois trouvé, un petit tube de plastique, le cathéter, sera inséré à travers l'aiguille qui sera ensuite retirée, et le tube fixé sur votre dos à l'aide d'un adhésif destiné à le maintenir dans l'espace péridural. Le tube restera en place jusqu'à la naissance du bébé, et du fait qu'il est très fin et souple, il n'y a aucun danger à vous coucher dessus ou à vous déplacer.

Le contrôle de la péridurale Dès que le cathéter est en place, l'anesthésiste injecte la première dose de médicament à l'aide d'une seringue. Une fois que la péridurale est bien installée et fonctionne bien, les doses suivantes seront administrées par la sage-femme. Votre tension artérielle sera contrôlée dès que la péridurale sera en place pendant approximativement une demi-heure, puis régulièrement par la suite et au moment de l'injection des doses supplémentaires. Chaque dose demande 20 minutes pour libérer son effet qui peut durer entre une et deux heures. La péridurale sera rechargée régulièrement si nécessaire, en général toutes les deux ou trois heures, pour rendre votre accouchement confortable. Un anesthésiste doit être disponible 24 heures sur 24 pour gérer le moindre problème susceptible de survenir pendant l'anesthésie.

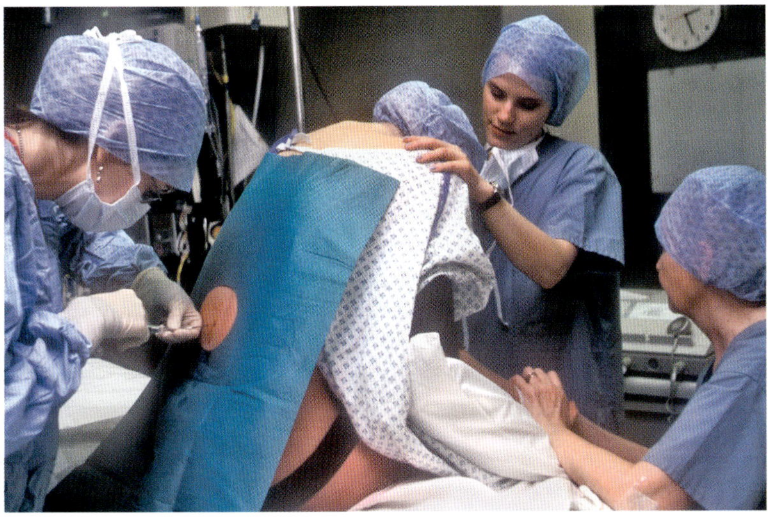

Avant la mise en place de la péridurale, votre dos sera recouvert d'un drap stérile et un anesthésique local vous sera administré afin que vous ne ressentiez pas de douleur lorsque l'aiguille sera introduite.

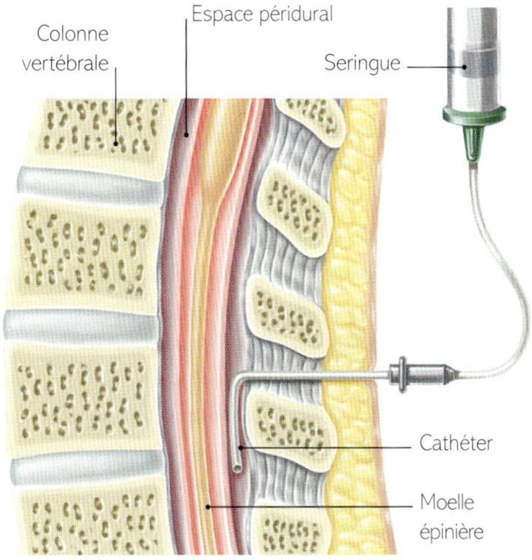

L'anesthésique est envoyé par un tube inséré dans l'espace péridural, en évitant la moelle épinière et son enveloppe.

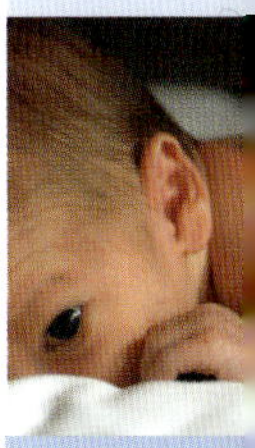

péridurale peut provoquer une élévation de la température. Dans ce cas, un examen sanguin sera pratiqué pour vérifier l'absence d'infection qui pourrait en être à l'origine. Vous serez placée sous antibiotiques dans l'attente des résultats de l'examen sanguin, et sous paracétamol pour ramener votre température à la normale.

Problèmes possibles avec une péridurale En plus des effets secondaires, la péridurale peut occasionnellement s'avérer moins efficace que prévue. L'anesthésique risque de ne pas se diffuser correctement dans l'espace péridural si le tube est coincé, et l'atténuation de la douleur de ne se faire que d'un seul côté du corps. L'anesthésiste repositionnera alors le tube et injectera une nouvelle dose d'anesthésique. En cas de dysfonctionnement, la seule solution restante consiste à recommencer la péridurale.

Il arrive qu'une partie du corps reste douloureuse, en général dans la région de l'aine ou du bas du ventre. Ces « segments manqués » sont le résultat d'une racine de nerf qui n'a pas été affectée par l'anesthésique local. Là encore, l'anesthésiste risque de repositionner le tube. Il arrive que la partie concernée soit engourdie à l'aide d'un anesthésique local plus puissant ou d'un opioïde. Si un segment manqué persistant est trop douloureux, l'anesthésiste peut décider d'une anesthésie combinée spinale et péridurale.

On pense que la péridurale peut rallonger la deuxième phase de l'accouchement et augmenter le risque d'un accouchement assisté par forceps ou par ventouse obstétricale, en particulier si une forte dose d'anesthésique est injectée vers la fin de l'accouchement en affectant votre capacité à pousser. Malgré une idée reçue largement répandue, la péridurale ne provoque pas de douleurs du dos à long terme après la naissance.

La rachianesthésie

Comme pour la péridurale, une aiguille est enfoncée dans le dos pour anesthésier les fibres nerveuses qui traversent le bassin. La différence réside dans le fait que l'aiguille traverse l'espace péridural pour percer la membrane recouvrant la moelle épinière (dure-mère), de manière à injecter l'anesthésique directement dans le liquide qui entoure la moelle épinière. Aucun tube ne reste en place et l'aiguille utilisée est plus petite que celle d'une péridurale, et moins douloureuse à insérer. La rachianesthésie présente également moins de risques de maux de tête que la péridurale (voir encadré ci-dessous), car l'insertion d'une aiguille plus petite est moins susceptible de provoquer une fuite de liquide cérébro-rachidien.

Une dose plus légère d'anesthésique est suffisante et les effets sont presque immédiats, alors que la péridurale demande 20 à 30 minutes avant de se révéler efficace. Cependant, son utilisation est limitée du fait qu'une seule dose de médicament peut être injectée, ce qui la fait réserver pour les césariennes et les accouchements assistés lorsqu'une péridurale n'est pas en place.

PÉRIDURALE ET MAUX DE TÊTE

Certaines femmes évoquent des maux de tête suite à une péridurale, qui peuvent apparaître plus de 24 heures après l'accouchement et qui tendent à s'installer dans la région frontale. La position assise et le mouvement les aggravent quand la position couchée les soulage. Ceci se produit dans 1 cas sur 100. On attribue les maux de tête liés à la péridurale au fait que l'aiguille pénètre trop profondément dans la zone péridurale et traverse la dure-mère, la membrane contenant le liquide situé autour de la moelle épinière et du cerveau. Ce petit trou provoque une fuite de liquide à travers la gaine, responsable du mal de tête. Le risque est très amoindri en restant immobile pendant la mise en place de la péridurale. Dans 70 % des cas, le trou se referme de lui-même. Il vous sera conseillé de boire beaucoup et de prendre de simples antidouleurs comme le paracétamol et l'ibuprofène, et l'anesthésiste vous examinera à intervalles réguliers. Si le mal de tête persiste, la technique du *blood patch* sera mise en œuvre. Elle est pratiquée dans l'environnement stérile d'une salle d'opération par deux anesthésistes. Le premier vous place une aiguille péridurale dans le dos, et le second retire environ 20 ml de sang d'une veine de votre bras. Le sang est ensuite injecté dans l'espace péridural pour former un caillot qui bouche le trou et empêche la fuite de liquide céphalo-rachidien, en soulageant ainsi le mal de tête.

L'anesthésie combinée

Elle est parfois utilisée en cas de problèmes avec la péridurale, ou pour les césariennes. Cette anesthésie combinée soulage la douleur pendant environ deux heures. Toutefois, il s'agit d'une technique spécialisée qui n'est pas proposée dans toutes les maternités.

L'anesthésie des nerfs du périnée

Cette anesthésie locale implique l'injection d'un anesthésique local dans le vagin ou se trouvent les nerfs dits « pudendaux » afin d'atténuer la douleur dans le vagin et le périnée. L'aiguille étant assez longue et épaisse, un spray anesthésiant froid est d'abord appliqué sur la zone. L'anesthésique n'a pas d'effet sur le bébé et peut être utilisé en association avec la péridurale et le protoxyde d'azote. Les effets sont très rapides et elle est parfois utilisée juste avant la naissance pour faciliter un accouchement par forceps.

L'anesthésie générale

La plupart des césariennes sont pratiquées sous anesthésie locale, mais une anesthésie générale peut parfois s'avérer nécessaire. Ceci peut être dû à l'échec de

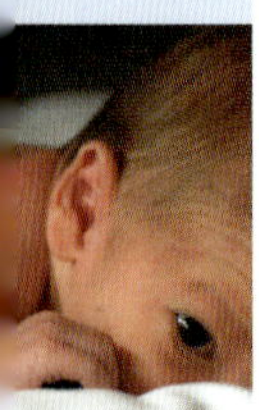

HISTOIRE D'UNE NAISSANCE SOUS PÉRIDURALE

Alice attendait son premier bébé. Sa grossesse avait été difficile et elle avait rédigé un projet de naissance avec son compagnon, en insistant sur son désir d'un accouchement naturel où elle serait active et utiliserait le TENS et l'eau chaude pour supporter les contractions. Alice affirmait également vouloir éviter la péridurale si possible.

L'accouchement d'Alice : Avec mon compagnon, nous sommes arrivés à la maternité en début de travail. J'ai commencé à utiliser le TENS pour soulager la douleur. Cependant, au fur et à mesure que le travail avançait, je ressentais de fortes angoisses car je n'avais pas imaginé que les contractions puissent être aussi douloureuses. À 3 cm de dilatation, j'ai retiré le TENS et me suis plongée dans un bain. Mon compagnon m'a massé le dos et beaucoup soutenu émotionnellement. Toutefois, je pense qu'il souffrait de me voir dans cet état et avait également besoin du soutien de la sage-femme. Après 15 minutes, j'ai décidé de sortir du bain qui ne me soulageait pas vraiment. J'ai utilisé un ballon de naissance pour rester active et mon compagnon a continué à me masser et à me faire de l'acupressure. L'heure suivante s'est bien passée, mais j'ai ensuite commencé à me sentir très fatiguée alors que je n'étais qu'à 5 cm de dilatation. Nous nous sommes sentis découragés car nous pensions que j'étais plus avancée.

Lors de mon rendez-vous avec l'anesthésiste avant l'accouchement, il m'avait exposé les différentes options de soulagement de la douleur, et j'ai choisi la péridurale. Je lui ai dit que j'en avais déjà eu une quelques années plus tôt pour une opération du genou avec d'excellents effets, mais qu'elle s'était accompagnée de démangeaisons pendant des heures. L'anesthésiste a présumé qu'elles avaient été causées par l'un des antidouleurs (le fentanyl), et a décidé de ne pas l'utiliser.

Il m'a fait une anesthésie combinée à faible dose qui a complètement endormi la douleur en 5 minutes. Mes jambes étaient un peu lourdes au début, mais ça s'est arrangé dans l'heure qui a suivi. La péridurale m'a permis de souffler un peu et de me reconcentrer sur l'accouchement. J'étais heureuse d'avoir maîtrisé une bonne partie de mon accouchement sans antidouleurs, et satisfaite d'avoir accepté la péridurale au bon moment. Mon accouchement s'est déroulé sans assistance dans la soirée, et j'ai donné naissance à une magnifique petite fille.

Les commentaires de l'anesthésiste : Alice a compris que différentes méthodes de soulagement de la douleur peuvent être utilisées à des moments différents du travail. Après la péridurale, son accouchement ne lui est plus apparu comme une épreuve d'endurance et elle a réussi à se reconcentrer pour accoucher d'un bébé en parfaite santé.

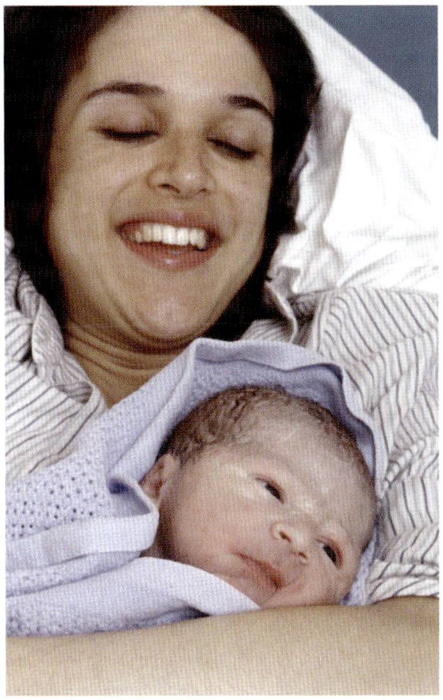

La péridurale mobile permet de supporter la douleur et de garder le contrôle pour vous concentrer sur l'accouchement.

l'anesthésie locale, des problèmes de caillots sanguins ou une infection du sang chez la mère, voire une souffrance fœtale sévère.

La procédure Des précautions sont prises pour minimiser les risques pour vous et le bébé. Une boisson à base de citrate de sodium permet de réduire l'acidité stomacale, un cathéter est introduit dans la vessie et le ventre est badigeonné avec une solution antiseptique afin de minimiser l'exposition du bébé à l'anesthésique.

Un masque à oxygène vous est appliqué sur le nez et la bouche au moment de l'endormissement, ainsi qu'une pression sur une partie du cou pour réduire le risque de remontées acides de l'estomac dans les poumons. Tout ceci peut paraître inquiétant, mais le sommeil est induit en moins de 30 secondes. Une fois endormie, vous êtes intubée : un anesthésiste vous insère un tube dans la gorge pour faciliter l'arrivée de l'oxygène aux poumons, ce qui peut provoquer des maux de gorge au réveil.

Pendant l'opération, l'anesthésiste surveille la mère et lui injecte des antidouleurs et un antivomitif si nécessaire. La sage-femme s'occupe du bébé. En fonction des règles hospitalières, le partenaire peut être présent ou non pour la naissance, mais jamais au moment de l'anesthésie.

Après l'opération La procédure dure environ une heure, la maman est réveillée 5 à 10 minutes après l'opération, et le bébé est laissé avec la mère, à moins qu'il n'ait besoin de soins particuliers. Après le réveil, vous aurez besoin d'antidouleurs. Des comprimés vous seront administrés régulièrement et des médicaments à base de morphine peuvent vous être prescrits pour une ou deux journées.

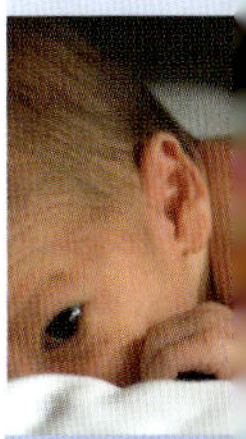

La 1re phase

L'ATTENTE DU DÉBUT DU TRAVAIL EST À LA FOIS FRUSTRANTE ET EXCITANTE.

On distingue trois phases dans l'accouchement : la première phase comporte toutes les étapes de préparation à l'expulsion du bébé, qui est la deuxième phase. La troisième phase correspond à l'expulsion du placenta. C'est la délivrance.

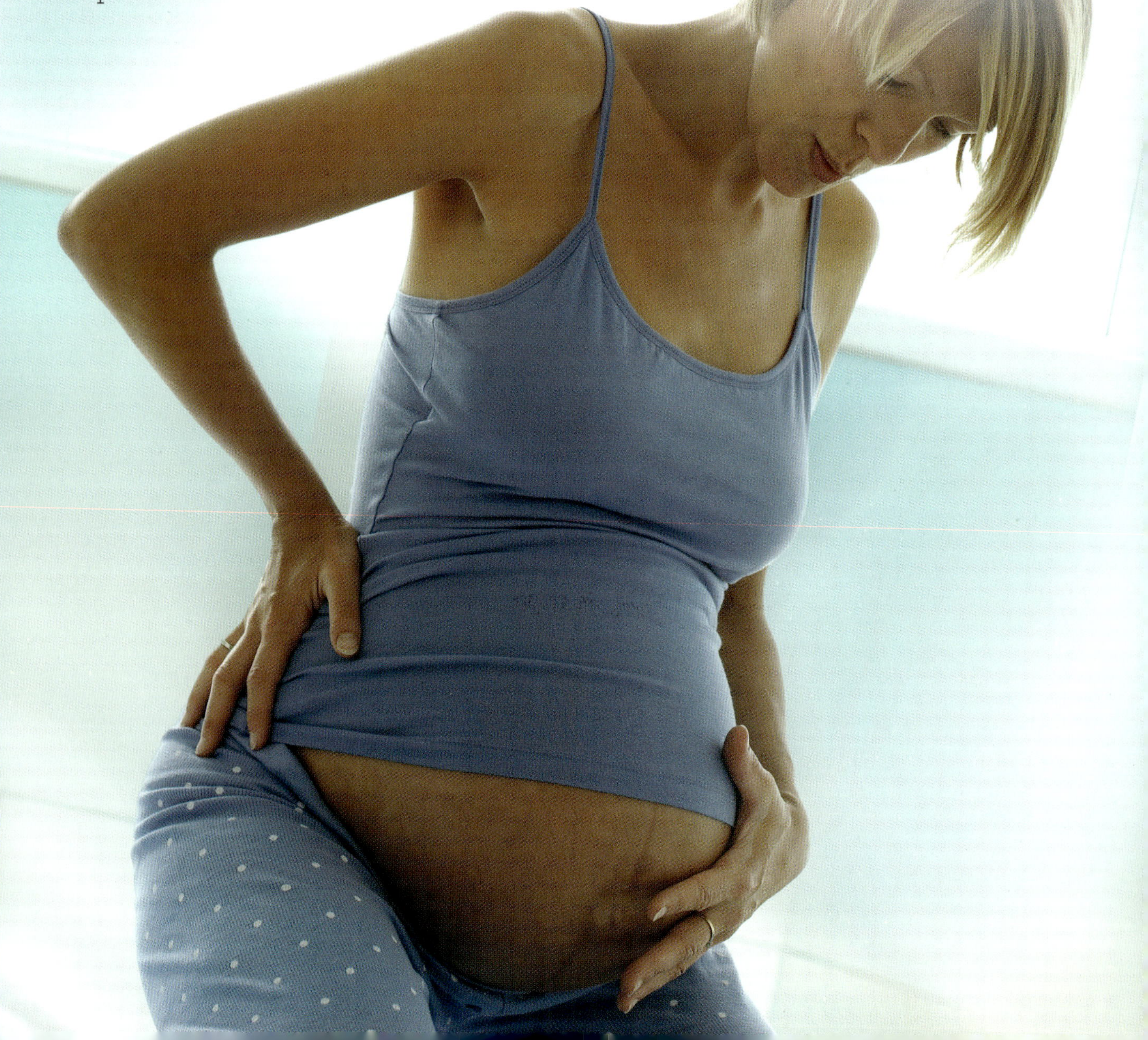

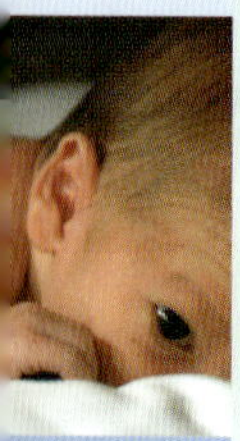

Signes avant-coureurs

La grossesse approche du terme, le col de l'utérus commence à s'assouplir et le corps se prépare à l'accouchement.

À l'approche de l'accouchement, votre corps se prépare à l'épreuve qui l'attend, et vous allez remarquer certains symptômes indiquant que le travail est sur le point de commencer. Mais toutes les femmes ne vivent pas l'accouchement de la même manière, et ces signes peuvent apparaître soit avant soit pendant le travail.

Les symptômes physiques courants

En fin de grossesse, vous risquez de ressentir une pression ou des crampes de plus en plus fortes dans le bassin ou la région rectale, comme lors des menstruations. Une douleur sourde qui va et vient dans le bas du dos est également courante ainsi qu'une augmentation des reflux acides et des gaz. À moins que votre grossesse ne soit à risque, il n'est pas utile de vous rendre à l'hôpital ni d'appeler votre sage-femme si vous manifestez certains de ces symptômes.

Votre état émotionnel

Vous êtes en phase d'attente, pendant laquelle beaucoup de femmes s'occupent à des tâches ménagères. Ce regain d'activité est instinctif chez la maman qui prépare la maison pour le nouvel arrivant. Le fait d'anticiper ce qui pourrait se passer au cours de l'accouchement risque de réveiller des émotions allant de la peur à l'impatience, car vous êtes peut-être inquiète quant aux douleurs que vous allez devoir supporter et à la difficulté à maîtriser les fonctions corporelles. Rien ne peut vous préparer complètement à ce que vous allez vivre pendant l'accouchement, mais plus vous en saurez sur les moyens de soulager la douleur avant (voir p. 396-407), plus vous aurez confiance en votre capacité à faire face à la situation. Le fait d'être informée et préparée vous permettra d'atténuer vos angoisses pendant le travail, et ainsi de mieux supporter les douleurs des contractions.

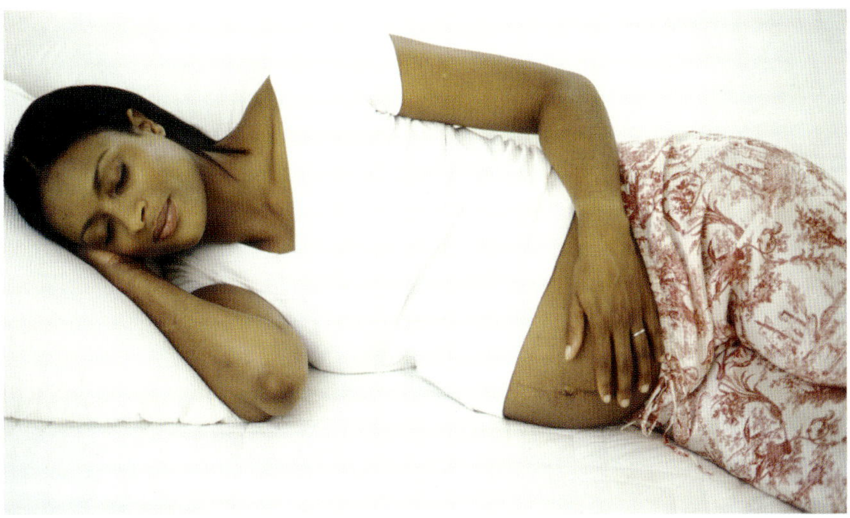

Afin de préparer votre corps à la tâche qui l'attend, reposez-vous et faites beaucoup de relaxation. En plus des longues nuits de sommeil, accordez-vous de petites siestes pendant la journée.

AIDE-MÉMOIRE

La préparation au travail

Il est possible que vous deviez attendre des heures ou des journées entières avant que le travail ne commence, en particulier pour une première grossesse. Occupez-vous de vous pendant cette phase de pré-travail pour pouvoir faire face pendant l'accouchement.

- **Reposez-vous** afin de ne pas être totalement exténuée lorsque le travail commencera. Si vous êtes inquiète ou angoissée, ayez recours à la relaxation.
- **Si vous dormez mal** parce que vous n'arrivez pas à trouver une bonne position, vous avez trop chaud ou avez du mal à respirer, sachez que mettre un oreiller sous votre ventre pour le soutenir, investir dans un déshumidificateur, un ventilateur ou un climatiseur peut considérablement améliorer les choses.
- **Continuez à bien manger pour emmagasiner de l'énergie** en vue des prochains jours. Plutôt que de gros repas, mangez peu mais souvent.
- **Si vous souffrez du dos, prenez des douches ou des bains chauds.** Cependant, faites attention en prenant des douches, car la grossesse peut provoquer des vertiges. Évitez de rester trop longtemps dans de l'eau trop chaude pour ne pas indisposer le bébé.
- **Les massages du dos sont relaxants et très agréables.** Demandez à votre partenaire de vous masser.

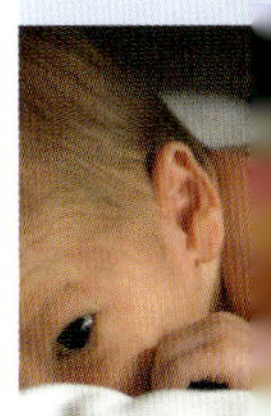

BON À SAVOIR

Personne ne sait exactement ce qui déclenche le travail, mais il semble que le processus varie d'une espèce à l'autre.

Une chute de progestérone déclenche le travail chez les moutons. Chez les souris, ce sont les bébés qui déclenchent le travail en libérant des protéines en fonction de leur maturité. Nous ne savons que peu de chose sur le déclencheur chez l'humain, même s'il existe de nombreuses théories. La production d'hormones comme celles qui stimulent la sécrétion de corticotrophine (CRH) par l'utérus et le placenta pourrait jouer un rôle. Une augmentation du taux de cytokines pro-inflammatoires pourrait également avoir un effet. Quoi qu'il en soit, il est probable que le début de l'accouchement implique une communication biologique entre le bébé et le corps de la maman pour lui indiquer qu'il est prêt à naître.

Les contractions de Braxton Hicks

L'un des signes les plus courants de l'approche de l'accouchement est l'augmentation de la fréquence et de la puissance des contractions de Braxton Hicks, qui peuvent se produire jusqu'à quatre fois par heure. Le but de ces contractions est de préparer l'utérus aux vraies contractions du travail de manière que l'accouchement se déroule sans difficulté. On pense également qu'elles aident à assouplir et à effacer le col de l'utérus. Certaines femmes les trouvent relativement indolores, et d'autres plutôt désagréables, en particulier si le bébé est bas et qu'elles augmentent la pression pelvienne.

Elles se distinguent véritablement des vraies contractions en ce qu'elles sont irrégulières et qu'elles faiblissent, tandis que les vraies contractions se produisent à intervalles réguliers et deviennent de plus en plus fortes et rapprochées. Une autre différence importante réside en ce que, contrairement aux contractions de Braxton Hicks, les vraies contractions provoquent la dilatation du col de l'utérus, ce qui indique le début du travail.

L'engagement de la tête

Pour le premier accouchement, la descente de la tête dans le bassin peut se produire dès la 36e semaine. Pour les grossesses suivantes, elle ne devrait pas se faire avant le début de l'accouchement.

Vous constatez que la position du bébé a changé de deux manières. Tout d'abord, vous êtes moins gênée en partie haute de l'abdomen puisque la descente relâche la pression. Ensuite, vous pouvez ressentir une douleur accrue dans la zone pelvienne ou vaginale du fait que la tête se met en position. Vous risquez de vous dandiner davantage en vous déplaçant et d'aller aux toilettes plus souvent. Dans certains cas, la tête du bébé peut pincer certains nerfs du bassin et provoquer une sciatique, une douleur aiguë longeant l'arrière de la jambe jusqu'aux orteils (voir p. 470).

LES SIGNES ANNONCIATEURS D'UN ACCOUCHEMENT IMMINENT

Bien que chaque femme ait un accouchement différent, et qu'il soit difficile d'anticiper ce qui va se produire, certains signes indiquent que le travail va commencer immédiatement ou sous quelques jours. La perte du bouchon muqueux (voir page suivante) qui a protégé votre bébé des infections pendant la grossesse est un des signes les plus courants de l'imminence de l'accouchement.

La dilatation du col de l'utérus est un autre signe indiscutable que le travail va commencer sous peu, bien que cela ne soit bien sûr constatable que par un examen interne. La rupture de la poche des eaux (voir page suivante) peut également indiquer le début du travail, même si pour la plupart des femmes, celle-ci ne se produit que pendant l'accouchement.

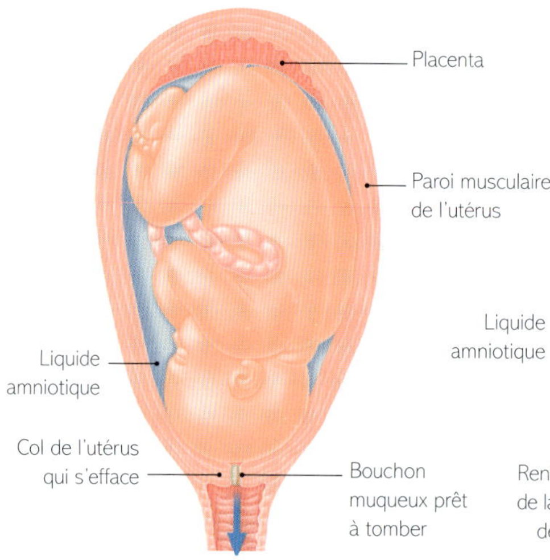

Au fur et à mesure que le col de l'utérus s'assouplit et s'efface, le bouchon muqueux qui protégeait le bébé des infections pendant la grossesse sort du vagin sous la forme d'un liquide glaireux jaunâtre, mêlé de sang.

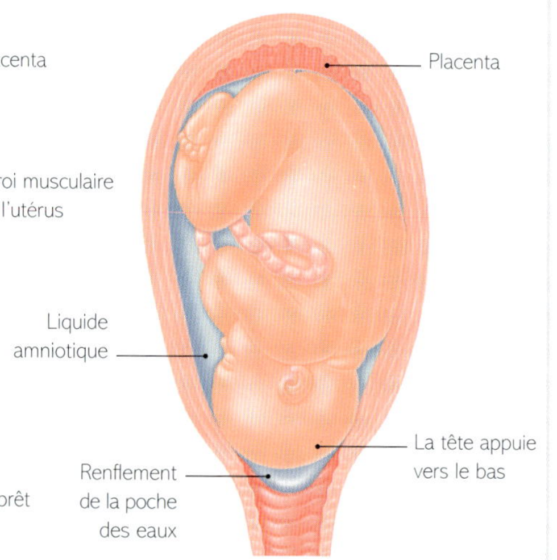

La poche des eaux forme un renflement au niveau du col de l'utérus quand le bébé appuie vers le bas. Sa rupture signifie que l'accouchement est imminent ou a déjà commencé. Le liquide amniotique peut sortir d'un seul coup ou couler en filet.

AIDE-MÉMOIRE

Les raisons de demander de l'aide

Allez à l'hôpital ou demandez conseil si :

- Vous avez des saignements vaginaux équivalents à des règles.
- Vous avez des pertes de liquide amniotique ou de fluide verdâtre qui pourraient indiquer une souffrance fœtale.
- Le bébé ne remue pas comme il le devrait.

La perte du bouchon muqueux

Pendant la grossesse, un bouchon de mucus se forme dans le col de l'utérus pour éviter les infections de l'utérus. En fin de grossesse, alors que le col s'assouplit et se dilate, ce bouchon sort par le vagin. Il n'est pas certain que vous constatiez cet écoulement jaunâtre et épais qui ressemble au mucus nasal, et qui est fréquemment mêlé de quelques gouttes de sang emportées lors du passage dans le col de l'utérus.

Les femmes enceintes pensent souvent que la perte du bouchon muqueux signifie que le début du travail est imminent. Or ce n'est pas toujours le cas. En effet, vous pouvez perdre le bouchon muqueux plusieurs jours avant que le travail commence. Cependant, si la perte du bouchon s'accompagne d'autres symptômes tels que des contractions fréquentes et douloureuses, un saignement important, ou une perte de liquide (indiquant la rupture de la poche des eaux), appelez votre sage-femme ou l'hôpital immédiatement.

La rupture de la poche des eaux

La rupture des membranes amniotiques, appelée rupture de la poche des eaux, se produit généralement après le début de l'accouchement, mais elle peut se faire avant. Dans ce cas, cela implique souvent l'imminence de l'accouchement. Chez certaines femmes, le liquide sort d'un seul coup en indiquant clairement la rupture. Chez d'autres, un écoulement léger peut laisser douter qu'il s'agit d'un écoulement de liquide amniotique du fait que la plupart des femmes ont des problèmes de vessie pendant leur grossesse et qu'il est difficile de faire la différence avec l'urine. L'une des méthodes consiste à porter une serviette hygiénique. Si celle-ci est rapidement mouillée, la poche des eaux s'est probablement rompue. Le liquide amniotique a également une odeur caractéristique différente de l'urine, reconnaissable même par les non-professionnels.

Après la rupture de la poche des eaux

Si vous pensez que la poche des eaux s'est rompue mais que les contractions n'ont pas encore commencé, demandez conseil à votre sage-femme ou à l'hôpital. Si vous êtes à terme, que vous n'avez pas de problèmes, et que la tête du bébé soit engagée, on vous conseillera sûrement de rester chez vous en attendant que le travail commence, ou de consulter une sage-femme. La raison en est qu'une fois la poche des eaux rompue, le bébé a perdu la membrane de protection qui l'entourait et les risques d'infection sont plus importants. La sage-femme effectuera un prélèvement vaginal pour vérifier l'absence de bactéries dangereuses, et contrôlera peut-être le rythme cardiaque du bébé (voir p. 418) pour vérifier qu'il ne souffre pas.

Si elle est satisfaite des résultats, vous rentrerez chez vous et un rendez-vous vous sera donné pour suivre l'évolution. Si le travail ne commence pas dans les 24 heures (durée variable en fonction des hôpitaux), l'hôpital peut vous suggérer de provoquer l'accouchement (voir p. 432).

Les contractions précoces

Alors que votre corps se prépare à l'accouchement, vous allez commencer à ressentir des contractions légères et irrégulières, différentes de celles de Braxton Hicks du fait qu'elles s'amplifient régulièrement, et assouplissent et dilatent le col de l'utérus.

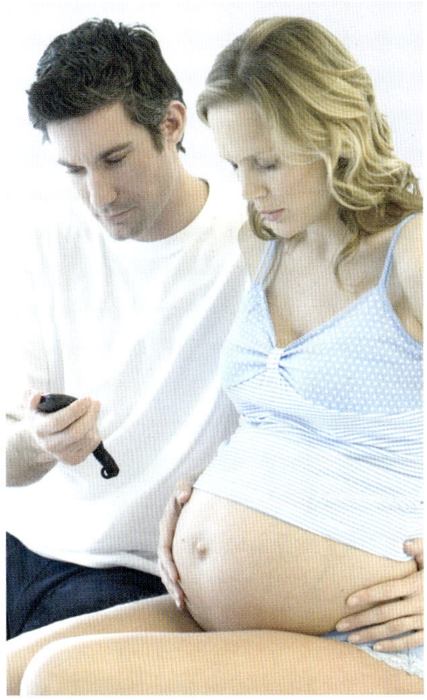

À l'approche de l'accouchement, vous allez ressentir des contractions qui vont devenir de plus en plus fortes et régulières.

AIDE-MÉMOIRE

Le travail a-t-il commencé ?

La plupart des femmes se demandent comment elles vont savoir que le travail a commencé. Les indications qui suivent vous donnent quelques pistes.

- Vos contractions deviennent plus fortes et durent plus longtemps, et leur fréquence augmente.
- Les changements de position et la marche ne permettent pas de les calmer.
- Les contractions commencent en partie haute de l'abdomen et descendent dans l'utérus et le bas du dos, plutôt que de se manifester uniquement en partie basse de l'abdomen.
- La poche des eaux se rompt pendant les contractions : vous sentez le liquide couler hors de l'utérus.

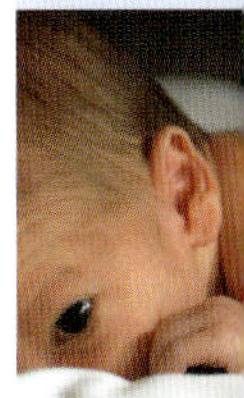

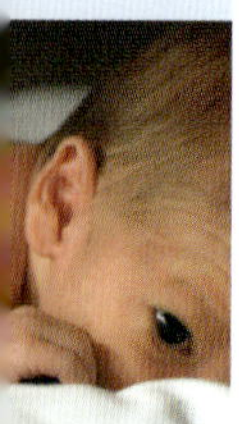

L'accouchement

Des contractions de plus en plus fortes et régulières dilatent le col de l'utérus qui est complètement ouvert à 10 cm.

L'ACCOUCHEMENT INOPINÉ

En de rares occasions, l'accouchement peut se produire d'une manière étonnamment rapide à domicile ou sur le chemin de l'hôpital. Cela est plus fréquent lors d'une deuxième grossesse, notamment si ce fut le cas lors de la première.

Si vous êtes seule chez vous, que les contractions sont de plus en plus fortes et rapprochées et que vous sentez une pression dans le bas-ventre, ne paniquez pas et appelez une ambulance ou les pompiers. Prévenez également la maternité.

Essayez d'appeler un ami, un parent ou un voisin qui vous prendra en charge.

Lavez-vous les mains et munissez-vous de gants de toilette et de serviettes. S'il vous reste du temps, protégez le lit et son pourtour avec une bâche en plastique, un tissu imperméabilisé, comme une toile cirée ou des journaux. Munissez-vous d'un récipient en plastique pour récupérer le placenta.

Si vous ressentez le besoin de pousser, respirez lentement et haletez si cela vous aide. Installez-vous sur le sol ou sur le lit, assise ou à genoux sur une serviette propre, afin que le bébé ne risque pas d'atterrir sur une surface dure. La poche des eaux risque de se rompre et la personne à vos côtés remarquera un gonflement soudain du périnée et la tête du bébé apparaître, moment à partir duquel vous devrez pousser.

Une fois la tête sortie, vous sentirez une nouvelle contraction pour expulser le reste du corps. La personne qui vous soutient peut vous aider en entourant la tête de ses mains, qu'elle aura lavées au préalable, pour tirer délicatement. Si le bébé naît dans le sac amniotique, retirez-le avec les mains et nettoyez son visage pour dégager les voies respiratoires.

Posez-le immédiatement sur votre ventre pour lui tenir chaud, puis séchez-le et enveloppez-le dans une serviette. Le fait de le mettre au sein stimulera l'expulsion du placenta. Une coulée de sang ou l'allongement du cordon ombilical indique le décollement du placenta qu'il faudra envelopper dans une serviette et placer dans un récipient pour qu'il soit analysé. Pincez le cordon ombilical à l'aide d'une ficelle. Le personnel soignant le coupera à son arrivée.

Si vous êtes en voiture et que vous ressentiez le besoin de pousser, laissez votre partenaire se garer et allumer les feux de détresse. Si le bébé naît dans la voiture, placez-le sur votre ventre pour lui tenir chaud, séchez-le et enveloppez-le dans une serviette propre, et appelez une ambulance.

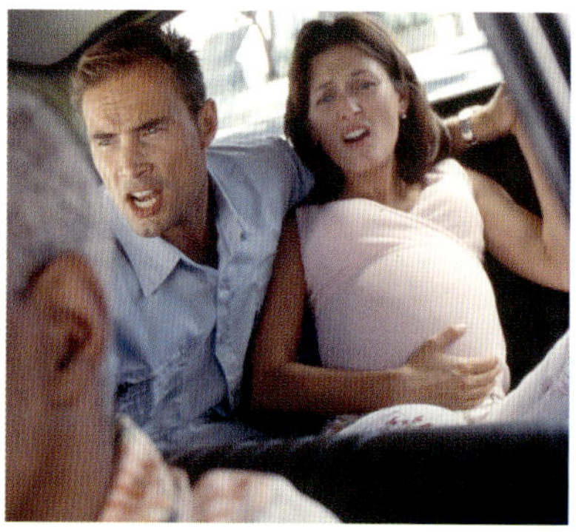

Si vous ressentez un besoin incontrôlable de pousser sur le chemin de l'hôpital, garez-vous et appelez les urgences.

Chaque accouchement étant différent, il est difficile de prédire ce qui va se passer pour vous. Cependant, les différentes phases du travail sont les mêmes pour toutes les femmes. La première démarre lorsque les contractions commencent à ouvrir le col de l'utérus (voir encadré p. 415). Pour certaines femmes, notamment celles qui voudraient éviter d'avoir recours aux antidouleurs puissants, c'est la partie la plus pénible du travail car cette ouverture peut s'avérer un processus long pour un premier bébé, auquel il y a peu à faire pour accélérer les choses. Cette première phase peut être divisée en phase latente de début d'accouchement et en phase active. Elle est suivie par une phase de transition entre la dilatation complète du col de l'utérus et le moment où vous commencez à pousser (voir p. 416).

La phase latente du début du travail peut durer plus d'une journée pour un premier accouchement. Les contractions deviennent de plus en plus fortes tout en restant modérées, et plus fréquentes bien qu'irrégulières. Pendant cette phase, le col de l'utérus raccourcit ou s'efface (voir encadré p. 414), et commence à se dilater. Lorsqu'il atteint une ouverture de 3 à 4 cm et que vos contractions deviennent fortes et régulières, vous passez en phase active (voir ci-dessous). Les changements qui se produisent dans le col de l'utérus pendant la phase latente sont plus ou moins rapides et difficiles à anticiper.

La phase active de la première étape correspond à une période de changements rapides et prévisibles dans le col de l'utérus, même s'il est difficile d'anticiper le moment ou elle va commencer. Pour la plupart des femmes, elle démarre

LE BON MOMENT POUR ALLER À L'HÔPITAL

Il n'est pas toujours facile de déterminer le bon moment pour se rendre à l'hôpital. Pour une grossesse à risque faible, attendez la phase active et des contractions régulières toutes les 5 minutes. À ce stade, l'hôpital vérifiera les réactions du bébé aux contractions, et vous aurez peut-être besoin d'un antidouleur administrable uniquement à l'hôpital (voir p. 404).

Si votre grossesse est à risque, si vous avez déjà subi une césarienne, si votre bébé se présente par le siège, ou si vous êtes atteinte du streptocoque B, appelez la maternité pour demander à quel moment vous devez vous y rendre.

Lors de la phase active du travail, une autre raison d'aller à l'hôpital est de vous assurer que le bébé y naisse : un accouchement inopiné à domicile ou en voiture n'est pas souhaitable, ni pour vous, ni pour le bébé. Il est inhabituel pour une première grossesse ; en revanche les femmes sont plus susceptibles d'arriver à l'hôpital très dilatées ou d'accoucher chez elles de manière inattendue pour les grossesses suivantes.

Pour vous rendre à l'hôpital Trouvez quelqu'un pour vous y conduire, que ce soit votre compagnon, un parent ou un ami, mais évitez de prendre le volant. Repérez le trajet à l'avance et gardez un sac prêt pour le grand jour, avec les affaires dont vous aurez besoin pour vous et le bébé (voir p. 358).

La procédure d'admission À votre arrivée à l'hôpital, vous serez examinée et placée en salle de travail. On vous demandera généralement un échantillon d'urine, et une sage-femme contrôlera votre température, votre rythme cardiaque, votre tension artérielle, le col de l'utérus, et passera en revue le déroulement de votre grossesse. Si vous êtes en phase latente du travail, vous risquez d'être renvoyée chez vous, ce qui ne signifie pas que vous soyez venue de manière irraisonnée car il est toujours bon de s'assurer que tout va bien.

Une fois admise, vous et votre bébé serez placés sous la surveillance d'une sage-femme. Vous pourrez décorer votre chambre d'objets personnels ; certaines maternités limitent le nombre de visiteurs.

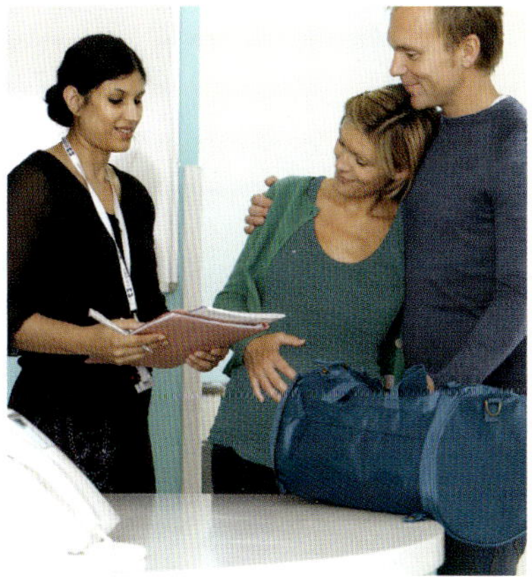

Une fois à l'hôpital, vous devrez suivre la procédure d'admission administrative et passer un examen médical.

autour de 4 cm de dilatation et des contractions espacées de 5 minutes, qui deviennent régulières et de plus en plus rapprochées jusqu'à ce qu'elles se produisent toutes les 2 à 4 minutes et durent entre 45 secondes et 1 minute. En moyenne, 10 à 12 heures peuvent s'écouler entre le début de la phase active et la naissance, durée généralement réduite au cours des accouchements suivants.

Pendant la phase active, la douleur des contractions est moins concentrée dans le bas du ventre et commence plus haut dans l'abdomen pour descendre dans le bassin et le bas du dos. Les douleurs sont provoquées par des contractions musculaires dont l'intensité augmente jusqu'à leur paroxysme. Votre sage-femme déterminera si vous êtes en phase active en fonction de votre niveau de douleur, de la fréquence et de la force

GROS PLAN SUR... L'ACCOUCHEMENT À DOMICILE

Quand le travail a commencé

Si vous accouchez à domicile, vous devez pouvoir contacter votre sage-femme à tout moment, que ce soit sur son téléphone mobile ou à la maternité. Pensez à l'influence du trafic sur le temps qu'elle mettra à arriver chez vous. Si la circulation est dense, contactez-la dès le début du travail, même si elle risque de vous demander de la rappeler lorsque les contractions seront plus rapprochées.

En attendant la sage-femme, vous pouvez marcher ou vous détendre dans un bain chaud. Si vous avez loué une piscine d'accouchement, assurez-vous qu'elle est prête à l'usage. Demandez à votre partenaire de couvrir le sol de vieilles couvertures ou de bâches en plastique. Mangez des petits en-cas nourrissants et buvez beaucoup d'eau pour ne pas manquer d'énergie au cours des heures à venir.

Envisagez le risque que votre sage-femme puisse être bloquée d'une manière ou d'une autre et que votre accouchement progresse trop rapidement pour que vous puissiez attendre. Il vous faudra alors appeler une ambulance, voire les pompiers, pour vous emmener à la maternité.

En France, peu de sages-femmes acceptent d'accoucher à domicile.

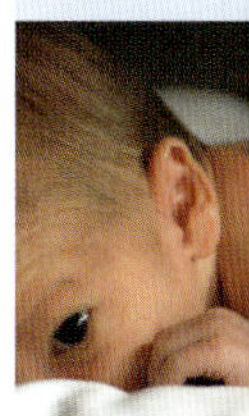

LES CHANGEMENTS DU COL DE L'UTÉRUS

Le col de l'utérus est un muscle puissant situé à la base de l'utérus. Pour que le bébé puisse naître, il doit s'assouplir de manière à pouvoir s'ouvrir, ou se dilater, et laisser passer le bébé de l'utérus dans le vagin.

Vers la fin de la grossesse, des substances contenues dans le sang, les prostaglandines, commencent à l'assouplir de manière à le rendre plus malléable. Pendant la grossesse, il présente en général une longueur de 2 à 3 cm. En début de travail, les contractions de Braxton Hicks commencent à le raccourcir, phénomène connu sous le nom d'effacement. La plupart des femmes ont un col de l'utérus réduit à 1 cm en tout début de travail, ou effacé de 50 %. Au fur et à mesure qu'il continue de s'effacer, il est ramené vers le haut par l'utérus. Lorsque le col de l'utérus est complètement dilaté (voir encadré de la page de droite), le bébé peut être expulsé. À partir du deuxième accouchement, l'effacement et la dilatation du col peuvent se produire simultanément. L'un et l'autre arrivent également de manière plus rapide.

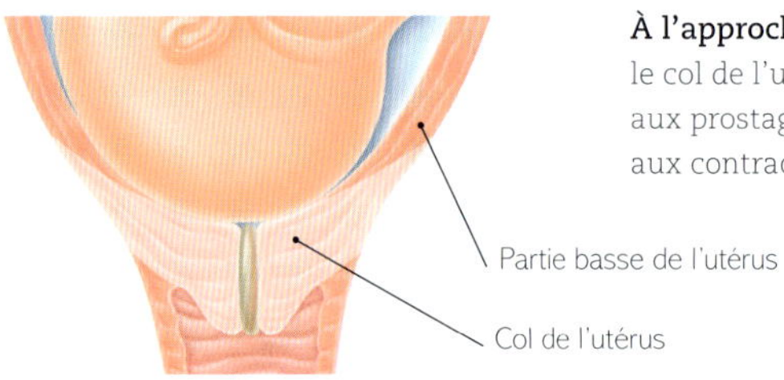

À l'approche de l'accouchement, le col de l'utérus s'assouplit en réaction aux prostaglandines du sang et aux contractions de Braxton Hicks.

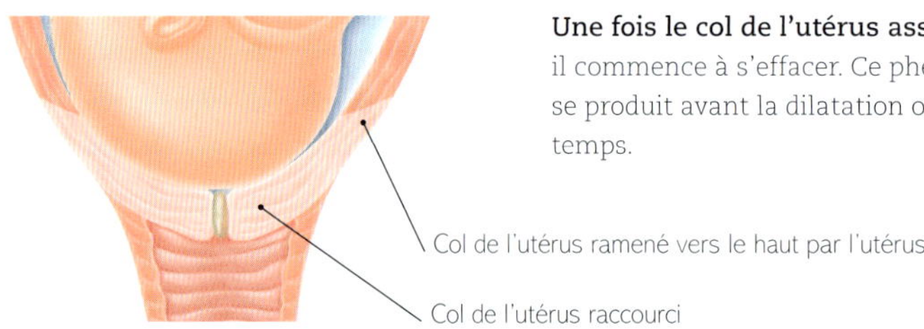

Une fois le col de l'utérus assoupli, il commence à s'effacer. Ce phénomène se produit avant la dilatation ou en même temps.

LES STATIONS

Le terme de station fait référence à la position de la tête du bébé dans le bassin. Il est associé à un nombre entre -5 et +5. La station zéro indique que la tête est engagée dans la cavité pelvienne, un nombre négatif (-5 à 0) qu'elle n'est pas engagée dans le bassin, un nombre positif (0 à +4) que la tête du bébé descend dans le bassin, et +5 que le bébé montre le sommet de son crâne. Vous ne devez pas pousser avant que la tête ne soit engagée dans le bassin, même si vous êtes complètement dilatée.

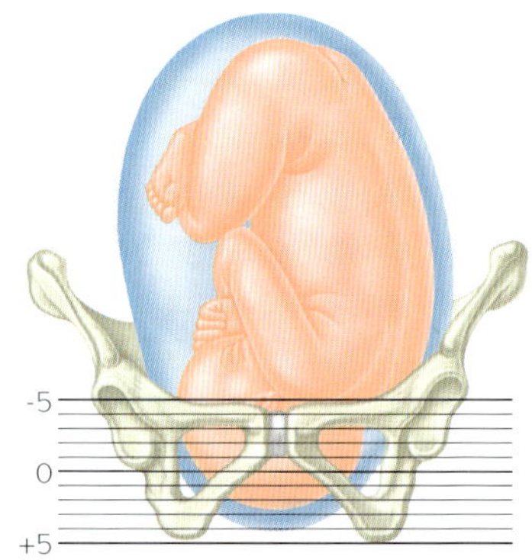

La position de la tête dans le bassin est repérée sur une échelle de -5 à +5.

des contractions, et à l'aide de la courbe de travail qui reflète les changements dans le col de l'utérus et de position de la tête du bébé dans le bassin au cours du temps.

Votre sage-femme doit pouvoir déterminer le moment où vous entrez en phase active pour évaluer de quelle manière l'accouchement se déroule. Pour un premier accouchement, 90 % des femmes présentent une dilatation utérine d'environ 0,5 à 1 cm par heure, qui sera relativement plus rapide au cours des accouchements suivants. En cas d'anesthésie péridurale (voir p. 404), le travail risque d'être ralenti. Une fois dans la phase active, il est plus facile pour la sage-femme ou le médecin d'évaluer le moment de l'expulsion. Mais chaque femme étant singulière, gardez à l'esprit qu'il ne s'agit que d'une évaluation.

Si ce n'est déjà fait, c'est au cours de cette phase que vous pourriez demander un premier antidouleur (voir p. 402-406).

L'examen abdominal et vaginal

La position du bébé est évaluée par la palpation de l'abdomen. Dans le cas d'un premier accouchement se déroulant normalement, vous ne devriez subir que deux ou trois examens vaginaux et un seul pour les suivants. Si la sage-femme s'interroge sur une fuite éventuelle de liquide amniotique, un examen au speculum pourra être effectué. En général, la sage-femme évalue la position du bébé par un toucher vaginal à l'aide de l'index et du majeur. Elle vous examinera suffisamment souvent pour évaluer la progression du travail, mais pas trop pour ne pas accroître le risque d'infection ou provoquer une gêne supplémentaire. L'examen vaginal permet de vérifier les points suivants.

La station La sage-femme vérifie à quel point la tête du bébé est engagée dans le bassin (voir encadré ci-dessus).

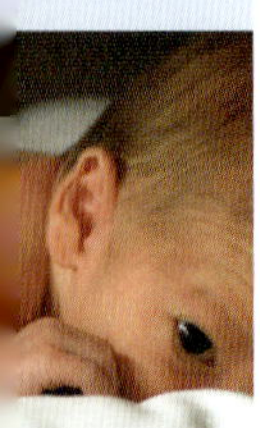

L'effacement du col La sage-femme évalue le raccourcissement du col de l'utérus.

La dilatation du col La sage-femme constate l'ouverture du col de l'utérus. L'accouchement passe en phase active à 3 ou 4 cm de dilatation. Vous ne pouvez pas expulser le bébé avant dilatation totale à 10 cm.

La position fœtale La présentation fœtale fait référence à la partie du bébé qui sort la première, que ce soit la tête ou les fesses lors d'une position de siège (voir p. 433). La sage-femme déterminera également l'orientation du bébé dans la filière pelvi-génitale. La présentation qui permet la naissance la plus facile est la tête en bas et le dos tourné vers l'avant de l'utérus, connue sous le nom de position occipito-antérieure. Le bébé peut également avoir une naissance vaginale en position occipito-postérieure (le dos tourné vers l'arrière de l'utérus), mais celle-ci peut demander plus de temps, être plus douloureuse et entraîner davantage de saignements vaginaux. Il existe une autre position, la position transversale, où le bébé est en travers de l'utérus, qui ne permet pas d'accoucher d'un bébé à terme du fait que la tête est trop grosse pour passer de cette manière. Toutefois, il n'est pas rare que le bébé se retourne pendant le travail, bien qu'il doive le faire avant de s'engager. Si cela ne se produit pas, l'accouchement devra peut-être se faire à l'aide des forceps ou d'une ventouse obstétricale (voir p. 436-437).

La descente pendant les contractions Bien que la plupart du temps, la sage-femme vous examine entre les contractions, il peut arriver qu'elle cherche à savoir de combien la tête du bébé descend dans le bassin à chaque contraction. Si la descente se fait bien pendant les contractions, cela signifie que le bébé est bien engagé et que les contractions sont efficaces.

LA DILATATION

Dès que le col de l'utérus est assoupli et effacé, il commence à se dilater de manière que le bébé puisse le traverser pour sortir par le vagin. Les contractions provoquent la dilatation du col qui s'ouvre de 0,5 à 1 cm en moyenne par heure pour un premier accouchement, et plus vite pour les suivants. Vous ne pouvez pas expulser le bébé avant dilatation complète à 10 cm.

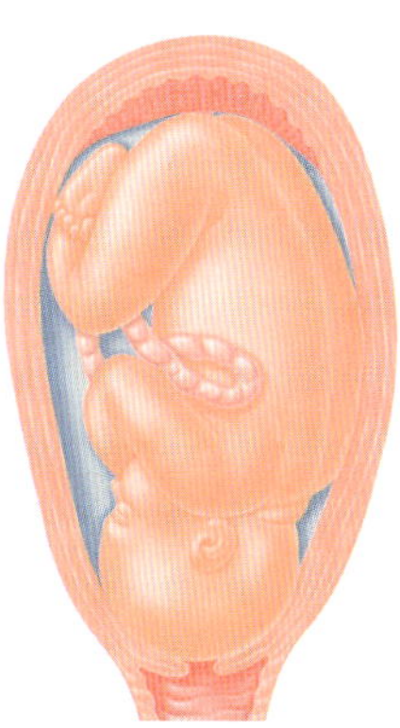

À 2 cm de dilatation, le col de l'utérus est effacé et il commence à s'ouvrir. Les contractions peuvent encore être irrégulières.

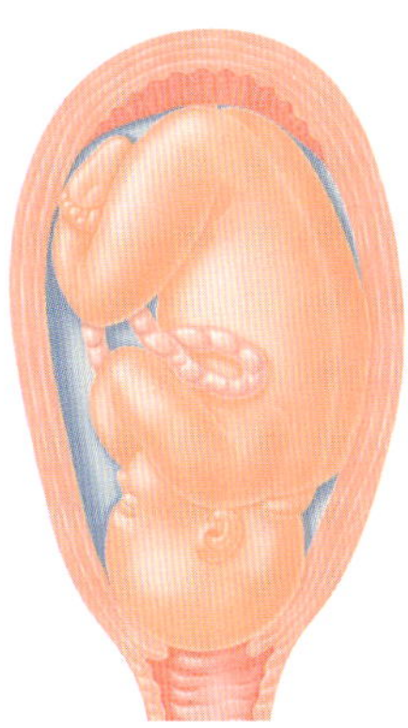

À 6 cm de dilatation, vous êtes en phase active. Les contractions sont plus fréquentes, régulières et fortes.

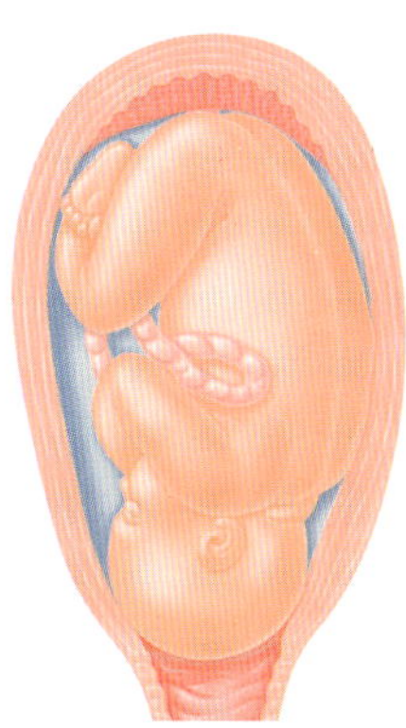

À 10 cm de dilatation, vous êtes complètement dilatée. Les contractions sont presque continues et vous allez commencer à pousser.

QUESTIONS/RÉPONSES

À l'hôpital, est-ce que je risque de subir des interventions médicales ?
En fonction de la santé du bébé, des interventions médicales peuvent vous être proposées, parmi lesquelles la rupture artificielle de la poche des eaux, la mise en place d'un cathéter, d'une perfusion dans une veine de la main ou du bras pour injecter des liquides ou des médicaments, et l'accélération de l'accouchement à l'aide de médicaments.

La rupture artificielle de la poche des eaux fait-elle partie de la routine des hôpitaux ?
L'amniotomie (voir p. 432) ne fait pas partie de la routine hospitalière, mais peut vous être proposée lorsque l'accouchement ne progresse pas. Cette procédure indolore est destinée à réduire la durée de l'accouchement de 1 à 2 heures, les risques d'un faible score d'Apgar du bébé (voir p. 428), mais aussi le besoin de médicaments pour accélérer l'accouchement. Toutefois, elle augmente l'intensité des contractions. Elle est nécessaire en cas de mise en place d'un capteur fœtal sur la tête (voir p. 419), et peut également être exécutée comme partie du processus de déclenchement (voir p. 432).

Comment l'accouchement est-il accéléré par des médicaments ?
Un accouchement lent peut être accéléré par l'injection d'ocytocine synthétique. L'ocytocine est une hormone naturellement secrétée par l'hypophyse pendant le travail. Un monitoring fœtal continu est alors mis en place (voir p. 418) pour s'assurer que les contractions ne deviennent pas trop fortes pour le bébé qui pourrait alors manifester des signes de souffrance fœtale. L'ocytocine est rapidement éliminée dès que la perfusion est arrêtée, ce qui permet de calmer des contractions trop fortes rapidement. L'ocytocine sert également à provoquer l'accouchement (voir p. 432).

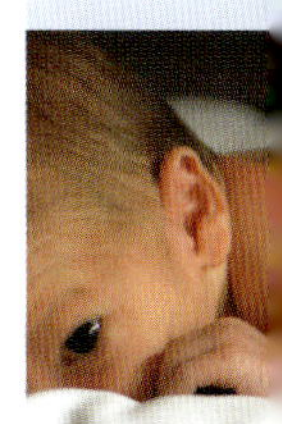

La phase de transition

Elle se situe entre la fin de la première phase du travail et le début de la seconde phase, celle où vous vous préparez à pousser. Elle peut être rapide ou durer plusieurs heures. Sa durée moyenne est de 30 minutes. C'est l'un des moments les plus difficiles de l'accouchement dans la mesure où les contractions s'intensifient et s'enchaînent les unes à la suite des autres toutes les 30 à 90 secondes. Si vous n'êtes pas sous péridurale, la transition peut s'avérer particulièrement difficile du fait de l'énorme pression dans le bas du dos et le rectum, et l'envie irrésistible de pousser sans le pouvoir avant que le col de l'utérus ne soit complètement dilaté. Même sous péridurale, vous risquez de ressentir une pression pelvienne de plus en plus forte. Si vous commencez à pousser avant la dilatation complète, vous risquez une déchirure ou un gonflement du col de l'utérus qui va prolonger la durée de l'accouchement. Les vomissements, tremblements et bouffées de chaleur sont les effets secondaires possibles de la dilatation et de la pression pelvienne.

Comment faire face Vous risquez de vous sentir mal au cours de cette période où les contractions deviennent plus fortes et où vous devez résister à l'envie de pousser. La pression pelvienne peut empêcher la détente entre les contractions, et vous aurez besoin du soutien de votre partenaire et de votre sage-femme car vous risquez de vous sentir épuisée, sans contrôle, effrayée, et même penser que vous ne pourrez pas continuer.

Essayez de trouver la meilleure position avec votre sage-femme. C'est la phase de l'accouchement où il vaut mieux éviter la position debout de manière à limiter la pression sur le bassin. La position assise ou à quatre pattes avec les reins cambrés peut vous aider. Votre sage-femme vous montrera comment continuer à respirer pendant les contractions de manière superficielle pour résister au besoin de pousser. Vous déplacer peut également vous aider à vous concentrer sur autre chose jusqu'à ce que vous puissiez enfin pousser. Essayez de vous balancer sur un ballon de naissance ou une chaise à bascule. Si vous avez du temps entre les contractions, demandez à votre partenaire de vous masser le bas du dos pour soulager la pression.

À ce stade, il peut être facile de perdre de vue le but de l'accouchement. Concentrez-vous sur le fait que votre bébé sera bientôt là.

Le soulagement de la douleur Votre sage-femme risque de vous refuser un antidouleur par voie intraveineuse à un stade aussi proche de l'expulsion, pour ne pas trop endormir le bébé. En fonction des règles de l'hôpital, vous serez ou non autorisée à recevoir une péridurale (voir p. 404).

GROS PLAN SUR... VOTRE PARTENAIRE DE NAISSANCE

Le soutien pendant l'accouchement

Pendant la première phase, votre partenaire a un rôle important. Il vous aide à vous mettre à l'aise, à trouver les meilleures positions et vous apporte son soutien psychologique. Il est particulièrement utile en fin de première phase, au moment de la transition, lors de laquelle les femmes ont tendance à paniquer et à perdre le contrôle. Votre partenaire peut vous rassurer sur le fait que tout va bien se passer et que la délivrance du bébé n'est pas loin. Il peut également vous soulager en vous épongeant le visage et le cou avec un linge humide, en vous aidant à vous concentrer sur votre respiration, et en vous rappelant de haleter pour résister au besoin de pousser avant la dilatation complète du col de l'utérus.

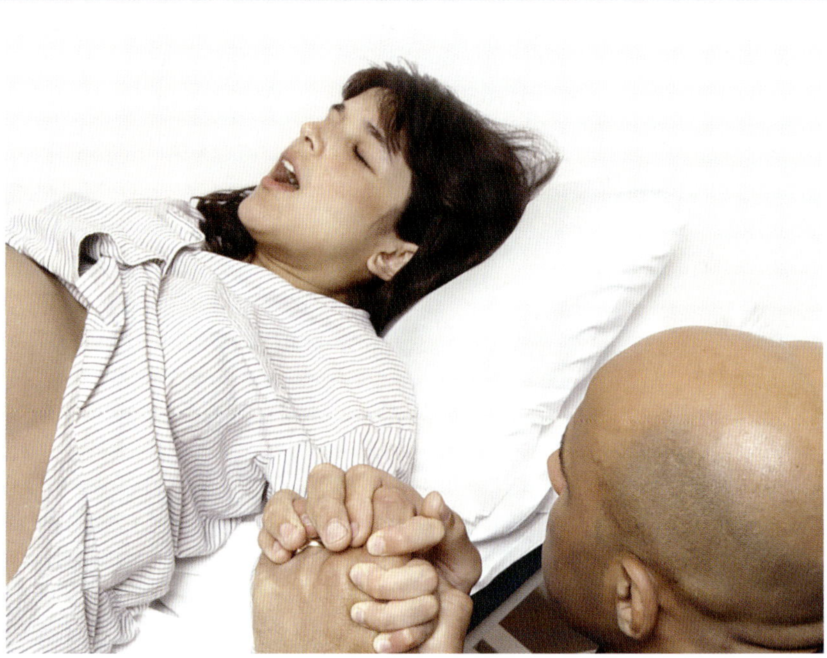

Pendant la phase de transition, vous risquez d'être terrassée par la puissance des contractions. Le soutien de votre partenaire est crucial pendant cette période où ses encouragements vous aideront à rester concentrée sur l'accouchement.

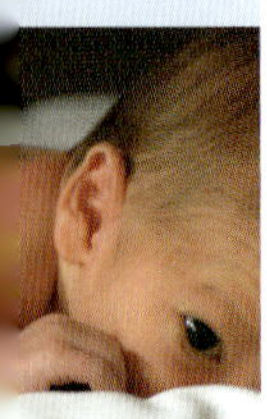

QUAND L'ACCOUCHEMENT NE PROGRESSE PAS

Si le col de l'utérus ne se dilate pas ou que le bébé ne descend pas aussi vite que prévu pendant la première phase, votre sage-femme va essayer de comprendre pourquoi et envisager des solutions. En général, elle va vérifier les « 3 P » : le Passager (la taille du bébé et sa position dans le ventre), la Puissance des contractions, et le Passage (la dimension et la forme du bassin).

Il existe plusieurs raisons pour expliquer qu'un accouchement puisse ne pas progresser, parmi lesquelles la tête du bébé qui est trop grosse pour le bassin de la mère, connue sous le nom de disproportion fœto-pelvienne, des contractions inefficaces, et le bébé en position postérieure, le dos tourné vers celui de la maman.

La disproportion fœto-pelvienne Il arrive qu'elle soit suspectée en fin de grossesse si la sage-femme estime que votre bassin est étroit ou le sacrum proéminent, ces deux éléments étant susceptibles de ralentir l'accouchement ou de le rendre plus difficile. Cependant, l'évaluation du bassin n'est pas suffisante à elle seule pour prédire que vous ne pouvez pas avoir un accouchement vaginal réussi. Votre médecin ou sage-femme peuvent vous encourager dans ce sens même si votre bassin n'a pas une forme idéale car l'élément déterminant reste avant tout le rapport de proportions entre le bébé et le bassin.

En cas de suspicion de disproportion lorsque la tête est engagée, un accouchement vaginal peut tout de même être tenté. Il sera suivi sur le partogramme (voir p. 419), et en cas de signes de souffrance fœtale ou de progression trop lente, une césarienne sera envisagée. C'est également le cas si la tête n'est pas engagée en fin de grossesse.

Si votre sage-femme suspecte une disproportion fœto-pelvienne pendant le travail, elle réévaluera la taille du bébé pour vérifier qu'elle n'a pas sous-estimé son poids. Même si la combinaison d'un poids du bébé élevé et d'un accouchement lent peut laisser penser qu'il y aura des problèmes à la délivrance, ce n'est souvent pas le cas.

Les contractions inefficaces Si le col de l'utérus se dilate trop lentement, votre sage-femme vérifiera la fréquence des contractions qui devraient survenir toutes les 2 ou 3 minutes ainsi que leur force en palpant l'abdomen. Plus celui-ci est ferme pendant les contractions, plus il y a de chances que ces dernières soient efficaces. Si elles sont plus espacées qu'elles ne le devraient, ou que leur force suggère qu'elles ne sont pas efficaces, la sage-femme mettra en œuvre quelques techniques destinées à accélérer le travail.

Tout d'abord, elle peut provoquer la rupture artificielle de la poche des eaux ou amniotonie (voir p. 432), afin de raccourcir la durée de l'accouchement de 1 ou 2 heures, mais elle implique l'utilisation d'antidouleurs plus puissants. Si l'amniotonie n'a pas d'effet, une injection d'ocytocine peut augmenter la force et la fréquence des contractions (voir p. 432). Au départ, une faible dose est injectée, puis la quantité est augmentée jusqu'à ce que vous ayez 3 ou 4 contractions relativement fortes toutes les 10 minutes. Un monitoring fœtal continu (voir p. 418) permettra de contrôler l'absence de souffrance fœtale provoquée par la brusque apparition de fortes contractions.

Si le travail ne progresse toujours pas plusieurs heures après le début de l'administration de ce médicament, une césarienne vous sera recommandée.

La présentation occipito-postérieure La meilleure position pour votre bébé est avec l'occiput sur le devant. Dans le cas où la nuque fait face à votre dos (position occipito-postérieure, voir p. 388), il peut être difficile au bébé de se retourner et de descendre dans la filière pelvi-génitale. Votre sage-femme vous suggérera de changer de position pour inciter le bébé à se tourner même si, généralement, il se retourne naturellement lorsque le travail a réellement commencé. S'il ne le fait pas, une ventouse ou des forceps seront peut-être nécessaires (voir p. 436-437).

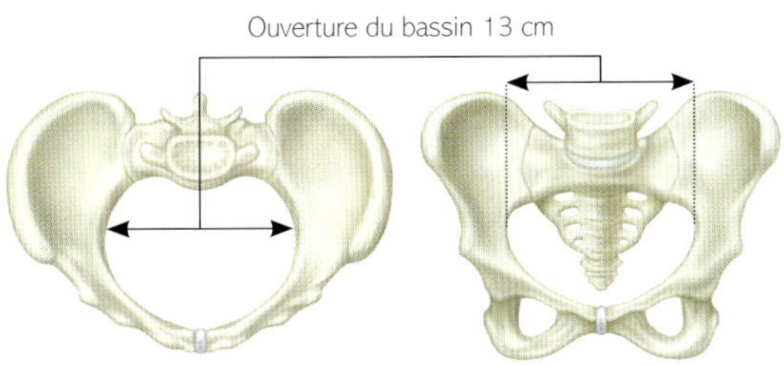

Un bassin gynécoïde possède une forme circulaire. Les proportions de cette forme la plus classique des bassins féminins permettent à la tête de passer pendant l'accouchement.

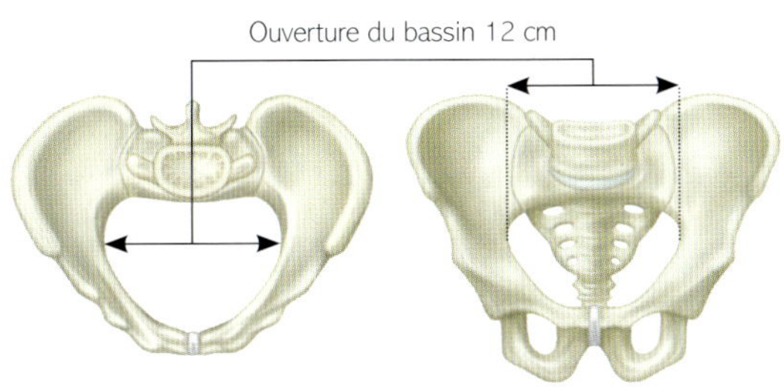

Un bassin androïde possède une forme plus triangulaire qui réduit la place disponible pour le passage de la tête du bébé, et est plus susceptible de provoquer des problèmes au cours d'un accouchement vaginal.

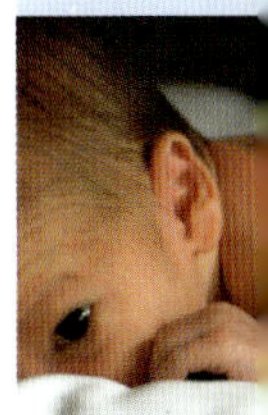

Le monitoring en cours de travail

Les pulsations cardiaques du bébé et vos contractions sont contrôlées durant l'accouchement pour vérifier que le travail progresse normalement dans votre intérêt et celui de votre bébé.

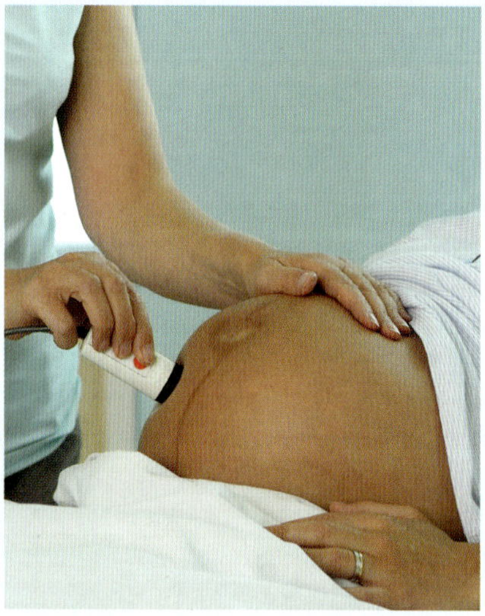

Un appareil portatif permet de contrôler les pulsations cardiaques du bébé par intermittence, en vous laissant vous déplacer pendant le travail.

Le rythme cardiaque de votre bébé indique de quelle manière il supporte le travail. Il est contrôlé à fréquence régulière (monitoring intermittent). En cas de problème ou si votre grossesse est à risque, un cardiotocographe permettra le monitoring électronique fœtal continu des battements du cœur du bébé et de vos contractions. Les informations sur votre accouchement seront enregistrées sur un graphique appelé partogramme (voir p. 419).

Le monitoring intermittent

Il est effectué à l'aide d'un système à batterie portatif connu sous le nom de Doppler Sonicaid, qui est appuyé sur votre ventre pour écouter les battements du cœur du bébé. Lorsque vous poussez pendant la deuxième phase de l'accouchement, le cœur fœtal doit être contrôlé plus régulièrement.

Le monitoring électronique fœtal

Dans ce type de surveillance, deux appareils suivent les battements du cœur du bébé et la fréquence des contractions. Le rythme cardiaque du bébé est contrôlé par doppler (appareil à ultrasons). Les contractions sont mesurées à l'aide d'une petite ventouse sur un cercle en plastique. Une ou deux ceintures élastiques sont placées autour de votre abdomen pour fixer les moniteurs qui vous laissent le loisir de vous lever, vous asseoir ou vous baisser. Certains hôpitaux en possèdent même qui fonctionnent par signal radio et vous permettent de vous déplacer.

LE MONITORING

Le monitoring fœtal externe

Les battements du cœur du bébé ainsi que la force et la fréquence de vos contractions sont mesurés par des appareils fixés sur l'abdomen. Des fils électriques les raccordent à une machine appelée cardiotocographe, qui imprime les résultats.

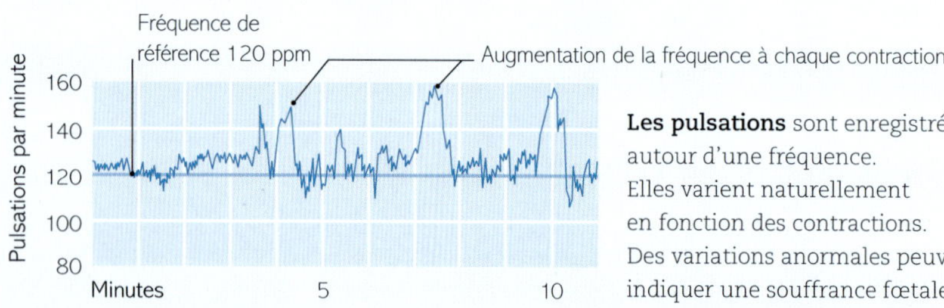

Les pulsations sont enregistrées autour d'une fréquence. Elles varient naturellement en fonction des contractions. Des variations anormales peuvent indiquer une souffrance fœtale.

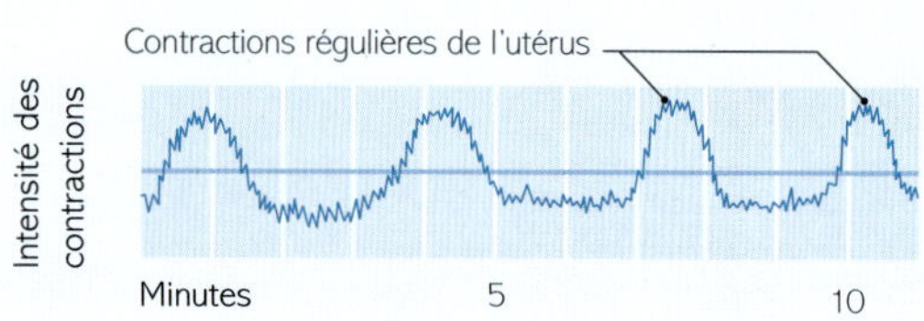

Un contrôle indépendant enregistre la fréquence et la durée de chaque contraction. Il permet de détecter les contractions irrégulières et s'avère utile en cas de péridurale.

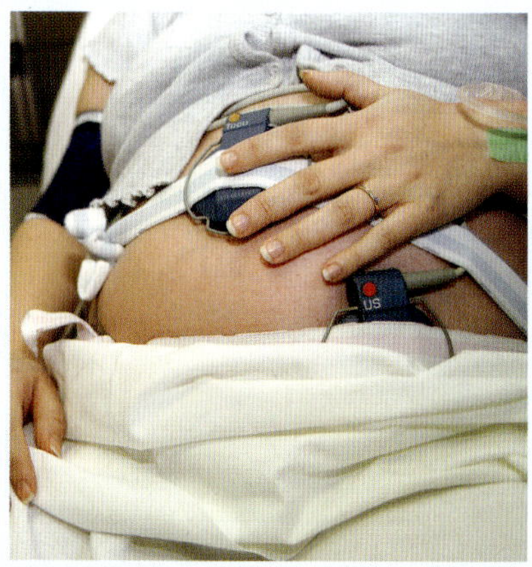

Le monitoring continu des battements du cœur du bébé et de vos contractions est réalisé à l'aide de deux moniteurs fixés sur votre ventre.

LE MONITORING INTERNE

Sonde fœtale

En cas d'inquiétude concernant le rythme cardiaque du bébé, une petite électrode introduite par le col de l'utérus et fixée sur son cuir chevelu transmet des informations plus précises que le monitoring fœtal électronique externe.

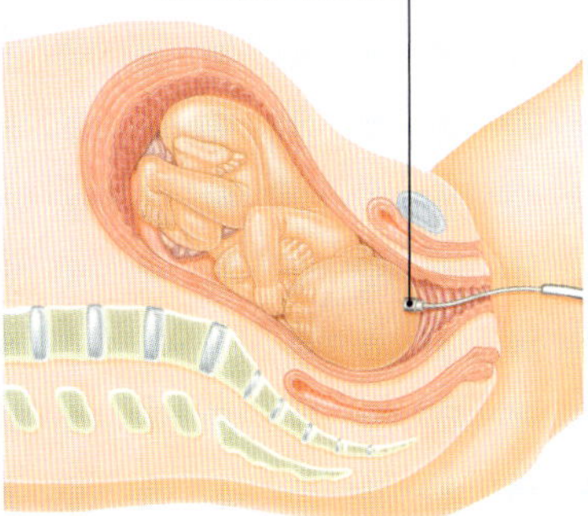

Le monitoring interne Si les pulsations cardiaques de votre bébé indiquent qu'il est en état de souffrance fœtale, ou que le signal d'un moniteur est faible, le médecin ou la sage-femme peuvent suggérer un monitoring fœtal interne. Cette technique consiste à fixer une petite électrode sur le cuir chevelu du bébé pour détecter les impulsions électriques de son cœur. Un fil électrique relie l'électrode à un cardiotocographe en passant par le col de l'utérus. La machine imprime le tracé des impulsions cardiaques pendant qu'un système fixé à votre ventre continue de détecter la fréquence et la puissance des contractions.

L'électrode est mise en place au cours d'un examen vaginal et ne provoque aucune gêne. Sa fixation sur le cuir chevelu du bébé présente toutefois un léger risque d'infection qui pourra être traité, si nécessaire, par des antibiotiques après la naissance. Même si ce risque est faible, la mise en place d'une électrode sur le cuir chevelu ne doit pas se faire systématiquement. Votre sage-femme vous expliquera comment le système fonctionne avant d'être installé, et pourquoi il est utilisé. L'électrode ne doit pas être posée en cas de maladie virale telle que l'hépatite B ou C, ou le sida, qui pourrait être transmise au bébé pendant l'accouchement. Une fois l'électrode branchée, vous pouvez changer de position, mais ne vous éloignez pas trop du moniteur.

Si la machine indique que le bébé est en état de souffrance fœtale, un échantillon de sang sera prélevé sur le cuir chevelu pour contrôler son acidité. Si le PH est élevé, une césarienne ou un accouchement assisté sera envisagé.

Le partogramme

Un partogramme est un graphique utilisé pendant l'accouchement. Il comporte plusieurs tracés qui permettent à la sage-femme de contrôler l'évolution de l'accouchement. L'un des plus importants est la courbe de travail qui renseigne sur les modifications du col de l'utérus et la descente de la tête dans le bassin. Ce graphique permet à la sage-femme de savoir à quel moment l'accouchement entre dans sa phase active. Il renseigne également sur la tension artérielle, la fréquence cardiaque, la température, le rythme cardiaque du bébé, ainsi que sur la fréquence et la puissance des contractions.

AVANTAGES ET INCONVÉNIENTS

Devez-vous être placée sous monitoring fœtal ?

Bien que le monitoring pendant l'accouchement soit une partie importante des soins qui vous sont prodigués, certains pensent qu'il comporte des risques. C'est pourquoi la plupart des hôpitaux préfèrent le monitoring intermittent. Vous pouvez refuser toute forme de monitoring, mais l'équipe médicale risque de se montrer mécontente de votre décision et de vous demander de lui signer une décharge de toute responsabilité. Le plus sûr reste bien entendu de suivre les propositions de l'équipe médicale qui vous entoure. Leurs choix sont toujours guidés par le bien-être du bébé et votre sécurité.

Les risques Les études suggèrent que les femmes sous monitoring continu présentent plus de risques de subir une césarienne ou d'accoucher avec des forceps ou une ventouse obstétricale (voir p. 436-437) que les autres. Ceci est dû au fait que si la sage-femme peut constater des changements dans le rythme cardiaque fœtal tels qu'une accélération au-delà de 160 pulsations par minute, connue sous le nom de tachycardie, ou une diminution à la suite des contractions, elle est incapable de dire s'ils sont provoqués par un manque d'oxygène du bébé ou si ce dernier va bien.

Si le bébé est considéré en danger, une césarienne sera recommandée. En cas de modifications du rythme cardiaque fœtal pendant que vous poussez, un accouchement à l'aide de forceps ou ventouse vous sera proposé.

Les avantages Les avantages du monitoring électronique fœtal continu ne sont pas évidents. Il permet d'écouter le cœur du bébé, ce que certaines femmes trouvent réconfortant. Les spécialistes pensent qu'il réduit les risques d'une attaque cérébrale due à un manque d'oxygène chez le bébé après la naissance, mais ce phénomène ne se rencontre que dans 2,5 naissances sur 1000 avec monitoring et 5 sur 1000 sans monitoring. Le monitoring électronique fœtal pourrait également éviter des complications encore plus rares comme la paralysie cérébrale ou la mort du fœtus, bien que ce soit difficile à démontrer.

Les positions pendant la 1re phase

Rester active pendant la première phase facilite la progression du travail. Si vous vous êtes entraînée à différentes positions pendant votre grossesse, vous les retrouverez instinctivement pendant l'accouchement.

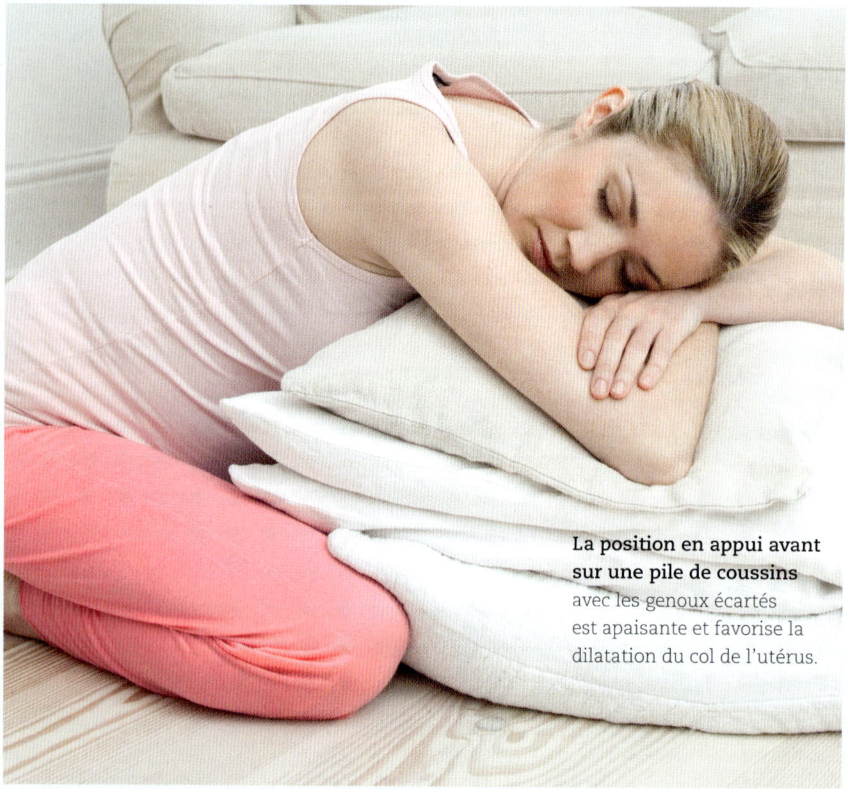

La position en appui avant sur une pile de coussins avec les genoux écartés est apaisante et favorise la dilatation du col de l'utérus.

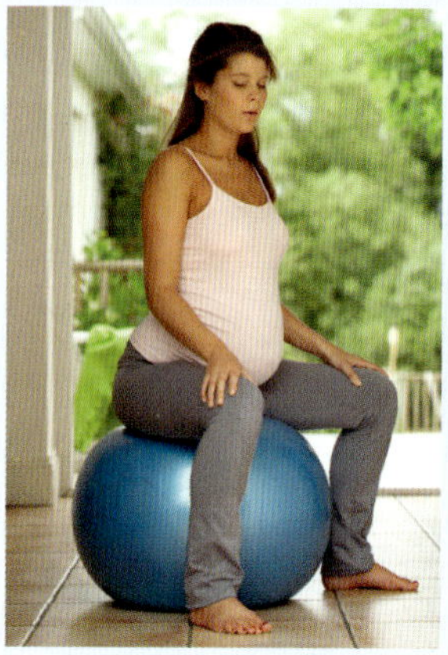

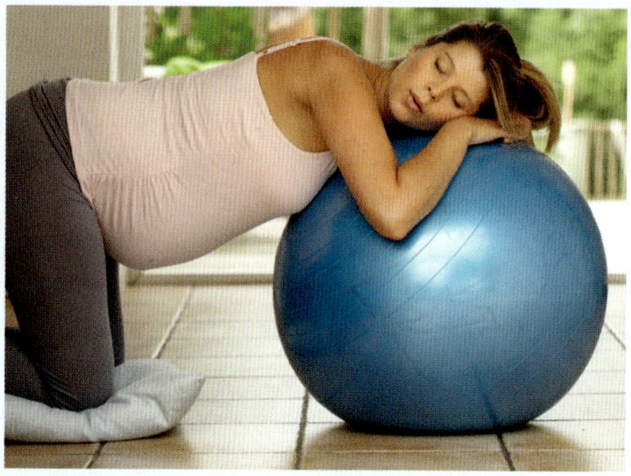

L'utilisation d'un ballon de naissance vous permet d'adopter une position verticale en appui (à gauche). Assise sur le ballon ou en appui dessus en position à genoux, vous pouvez faire tourner les hanches pour encourager la progression du travail (à droite).

De nombreuses positions peuvent vous soulager et accélérer le processus de dilatation de l'utérus pendant la première phase de l'accouchement, et il est démontré que changer de position au cours de cette phase améliore l'efficacité des contractions tout en réduisant la douleur. La position debout, en particulier, permet d'utiliser la gravité pour favoriser la descente du bébé.

Les positions actives

Les positions qui vous permettent de rester active sont destinées à favoriser la progression de l'accouchement. Certaines femmes trouvent que le fait de basculer le bassin d'avant en arrière et de le faire tourner dans tous les sens en position debout ou assise sur un ballon de naissance permet de soulager la douleur. La position à quatre pattes sur les mains et les genoux vous aide à rester concentrée et autorise les rotations du bassin. L'utilisation d'un fauteuil à bascule peut également se révéler utile, tout comme le fait de piétiner sur place ou de marcher.

Les positions en appui

Elles sont particulièrement utiles lorsque le bébé se présente en position occipito-postérieure (dos tourné vers votre dos). Penchez-vous en avant pendant les contractions, les mains en appui sur la table ou une chaise, et respirez lentement et régulièrement pour favoriser la concentration. Beaucoup de femmes trouvent confortable de s'asseoir à cheval sur une chaise face au dossier, ou sur les toilettes face au réservoir d'eau, avec un oreiller pour la tête et les bras. Cette position permet également de courtes siestes entre les contractions.

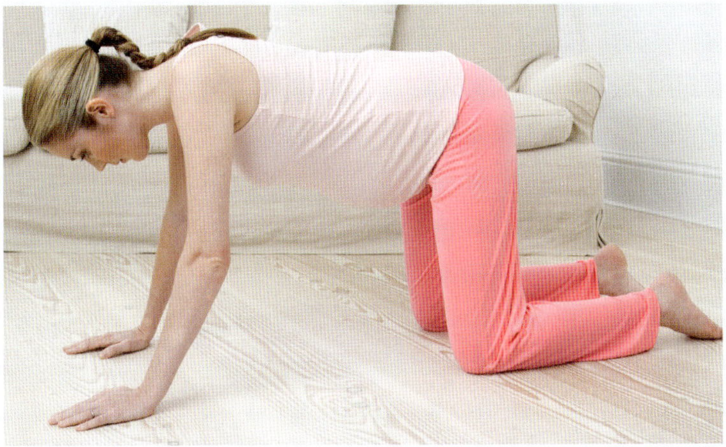

La position à quatre pattes permet de détendre le dos et de remuer les hanches dans tous les sens pour soulager les douleurs des premières contractions.

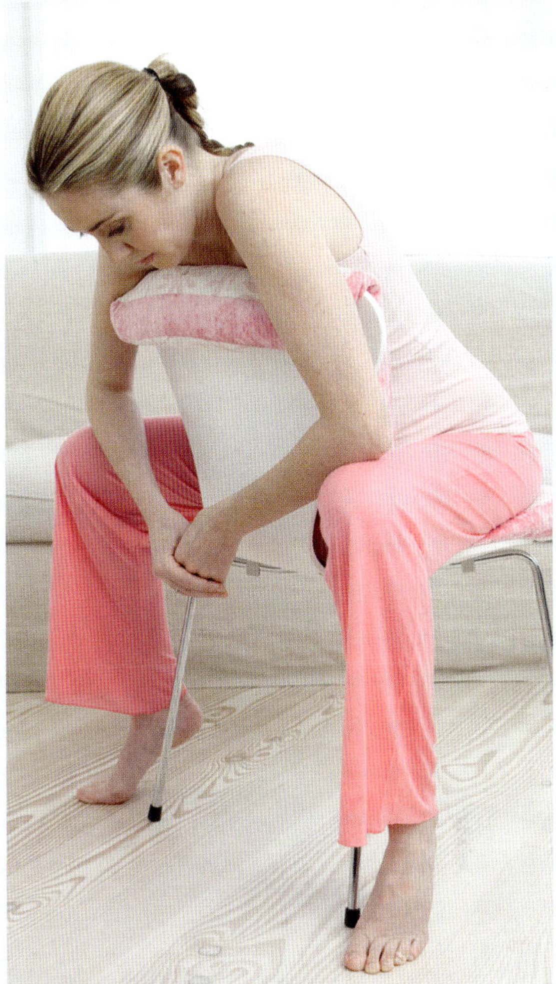

La position assise sur une chaise est reposante. Elle vous permet de vous pencher en avant tout en vous appuyant sur le dossier.

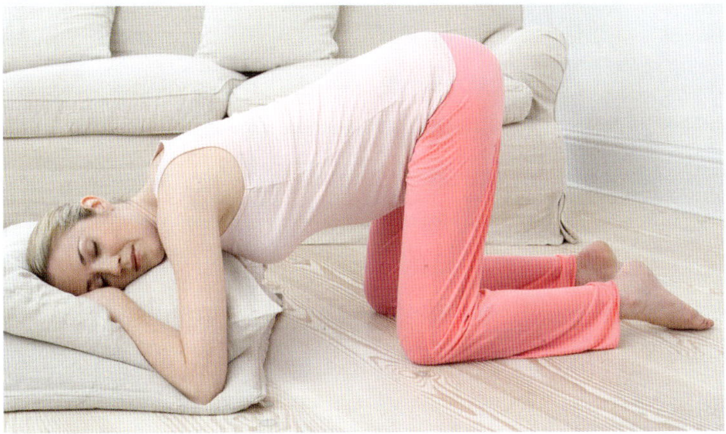

La position à genoux en appui avant sur des coussins, les fesses en l'air, permet de calmer les douleurs du dos et est très favorable pendant la phase de transition (voir p. 416) pour résister au besoin de pousser.

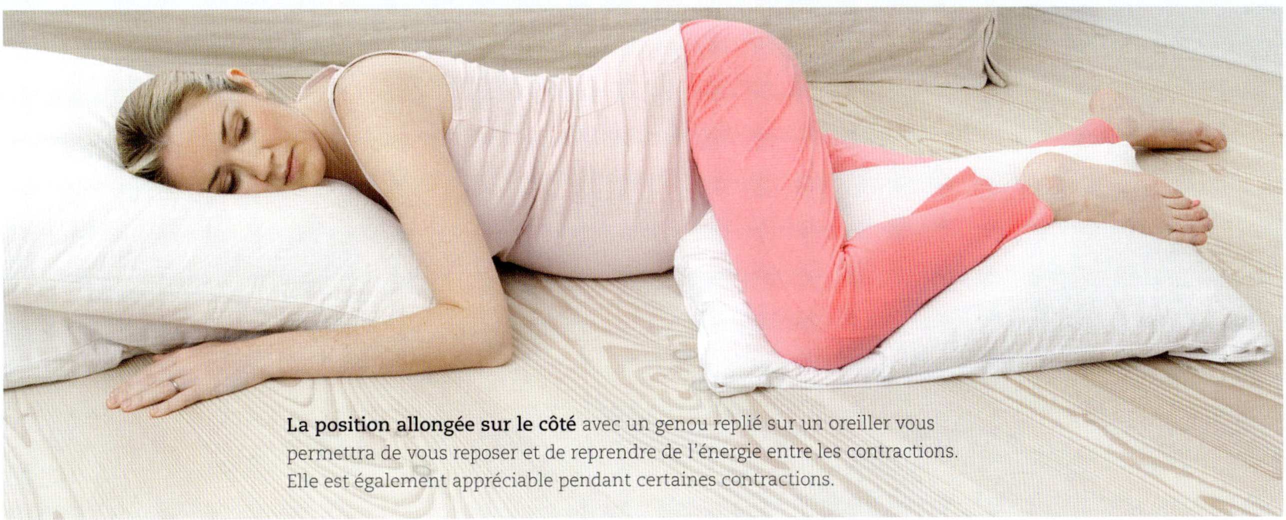

La position allongée sur le côté avec un genou replié sur un oreiller vous permettra de vous reposer et de reprendre de l'énergie entre les contractions. Elle est également appréciable pendant certaines contractions.

Les 2e et 3e phases

LA NAISSANCE APPROCHE ET VOUS ALLEZ ENFIN TENIR VOTRE BÉBÉ DANS VOS BRAS.

La 2e phase de l'accouchement commence quand le col de l'utérus est complètement dilaté et le bébé bien engagé dans le bassin. Ces signes peuvent être accompagnés d'une violente envie de pousser et la sage-femme ou le médecin vous indiquera quand le faire. La 3e phase, l'expulsion du placenta, marque la fin du travail.

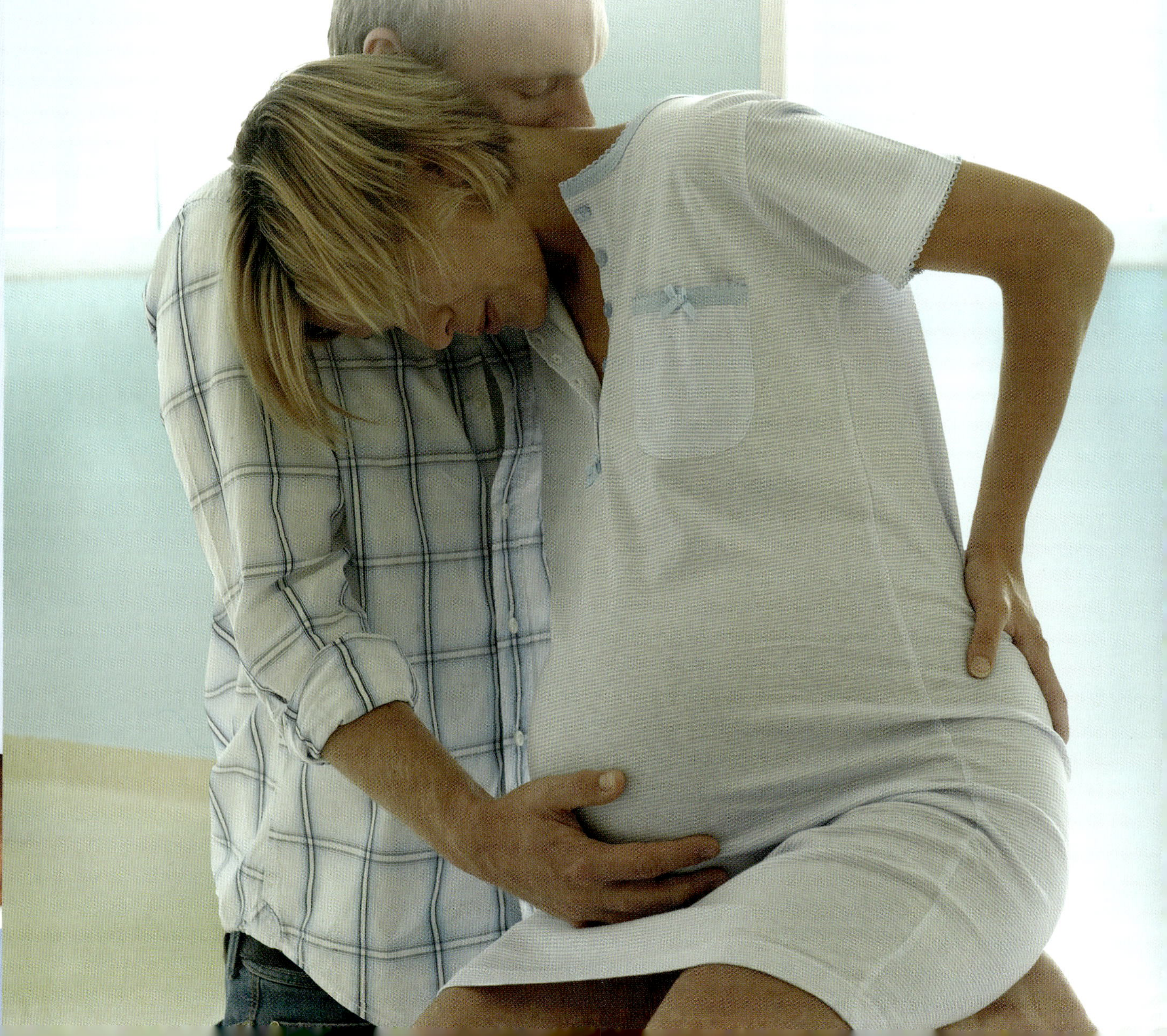

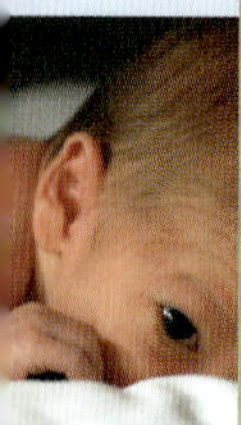

L'expulsion du bébé

Au cours de la 2e phase de l'accouchement, le travail accélère et la mère doit pousser activement pour aider le bébé à sortir.

Cette phase s'accompagne généralement d'une forte envie de pousser. Une fois votre col complètement dilaté, la sage-femme ou le médecin vous donnera l'autorisation de pousser et vous pourrez avoir une meilleure maîtrise du travail car les poussées aident le bébé à descendre dans le bassin.

La deuxième phase

Cette phase de l'accouchement commence quand le col de l'utérus est totalement dilaté (à 10 cm) et se termine par la naissance du bébé. Elle dure généralement de 45 minutes à 2 heures pour une première grossesse et de 15 à 45 minutes lors des grossesses suivantes. Elle peut être plus longue si on vous fait une épisiotomie. C'est une étape intense, ponctuée de contractions de plus en plus fortes, espacées d'environ 2 à 5 minutes. Vous aurez peut-être l'impression d'avoir le vagin et les intestins remplis et vous ressentirez un besoin impérieux de pousser. Beaucoup de femmes trouvent la douleur plus supportable

BON À SAVOIR

La filière pelvi-génitale est incurvée et les « mécanismes du travail » obligent le bébé à effectuer une série de rotations pour le franchir.

On pense que cette courbure (courbe de Carus) résulte du passage de l'homme à la bipédie, qui a entraîné la courbure de sa colonne vertébrale et l'inclinaison de son bassin. Le contact avec le plancher pelvien aide la tête du bébé à se tourner pour franchir la filière pelvi-génitale.

GROS PLAN SUR... VOTRE PARTENAIRE DE NAISSANCE

Soutien pendant la 2e phase de l'accouchement

Le partenaire de naissance apporte une aide précieuse pendant la phase d'expulsion du bébé. Le rôle de votre partenaire sera de vous soutenir, de vous aider à vous sentir en sécurité et de vous encourager.

Votre partenaire pourra vous encourager verbalement pour vous aider à supporter la fatigue. Si vous perdez connaissance, il ou elle parlera en votre nom et vous représentera auprès de l'équipe médicale. En effet, vous devez être un peu fatiguée, notamment si la 1re phase a été longue.

En plus d'un soutien émotionnel, le partenaire de naissance peut aussi soutenir physiquement la mère, quelle que soit la position qu'elle souhaite prendre. Votre partenaire pourra vous masser le dos si cela vous soulage, vous prendre dans ses bras pour vous réconforter et vous aider à vous détendre pendant et entre les contractions.

Il ou elle peut aussi guetter l'apparition de la tête du bébé et vous la décrire ou tenir un miroir pour que vous constatiez que l'accouchement touche bientôt à sa fin.

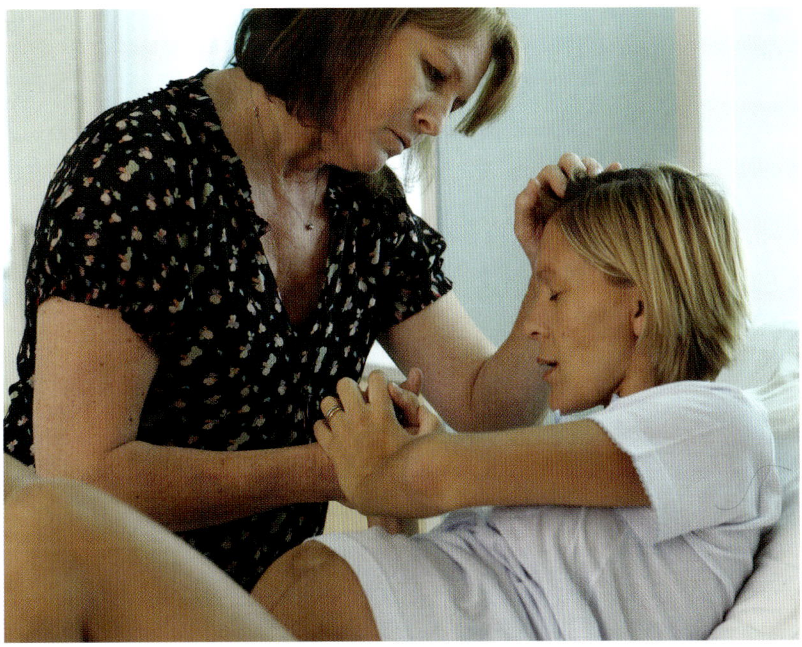

Le soutien émotionnel et physique apporté par votre partenaire de naissance peut être crucial pendant la 2e phase, durant laquelle vous vous efforcez de pousser pour faire descendre le bébé dans votre bassin afin de l'expulser par la filière pelvi-génitale.

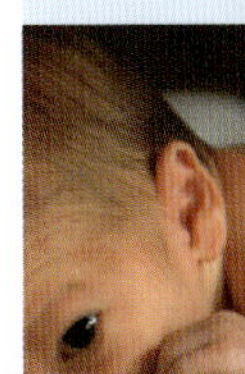

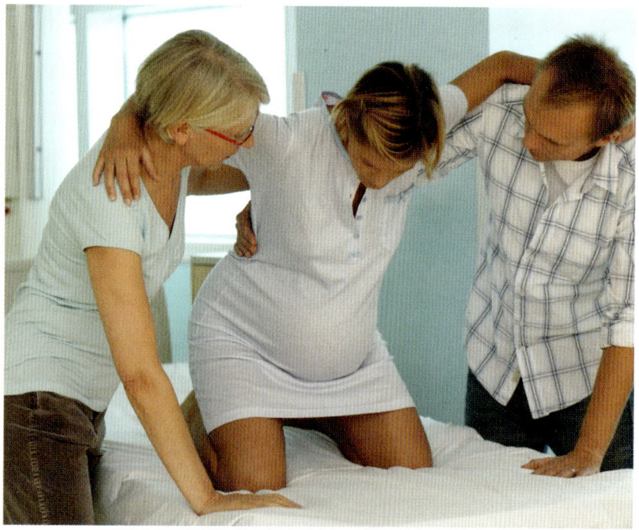

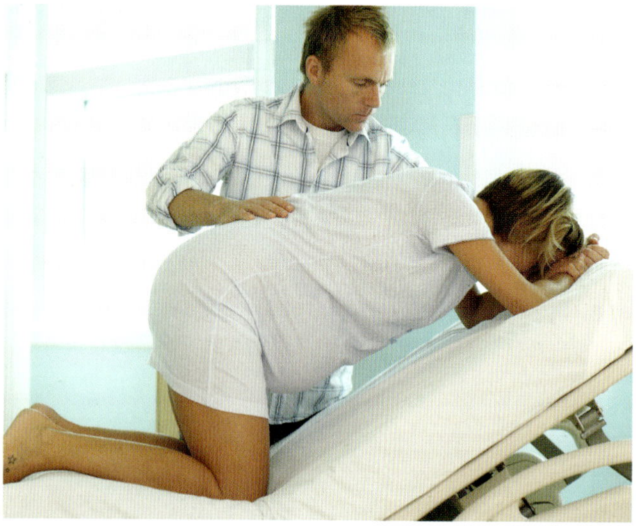

En position agenouillée, votre partenaire et la sage-femme peuvent vous soutenir pendant que vous accouchez (en haut). **Être à quatre pattes,** appuyée sur le dossier du lit, peut être confortable (en bas).

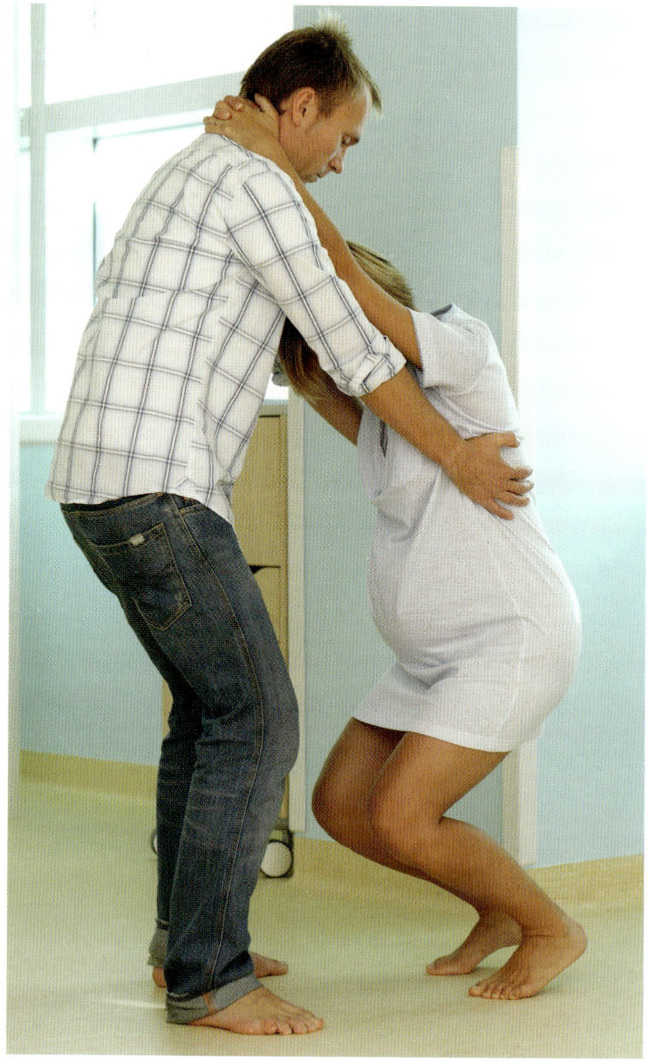

La position debout/accroupie aide à pousser et peut être adoptée si votre partenaire vous soutient fermement. Il peut par exemple vous tenir sous les bras pendant que vous placez vos mains derrière son cou.

pendant cette phase du travail car elles peuvent accompagner les contractions en poussant. En revanche, d'autres la trouvent très difficile à supporter car l'action d'expulsion les épuise.

Les positions de la deuxième phase

À cette étape, il est préférable de résister à l'envie de vous allonger, même si vous êtes fatiguée, car cela peut ralentir le travail. En revanche, votre partenaire et la sage-femme peuvent vous aider à prendre la position qui vous semble la plus confortable.

Les positions verticales Elles ont plusieurs avantages, le principal étant d'utiliser la gravité pour aider le bébé à descendre et la mère à pousser. Elles peuvent aussi améliorer l'alignement du bébé dans la filière pelvi-génitale ; elles augmentent l'efficacité des contractions et ont l'avantage d'élargir le passage à travers le bassin.

Une position verticale peut aussi réduire la durée de l'accouchement et le risque d'avoir besoin d'une épisiotomie ou d'un accouchement assisté (voir p. 426 et 436-437).

Quelle position adopter ? Les positions verticales incluent diverses positions assises et accroupies.

Si vous préférez être assise, essayez d'avoir le dos vertical ou semi-allongé. S'asseoir sur un lit en inclinant le dos à 45 degrés peut aider à respirer et réduit le risque de compression aorto-cave, une complication due au fait que l'utérus et le bébé appuient sur l'aorte et la veine cave, ce qui réduit le débit sanguin et la quantité d'oxygène que reçoivent la mère et l'enfant et qui peut entraîner des vertiges et des étourdissements. En cas de compression aorto-cave, on vous conseillera de vous allonger sur le côté gauche pour atténuer la pression et rétablir la circulation.

Les positions agenouillées et accroupies augmentent l'ouverture du bassin. Beaucoup de femmes accouchent naturellement à quatre pattes ou accroupies car ces positions sont confortables et facilitent l'expulsion. Les positions accroupies ou agenouillées augmentent l'ouverture du bassin d'environ 28 % par rapport aux positions allongées, ce qui signifie que le bébé a plus de place pour descendre dans le bassin et s'engager dans la filière pelvi-génitale. Certaines femmes ont du mal à s'accroupir confortablement et fatiguent rapidement car elles ne sont pas habituées à cette position. Si c'est votre cas, accroupissez-vous en vous appuyant sur votre partenaire.

Vous pouvez aussi vous allonger sur un côté et demander à votre partenaire de soutenir l'une de vos jambes pour maintenir votre bassin aussi ouvert que possible. Être allongée sur le côté limite aussi le risque de déchirure périnéale.

Les accessoires d'accouchement La position agenouillée, appuyée sur un fauteuil poire, un ballon de naissance, des oreillers ou un gros coussin soulage certaines femmes.

Quand faut-il pousser ?

Avant de sortir, le bébé va effectuer une rotation de la tête et des épaules pour pouvoir descendre dans le bassin, entraînant une forte envie de pousser. La sage-femme vous aidera à vous concentrer et vous encouragera à pousser quand vous en sentirez le besoin. À chaque contraction, vous ressentirez naturellement le besoin de vous concentrer et de pousser, au niveau du bassin et des fesses. Poser le menton sur la poitrine et pousser le plus longtemps possible pendant une contraction tout en faisant plusieurs respirations régulières peut aider. La sage-femme peut également vous demander de pousser deux ou trois fois lors de chaque contraction et de vous reposer entre deux poussées. Certaines femmes grognent ou émettent des bruits en poussant alors que d'autres respirent profondément et calmement. Faites ce qui vous aide le plus. Suivez votre instinct et prenez la position qui vous semble la plus confortable pour accoucher. Expulser le bébé demande beaucoup d'efforts et d'énergie mais vous en êtes capable. Rappelez-vous bien de ce que vous avez appris aux cours de préparation à l'accouchement et restez concentrée.

La sage-femme et votre partenaire de naissance seront à vos côtés pendant la deuxième phase du travail pour vous soutenir, vous encourager et vous aider à avoir confiance en votre capacité à mettre au monde votre bébé.

La descente du bébé

Une fois le bébé engagé dans le bassin, il peut mettre entre 30 minutes et 2 heures à sortir pour un premier accouchement. Le travail est nettement plus court lors des accouchements suivants et ne prend parfois pas plus que quelques minutes. La force combinée des contractions (espacées de 2 à 5 minutes) et de vos efforts pour pousser fait progresser le bébé vers le vagin. En même temps, la pression exercée sur votre dos et votre rectum va s'intensifier et vous pourrez ressentir un picotement au fur et à mesure que votre vagin achève de s'étirer. La sage-femme peut vous dire d'arrêter de pousser pour donner à votre périnée le temps de s'affiner davantage de manière que la tête du bébé ne le déchire pas en sortant soudainement. Elle peut aussi vous demander de haleter ou de souffler pour résister à l'envie de pousser.

L'apparition de la tête, ou couronnement Au début, à chaque contraction, la tête descend puis remonte légèrement

GROS PLAN SUR... VOS SENSATIONS

Votre comportement

Pendant la 2e phase du travail, il arrive que l'instinct prenne le dessus et que la mère ne soit plus consciente de ce qui l'entoure tant elle est submergée par le besoin de pousser. Peut-être vous inquiétez-vous de la manière dont vous allez vous comporter. Certaines femmes ont peur de déféquer en poussant. Rassurez-vous, il est banal et même normal d'expulser des selles pendant l'accouchement. Les sages-femmes et les médecins y sont habitués et vous-même ne le remarquerez sans doute même pas.

Au lieu de vous inquiéter de la manière dont vous vous comporterez, rassurez-vous en vous souvenant que vous aurez davantage de contrôle sur le travail et pourrez pousser activement pour faire sortir le bébé. Peut-être ferez-vous beaucoup de bruit, ou au contraire pousserez-vous en silence et avec intensité. Vous concentrer sur l'arrivée imminente du bébé vous aidera à persévérer.

POUSSER SOUS PÉRIDURALE

La péridurale peut altérer les sensations et vous empêcher de sentir quand il faut pousser. Si tel est le cas, après s'être assurée que le bébé ne présente pas de souffrance fœtale, la sage-femme peut décider d'attendre que la tête soit plus engagée dans la filière pelvigénitale avant de vous dire de pousser. Elle peut aussi toucher votre ventre et palper le haut de l'utérus afin de savoir quand une contraction monte et vous indiquer quand pousser.

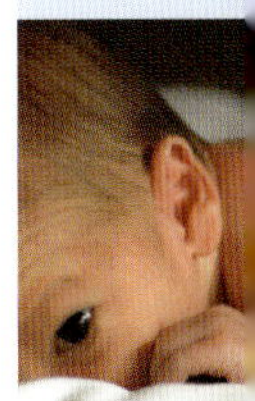

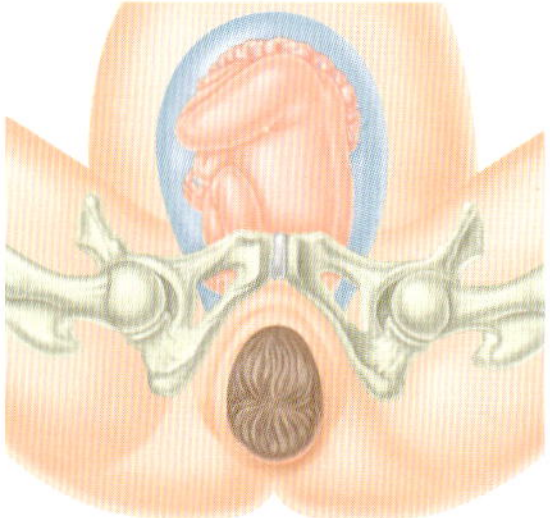

L'apparition de la tête signifie que la sortie du bébé est imminente et que sa tête va émerger.

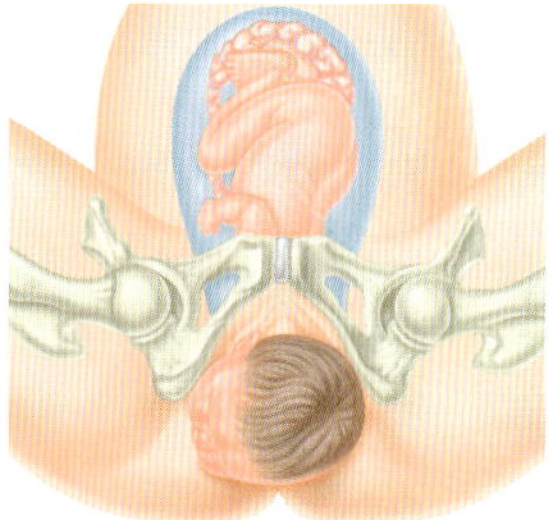

Le bébé plie le cou en arrière au moment de sortir la tête puis se tourne d'un côté pour sortir la première épaule.

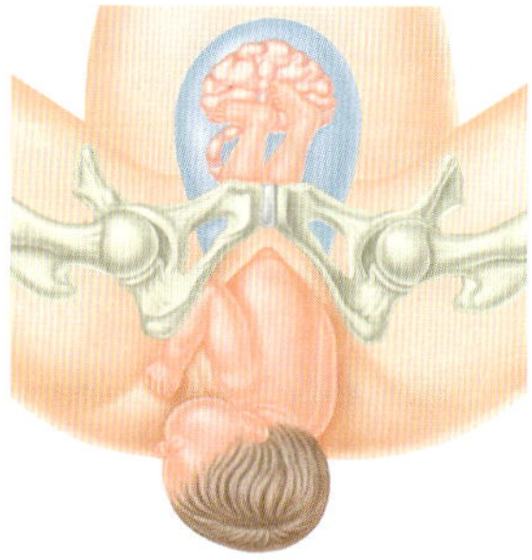

Une fois les deux épaules sorties, le reste du corps glisse assez rapidement à l'extérieur.

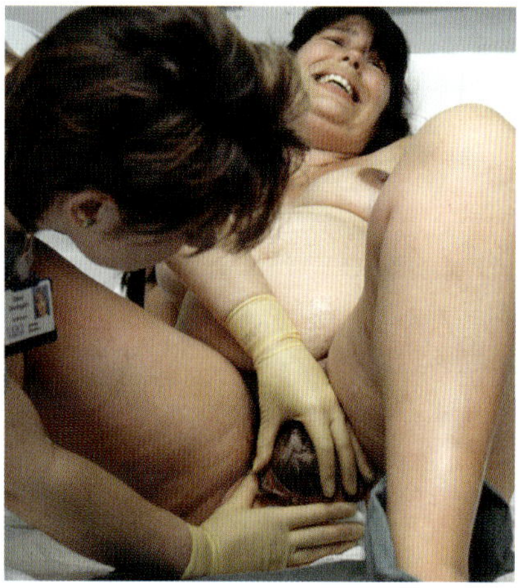

Quand la tête apparaît, la sage-femme vérifie que le cordon n'est pas autour du cou et peut ensuite tirer doucement sur les côtés de la tête pour aider les épaules à sortir.

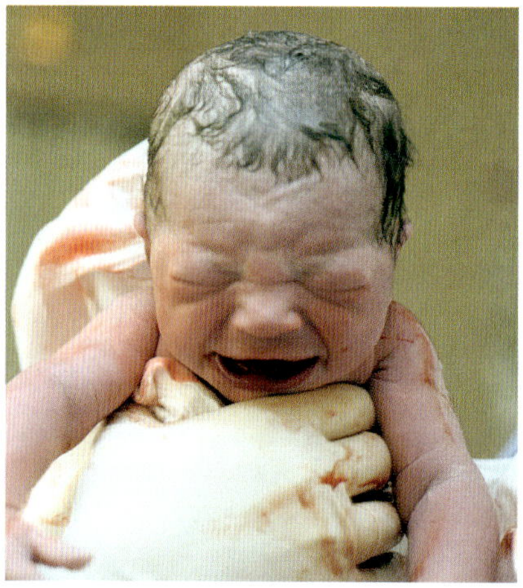

Le bébé émerge couvert de sang et d'une épaisse substance grasse appelée vernix, qui protégeait sa peau dans l'utérus.

LA DYSTOCIE DES ÉPAULES

La dystocie des épaules est une urgence médicale qui survient quand la tête du bébé est sortie mais que ses épaules restent coincées. La tête peut sortir facilement et il est fréquent que le problème ne soit détecté qu'au dernier moment. Il faut agir vite car si le bébé tarde à sortir, il risque de manquer d'oxygène. La sage-femme ou le docteur allonge rapidement la mère et pousse ses jambes vers le haut et l'extérieur pour élargir le canal pelvien. Si cela ne suffit pas, ils peuvent procéder à d'autres manœuvres. Une épisiotomie (voir ci-dessous) peut s'avérer nécessaire pour accélérer l'accouchement.

La dystocie des épaules est plus fréquente quand le bébé est particulièrement gros ou quand la mère a un petit bassin ou encore si elle est diabétique ou souffre d'obésité. Si le problème s'est posé lors d'une grossesse précédente, il sera consigné dans votre dossier médical et un obstétricien assistera à l'accouchement ou on vous proposera d'accoucher par césarienne avant le début du travail.

dans le canal pelvien. Vers la fin, elle descend assez pour apparaître dans l'ouverture du vagin à l'apogée des contractions, avant de disparaître de nouveau. Peu avant la naissance, elle reste au bord de l'ouverture.

Pendant la descente, le bébé met le menton sur la poitrine et tourne légèrement la tête pour placer son visage vers votre dos afin que la partie la plus grosse de sa tête passe à l'endroit le plus large de votre bassin. Au moment où la tête sort, elle se penche en arrière et touche presque le dos. La sage-femme ou le médecin vérifie que le cordon n'est pas enroulé autour du cou et, si c'est le cas, le soulève et le fait glisser. La sage-femme nettoie ensuite le mucus qui encombre le nez et la bouche du bébé. Une fois sortie, la tête reprend sa position normale.

Le reste du corps Une fois la tête sortie, le bébé se tourne légèrement pour sortir une épaule lors de la contraction suivante. La sage-femme ou le médecin peut l'aider en tirant doucement sur sa tête. Une fois la première épaule sortie, le bébé se tourne de nouveau légèrement pour sortir la seconde épaule puis le reste de son corps glisse à l'extérieur.

Le monitoring

Pendant la 2e phase de l'accouchement, un appareil électronique permet de suivre les battements du cœur du bébé et les contractions. Si le travail se prolonge et que vous fatiguiez, il possible que l'on vous propose un accouchement assisté, à l'aide d'un forceps, d'une ventouse ou de spatules obstétricales. (voir p. 436-437). Ces options vous sont proposées pour éviter que vous ne perdiez trop de forces et surtout en cas de souffrance fœtale avérée. Ces instruments sont destinés à favoriser la sortie du bébé en guidant sa tête. Si l'obstétricien choisit d'utiliser le forceps ou les spatules obstétricales, une épisiotomie sera presque toujours pratiquée, mais ce n'est pas le cas lors de l'utilisation d'une ventouse.

L'épisiotomie

L'épisiotomie est une incision du périnée faite pour faciliter le passage du bébé. Il

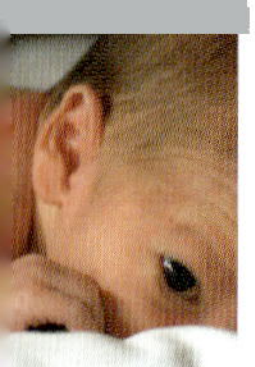

y a une trentaine d'années, c'était un geste de routine, pratiqué parce que l'on croyait qu'il permettait d'éviter des déchirures plus graves. Depuis, cet effet préventif a été démenti et on ne la pratique plus que pour les accouchements aux forceps et en cas de bébé très gros, de périnée étroit ou d'urgence (par exemple si le bébé est en souffrance fœtale). Sachez que si l'obstétricien estime que cela est nécessaire, il pourra à tout moment décider de pratiquer une épisiotomie.

La zone est anesthésiée localement avant d'être sectionnée. L'incision est généralement faite en biais entre le vagin et le rectum et est recousue après la naissance. Les couches sectionnées sont recousues avec un seul fil résorbable qui sert à refermer la paroi vaginale, le muscle du périnée et la peau.

Une fois la plaie recousue, la mère reçoit parfois un antalgique sous forme de suppositoire. Le paracétamol et un anti-inflammatoire peuvent aussi être prescrits et des bains de siège chauds peuvent apaiser la douleur.

Les déchirures périnéales

Il arrive que le périnée se déchire pendant l'accouchement. Ce type de déchirure est plus fréquent lors d'un premier accouchement. Les déchirures spontanées sont classées en fonction de leur gravité et des tissus concernés : peau pour une déchirure du 1er degré, peau et muscle pour une déchirure du 2e degré et peau, muscle et paroi vaginale pour une déchirure du 3e degré. Les déchirures du 1er degré n'ont pas besoin d'être suturées mais celles du 2e et du 3e degré doivent l'être, celles du 2e degré étant les plus fréquentes. Heureusement, peu de femmes ont des déchirures du 3e degré, généralement associées aux accouchements assistés. C'est pour éviter les déchirures que l'obstétricien peut décider de pratiquer une épisiotomie, car une petite incision nette est toujours plus facile à cicatriser qu'une déchirure. Il faudra attendre 2 à 3 semaines en moyenne avant que la cicatrice soit indolore.

RÉCIT D'UN ACCOUCHEMENT LA NAISSANCE DANS L'EAU

Lucie a 22 ans et est enceinte pour la première fois. Sa grossesse s'est déroulée sans problème et, à la 36e SA, elle a indiqué à la sage-femme qu'elle souhaitait accoucher dans l'eau, dans une maternité.

Le récit de Lucie : deux jours après la date prévue, j'ai eu des contractions irrégulières. J'avais perdu le bouchon muqueux et j'avais mal au dos. Le lendemain, je me suis réveillée à 6 h 30 avec des contractions régulières. J'ai pratiqué des techniques de respiration, je suis restée active et j'ai utilisé un ballon de naissance. Quand j'ai eu des contractions de 1 minute toutes les 5 minutes, j'ai appelé la maternité et la sage-femme m'a dit qu'elle allait préparer le bassin.

À 11 h 35, mon compagnon et moi-même sommes arrivés à la maternité. La sage-femme a senti mes contractions, écouté le cœur du bébé et effectué un examen vaginal. Le travail avait commencé, j'étais dilaté à 5 cm et le bébé descendait. Une fois dans l'eau, j'ai pu bouger et changer de position, et l'eau chaude a soulagé mon dos et mes contractions. J'ai commencé à me détendre. J'ai découvert que m'agenouiller dans l'eau et balancer le bassin d'avant en arrière et d'un côté à l'autre me soulageait. Mon compagnon m'a soutenu et la sage-femme a écouté le cœur du bébé à plusieurs reprises.

À 15 heures, j'avais des contractions très fortes, toutes les 1 à 2 minutes. La sage-femme et mon compagnon m'ont rassurée et j'ai réussi à me concentrer. J'ai commencé à avoir besoin de pousser. À 15 h 50, la tête était sortie et 2 minutes plus tard j'accouchais dans l'eau. La sage-femme m'a donné le bébé et nous sommes restés dans l'eau quelques instants. Je suis sortie de l'eau et, à 16 h 20, le placenta est sorti, sans l'aide de médicament, et je n'ai pas eu besoin d'être recousue.

Commentaire de la sage-femme : Lucie a trouvé que l'eau chaude l'aidait à supporter les contractions et elle est restée calme. Elle a testé différentes positions et l'eau l'a aidé à flotter. Elle et son compagnon étaient concentrés. Le travail a duré un peu moins de 10 heures. C'était merveilleux à voir.

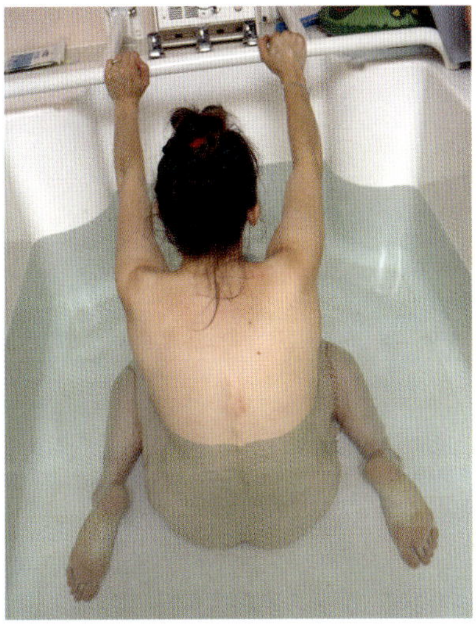

S'agenouiller dans l'eau chaude a soulagé la douleur des contractions.

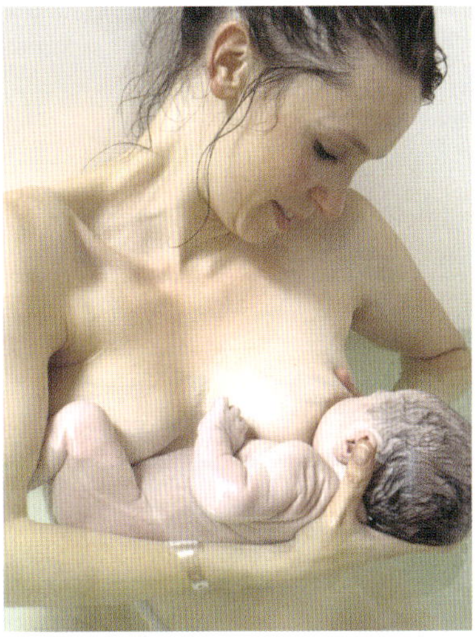

Après la naissance, Lucie a pu allaiter le bébé.

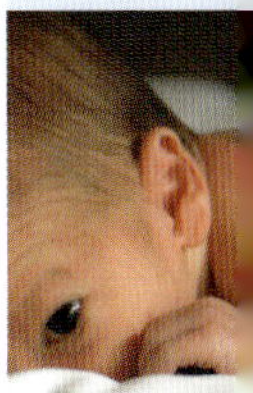

La délivrance

Peu de temps après la naissance du bébé, le cordon est coupé et l'utérus recommence à se contracter pour expulser le placenta.

La troisième phase

La troisième et dernière phase de l'accouchement commence à la naissance du bébé, car il faut encore expulser de l'utérus les membranes amniotiques, le cordon et le placenta : c'est la délivrance. Celle-ci peut être spontanée, dirigée ou artificielle. Pour favoriser l'expulsion du placenta et la rétractation utérine, on vous fera une injection d'ocytocine.

La coupe du cordon ombilical Après la naissance, l'équipe médicale laisse battre le cordon 2 ou 3 minutes avant de le couper, afin de permettre au bébé de recevoir davantage de sang placentaire pour augmenter ses réserves d'oxygène et son volume sanguin. Le cordon est clampé à environ 1 et 4 cm du ventre du bébé puis coupé entre les pinces. On peut demander à votre partenaire de couper le cordon.

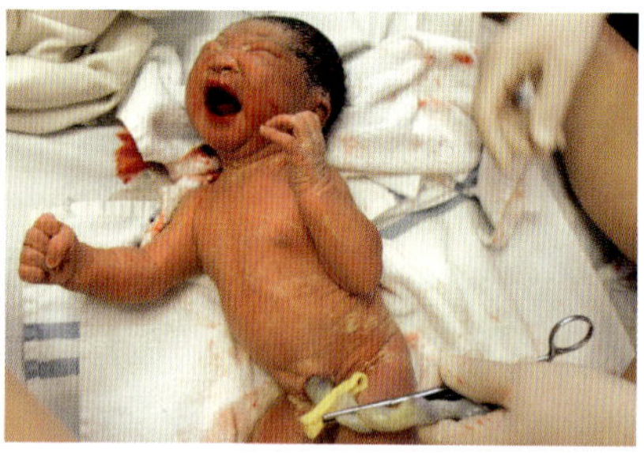

Le cordon ombilical est clampé et coupé quelques minutes après la naissance, rompant le lien entre le bébé le placenta.

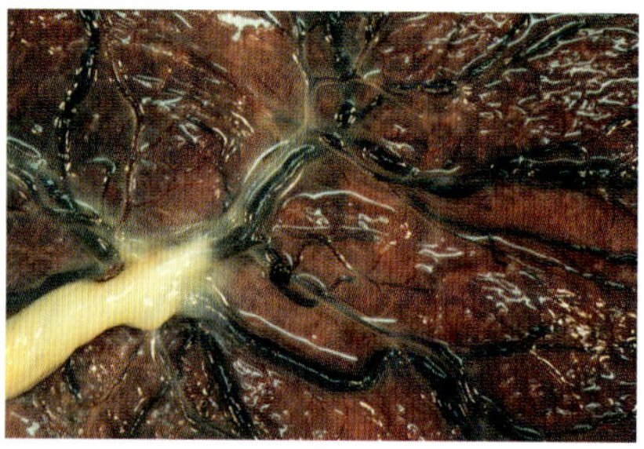

Le placenta est un disque d'environ 500 g parcouru de vaisseaux sanguins qui entourent le cordon, inséré en son centre.

La délivrance dirigée Cela se pratique lorsque vous avez déjà reçu une injection d'ocytocine lors du dégagement des épaules du fœtus. Une nouvelle injection d'ocytocine a pour but de faire se contracter l'utérus afin d'expulser rapidement le placenta et les membranes. Utiliser des médicaments pour aider l'utérus à se contracter réduit le risque d'hémorragie post-partum et accélère l'expulsion du placenta, qui sort entre 5 et 15 minutes après le bébé. L'injection d'ocytocine au moment de la délivrance limite le risque d'hémorragie post-partum, notamment en cas de fibrome, qui augmente le risque de saignement.

La délivrance artificielle Dans ce cas, le décollement et l'expulsion du placenta sont effectués manuellement. La sage-femme appuie avec une main au-dessus de l'os pubien pour éviter de tirer sur l'utérus en même temps que sur le cor-

PREMIERS EXAMENS

Le score d'Apgar

La fréquence cardiaque, la respiration, le tonus, la réactivité et la coloration du bébé sont testés 1, 3, 5 et 10 minutes après la naissance. Chez les bébés asiatiques et noirs, on contrôle la couleur de la bouche, des paumes et de la plante des pieds. Chaque test est noté de 0 à 2. Un score de 7 ou plus est normal. Un score inférieur à 7 indique que le bébé a besoin d'être pris en charge.

Score d'Apgar	2	1	0
Fréquence cardiaque	Supérieure à 100/min	Inférieure à 100/min	Absente
Respiration	Pleurs forts et réguliers	Pleurs faibles et irréguliers	Absente
Tonus	Muscles actifs	Légère flexion	Hypotonie
Réactivité	Vive	Grimace	Nulle
Coloration	Entièrement rose	Corps rose, extrémités bleues	Entièrement bleu

don. Avec l'autre main, elle effectue ensuite une traction contrôlée du cordon en tirant doucement dessus pour aider les membranes et le placenta à sortir.

La délivrance spontanée, ou naturelle, consiste à expulser le placenta aux efforts exclusifs de la mère. L'opération peut prendre 1 heure. La sage-femme vous encouragera à pousser et la position accroupie peut vous aider à le faire. Une fois le placenta sorti, la sage-femme vérifiera qu'il est complet car une partie restée dans l'utérus pourrait entraîner une hémorragie (voir ci-dessous).

Sensations après l'accouchement

Accoucher demande un effort intense, souvent suivi de réactions physiques. Certaines femmes ont des tremblements incontrôlables, d'autres ont des nausées, voire vomissent. Vous pouvez aussi vous sentir submergée par l'émotion. Quand l'équipe médicale se sera assurée que tout va bien, prenez le temps de rester un peu seule avec votre bébé.

L'HÉMORRAGIE POST-PARTUM

Elle correspond à une perte de sang supérieure à 500 ml après la délivrance. Cependant, elle peut aussi être due à une rétention placentaire, c'est-à-dire que le placenta reste longtemps dans l'utérus, ce qui arrive parfois lors d'une délivrance spontanée.

Un accouchement aux forceps, un long travail ou une césarienne peuvent également en être la cause. Au fil des ans, les complications associées à ce type d'hémorragie ont considérablement diminué, grâce à une nette amélioration de la prise en charge à l'aide d'antibiotiques et de transfusions sanguines.

L'ASPECT DU NOUVEAU-NÉ

À dire vrai, à la naissance, les bébés sont souvent peu attirants. Heureusement, leurs parents les trouvent toujours magnifiques. Les nouveau-nés sont couverts d'un mélange de vernix (substance grasse), de liquide amniotique et de sang venant de la filière pelvi-génitale. Ceux qui ont émis du méconium in utero peuvent aussi avoir la peau et les ongles teintés de vert.

La plupart des nouveau-nés ont aussi la tête allongée, avec une protubérance enflée au sommet du crâne, due à la pression exercée sur leur tête au moment de franchir la filière pelvi-génitale. Leur nez est parfois écrasé d'un côté et leurs yeux peuvent être enflés, de même que leurs organes génitaux. Ces petits défauts sont néanmoins temporaires. Au bout d'environ 24 heures, la tête de votre bébé aura sa forme normale et ressemblera davantage à ce que vous aviez imaginé.

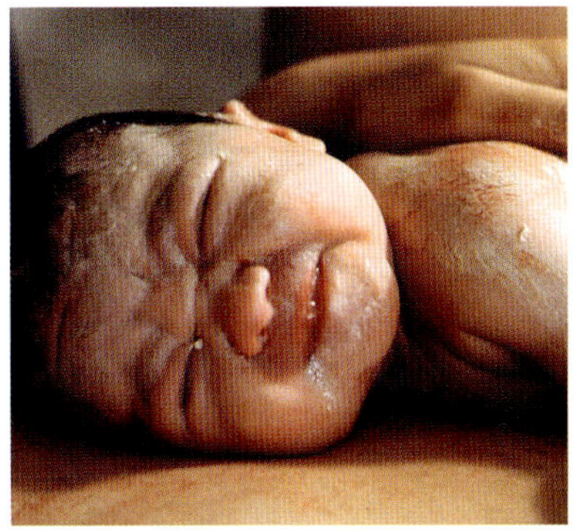

Votre bébé peut avoir un aspect « ratatiné » mais sa peau deviendra lisse en un ou deux jours.

À la naissance, beaucoup de bébés ont sur la nuque et les paupières des taches de naissance rouges appelées pinces de cigogne, qui s'estompent avec le temps.

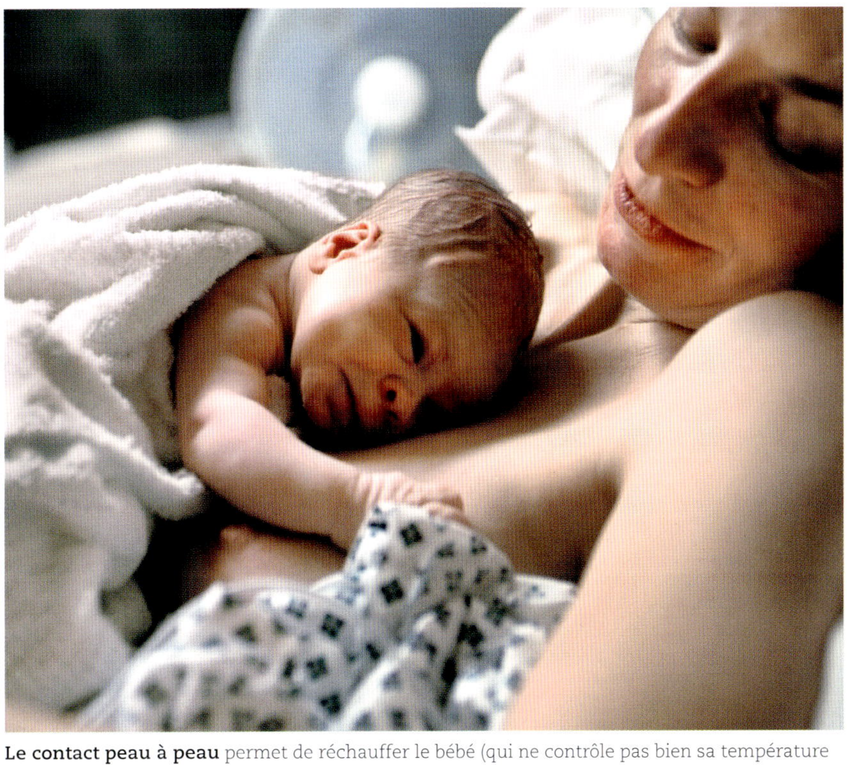

Le contact peau à peau permet de réchauffer le bébé (qui ne contrôle pas bien sa température corporelle) et favorise la création d'un lien mère-enfant.

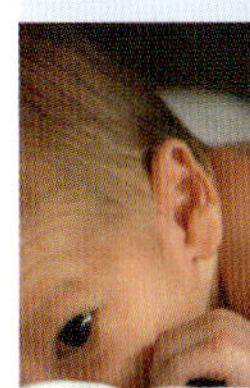

Les cas particuliers

CERTAINS ACCOUCHEMENTS NÉCESSITENT UNE INTERVENTION MÉDICALE.

Un problème de santé ou un aspect particulier de la grossesse permettent parfois de prévoir une intervention médicale comme un déclenchement ou une césarienne. Le déroulement du travail peut aussi entraîner la nécessité d'une intervention, et un travail prématuré signifier que le bébé aura besoin de soins particuliers. Quelle que soit la situation, tout est fait pour assurer la sécurité de la mère et du bébé.

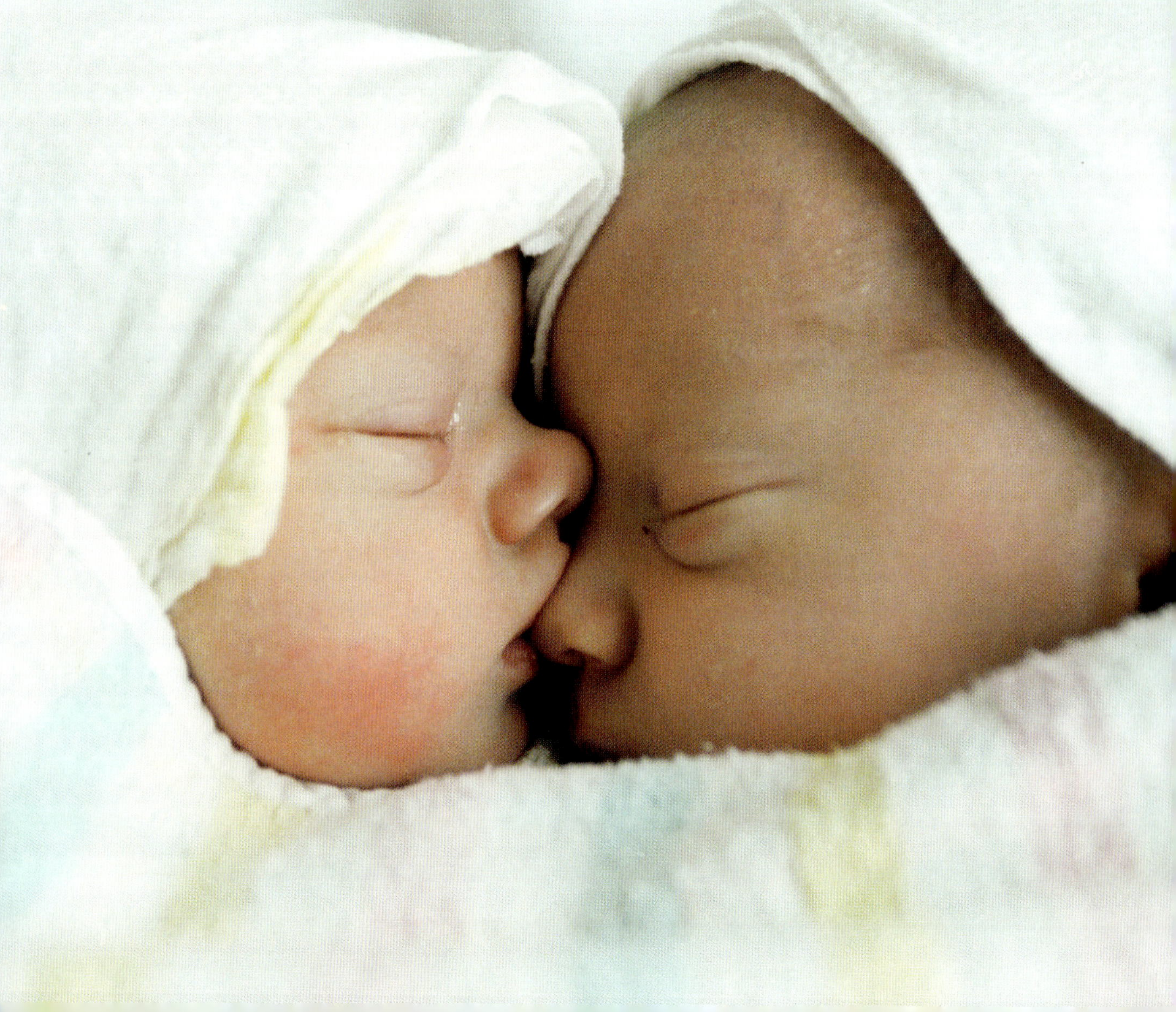

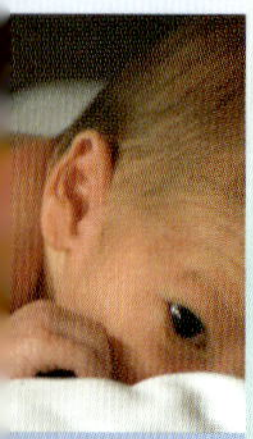

L'accouchement prématuré

Le terme « prématuré » désigne les bébés nés avant la 37e SA, dont les fonctions sont encore immatures. En France, un peu plus de 7,2 % des naissances sont concernées.

Un accouchement prématuré peut être spontané ou provoqué pour raison médicale. Plus le bébé naît tôt, plus il risque d'avoir des complications respiratoires ou infectieuses. Toutefois, les soins prodigués aux prématurés ont fait d'énormes progrès et de très grands prématurés, nés à la 28e SA, peuvent désormais survivre. Si votre bébé naît avant la 37e SA, il devra peut-être passer un certain temps dans une unité de néonatalogie (voir p. 452).

L'accouchement prématuré provoqué

L'équipe médicale peut décider de faire naître un enfant avant terme si sa santé ou celle de la mère sont en danger, par exemple si une échographie montre un dysfonctionnement placentaire qui entraîne une mauvaise oxygénation du bébé, si la mère a un problème cardiaque qui risque d'augmenter son stress, ou en cas de prééclampsie (voir p. 474), dangereuse pour la mère comme pour l'enfant. La plupart des bébés accouchés pour raison médicale avant la 32e SA le sont par césarienne. Après la 32e SA, il est parfois possible de déclencher le travail (voir p. 432).

L'accouchement prématuré spontané

La raison pour laquelle le travail se déclenche avant la 37e SA est souvent inconnue. Toutefois, cela survient plus souvent en cas d'anomalie de la paroi utérine, par exemple en présence de gros fibromes (voir p. 218) ou en cas de faiblesse du col de l'utérus. L'infection ou l'inflammation des membranes amniotiques qui entourent le bébé peuvent aussi déclencher des contractions précoces.

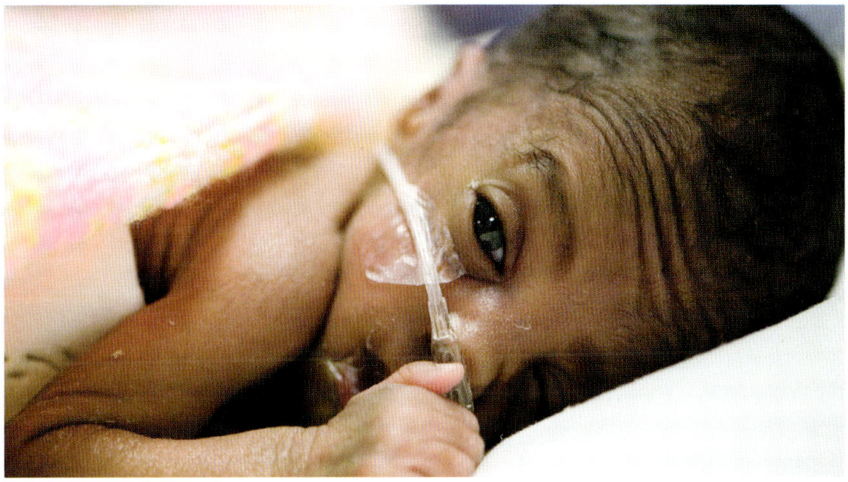

Voir votre minuscule bébé relié à des machines est alarmant, mais n'oubliez pas que ces dispositifs l'aident à respirer et à s'alimenter, donc à se développer.

Ce qui peut être fait Si vous risquez d'accoucher avant le terme, votre gynécologue vous prescrira de la progestérone (pessaire ou gel). Une fois que le travail a commencé, il est impossible de l'arrêter. Toutefois, la progestérone peut le ralentir et diminuer certains risques. Les corticoïdes stimulent la production de surfactant, substance naturelle qui se trouve dans les poumons du bébé et l'aide à respirer. Pour un effet optimal, ils doivent être administrés de 24 à 48 heures avant la naissance. Certains médicaments réduisent la fréquence des contractions et peuvent prolonger la grossesse de quelques jours. Cela donne le temps aux corticoïdes de faire effet et, si nécessaire, de vous transférer dans un établissement qui possède une unité de néonatalogie.

Enfin, le médecin peut vous prescrire une injection d'antibiotiques car les bébés prématurés sont sensibles aux infections bactériennes du col de l'utérus.

PRÉVOIR LE TRAVAIL

Il est difficile de prévoir un accouchement prématuré. En revanche, en cas d'antécédent, il existe des tests pouvant aider à évaluer le risque de récidive. Une échographie du col utérin faite vers la 23e semaine d'aménorrhée indique un risque accru si le col est court. Un prélèvement vaginal permet de détecter une bactérie associée à un travail prématuré et d'effectuer un dosage de la fibronectine fœtale, marqueur de la tension subie par les membranes et le col utérin. Un col court peut être cerclé. Une crème antibiotique peut être appliquée si la présence anormale d'une bactérie est détectée, et des anneaux à la progestérone peuvent être prescrits pour réduire le risque de prématurité.

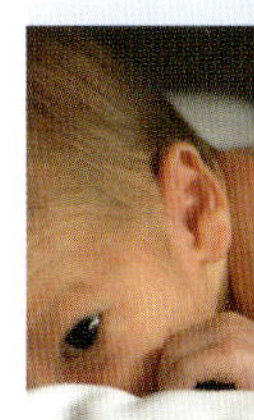

L'accouchement déclenché

En France, 20 % des accouchements sont déclenchés artificiellement avant que le travail ne commence spontanément.

L'équipe médicale peut proposer de déclencher le travail si la poursuite de la grossesse présente un danger pour la mère ou l'enfant. La raison la plus courante est le prolongement de la grossesse au-delà du terme, qui augmente le risque de déficience placentaire. Le travail peut aussi être déclenché plus tôt en cas de grossesse gémellaire ou de problème médical comme le diabète. Avant de fixer une date, la sage-femme peut proposer d'effectuer un décollement des membranes (voir p. 393) pour déclencher le travail sans médicament.

Déclencher le travail n'est pas la même chose que l'accélérer une fois qu'il a commencé spontanément (voir p. 145).

QUESTIONS/RÉPONSES

Les interventions médicales sont-elles plus fréquentes lors des accouchements déclenchés ?

Le risque d'accouchement assisté ou de césarienne augmente quand le travail est déclenché. Il est encore plus important quand il s'agit d'un premier accouchement, quand le col utérin n'est pas mûr ou quand l'accouchement est déclenché assez tôt. L'intervention médicale est généralement due à un travail trop lent ou qui n'arrive pas à commencer, malgré toutes les mesures prises pour le déclencher. Le bien-être du bébé pendant le déclenchement nécessite parfois une intervention. Dans tous les cas, le praticien se tient prêt à effectuer une césarienne en urgence.

Le travail est-il plus douloureux quand il est déclenché artificiellement ?

Certaines femmes ont des contractions très fortes très peu de temps après le déclenchement du travail. Elles n'ont pas le temps de s'habituer à leur intensité et peuvent avoir davantage besoin de recevoir un antidouleur puissant comme la péridurale.

L'état du col

Avant de déclencher le travail, le médecin ou la sage-femme pratique un examen interne pour vérifier l'état du col. Le déclenchement est plus facile quand le col est « favorable » ou « mûr », c'est-à-dire court et mou. Le résultat de l'examen est noté selon le score de Bishop, qui évalue la dilatation, l'effacement, la position et la consistance du col ainsi que la descente du bébé (voir p. 414 et 415). Un score supérieur à 6 est favorable au déclenchement du travail.

La maturation du col

Un col immature peut être ramolli à l'aide de prostaglandine, hormone naturelle qui stimule les contractions. Pour cela, de la prostaglandine synthétique en comprimés ou en gel est placée en haut du vagin, près du col utérin. Cette méthode est généralement efficace. Certaines femmes réagissent rapidement à de petites doses et, si le col ne ramollit pas après avoir reçu plusieurs doses, la procédure peut être répétée quelques jours plus tard.

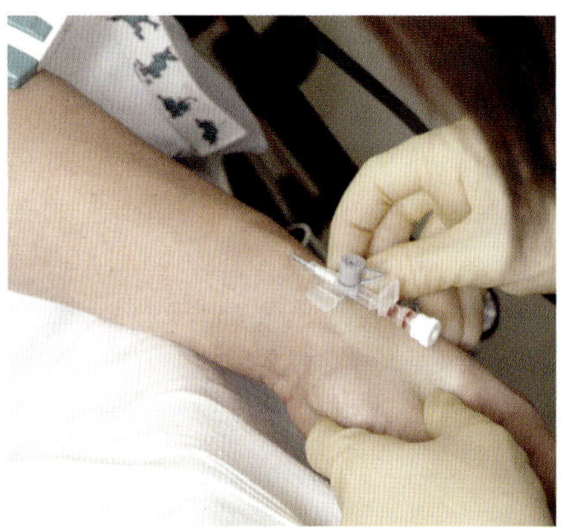

Une hormone synthétique est administrée par perfusion pour stimuler l'intensité et la fréquence des contractions.

Perte des eaux

L'amniotomie, ou rupture artificielle de la poche des eaux, est l'une des étapes les plus importantes du déclenchement de l'accouchement. Le médecin ou la sage-femme attend que le col de l'utérus soit ramolli et que le bébé soit engagé dans le bassin puis introduit une fine sonde en plastique dans le col et rompt la poche des eaux en faisant un petit trou dans les membranes amniotiques afin de laisser s'échapper un peu de liquide amniotique. La perte des eaux aide à ramollir le col de l'utérus et peut provoquer des contractions. Si elle ne suffit pas à déclencher le travail au niveau de la paroi de l'utérus, vous recevrez une injection d'ocytocine.

L'injection d'ocytocine

L'ocytocine est une hormone naturelle qui augmente la fréquence et l'intensité des contractions. Elle est employée sous sa forme synthétique pour déclencher l'accouchement. Administré par perfusion intraveineuse, le plus souvent dans le bras, c'est un produit sûr et efficace mais qui doit être manipulé avec précaution car des contractions trop fortes peuvent diminuer la quantité d'oxygène que reçoit le bébé. Par mesure de précaution, les contractions et les battements cardiaques du bébé sont suivis en permanence à l'aide d'un appareil de monitoring (voir p. 418).

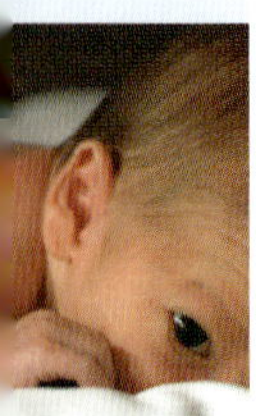

La présentation par le siège

À 32 semaines d'aménorrhée, 15 % des bébés se présentent par le siège. Seuls 3 à 4 % gardent cette position jusqu'au terme.

Les accouchements par le siège sont souvent plus difficiles, et si le bébé n'est pas en position céphalique en fin de grossesse, on vous aura sans doute proposé de le retourner.

Le retournement du bébé

Le retournement, ou version par manœuvre externe, se fait généralement vers la 37e semaine d'aménorrhée, si le bébé se présente toujours par le siège. La mère reçoit un médicament pour détendre l'utérus puis, sous échographie, le médecin ou la sage-femme appuie sur son bas-ventre pour soulever les fesses du bébé et le placer tête en bas.

Le taux de réussite de cette manipulation est d'environ 50 %. Les complications comme un saignement placentaire ou une rupture utérine sont rares. En cas d'échec, si vous souhaitez accoucher par voie basse, il est indispensable de le faire dans un établissement médical pour bénéficier rapidement d'une assistance si nécessaire. Dans certains cas, la position du bébé rend difficile un accouchement par voie basse et il est préférable de faire une césarienne.

Présentation par le siège diagnostiquée pendant le travail

La présentation par le siège peut être découverte pendant le travail, car il est parfois difficile de distinguer la tête et les fesses du bébé à la palpation.

Le médecin ou la sage-femme peut tenter une version par manœuvre externe mais a moins de chance de réussir que si elle avait été faite plus tôt. Cela est contre-indiqué si la poche des eaux a rompu ou si le travail est avancé ou encore si le personnel médical n'est pas formé.

L'expulsion du bébé

Si vous accouchez par voie basse, vous devriez être entourée d'une sage-femme et d'un obstétricien, prêts à ranimer le bébé en cas de besoin.

Le rythme cardiaque du bébé sera contrôlé à l'aide d'un appareil de monitoring et on vous posera sans doute un cathéter dans la main ou le bras en prévision d'une éventuelle césarienne. On vous demandera peut-être de vous asseoir en mettant les pieds dans des étriers pour que le médecin ait accès au bébé mais vous pourrez aussi accoucher debout ou à quatre pattes. Il est aussi possible que votre vessie soit vidée à l'aide d'un cathéter et que vous ayez une épisiotomie (voir p. 426-427) pour pouvoir utiliser des forceps si nécessaire. La sage-femme ou le médecin peut appuyer doucement sur les bras ou les jambes du bébé pendant l'accouchement mais vous ne le remarquez sans doute pas. En dehors de ses différences, les sensations sont les mêmes que pour une présentation céphalique. La tête est sortie du canal pelvien à la main ou avec des forceps afin de contrôler la vitesse de la naissance, qui ne doit être ni trop rapide ni trop lente.

En cas de complications (souffrance fœtale, ouverture trop lente du col, etc.), vous subirez sans doute une césarienne.

LES PRÉSENTATIONS PAR LE SIÈGE

La présentation du siège peut correspondre à trois positions. En position de siège décompléte, les jambes sont relevées et tendues, pieds près de la tête. L'accouchement par voie basse est plus fréquent avec cette position que dans les suivantes. En position de siège complet, les jambes sont pliées et les pieds sont au-dessus des fesses. Parfois, l'enfant peu aussi se présenter les deux pieds en bas.

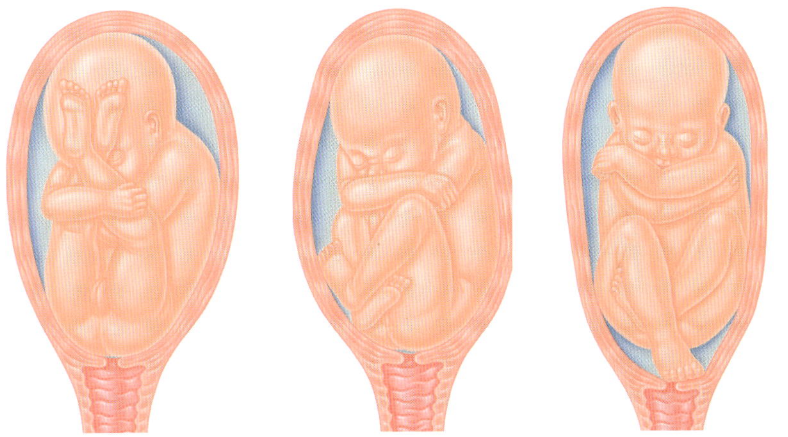

Siège décompléte — Siège complet — Siège décompléte par les pieds

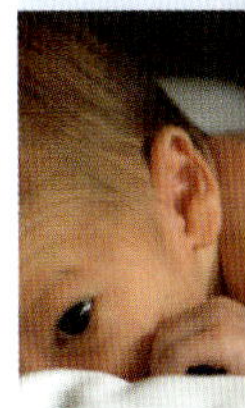

Les naissances multiples

Les naissances multiples augmentent les risques de complications, c'est pourquoi la mère et les bébés sont suivis de très près.

Les grossesses multiples surviennent naturellement chez environ 1 femme sur 100 mais certains facteurs augmentent leur probabilité : les traitements contre la stérilité, les grossesses tardives et les facteurs familiaux.

Suivi pendant la grossesse

Les grossesses multiples sont à risque et bénéficient d'un suivi rapproché. Le déroulement de l'accouchement dépend de la position des bébés et de la survenue de complications. Les jumeaux peuvent naître avant terme et avoir besoin de faire un séjour en néonatalogie (voir p. 452). Vers la fin de la grossesse, vous aurez peut-être davantage d'échographies pour suivre la croissance des bébés car le placenta peut avoir du mal à leur fournir suffisamment d'oxygène. La santé des jumeaux peut aussi être surveillée en mesurant leur liquide amniotique et en surveillant leurs rythmes cardiaques.

Les complications

Certaines complications, qu'elles affectent la mère ou les bébés, peuvent justifier le choix d'une césarienne.

Les complications fœtales Le syndrome transfuseur-transfusé (STT), potentiellement mortel pour les bébés, survient quand les systèmes circulatoires de jumeaux qui partagent le même placenta sont reliés entre eux (voir p. 130). Son traitement inclut la ponction de liquide amniotique ou la cautérisation au laser de vaisseaux pour séparer les systèmes circulatoires des bébés.

Dans le cas plus rare de jumeaux monoamniotiques (c'est-à-dire qui ont partagé le même sac amniotique durant la grossesse), le risque principal est que les cordons s'emmêlent et réduisent l'apport en oxygène des bébés. Les jumeaux peuvent avoir un électrocardiogramme en fin de grossesse et sont généralement accouchés assez tôt, par césarienne.

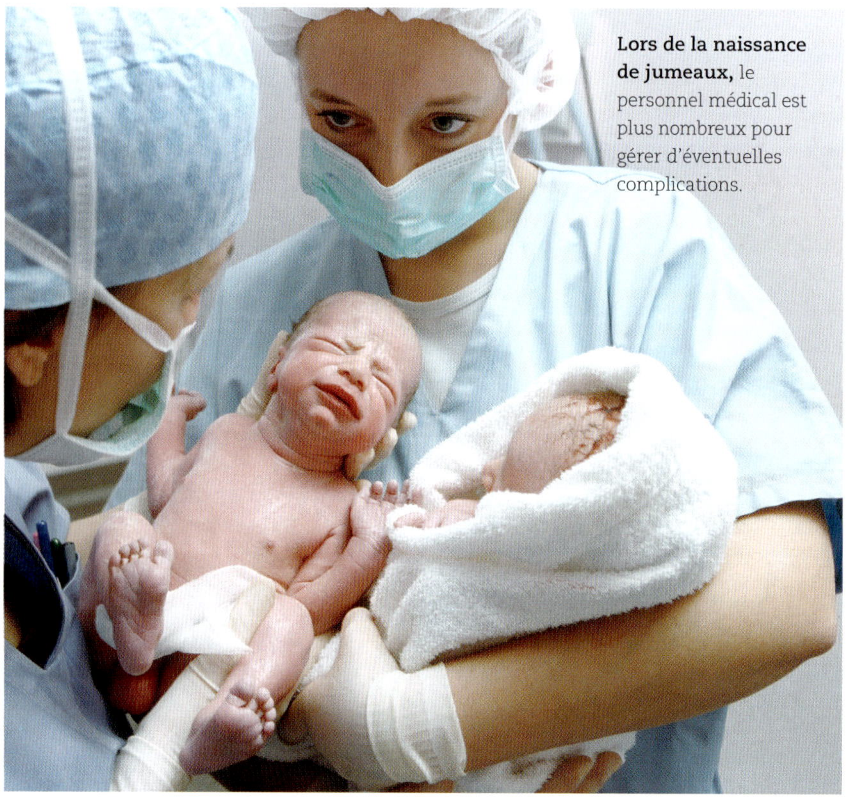

Lors de la naissance de jumeaux, le personnel médical est plus nombreux pour gérer d'éventuelles complications.

QUESTIONS/RÉPONSES

Ai-je mon mot à dire sur la manière dont je vais accoucher de mes jumeaux ?
Il faudra d'abord que vous ayez choisi une maternité de niveau II ou III. Vous aurez l'occasion de discuter du déroulement de votre accouchement avec la sage-femme ou le médecin pendant la grossesse. La décision d'accoucher par voie basse ou par césarienne sera fondée sur différents facteurs, notamment la position des bébés que seul l'obstétricien peut évaluer.

Puis-je accoucher à domicile ?
Dans le cas de jumeaux, cela est déconseillé. Vous aurez besoin d'une équipe médicale plus importante et risquez davantage d'avoir besoin d'une intervention. Pour la sécurité des bébés, mieux vaut accoucher dans un établissement médical de niveau II ou III (voir p. 103), disposant d'un service de néonatologie.

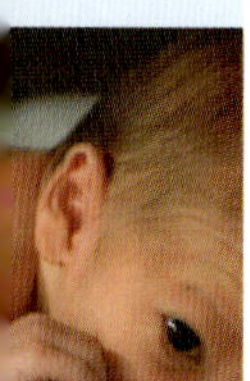

RÉCIT D'UN ACCOUCHEMENT NAISSANCE DE JUMEAUX

Marina a appris qu'elle attendait des jumeaux lors d'une échographie. Elle a d'abord eu peur que la grossesse et l'accouchement soient pénibles mais s'est rassurée en voyant que les bébés allaient bien. Elle a accouché à 35 semaines d'aménorrhée.

Récit de Marina : j'ai été stupéfaite d'apprendre que j'attendais des jumeaux car il n'y en avait pas dans ma famille. La grossesse a été difficile car j'étais épuisée et énorme. Néanmoins, j'ai trouvé les échographies vraiment rassurantes.

Le travail a commencé juste après la 35e semaine d'aménorrhée. Après les premières contractions, j'ai perdu les eaux à 2 heures du matin. Mon compagnon m'a conduite à l'hôpital en 15 minutes ! La première phase du travail a été longue puis Jonathan est né, juste après 16 heures. J'ai géré la douleur en inhalant du gaz et à l'aide d'une injection de diamorphine. Célia est née 5 minutes plus tard. L'équipe médicale a crevé sa poche des eaux car son cœur battait lentement, mais elle allait bien à la naissance. La salle d'accouchement était bondée mais, bien que chacun se soit présenté, je n'aurais pas su dire qui était qui. Tout le monde a disparu rapidement après la naissance et nous avons eu le temps de faire connaissance avec nos bébés. Cela a été le meilleur moment. Toutes nos inquiétudes s'étaient dissipées et nous pouvions enfin devenir parents.

Commentaire de la sage-femme : comme beaucoup de femmes enceintes de jumeaux, Marina était inquiète de ce qui pouvait lui arriver ou arriver aux bébés pendant l'accouchement. Pendant la grossesse, elle m'en avait longuement parlé ainsi qu'à l'obstétricien mais elle était encore anxieuse. Une fois en salle de travail, elle a pu toutefois constater que le personnel médical était professionnel et expérimenté et cela l'a aidé à gérer le travail. Les deux bébés ont quitté l'hôpital en parfaite santé et Marina s'est également bien remise.

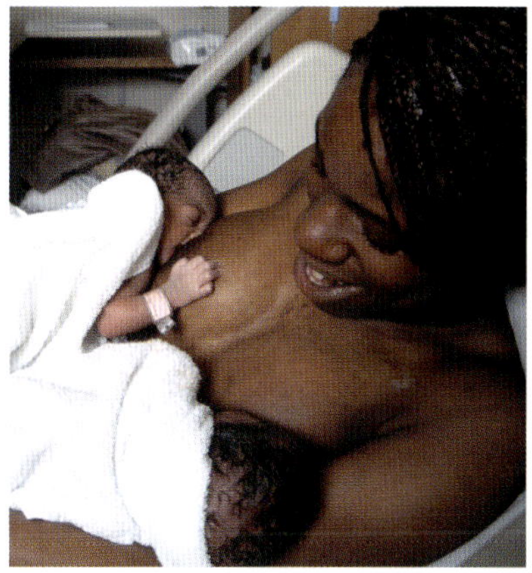

Bien que parfois compliqués, les accouchements de jumeaux se passent généralement bien.

Les complications maternelles Les grossesses gémellaires s'accompagnent d'un risque accru de complications comme la prééclampsie (voir p. 474), la cholestase gravidique (voir p. 473) et la thrombose veineuse, qui toutes peuvent nécessiter un accouchement prématuré.

Le début du travail

Vous avez plus de risque d'accoucher avant terme et d'avoir des bébés plus petits que la moyenne. Le travail survient généralement vers la 37e SA pour des jumeaux, la 34e SA pour des triplés et la 32e SA pour des quadruplés. Le poids moyen des bébés est de 2,5 kg pour des jumeaux, 1,8 kg pour des triplés et 1,4 kg pour des quadruplés.

L'expulsion

L'accouchement de jumeaux est généralement pratiqué par un obstétricien. Si vous accouchez par voie basse, le travail devrait être presque aussi rapide que pour un seul bébé.

Un monitoring permanent à l'aide d'un cardiotocographe (voir p. 418) est recommandé pour suivre le rythme cardiaque de chaque bébé. Le ventre de la mère est généralement entouré d'une sangle par bébé mais il est aussi possible de suivre le deuxième bébé avec une sangle et le premier en posant une électrode sur sa tête (voir p. 419), si les battements de son cœur sont difficiles à détecter.

L'accouchement du premier jumeau

Le risque d'accoucher le premier bébé aux forceps ou par ventouse est le même que pour une grossesse simple. Néanmoins, la naissance peut être assistée pour avoir accès rapidement au deuxième bébé. Une fois le premier bébé sorti, son cordon est clampé et coupé mais le placenta reste généralement dans l'utérus jusqu'à ce que le second bébé soit né.

L'accouchement du second jumeau

L'équipe médicale vérifie la présentation du bébé en palpant le ventre de la mère ou en faisant un examen interne ou une échographie. Quand le bébé descend dans le bassin, sa poche des eaux peut être crevée pour stimuler les contractions. Le bébé naît généralement dans les 30 minutes qui suivent et l'accouchement n'est assisté qu'en cas de problème. Si l'enfant se présente par le siège, un médecin l'aide normalement à sortir. Il est rare que le premier jumeau naisse par voie basse et le second par césarienne mais cela peut arriver si le deuxième a besoin de sortir rapidement et que l'accouchement par voie basse présente un risque.

La délivrance Comme pour un accouchement d'un seul bébé, on vous fera une injection d'ocytocine pour accélérer la délivrance (voir p. 428). Le risque d'hémorragie post-partum étant plus important après la naissance de jumeaux.

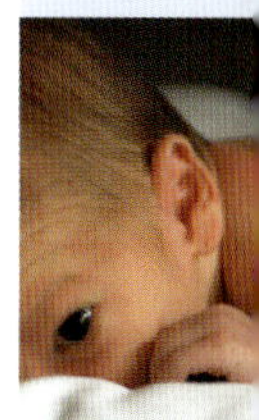

L'accouchement assisté

En France, 10 à 15 % des accouchements se font à l'aide d'instruments : le forceps, la ventouse ou les spatules obstétricales.

AIDE-MÉMOIRE

Facteurs justifiant un accouchement assisté

Il existe différentes raisons de préconiser un accouchement assisté.

- **Le rythme cardiaque du bébé est anormal** et indique qu'il est peut-être en souffrance fœtale.
- **Vous poussez depuis longtemps** mais le travail avance lentement.
- **Vous êtes épuisée** et n'arrivez plus à pousser.
- **Un problème médical** (comme la myopie) vous interdit de pousser pendant longtemps.

Un accouchement assisté est un accouchement lors duquel l'équipe médicale aide à extraire le bébé par voie basse avec un forceps, une ventouse ou des spatules obstétricales. La procédure peut entraîner de légers effets secondaires mais les complications graves sont rares.

Leur emploi est limité aux cas où le déroulement de l'accouchement fait courir un risque à la mère ou à l'enfant.

Déroulement des opérations

L'obstétricien peut décider à n'importe quel moment d'utiliser des instruments pour aider le bébé à sortir, mais votre état ou celui du bébé doivent le justifier. On va vous demander de vous mettre en position allongée, jambes dans des étriers. L'extrémité du lit sera enlevée pour faciliter l'accès au bébé et vous serez nettoyée avec un peu d'eau. En règle générale, des couvertures seront placées sur vos jambes et votre ventre et votre vessie sera vidée à l'aide d'un cathéter. Le médecin va placer les forceps de part et d'autre de la tête du bébé ou fixer une ventouse sur son crâne puis il vous encouragera à pousser à chaque contraction. À partir de ce moment, le bébé devrait naître dans un délai de 20 minutes. Une sage-femme entraînée peut aussi pratiquer une extraction par ventouse.

Le forceps

Le forceps chirurgical moderne a été inventé par Peter Chamberlen, un médecin anglais, au XVIIe siècle, et est utilisé depuis lors, bien qu'il ait subi quelques transformations au fil des siècles. Il est efficace et fiable mais doit être manipulé avec précaution par un obstétricien expérimenté.

Chaque branche du forceps est placée de manière à tenir un côté de la tête du bébé, près des oreilles et des joues, puis le médecin tire doucement la tête du bébé vers le bas pendant que la mère pousse, pendant les contractions, afin de faire descendre l'enfant dans la filière pelvi-génitale.

Le forceps peut aussi servir à modifier la position de la tête du bébé avant la naissance s'il est en position occipitale postérieure (arrière du crâne tourné vers votre colonne vertébrale, voir p. 388) vers la fin du travail. Une fois la tête du bébé retournée, l'accouchement continue normalement.

Avantages et inconvénients du forceps Le forceps a plusieurs avantages

MÉTHODES EMPLOYÉES

L'accouchement par ventouse ou au forceps est une procédure bien maîtrisée et sans danger qui peut éviter d'avoir à pratiquer une césarienne en urgence. Le choix de la méthode peut dépendre des préférences de l'obstétricien qui pratique l'accouchement.

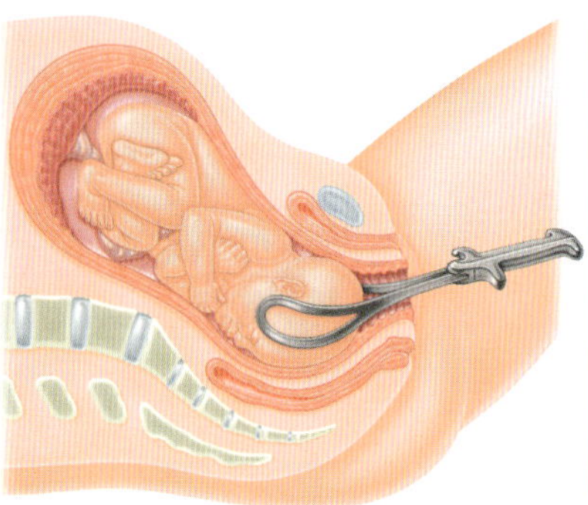

Avec un forceps, la tête du bébé est tirée au rythme des contractions pour le guider vers la sortie.

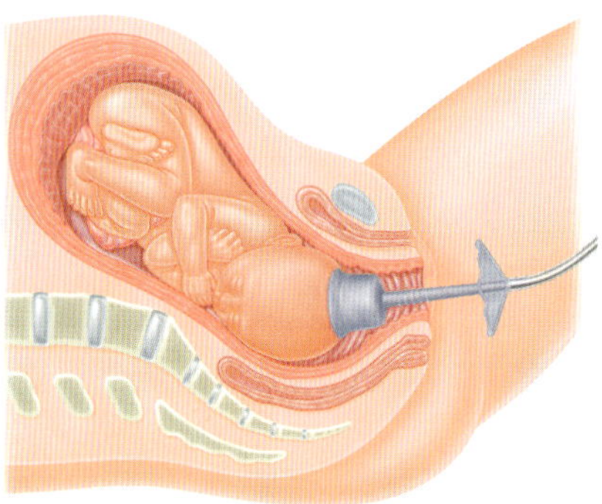

Avec une ventouse, une cupule reliée à un système d'aspiration est fixée sur la tête du bébé pour aider à l'extraire.

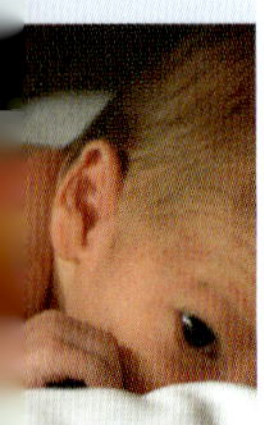

par rapport à la ventouse. Il donne de bons résultats même quand les contractions sont faibles ou que la mère est trop épuisée pour pousser. Il a aussi un taux d'échec bas. Si le médecin parvient facilement à placer le forceps de part et d'autre de la tête du bébé, il pourra généralement terminer l'accouchement par voie basse sans avoir recours à une césarienne d'urgence. L'inconvénient du forceps est qu'il entraîne plus de lésions vaginales et périnéales que la ventouse.

La ventouse

La ventouse obstétricale a été inventée dans les années 1950. Elle est composée d'une cupule, le plus souvent en plastique, qui est reliée par un tube à un système d'aspiration. La cupule est placée sur le sommet de la tête du bébé et maintenue en place en créant un vide par aspiration. Elle permet d'empêcher que la tête du bébé remonte entre deux contractions.

Avantages et inconvénients de la ventouse La ventouse est souvent un peu plus facile à utiliser que le forceps. Elle risque moins d'entraîner des lésions vaginales et périnéales et nécessite moins souvent une épisiotomie. Elle peut aussi être utilisée avant que le col ne soit complètement dilaté en cas de signes de souffrance fœtale. Si la ventouse peut laisser une petite bosse qui disparaîtra au bout de quelques jours sur le crâne du bébé, rares sont les complications graves. Mieux vaut courir un risque mineur que de retarder l'accouchement, ce qui pourrait être lourd de conséquences pour votre bébé. La ventouse peut être repositionnée ou, si besoin est, remplacée par le forceps. Parfois, une césarienne doit être pratiquée.

Les spatules obstétricales

Les spatules obstétricales sont formées de deux branches non articulées qui permettent de guider la tête dans le bassin. Les cuillères sont introduites l'une après l'autre de chaque côté de la tête du bébé. L'obstétricien tire doucement sur la tête afin de la sortir.

Avantages et inconvénients des spatules obstétricales Les spatules sont moins traumatiques que le forceps ou la ventouse, mais le vagin et le périnée sont davantage sollicités. Elles sont souvent associées à une épisiotomie.

La maîtrise de la douleur

Les accouchements assistés peuvent être douloureux et il est important que vous receviez suffisamment d'antalgique pour vous aider à supporter la douleur. Dans certains cas, une anesthésie locale du vagin et de la zone qui l'entoure suffit, en particulier si l'obstétricien prévoit une naissance rapide et si le bébé est déjà bien engagé dans le bassin. Parfois – notamment si le bébé n'est pas dans la position occipito-antérieure (voir p. 417) –, une péridurale peut être nécessaire (voir p. 404). Elle vous sera très utile si vous accouchez en salle d'opération et non en salle d'accouchement car le médecin craint que le forceps ou la ventouse échouent et que vous ayez besoin d'accoucher par césarienne.

COMPLICATIONS POSSIBLES

La majorité des accouchements assistés se termine parfaitement bien pour la mère comme pour l'enfant, mais il arrive aussi qu'une complication se produise. Les complications graves, comme une fracture du crâne due à l'emploi d'un forceps ou un saignement intercrânien après l'application d'une ventouse, sont extrêmement rares.

Pendant l'accouchement La dystocie des épaules, complication dans laquelle les épaules du bébé se coincent pendant l'accouchement (voir p. 426), est plus courante lors d'un accouchement assisté. Des manœuvres simples permettent généralement de libérer les épaules sans grande difficulté mais le problème peut, dans de très rares cas, se transformer en urgence médicale et nécessiter l'intervention d'un spécialiste.

Effets possibles sur le bébé Le forceps peut laisser des contusions temporaires sur les côtés du visage du bébé, voire appuyer sur un nerf situé près de l'œil et empêcher l'enfant de cligner des yeux normalement pendant un ou deux jours. La ventouse peut, quant à elle, laisser une marque sur le sommet du crâne et donner à la tête une forme allongée à l'endroit où la cupule a été appliquée. Ne vous inquiétez pas, la tête reprend sa forme normale au bout de 2 jours.

Effets possibles sur la mère Le risque d'épisiotomie augmente, en particulier lors d'un accouchement à l'aide d'un forceps, afin de limiter le risque de traumatisme périnéal grave. L'épisiotomie évite généralement les déchirures mais n'en supprime pas totalement le risque. En cas de déchirure du périnée ou du vagin, vous pouvez avoir besoin de points de suture, qui seront faits en salle d'opération.

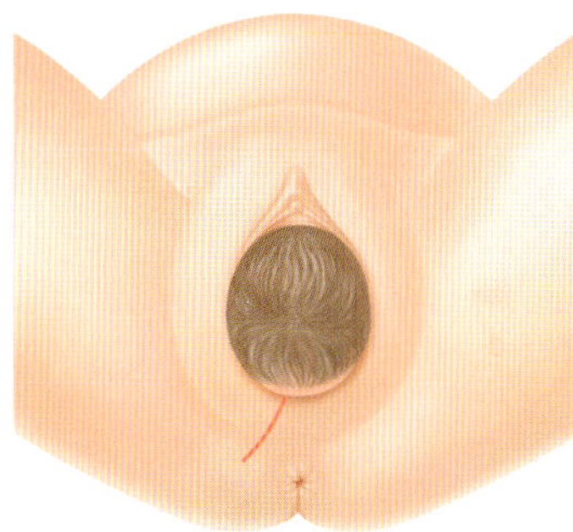

Une incision médio-latérale est généralement faite dans le muscle, à 45 degrés par rapport à l'axe vagin-rectum.

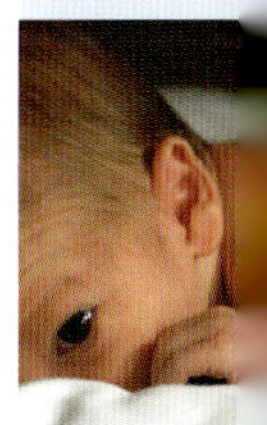

La césarienne

Une césarienne peut être conseillée pour préserver la santé de la mère ou du bébé.

La césarienne est une opération chirurgicale qui consiste à extraire le bébé en pratiquant une incision dans le ventre de la mère. Grâce à elle, des situations autrefois jugées graves sont maîtrisées sans soucis majeurs. En France, le taux de césarienne avoisine les 20 % et est bien plus élevé encore dans la plupart des autres pays occidentaux.

Les raisons de l'augmentation des césariennes ces 10 dernières années sont mal connues. Il est possible que certains établissements préconisent systématiquement l'opération en cas de problème pour se couvrir. Certaines femmes pensent aussi que la césarienne est plus sûre pour le bébé. En réalité, si la grossesse s'est déroulée sans complication, rien ne justifie le recours à la césarienne pour raison médicale.

Les bébés nés par césarienne ne sont pas très différents de ceux nés par voie basse, sauf qu'ils sont un peu plus beaux car leur tête bien ronde n'a pas subi les contractions et le passage dans la filière pelvi-génitale. Ils répondent parfaitement au score d'Apgar (voir p. 428). Le seul inconvénient d'une césarienne pour le bébé réside dans le fait que les mucosités accumulées dans les voies respiratoires ne sont pas évacuées comme lors d'un accouchement naturel. Elles seront nettoyées par la sage-femme après la naissance, pour que le bébé puisse respirer normalement.

Les types de césarienne

On distingue les césariennes pratiquées en urgence, non prévues avant le début du travail, et les interventions programmées, souvent pour des raisons médicales.

Les césariennes en urgence Elles sont pratiquées lorsqu'un accouchement rapide est indispensable, souvent dans les cas suivants : prééclampsie, terme dépassé et dégradation des fonctions placentaires, souffrance fœtale ou maternelle. La plupart des situations nécessitant une césarienne d'urgence peuvent être repérées avant la phase active du travail, ce qui facilite l'intervention.

Les césariennes programmées Elles représentent environ un tiers des césariennes et ont beaucoup augmenté au cours des dernières années. Les raisons de programmer une césarienne incluent la présentation par le siège, une déchirure périnéale ou un traumatisme datant d'un accouchement par voie basse, un antécédent de césarienne ou un bébé

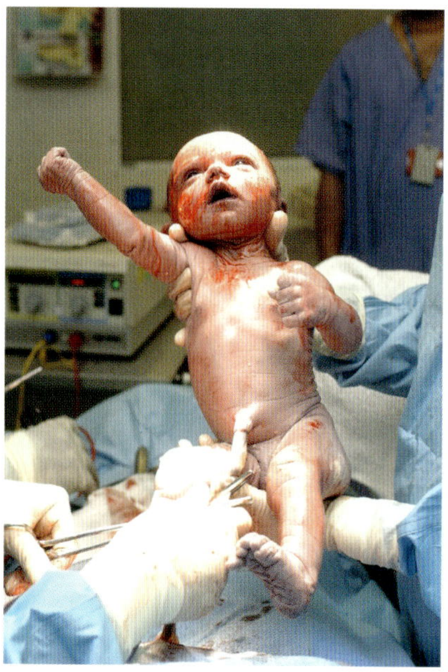

Le bébé est délicatement sorti de l'utérus et le cordon est clampé et coupé.

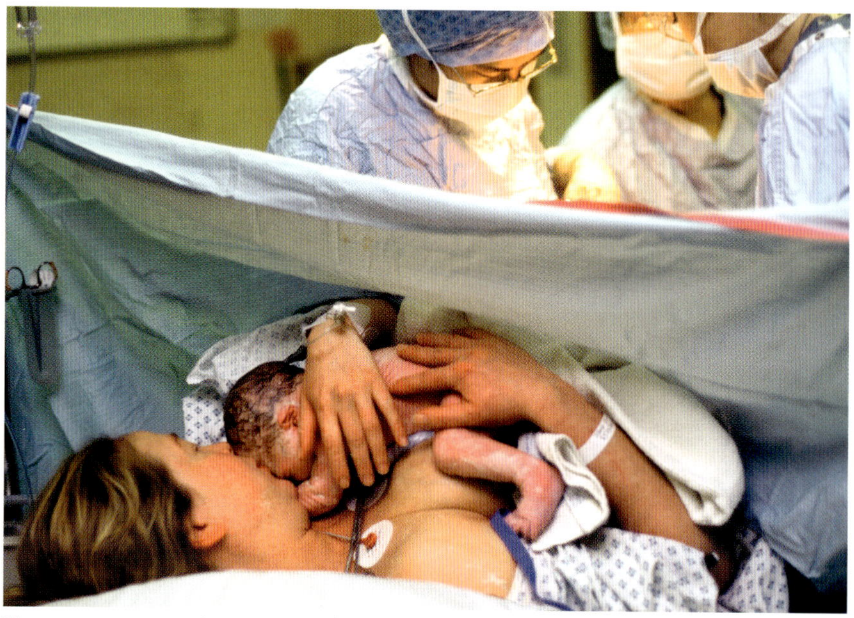

Vous et votre partenaire pouvez tenir votre bébé pour la première fois pendant que l'équipe chirurgicale finit l'opération en sortant le placenta et en refermant l'incision.

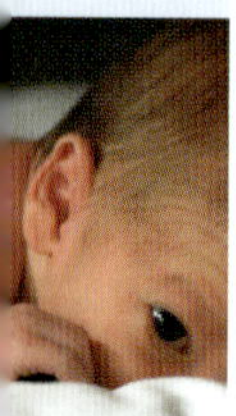

plus gros que la moyenne. Cela peut aussi être une demande de la mère. Ces situations justifient une césarienne mais peuvent aussi donner lieu à un accouchement par voie basse, en prenant des précautions. Il est rare que le choix de la mère suffise à motiver une césarienne car cet acte chirurgical n'a rien d'anodin et peut laisser des traces, même s'il est aujourd'hui bien maîtrisé. L'un des autres facteurs cités précédemment est généralement présent.

Il arrive que l'accouchement par voie basse présente un danger pour la mère ou l'enfant, par exemple si vous avez déjà eu plusieurs opérations de l'utérus, si le bébé est en position transversale, si le placenta est très bas (voir p. 212) ou si votre bassin présente une déformation au niveau de la filière pelvi-génitale. Votre état de santé peut également être incompatible avec un accouchement par voie basse.

L'anesthésie

Au cours du 8e mois de grossesse et avant l'opération, vous rencontrerez l'anesthésiste qui va veiller à ce que vous ne sentiez pas l'opération et vous aider à supporter la douleur postopératoire. La plupart des femmes sont conscientes pendant la césarienne. Une piqûre dans le dos permet d'injecter un antalgique dans le liquide céphalo-rachidien (voir p. 404). Si vous avez eu une péridurale (voir p. 404), cette dernière peut servir d'anesthésie pendant l'opération. Après vous avoir administré le produit voulu, l'anesthésiste vérifiera qu'il fait effet.

L'anesthésie locale est un peu plus sûre que l'anesthésie générale, autant pour le bébé que pour la mère, et permet parfois au compagnon de rester avec la mère. Néanmoins, une anesthésie générale peut s'avérer nécessaire (voir p. 406-407) dans le cas d'une césarienne d'urgence, en particulier, car elle permet d'opérer dans un délai plus rapide. En revanche, vous ne pourrez pas tenir votre nouveau-né dans vos bras avant d'être réveillée.

L'opération

Avant l'opération, on vous posera un cathéter dans le bras ou la main pour pouvoir vous administrer des médicaments par intraveineuse si nécessaire. Vos poils pubiens seront rasés à l'endroit de l'incision. Ces deux opérations peuvent se faire en salle d'opération ou avant d'y entrer.

Une fois vérifié que vous êtes bien insensibilisée, votre vessie sera vidée à l'aide d'un cathéter qui restera en place jusqu'au lendemain, le temps que vous retrouviez vos sensations. Votre ventre sera nettoyé avec une solution antiseptique et un champ stérile sera mis en place, qui vous empêchera ainsi que votre partenaire de voir l'opération.

Le chirurgien pratiquera une incision de 10 cm, généralement horizontale, sur la ligne du bikini, ou, plus rarement, verticale, sous le nombril. Il poussera ensuite la vessie vers le bas et ouvrira l'avant de l'utérus pour avoir accès au bébé. Si vous n'avez pas perdu les eaux, il crèvera la poche des eaux puis sortira le bébé et le placenta, en dégageant la tête du bassin. Un membre de l'équipe devra peut-être appuyer sur l'utérus pour aider à sortir l'enfant. Une fois le cordon coupé et les premiers tests effectués, vous pourrez prendre votre bébé dans vos bras et avoir un contact peau à peau pendant que le médecin vous recoud.

Une nouvelle méthode de césarienne, la technique de Cohen, est de plus en plus pratiquée. Le chirurgien ne se sert d'un bistouri qu'à trois reprises, pour ouvrir en pointillé les tissus et accéder à l'utérus. Il emploie ensuite ses doigts pour distendre ces petits trous et faire passer la tête du bébé. Cette technique a plusieurs avantages : l'intervention est plus rapide qu'une césarienne classique car elle ne dure pas plus de trois quarts d'heure, la femme perd moins de sang et les douleurs postopératoires sont diminuées. Elle est donc rapidement rétablie pour endosser son rôle de mère et prendre en charge son bébé, ce qui est un avantage pour les femmes qui doivent subir cette opération.

COMPLICATIONS POSSIBLES

Les complications de la césarienne sont fréquentes mais bénignes, comme un saignement pendant l'opération ou le lendemain, le besoin d'une transfusion sanguine ou une petite infection de la vessie ou de l'incision. Les infections graves sont plus rares et il est rarissime de devoir réopérer à la suite d'une infection de la plaie. Le risque de thrombose pelvienne est plus élevé si la mère ne reçoit pas de médicament pour fluidifier le sang après l'opération. Si la mère est en bonne santé et reçoit ce type de traitement, le risque d'embolie pulmonaire est faible. Il existe un petit risque que la vessie ou le bébé soit coupé pendant l'opération mais le risque diminue pour les intestins et est très faible pour les autres organes internes.

En revanche, à long terme, le risque de dépression postnatale est accru (voir p. 475), ainsi que celui d'avoir des problèmes de fertilité.

Pour terminer, l'utérus sera refermé par une ou deux couches de points de suture et le ventre recousu, plan par plan. Refermer l'incision prend environ 30 minutes mais peut être plus long, en particulier si vous avez déjà eu une césarienne. L'incision peut être refermée avec un fil résorbable, un fil qui devra être retiré après 5 ou 6 jours ou, plus rarement, de petites agrafes. Le choix dépend du médecin.

Votre rétablissement

Dès le lendemain de l'opération, on vous encouragera à vous lever et vous devriez vous sentir assez bien pour faire tout ce dont vous avez besoin, avec de l'aide. Le séjour à la maternité dure 5 à 7 jours et vous rentrerez chez vous avec une prescription d'antalgique.

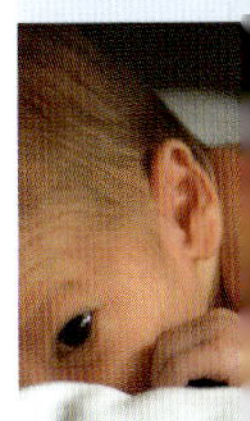

La vie avec votre bébé

Vous venez de passer les 9 derniers mois à attendre ce moment, mais vous n'avez jamais imaginé que ce que vous ressentiriez en découvrant votre bébé serait aussi fort. Au cours des prochaines semaines, votre vie va être totalement bouleversée et sera rythmée par les soins à lui prodiguer. Vous allez apprendre à connaître ce tout petit être qui vient de faire son entrée dans votre famille et devant lequel vous ne cessez de vous émerveiller.

Les 12 premières heures

Vous n'étiez avec votre conjoint qu'un couple parmi d'autres, et vous voilà parents ! Ce moment tant attendu est arrivé… mais que va-t-il se passer maintenant ?

Ce que vous vivez dépend des conditions dans lesquelles vous avez accouché et des procédures. Néanmoins, voici comment les choses se déroulent habituellement.

1-2 heures Si votre bébé est en bonne santé, on vous le confie, et la sage-femme ou votre conjoint coupe le cordon ombilical quelques minutes plus tard ou une fois qu'il a cessé de battre. Vous êtes assaillie de sensations et peut-être même fébrile, vous pouvez même vomir, ce qui est normal chez une femme qui vient d'accoucher.

Si vous voulez allaiter votre bébé, approchez sa bouche de votre sein mais ne soyez pas inquiète s'il n'arrive pas à prendre le mamelon. Serrez-le tout contre vous, peau contre peau : la seule chose qui compte pour lui à cet instant, c'est la chaleur que lui procure votre corps. On effectue un score d'Apgar 1, 5 et 10 minutes après la naissance pour contrôler l'aspect de la peau, la réactivité, la fréquence cardiaque, la tonicité et la respiration (voir p. 428). La sage-femme nettoie votre bébé et observe ses doigts et ses orteils avant de le peser et de mesurer son tour de tête.

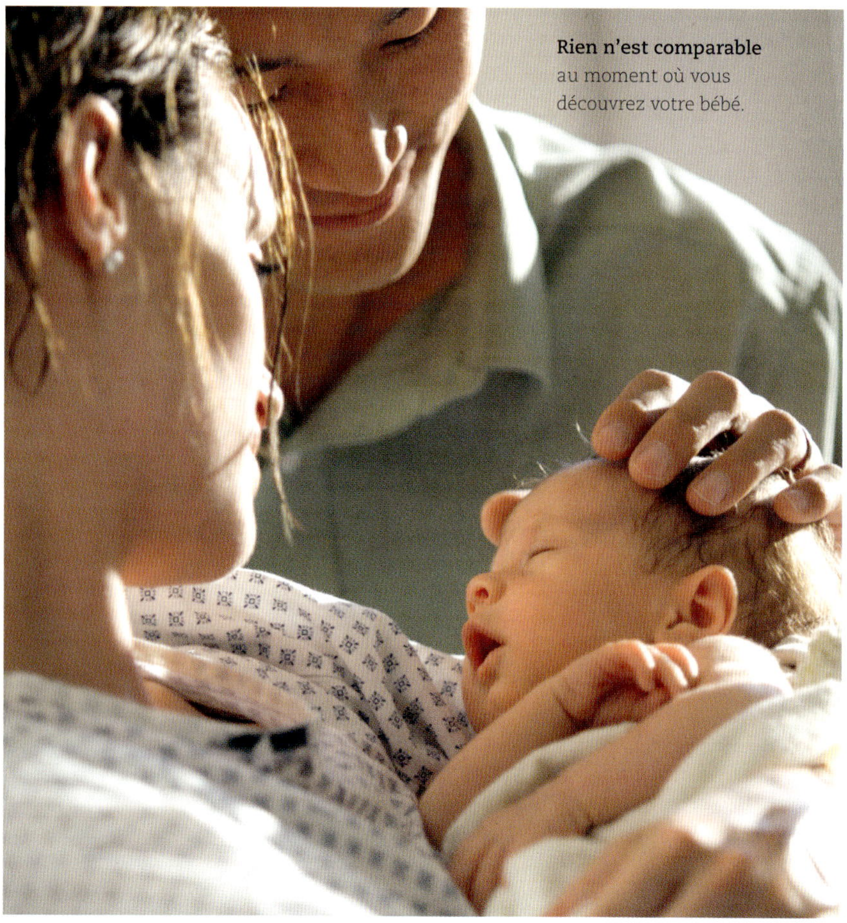
Rien n'est comparable au moment où vous découvrez votre bébé.

Dans les minutes qui suivent la naissance, le placenta doit être expulsé, soit naturellement soit au moyen d'une injection d'ocytocine (voir p. 428) afin d'accélérer la troisième et dernière phase de l'accouchement, et ainsi de réduire les risques d'hémorragie post-partum.

En cas de déchirure du périnée ou d'épisiotomie (section du muscle pour faciliter le passage du bébé), des points de suture peuvent être nécessaires et réalisés sous anesthésie locale, vous ne sentirez donc rien. Votre partenaire peut rester à côté de vous avec votre bébé le temps que vous soyez recousue.

Dans les heures qui suivent sa naissance, votre bébé passera un test d'audition. Une injection de vitamine K est également conseillée. Vous pouvez demander qu'elle soit administrée par voie orale. Les réserves de cette vitamine, indispensable à la coagulation, sont souvent basses chez les nouveau-nés. L'assimilation de la vitamine K étant imprévisible dans les premiers jours de vie, votre bébé recevra deux doses supplémentaires.

2-3 heures Reprenez des forces. La première boisson et le premier en-cas sont toujours très appréciés.

3-4 heures Vous êtes en nage et vous rêvez d'une douche. Si vous n'avez pas eu de péridurale, c'est désormais chose possible. Si vous vous sentez faible, demandez de l'aide.

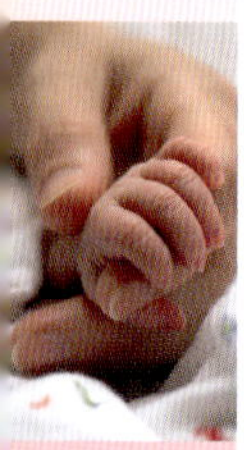

5 heures La première fois que vous allez aux toilettes, attendez-vous à ce que l'urine vous brûle, notamment si vous avez eu des points de suture. Pour atténuer la douleur, faites couler de l'eau tiède sur la zone douloureuse durant toute la miction. Les pertes de sang (lochies) sont régulièrement examinées. Si de gros caillots de sang se forment, dites-le à l'équipe soignante et signalez tout ce qui vous semble anormal ou inquiétant.

6-7 heures Il est grand temps de vous reposer dans votre chambre et de faire connaissance avec votre bébé. Découvrez chaque partie de son corps. Émerveillez-vous devant ses doigts et ses orteils minuscules. Il se peut qu'il ait les ongles longs et qu'il faille les couper afin qu'il ne se griffe pas le visage. Caressez-le. Et surtout, souvenez-vous qu'il connaît votre voix et celle de votre conjoint, alors parlez-lui. Comme toutes les mamans, vous vous dites en le regardant que vous avez donné naissance au plus beau bébé du monde.

8 heures Prenez votre bébé tout contre vous et mettez sa bouche à proximité d'un sein afin qu'il puisse téter s'il a faim. Dans un premier temps, vos seins contiennent du colostrum, riche en nutriments et en anticorps. Votre bébé ouvre grand la bouche et enserre toute l'aréole. La mise au sein (voir p. 448) stimule la sécrétion d'ocytocine, hormone qui favorise la contraction de l'utérus. Les douleurs ressemblent aux douleurs des contractions durant le travail et sont plus fortes chez les femmes ayant déjà un ou plusieurs enfants. La bonne nouvelle, c'est qu'à chaque contraction, votre utérus et votre abdomen rétrécissent.

9 heures Si votre forme vous le permet, vous accueillez avec plaisir les premiers visiteurs. Attention toutefois à ne pas trop vous fatiguer.

10 heures Votre bébé est soigneusement examiné par le pédiatre dont le rôle est de déceler la moindre anomalie (voir ci-dessus).

LES PREMIERS EXAMENS MÉDICAUX

Au cours des 12 premières heures après l'accouchement, un pédiatre et une puéricultrice examinent votre bébé. Ils contrôlent la couleur de sa peau, sa température, sa tonicité musculaire et ses réflexes, notamment ceux de succion et d'agrippement.

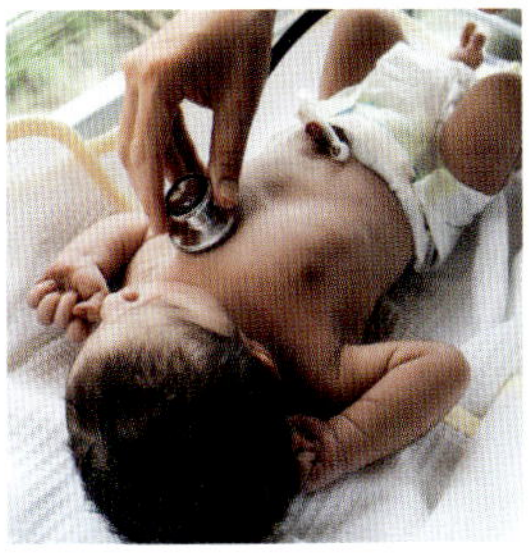

Le cœur et les poumons sont écoutés afin de déceler toute anomalie.

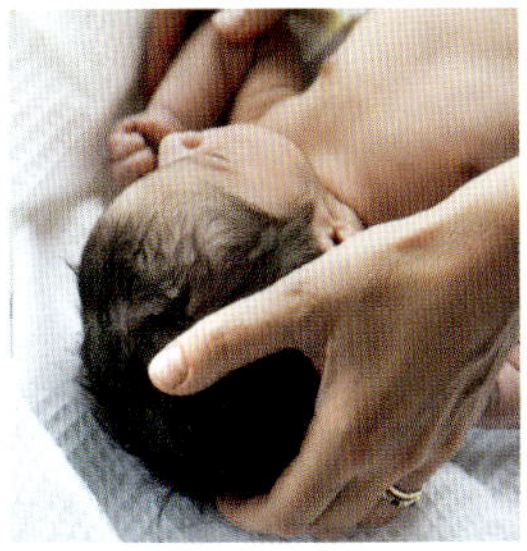

La forme de la tête et les fontanelles sont examinées.

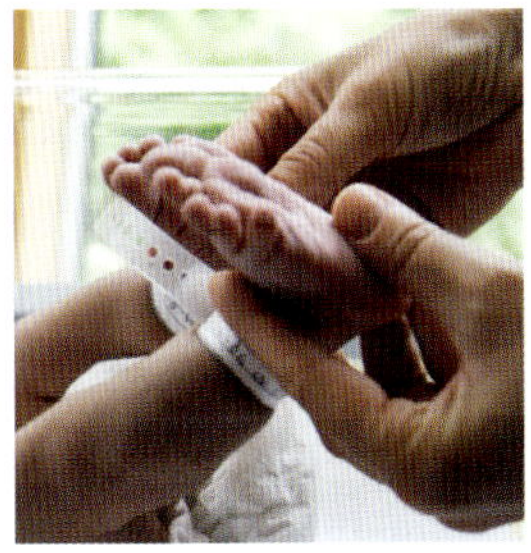

Les mains et les pieds sont palpés et les réflexes sont vérifiés.

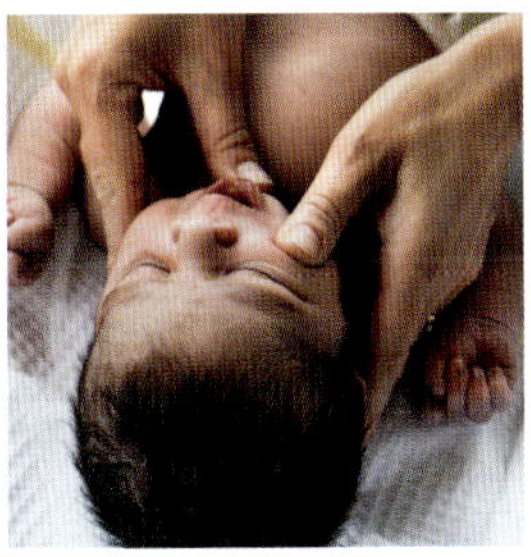

La bouche et le palais sont examinés afin de vérifier qu'il n'y a pas de fente palatale.

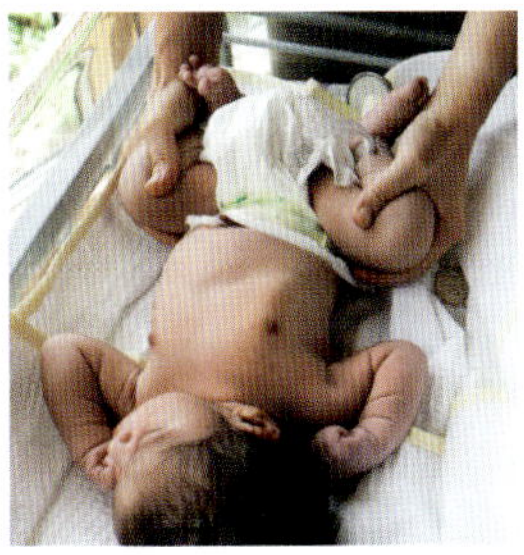

Les hanches sont tournées afin de déceler tout risque de luxation.

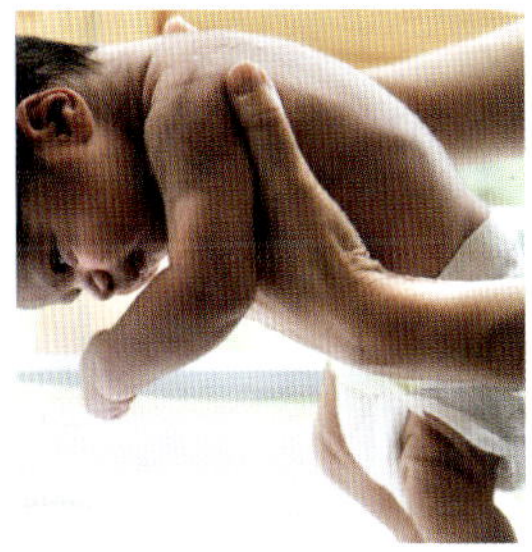

La colonne vertébrale doit être droite et ne présenter aucune anomalie.

11 heures Il est possible que vous vous sentiez un peu perdue et d'une grande vulnérabilité. À cela peut s'ajouter la douleur si vous avez des points de sutures, des hémorroïdes ou si la mise au sein a été difficile. N'hésitez pas à faire appel à l'équipe soignante qui saura vous rassurer et vous réconforter.

12 heures Après l'expérience – ô combien riche en émotions ! – que vous venez de vivre, vous n'aspirez plus qu'à une seule chose : vous retrouver enfin seule avec votre bébé et vous reposer. Faites le calme autour de vous en débranchant le téléphone, et en congédiant les derniers visiteurs, et reposez-vous tous les trois.

APRÈS UNE CÉSARIENNE

Bien récupérer

Effectuez des rotations de chevilles afin d'éviter tout problème circulatoire. Si la césarienne a été pratiquée sous péridurale, vous serez plus vite remise que si elle a été faite sous anesthésie générale. En effet, dans ce cas vous risquez de somnoler plusieurs heures après la naissance de votre bébé. Ne pouvant pas prendre de douche, la sage-femme ou une infirmière vous lavera afin de vous rafraîchir.

Si vous êtes fatiguée et que vous ayez mal, demandez que l'on vous aide à mettre votre bébé au sein et que l'on vous administre des antalgiques.

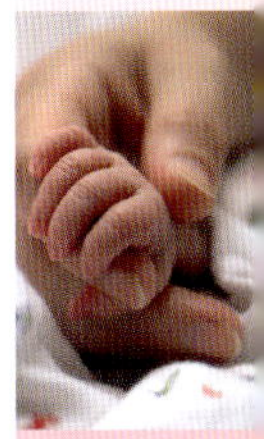

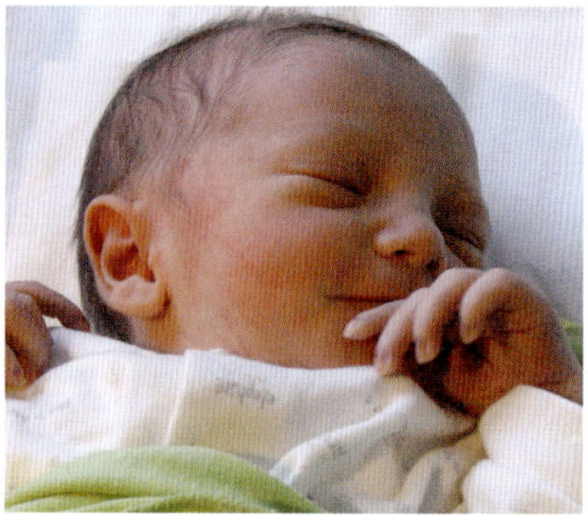

Se découvrir

BÉBÉ AUJOURD'HUI

Votre bébé urine et évacue le méconium, cette substance composée de mucus, de liquide amniotique, de bile, de cellules de peau mortes et de cellules provenant de la paroi intestinale, que le bébé a avalés lorsqu'il était dans l'utérus.

Vous pouvez enfin tenir votre bébé dans vos bras et si tout va bien, vous pourrez dans quelques jours rentrer chez vous.

AIDE-MÉMOIRE

Dormir en sécurité

Les risques de mort subite du nourrisson peuvent être minimisés en suivant les conseils ci-dessous :

- **Couchez votre bébé sur le dos,** évitez les couvertures au profit de gigoteuses.
- **Veillez à ce qu'il n'ait pas trop chaud** et à ce que sa tête ne soit pas couverte. Pour savoir si votre bébé a trop chaud, voyez s'il transpire ou mettez votre main sur son ventre. Les pieds et les mains d'un bébé sont toujours frais.
- **Ne laissez personne fumer** dans la pièce où se trouve votre bébé.
- **Ne dormez jamais avec votre bébé dans un canapé, votre lit ou un fauteuil.** Jusqu'à ce qu'il ait 6 mois, vous pouvez faire dormir votre bébé dans un berceau ou un lit pour enfant dans votre chambre. Évitez de le prendre dans votre lit notamment si vous ou votre conjoint fumez, si vous avez bu de l'alcool ou pris un médicament susceptible de vous faire somnoler ou encore si vous êtes très fatiguée. Ne dormez jamais avec un bébé prématuré, pesant moins de 2,5 kg à la naissance ou de moins de 3 mois.

Ça y est ! Vous êtes maman ! Soit vous avez eu un véritable coup de foudre, soit il vous faudra attendre encore quelque temps pour que des liens commencent à se tisser avec votre enfant. Les contacts peau contre peau sont d'une importance capitale pour les enfants nés prématurément (voir p. 452). Au cours des premières semaines, votre bébé ne contrôle pas sa tête. Soutenez-le en mettant une main sous ses épaules et sous sa tête.

Une sage-femme (ou votre gynécologue) vous examinera dans les jours qui suivent l'accouchement et, en fonction de votre état de santé, décidera si vous pouvez ou non quitter la maternité. Elle vérifiera que votre utérus a diminué en volume, que les lochies sont moins importantes et que la cicatrisation de votre épisiotomie ou de votre césarienne est en bonne voie. Signalez toute gêne ou douleur au moment de la miction et veillez à aller régulièrement à la selle. Si vous avez des difficultés à allaiter votre bébé, demandez de l'aide. Pour ce qui est des soins à prodiguer à votre bébé, n'hésitez pas à poser toutes les questions qui vous viennent à l'esprit au pédiatre ou à la puéricultrice.

LES RÉFLEXES DE VOTRE BÉBÉ

Les nouveau-nés ont des réflexes qui contribuent à leur survie. En plus des réflexes des points cardinaux et d'agrippement, ils ont également le réflexe de Moro : ils sursautent et tendent les bras quand ils ne sont pas soutenus. Le réflexe de la marche fait que les bébés font quelques pas dès qu'ils sont en contact avec une surface plane.

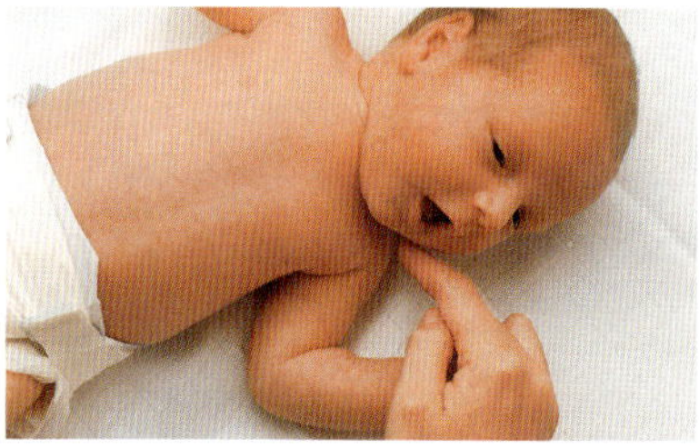

Le réflexe des points cardinaux : si vous touchez la joue de votre bébé, il tourne la tête, la bouche ouverte en quête de nourriture.

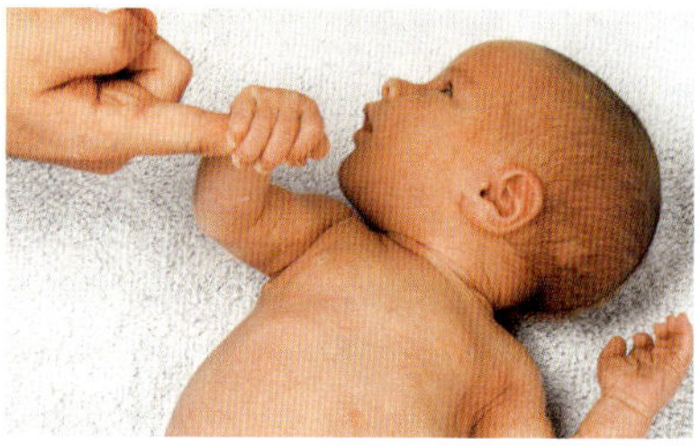

Le réflexe d'agrippement : si vous mettez votre doigt contre la paume de sa main, il ferme le poing et serre votre doigt.

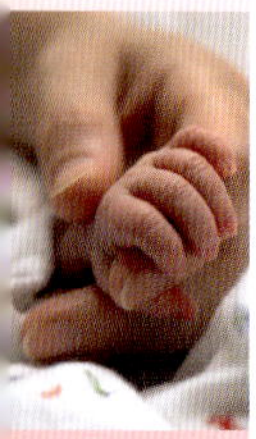

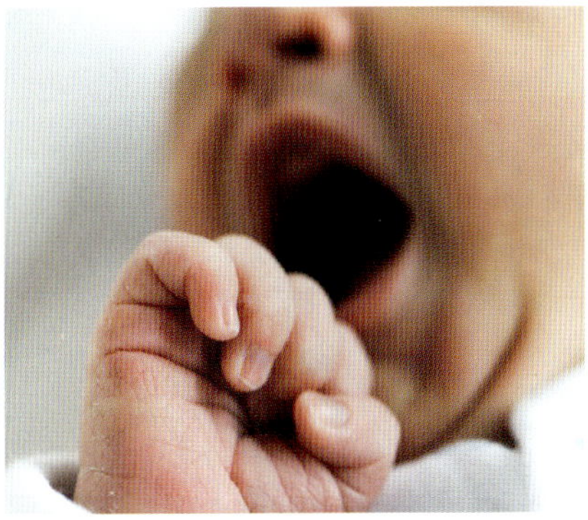

Habitudes

BÉBÉ AUJOURD'HUI

Les nouveau-nés dorment en moyenne 16 heures par jour. Certains dorment moins, d'autres dorment plus et sont plus agités. Si votre bébé est un gros dormeur, réveillez-le au minimum toutes les six heures pour le nourrir.

Si vous êtes inquiète des nouvelles responsabilités qui sont les vôtres, n'hésitez pas à demander de l'aide à votre entourage.

Profitez que vous êtes encore à la maternité pour reprendre des forces et, si vous êtes maman pour la première fois, vous familiariser avec les soins à prodiguer à votre bébé. Posez toutes les questions qui vous viennent à l'esprit et osez aborder les sujets qui vous font peur comme la mort subite du nourrisson.

Même si vous n'avez pas la possibilité de choisir vos menus, essayez d'avoir l'alimentation la plus saine qui soit et reposez-vous dès que vous en avez la possibilité. Si vous n'avez pas eu de césarienne, n'attendez pas pour tonifier les muscles du plancher pelvien (voir p. 69). Même si vous n'aimez pas prendre de médicaments, ne refusez ni les antalgiques ou les anti-inflammatoires, qui soulageront vos douleurs, ni les produits qui vous aideront à dormir.

Vous êtes contente de voir votre famille et vos amis vous visiter vous et votre bébé, mais sachez mettre un terme à ces visites si vous êtes fatiguée. En général, les bébés passent leur première nuit à la nurserie, mais si vous allaitez au sein, demandez qu'on vous l'amène la nuit pour les tétées. Demandez à le garder dans votre chambre dès la deuxième nuit. Pour être en forme, il est impératif que vous vous reposiez autant que possible dans la journée. Approchez le lit de votre bébé du vôtre afin de pouvoir le prendre facilement, notamment si vous avez eu une césarienne.

AIDER VOTRE BÉBÉ À FAIRE SON ROT

Ne recouchez jamais votre bébé avant qu'il ait fait son rot. Lorsqu'il a bu, les bulles d'air emprisonnées dans son estomac doivent être évacuées. Tenez-le tout contre vous, le dos droit. Il n'est pas indispensable de lui masser ou de lui tapoter le dos même si, *a priori*, les bébés aiment bien ça. Si possible, faites-lui faire un rot au milieu de la tétée et un à la fin. Les bébés nourris au biberon avalent plus d'air que les bébés nourris au sein. Pour éviter qu'il ne vomisse, réglez la bague du biberon afin qu'il boive lentement.

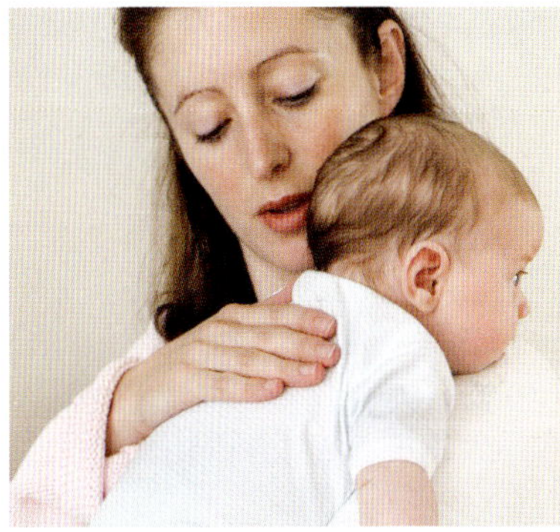

Veillez à ce que votre bébé ait le dos bien droit après avoir tété afin qu'il fasse son rot et n'ait pas de mal à digérer.

La nuit, donnez-lui la tétée en prenant soin de ne pas allumer trop de lumière, vous lui apprendrez à faire la différence entre le jour et la nuit.

Changez la couche de votre bébé seulement si elle est souillée. Si elle est propre, recouchez-le immédiatement après qu'il a fait son rot. Les bébés n'aiment pas qu'on leur passe des vêtements par-dessus la tête. Choisissez des brassières et des pyjamas que l'on enfile par les bras et qui s'attachent dans le dos ou sur le ventre.

Pour que votre bébé n'ait pas froid lorsque vous lui donnez la tétée, enveloppez-le dans un châle ou une couverture.

LES PETITS MAUX À SOULAGER

Points de suture et hémorroïdes

Outre les antalgiques, voici quelques astuces pour vous sentir mieux :

- **Asseyez-vous sur une bouée.**
- **Prenez un bain de siège** ou rincez-vous avec la pommeau de douche.
- **Pour éviter les brûlures,** faites couler de l'eau tiède sur la zone douloureuse ou prenez un bain de siège et urinez dans l'eau.

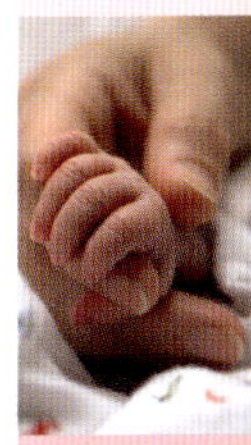

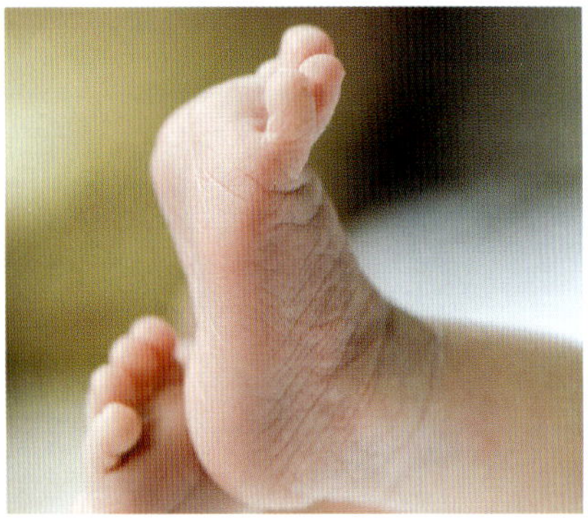

LA PREMIÈRE SEMAINE : 3e JOUR

Soins

BÉBÉ AUJOURD'HUI

Au cours des semaines qui suivent sa naissance, la peau de votre bébé est souvent sèche. Cela est temporaire et il n'est pas indispensable de mettre de la crème hydratante sur sa peau mais vous pouvez le masser avec une huile neutre.

Le colostrum a fait place au lait, ce qui semble ravir votre bébé et permet d'espacer les tétées.

Vous remarquez que vos pieds et vos mains commencent à désenfler même si vous avez encore du mal à mettre vos bagues alors que vous urinez de plus en plus. Bien vous hydrater est indispensable pour plusieurs raisons : d'abord, cela diminue les risques d'infections urinaires ; ensuite, cela permet de ne pas être constipée et favorise la montée de lait. Buvez entre deux et trois litres d'eau par jour.

Il est possible que vous ne soyez pas encore allée à la selle depuis votre accouchement, ce qui n'a rien d'étonnant. Pour favoriser le retour d'un transit normal, mangez des fruits et légumes, des produits à base de céréales complètes et buvez beaucoup d'eau.

Jusqu'à ce jour, vos seins sécrétaient du colostrum, une substance jaunâtre riche en nutriments et en anticorps. Au bout du troisième jour, les glandes mammaires produisent non plus du colostrum mais du lait, pour répondre aux besoins de votre bébé. À chaque montée de lait, vos seins sont engorgés et tendus, voire douloureux, mais au fil des jours, alors que les tétées sont de plus en plus régulières, vous êtes moins gênée.

Allaiter son enfant fatigue, profitez que vous êtes encore à la maternité pour vous reposer au maximum.

Il est probable que votre conjoint attende votre retour à la maison pour prendre son congé paternité, qu'il peut ou non cumuler avec les trois jours consentis pour la naissance de votre bébé. Lorsqu'il est présent, laissez-le prendre votre bébé, le câliner, voire lui donner le biberon si vous ne l'allaitez pas, et le changer. Pensez à déclarer votre bébé à la mairie (voir p. 455).

Il faut une à deux semaines pour que le bout du cordon ombilical tombe. Nombre de mères n'osent pas toucher l'extrémité du cordon ombilical, souvent par peur de faire mal au bébé, et ne savent pas vraiment comment le nettoyer. Inutile de le nettoyer, hormis si vous notez une irritation. Dans ce cas, lavez-le soigneusement avec une compresse de gaze stérile humide et séchez-le bien. Si la peau autour est rouge, purulente ou dégage une odeur nauséabonde, consultez.

LA PETITE TOILETTE

Il n'est pas indispensable de baigner chaque jour votre bébé, mais il est impératif qu'il ait toujours le visage, les mains et les fesses propres. Remplissez une bassine d'eau chaude, et, à l'aide d'un gant de toilette, de disques de coton et d'une serviette de toilette en coton, procédez à sa toilette. Avec le gant, nettoyez tout d'abord le visage puis les mains et enfin les fesses. Pour les yeux, prenez un disque de coton, que vous humidifiez. Utilisez un savon neutre.

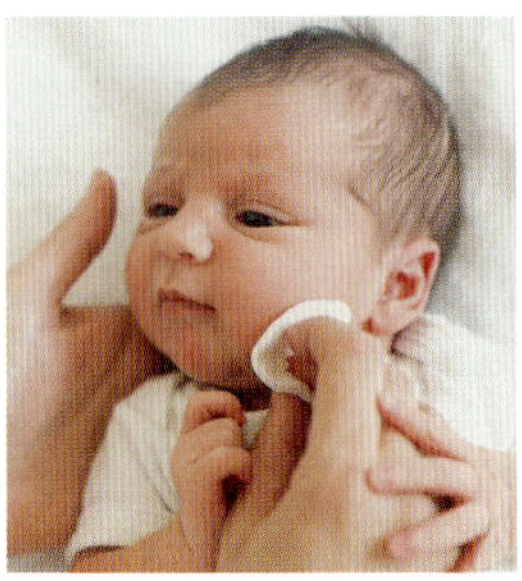

Nettoyez le visage avec de l'eau. N'utilisez pas le même coton pour les deux yeux.

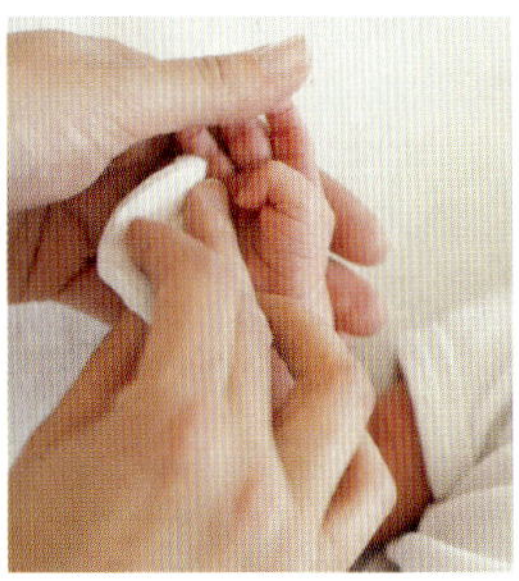

Nettoyez les mains de votre bébé : le dessus, la paume et entre les doigts.

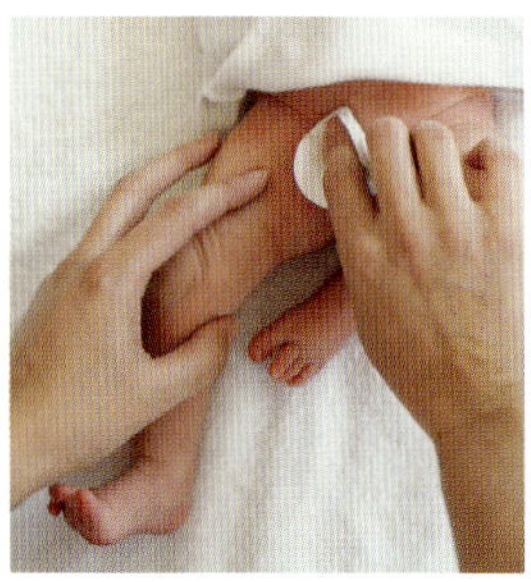

Nettoyez les fesses et les parties génitales. Rincez et essuyez bien les plis cutanés.

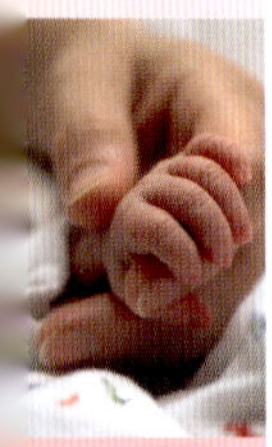

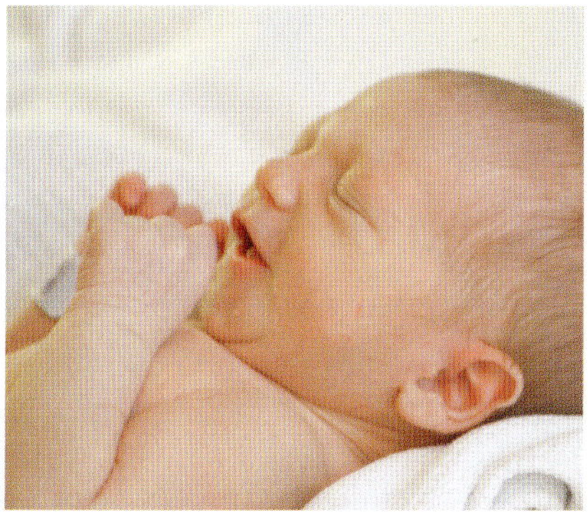

LA PREMIÈRE SEMAINE : 4e JOUR

Première sortie

BÉBÉ AUJOURD'HUI

Les nouveau-nés perdent toujours du poids dans les jours qui suivent leur naissance (environ 10 % de leur poids de naissance) puis en reprennent à partir du 5e jour. Si tout va bien pour vous et votre bébé, vous sortez de la maternité le 3e ou le 4e jour.

Vous récupérez peu à peu et vous vous sentez prête à vous retrouver chez vous avec votre bébé et votre conjoint.

Vous quittez la maternité et vous êtes ravie de vous retrouver dans votre environnement, mais vous vous sentez fragile sur le plan émotionnel et vous pleurez pour un rien : vous souffrez du baby blues. Cette sensation de mal-être est due à un changement hormonal exacerbé par la fatigue. Avec du repos et le soutien d'un entourage compréhensif, vous aurez tôt fait de retrouver votre énergie et votre joie de vivre. Si, toutefois, la situation perdure, consultez afin de ne pas tomber dans la dépression postnatale, beaucoup plus grave (voir p. 475).

Vos seins sont lourds. Allaiter votre bébé à la demande (voir p. 448) est la solution idéale. Toutefois, la fatigue peut diminuer le réflexe de rétroactivation (voir p. 449) et il est primordial que vous profitiez que votre bébé dorme dans la journée pour vous reposer. De jour comme de nuit, videz vos deux seins afin de diminuer les risques d'abcès ou de mastite (voir p. 475). Les lochies doivent avoir diminué même si elles sont encore importantes le matin au réveil ou lorsque vous allaitez.

Si vous être très fatiguée ou angoissée et que votre conjoint ne puisse pas rester quelques jours auprès de vous, demandez à un proche de venir vous aider. Même si vous ne vous en sentez pas le courage, faites chaque jour une promenade avec votre bébé, pour son bien et le vôtre.

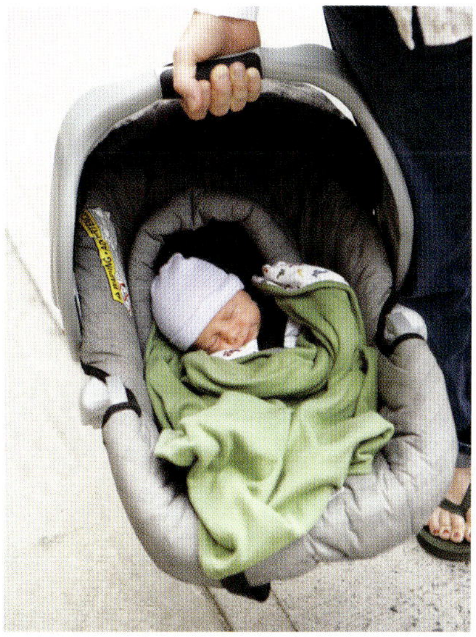

Vous pouvez emmener votre bébé en voiture à condition de bien l'installer dans un siège pour bébé homologué.

BON À SAVOIR

Vers le 4e jour, environ un tiers des nouveau-nés ont un ictère.

La jaunisse ne présente, en général, aucun danger pour le bébé. Le foie n'étant pas encore totalement efficace, elle est due à un taux élevé de bilirubine dans le sang. Un taux très élevé de bilirubine nécessite la mise en place d'un traitement par photothérapie (voir p. 477).

AIDE-MÉMOIRE

Sortir votre bébé

Avant de sortir, assurez-vous que vous emportez tout ce dont vous pourriez avoir besoin pour votre bébé.

- **Un sac à langer** avec des couches propres, du coton, un pyjama, une bouteille d'eau, un biberon et une boîte de lait en poudre si votre bébé est nourri au biberon.
- **Habillez votre bébé en fonction du temps.** En hiver, ajoutez une gigoteuse ou une couverture dans le landau ou la poussette.
- **Un tiers de la chaleur est perdu par la tête.** Lorsqu'il fait froid, mettez-lui un bonnet ou une capuche. Les grenouillères sont plus pratiques que les chaussons qui glissent. Mettez des gants à votre bébé s'il fait très froid.
- **S'il fait chaud,** assurez-vous que votre bébé est protégé des rayons du soleil.
- **Prenez du temps** pour installer votre bébé dans le porte-bébé ou monter dans les transports en commun.
- **En voiture,** mettez votre bébé dans un siège-auto homologué et respectez les consignes de sécurité.

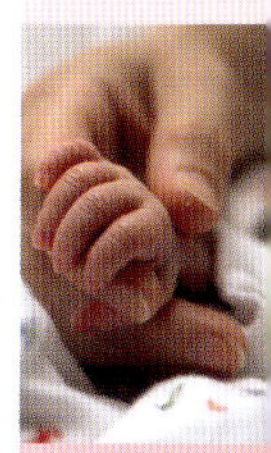

Nourrir votre bébé

Le lait maternel présente de nombreux avantages. Toutefois, si vous optez pour le biberon, sachez que votre bébé a tout autant de chances de bien se développer. L'essentiel est ce qui conditionne votre choix.

QUESTIONS/RÉPONSES

Combien de fois par jour dois-je donner le sein à mon bébé ?
Si votre bébé est né à terme et est en parfaite santé, nourrissez-le à la demande, l'intervalle entre deux tétées pouvant varier entre deux et six heures. Dans les jours qui suivent sa naissance, votre bébé boit de petites quantités de colostrum, puis ses besoins augmentent vers le 3e ou 4e jour, lorsque vos glandes mammaires commencent à produire du lait (voir ci-contre).

Comment vais-je allaiter mes jumeaux ?
Plus votre bébé tète, plus votre corps produit du lait. C'est pourquoi une femme peut parfaitement allaiter des jumeaux, voire plus. Si vos enfants sont nés prématurément, votre lait riche en anticorps les protège des infections et il est donc vivement conseillé d'allaiter au moins quelques jours. Allaitez vos enfants l'un après l'autre. Si vous préférez les allaiter ensemble, veillez à ce qu'ils soient confortablement installés. Glissez un coussin sous vos bras et n'hésitez pas à demander de l'aide si nécessaire. Vous pouvez également tirer votre lait et donner le sein à l'un alors que le père ou une autre personne donne un biberon à l'autre bébé. Mettez le second bébé au sein au milieu de la tétée pendant que le premier prend le biberon. Si vous craignez de ne pas avoir suffisamment de lait pour nourrir deux bébés, demandez conseil à une sage-femme. Pour toute information complémentaire, consultez le site de la Leche Ligue France (voir p. 480).

Les bienfaits de l'allaitement maternel

Le lait maternel est parfait pour votre bébé car il est riche en nutriments et parfaitement digeste. De plus, l'allaitement maternel diminuerait les risques de développer des allergies, d'avoir des problèmes de surpoids ou du diabète dès l'enfance et de souffrir à long terme d'une maladie cardio-vasculaire.

L'allaitement maternel est aussi bénéfique pour la mère dans la mesure où il vous aide à retrouver plus rapidement votre silhouette d'avant la grossesse : pour produire du lait, votre corps dépense une grande quantité d'énergie. D'autre part, il diminuerait le risque de cancer du sein ou des ovaires et d'ostéoporose.

Enfin, l'allaitement est la meilleure manière d'établir des liens privilégiés sur les plans physique et émotionnel entre vous et votre bébé.

La montée de lait

Dans les jours qui suivent la naissance, les glandes mammaires sécrètent du colostrum, une substance jaunâtre qui contient les nutriments et les anticorps qui permettent à votre enfant de lutter contre les infections de l'oreille, des voies respiratoires et du système gastro-intestinal.

Le troisième jour, ou parfois plus tard, le corps commence à produire du lait contenant lui aussi tous les nutriments nécessaires au développement de votre bébé. Vos seins sont lourds et sensibles et

LA BONNE TECHNIQUE

La mise au sein

À chaque tétée, vérifiez que votre bébé est bien installé : c'est le gage qu'il sera bien nourri et que vous ne vous ferez pas mal. Le bébé doit ouvrir grande la bouche et prendre la quasi-totalité de l'aréole. La lèvre supérieure est relevée et le bébé effectue des mouvements de succion, ce qui explique un tiraillement dans tout votre sein qui doit s'estomper au bout de quelques jours.

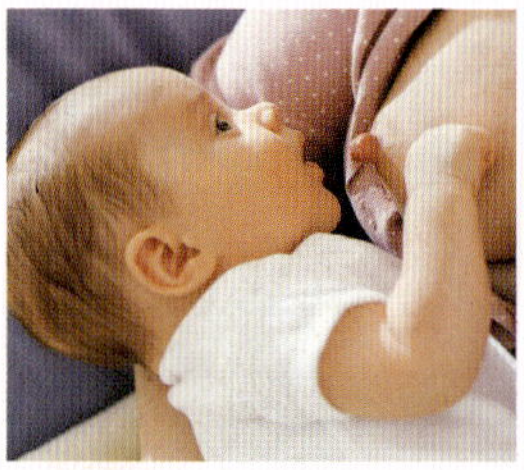

Installez votre bébé de manière qu'il soit au niveau de votre sein, la bouche et le nez tournés vers le mamelon.

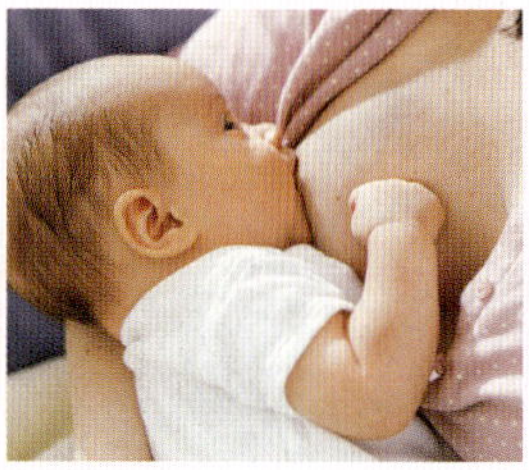

Lorsque votre bébé ouvre la bouche, rapprochez-le de votre sein en veillant à ce qu'il prenne le mamelon et l'aréole dans sa bouche.

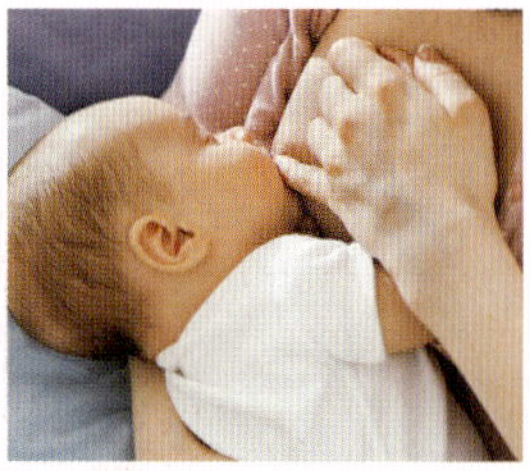

Pour que votre bébé lâche le sein, insérez votre doigt à la commissure de ses lèvres pour qu'il ne puisse plus tirer sur le mamelon.

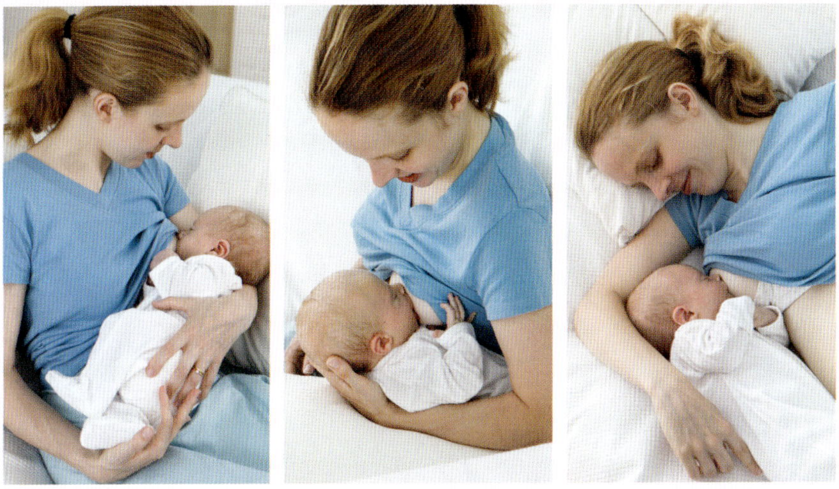

Installez-vous confortablement ventre contre ventre, et laissez-le téter (à gauche). **La position du « ballon de rugby »** permet au bébé d'être parfaitement détendu (au milieu). **La position allongée** (à droite) est recommandée aux femmes ayant accouché par césarienne.

il est primordial que vous vérifiiez après chaque tétée qu'ils sont totalement vides afin d'éviter tout risque d'engorgement.

Bien allaiter

Bien qu'étant un processus naturel, l'allaitement maternel peut s'avérer difficile. Installez-vous confortablement et positionnez votre bébé de manière qu'il prenne bien le sein.

Votre dos doit être soutenu : glissez si nécessaire un coussin au niveau de vos lombaires. Prenez votre bébé tout contre vous, ventre contre ventre. Si vous êtes plus à l'aise, tenez votre bébé avec sa tête au niveau de votre sein et son corps sous votre bras. Cette position est vivement conseillée si l'allaitement est douloureux. Autre possibilité : allongez-vous et allongez votre bébé tout contre vous, sa tête au niveau de votre sein. Essayez ces trois positions et voyez celle qui convient le mieux à vous et à votre bébé.

Une fois installé, votre bébé ouvre la bouche et le réflexe de rétroactivation se met en route. À chaque succion, vous sentez des picotements dans le mamelon, qui stimulent la production de lait. Votre bébé fait des pauses et s'arrête de téter lorsqu'il est repu.

Si possible, buvez un verre d'eau pendant la tétée ou juste après.

L'allaitement au biberon

Il nécessite plus de préparation que l'allaitement maternel mais présente un avantage non négligeable à savoir l'implication de votre conjoint. Ayez toujours à portée de la main 4 à 6 biberons propres et stérilisés de 125 ou 250 ml, des tétines, un goupillon et du lait en poudre pour nouveau-nés. Pour stériliser les biberons, prévoyez soit un stérilisateur (électrique ou à mettre au micro-ondes) ou encore des capsules à diluer dans l'eau. Nettoyez soigneusement les biberons avec de l'eau chaude, pas trop de liquide vaisselle, et un goupillon. Rincez-les puis stérilisez-les. Versez de l'eau minérale ou de l'eau bouillie refroidie dans le biberon et ajoutez le lait en poudre en suivant les recommandations du fabricant. Vérifiez la température du lait en versant une goutte de liquide sur le dos de votre main. Le lait doit être tiède. Si nécessaire, refroidissez-le en faisant couler de l'eau froide sur le biberon tout en le remuant. Installez votre bébé en calant sa tête dans le creux de votre coude et en veillant à ce que son dos repose sur votre bras. Introduisez doucement la tétine dans sa bouche : elle doit être remplie de lait afin qu'il n'avale pas d'air. Si votre bébé ne finit pas son biberon, jetez le reste du lait.

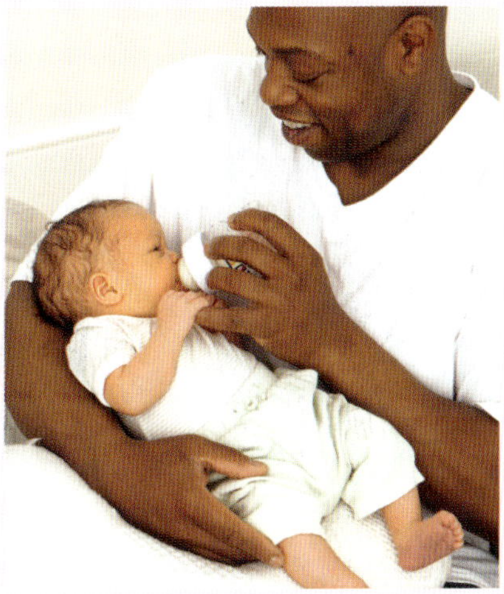

Laissez votre conjoint donner le biberon à votre bébé afin que les liens se tissent entre eux et profitez de ce temps pour vous reposer.

TIRER SON LAIT

Plus de lait

Tirer votre lait favorise sa production, vous permet d'avoir un biberon de prêt quand vous sortez ou de déléguer la tétée lorsque vous être trop fatiguée. Vous pouvez tirer votre lait juste après la naissance, mais il est conseillé d'attendre la quatrième semaine que le rituel des tétées soit bien établi. Le lait maternel se conserve dans un biberon 24 heures au réfrigérateur ou 3 mois au congélateur. Pour le décongeler, trempez le contenant dans de l'eau chaude.

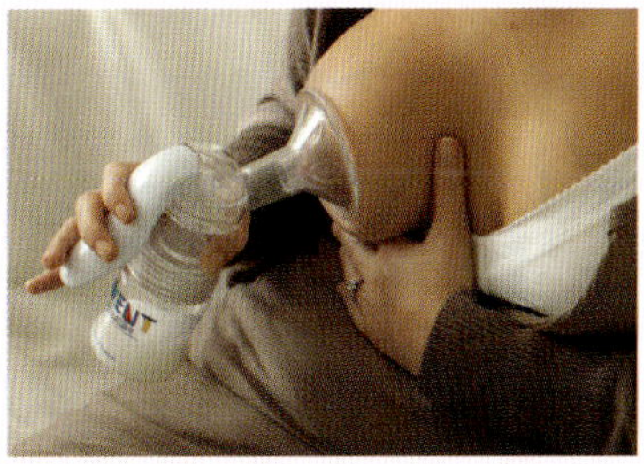

Les tire-lait peuvent être électriques ou manuels, comme ci-dessus.

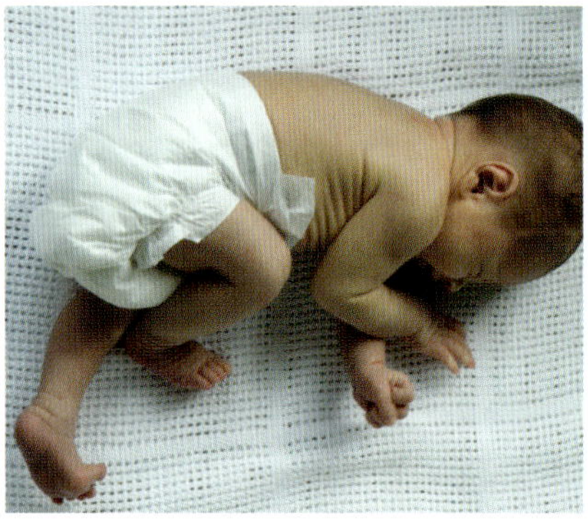

LA PREMIÈRE SEMAINE : 5e JOUR

Visite médicale

BÉBÉ AUJOURD'HUI

De retour chez vous, il est conseillé de prendre contact avec le médecin et le pédiatre de votre choix qui assureront le suivi de votre bébé. La première visite permet de dresser un bilan – taille, poids, tension artérielle, etc. – et de déceler toute anomalie éventuelle.

Essayez de consacrer du temps à vos autres enfants et aidez-les à accepter l'arrivée dans la famille d'un nouveau venu.

Prenez dès aujourd'hui rendez-vous avec votre médecin traitant, le pédiatre de votre choix ou un centre de PMI (protection maternelle et infantile) pour mettre en place le suivi de l'enfant. Profitez de ce rendez-vous pour parler des problèmes éventuels que vous rencontrez au moment de la tétée et posez toutes les questions que vous voulez quant à votre état physique. Vos seins sont probablement moins sensibles, le volume de votre utérus diminue progressivement mais vous le sentez encore lorsque vous appuyez sur votre ventre. Si vous avez eu des points de suture et que la zone soit douloureuse, signalez-le à votre médecin.

La jaunisse n'est pas dangereuse (voir p. 477). L'objectif de cette première visite postnatale est de faire le point et de déceler tout problème, par exemple, une mauvaise hydratation de votre bébé.

L'arrivée d'un nouveau-né dans la famille n'est jamais sans conséquence pour la fratrie et vous avez un rôle crucial à jouer. Encouragez vos aînés à vous aider, en fonction bien évidemment de leur âge. Par exemple, un enfant de deux ans peut pousser le landau ou aller chercher une couche propre alors qu'un enfant de cinq ans peut, en étant assis, tenir un bébé dans ses bras et lui chanter une chanson.

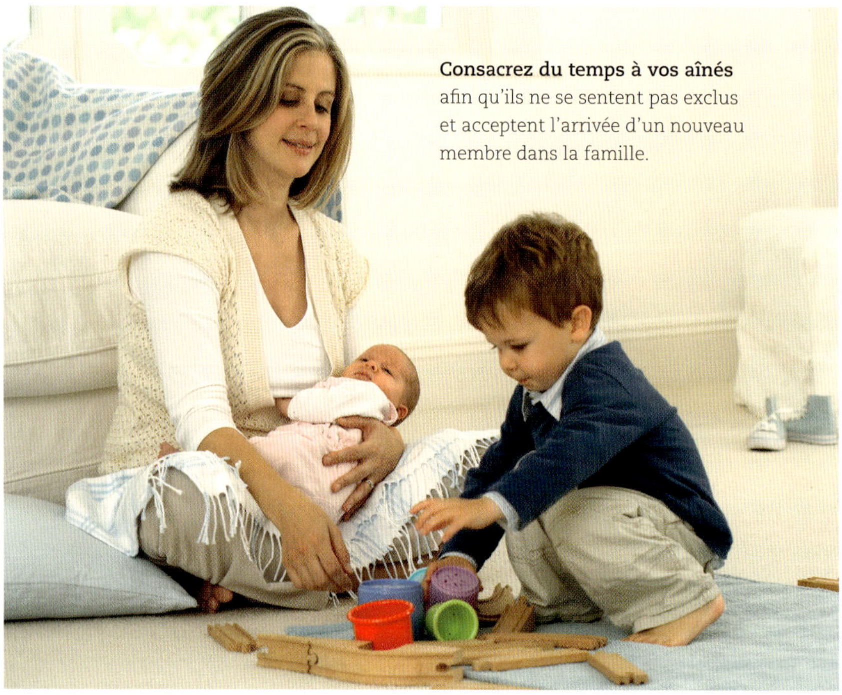

Consacrez du temps à vos aînés afin qu'ils ne se sentent pas exclus et acceptent l'arrivée d'un nouveau membre dans la famille.

GROS PLAN SUR... LES JUMEAUX

Comment s'organiser

Voici quelques conseils pour répondre aux besoins de vos jumeaux :

- Définissez des priorités et demandez de l'aide si nécessaire. Faites vos achats en ligne.
- Ne donnez pas tous les jours un bain à vos enfants sauf si c'est un vrai plaisir pour vous et pour eux.
- Lors des visites, ne cherchez pas à être une maîtresse de maison parfaite.
- Donnez une tétine à vos bébés s'ils pleurent afin qu'ils se calment plus vite.
- Chaque jour, accordez-vous des moments de répit.

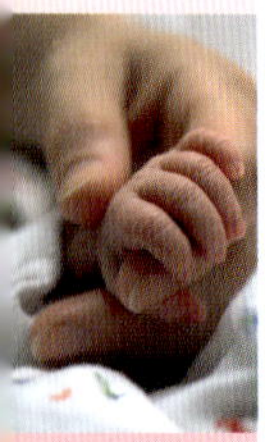

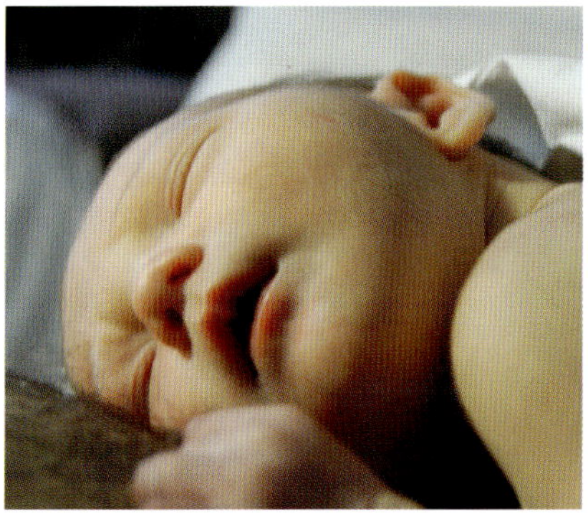

Le bon équilibre

BÉBÉ AUJOURD'HUI

Désormais, les tétées se passent bien. Il est fréquent que les bébés régurgitent après une tétée et cela ne doit nullement vous inquiéter. Toutefois, n'hésitez pas à le signaler à votre médecin traitant, au pédiatre ou à une puéricultrice de la PMI.

Vous et votre conjoint êtes de plus en plus à l'aise pour prendre le bébé dans vos bras, le câliner et, vous, lui donner la tétée.

Nombre de parents sont angoissés au moment du bain et craignent que leur bébé ne leur échappe des mains lorsqu'il est mouillé. D'autres redoutent de le voir manifester son mécontentement lorsqu'ils le déshabillent et le mettent dans l'eau. Le bain doit être source de plaisir et si, manifestement, votre bébé déteste ça, contentez-vous d'une petite toilette (voir p. 446). Pour que tout se déroule au mieux, veillez à avoir tout ce dont vous avez besoin à portée de main et, avant de déshabiller votre bébé, assurez-vous que la pièce est bien chauffée. Une fois le bain terminé, séchez et habillez votre bébé sans attendre.

Au cours des 2 prochaines années, changer les couches va vite devenir l'une de vos activités les plus répétitives. Faites-le seulement lorsqu'elle est souillée ou très mouillée. Avant de retirer la couche, essuyez le maximum de selles puis lavez les fesses, avec un coton imbibé d'eau, des parties génitales vers l'anus afin d'éviter la propagation de germes. Inutile de mettre une crème protectrice si les fesses ne sont pas irritées car elle risque d'empêcher l'absorption de l'urine par la couche. Veillez à bien positionner la couche afin d'éviter les fuites.

DONNER LE BAIN À VOTRE BÉBÉ

Installez-vous dans une pièce bien chauffée et ayez une serviette de toilette, une couche et des vêtements propres à portée de main. Remplissez à moitié une bassine ou une baignoire pour bébé avec de l'eau à 37 °C. Dès que votre bébé est lavé, sortez-le du bain. N'utilisez pas de talc car il pourrait en inhaler.

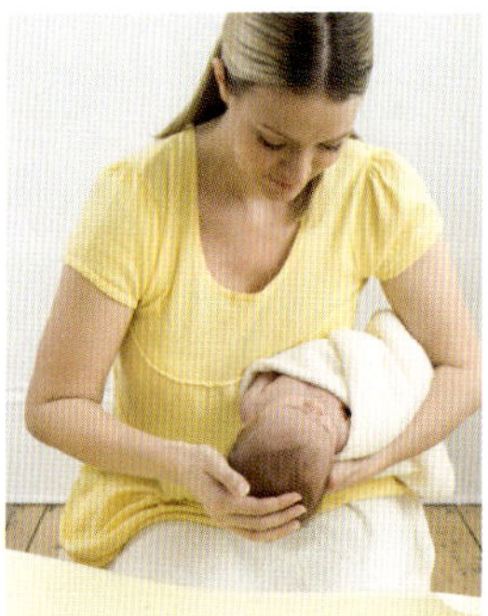

Enveloppez votre bébé dans une serviette de bain. Soutenez sa tête et ses épaules et mouillez-lui la tête.

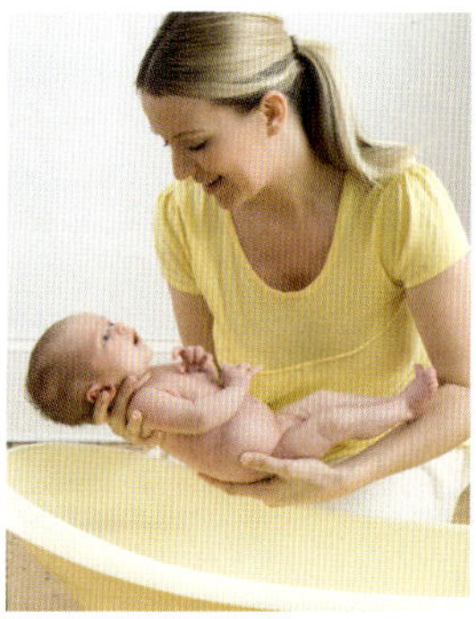

Enlevez la serviette et mettez doucement votre bébé dans l'eau en soutenant sa tête, ses épaules et ses fesses.

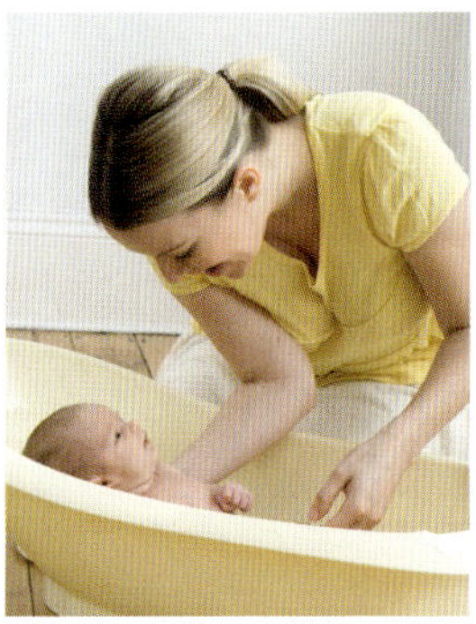

En soutenant sa tête, lavez-le avec un gant de toilette en commençant par le visage et en terminant par les fesses.

AIDE-MÉMOIRE

Reprendre le sport

Dès que vous vous en sentez capable, faites des exercices physiques, sans forcer.

- Surveillez votre posture, évitez de mettre votre dos et votre abdomen sous contrainte.
- Sollicitez les muscles du plancher pelvien (voir p. 69).
- Si vous avez eu une césarienne, pendant 6 semaines ne faites que des mouvements de bras et de jambes.
- Commencez par des exercices, comme la marche et la méthode Pilates. Augmentez progressivement la durée et l'intensité des séances. Faites quelques exercices pour tonifier vos abdominaux (voir p. 456).
- Si vous saignez ou si vous avez la tête qui tourne, consultez.
- N'allez pas au-delà de vos limites.

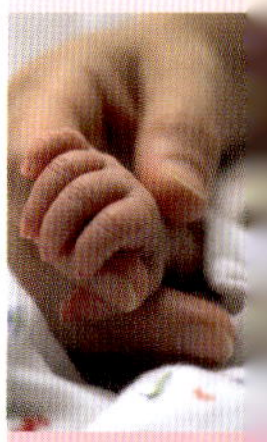

Les unités de soins spécifiques

En France, sur 1 000 nouveau-nés, 100 naissent avec des problèmes médicaux peu graves et transitoires, 60 présentent un risque grave et 20 sont en situation de détresse vitale.

Un bébé peut nécessiter des soins spécifiques, notamment s'il est né prématuré (avant la 37e SA). Un bébé peut rester de quelques jours à plusieurs mois dans une unité de soins spécifiques ou de soins intensifs.

Les unités néonatales de soins intensifs

Toutes les maternités ne possèdent pas d'unités de soins spécifiques et si votre bébé a besoin d'assistance après la naissance, il se peut que vous soyez tous deux transférés dans une maternité de niveau II ou de niveau III (voir p. 103).

Une hospitalisation dans ce type de service est toujours source d'angoisse pour les parents. Il est primordial que vous sachiez qui a la charge de votre enfant, quels traitements sont mis en place et que vous soyez constamment informée de l'évolution de la santé de votre bébé.

En fonction de son état de santé, votre bébé sera pris en charge par une équipe spécialisée pour certains types de soins : surveillance continue et rapprochée, réanimation ou soins après une intervention chirurgicale.

La plupart du temps, les enfants en unité de soins spécifiques, intensifs ou non bénéficient de traitements nécessitant la mise en place de matériel parfois traumatisant pour les parents (respirateur, sondes, perfusions, etc.). Ne vous laissez pas impressionner et dites-vous que tous ces équipements sont là pour aider votre enfant à passer ce cap difficile.

Le personnel médical est spécialisé dans les soins postnatals. N'hésitez pas à poser des questions et tenez-vous informée de l'évolution de l'état de santé de votre bébé.

LE RÔLE DES PARENTS

Comment aider votre bébé

Avoir son enfant dans une unité de soins spécifiques est toujours extrêmement traumatisant. Les parents se sentent parfois exclus alors qu'en fait leur présence est primordiale. La meilleure chose que vous puissiez faire pour votre bébé est de tirer votre lait. En effet, le lait maternel est le meilleur lait qui soit pour un enfant prématuré. Par ailleurs, il peut être congelé et utilisé le moment venu.

Si le traitement mis en place le permet, vous et votre conjoint devez prendre votre bébé dans vos bras et le câliner le plus possible. S'il est sous respirateur, demandez à une puéricultrice de vous aider. Les bébés adorent les contacts peau contre peau. Prenez votre bébé tout contre vous. Lui parler, lui raconter une histoire et lui chanter une chanson sont autant de petites choses qui permettront peu à peu de tisser des liens entre vous. Si cela est possible, changez-le et nourrissez-le même s'il a une sonde.

Passez le maximum de temps avec lui, notamment si vous l'allaitez, afin de stimuler le réflexe de rétroactivation (voir p. 449). Veillez toutefois à ne pas vous épuiser.

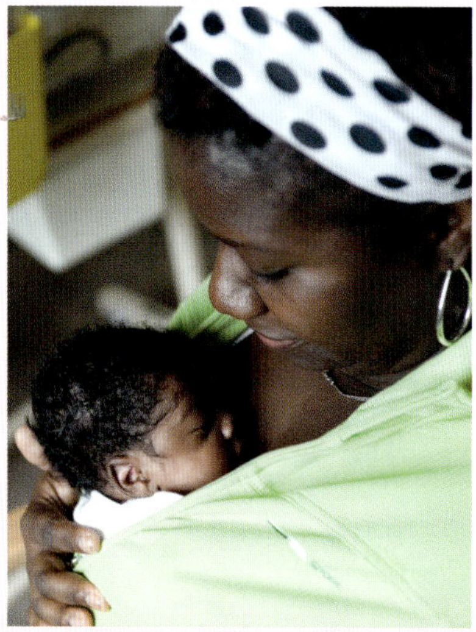

Tenez votre bébé tout contre vous, peau contre peau, afin qu'il se sente rassuré et qu'il réussisse à franchir ce cap difficile.

Les soins prodigués au bébé

Il est possible que votre bébé ait un traitement médicamenteux et subisse nombre d'examens. Les enfants sont souvent placés sous respirateur.

Les examens et les radiographies Les prises de sang permettent de déceler une infection, une anémie ou un dysfonctionnement rénal, de définir les taux d'oxygène et de gaz carbonique, de doser la glycémie (taux de sucre dans le sang) et d'identifier le groupe sanguin. La fréquence des prises de sang dépend de l'état de santé du bébé et de sa prématurité. Dans une unité des soins intensifs, il y a au minimum une prise de sang par jour. Il est parfois nécessaire de faire une radiographie aux grands prématurés afin d'avoir une image des poumons et des autres organes.

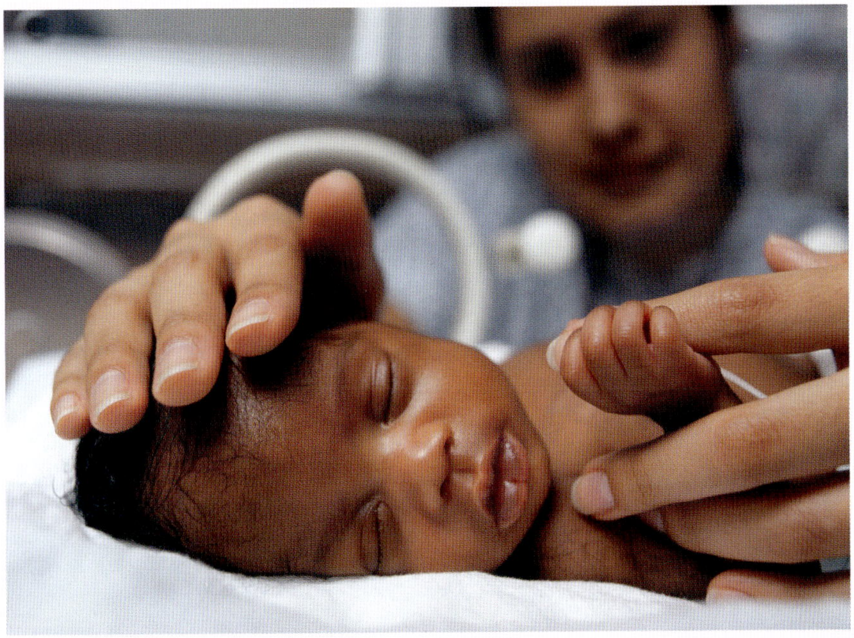

Les parents sont vivement encouragés à toucher, caresser et câliner leur bébé et à passer le maximum de temps avec lui pour lui parler, lui raconter une histoire ou lui chanter une chanson.

L'assistance respiratoire Certains bébés ont besoin d'un faible apport en oxygène alors que d'autres ont besoin d'un apport constant par le biais d'un tube inséré dans le nez ou – pour les grands prématurés – dans la trachée. Le tube est connecté à un ventilateur qui achemine l'air dans les poumons. Les bébés font l'objet d'une surveillance continue afin que le personnel sache précisément à quel moment l'assistance respiratoire n'est plus nécessaire.

La plupart des bébés en soins intensifs sont alimentés par des perfusions via lesquelles le personnel médical injecte également des antibiotiques ou autres médicaments prescrits. Lorsque les prises de sang sont très nombreuses, le bébé doit généralement être transfusé. En effet, la moelle osseuse n'est pas assez mature pour remplacer suffisamment vite les globules rouges.

Pour prévenir les infections, des antibiotiques sont prescrits tout comme d'autres médicaments visant à stabiliser la tension artérielle du bébé. Des sédatifs sont souvent administrés au bébé afin de prévenir ou soulager la douleur. Il semblerait que l'administration d'un liquide sucré avant une piqûre diminue la douleur.

BON À SAVOIR

Le calme est un élément bénéfique à la convalescence du bébé.

Selon plusieurs études, les enfants soignés dans un service calme où les lumières sont tamisées et les bruits feutrés se remettent plus rapidement que les enfants exposés à une lumière vive et agressive de jour comme de nuit.

Soutenir son bébé

Les visites des parents dans les unités de soins spécifiques sont toujours encouragées. En effet, il est primordial que votre bébé sente votre présence à ses côtés. Même si vous ne pouvez pas le toucher, parlez-lui. Le son de votre voix le rassurera et l'aidera à surmonter l'épreuve. Il se peut que les visites autres que celles du père ou de la mère soient interdites afin de ne pas perturber la bonne marche du service.

QUI FAIT QUOI

L'équipe soignante

Votre bébé risque de passer plusieurs semaines en unité de soins spécifiques, vous apprendrez sans doute à connaître le personnel.

Les néonatologues sont des pédiatres qui, à l'issue du cursus classique, se spécialisent dans les soins dispensés aux nouveau-nés malades. Le néonatologue est, généralement, le responsable de l'unité de soins. Il travaille conjointement avec d'autres médecins (cardiologues, chirurgiens, dermatologues, etc.) eux aussi spécialisés dans les traitements néonatals. Le néonatologue est généralement assisté de pédiatres.

Les pédiatres sont des médecins spécialisés dans les soins du nouveau-né, de l'enfant et de l'adolescent. Les pédiatres qui choisissent d'exercer dans une unité de soins spécifiques suivent régulièrement des formations sur les traitements postnatals.

Le psychomotricien s'assure que l'enfant s'adapte correctement à son environnement.

Le kinésithérapeuthe intervient notamment au niveau respiratoire pour lutter contre l'encombrement bronchitique.

Tout le personnel travaillant dans une unité des soins spécifiques et/ou intensifs est trié sur le volet. En effet, il faut être capable d'intervenir dans l'urgence, savoir prendre rapidement des décisions, garder son calme et être psychologue lorsqu'on s'adresse aux familles. Heureusement, nombre d'enfants ressortent en pleine forme de ces services : une récompense bien méritée !

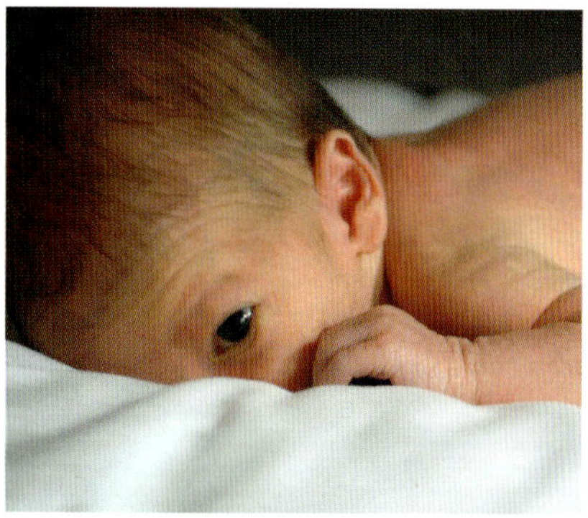

LA PREMIÈRE SEMAINE : 7e JOUR

Être à l'écoute

BÉBÉ AUJOURD'HUI

La vitamine K joue un rôle essentiel dans la coagulation du sang. Si votre bébé a eu une dose par voie orale, une autre dose doit lui être administrée aujourd'hui. Si vous allaitez votre bébé, une dose supplémentaire devra être prise le 28e jour suivant la naissance.

Alors que les liens entre vous et votre bébé se tissent peu à peu, vous commencez à percevoir ses besoins de manière plus intuitive.

AIDE-MÉMOIRE

Les pleurs d'un bébé

Pour identifier l'origine des pleurs de votre bébé, passez en revue les points ci-dessous. Si votre bébé pleure plus de 3 heures par jour, demandez un avis médical.

- **La faim est la principale raison des pleurs.** Dès que vous le mettez au sein, que vous lui donnez le biberon, une tétine ou un doigt, il se calme.
- **Les pleurs dus à la douleur** sont facilement identifiables. Le bébé lève ses jambes et se cambre. Si vous ne savez comment agir, consultez.
- **Une couche mouillée ou sale** est peu confortable et peut le gêner.
- **Votre bébé réclame un câlin.** Les premiers temps, un nouveau-né a besoin d'être rassuré. N'hésitez pas à le prendre dans vos bras, à le mettre contre vous et à le bercer.
- **Votre bébé est surexcité.** Installez-le dans une pièce calme. Les nouveaux parents sont parfois tellement angoissés de mal faire qu'ils en oublient parfois la règle fondamentale : un bébé a besoin de calme.

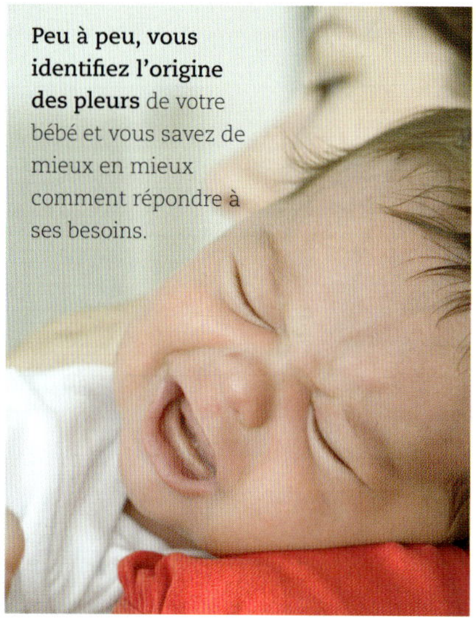

Peu à peu, vous identifiez l'origine des pleurs de votre bébé et vous savez de mieux en mieux comment répondre à ses besoins.

Pleurer est la seule manière qui permet à votre enfant d'attirer votre attention. Les futurs parents se demandent souvent s'ils parviendront à deviner ce que veut leur bébé. Même si, dans un premier temps, vous vous dites que tous les pleurs de votre bébé se ressemblent, vous saurez très rapidement les différencier.

Dans le meilleur des cas, vous avez entretenu vos muscles pelviens durant votre grossesse (voir p. 69). Cela va diminuer les risques d'incontinence urinaire d'effort (voir p. 475). Par ailleurs, stimuler les muscles du plancher pelvien favorise l'apport sanguin vers le périnée et diminue la gêne et la douleur.

LE TEST DE GUTHRIE

Certains bébés naissent avec des problèmes qui, s'ils sont détectés suffisamment tôt, peuvent être traités et permettre à ces enfants de vivre mieux que si la maladie n'est pas identifiée et que les symptômes se développent, pouvant causer des dommages irréversibles.

Le test de Guthrie consiste à prélever quelques gouttes de sang au niveau du talon le 4e ou le 5e jour suivant la naissance. Le sang est envoyé dans un laboratoire qui le met au contact d'une culture de bactéries dont la croissance est stimulée par la phénylalaline, dont l'accumulation dans le sang provoque des maladies héréditaires.

Parmi les anomalies recherchées : une phénylcétonurie pouvant provoquer un retard mental, une hypothyroïdie congénitale, une anémie à hématies falciformes, la mucoviscidose, la drépanocytose, ou une autre maladie génétique du même ordre.

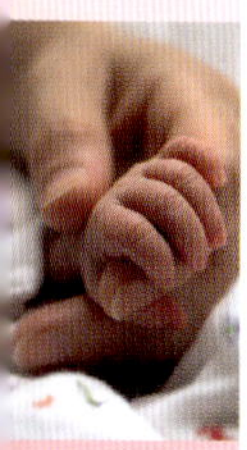

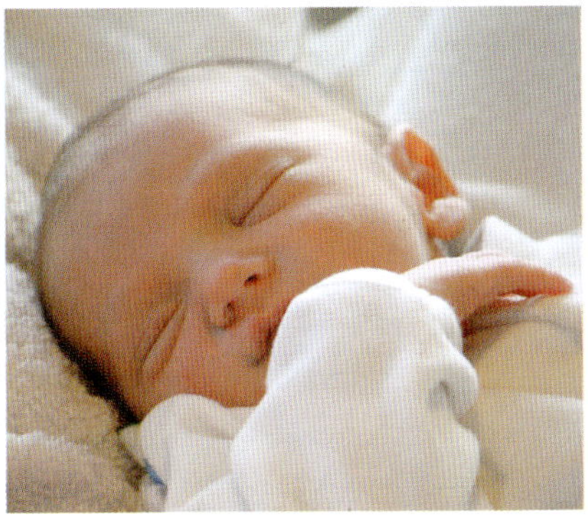

Vivre bien

BÉBÉ AUJOURD'HUI

Les selles d'un bébé nourri au sein sont plus liquides, plus jaunes et moins nauséabondes que les selles d'un bébé nourri au biberon, qui sont plus fermes, plus malodorantes et de couleur marron.

Un mode de vie sain et équilibré ne peut que vous être bénéfique sur le plan physique et mental.

Il est primordial de privilégier une alimentation équilibrée (voir p. 14-17) afin d'avoir assez d'énergie pour répondre aux besoins de votre bébé. Si vous l'allaitez, vous pouvez consommer au quotidien 500 Kcal de plus que si vous lui donniez le biberon. Buvez beaucoup d'eau et évitez les boissons riches en caféine. Si vous avez été anémiée durant votre grossesse ou si vous avez perdu beaucoup de sang après l'accouchement, privilégiez les aliments riches en fer (brocolis et épinards) (voir p. 84) et les boissons et les aliments riches en vitamine C qui favorise son absorption.

Évitez autant que possible de fumer.

Prendre en charge à 100 % votre bébé peut vous sembler être la meilleure solution. Sachez, toutefois, qu'il est primordial d'impliquer le papa afin qu'il ne se sente pas exclu. Votre conjoint doit se familiariser avec son nouveau rôle et il est normal qu'il ait ses propres angoisses et inquiétudes. Aidez-le à prendre confiance en lui en le laissant s'occuper de son bébé, ce qui par ailleurs ne fera que renforcer les liens qui peu à peu se tissent entre eux. Profitez qu'il soit disponible pour s'occuper de votre bébé et avoir un peu de temps libre ou prendre du repos. L'arrivée d'un bébé bouleverse la vie de couple : exprimez vos doutes, vos craintes et faites en sorte que la transition se passe en douceur pour chacun de vous.

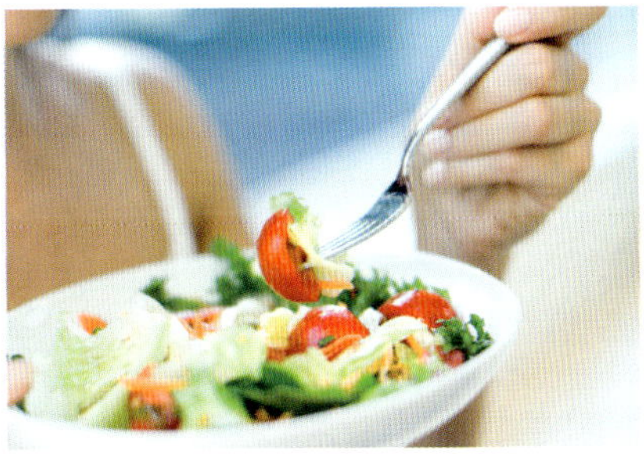

Consommez des produits frais afin d'avoir un apport suffisant en vitamines et minéraux.

BON À SAVOIR

La déclaration de naissance

Cette formalité doit être accomplie dans les 3 jours ouvrés qui suivent la naissance à la mairie du lieu de naissance. L'acte de naissance est rédigé sur présentation du certificat de naissance établi par la maternité.

SURVEILLER LES SELLES ET LES URINES DE VOTRE BÉBÉ

L'aspect des selles et des urines varie et certains signes doivent vous alerter. Consultez si vous notez un changement de couleur et/ou des traces de sang.

Ce qui est normal

- Une fois que tout le méconium (voir p. 444) est évacué, les selles sont vert foncé, vert jaunâtre, jaune vif, orange ou marron. La couleur des selles peut varier au cours de la journée.
- Si votre bébé est nourri au sein, ses selles sont molles, grumeleuses et jaune vif.
- Si votre bébé est nourri au biberon, ses selles sont fermes, plus homogènes et marron.
- La couche peut avoir des taches roses ou rouge orangé du fait de la présence de cristaux d'urée, ce qui est très fréquent dans les semaines qui suivent la naissance notamment chez les bébés nourris au sein.
- La fréquence des selles est variable selon les bébés : après chaque tétée ou une fois par jour.
- L'urine doit être jaune ou claire.

Ce qui n'est pas normal

- Des selles blanches ou ayant la consistance du ciment ; elles sont souvent liées à un problème gastrique.
- Du sang mélangé aux selles laissant supposer une allergie au lait.
- Des urines foncées, signes d'une déshydratation ou d'un ictère (jaunisse). Dans tous les cas, consultez au plus vite.

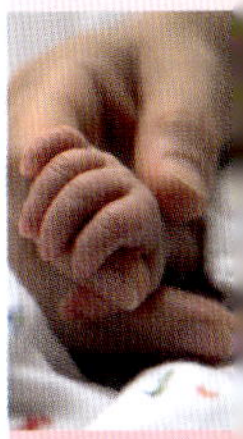

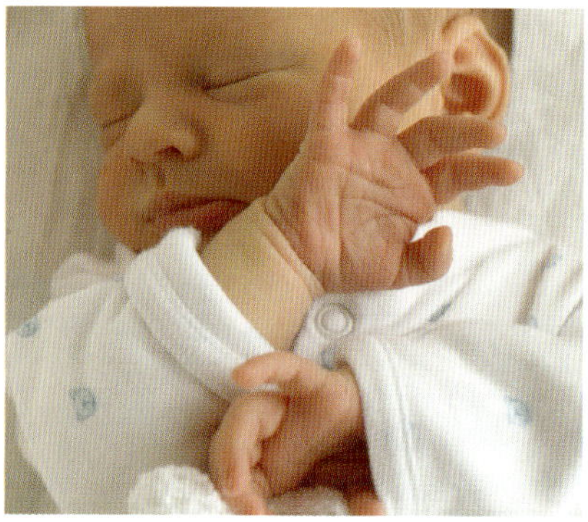

LA DEUXIÈME SEMAINE : 9e JOUR

Penser à soi

BÉBÉ AUJOURD'HUI

Si votre bébé vomit beaucoup et ne grossit pas, il est probable qu'il souffre d'un reflux gastro-œsophagien (voir p. 477). Ce trouble, dû à l'immaturité des muscles de l'estomac, disparaît mais nécessite parfois la mise en place d'un traitement médicamenteux.

Vous commencez à vous adapter aux bouleversements de votre vie dus à la maternité.

Pour compenser le manque de sommeil nocturne et pouvoir, néanmoins, répondre aux besoins de votre bébé, n'hésitez pas à faire une sieste dès que vous le pouvez. Vous vous sentez peut-être isolée et n'avez plus de repères dans le temps car les jours et les nuits sont quasiment identiques. Pour vous redonner du courage, demandez à une amie ou à un membre de votre famille de prendre le relais et offrez-vous une pause. Vous et votre conjoint devez prendre du temps l'un pour l'autre.

PETITS SECRETS DE FEMMES

Retrouver un ventre plat

Pour récupérer rapidement d'un accouchement et retrouver un corps tonique, travaillez vos abdominaux.

- Asseyez-vous le dos droit et contractez vos abdominaux pendant 60 secondes au moins une fois par heure.
- En position debout, gardez le dos droit et étirez votre colonne vertébrale.
- Lorsque vous vous en sentez capable, faites des enroulements du tronc. Si vous avez eu une césarienne, n'entreprenez rien avant 6 semaines.

LES PROBLÈMES DE L'ALLAITEMENT

Pour beaucoup, l'allaitement maternel est un processus naturel bénéfique à la fois à la mère et au bébé qui est évident. Cependant, pour un grand nombre de femmes, l'allaitement peut s'avérer étonnamment difficile et, pour passer ce cap, un soutien est indispensable. Des seins engorgés et des mamelons douloureux sont monnaie courante. Savoir comment éviter ou traiter ces problèmes est la seule manière de continuer à allaiter et ne pas abandonner.

Le secret pour ne pas avoir mal aux mamelons est de veiller à ce que votre bébé prenne bien le sein (voir p. 448). Il faut que le bébé prenne dans sa bouche toute l'aréole (zone sombre). Par ailleurs, l'engorgement des seins peut rendre la mise au sein difficile. Tirez un peu de lait avant chaque tétée et vous verrez que tout se passera mieux. Dès que vous en avez l'occasion, mettez vos seins à l'air et, lorsque vous mettez votre soutien-gorge, protégez vos mamelons avec un coussinet d'allaitement afin qu'ils restent secs.

Pour désengorger vos seins, tirez votre lait entre chaque tétée. Une compresse chaude soulage également.

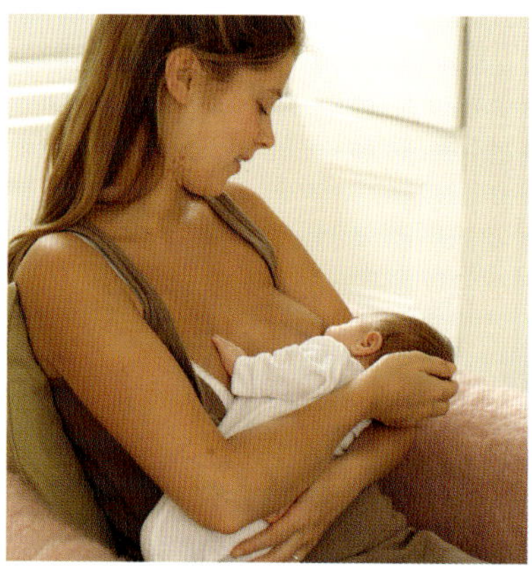

Pour ne pas avoir mal aux mamelons, veillez à ce que votre bébé prenne bien le sein.

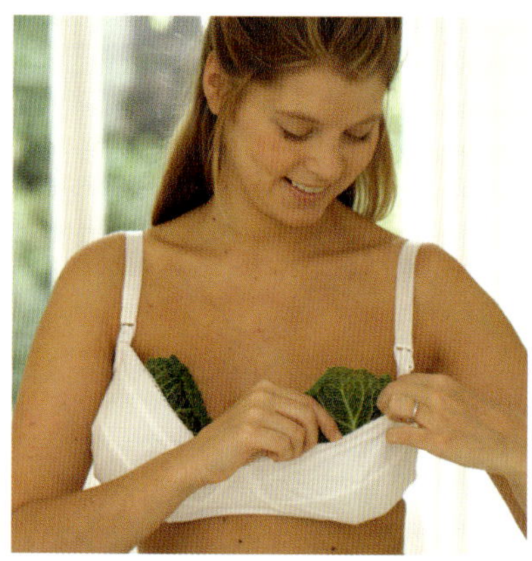

Pour calmer une inflammation des seins, glissez une feuille de chou glacée dans votre soutien-gorge.

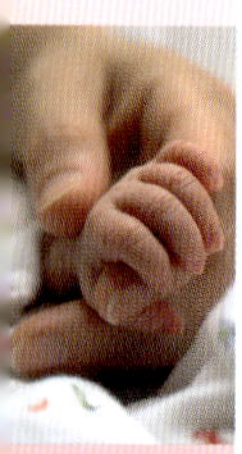

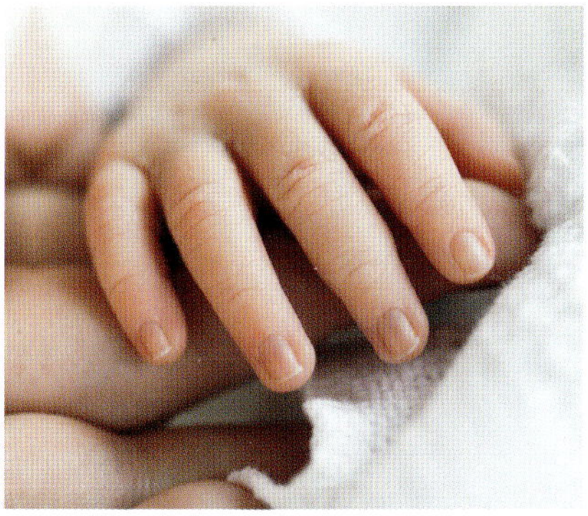

LA DEUXIÈME SEMAINE : 10e JOUR

Stimuler le bébé

BÉBÉ AUJOURD'HUI

Votre bébé doit normalement avoir repris le poids perdu à la naissance. Nombre de bébés ont des irritations cutanées ou un érythème fessier. Ne soyez pas inquiète, avec le traitement adéquat ces petits problèmes mineurs auront vite disparu.

Peu à peu, vous allez retrouver la silhouette que vous aviez avant d'être enceinte.

Il est temps que vous consultiez votre médecin traitant ou votre gynécologue. Il prendra votre tension artérielle, vous pèsera et palpera votre abdomen afin de vérifier si le volume de votre utérus a diminué. Il vous demandera si vous avez toujours des lochies. Normalement, ces pertes sont minimes, mais elles peuvent dans certains cas être encore importantes ou nauséabondes, ne soyez donc pas inquiète. Pour lutter contre l'incontinence d'effort (voir p. 475) et ne pas avoir de fuites urinaires lorsque vous éternuez, toussez ou riez, faites régulièrement des exercices stimulant les muscles du plancher pelvien. Pour ne pas être constipée, buvez beaucoup d'eau et consommez des aliments riches en fibres. Si vous avez eu des points de suture, le médecin s'assurera que la cicatrisation est en bonne voie et qu'il n'y a ni œdème ni ecchymose.

Votre bébé aime être stimulé. Il aime regarder un objet qui bouge, par exemple un mobile. Il reconnaît les visages des personnes qui vivent avec lui et il vous regarde lorsque vous parlez. Lorsqu'il est réveillé, emmenez-le avec vous afin de le stimuler. Dites-lui ce que vous faites ou ce que vous allez faire, racontez-lui une histoire et faites-lui écouter de la musique, mais attention, à cet âge un bébé est vite fatigué. Après quelques semaines, lorsqu'il est réveillé, allongez-le à plat ventre afin qu'il pousse sur ses bras, tonifie ses muscles et qu'il n'ait pas la tête « plate », très fréquent chez les bébés qui restent longtemps allongés sur le dos. Ne le laissez jamais seul lorsqu'il est allongé sur le ventre.

AU RYTHME DE VOTRE BÉBÉ

Tous les nouveau-nés font au minimum deux siestes par jour, même si nombre d'entre eux ne font que manger et dormir, de jour comme de nuit. Dans les jours qui suivent sa naissance, votre bébé peut dormir plusieurs heures d'affilée, voire sauter une tétée.

Les bébés dorment n'importe où (dans la voiture, dans la poussette ou dans le porte-bébé), même quand il y a un bruit de fond. Chez vous, vous pouvez soit coucher votre bébé dans son lit, soit l'installer sur une couverture sur le sol, l'essentiel étant de veiller à sa sécurité. Gardez à l'esprit qu'un environnement calme est cependant plus adapté au quotidien.

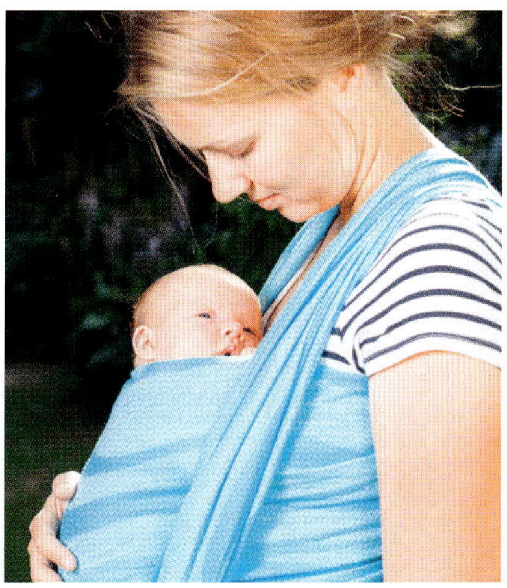

Nombre de bébés aiment être installés dans un porte-bébé. Vaquez à vos occupations sans craindre de le réveiller.

POUR S'OCCUPER DU BÉBÉ

Les égratignures

Les ongles des bébés poussent très vite : il faut les couper, même si ce n'est pas facile, car votre enfant pourrait se griffer le visage. Attention à ne pas couper la peau des doigts ce qui pourrait causer une infection.

- Si possible, achetez des ciseaux pour bébés même si, en général, ils ne permettent pas de couper les ongles très courts.
- Veillez à garder les ongles le plus courts possible.
- Vous pouvez utiliser des moufles.

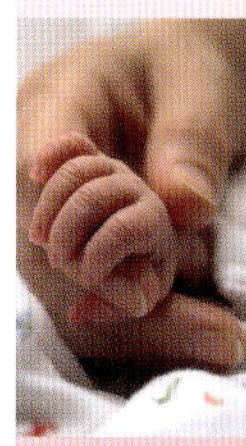

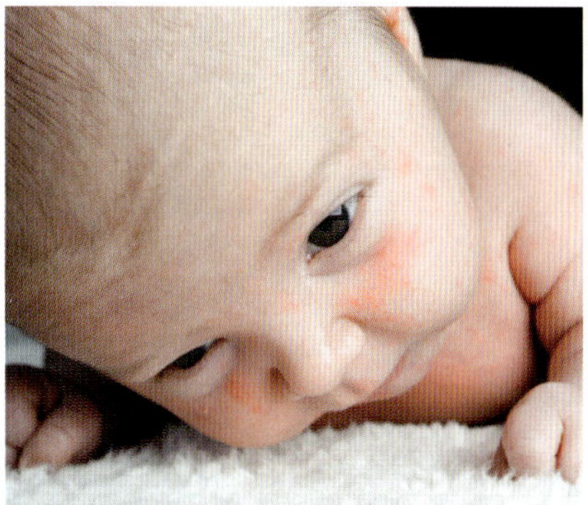

LA DEUXIÈME SEMAINE : 11e JOUR

Faire le point

BÉBÉ AUJOURD'HUI

Beaucoup de bébés ont des taches jaune blanchâtre sur le visage au cours des 2 jours qui suivent la naissance, et qui disparaissent ensuite. D'autres taches, cette fois dues aux hormones de leur mère, apparaissent, et s'estompent tout aussi rapidement.

Apprendre à être parent, c'est aussi faire confiance à ses instincts et ignorer les conseils de votre entourage.

Il y a différentes façons de s'occuper d'un bébé. Malgré la pertinence des suggestions de votre entourage, peut-être serez-vous saturée de tous ces conseils et recommandations. Le sujet le plus polémique est l'allaitement (voir p. 448). Si vous avez des difficultés pour allaiter votre enfant et que vous ne compreniez pas pourquoi dans la mesure où l'allaitement au sein est un processus naturel qui ne devrait poser aucun problème, vous apprécierez probablement les conseils trouvés auprès de professionnels, d'amis, de membres de votre famille et dans les livres. Il est bon parfois de prendre du recul, d'écouter les personnes qui ont la même approche que vous et de tenir compte de leur avis. Ayez confiance en vous, fiez-vous à vos instincts et n'oubliez pas qu'il y a plusieurs bonnes manières de faire les choses.

AIDE-MÉMOIRE

Votre première sortie au supermarché

Un peu d'organisation avant d'aller faire vos courses vous évitera bien du stress.

- **Donnez la tétée** à votre bébé avant de partir afin qu'il dorme tranquillement lorsque vous serez au supermarché.
- **Dans certains rayons, il peut faire assez froid.** Habillez votre bébé en conséquence.
- **Certains sièges autos se fixent sur le Caddie.** Une autre option pour avoir plus de place pour vos courses consiste à utiliser un porte-bébé.
- **Faites la liste de vos courses avant d'aller au supermarché** afin de ne pas oublier l'essentiel si vous êtes déconcentrée par les pleurs de votre bébé.

LES MASSAGES

Les bébés adorent qu'on les touche et qu'on les masse. Choisissez une huile neutre (évitez les huiles à base de fruits à coque et celles utilisées en aromathérapie) et posez le bébé sur une serviette, dans une pièce chauffée. L'idéal est que votre bébé ne soit ni à jeun, ni en pleine digestion. Déshabillez-le, enduisez vos mains d'huile et massez doucement son ventre, ses jambes, ses bras et ses orteils. Observez son visage et voyez s'il prend du plaisir à ce massage. Prendre des cours de massages et une bonne manière de se faire des amies parmi de jeunes mamans.

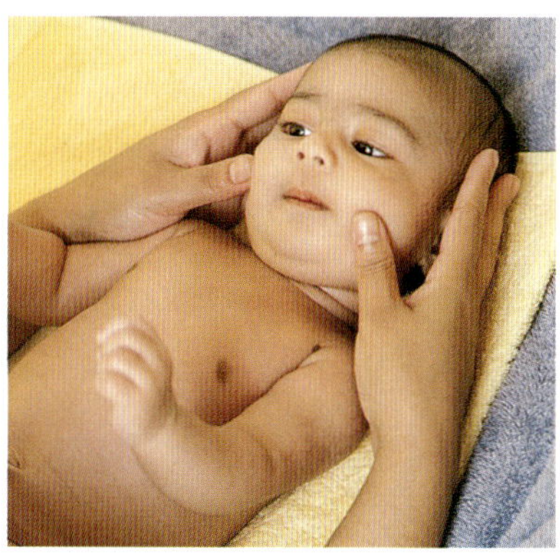

Allongez votre bébé sur une serviette de toilette douce et, du bout des doigts, massez sa tête en évitant les fontanelles, zones les plus fragiles situées au sommet de la tête.

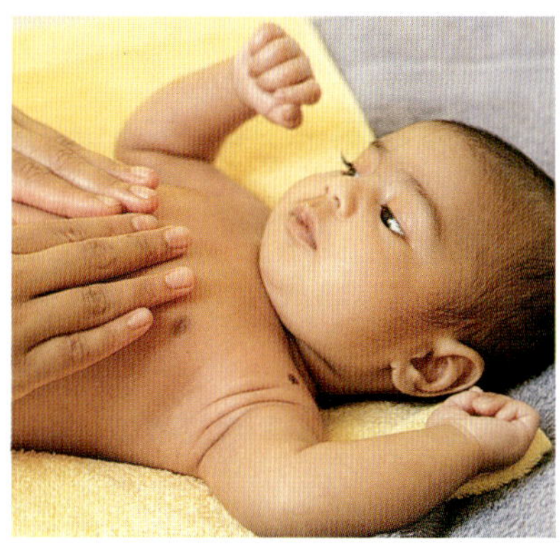

En effectuant des mouvements très doux, massez la poitrine de votre bébé et du bout des doigts et son ventre, dans le sens des aiguilles d'une montre, en partant du nombril.

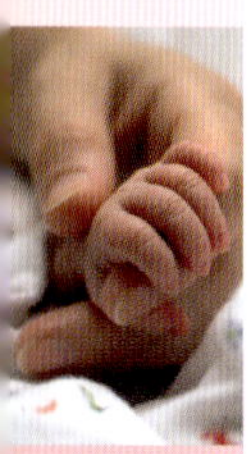

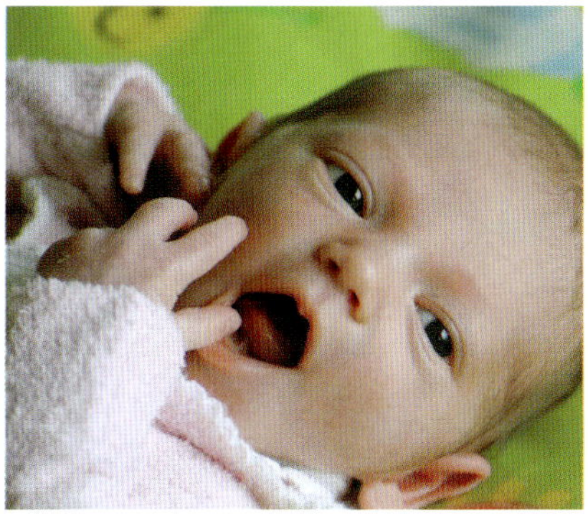

LA DEUXIÈME SEMAINE : 12e JOUR

Rétrospection

BÉBÉ AUJOURD'HUI

Votre bébé réagit de plus en plus aux situations. Il observe les visages et il adore vous regarder parler et sourire même s'il n'est pas encore capable de vous rendre vos sourires.

Les femmes qui ont eu un accouchement traumatisant ont du mal à y repenser et demandent, tout comme leur conjoint, du soutien.

L'AVIS... DE LA SAGE-FEMME

Mon bébé a toujours les yeux collés. Que dois-je faire? Beaucoup de bébés ont les yeux collés au réveil car leurs canaux lacrymaux sont si petits qu'ils se bouchent. Nettoyez les yeux de votre bébé avec du coton imbibé de sérum physiologique ou trempé dans de l'eau bouillie que vous aurez laissée refroidir. Ne nettoyez pas les deux yeux avec le même coton. Si les sécrétions sont jaunes et purulentes, faites examiner votre bébé. Il est probable qu'on lui prescrive des gouttes antibiotiques.

GROS PLAN SUR... LES SENS DU BÉBÉ

Le monde d'un bébé

Lorsque vous nourrissez votre bébé, il ne vous quitte pas des yeux. Dans votre ventre, il a eu tout le temps de se familiariser avec votre voix et la musique que vous aimez écouter. Il sursaute lorsqu'il entend des bruits forts mais il est incapable de les localiser. Il apprécie le goût sucré du lait maternel. Il reconnaît votre odeur et il aime être câliné, dorloté et tout contre vous dans son porte-bébé.

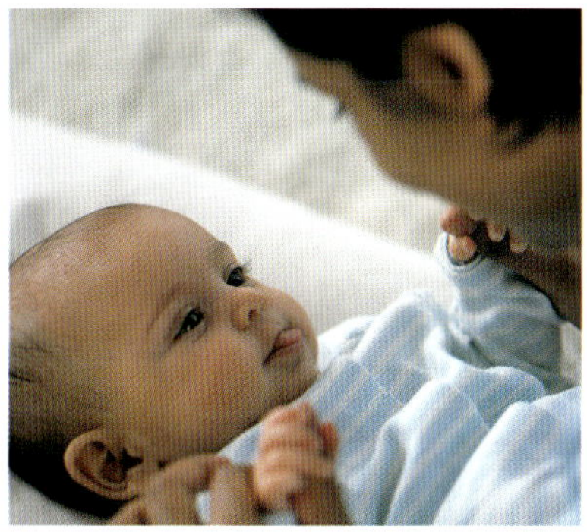

Votre bébé est fasciné par votre visage et il aime planter son regard dans le vôtre.

Une fois que vous vous êtes progressivement habituée à votre rôle de mère, vous commencez à repenser à ce que vous avez vécu au moment de l'accouchement et vous avez peut-être envie de partager cette expérience avec vos amis et les membres de votre famille. La naissance de votre bébé est gravée à tout jamais dans votre esprit et, lorsqu'il sera en âge de comprendre, vous en parlerez avec votre enfant.

Le travail comme l'accouchement ont pu décevoir vos attentes. Le terme a peut-être été dépassé et l'accouchement a dû être déclenché, vous avez peut-être eu un accouchement très médicalisé, voire une césarienne, ce qui vous laisse un sentiment d'amertume et un questionnement : pourquoi les choses se sont-elles déroulées ainsi et qu'auriez-vous pu faire pour qu'il en soit autrement ?

Il arrive même que certaines femmes ou leur conjoint souffrent d'un traumatisme postnatal. Si tel est votre cas, demandez à rencontrer la sage-femme ou le gynécologue-obstétricien qui vous ont accouchée et posez-leur toutes les questions qui vous hantent. Ils n'ont probablement pas le même vécu que vous et ils sauront faire la part des choses. En s'appuyant sur leur compte-rendu, ils pourront vous expliquer précisément pourquoi certains actes ont été pratiqués et pour quelles raisons telles ou telles décisions ont été prises. Si votre conjoint n'a pas pu vous soutenir durant l'accouchement du fait d'un choc psychologique trop violent, il est impératif qu'il s'exprime.

Discuter avec votre conjoint du déroulement du travail et de l'accouchement permet de revivre les moments les plus durs, de les comprendre et d'arriver à les surmonter. Votre conjoint est bien sûr l'une des personnes les mieux placées pour vous rassurer sur la manière dont vous vous êtes comportée au moment de l'accouchement et parler ensemble ne peut que vous aider à exprimer les souvenirs les plus douloureux et à vous en débarrasser.

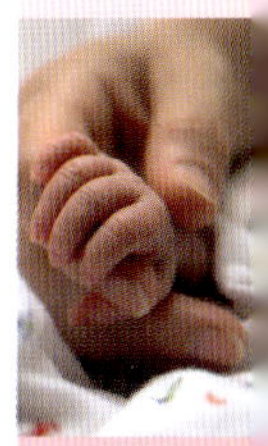

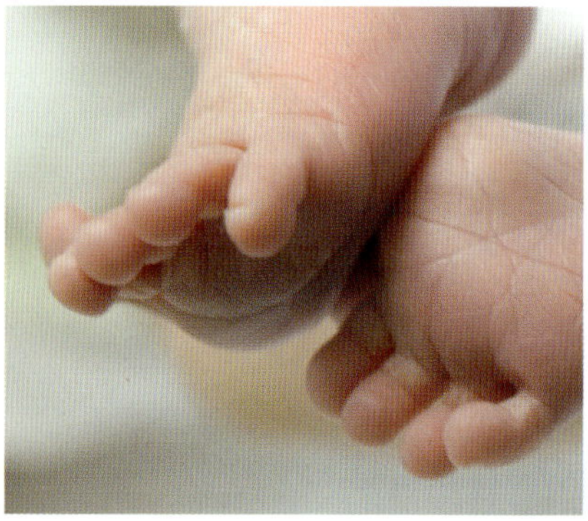

LA DEUXIÈME SEMAINE : 13e JOUR

Le couple

BÉBÉ AUJOURD'HUI

Inévitablement votre bébé sera exposé aux virus. C'est dans un sens une bonne chose selon certains car cela diminuerait les risques d'allergies plus tard. Néanmoins, les bébés qui ont un rhume peuvent être très mal. L'allaitement maternel protège contre nombre de virus.

Vous et votre conjoint pouvez maintenant envisager de prendre un peu de temps rien que pour vous deux.

Retrouver une vie de couple ne se fait pas du jour au lendemain. Vous pouvez redouter les rapports sexuels, notamment si vous souffrez de maux divers et variés et si vous avez eu des points de suture. Le manque d'envie peut être généré par la fatigue due au manque de sommeil. Il est recommandé d'attendre 1 à 2 semaines après l'accouchement avant d'avoir des rapports sexuels, afin que le volume de l'utérus ait diminué et que les saignements se soient arrêtés. Bien des femmes préfèrent avoir passé la visite du 2e mois et s'être assurées que tout va bien (voir p. 462-463). Entre-temps, privilégiez les câlins et les caresses. Le premier rapport sera doux et, en cas de sécheresse vaginale, plus fréquent chez les femmes qui allaitent, il est recommandé d'utiliser un lubrifiant. Si les rapports sexuels avec pénétration sont douloureux, consultez afin que votre médecin ou votre gynécologue vérifie que la cicatrisation est en bonne voie.

Pensez à prendre une contraception (voir p. 463), des préservatifs ou autre. Profitez de la visite postnatale pour aborder le sujet avec votre médecin, votre gynécologue ou une infirmière de la PMI.

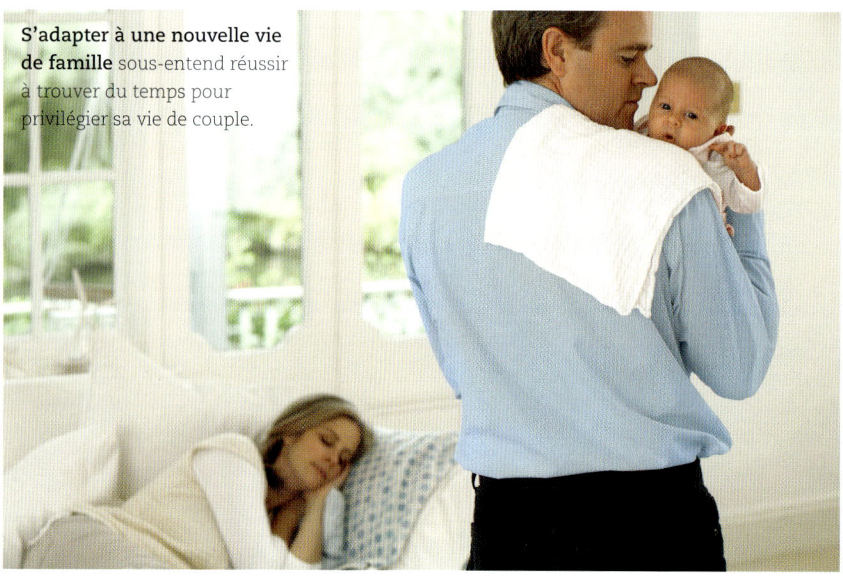

S'adapter à une nouvelle vie de famille sous-entend réussir à trouver du temps pour privilégier sa vie de couple.

BIEN MANGER

Il est indispensable de manger sainement et de vous faire aider pour cuisiner. Si vous allaitez, vos besoins en calcium sont encore plus importants que pendant la grossesse. Gardez une boisson à base de lait à portée de main pendant l'allaitement. Vous avez également besoin de plus de zinc, magnésium, cuivre et vitamines B (voir p. 17).

Dans les 15 jours qui suivent l'accouchement, de nombreuses femmes perdent 4 à 7 kg. En plus du poids du bébé, du placenta et du liquide amniotique, vous éliminerez toute l'eau qui s'est accumulée dans vos tissus pendant la grossesse. Cette eau passera dans la circulation sanguine avant d'être éliminée dans les urines.

Ensuite, la perte de poids va considérablement ralentir. Ne commencez pas un régime pour autant, surtout si vous allaitez, car vous avez besoin de liquide et d'aliments supplémentaires pour éviter de manquer d'énergie. La quantité d'énergie supplémentaire nécessaire est d'environ 330 calories quotidiennes, que vous atteindrez en mangeant des en-cas santé (voir p. 258).

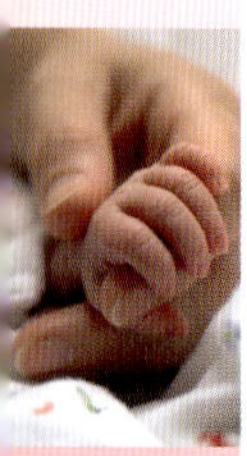

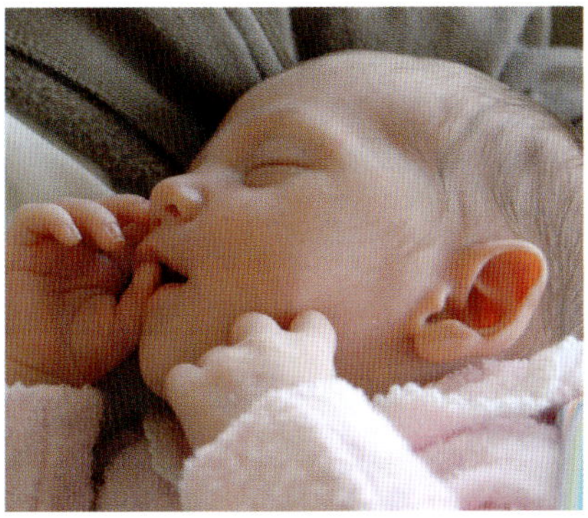

Nouveau départ

BÉBÉ AUJOURD'HUI

Le pédiatre, votre médecin traitant ou l'infirmière de la PMI examine votre bébé et s'assure qu'il a repris son poids de naissance, qu'il mange bien et qu'il se développe comme il se doit.

Votre vie a changé : vous comprenez enfin cet amour inconditionnel que les parents portent à leurs enfants.

Prenez rendez-vous chez votre médecin traitant, pédiatre ou demandez à une infirmière de la PMI de venir chez vous. Il est important que vous ayez toujours le même référent qui aura une bonne connaissance du dossier médical de votre enfant, qui connaîtra vos conditions de vie et les éventuelles difficultés auxquelles la famille est confrontée.

N'hésitez pas à faire appel à la PMI (protection maternelle et infantile) dont vous dépendez. Si besoin est, demandez à bénéficier de l'aide d'une assistante sociale qui vous aidera à remplir toutes les formalités administratives et saura vous orienter en fonction de la situation familiale dans laquelle vous vous trouvez. Les PMI dispensent aux mères et aux enfants de 0 à 6 ans des soins médicaux. N'hésitez pas à poser toutes les questions qui vous viennent à l'esprit y compris au sujet de votre vie de couple souvent bouleversée par l'arrivée d'un bébé au sein de la famille.

Rapprochez-vous d'autres femmes qui viennent d'accoucher et allez vous promener avec elles. Si des cours de massage sont dispensés près de chez vous, profitez-en : vous apprendrez les bons gestes pour procurer du bien-être à votre bébé.

Vous avez maintenant conscience de tout ce qu'implique le fait d'être parent. Votre vie ne sera plus jamais comme avant car à partir d'aujourd'hui, votre priorité est votre enfant. Même si vous faites abstraction de beaucoup de choses et si vous passez toujours en second plan, vous avez tout à y gagner. En effet, rien n'est plus beau que l'amour inconditionnel qu'une mère et un père portent à leur enfant.

L'AVIS... DE LA SAGE-FEMME

Dois-je faire en sorte que la vie de mon bébé soit parfaitement réglée ? Il est encore trop tôt pour mettre en place des routines, trop contraignantes dans la journée. Il est recommandé d'allaiter votre bébé à la demande et c'est lui qui, peu à peu, va trouver son propre rythme. Si vous voulez que votre bébé tète à une heure précise, attendez-vous à devoir affronter ses pleurs. *A contrario*, il est important que les soirées répondent à un rituel. Après le bain, donnez la tétée à votre bébé, câlinez-le, chantez-lui une chanson puis couchez-le.

PHOTOGRAPHIES ET VIDÉOS

Depuis que votre bébé est né, toutes les occasions sont bonnes pour le photographier et le filmer. Les enfants sont très observateurs. Attention à ne pas photographier plus votre bébé que vos aînés. Le procédé numérique permet d'envoyer par e-mail des photos à vos amis et à votre famille. Veillez à ne pas les submerger de photos et comprenez que si vous ne vous lassez pas d'admirer votre progéniture, ce n'est peut-être pas le cas de votre entourage !

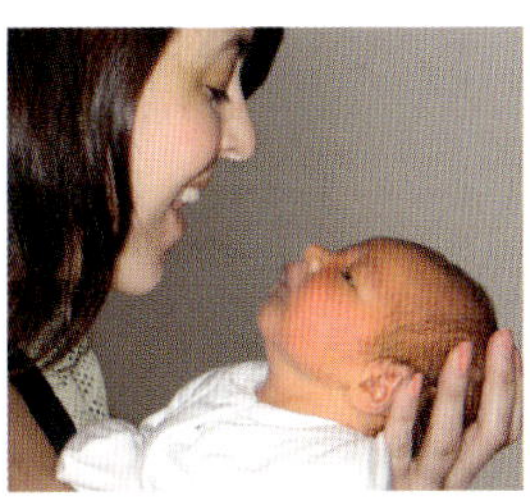

Les premières photos avec votre bébé sont précieuses.

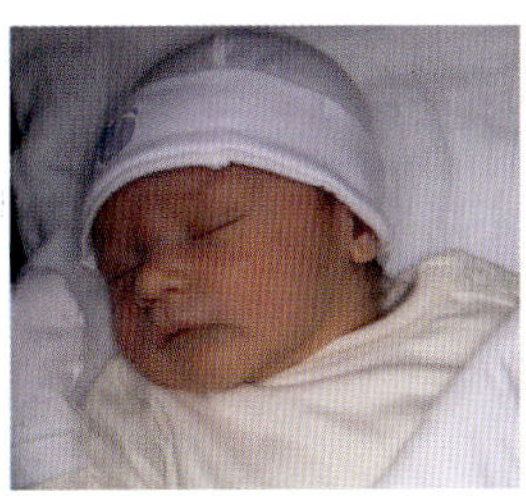

Même lorsqu'il dort, vous êtes émerveillée.

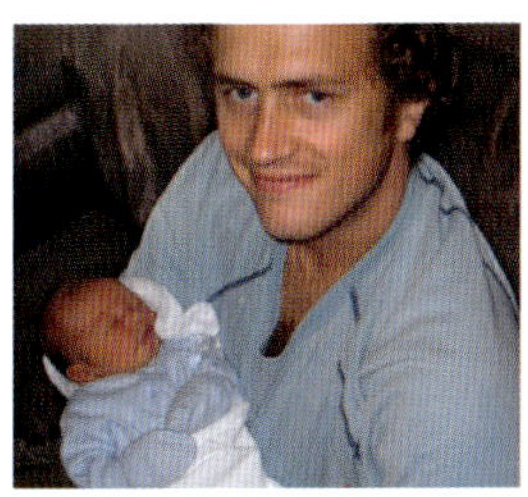

Le père est toujours très fier !

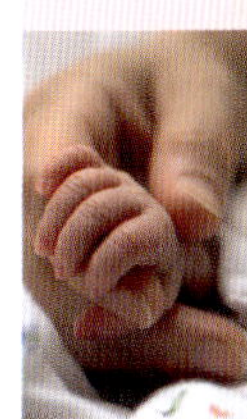

ZOOM SUR...

La visite postnatale

Six à huit semaines après l'accouchement, vous devez faire un bilan complet. Votre médecin traitant, votre gynécologue ou une infirmière de la PMI s'assure que tout va bien sur les plans physique et psychologique. Parallèlement, votre bébé doit également être examiné.

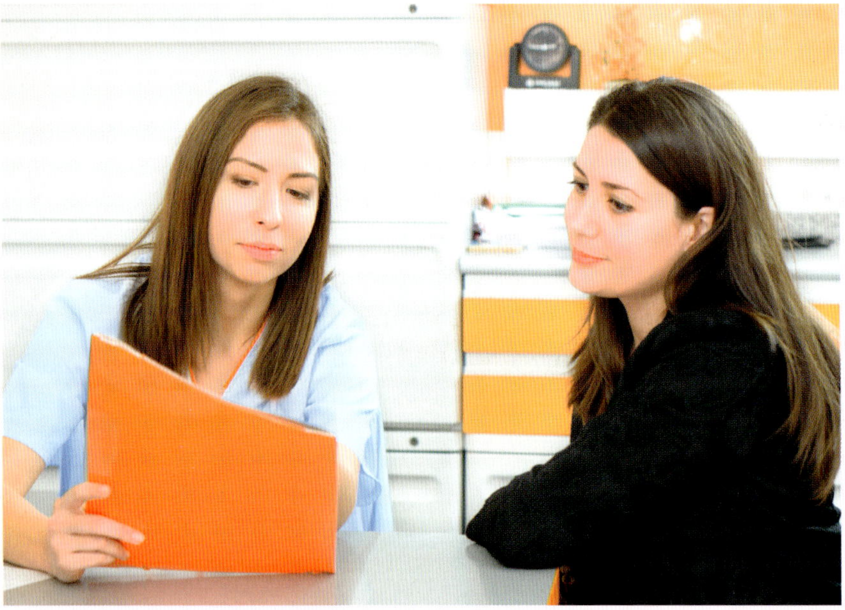

La visite du 2e mois est l'occasion idéale pour aborder tous les sujets qui vous préoccupent et vous assurer que, sur le plan physique, tout rentre dans l'ordre.

Faire le point

En règle générale, dans les 2 mois qui suivent la naissance de leur bébé, rares sont les femmes qui ont des problèmes de santé. La plupart du temps, elles retrouvent forme et énergie. Toutefois, il est conseillé de faire un bilan afin de vérifier que tout va bien et que le passage au statut de mère se déroule au mieux.

La visite postnatale est l'occasion idéale pour aborder tous les sujets qui vous préoccupent et exprimer vos inquiétudes. Si besoin est, le praticien vous prescrira le traitement adéquat ou vous adressera à un spécialiste.

Un bilan médical

Le praticien prend votre tension artérielle et s'assure que l'allaitement ne vous pose aucun problème (engorgement des seins, mauvaise lactation ou autres).

Si tout va bien, votre utérus a maintenant presque retrouvé sa taille normale (soit environ la taille de la paume de la main) et ne doit pas être senti à la palpation. Le médecin vérifie la tonicité de vos abdominaux et s'assure qu'il n'y a pas de diastasis des grands droits (voir p. 250). Si l'écartement entre les muscles est supérieur à quatre doigts, des séances de kinésithérapie vous seront très certainement prescrites. La méthode Pilates et autres exercices sollicitant les muscles pelviens et les abdominaux sont souvent bénéfiques. Parlez-en à votre médecin.

Après avoir accouché, un grand nombre de femmes ont mal au dos. En effet, la relaxine responsable de l'assouplissement des muscles et des ligaments est encore présente dans l'organisme plusieurs mois après la naissance du bébé. Surveillez votre posture, notamment lorsque vous portez votre bébé, et si besoin, faites des séances de kinésithérapie.

Si vous avez eu une césarienne, le praticien s'assure que la cicatrisation est en bonne voie. Il est normal que vous ayez une sensation étrange au toucher, mais celle-ci disparaîtra au fur et à mesure que les terminaisons nerveuses vont se renouveler.

Le médecin vous fera un frottis cervico-vaginal, ou vous prescrira l'examen, si vous n'en avez pas eu depuis 3 ans.

Examen de la vessie Une analyse d'urine sera demandée si vous avez des difficultés à uriner, si vous urinez très souvent ou si vous ressentez des picotements au moment de la miction. L'incontinence urinaire d'effort ou les fuites urinaires lorsque vous éternuez, toussez ou pratiquez une activité physique (voir p. 475) sont des phénomènes fréquents après un accouchement. Ne soyez pas gênée d'aborder ce sujet avec votre médecin qui, probablement, vous encouragera à solliciter les muscles du plancher pelvien (voir p. 69). Si le problème persiste, des séances de rééducation pelvienne chez une sage-femme ou un kinésithérapeute vous seront prescrites.

Les points de suture Si vous avez mal à l'endroit des points de suture, votre médecin vérifie que la cicatrisation est en bonne voie. La plupart des points se résorbent totalement au bout de 3 mois. Des bains de siège accélèrent parfois le processus mais si le problème persiste, vous serez peut-être adressée à un praticien spécialisé, kinésithérapeute ou sage-femme. En France, la Sécurité sociale assure le remboursement des séances de rééducation périnéale après l'accouchement. Il existe plusieurs méthodes de rééducation, souvent combinées pour obtenir de meilleurs résultats. Vous pouvez ensuite apprendre des exercices et les pratiquer chez vous.

Votre bien-être émotionnel

Le praticien s'assure que tout va bien non seulement sur le plan physique mais aussi sur les plans émotionnel et psychologique. Comme beaucoup de femmes vous vous sentez probablement très fatiguée, les nuits étant entrecoupées et les journées bien remplies. Cependant, si vous avez une baisse de moral, si vous êtes épuisée ou déprimée, il se peut que vous souffriez d'une dépression postnatale ou dépression du post-partum (voir p. 475). Inutile de vous voiler la face et dites ouvertement ce que vous ressentez afin que vous puissiez être aidée au plus vite.

Un mode de vie sain et équilibré

Votre médecin vous conseillera afin que vous ayez une alimentation et un mode de vie sains et équilibrés. Évitez de fumer dans la pièce dans laquelle se trouve le nouveau-né.

LA SURVEILLANCE DU NOURRISSON

La visite médicale postnatale

Le pédiatre, votre médecin traitant ou une puéricultrice de la PMI voudront examiner votre bébé entre la 6e et la 8e semaine afin de s'assurer qu'il grandit et grossit normalement et ne présente aucun trouble.

Cette visite présente les mêmes caractéristiques que la visite juste après la naissance : examen des hanches, de la colonne vertébrale, des yeux, des membres et vérification de la tonicité musculaire. Si vous avez un petit garçon, le praticien s'assure que les testicules sont bien positionnés dans le scrotum. Il vérifie également que le bébé n'a pas un souffle au cœur. Il le pèse et mesure son tour de tête. Il vous pose des questions sur son alimentation et recherche tout signe d'ictère (jaunisse). Le développement mental du nouveau-né est également testé : contrôle de la tête, premiers sourires, vision proche ou éloignée et suivi du regard d'un objet. Toutes ces informations sont réunies dans le carnet de santé qui vous a été remis à la naissance. Prenez-en soin : il le gardera toute sa vie.

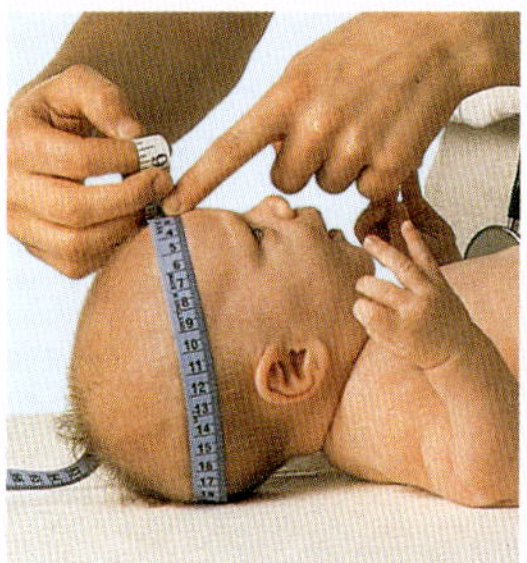

Le tour de tête est mesuré et les fontanelles, parties non solides au-dessus de la tête, sont palpées.

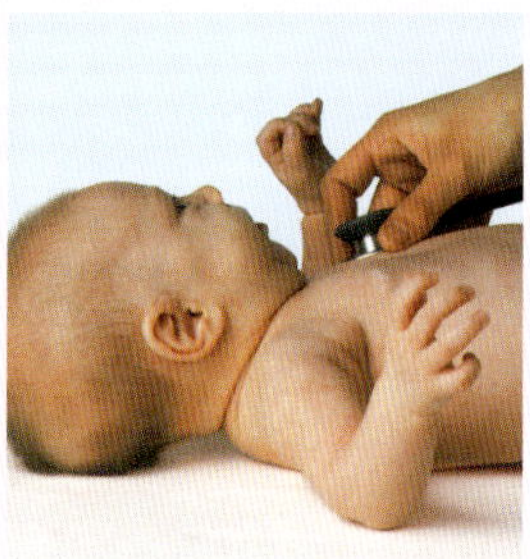

Le rythme cardiaque et la respiration sont contrôlés.

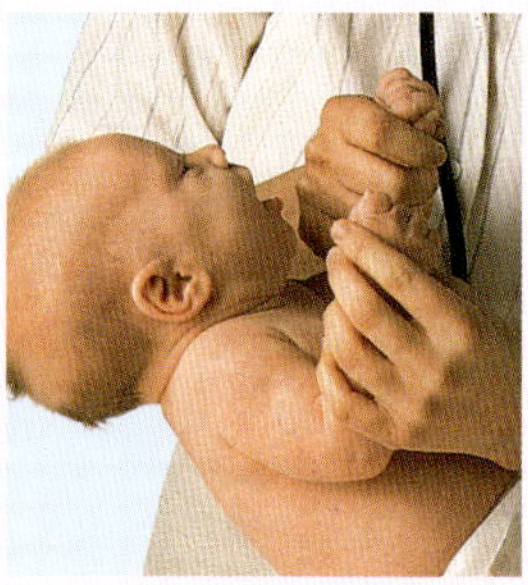

Pour vérifier que le bébé maintient sa tête, on le relève par les bras et on s'assure que la tête ne dodeline pas.

QUESTIONS/RÉPONSES

Est-il vrai que l'on ne peut pas se retrouver enceinte lorsqu'on allaite ?
Si vous allaitez, il est probable que vous n'ayez pas vos règles pendant quelque temps. Or si vous avez moins de risques d'être enceinte, vous pouvez toujours avoir une ovulation, d'où la nécessité d'avoir recours à une contraception. Parlez-en à votre médecin traitant, à votre gynécologue ou à l'infirmière de la PMI qui pourront vous prescrire une contraception dont la prise est compatible avec l'allaitement.

Je donne le biberon à mon bébé et j'ai peur de me retrouver enceinte lors d'un rapport sexuel. Est-ce possible ?
Si vous donnez le biberon, vous aurez probablement vos règles avant la visite postnatale et si vous ne vous protégez pas, vous pouvez effectivement à nouveau être enceinte. Vous avez certainement déjà abordé la question de la contraception avec un praticien lors de votre séjour à la maternité, et il vous a sans doute proposé une contraception de relais. Vous verrez avec lui ce qui vous convient le mieux entre les préservatifs, les pilules classiques, les micropilules ou le stérilet, qui peut être posé 2 mois après l'accouchement.

J'ai eu des points de suture et j'ai peur d'avoir des rapports sexuels. Est-ce normal ?
Oui et nombre de femmes préfèrent attendre la visite postnatale et s'assurer que tout va bien avant d'avoir à nouveau des rapports sexuels. Sachez néanmoins que si les saignements (lochies) sont terminés, rien ne s'oppose à ce que vous ayez des rapports avant ce contrôle. Si vous allaitez, les hormones peuvent entraîner une sécheresse vaginale. Dans ce cas, ayez recours à un lubrifiant afin de ne pas avoir mal.

Troubles et complications

Durant la grossesse vous devez faire face à de petits maux, généralement sans gravité, qui sont la conséquence des bouleversements que connaît votre corps. Les troubles plus graves sont surveillés et, si possible, traités au plus vite. À la naissance, si le bébé présente des anomalies ou si l'état de santé de la mère est inquiétant, la prise en charge est immédiate.

Troubles et petits maux de la grossesse

Les hormones de grossesse ont des répercussions sur tous les systèmes du corps. La plupart des troubles sont sans gravité, et il existe des moyens simples pour les soulager. Cependant, vous devez impérativement consulter un médecin, une sage-femme ou un pharmacien qui connaît votre état avant de prendre des médicaments.

Généralités

Fatigue

Une grande fatigue compte parmi les premiers signes annonciateurs d'une grossesse. Si un regain d'énergie est fréquent au cours du 2e trimestre, elle revient souvent en fin de grossesse.

LES CAUSES La fatigue du début de grossesse est due à des changements hormonaux importants et à l'augmentation de 50 % du volume sanguin. Cette augmentation favorise l'épaississement de la paroi utérine et le développement du placenta. Au 2e trimestre, alors que les hormones se stabilisent, les femmes connaissent un regain d'énergie. En fin de grossesse, la fatigue se fait à nouveau sentir et s'explique par la prise de poids, un ventre proéminent et un organisme de plus en plus sollicité afin de répondre aux besoins du bébé en plein développement. Les autres causes de la fatigue sont le manque de sommeil (voir ci-dessous), très fréquent en début et en fin de grossesse, et les anémies (voir p. 472).

QUE FAIRE Si vous travaillez, faites régulièrement des pauses et aérez-vous au moins une fois par jour. Veillez à bien vous hydrater. La caféine est à éviter car elle favorise la déshydratation et une sensation de mal-être. Le soir, couchez-vous tôt si vous avez besoin de plus de sommeil qu'à l'accoutumée. Si possible, faites-vous aider pour les tâches ménagères.

Troubles du sommeil

Ce problème se rencontre fréquemment au 1er et au 3e trimestre de la grossesse.

LES CAUSES La principale cause est l'envie fréquente d'uriner. Au début de la grossesse, l'augmentation du volume sanguin provoque un accroissement du travail des reins, et donc de la quantité d'urine. À cela s'ajoute le fait que l'utérus se dilate à l'intérieur de la cavité pelvienne et empiète sur l'espace de la vessie. D'un volume plus petit, elle se remplit plus vite. Certaines femmes se réveillent parce qu'elles ont faim et veulent prendre un en-cas. D'autres se réveillent parce qu'elles ont la nausée et ont envie de vomir en pleine nuit ou au lever du jour. Vers la 20e SA, l'utérus remonte dans le bassin. Il n'y a plus de pression sur la vessie, les nausées diminuent et les nuits sont moins entrecoupées. À l'approche du terme, le sommeil est à nouveau perturbé car c'est lors des phases de repos de la mère que le bébé est le plus actif. Par ailleurs, un ventre proéminent et des douleurs diverses expliquent qu'on puisse avoir du mal à trouver une bonne position pour dormir. Enfin, le bébé appuie de nouveau fortement sur la vessie.

QUE FAIRE Si vous vous réveillez pour uriner, évitez de boire avant d'aller au lit. Si c'est la faim qui vous réveille, au dîner privilégiez les sucres lents comme le pain complet (voir p. 14). Si vous avez du mal à vous rendormir, levez-vous et occupez-vous, à condition de faire une activité calme. Buvez une boisson chaude sans caféine et retournez vous coucher dès que vous sentez le sommeil vous gagner. En fin de grossesse, cherchez la position la plus confortable. Glissez des oreillers sous votre tête, sous votre ventre et entre vos jambes. L'après-midi, accordez-vous une sieste de 20 minutes, regardez la télévision ou lisez pendant une heure en gardant les jambes surélevées. Attention, une sieste trop longue risque de vous empêcher de dormir la nuit.

Maux de tête

Les maux de tête sont fréquents au cours de la grossesse, notamment durant le 1er trimestre.

LES CAUSES Les maux de tête sont généralement dus aux changements hormonaux et à une déshydratation. Au 3e trimestre, si ces troubles s'accompagnent d'autres symptômes (douleurs abdominales ou nausées par exemple), consultez afin d'éviter tout risque de prééclampsie (voir p. 474).

QUE FAIRE Buvez environ 2 litres d'eau (ou infusion) par jour et évitez les boissons riches en caféine. Si votre travail demande beaucoup de concentration, accordez-vous une pause toutes les deux ou trois heures, prenez l'air et faites quelques exercices physiques. À partir de la 12e SA, vous pouvez sans aucun risque prendre 1 g (soit deux comprimés de 500 mg) de paracétamol toutes les 4 à 6 heures en veillant à ne pas dépasser les 4 g par 24 heures. Si les maux de tête sont dus à un rhume ou à une grippe, consultez votre médecin ou votre sage-femme, ou un pharmacien qui connaît votre état car les médicaments qui traitent ou préviennent le rhume sont contre-indiqués (notamment l'aspirine, l'ibuprofène, la vitamine C et le zinc à forte dose).

À l'approche du terme, si les maux de tête s'accompagnent d'un gonflement au niveau des jambes et des chevilles ou de tout le corps, de nausées ou de vomissements, consultez immédiatement.

Œdèmes aux pieds et aux chevilles

Certaines femmes ont souvent, et notamment lorsqu'il fait chaud, des œdèmes aux pieds, aux chevilles, aux mains et aux poignets.

LES CAUSES Les œdèmes sont la conséquence de la rétention d'eau générée par l'augmentation du volume sanguin. Attention, des pieds et des chevilles enflés sont aussi les symptômes de troubles graves comme la prééclampsie (voir p. 474). Au moindre doute, consultez.

QUE FAIRE L'idéal est d'alterner périodes d'activité avec périodes de repos pendant lesquelles vous surélevez vos jambes. Évitez de rester allongée ou assise trop longtemps, sous peine de développer une thrombose des veines profondes (voir p. 186). Faites de courtes siestes, en vous mettant plutôt sur le côté gauche, portez des chaussures confortables. Les bas de contention (voir p. 225) sont souvent bénéfiques.

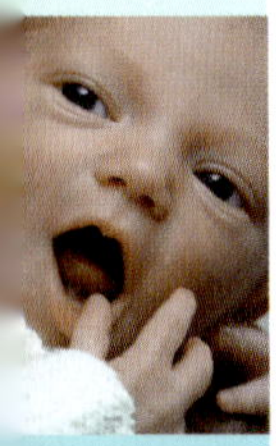

Problèmes cutanés

Démangeaison et peau sèche

Lors de la grossesse, la peau s'assèche et démange de plus en plus. Ce type d'irritation cutanée est dû aux changements hormonaux. Entretenir quotidiennement votre peau avec une crème hydratante sans alcool vous soulagera. Plus rarement, des démangeaisons en fin de grossesse peuvent être dues à une maladie grave appelée cholestase gravidique (voir p. 473). Dans ce cas, les démangeaisons sont intenses, permanentes et touchent principalement les mains et les pieds.

Télangiectasies

Ces amas de capillaires dilatés (minuscules vaisseaux sanguins rouges) qui apparaissent principalement sur les joues sont dus à une augmentation de la circulation sanguine et à la forte sécrétion d'hormones de la grossesse qui assouplissent les différentes parties du corps. Inesthétiques mais indolores, les télangiectasies peuvent être camouflées avec du maquillage. Elles disparaissent généralement après l'accouchement.

Hyperpigmentation

Une augmentation de la pigmentation de la peau est fréquente chez les femmes enceintes. Une fois encore, les responsables sont les hormones de grossesse. Les zones les plus touchées sont l'aréole et le ventre où apparaît une ligne brune appelée *linea negra* allant du nombril au pubis. Le « masque de grossesse » ou chloasma, se caractérise par des taches foncées sur les joues, le nez et le menton ; il est moins courant. Sur les peaux brunes, les taches sont plus visibles car elles sont plus claires et elles sont sensibles à l'exposition à la lumière du soleil. Il est donc conseillé de vous protéger le visage avec des produits solaires.

Vergetures

Une prise de poids rapide favorise l'apparition en fin de grossesse de stries roses ou violacées appelées vergetures qui ressemblent à s'y méprendre à des cicatrices. Les zones les plus touchées sont le ventre, les hanches, les cuisses et le dessus des seins. Si rien ne prouve qu'une crème atténue, voire fasse disparaître, les vergetures, on sait qu'un produit hydratant assouplit la peau. Veillez à ne pas avoir la peau sèche et surveillez votre prise de poids. Après l'accouchement, les vergetures s'estompent sans toutefois disparaître totalement.

Seins

Seins sensibles

Pour nombre de femmes, une hypersensibilité et une augmentation du volume des seins sont les signes annonciateurs de la grossesse. Les seins sont parfois si douloureux que vous ne pouvez pas les toucher. Vous sentez des pulsations à l'intérieur et la peau est très chaude. Généralement, tout rentre dans l'ordre à la fin du 1er trimestre.

LES CAUSES Les seins se préparent à leur rôle nourricier après la naissance du bébé. Les canaux galactophores se dilatent alors que le volume sanguin augmente.

QUE FAIRE Portez un soutien-gorge parfaitement adapté à votre poitrine afin que vos seins soient bien soutenus et que vous ne ressentiez aucune gêne. Un soutien-gorge trop serré est inconfortable et comprime les canaux galactophores. Il est recommandé de garder votre soutien-gorge la nuit. Si vos seins sont chauds, couvrez-les avec une compresse froide.

Si vous remarquez une grosseur rouge et douloureuse, consultez afin d'éviter tout risque de mastite (voir p. 475).

Malformation du mamelon

La taille et la forme des seins et des mamelons varient d'une femme à l'autre. Les femmes qui ont des malformations du mamelon (plat ou ombiliqué) pensent souvent à tort qu'elles ne pourront pas allaiter. En effet, lorsqu'il tète, le bébé ne prend pas que le mamelon dans sa bouche (voir p. 448).

LES CAUSES Un mamelon plat ou ombiliqué est souvent dû à des ligaments plus petits dans les tissus sous-jacents du sein, qui tirent le mamelon vers l'intérieur.

QUE FAIRE Si vous avez le moindre doute quant à l'allaitement, demandez conseil à votre médecin ou à une sage-femme. Si nécessaire, vous serez mise en contact avec des organismes et des associations spécialisés dans les problèmes d'allaitement. Il existe, par ailleurs, des produits qui stimulent le mamelon afin que l'allaitement soit plus facile. Mais une fois encore, inutile de vous inquiéter à tort. Votre bébé sera sûrement capable de téter même si vos mamelons sont plats ou ombiliqués. Sinon, vous pourrez utiliser un tire-lait.

Troubles digestifs

Nausées et vomissements

Environ 80 % des femmes enceintes ont des nausées et vomissent au début de la grossesse. Elles ont du mal à faire des repas copieux et elles sont indisposées par les odeurs et les saveurs très marquées. Nombre de femmes affirment que les légumes et les aliments acides sont plus difficiles à digérer et sont obligées de modifier leur alimentation même si celle-ci est parfaitement saine et équilibrée. Les nausées et les vomissements disparaissent généralement entre la 12e et la 20e SA pour, parfois, réapparaître en fin de grossesse.

LES CAUSES Dans un premier temps, les hormones de grossesse interfèrent avec les hormones qui contrôlent les systèmes de l'organisme, notamment les systèmes impliqués dans la régulation de la glycémie (taux de sucre dans le sang), ce qui provoque des nausées et des vomissements. À l'approche du terme, les troubles digestifs sont dus au fait que l'utérus occupe pratiquement toute la cavité abdominale au détriment des intestins et de l'estomac. Seules de petites quantités de nourriture peuvent être digérées.

QUE FAIRE Buvez beaucoup d'eau tout au long de la journée et faites de petits repas à intervalles réguliers en veillant à ne pas laisser passer trop de temps entre chacun d'eux. Privilégiez les en-cas riches en glucides tels que les produits à base de blé complet ou de farine complète, les céréales complètes et les plats à base de riz brun. Évitez les collations riches en sucres même si elles vous donnent un regain d'énergie car, très rapidement, les effets disparaissent et vous risquez de vous sentir plus mal encore qu'avant d'avoir mangé. Consommez avec modération les produits riches en sucres raffinés (bonbons, pâtisseries, gâteaux secs) et les boissons sucrées : ils favorisent, d'une part, les nausées et les vomissements et, d'autre part, l'apparition de diabète gestationnel.

Ce principe du « un petit peu mais souvent » est valable en fin de grossesse.

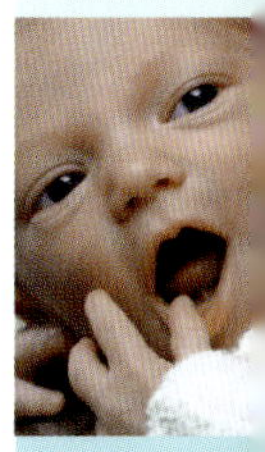

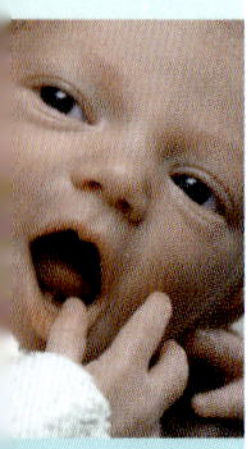

Gastroentérite

Cette inflammation est généralement due à une infection. Elle se caractérise par des vomissements et des diarrhées qui surviennent le plus souvent de manière brutale. La plupart du temps, la gastroentérite guérit spontanément et ne doit pas être source d'inquiétude. Si les vomissements et les diarrhées sont importants, veillez à vous hydrater régulièrement afin qu'il n'y ait aucune répercussion négative sur la quantité de sang acheminée par le placenta jusqu'au bébé. Les infections dues à la *Listeria* peuvent se solder par une fausse couche ce qui est, heureusement, très rare.

LES CAUSES Les gastroentérites sont dues à une infection transmise soit lors d'un contact avec une personne malade, soit en consommant des aliments ou en buvant des boissons contaminés (intoxication alimentaire), le plus souvent du fait d'une mauvaise hygiène alimentaire.

QUE FAIRE Buvez beaucoup d'eau et faites très attention à ne pas contaminer les autres membres de la famille (voir ci-dessous). Si vous vomissez dès que vous buvez ou si les vomissements et les diarrhées durent pendant plus de 24 heures, demandez un avis médical (médecin traitant, service des urgences le plus près de votre domicile, pharmacien, etc.) Si vous souffrez d'une maladie comme le diabète, consultez dès l'apparition des premiers symptômes. En cas de déshydratation, vous serez mise sous perfusion et un monitoring permettra de surveiller l'état de santé de votre bébé. Les infections dues à la *Listeria* sont traitées par des antibiotiques.

ÉVITER LES CONTAMINATIONS La meilleure protection est de veiller à consommer des produits sains et cuisiner en respectant les mesures d'hygiène de base (voir p. 17).

Si un membre de votre famille a une gastroentérite, n'utilisez pas le même savon, ni les mêmes serviettes de toilette, les mêmes couverts, les mêmes verres et assiettes. Si vous avez deux toilettes, veillez à ne pas aller dans les mêmes et, dans le cas contraire, nettoyez soigneusement la cuvette, le lavabo et les robinets avec de l'eau de Javel après chaque utilisation. Les personnes malades doivent, dans la mesure du possible, éviter de cuisiner pour les autres.

Indigestions et brûlures d'estomac

Les indigestions et les brûlures d'estomac apparaissent généralement au cours du 2e trimestre.

LES CAUSES Les indigestions sont dues à un ralentissement de la motricité du système digestif. Les responsables : les hormones de grossesse et une place de plus en plus réduite dans l'estomac du fait du développement du fœtus. Les brûlures sont liées à l'orifice supérieur (le cardia) de l'estomac : assoupli par les hormones de grossesse, l'acide remonte de l'estomac dans l'œsophage, ce qui provoque des brûlures.

QUE FAIRE Ne faites pas de repas copieux, notamment tard le soir. Si la nuit vous avez des brûlures d'estomac, essayez de dormir en veillant à ce que votre tête soit plus haute que vos pieds. Pour soulager les brûlures d'estomac, un traitement médicamenteux sera mis en place. Certaines femmes sont soulagées lorsqu'elles boivent lentement un verre de lait.

Constipation

Au 2e trimestre, la constipation devient souvent un réel problème.

LES CAUSES Sous l'influence des hormones de grossesse, les voies digestives sont moins actives. Résultat : les matières fécales restent plus longtemps dans le gros intestin, les liquides sont réabsorbés et les selles étant alors plus dures ont du mal à être évacuées. Ne pas boire suffisamment d'eau augmente les risques de constipation.

QUE FAIRE Les fibres présentes dans les légumes et les aliments complets ainsi qu'une bonne hydratation atténuent le problème. Des laxatifs peu agressifs pourront être utilisés uniquement sur prescription médicale ou sur les recommandations de votre pharmacien.

Hémorroïdes

Les hémorroïdes sont des vaisseaux sanguins dilatés autour de l'anus. Certains sont à l'intérieur, d'autres ressortent. La pression exercée par les muscles de l'anus et l'environnement acide entraînent au mieux une gêne et au pire une très vive douleur. Les hémorroïdes sont plus fréquentes au cours du 3e trimestre.

LES CAUSES L'assouplissement des tissus autour de l'anus du fait des hormones de grossesse augmente les risques de développer des hémorroïdes. À cela s'ajoute la pression exercée par la tête du bébé sur les vaisseaux sanguins. Les femmes constipées ont plus de risques d'avoir des hémorroïdes.

QUE FAIRE Ne poussez pas trop fort pour évacuer les selles. Les compresses froides et nombre de crèmes en vente libre calment la douleur. Il est parfois nécessaire d'avoir recours à un proctologue pour une incision.

Troubles cardiaques et circulatoires

Étourdissements et évanouissements

Les étourdissements et les évanouissements sont monnaie courante chez les femmes enceintes, et ce, à n'importe quel moment de la grossesse.

LES CAUSES Au début de la grossesse, les évanouissements peuvent se produire même lorsque vous êtes assise, du fait d'une baisse du taux de sucre dans le sang (hypoglycémie), généralement parce que vous n'avez pas suffisamment mangé à cause des nausées du matin. Au 2e trimestre, les vertiges ou les évanouissements ressentis lorsque vous passez de la position assise à la position debout ou lorsque vous vous tenez debout durant une longue période sont souvent la conséquence d'une tension artérielle basse. Une baisse de la tension artérielle durant la grossesse est due à la progestérone, hormone de grossesse qui dilate les vaisseaux sanguins afin que le sang soit parfaitement acheminé jusqu'au bébé. Lorsque vous êtes debout, une faible tension artérielle signifie qu'une quantité insuffisante de sang est acheminée jusqu'à votre cerveau, d'où des étourdissements et des évanouissements.

Il se peut que plus la grossesse avance, plus vous ayez de vertiges lorsque vous êtes allongée sur le dos. En effet, lorsque vous êtes dans cette position, l'utérus exerce une forte pression sur les principaux vaisseaux sanguins du buste réduisant de ce fait la quantité de sang acheminée jusqu'au cerveau.

QUE FAIRE Pour que le taux de sucre dans le sang ne chute pas, mangez souvent mais en petite quantité des aliments riches en glucides complexes (voir p. 92). Buvez beaucoup d'eau afin de ne pas être déshydratée, faites régulièrement des pauses au travail, ne restez pas trop longtemps debout dans la même position et aérez-vous le plus souvent possible. Si vous avez des vertiges, asseyez-vous et mettez la tête entre vos jambes jusqu'à ce que tout rentre dans l'ordre. Restez assise jusqu'à ce que vous retrouviez complètement vos esprits puis levez-vous lentement. Si vous vous sentez bien, inutile d'aller à l'hôpital. Toutefois, si les étourdissements se produisent souvent, consultez. Si vous vous êtes évanouie et que vous vous soyez cognée la tête ou blessée (quelle que soit la partie du corps) allez à l'hôpital et demandez à être examinée.

Si vous avez la tête qui tourne lorsque vous êtes allongée sur le dos, tournez-vous sur le côté gauche. Les signes disparaissent et le sang est alors mieux pompé dans tout le corps.

Palpitations

Une accélération et une irrégularité du rythme cardiaque sont observées principalement entre la 28e et la 32e SA même si ces signes peuvent apparaître à n'importe quel moment de la grossesse.

LES CAUSES Nul ne peut vraiment expliquer l'origine des palpitations. Toutefois, les théories le plus souvent retenues mettent en avant, d'une part, la progestérone qui assouplit le muscle cardiaque et, d'autre part, le fait que le cœur doit faire face à l'augmentation du flux sanguin nécessaire pour le bien-être de la mère et le bon développement du fœtus.

QUE FAIRE En règle générale, les palpitations ne durent pas et ne doivent pas être source d'inquiétude. Cependant, si vous ressentez souvent des palpitations ou si celles-ci s'accompagnent d'une douleur dans la poitrine ou de difficultés respiratoires, demandez un avis médical. Si vous souffrez d'une maladie cardiaque ou d'une malformation du cœur, consultez sans attendre.

Saignement de nez

Il est courant qu'une femme enceinte saigne du nez et, même si cela est peu agréable, ce n'est pas grave.

LES CAUSES Comme tous les autres vaisseaux du corps, les vaisseaux situés dans le nez s'assouplissent et se dilatent sous l'effet de la progestérone. De plus, la quantité de sang dans le corps augmente d'où une forte pression sur ces capillaires fragilisés. Les saignements de nez se produisent plus souvent chez les personnes ayant un rhume ou une infection des sinus, ou si la membrane nasale est sèche, soit parce qu'il fait froid, soit parce que la pièce dans laquelle elles se trouvent est climatisée.

QUE FAIRE Asseyez-vous, gardez la tête dans sa position normale et exercez une pression sur le bas du nez avec le pouce et l'index. Ne relâchez la pression qu'après une dizaine de minutes afin de vérifier que le saignement est arrêté. Ne soyez pas tentée de pencher la tête en arrière ou de vous coucher sous peine d'avaler le sang, ce qui pourrait vous donner la nausée voire vous faire vomir. De la glace ou une compresse froide associée à la pression des doigts diminuent la circulation du sang et stoppent plus rapidement le saignement. Consultez si le saignement est dû à une blessure à la tête ou s'il persiste pendant plus de 20 minutes. Si vous saignez fréquemment du nez et ce même si les saignements sont peu abondants, signalez-le lors d'une visite médicale. En effet, les saignements peuvent être provoqués par un problème grave.

Saignement ou sensibilité des gencives

Nombre de femmes enceintes saignent des gencives ou ont les gencives sensibles.

LES CAUSES Ces problèmes sont dus à une augmentation du volume sanguin couplé à l'effet assouplissant des hormones de grossesse sur les vaisseaux sanguins. Une accumulation de tartre ne fait que renforcer ces symptômes et favorise le développement d'une maladie gingivale.

QUE FAIRE Ayez une bonne hygiène bucco-dentaire et même si vos dents sont sensibles, brossez-les après chaque repas. Si nécessaire, prenez une brosse à dents aux poils souples. Faites surveiller vos dents durant toute la grossesse mais aussi après l'accouchement, notamment si vous allaitez.

Varices des membres inférieurs et de la vulve

Les varices sont des veines dilatées dont la paroi est altérée. Les varices se développent principalement sur les jambes ou autour de la vulve. On appelle hémorroïdes les varices à l'intérieur ou autour de l'anus (voir p. 468). C'est généralement dans les derniers mois de la grossesse que les varices sont les plus gênantes et les plus douloureuses. Les varices dans le vagin ou la vulve ne se voient pas et ne posent pas de problèmes majeurs durant l'accouchement. Sachez qu'il n'y a pas de raison qu'elles éclatent lorsque vous poussez.

LES CAUSES Une augmentation du volume sanguin et l'assouplissement et la dilatation des vaisseaux sanguins favorisent l'apparition de varices chez les femmes enceintes. L'utérus, qui ne cesse de se développer, exerce une pression sur les veines du bassin qui à leur tour exercent une pression de plus en plus forte sur les jambes et la vulve.

QUE FAIRE Le port de bas, de collants ou de chaussettes de contention est très bénéfique. Signalez l'apparition de varices si petites soient-elles à votre médecin traitant ou à votre gynécologue afin que leur évolution soit surveillée. Généralement, les varices disparaissent après l'accouchement.

Petits maux et douleurs diverses

Le mal de dos

Environ deux tiers des femmes enceintes disent avoir mal dans le bas du dos, notamment au cours du 3e trimestre de la grossesse.

LES CAUSES Au fur et à mesure que les semaines passent, l'augmentation du poids de l'abdomen tend à tirer sur la colonne vertébrale. Le dos se cambre et le centre de gravité est déplacé vers l'avant du corps. Lorsque vous essayez de corriger cette position, vous exercez une pression sur les muscles du bas du dos. Par ailleurs, les hormones de grossesse assouplissent les ligaments qui s'étirent et soutiennent moins votre dos.

QUE FAIRE Surveillez votre posture (voir p. 249) et évitez de basculer le bassin vers l'avant afin de ne pas exercer de pression sur le dos et prévenir ou soulager les douleurs au niveau des lombaires. Pratiquez régulièrement une activité physique afin de tonifier et d'assouplir vos muscles (voir p. 90 et p. 250). Les exercices empruntés à la méthode Pilates, le yoga et l'aquagym sont fortement recommandés.

Évitez de rester dans la même position trop longtemps et de faire toujours les mêmes gestes. Prévoyez des pauses régulières tout au long de la journée. Si votre travail nécessite que vous restiez debout ou assise plusieurs heures d'affilée, faites régulièrement quelques pas et lorsque vous êtes assise, veillez à ce que votre dos soit parfaitement soutenu. Attention lorsque vous soulevez une charge.

Les massages et un bain chaud soulagent les douleurs dorsales. Si la douleur est trop intense, consultez. Il se peut que votre médecin vous recommande le port d'une ceinture de soutien (voir p. 278).

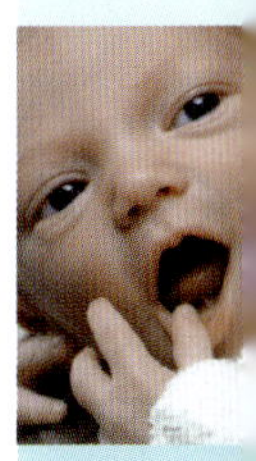

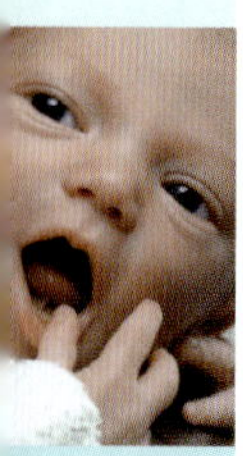

Relâchement de la symphyse pubienne

Ce traumatisme génère une gêne voire une douleur dans la région pelvienne et dans l'aine. La douleur peut également être localisée dans les fesses et descendre dans une jambe, ce qui explique qu'on confonde parfois ce trouble avec une sciatique (voir ci-contre). La douleur augmente lorsque vous marchez ou montez des escaliers. Selon les activités pratiquées tout au long de la journée, la douleur peut persister la nuit. Plus les semaines passent, plus les symptômes s'accentuent et, dans le pire des cas, vous aurez besoin d'aide pour vous déplacer.

LES CAUSES Nombre de facteurs favorisent le relâchement de la symphyse pubienne. Le bassin est constitué de trois os : le sacrum et les deux os iliaques (os de la hanche). À l'avant les os forment la symphyse pubienne et à l'arrière, ils sont reliés les uns aux autres par les articulations sacro-iliaques. Les articulations sont stabilisées par les ligaments et, généralement, bougent très peu. Cependant, tout au long de la grossesse, les ligaments s'assouplissent sous l'effet des hormones de grossesse, s'étirent et de ce fait augmentent l'amplitude de mouvements des articulations, ce qui provoque une instabilité du bassin. De plus, les changements de posture dus à la prise de poids au niveau de l'abdomen font qu'une articulation peut être plus mobile qu'une autre ce qui explique une pression plus forte. Résultat : une inflammation des articulations qui se solde par une gêne ou une douleur.

QUE FAIRE Si l'un des côtés du bassin est plus mobile que l'autre, votre médecin vous prescrira probablement une ceinture de soutien et des séances de kinésithérapie afin que vous appreniez à faire les bons mouvements lorsque vous marchez ou que vous vous levez. Vous devrez probablement, par ailleurs, effectuer des exercices sollicitant les abdominaux et les muscles du plancher pelvien (voir p. 69). Des séances d'acupuncture soulagent souvent la douleur tout comme les cours de préparation à l'accouchement. Évitez les activités qui engendrent des douleurs, ne soulevez pas des charges importantes, ne vous allongez pas sur le dos et reposez-vous le plus possible.

Ligaments ronds douloureux

Les deux ligaments ronds partent du haut à droite et du haut à gauche de l'utérus et sont fixés à la paroi abdominale. Au fur et à mesure que l'utérus augmente en volume, les ligaments ronds s'étirent, ce qui engendre une douleur lancinante ou soudaine et brève d'un ou des deux côtés du bas de l'abdomen ou dans l'aine. La douleur apparaît généralement au cours du 2e trimestre.

QUE FAIRE Consultez afin de vérifier que la douleur est bien due aux ligaments ronds. Une fois rassurée, vous arriverez mieux à la gérer. Lorsque vous avez très mal, décontractez-vous. Allongez-vous sur le côté et ramenez les genoux vers la poitrine ou prenez un bain chaud.

Sciatique

La douleur irradie dans une fesse ou dans les deux et descend le long de la jambe. Même si cela est très rare, la douleur peut s'accompagner d'engourdissement et de picotements. Une sciatique apparaît le plus souvent à la fin du 2e trimestre.

LES CAUSES Une sciatique est due à un pincement ou une compression du nerf sciatique, qui naît de la réunion de deux racines issues de la moelle épinière. Contrairement à ce que l'on pourrait penser, la compression du nerf sciatique n'est pas causée par la pression exercée par la tête du fœtus mais à une mauvaise posture, notamment pour soulever une charge, à une usure ou à un tassement des articulations vertébrales.

QUE FAIRE Des exercices spécifiques permettent d'étirer doucement les muscles et de relâcher la pression exercée sur le nerf sciatique. Des séances de kinésithérapie sont parfois nécessaires.

Douleur au niveau du coccyx

Le coccyx est le petit os situé à la base de la colonne vertébrale. Cet os relativement immobile devient mobile durant la grossesse afin de faciliter le passage du bébé dans la filière pelvi-génitale au moment de l'accouchement. La douleur peut rendre la position assise très inconfortable notamment lors d'un voyage ou au travail. La douleur peut apparaître à n'importe quel moment de la grossesse.

LES CAUSES La douleur peut être antérieure à la grossesse (par exemple, suite à une chute) mais être exacerbée du fait des bouleversements hormonaux et mécaniques que le corps subit. La douleur peut également apparaître durant la grossesse, la mobilité du coccyx favorisant les blessures. Il arrive aussi que le coccyx soit lésé au moment de l'accouchement par la tête du bébé et que la douleur se fasse ressentir plus tard.

QUE FAIRE Massez doucement la zone douloureuse et, si besoin, ayez recours à des antalgiques comme le paracétamol. Dans les 6 semaines suivant l'accouchement, la douleur doit s'estomper peu à peu.

Crampes dans les jambes

Les crampes dans les jambes et plus précisément dans les mollets sont fréquentes chez les femmes enceintes. Elles se produisent notamment la nuit mais aussi parfois lorsque vous marchez. Leur fréquence augmente au cours de la grossesse.

LES CAUSES Nombre de théories sont avancées mais il semblerait que les crampes soient dues à plusieurs facteurs, y compris la posture de la mère, la prise de poids, des troubles de la circulation sanguine dans les jambes et la pression exercée par l'utérus sur les vaisseaux pelviens. Pour certains, les crampes dans les jambes chez les femmes enceintes seraient dues à un manque de sel dans l'alimentation. Cependant, les recherches montrent qu'une alimentation pauvre en sel est à privilégier durant la grossesse et il est certain que toutes les personnes qui ont une alimentation équilibrée ne souffrent pas d'une carence en sel.

QUE FAIRE Il suffit parfois de changer de position pour qu'une crampe disparaisse, de tendre la jambe et plier le pied vers soi et de masser le muscle contracté. Si les crampes sont vraiment désagréables et douloureuses, un kinésithérapeute pourra vous dire quels exercices faire pour vous soulager. Buvez beaucoup afin de ne pas vous déshydrater et alternez les périodes d'activité et les périodes de repos.

Si la douleur ne disparaît pas, ou si vous remarquez une rougeur ou une grosseur au niveau du mollet, consultez afin de vérifier qu'il ne s'agit pas d'une thrombose des veines profondes (voir p. 186), qui nécessite une prise en charge immédiate.

Le syndrome des jambes sans repos (SJSR)

Ce trouble se caractérise par une sensation désagréable et des fourmillements qui induisent un besoin irrépressible de bouger les jambes ou qui font que les jambes tressautent de manière incontrôlée, notamment lorsque vous dormez.

LES CAUSES Le syndrome des jambes sans repos est soit déclenché, soit accentué durant la grossesse. La cause est inconnue mais différentes études laissent à penser que l'origine serait un faible taux de fer dans l'organisme. Nombre de patientes ont des membres de leur famille qui souffrent de ce même trouble.

QUE FAIRE Consultez. Votre médecin demandera probablement une prise de sang afin de contrôler le taux de fer dans votre organisme. Si la teneur est faible, il vous prescrira un complément en fer. Il semblerait que les exercices physiques et les étirements atténuent les symptômes tout comme les compresses chaudes ou froides et les massages. Si le syndrome apparaît alors que vous êtes enceinte, il y a fort à parier que tout rentre dans l'ordre après l'accouchement.

Syndrome du canal carpien

Le canal carpien est un petit canal dans le poignet dans lequel passe un nerf qui relie l'avant-bras aux mains et aux doigts. Le syndrome du canal carpien est dû à une compression du nerf qui entraîne des picotements et une douleur dans les doigts, symptômes qui sont accentués la nuit. Dans le pire des cas, la gêne est considérable et les patients ont du mal à saisir des objets. Chez les femmes enceintes, le symptôme apparaît le plus souvent aux 2e et 3e trimestres.

LES CAUSES Le syndrome du canal carpien est dû à une compression du nerf médian passant dans le canal carpien, compression résultant d'un gonflement des tissus autour du canal. Durant la grossesse, il est fréquent que les mains et les pieds enflent suite à l'augmentation du volume sanguin et autres fluides.

QUE FAIRE Consultez. Votre médecin vous adressera si besoin est à un kinésithérapeute qui vous fera pratiquer des exercices afin de diminuer la gêne. Le port d'une attelle au niveau des poignets est souvent bénéfique notamment lorsque les douleurs sont très fortes la nuit. Le syndrome du canal carpien disparaît généralement après l'accouchement. Si les troubles persistent, une opération permet de relâcher la compression au niveau du nerf.

Problèmes urinaires et vaginaux

Les mycoses (candidoses)

Pendant la grossesse, il est normal d'avoir des pertes vaginales plus importantes. Cependant, en cas de sécrétions épaisses ayant l'aspect du blanc d'œuf, de démangeaisons ou de douleurs dans la région vaginale, vous avez peut-être contracté une infection fongique, ou mycose. Si les pertes blanches sont nauséabondes, en particulier après les rapports sexuels, il s'agit sans doute d'une vaginose bactérienne (VB), fréquemment à l'origine de pertes blanches et non classée dans la catégorie des infections sexuellement transmissibles. Un lien entre la maladie et une augmentation du risque de prématurité a été établi, mais généralement seulement chez les femmes qui présentent ce risque pour d'autres raisons.

LES CAUSES La candidose et la VB surviennent lorsque l'acidité du vagin diminue, ce qui est fréquent pendant la grossesse.
La vaginose bactérienne est provoquée par un manque de lactobacilles (bonnes bactéries) alors que la mycose est provoquée par un champignon, le *candida albicans*.

QUE FAIRE Évitez de vous laver le vagin avec des savons ou des gels parfumés, ce qui pourrait aggraver la situation. Demandez conseil à votre médecin. Les traitements disponibles pour ces deux maladies ne présentent pas de risque pendant la grossesse.

Incontinence urinaire d'effort

Ce trouble se traduit par des fuites urinaires, notamment lorsque vous riez, toussez ou éternuez, quand vous pratiquez une activité physique, ou lorsque vous soulevez une charge. L'incontinence urinaire d'effort peut survenir à tout moment pendant la grossesse, mais est surtout fréquente au 3e trimestre.

LES CAUSES Pendant toute la grossesse, les muscles du plancher pelvien sont soumis à une forte pression et aux changements hormonaux.

C'est pourquoi, une fuite urinaire peut survenir en cas de pression sur l'abdomen, lorsque vous toussez, éternuez ou riez, ou lors de toute autre activité qui met les muscles sous tension.

QUE FAIRE L'incontinence urinaire d'effort peut être gênante et pénible. Cependant, n'hésitez pas à en parler à votre sage-femme (voir p. 69) qui vous indiquera comment renforcer les muscles du plancher pelvien, en faisant régulièrement des exercices conçus spécialement pour atténuer le problème. Par ailleurs, videz votre vessie dès que vous en ressentez le besoin. Pour être plus à l'aise, n'hésitez pas à mettre un protège-slip ou une serviette hygiénique.

Infection urinaire

Les femmes enceintes sont plus sujettes aux infections des voies urinaires, notamment aux cystites, infections localisées au niveau de la vessie. Les symptômes les plus courants sont un besoin irrépressible d'uriner, une brûlure à la miction et parfois la présence de sang dans les urines. Dans certains cas, l'infection remonte jusqu'aux reins et provoque alors de fortes douleurs dans le dos au-dessus des reins, de la fièvre, voire des nausées et des vomissements.

Cependant il arrive qu'une infection urinaire soit asymptomatique. Dans tous les cas, il est important de la traiter rapidement, notamment chez la femme enceinte, car si elle touche les reins, l'infection peut déclencher prématurément le travail.

LES CAUSES L'infection des voies urinaires est due à la pénétration de bactéries dans l'organisme par l'urètre (conduit partant du col de la vessie), bactéries qui prolifèrent rapidement. Ce type d'infection est particulièrement fréquent chez les femmes enceintes car les hormones ralentissent le passage de l'urine dans les voies urinaires.

QUE FAIRE Dès les premiers symptômes, consultez. Une analyse d'urine permet d'identifier le type de bactérie à l'origine de l'infection. Avant même que vous ayez les résultats, un traitement antibiotique est mis en place, traitement qui sera modifié si nécessaire. Les symptômes diminuent rapidement. Les analyses d'urine sont systématiques tout au long de la grossesse et si des bactéries sont identifiées, un traitement antibiotique est immédiatement prescrit. Ce dernier ne nuit en aucun cas au développement du fœtus.

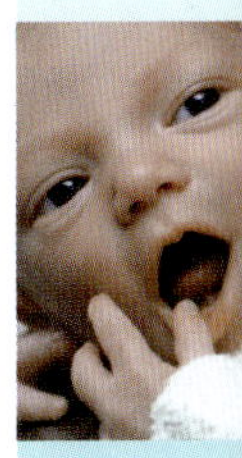

Complications

Si des troubles viennent perturber la grossesse, celle-ci est dite à risque. Elle fait alors l'objet d'un suivi systématique : les visites prénatales sont plus rapprochées et, si nécessaire, les échographies sont plus nombreuses. Lors de l'accouchement, certaines complications nécessitent une intervention médicale immédiate.

Complications durant la grossesse

Fausse couche

La perte d'un bébé avant qu'il soit capable de survivre en dehors de l'utérus est la complication la plus fréquente observée au cours des premiers mois de la grossesse. Un quart des grossesses se soldent par une fausse couche (voir p. 94).

Grossesse extra-utérine

Elle survient lorsqu'un œuf fécondé s'implante en dehors de la cavité utérine, le plus souvent dans l'une des trompes de Fallope, mais parfois aussi dans un ovaire, dans le col de l'utérus, ou plus rarement, à l'endroit d'une cicatrice de césarienne.

LES CAUSES La grossesse extra-utérine peut toucher toutes les femmes. Cependant, le risque augmente en cas d'infection pelvienne, de grossesse accidentelle malgré un stérilet, de contraception orale (minipilule) ou à la suite d'un traitement contre la stérilité. L'endométriose, une intervention chirurgicale comme une césarienne, ou une des antécédents de grossesse extra-utérine sont d'autres facteurs de risque.

LES SYMPTÔMES La plupart des femmes ressentent des douleurs et ont de légers saignements entre la 6e et la 8e SA. La douleur provient, généralement, d'un côté de l'abdomen et peut être intense et persistante. Si le diagnostic n'est pas établi suffisamment tôt et si l'embryon se développe dans une trompe de Fallope, il peut y avoir une rupture de la trompe ce qui déclenche une douleur intense qui traverse tout l'abdomen. Si vous avez mal dans le bas de l'abdomen, consultez immédiatement votre médecin ou rendez-vous au service des urgences le plus proche de votre domicile.

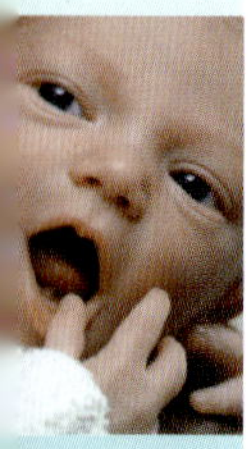

CE QUI EST GÉNÉRALEMENT FAIT La rupture d'une trompe de Fallope nécessite une intervention chirurgicale en urgence. Heureusement, une grossesse extra-utérine est souvent suspectée avant que la trompe ne se rompe. Une échographie pratiquée par voie vaginale permet de confirmer le diagnostic : absence d'embryon dans l'utérus et saignements dans l'abdomen. À 48 heures d'intervalle, deux prises de sang permettent de connaître le taux de l'hormone de grossesse, HCG. Un taux stable ou qui augmente légèrement confirme une grossesse extra-utérine. Si, en dépit de tous les examens, le doute persiste, une cœlioscopie est prescrite. Cet examen consiste à faire une petite incision dans le nombril pour insérer un laparoscope (appareil rigide muni d'un système optique) afin que le chirurgien ait une vision précision de l'intérieur de l'abdomen.

En cas de grossesse extra-utérine, le chirurgien peut procéder à l'ablation de la trompe par cœlioscopie ou en faisant une petite incision sur la ligne du bikini. Si le diagnostic est précoce, un traitement médicamenteux à base de méthotrexate, qui met un terme à la grossesse, peut être mis en place, mais n'est possible que si le taux de hCG est faible et qu'il n'y a pas d'éclatement de la trompe. Ce traitement présente l'avantage d'éviter la chirurgie, mais n'est pas toujours efficace et peut être associé à de violentes douleurs. Un suivi attentif est indispensable.

Hyperémèse gravidique

La plupart des femmes ont la nausée quand elles sont enceintes. Si les vomissements sont importants, on parle d'hyperémèse gravidique. Si vous ne gardez aucun aliment et aucune boisson pendant plus de 24 heures, consultez.

CE QUI EST GÉNÉRALEMENT FAIT Une analyse d'urine permet de vérifier qu'il n'y a aucune infection alors qu'une échographie permet de déceler tout problème lié à la grossesse. Vous serez pesée. Si vous perdez plus de 10 % de votre poids, il est probable que des complications s'ensuivent. Si vous êtes très déshydratée, vous risquez d'être hospitalisée et mise sous perfusion intraveineuse. Des antiémétiques vous seront administrés et, si besoin est, vous devrez prendre des compléments nutritionnels. En règle générale, l'hyperémèse cesse vers la 13e SA.

Anémie

L'anémie se caractérise par un faible taux d'hémoglobine, protéine présente dans les globules rouges qui véhicule l'oxygène dans le sang. Il est fréquent que les femmes enceintes soient légèrement anémiées du fait de l'augmentation du volume des liquides dans le sang, car les globules rouges sont dilués. À cela s'ajoute la quantité de fer absorbée par le bébé qui puise dans les réserves de sa mère. Les femmes anémiées sont fatiguées, elles ont des difficultés respiratoires et le teint pâle.

LES CAUSES L'anémie est souvent due à une carence en fer, parfois à une carence en acide folique et en vitamine B12. Une analyse de sang est indispensable pour connaître l'origine de l'anémie.

CE QUI EST GÉNÉRALEMENT FAIT Le remède consiste en un complément en fer, mais peut provoquer une constipation ; vous pouvez aussi privilégier certains aliments plutôt que d'avoir recours à des compléments (voir p. 154).

Béance du col de l'utérus

Il est rare qu'une béance du col de l'utérus se solde par une fausse couche après la 13e SA. Généralement, tout se passe très vite et sans douleur.

LES CAUSES Les facteurs de risque sont une fausse couche tardive, une chirurgie du col de l'utérus ou un accouchement difficile d'un gros bébé.

CE QUI EST GÉNÉRALEMENT FAIT Si vous êtes une patiente à risque, votre médecin prescrira une échographie afin de vérifier la longueur du col de l'utérus, un col court augmentant le risque de fausse couche. Si vous avez déjà fait au moins deux fausses couches, un cerclage du col de l'utérus sera effectué entre la 12e et 14e semaine.

Un fil est alors posé sous anesthésie générale ou sous péridurale, et sera retiré vers la 37e semaine, sans qu'une anesthésie soit nécessaire.

Cholestase gravidique

Cette maladie rare qui apparaît généralement après la 28e SA affecte les fonctions hépatiques et se solde par une accumulation de bile dans le système sanguin. Le symptôme le plus marquant est une démangeaison sans éruption particulièrement intense sur la paume des mains et la plante des pieds.

LES CAUSES La cause exacte n'est pas connue, mais il semblerait que les facteurs génétiques soient fortement impliqués. En effet, le problème est familial et les femmes atteintes en souffrent à chacune de leur grossesse. Il semblerait que les hormones de grossesse aient également une influence sur le fonctionnement du foie.

CE QUI EST GÉNÉRALEMENT FAIT En cas de démangeaisons sans éruption, votre médecin vous prescrira une prise de sang pour vérifier la fonction hépatique et l'acidité biliaire. Des résultats normaux font suspecter une cholestase gravidique. Votre médecin vous donnera de l'acide ursodésoxycholique pour réduire les démangeaisons et améliorer la fonction hépatique. Parfois, la prise de vitamine K peut être conseillée pour favoriser la coagulation, les personnes ayant des problèmes hépatiques et biliaires ayant le sang très fluide. Chez les femmes qui souffrent de cholestase gravidique, l'accouchement est généralement déclenché vers la 37e semaine en raison du risque élevé de mortalité fœtale.

Diabète gestationnel

Cette forme de diabète, qui apparaît au cours de la grossesse, touche entre 1 et 3 % des femmes enceintes. Le pancréas ne produit plus suffisamment d'insuline pour que le sucre soit extrait du système sanguin pour être stocké, ce qui provoque une glycémie très élevée. Le diabète gestationnel apparaît généralement entre la 20e et la 24e SA. Le risque de développer un diabète gestationnel est d'autant plus important chez les femmes ayant des antécédents familiaux, en surpoids, les multipares ou les femmes ayant précédemment donné naissance à un gros bébé, un enfant mort-né ou ayant déjà souffert de diabète gestationnel.

CE QUI EST GÉNÉRALEMENT FAIT Entre la 24e et la 28e semaine, ou plus tôt, si vous êtes à risque, votre médecin vous prescrira un test de tolérance au glucose, qui consiste à faire une prise de sang le matin à jeun, puis à boire une substance sucrée spéciale, avant de refaire une prise de sang deux heures tard. Si le diabète gestationnel est confirmé, vous devrez consulter un diabétologue, un diététicien et un gynécologue-obstétricien. Vous apprendrez à vérifier votre glycémie. Dans la plupart des cas, un régime alimentaire et la pratique d'une activité physique régulière suffisent à réguler le diabète.

Cependant, si cela ne fonctionne pas, vous devrez prendre de la metformine (qui réduit la glycémie) ou vous faire des injections d'insuline. Des échographies supplémentaires seront effectuées pour surveiller la croissance du fœtus. Dans certains cas, le déclenchement de l'accouchement est inévitable (voir p. 432).

Si vous avez déjà souffert de diabète gestationnel, veillez à ne pas être en surpoids avant d'être à nouveau enceinte.

Problèmes du liquide amniotique

HYDRAMNIOS C'est la production excessive de liquide amniotique qui se caractérise par une sensation d'étirement dans l'abdomen, des troubles respiratoires, des brûlures d'estomac, des jambes enflées et une constipation. Parmi les facteurs de risque, on trouve le diabète, les grossesses multiples, une infection ou une malformation congénitale du fœtus. L'hydramnios peut provoquer un accouchement prématuré et un prolapsus du cordon ombilical, ce qui justifie un suivi permanent et un repos maximal. Dans les cas les plus graves, un drainage du liquide est envisagé.

OLIGOAMNIOS Quantité insuffisante de liquide amniotique, qui peut être due à une malformation du placenta, une déchirure des membranes, une malformation fœtale ou des problèmes de développement du fœtus (voir p. 284-285). Cette anomalie est plus fréquente en fin de grossesse. Si une échographie montre une quantité de liquide vraiment insuffisante et laisse présager des risques pour les bébés, l'accouchement est déclenché.

Insuffisance placentaire

On parle d'insuffisance placentaire lorsque le placenta ne fonctionne pas assez bien pour répondre aux besoins du bébé. Parmi les symptômes on note une baisse du liquide amniotique, du poids du bébé ainsi que des malformations fœtales visibles à l'écho-Doppler (voir p. 285).

LES CAUSES L'insuffisance placentaire est plus fréquente chez les femmes souffrant de prééclampsie, qui ont un problème médical sous-jacent, chez les fumeuses ou lorsque le fœtus est atteint d'une malformation congénitale notamment de trisomie 21 ou d'une malformation congénitale structurelle, par exemple une malformation cardiaque.

CE QUI EST GÉNÉRALEMENT FAIT L'insuffisance placentaire est décelée lors d'une échographie montrant un fœtus anormalement petit. L'état de santé de la mère et celui du bébé sont régulièrement contrôlés et, si nécessaire, l'accouchement est déclenché. Lorsque le placenta ne fonctionne pas correctement, le bébé est trop faible pour naître par les voies naturelles et une césarienne est programmée.

Saignements en fin de grossesse

Au moindre saignement, rendez-vous immédiatement au service des urgences le plus proche de votre domicile. Si les saignements sont dus à un problème placentaire, la vie de votre bébé est menacée.

LES CAUSES Les causes les plus fréquentes sont un placenta prævia (voir p. 212) et un hématome rétroplacentaire. Dans le premier cas, le placenta est inséré trop bas dans l'utérus et, dans 1 cas sur 5, responsable d'une hémorragie prénatale. Les saignements apparaissent souvent à partir de la 28e SA. Les saignements ne s'accompagnent d'aucune douleur, ils sont récurrents et, parfois, très importants.

Les hématomes rétroplacentaires sont également responsables de 1 saignement sur 5. Le placenta se sépare progressivement de la paroi utérine, ce qui entraîne douleurs et saignements importants qui peuvent passer inaperçus si le sang est emmagasiné entre le placenta et la paroi utérine. Un hématome rétroplacentaire met en péril la santé du fœtus car le placenta ne répond plus à ses besoins.

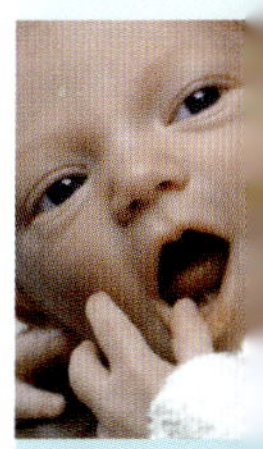

Des saignements peuvent aussi être dus à une lésion du col de l'utérus (suite à un rapport sexuel ou à un polype sur l'utérus). Très souvent, les saignements sont inexplicables.

CE QUI EST GÉNÉRALEMENT FAIT Si les saignements sont peu importants et ne s'accompagnent pas de douleurs, la femme enceinte est hospitalisée. Des stéroïdes sont administrés afin de favoriser le développement des poumons du fœtus au cas où un accouchement prématuré serait nécessaire. Si les saignements sont importants ou douloureux ou si les médecins soupçonnent une souffrance fœtale, une césarienne est pratiquée en urgence et une transfusion sanguine peut être nécessaire.

Prééclampsie

La prééclampsie est une pathologie caractérisée par une hypertension artérielle, un taux élevé de protéines dans les urines et un œdème. Peuvent également être observés des maux de tête, des troubles de la vision, des douleurs abdominales ou des nausées. Si un traitement n'est pas mis en place, une éclampsie est à craindre. Cette pathologie très grave entraîne des convulsions et un coma. Si une prééclampsie est décelée, votre état de santé et celui du bébé feront l'objet d'une surveillance médicale accrue et l'accouchement sera déclenché au moment qui semblera le plus opportun aux médecins. Environ 5 % des femmes souffrent de prééclampsie lors de leur première grossesse.

LES CAUSES La prééclampsie est plus fréquente lors de grossesses multiples, chez les femmes très jeunes ou âgées, les femmes ayant tendance à faire de l'hypertension artérielle ou souffrant d'une maladie rénale, les femmes ayant souffert de prééclampsie lors d'une précédente grossesse et les femmes ayant eu une insémination artificielle.

CE QUI EST GÉNÉRALEMENT FAIT Même si le seul traitement est l'accouchement, sachez que plus le bébé reste longtemps dans l'utérus mieux c'est pour lui. La mère et le fœtus font l'objet d'un suivi médical régulier afin que l'accouchement ait lieu le plus tard possible. Un traitement médicamenteux visant à faire baisser la tension artérielle est souvent mis en place alors que des échographies et des écho-Doppler (voir p. 214-215 et p. 285) permettent de vérifier la croissance du bébé et de déceler tout risque d'insuffisance placentaire (voir p. 473). La mère doit se reposer le plus possible. Si en dépit du traitement, la tension artérielle ne baisse pas, si le taux de protéines ne chute pas ou si le développement du bébé présente le moindre risque, l'accouchement est déclenché (voir p. 432) ou une césarienne est pratiquée (voir p. 438-439).

Streptocoques B

Environ 20 % des femmes enceintes ont des streptocoques B localisés dans le vagin, ce qui est normal. Toutefois, 1 femme sur 1 000 les transmet à leur bébé au moment de la rupture de la poche des eaux et l'enfant risque alors de développer une infection.

CE QUI EST GÉNÉRALEMENT FAIT Si une femme est porteuse de streptocoques B et s'il y a des facteurs de risque importants, des antibiotiques sont administrés par voie intraveineuse durant le travail afin, justement, de minimiser les risques. Actuellement, les tests pour déceler les streptocoques du groupe B ne sont pas systématiquement réalisés.

Complications de l'accouchement

Accouchement prématuré

Une grossesse dure en moyenne entre 37 et 41 SA. Un bébé né avant la 37e SA est un enfant prématuré (voir p. 431).

Souffrance fœtale

Durant tout le travail, l'état de santé du bébé est contrôlé afin de déceler tous les signes de souffrance fœtale laissant supposer que l'apport en oxygène est insuffisant. Une souffrance fœtale se manifeste notamment par des eaux teintées de méconium associées à un ralentissement du rythme cardiaque. L'accouchement doit alors avoir lieu dans les délais les plus brefs. Si le méconium est important, le bébé risque de l'inhaler et souffrir de troubles respiratoires ou d'une infection pulmonaire. Si nécessaire une césarienne est pratiquée.

Travail long

Il arrive que le col de l'utérus ne se dilate pas comme il se doit durant la première phase du travail, soit parce que la tête du bébé est trop grosse pour franchir le bassin, soit parce qu'il n'y a pas suffisamment de contractions, soit parce que le bébé se présente par le siège (voir p. 336).

Prolapsus du cordon ombilical

Il est très rare que le cordon ombilical franchisse le bassin avant la tête du bébé sauf si le bébé se présente par le siège ou en position transversale. Dans les deux cas, au moment de la rupture de la poche des eaux, le cordon peut s'engager dans le col de l'utérus, il est alors comprimé et, privé d'oxygène, le bébé doit naître dans les délais les plus brefs.

CE QUI EST GÉNÉRALEMENT FAIT Si un accouchement par les voies naturelles est trop long, une césarienne doit être pratiquée en urgence.

Dystocie des épaules

On parle de dystocie des épaules lorsque la tête du bébé est sortie, mais que les épaules restent bloquées : soit parce que le bébé est très gros, soit parce que la mère est diabétique.

CE QUI EST GÉNÉRALEMENT FAIT Si la tête est sortie mais que le reste du corps reste coincé, une intervention en urgence est nécessaire. Les jambes de la mère sont relevées afin qu'il y ait le plus de place possible pour le passage des épaules. Dans certains cas, une épisiotomie est pratiquée (voir p. 426-427). Si le bébé est toujours bloqué, la sage-femme ou l'obstétricien aide le bébé à sortir (voir p. 426). Lorsque la femme est à quatre pattes, les épaules du bébé ont parfois plus de facilité à franchir le bassin.

Hémorragie postnatale

On parle d'hémorragie postnatale lorsque la femme perd plus de 500 ml de sang dans les 24 heures qui suivent l'accouchement. Les raisons sont diverses : l'utérus qui ne se contracte pas assez rapidement, un problème au moment de la délivrance (le placenta n'est pas totalement évacué) ou une déchirure vaginale. C'est pourquoi la délivrance est une phase très importante de l'accouchement (voir p. 428). Le risque d'hémorragie postnatale est plus important lors de grossesses multiples, si le bébé est gros, si le travail est long ou si des saignements sont apparus avant l'accouchement.

CE QUI EST GÉNÉRALEMENT FAIT On administre souvent des médicaments favorisant les contractions utérines ou l'expulsion des fragments placentaires, alors que les déchirures sont suturées. Si les saignements persistent, un « ballonet » est inséré dans l'utérus. Il est très rare qu'il faille opérer afin de vérifier l'intérieur de l'abdomen.

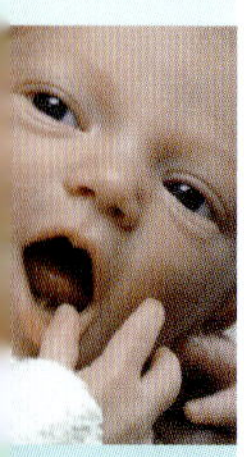

Troubles fréquents après la naissance

Après l'accouchement, vous aurez chaque jour matière à vous inquiéter quant à votre état de santé ou celui de votre bébé (voir p. 441-463). Sachez cependant que la situation est rarement grave. Les troubles ci-après sont toutefois plus sérieux et nécessitent souvent une prise en charge.

Troubles observés chez la mère

Mastite

Cette inflammation douloureuse des tissus mammaires est courante chez les femmes qui allaitent. Le sein est rouge, dur et douloureux. Les autres symptômes sont identiques à ceux de la grippe. Des études montrent que 10 % des femmes qui allaitent souffrent d'une mastite au cours des 3 mois qui suivent l'accouchement.

LES CAUSES Les mastites peuvent être infectieuses ou provoquées par une obstruction d'un canal galactophorique. Si un traitement antibiotique n'est pas mis en place, un abcès se forme, entraînant des douleurs aiguës.

QUE FAIRE Il est primordial de continuer à allaiter afin que le canal se débouche. Lorsque vous allaitez, massez votre sein en partant de l'aisselle pour remonter vers le mamelon et videz totalement vos seins après chaque tétée. Si vous avez mal, appliquez une compresse chaude et prenez un antalgique. En cas d'infection bactérienne, un traitement antibiotique s'impose. Une petite intervention chirurgicale est parfois nécessaire si un abcès se forme.

Troubles de la vessie

Après un accouchement par les voies naturelles, vous aurez peut-être quelques difficultés à contrôler votre vessie. C'est ce que l'on appelle l'incontinence urinaire d'effort. Vous pouvez également avoir une envie urgente d'uriner, envie que vous ne pouvez réprimer. On parle alors d'impériosité mictionnelle.

LES CAUSES L'incontinence urinaire d'effort et l'impériosité mictionnelle sont dues à un manque de tonicité des muscles du plancher pelvien qui se sont distendus tout au long de la grossesse. Dans les jours et les semaines qui suivent l'accouchement, au fur et à mesure que les muscles retrouvent leur tonicité, les troubles de la vessie s'atténuent.

QUE FAIRE Faites des exercices et de la kinésithérapie afin de tonifier les muscles du plancher pelvien (voir p. 69). Si le problème persiste, demandez conseil à votre médecin ou à une sage-femme qui vérifiera qu'il n'y a pas d'autres symptômes (urines troubles, brûlures au moment de la miction, odeur laissant suspecter une infection) et mettra en place un traitement antibiotique si nécessaire.

Dépression postnatale

Cette pathologie, qui touche environ 1 femme sur 10, apparaît généralement dans les 4 à 6 semaines qui suivent la naissance même si les risques persistent tout au long de la première année. Une prise en charge est nécessaire car les conséquences peuvent être graves.

Parmi les symptômes émotionnels il y a l'angoisse, l'irritabilité, les crises de larmes et de panique, un moral bas, des difficultés pour se concentrer, se motiver ou créer des liens avec le bébé. Les symptômes physiques les plus fréquents sont une grande fatigue, des maux de tête, une perte de l'appétit, une baisse de la libido, des douleurs d'estomac et une sensation de mal-être.

LES CAUSES Nul ne sait vraiment expliquer les causes d'une dépression postnatale même si certains facteurs (tendance à déprimer ou fragilité mentale, troubles de la santé, accouchement traumatisant ou difficultés à établir des relations avec autrui) semblent favoriser ce mal-être.

QUE FAIRE La plupart du temps, un soutien moral et une aide pratique permettent de résoudre le problème, même si dans les cas les plus graves la prise d'antidépresseurs et/ou un suivi psychologique sont nécessaires.

Psychose puérale

Cette maladie psychotique grave, qui touche 1 femme sur 500, se développe dans les 2 ans qui suivent la naissance du bébé. La mère a les idées confuses, elle est incapable de gérer la situation, elle néglige son aspect physique et oublie de s'occuper de son bébé. Dans le pire des cas, elle peut avoir des idées suicidaires ou faire du mal à son bébé.

QUE FAIRE La mère doit être suivie par un psychiatre et, si nécessaire, être admise avec son bébé dans un établissement spécialisé.

Troubles du périnée

Lors d'un accouchement par les voies naturelles, le périnée (situé entre le vagin et l'anus) peut avoir subi un fort étirement et être très douloureux. En cas de déchirure ou d'épisiotomie, la douleur peut être due aux points de suture (voir p. 427). Si la zone est rouge, enflée ou si la douleur est intense, une infection est à craindre.

QUE FAIRE Les suppositoires anti-inflammatoires tout comme les bains tièdes dans lesquels ont été versées quelques gouttes d'huile d'arnica calment la douleur. Pour éviter les brûlures, versez de l'eau tiède sur les points de suture au moment de la miction. Le paracétamol soulage la douleur. Sur la zone enflée ou tuméfiée, appliquez une compresse froide. Lorsque vous vous asseyez, glissez un coussin sous vos fesses afin de ne pas être en contact direct avec le siège. En cas d'infection, des antibiotiques sont prescrits. Si la douleur persiste, consultez.

Hémorragie postnatale secondaire

Une femme sur 100 a des pertes de sang importantes pendant plus de 24 heures ou dans les 6 semaines qui suivent l'accouchement parce que des fragments placentaires n'ont pas été expulsés au moment de la délivrance et provoquent une infection. On peut également constater de la fièvre, des douleurs abdominales et une sensation de mal-être. L'infection doit être traitée avec des antibiotiques et les fragments placentaires sont retirés sous anesthésie.

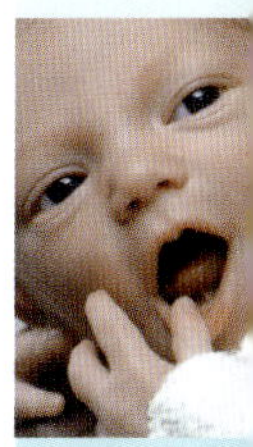

Problèmes congénitaux chez les bébés

Trisomie 21

Cette maladie génétique touche 1 nouveau-né sur 1 000. Les enfants trisomiques souffrent d'un retard mental, ont des troubles de l'apprentissage et risquent très souvent de souffrir d'autres malformations congénitales notamment cardiaques. Parmi les symptômes physiques les plus courants, un manque de tonicité musculaire à la naissance, des yeux très écartés avec des fentes palpébrales obliques, un pli palmaire et une nuque plate.

LES CAUSES La maladie est due à la présence d'un chromosome supplémentaire dans la 21e paire. Plus la mère est âgée, plus les risques sont élevés.

CE QUI EST GÉNÉRALEMENT FAIT Lorsqu'ils apprennent qu'ils attendent un bébé trisomique, nombre de parents optent pour l'avortement. D'après les parents qui ont décidé de ne pas faire ce choix, les enfants vivent dans de bonnes conditions et sont heureux. La trisomie 21 expose en outre à un vieillissement précoce.

Pied bot

Malformation des pieds qui sont contractés et tournent vers l'intérieur.

LES CAUSES Le problème est généralement dû à la position du bébé dans l'utérus.

CE QUI EST GÉNÉRALEMENT FAIT Si le pied peut être maintenu dans une position normale, la malformation se corrige avec des séances de kinésithérapie. Dans le cas contraire, le pied est immobilisé afin qu'il adopte une bonne position. Une intervention chirurgicale est parfois nécessaire. Le chirurgien orthopédiste étire les tendons et le bébé porte un plâtre ou une attelle. Les résultats sont généralement excellents, le pied et la cheville fonctionnant normalement.

Dysplasie de la hanche

Environ 1 bébé sur 1 000 naît avec une dysplasie des hanches : la tête du fémur sort de l'articulation. Elle est plus fréquente chez les filles que chez les garçons. À la naissance, le pédiatre ou la sage-femme vérifie que les hanches bougent correctement. En cas de doute, une échographie est faite.

LES CAUSES Le risque est plus important si dans la famille des personnes souffrent d'une luxation des hanches, si le bébé s'est présenté par le siège ou si le bébé a un pied bot.

CE QUI EST GÉNÉRALEMENT FAIT Le traitement consiste à maintenir les hanches en place à l'aide d'une attelle tout en permettant aux articulations de se développer normalement. Si le problème n'est pas décelé avant que l'enfant marche, il boitera et une intervention chirurgicale sera inévitable.

Fente labiopalatine

Ce problème touche 1 enfant sur 700. Les deux moitiés du visage ne se joignent pas correctement et il y a un espace dans la lèvre supérieure et/ou le palais. Il arrive que cette malformation soit détectée avant la naissance. Quand ce n'est pas le cas, le choc est terrible pour les parents. Des études tendent à prouver qu'un apport en acide folique durant la grossesse diminue les risques d'avoir un enfant avec une fente labiopalatine.

CE QUI EST GÉNÉRALEMENT FAIT Nombre de parents prennent contact avec une association de parents ayant des enfants nés avec cette malformation afin d'avoir des informations pour que leur bébé ait le moins de mal possible à s'alimenter. Vers 3 mois, une intervention chirurgicale permet de fermer la fente labiale mais il faut attendre 9 mois pour le palais. Une chirurgie réparatrice est parfois nécessaire quelques années plus tard.

Problème cardiaque congénital

Toute anomalie touchant la structure des cavités cardiaques ou les connexions entre les cavités peut influencer le fonctionnement du cœur. Certains problèmes sont décelés avant la naissance et l'accouchement doit avoir lieu dans un établissement permettant la prise en charge immédiate du bébé.

DÉFICIENCE SEPTALE Il s'agit d'un petit trou entre deux cavités cardiaques. Un souffle au cœur est décelé à la naissance du bébé. Dans la majorité des cas, le trou se bouche tout seul.

BÉBÉ BLEU Il arrive qu'un bébé soit bleu à la naissance du fait d'une mauvaise connexion entre les cavités cardiaques. Le bébé doit être transféré en urgence dans un établissement spécialisé afin d'être opéré.

PERSISTANCE DU CANAL ARTÉRIEL Si le conduit entre les poumons et le cœur ne se ferme pas comme il se doit après la naissance, le sang oxygéné et le sang non oxygéné se mélangent. Un traitement médicamenteux ou une intervention chirurgicale est alors nécessaire.

Testicules non descendus

Ce problème touche 1 garçon sur 125. Dans la plupart des cas, un seul testicule est concerné. Le plus souvent, ils descendent naturellement au cours de la première année. Dans le cas contraire, une intervention est conseillée afin d'éviter tout problème de production de sperme, de stérilité ou de cancer des testicules.

Syndactylie

Il arrive qu'un bébé naisse avec deux doigts ou deux orteils collés. Cette malformation due à la fusion des tissus mous est souvent associée à d'autres facteurs de troubles congénitaux tels que la trisomie 21. Une intervention chirurgicale et des greffes de la peau sont alors nécessaires.

Taches de naissance

Les taches de naissance s'estompent au fil du temps sans toutefois disparaître totalement.

PINCES DE CIGOGNE Petites taches roses qui disparaissent le plus souvent au bout de 2 à 5 ans.

TACHES MOGOLOIDES Ces taches touchent principalement les bébés asiatiques ou afro-antillais. De grandes marques grises dans le bas du dos et sur les fesses ressemblent à des ecchymoses. Elles s'estompent dans les 5 ans qui suivent la naissance du bébé. Afin que vous n'ayez pas de problème avec les services de protection de l'enfance, il est important que le médecin inscrive cette particularité dans le carnet de santé de votre bébé.

TACHES DE VIN Ces marques permanentes sont dues à la présence anormale de vaisseaux sanguins dans la peau et peuvent se situer sur n'importe quelle partie du corps. Une tache de vin sur le visage fait souvent l'objet d'un traitement au laser.

FRAISES Cette excroissance de vaisseaux sanguins n'est pas permanente et ne nécessite généralement pas de traitement car, au bout de quelques années, elle disparaît d'elle-même. Elle apparaît quelques jours après la naissance et grossit durant plusieurs mois. Si elle obstrue un œil, le nez ou toute autre partie du corps vitale, demandez l'avis d'un spécialiste.

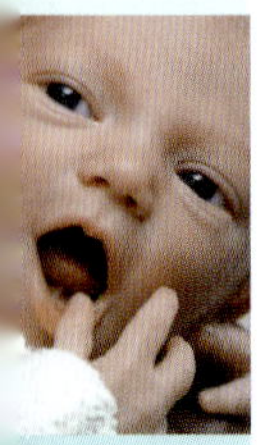

Problèmes chez les bébés après la naissance

Taches et boutons

Très fréquents chez les nouveau-nés, les boutons et les taches disparaissent le plus souvent assez rapidement. Les taches de naissance sont plus préoccupantes.

LES CAUSES Les taches de lait sont dues à l'obstruction des glandes sébacées alors que l'acné néonatale est dû à la présence d'hormones maternelles dans le corps du bébé après la naissance. Tous deux disparaissent sans traitement. L'érythème allergique du nouveau-né, caractérisé par une éruption cutanée, apparaît dans les deux jours suivant la naissance et disparaît quelques jours plus tard. Ce type d'érythème est facilement reconnaissable aux petites taches rouges en relief avec du jaune au milieu. Les taches migrent parfois et s'estompent d'elles-mêmes. Quelques bébés ont des taches rouges localisées sur les aisselles ou la hanche avec du pus au milieu qui nécessitent un traitement antibiotique.

Faible prise de poids

Tous les bébés perdent du poids dans les jours qui suivent la naissance. Mais, en général, ils retrouvent leur poids de naissance au bout d'une dizaine de jours. Passé cette date, les bébés prennent environ 30 g par jour. Les bébés nourris au sein grossissent plus lentement et mettent plus de temps avant de retrouver leur poids de naissance. Si votre bébé perd plus de 10 % de son poids de naissance ou s'il ne grossit pas comme il se doit, consultez votre pédiatre afin d'en connaître la raison.

LES CAUSES Une prise de poids lente peut être due à la manière dont se déroule l'allaitement, notamment si la mise au sein est difficile et si les tétées se passent mal pour le bébé comme pour la mère. Autre cause fréquente : des vomissements fréquents et importants.

QUE FAIRE Si vous allaitez, veillez à ce que votre apport calorique soit suffisant et à boire assez d'eau. Les femmes qui allaitent doivent consommer 500 Kcal en plus par jour que les femmes qui donnent le biberon. Veillez également à vous reposer. Si nécessaire, complétez chaque tétée avec du lait maternisé.

Jaunisse

Une peau teintée de jaune est due à un ictère. La jaunisse du nourrisson est due à un excès de bilirubine, une substance normalement produite par la dégradation de l'hémoglobine. Il existe plusieurs sortes d'ictère du nouveau-né : l'ictère physiologique, l'ictère pathologique et l'ictère au lait maternel (voir ci-dessous).

ICTÈRE PHYSIOLOGIQUE C'est la plus fréquente des jaunisses du nouveau-né ; elle ne présente aucun risque. Les nouveau-nés ont un excès de globules rouges. Leur foie n'étant pas suffisamment mature pour métaboliser assez rapidement ces globules, le taux de bilirubine augmente. Cependant, si le taux est très élevé, une partie du cerveau peut être endommagée et une photothérapie doit être mise en place. Chez les bébés prématurés, le traitement est administré même si le taux de bilirubine n'est pas très élevé. Il est poursuivi jusqu'à ce que le taux de bilirubine redevienne normal. Le bébé reste hospitalisé au minimum 12 heures après afin que l'on puisse vérifier que le taux ne monte pas à nouveau. Idéalement, le traitement doit être mis en place dans les 3 ou 4 jours suivant la naissance.

ICTÈRE PATHOLOGIQUE Ce type de jaunisse, plus grave que le précédent, est dû à une dégradation rapide des globules rouges et à une incompatibilité sanguine entre la mère et le bébé. Le bébé est immédiatement hospitalisé dans une unité de soins afin qu'un traitement soit mis en place le plus rapidement possible.

ICTÈRE AU LAIT MATERNEL Si la jaunisse ne disparaît pas rapidement, c'est généralement parce que le bébé est nourri au lait maternel. Il semblerait que les hormones dans le lait aient une influence sur la capacité du foie à métaboliser la bilirubine. L'ictère au lait maternel ne nécessite pas de traitement et ne présente aucun risque pour le bébé. Vous pouvez donc continuer d'allaiter en toute tranquillité.

Si la jaunisse dure plus de 2 semaines et n'est, a priori, pas due au lait maternel, le foie du bébé est examiné et, si besoin est, un traitement est mis en place avant que le bébé ait 6 semaines.

Vomissement

Tous les bébés vomissent plus ou moins dans les semaines qui suivent la naissance. Toutefois, s'ils sont importants et s'ils persistent, consultez. Faites de même si votre bébé ne prend pas de poids ou si vous êtes inquiète. Des vomissements importants peuvent être dus à un reflux gastro-œsophagien ou à une sténose du pylore.

Si d'autres symptômes sont observés, consultez afin d'éliminer toute anomalie. Si votre bébé semble léthargique, une infection est à craindre. Si son abdomen est gonflé, il fait peut-être une occlusion intestinale. S'il vomit une substance jaune ou verte, ses intestins font très certainement des nœuds. Si les vomissements s'accompagnent de diarrhées, tout laisse à penser à une gastroentérite.

Reflux gastro-œsophagien

Si votre bébé pleure et a mal, s'il cambre son dos, refuse de téter ou vomit beaucoup après chaque tétée, il est probable qu'il souffre d'un reflux gastro-œsophagien, ce qui se produit lorsque le sphincter entre le bas de l'œsophage et le haut de l'estomac n'est pas suffisamment mature pour empêcher le contenu de l'estomac de remonter. L'acide contenu dans l'estomac engendre des brûlures dans l'extrémité basse de l'œsophage et si le reflux est important et douloureux, le bébé peut refuser de s'alimenter.

CE QUI EST GÉNÉRALEMENT FAIT Lorsque le reflux n'empêche pas la prise de poids et ne s'accompagne pas de douleurs, aucun traitement n'est mis en place. Dans le cas contraire, des médicaments sont administrés dans le but d'épaissir le lait, de stopper la production d'acide et d'empêcher les vomissements. Les bébés nourris au biberon doivent prendre des médicaments antireflux.

Sténose du pylore

Ce problème qui touche plus les garçons que les filles est dû à un rétrécissement du sphincter entre l'estomac et le duodénum. Le bébé vomit par jet et a constamment faim. Il réclame à téter dès qu'il a vomi. Au fil du temps, les vomissements sont de plus en plus importants. La sténose du pylore est un problème qui peut être grave s'il n'est pas résolu.

CE QUI EST GÉNÉRALEMENT FAIT Le diagnostic est établi suite à une prise de sang et à une échographie. Le seul traitement est une intervention chirurgicale. Les résultats sont immédiats et le bébé quitte l'hôpital 2 ou 3 ours après l'intervention.

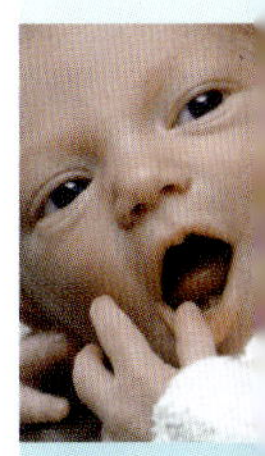

Glossaire

Alpha-fœto-protéine (AFP) Substance produite par la membrane vitelline puis, plus tard, par le foie du fœtus et qui pénètre dans le système sanguin de la mère durant la grossesse.

Amniocentèse Ponction à l'aiguille d'une petite quantité de liquide amniotique, prélevée à travers l'abdomen de la mère afin de déceler toute anomalie fœtale.

Amnios Fine membrane qui entoure le fœtus et le liquide amniotique. Également appelée cavité amniotique.

Amniotomie Rupture par intervention chirurgicale de la poche des eaux, le plus souvent dans le but d'accélérer le travail. On parle aussi de rupture artificielle de la poche des eaux.

Apparition de la tête Moment où la tête du bébé apparaît à l'entrée du vagin et ne recule plus.

Aréole Cercle de couleur foncée autour du mamelon.

Bilirubine Hémoglobine dégradée normalement et convertie en substances non toxiques par le foie. Chez certains nouveau-nés, le taux de bilirubine est trop élevé pour le foie, ce qui provoque un ictère (jaunisse du nouveau-né).

Biopsie du trophoblaste Méthode permettant de déceler une maladie génétique en analysant des particules de tissu prélevé sur le trophoblaste de l'embryon qui, plus tard, formera le placenta. Également appelée prélèvement de villosités choriales (PVC).

Blastocyte Nom donné à l'œuf après son implantation dans l'utérus, lorsqu'il s'est divisé en une couche unicellulaire externe qui donnera le trophoblaste et en une masse d'environ 100 cellules qui donneront naissance à l'embryon.

Cardiotocographe Appareil électronique permettant de mesurer les contractions de la mère et de contrôler le rythme cardiaque du bébé tout au long de l'accouchement.

Cathéter Tube en plastique fin inséré dans le corps par un canal naturel pour prélever ou injecter un liquide dans une partie du corps. Un cathéter peut également être utilisé pour drainer l'urine contenue dans la vessie après une opération ou pour maintenir un apport constant de fluides dans une veine. Un cathéter permet aussi d'injecter un produit anesthésiant lors d'une péridurale.

Chloasma Pigmentation de la peau dessinant des taches brunes sur la peau, notamment du visage. Également appelé « masque de grossesse ».

Chorion Tissu membranaire externe qui entoure le fœtus et le placenta.

Chromosome Structure à l'intérieur du noyau de chacune des cellules qui contient les gènes. Les chromosomes se présentent par paires. Chaque cellule humaine, excepté les gamètes, possède 23 paires de chromosomes.

Colostrum Liquide jaunâtre riche en protéines formé et sécrété par les glandes mammaires en fin de grossesse et jusqu'à ce que la montée de lait se produise dans les jours qui suivent l'accouchement.

Contraction de Braxton Hicks Fausses contractions de l'utérus se produisant tout au long de la grossesse même si elles ne sont perçues par la mère qu'à l'approche du terme. Voir aussi *Faux travail.*

Corps jaune Masse glandulaire qui se forme dans l'ovaire après l'ovulation et sécrète de la progestérone indispensable à la formation du placenta. Le corps jaune régresse progressivement pour disparaître complètement à la 14e semaine d'aménorrhée.

Déclenchement Procédé visant à déclencher de manière artificielle l'accouchement.

Dilatation Ouverture progressive du col de l'utérus sous l'influence des contractions utérines.

Dilatation du col Voir *Dilatation.*

Dizygote Se dit de jumeaux provenant de deux ovules différents. On parle également de faux jumeaux. Voir *Jumeaux.*

DPT Date présumée du terme.

Échographie Image définie à partir d'ultrasons qui sont réfléchis lorsqu'ils rencontrent des tissus de densité différente. Grâce aux échographies, on peut surveiller le développement du fœtus dans l'utérus.

Échographie Doppler Méthode utilisant les ultrasons pour percevoir les battements du cœur du fœtus.

Électroencéphalographie Examen consistant à placer des électrodes sur le crâne afin d'enregistrer l'activité cérébrale. Le tracé obtenu est un électroencéphalogramme.

Embryon Nom donné à un être humain se développant dans l'utérus jusqu'à la 12e semaine d'aménorrhée. À partir de la 12e semaine, on parle de fœtus.

Enfant mort-né Accouchement d'un bébé mort à partir de la 24e semaine d'aménorrhée.

Engorgement Accumulation de lait dans les seins, soit parce que l'intervalle entre deux tétées est trop long, soit parce que le bébé a du mal à téter. La mère doit alors mettre le bébé au sein ou tirer son lait.

Épisiotomie Incision chirurgicale pratiquée dans le périnée afin d'élargir l'entrée du vagin.

Faux jumeau Voir *Jumeaux.*

Faux travail Contractions de Braxton Hicks suffisamment fortes et régulières pour être confondues avec les contractions caractéristiques de la première phase du travail.

Fertilisation in vitro Type de fécondation assistée à l'extérieur de l'utérus. L'embryon est ensuite transféré dans l'utérus.

Fœtus Nom donné à partir de la 12e semaine d'aménorrhée au petit être qui se développe dans l'utérus.

Hormone Messager chimique déversé dans le sang qui stimule spécifiquement le fonctionnement d'un organe.

Hormone chronique gonadotrophique (HCG) Hormone libérée dans le système sanguin de la femme par le placenta en formation environ 6 jours après la date à laquelle étaient prévues les dernières règles. La présence de cette hormone dans le sang signifie que la femme est enceinte.

Hypertension artérielle Tension artérielle élevée.

Hypnonaissance Autohypnose basée sur la visualisation et différentes techniques respiratoires qui doivent détendre la femme tout au long de l'accouchement.

Hypotension artérielle Tension artérielle basse.

Immunoglobine anti-D Injection d'anticorps administrée aux femmes qui ont un facteur Rhésus négatif lorsqu'elles risquent d'être exposées aux globules rouges de facteur Rhésus positif du fœtus.

Implantation Mise en place d'un ovule ou d'un œuf fécondé dans la paroi utérine.

Injection intraveineuse Injection faite à l'intérieur d'une veine.

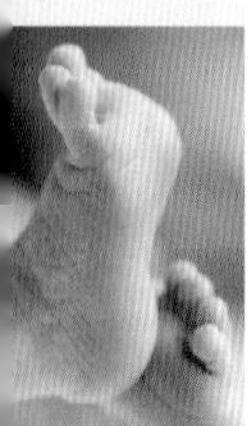

Jumeaux Développement simultané de deux bébés dans l'utérus. Si les ovules sont fécondés par deux spermatozoïdes différents, les bébés sont des faux jumeaux. Lorsqu'un seul ovule est fécondé et se divise ensuite, on parle de vrais jumeaux (monozygotes).

Lanugo Fin duvet qui recouvre le corps du fœtus.

Linea nigra Ligne de couleur foncée descendant du nombril au-dessus du pubis qui apparaît chez nombre de femmes enceintes.

Liquide amniotique Liquide dans lequel baigne le fœtus dans l'utérus. En fin de grossesse, les échographies vérifient qu'il y a suffisamment de liquide amniotique.

Lochies Pertes vaginales après l'accouchement.

Masque de grossesse Voir *Chloasma*.

Méconium Selles émises par le fœtus dans l'utérus puis par le bébé dans les premiers jours qui suivent la naissance. La présence de méconium dans le liquide amniotique avant l'accouchement est, généralement, le signe d'une souffrance fœtale.

Médicaments opioïdes (narcotiques) Substances antalgiques entraînant un état de somnolence et d'engourdissement.

Méthode kangourou Technique utilisée lorsque le bébé naît prématurément. Dès qu'il sort du ventre de sa mère, il est posé tout contre elle afin que la température de son corps augmente et qu'il soit stimulé pour prendre le sein.

Monozygote Voir *Jumeaux*.

Morula Stade atteint par l'œuf fécondé 3 à 4 jours après la fécondation, l'œuf étant alors divisé en 12 à 16 cellules.

Multipare Femme qui a accouché plus d'une fois.

Naissance active Accouchement durant lequel la mère est debout, marche, s'assoit et se déplace à nouveau.

Neurostimulation transcutanée (TENS) Méthode pour soulager la douleur utilisant les impulsions électriques pour empêcher les messages de la douleur d'être véhiculés jusqu'au cerveau.

Noyau Partie centrale d'une cellule contenant les informations génétiques.

Œdème Rétention de liquide entraînant un gonflement des tissus.

Œstrogène Hormone sécrétée par l'ovaire et, pendant la grossesse, par le placenta.

Palpation Toucher des différentes parties du corps du bébé à travers l'abdomen de la mère.

Perfusion intraveineuse Injection d'un liquide directement dans une veine à l'aide d'un fin cathéter introduit dans celle-ci.

Périnatale Qualifie la période allant de la 24e semaine d'aménorrhée au 8e jour après l'accouchement.

Périnée La zone de tissus mous située autour du vagin et entre le vagin et le rectum.

Perte du bouchon muqueux Mucus teinté de sang s'écoulant dans les jours qui précèdent l'accouchement suite à la dilatation du col de l'utérus. C'est un signe que le travail a commencé.

Petit poids à la naissance Bébé pesant moins de 2,5 kg à la naissance.

Plancher pelvien Structure musculaire qui est située à l'intérieur du bassin, et sur laquelle reposent la vessie et l'utérus. Le bébé doit la franchir au moment de l'accouchement.

Position latérale Terme utilisé pour décrire la position par laquelle la tête du bébé se présente dans la filière pelvi-génitale, la tête étant tournée sur le côté, ce qui est fréquent au début du travail.

Position transversale antérieure Position du bébé dans l'utérus, le derrière de la tête (occiput) étant tourné vers le ventre de la mère (antérieure).

Position transversale postérieure Position du bébé dans l'utérus, le derrière de la tête (occiput) étant tourné vers le dos de la mère (postérieure).

Postnatal Après la naissance du bébé.

Post-partum Après l'accouchement.

Prélèvement de villosités choriales (PVC) Voir *Biopsie du trophoblaste*.

Prématuré Bébé né avant la 37e semaine d'aménorrhée.

Présentation Terme utilisé pour décrire la partie du corps du fœtus la plus près du col de l'utérus avant et pendant l'accouchement.

Présentation céphalique Le bébé a la tête en bas de l'utérus. Cette présentation est la plus fréquente.

Présentation longitudinale Position du fœtus dans l'utérus où sa colonne vertébrale est parallèle à celle de la mère.

Présentation par le siège Le bébé dans l'utérus a les fesses en bas et la tête en haut.

Primipare Femme étant enceinte pour la première fois.

Progestérone Hormone sécrétée par le corps jaune et par le placenta.

Prostaglandines Substances naturelles qui favorisent le déclenchement des premières contractions. Un gel à base de prostaglandines est parfois utilisé pour assouplir le col de l'utérus et déclencher le travail.

Réflexe des points cardinaux De manière instinctive, le bébé cherche le sein lorsque l'on stimule l'un des coins de sa bouche ou de sa joue.

Rhésus Système de groupes sanguins composé de différents antigènes qui se trouvent à la surface des globules rouges. Les individus sont dits Rhésus positif ou négatif selon qu'ils présentent, ou non, l'antigène Rhésus sur leurs globules rouges. Si la mère est de Rhésus négatif et le fœtus de Rhésus positif, il y a des risques d'incompatibilité, et le fœtus peut être anémié.

Score d'Apgar Test permettant de s'assurer que le bébé va bien, réalisé 3, 5 et 10 minutes après sa naissance. Cinq éléments sont pris en compte : la fréquence cardiaque, le tonus musculaire, les mouvements respiratoires, la circulation sanguine et les réactions nerveuses suite à une stimulation.

Sonde Instrument qui transforme l'écho des ondes sonores de haute fréquence émises par le fœtus dans l'utérus pour former une image visible sur un écran de contrôle. Voir aussi *Échographie*.

Souffrance fœtale Manque d'oxygène du fœtus dû à de multiples raisons.

Surfactant Liquide blanc tapissant l'intérieur des poumons de manière qu'ils ne se collent pas l'un à l'autre au moment de l'expiration. Le surfactant étant en petite quantité chez les prématurés, ces bébés ont souvent du mal à respirer.

Tentative d'accouchement par les voies naturelles Situation laissant supposer qu'une césarienne devra être pratiquée. La mère essaie néanmoins d'accoucher par voie basse.

Transition Période entre la première et la deuxième phase de l'accouchement lorsque le col de l'utérus est à une dilatation égale à 7 cm au moins.

Vernix Substance blanchâtre recouvrant le corps du fœtus dans l'utérus.

Version par manœuvre externe Méthode consistant à exercer une légère pression sur la tête du fœtus afin de le retourner. La version est pratiquée par un gynécologue-obstétricien en fin de grossesse lorsque le bébé se présente par le siège ou est en position transversale.

Vrais jumeaux Voir *Jumeaux*.

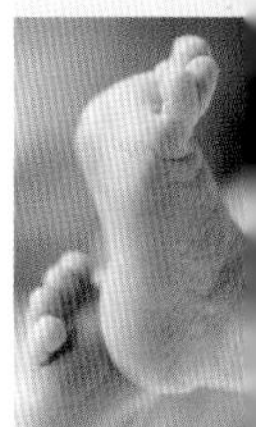

Adresses utiles

Informations et conseils

Conseils

Mouvement français pour le planning familial
10, rue Vivienne
75002 Paris
Tél. : 01 42 60 93 20
mfpf75@wanadoo.fr
www.planning-familial.org

Leche League France
animatrice de permanence :
Tél. : 01 39 584 584
www.lllfrance.org
La Leche League France est un réseau constitué de mères bénévoles. ONG membre consultant de l'Unicef, elle travaille avec l'Organisation Mondiale de la Santé (OMS).

Fédération Jumeaux et plus
28, place Saint-Georges
75009 Paris
Tél. : 01 44 53 06 03
www.jumeaux-et-plus.fr
Une association d'entraide pour les parents d'enfants multiples.

Démarches

Assurance-maladie
www.ameli.fr
Site de l'Assurance-maladie, avec des fiches sur le congé maternité, le congé d'adoption et le congé paternité.

Administration française
Allô Service Public : 39 39
www.service-public.fr
Portail de l'administration française récapitulant vos droits et les démarches à effectuer de la grossesse à la naissance.

Sécurité sociale
www.securite-sociale.fr
Des liens vers les différents organismes de Sécurité sociale sont rassemblés sur le portail.

Droits et aides

Caisse d'allocations familiales
www.caf.fr
En fonction de votre lieu de résidence, vous trouverez sur ce site les coordonnées de votre agence.

www.mon-enfant.fr
Édité par la Caisse nationale des Allocations familiales, ce site aide les parents et oriente les recherches pour trouver une solution d'accueil pour leur(s) enfant(s).

URSAAF
www.pajemploi.urssaf.fr
Le Centre national pajemploi simplifie les formalités administratives des parents qui font garder leurs enfants.
Le Centre national Pajemploi a pour mission l'immatriculation des employeurs, le calcul et le prélèvement des cotisations dues au titre de l'emploi d'une assistante maternelle agréée et d'une garde d'enfant à domicile.
Il adresse aux salariés un bulletin de salaire et aux employeurs un décompte de cotisations précisant la prise en charge par la CAF/MSA au titre du complément de libre choix du mode de garde.

Protection maternelle et infantile (PMI)
www.allopmi.fr
Présentation de la PMI et adresses locales.

Direction de l'Action Sociale de l'Enfance et de la Santé (DASES)
DASES de Paris
94-96, quai de la Rapée
75012 Paris
Tél. : 01 43 47 77 77
www.paris.fr

Suivi de la grossesse

Ministère de la santé, de la jeunesse, des sports et de la vie associative
14, avenue Duquesne
75700 Paris
Tél. : 01 40 56 60 00
Tél. : 020 03 33 33 (n° indigo)
www.sante.gouv.fr
Le carnet de la maternité, édité par le ministère de la Santé., vous donnera les conseils, les démarches, les explications et les liens utiles. Il vous suivra des débuts de la grossesse aux premiers contrôles pédiatriques après la naissance.

Conseil national de l'ordre des sages-femmes
168, rue de Grenelle
75007 Paris
Tél. : 01 45 51 82 50

Syndicat national des gynécologues-obstétriciens
SYNGOF
BP 60 034
34001 Montpellier cedex 1
Tél. : 04 67 04 17 18
www.syngof.fr

Médecines douces
www.medecines-douces.com
Ce site reconnu par l'Institut européen de recherche en sophrologie et en psychothérapie vous fournit des informations sur toutes les méthodes alternatives aux médicaments.

Assistance médicale à la procréation
Hôpital Américain de Paris
63, boulevard Victor-Hugo
92200 Neuilly-sur-Seine
Tél. : 01 46 41 28 81
fivete_secretariat@ahparis.org
www.fecondationinvitro.com

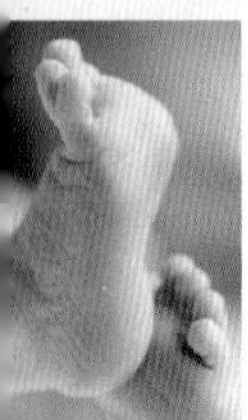

Préparation à l'accouchement

Association nationale des sages-femmes libérales
9, avenue Quartz
05120 L'Argentière-la-Bessée
www.ansfl.org/fr/

Centre international de recherche et de développement de l'haptonomie
9 bis, Villa du Bel Air
75012 Paris
Tél. : 01 42 01 68 20
www.haptonomie.org

Société Française de sophrologie
24, quai de la Loire
75019 Paris
Tél. : 01 40 56 94 95
www.sophrologie-francaise.com

Fédération des activités aquatiques d'éveil et de loisir
5, cité Griset
75011 Paris
Tél. : 01 43 55 98 76
www.fael.asso.fr/content/femmes-enceintes

Association française d'acupuncture
7, rue Marius-Reinaud
13100 Aix-en-Provence
Tél. : 04 42 52 59 07
www.acupuncture-france.com

Fédération française d'hatha-yoga
7, rue de Plaisance
75014 Paris
Tél. : 01 45 44 02 59
www.ff-hatha-yoga.com

Santé et prévention

Sida Info Service
Tél. : 0800 840 800 (n° vert)
Permanence 24 heures/24
www.sida-info-service.org

Dépendances

Alcooliques anonymes
29, rue de Campo-Formio
75013 Paris
Tél. : 01 48 06 43 68
www.alcooliques-anonymes.fr

Comité national contre le tabagisme
13, rue d'Uzès
75010 Paris
Tél. : 01 55 78 85 10
www.cnct.org

Drogues Info Service
Tél. : 0800 23 13 13 (n° vert)
www.drogues-info-service.fr

Office français de prévention du tabagisme
66, boulevard Saint-Michel
75006 Paris
Tél. : 01 43 25 19 65
www.oft-asso.fr

Tabac Info Service
Tél. : 39 89
www.tabac-info-service.fr

Pathologies

Établissement français du sang
www.dondusang.net
Le site de l'EFS vous permet entre autres de vous renseigner sur la conservation des cellules souches prélevées dans le cordon ombilical en cas de maladie génétique dans votre famille.

Association François-Aupetit
La Maison des MICI
32, rue de Cambrai
75019 Paris
Tél. : 01 42 00 00 40
www.afa.asso.fr
Comité de soutien à la recherche sur la maladie de Crohn.

Association nationale spina bifida et handicaps associés
9 bis, avenue Ardouin
BP 92
94420 Le Plessis-Trévise
Tél. : 0800 21 21 05
www.spina-bifida.org
L'ASBH s'investit dans le soutien et le développement de la recherche sur les défauts de tube neural (DTN) en général et le spina bifida en particulier.

Quelques sites sur la grossesse

Forums, conseils, astuces… tous ces sites regroupent beaucoup de renseignements que vous trouverez par ailleurs sur les sites institutionnels. En revanche, vous pourrez facilement partager vos expériences et vos questions avec d'autres femmes enceintes.

www.doctissimo.fr
www.enceinte.com
www.famili.fr
www.france5.fr/emissions/les-maternelles
www.infobebes.com/grossesse
www.magicmaman.org
www.monallaitement.com
www.mon-enfant.fr
www.parents.fr

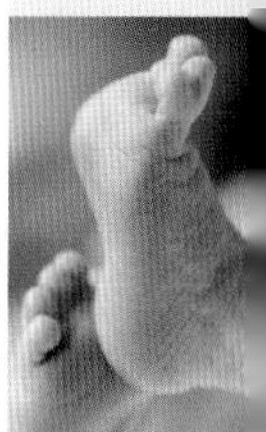

Index

A

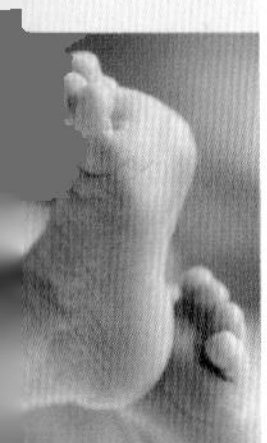

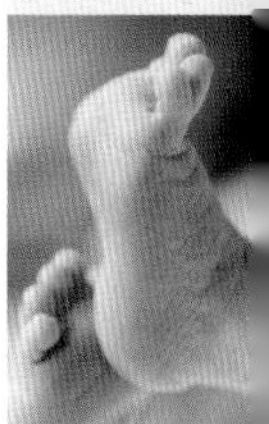

D

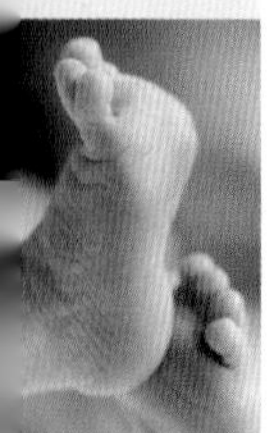

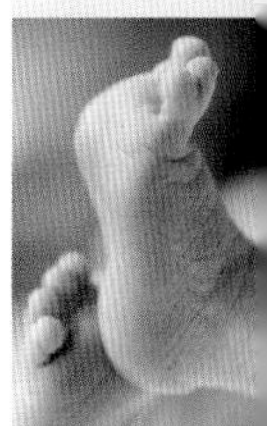

F

G

H

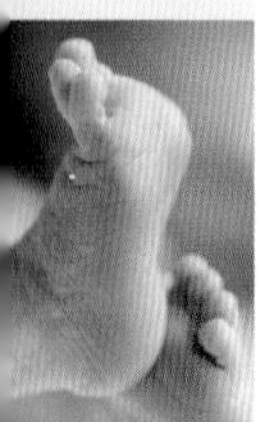

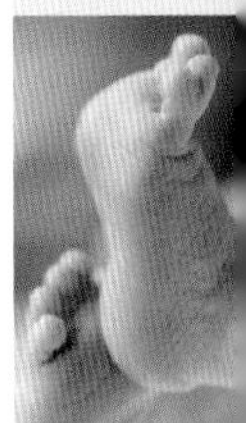

N

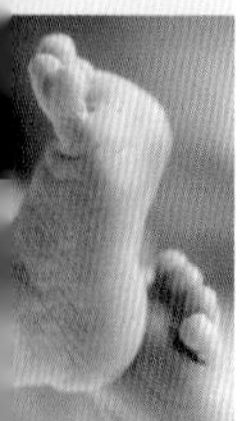

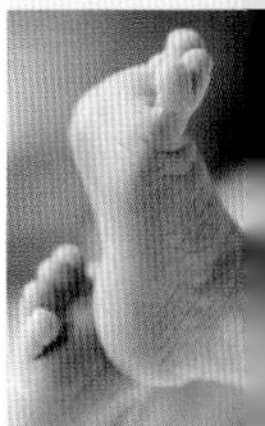

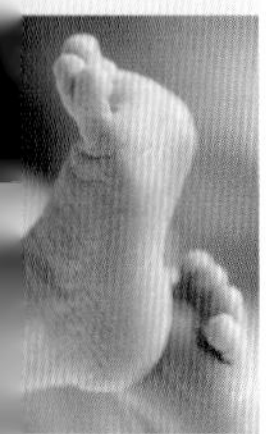

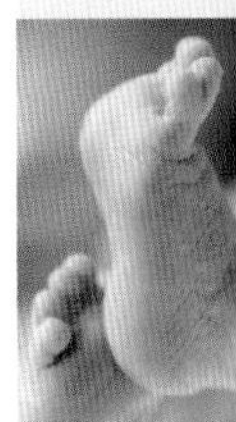

T

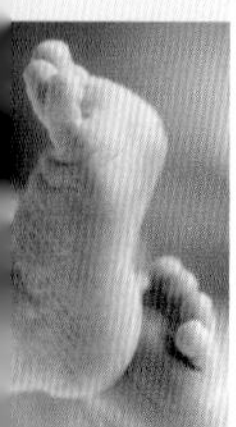

U

V

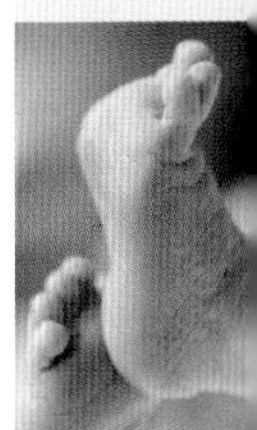

Y

Z

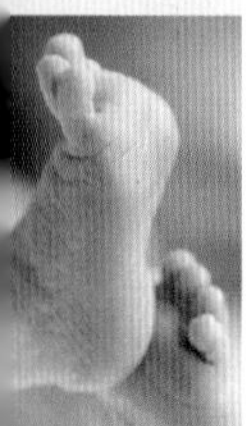

ꞅemerciements

ꞅemerciements de Maggie Blott

ꞏ tiens à remercier l'équipe de Dorling Kindersley pour son aide, so, ɔutien et ses compétences. Je tiens également à remercier les femmes ue j'ai accompagnées, qui m'ont enseigné ce qui est important lors de ı grossesse et de l'accouchement. Ma fille Polly aura bientôt son remier enfant et je la remercie pour son retour sur cette nouvelle dition. Un grand merci à mes enfants Polly, Jess et Eddie pour leur mour et leur compréhension alors que j'étais entièrement préoccupée ar mon projet.

ꞅemerciements de l'éditeur

ıdex : Hilary Bird
electure : Angela Baynham
ssistance édition complémentaire : Suhel Ahmed, Ann Baggaley, Terry ɫoore, Helen Murray et Diana Vowles
ssistance conception complémentaire : Isabel de Cordova, Charlotte eymour
ssistance illustration : Amanda Williams
ocumentation photograhique : Romaine Werblow
echerche photographique : Jenny Baskaya
ɫaquillage et coiffure : Alli Williams
ssistantes photographes : Sarah Bailey et Carly Churchill
ssistante du directeur graphique pour la photographie : Susie Sanford
ite agence : www.1st-option.com

orling Kindersley tient à remercier, d'une part, tous les auteurs et ɫustrateurs pour leurs compétences et leur dévouement et, d'autre art, les personnes et sociétés ci-dessous citées pour leur aide récieuse :

r Mary Steen pour son travail de consultante et sa participation éditoriale.
atharine Parker-Littler pour nous avoir permis de réutiliser certaines arties de L'avis de la sage-femme.
r Paul Moran pour son travail de consultant et ses conseils quant à ınterprétation des images d'embryons et de fœtus. Merci pour avoir ɔntribué à la rédaction des textes et des légendes et avoir mis à notre ısposition nombre de clichés provenant d'échographies. Paul souhaite, ar ailleurs, remercier toutes les femmes qui ont accepté de voir inclus ans ce livre des clichés de leurs enfants aux différents stades de leur éveloppement ainsi que Maggie Blott pour lui avoir donné l'occasion de ɔllaborer à un livre d'une aussi grande qualité.
r Pranav Pandya pour ses connaissances et toutes ses explications qui ɔus ont aidés à comprendre et interpréter les images d'embryons et de etus.
ɛs femmes qui nous ont permis d'utiliser pour ce livre les échographies éalisées au Royal Victoria Infirmary.
icola, Joe et Leo Hayward et Reuben Marcus pour nous avoir autorisés inclure des photographies d'eux dans cet ouvrage.
K remercie également Ishita Sareen et Nonita Saha pour leur aide à la édaction de cet ouvrage.

n merci tout particulier au :
niversity College Hospital de Londres pour avoir accepté que nous renions des photographies dans l'unité Elizabeth Garrett Anderson. erci à toutes les sages-femmes qui nous ont aidés et conseillés alors ue nous prenions ces photographies et qui, parfois, ont même accepté e nous servir de modèles.

Les portes de cette unité se sont ouvertes la première semaine de ɔvembre 2008. L'unité est constituée de trois étages qui accueillent des mères et des enfants auxquels sont prodigués des soins d'une qualité exceptionnelle. Font partie du personnel : des sages-femmes, des gynécologues obstétriciens, des spécialistes dans les soins prénatals et des anesthésistes. C'est ce travail d'équipe qui a permis que 6000 bébés voient le jour dans cet établissement.

Chaque femme est suivie par la même équipe de sages-femmes tout au long de sa grossesse. Les femmes pour lesquelles sont pressentis une grossesse à risque ou un accouchement difficile sont admises dans le centre de naissance Bloomsbury dont la philosophie est de recréer un environnement « comme à la maison ».

Les aménagements – salles de travail, salles d'accouchement, piscines, etc. - et le matériel – tables d'accouchement, berceaux, etc. - ont été conçus et choisis avec soin. Tout le personnel est formé afin de pouvoir s'occuper de femmes dont la grossesse ne pose aucun problème mais aussi de femmes présentant des grossesses dites à risques. Les bébés qui, à la naissance, souffrent de maladies graves ou dont la santé est menacée sont immédiatement pris en charge par du personnel hautement qualifié ayant à sa disposition du matériel à la pointe de la technologie.

Crédits des éditions précédentes

PREMIÈRE ÉDITION 2009
Coordination éditoriale Dawn Bates, Claire Cross
Conception du projet Emma Forge, Tom Forge, Peggy Sadler
Direction éditoriale Andrea Bagg, Anne Yelland, Emma Woolf
Direction artistique Sarah Ponder, Nicola Rodway, Liz Sephton
Direction de la production Ben Marcus
Contrôle de la production Alice Holloway
Support technique création Sonia Charbonnier
Illustrations Debbie Maizels, Medi-Mation
Recherche d'images Sarah Smithies
Rédactrices en chef Esther Ripley, Penny Warren
Direction de l'édition artistique Glenda Fisher, Marianne Markham
Directrice de la publication Peggy Vance

DEUXIÈME ÉDITION 2014
Coordination éditoriale Martha Burley
Assistante de conception Kate Fenton
Direction de la pré-réalisation Tony Phipps
Direction de la publication créative Anna Davidson
Direction de l'édition artistique Christine Keilty

Crédits photographiques

La plupart des clichés et des images d'embryons et de foetus présentés dans cet ouvrage ont été prises in utero grâce à la technologie endoscopique et aux échographies. Lorsque cela n'a pas été possible, les images ont été prises par des professionnels de la santé publique dont la réputation ne fait aucun doute dans le cadre de travaux de recherche.

Dorling Kindersley tient à remercier les personnes et sociétés ci-dessous pour lui avoir permis de reproduire leurs photographies :
(c- ci-dessus, b – bas/ci-dessous, m – milieu, e – extrême, g – gauche, d – droite, h – en haut).
Alamy Stock Photo : 322 hg ; Angela Hampton Picture Library 266 bm ; Avatra Images 33 mdc, 84 bd ; Marie-Louise Avery 135 mg ; Peter Banos 58 md, Bubbles Photolibrary 10 hd, 20 bd, 148 bd, 185 md, 233 bm, 242 bd, 317 bd, 328 bd ; Adam Burton 125 bd, Camera Press Ltd 255 bm, 268 bm ; Form Advertising 338 bd ; David J. Green 76 bm ; Jennie Hart 47 bg ; Juergen Hasenkopf 95 bd ; Janine Wiedel Photolibrary 405 bg, 438 bd ; Martin Hughes-Jones 154 md ; Medical-on-Line 381 mg ; Picture Partners

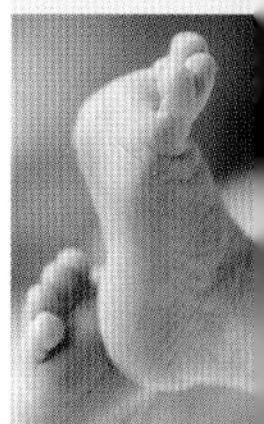

235 m, 369 bd, 380 m : Pregnancy Maternity And Motherhood/Mark Sykes 365 bg ; Profimedia International s.r.o 3 emgc ; Chris Rout 119 bm ; 148 bm, 193 m, 232 md ; Stockbroker 65cra ; Karel Noppé 171crb ; Zoonar GmbH 259cb ; Hartphotography 278crb ; OJO Images Ltd 279c ; Lev Dolgachov 282bc ; Phanie 337cl ; Kirill Ryzhov 355cr ; Mauritius Images Gmbh 356bl ; Dmytro Zinkevych 371br ; Dmitry Naumov 457cb ; Pirvu Marius 462cla ; PhotoAlto 338br ; Zoonar GmbH 387c ; **Babyarchive.com :** MJ Kim 42 mg ; **Babybond® www.babybond.com :** 2 mgb, 146 hg, 149 bm, 149 bg, 149 ebg, 173 hg, 183 hg, 199 hg, 206 bm, 206 bg, 206 bd, 218 hg, 256 bm, 257 hg, 258 hg, 262 emg, 262 ehg, 262 hg, 263 bm, 281 hg, 282 hg, 283 hg, 286 hg, 287 hg, 288 hg, 289 hg, 292 hg, 294 hg, 306 hg, 310 hg, 311 hg, 320 hg, 323 bd, 327 hg, 328 hg, 329 hg, 330 hg, 332 hg, 333 hg, 336 hg, 337 hg, 338 hg, 339 hg, 340 hg, 353 hg ; **BSIP :** 166 hg, 235 hg, 253 hg ; Ramare 174 hg, 240 bm, 343 hg, 350 hg, 351 hg ; SGO 131 hg, 270 hg, 271 hg, 296 hg ; **Bubbles :** Moose Azim 333 bg ; **Corbis :** Heide Benser/zefa 180 bd ; Brooke Fasani 341 bm, 382 bg ; Rolf Bruderer 198 m ; Cameron 426 m ; Kevin Dodge 77 bg ; Annie Engel/zefa 200 bg, 335 bm, 375 bm ; Wolfgang Flamisch/zefa 387 m ; Owen Franken (encadré ci-contre) ; Rick Gomez 3 emdb, 10 hm, 32 mdc, 158 bm, 177 m ; Ole Graf/zefa 32 bm ; Rune Hellestad 389 bm, 438 bg ; A. Inden/zefa 171 mg ; JLP/Sylvia Torres 2 emgc ; Michael A. Keller 60 md, 64 bm ; Jutta Klee 140 m : Mika/zefa 80 bg, 101 bm ; Markus Moellenberg/zefa 2 mdb, 31 hm ; Moodbar 273 mg ; Kevin R Morris 314 bd ; Petre Pfander/zefa 351 bm ; Shift Foto/zefa 261 bm ; Ariel Skelley 6 ebg, 464 mg ; Tom Stewart 245 md ; Larry Williams 6 emd, 205 bd, 289 bd, 297 md, 395 md ; **Custom Medical Stock Photo :** 127 hg ; **Depositphotos Inc :** Monkeybusiness 57bc, 153bc; **Dreamstime.com :** Monkey Business Images 37 bd, 57 bm, 65 md, 292 bm ; Pliene 159 hg, Shahar 204 bd ; Shipov 180 hg ; Starush 256 bg ; Studio1one 162 hg ; Syda Productions 37br ; **Fotolia :** Liv Friis-Larsen 134 mg, Nyul 75 md ; **Getty Images :** 83 bm, 311 md, 374 m ; Altrendo 412 bm ; Altrendo Images 356 bg ; B2M Producyions 54 g ; Blend Images 73 md ; Blend Images/Jose Luis Pelaez Inc 6 mdc, 30 hd, Blend Images/PBNJ Productions 33 bg ; Leland Bobbe 313 md ; Daniel Bosler 287 bd ; Noah Clayton 146 bm ; Taxi/Colorstock 157 bd ; Donna Day 270 bm ; DK Stock 63 bd ; DK Stock/Michael Rowe 172 bd ; Dorling Kindersley/Sian Irvine 173 bd : Gazimal 117 bg ; George Doyle 339 bm ; Vladimir Godnik 309 bm ; Sammy Hart 354 m ; Frank Herholdt 263 bd ; Dorling Kindersley/Ian Hooton 209 bd ; Ian Hooton 295 bd ; Iconica 45 m ; Iconica/Andersen Roos 241 bd ; Image Bank/Tracy Frankel 263 bg ; Image Source 149 mdc ; Blend Images/Jose Luis Palaez Inc 251 bd ; Ruth Jenkinson 306 md ; Christina Kennedy 223 bd ; Jutta Klee 169 md ; The Image Bank/Bernhard Lang 115 md ; Lecorre Productions 145 md ; StockFood Creative/Louise Lister 114 bd ; LWA 462 m ; LWA/The Image Bank 367 m ; Laurence Monneret 385 bd ; Nacivet 371 bd, 373 bd ; Peter Nicholson 131 bd ; Sarma Ozols 357 md ; Barbara Peacock 262 bm ; Iconica/Jose Luis Palaez 110 m ; Photonica 97 bm, Louie Psihoyos 453 hg, Riser 44 md, 116 bm ; Riser/Frank Herholdtn3 mdb ; Riser/Laurence Monneret 263 md ; Stockbyte 86 m, 263 ehg, 327 bm ; Stockbyte/George Doyle 2 mgc ; StockFood Creative 33 mc ; Stone 39 m, 105 bd ; Stone/James Baigrie 207 bd ; Stone/Jerome Tisne 148 ; Jonathan Storey 246 bm ; Studio MPM 283 m ; Taxi 66 bd ; Taxi/Bernd Opitz 252 hg ; Taxi/DreamPictures 106 bd ; Jerome Tisne 151 bd ; Titus 275 bm ; Tobias Titz 127 mg ; Paul Venning 379 md ; Simon Wilkinson 139 bd ; ZenShui/ Laurence Mouton 316 md ; PeopleImages 14clb ; Sheri L Giblin 16tl ; Ryan McVay 48bl ; Martin Barraud 77bl ; knape 109br ; Astra Production 257clb ; Louis-Paul St-Onge 458tl ; Science Photo Library 299c ; **iStockphoto.com :** Alex Bramwell 104 bd ; Dirk Richter 259 m ; **Prof. J.E. Jirasek :** 3 mdc, 11 hg, 32 bd, 33 hm, 33 hg, 68 hg, 69 hg, 71 hg, 72 hg, 73 hg, 75 hg, 76 bg, 83 hg, 87 hg, 96 hg, 96 md, 101 hg, 104 hg, 107 hg, 110 hg, 114 hg, 115 hg, 149 hg, 149 hd, 232 hg, 242 hg, 249 hg ; **jupiterimages :** Pixland 91 m ; **Lennart Nilsson Image Banj :** 33 ehg, 65 hg, 87 md, 91 hg, 93 md, 93 hg, 99 hg, 100 hg, 107 hg, 126 md, 156 md, 219 hg, 231 m ; **Life Issues Institute :** 125 hg, 181 hg, 200 hd, 260 hg ; **LOGIQlibrary :** 113 bd, 138 m ; **Masterfile :** 191 mg, 237 bm ; Jerzyworks 224 m, 304 md ; Michael A. Keller 180 bm ; **Mediscan :** 120 hg, 211 hg, 237hg ; **Mother & Baby Picture Library :** 262 bd, 282 bm, 426 mg, 435 md, Dave Anthony 238 bm ; Moose Azim 307 bd, 427 bm, 427 bd ; Ian Hooton 6 bg, 6 mgc, 6 emg, 6 hd, 12 hd, 26 bd, 28 bd, 30 hm, 33 bd, 103 bm, 122 bm, 122 mb, 138 b, 142 g, 146 mg, 199 m, 229 bm, 230 m, 243 md, 262 hd, 263 hg, 267 md, 278 bd, 279 bd, 286 bm, 299 m, 300 bd, 302 bd, 321 bm, 348, 383 bm, 393 m, 394 mg, 397 m, 402 md, 411 hd, 465 mg ; Ruth Jenkinson 3 emdc, 6 mg, 11 hm, 13 hd, 239 md, 288 bd, 319 md, 311 md, 394 m, 399 hg, 407 md, 409 bg, 416 bd, 432 bm ; Eddie Lawrence 6 md, 395 mg, 399 b ; Paul Mitchell 8-9, 31 hg, 149 mg, 203 md, 320 bd ; James Thomson 13 hm, 19 ; **Dept of Fetal Medicine, Royal Victoria Infirmary, Newcastle upon Tyne :** 97 hg, 111, 140 hg, 161 hg, 165 hg, 167 hg, 170 hg, 187 hg, 188 hg, 274 hg, 275 hg, 276 hg, 277 hg, 278 hg, 279 hg, 279 hg, 299 hg, 300 hg, 304 hg, 305 hg, 314 hg, 316 hg, 317 hg, 325 hg, 370 hg, 374 hg, 375 hg, 377 hg, 378 hg, 379 hg, 380 hg, 381 hg, 382 hg, 383 hg, 385 hg, 386 hg, 388 hg, 389 hg, 392 hg ; **Dr Pranav P Pandya :** 143 m, 143 md, 285 m, 285 md ; **Photolibrary :** Banana Stock 2 emgb, 103 mg, 429 b, 464 m ; Pierre Bourrier 133 md ; Brand X Pictures 167 bm ; Neil Bromhall 226 bg ; OSF/ Derek Bromhall 190 hg ; OSF/Neil Bromhall 221 hg, 223 hg, 229 hg, 233 hg, 255 hg ; OSF/Densey Clyne 193 hg, 194 bd, 194 hg, 203 hg ; Fresh Food Images/Robert Lawson 32 hg ; Henry Horenstein 366 hg ; Robert Lawson 322 m ; Graham Monro 430 ; Andersen Ross 323 bm ; Joy Skipper 332 md ; **Phototake :** Dr Benoit/Mona Lisa 365 hg ; Sovereign 355 hg ; **PunchStock :** 442 ; **Reflexstock :** Agencja Free/Rafal Strzechowski 221 bd **Rex Features :** 309 hg ; Prof Stuart Cambell 105 hg, 106 hg, 151 hg, 154 hg 172 hg, 189 hg, 198 hg, 209 hg, 216 hg, 217 hg, 225 hg, 226 hg, 245 hg, 25[illegible] 261 hg, 269 hg, 293 hg, 295 hg, 307 hg, 321 hg, 345 hg, 361 hg, 363 hg, 387 hg ; **Science Photo Library :** 21 hg, 77 hg, 120 bm, 169 hg, 207 hg, 240 hg, 262 m, 284 hg ; AJ Photo 335 hg ; Anatomical Travelogue 49 hg, 63 hg, 64 hg, 67 mg, 79 hg, 81 hg, 84 hg, 86 hg, 89 hg, 92 hg, 117 hg, 129 hg, 133 hg, 145 hg, 158 hg, 174 m, 197 hg, 291 hg, 344 hg, 362 hg, 364 hg, 371 hg ; Samuel Ashfield 343 bd, 364 m ; Bernard Benoit/Kretz Technik 341 hg ; Thierry Berrod, Mona Lisa Production 354 hg ; Biophoto Associates 36 hg ; Neil Borden 215 hm, 215 hg ; Neil Bromhall 230 hg, 241 hg, 243 hg ; Neil Bromhall/Genesis Films 227 hg ; BSIP Estiot 57 hg ; BSIP VEM 40 hg ; BSIP, ASTIER 395 m, 434 bg ; BSIP, ATL 324 hg ; BSIP, Cavallini James 124 bg, BSIP, Laurent 418 bd ; John Burbridge 47 hg ; CIMN, ISM 266 hg, 273 md ; Clouds Hill Imaging Ltd 10 hg ; Clouds Hill Imaging Ltd 53 md ; CNRI 428 m ; Kevin Curtis 378 bg ; Dopamine 135 hg 163 hg, 175 hg, 178 hg, 179 hg ; Dr Keith Wheeler 43 hg ; Du Cane Medica Imaging Ltd 367 hg, 386 m ; Edelmann 41 m, 72 md, 100 m, 109 hg, 119 hg, 124 hg, 132 hg, 134 hg, 144 hg, 148 ehd, 148 hd, 155 hg, 157 hg, 166 bg, 171 hg, 182 bd, 185 hg, 213 hg, 222 hg, 234 hg, 238 hg, 239 hg, 256 hg, 347 hg, 369 hg ; Simon Fraser 141 hg, 370 bd ; GE Medical System 372 hg, 373 hg ; Steve Gschmeissner 37 hg, 41 hg, 46 hg, 48 hg ; Ian Hooton 1 m, 2 mdc, 2 emdb, 3 mgc, 4-5 m, 6 ebd, 14, 24 bm, 46 bd, 103 b 129 m, 149 mb, 149 ehg, 188 mg, 214 bm, 263 m, 398 bd, 455 m, 464 md, 465 md ; Dr Isabelle Cartier, ISM 45 hg ; Jean-Claude Revy- A. Goujeon, ISM 66 hg ; K.H. Kjeldsen 60 hg, Mehau Kulyk 186 hg, 246 hg, 251 hg ; Dr Najeeb Layyous 95 hg, 116 hg, 121 hg, 126 hg, 130 hg, 137 hg, 156 hg, 182 hg, 186 bm, 204 hg, 208 hg, 212 hg, 222 bg, 231 hg, 267 bm, 268 hg, 274 bd, 313 hg, 357 hg, 358 hg, 359 hg ; Living Art Enterprises, Llc 215 m, 215 mg ; Cecilia Magill 6 emdc, 31 hd ; Manfred Kage 39 hg ; Matt Meadows 346 hg, 391 hg ; Hank Morgan 206 hg ; Dr Yorgos Nikas 50 bg, 50 bd, 50 ebd ; Dr Yorgos Nikos 59 bm, 59 hg ; Susumu Nishinaga 44 hg ; Lea Patersson 20 bm ; D. Phillips 50 ebg, 53 hg ; Susumu Nishinagan44 h Lea Paterson 20 bm ; D. Phillips 50 ebg, 53 hg ; Photo Researchers, Inc/ Nestle/Petit Format 205 hg ; Alain Pol, ISM 248 hg ; Prof. P. Motta/Dept. o Anatomy/University 56 hg ; Prof. P. Motta/Dept. of Anatomy/University "La Sapienza", Rome 49 bm ; Professors P.M. Motta & J. Van Blerkom 32 hd ; Professors P.M. Motta & S. Makabe 35 hd ; R. Bick, B. Poindexter, U Medical School 67 hg ; P. Saada/Eurelios 138 hm ; Sovereign, ISM 139 hg, 177 hg, 178 md ; James Stevenson 259 hg ; BSIP, Kretz Tecknik 319 hg ; Te Image 310 bd ; Alexander Tsiarias 132 md, 162 md ; Zephyr 38 hg, 331 hg **University college London Hospitals :** 271 md ; **Wellcome Library, London :** 80 hg, 164 hg, 190 bd, 191 hg, 195 hg, 224 hg, 265 hg ; Yorgos Nikas 61 hg, Anthea Sieveking 429 hd ; **Wikipedia, The Free Encyclopedia :** Acaparadora 43 bg.

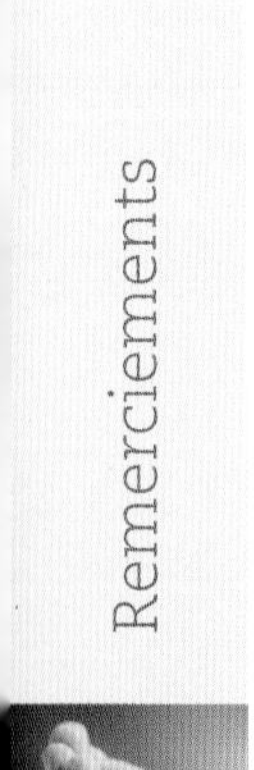